疾病分子诊断学
分子检测应用指南

DIAGNOSTIC MOLECULAR PATHOLOGY

A Guide to Applied Molecular Testing

主　编　William B. Coleman

　　　　Gregory J. Tsongalis

主　审　鲁　翔　梁智勇

主　译　苏东明　梁　莉　曹　林　邹伟民

副主译　梁秀彬　周　强　陈振华　顾　兵　张　颖

人民卫生出版社

·北　京·

图书在版编目（CIP）数据

疾病分子诊断学：分子检测应用指南 /（美）威廉·B. 科尔曼（William B. Coleman）主编；苏东明等主译 . —北京：人民卫生出版社，2022.1

ISBN 978-7-117-32423-6

Ⅰ. ①疾… Ⅱ. ①威… ②苏… Ⅲ. ①分子生物学–应用–疾病–诊断–指南 Ⅳ. ①R44-62

中国版本图书馆 CIP 数据核字（2021）第 278375 号

人卫智网	www.ipmph.com	医学教育、学术、考试、健康，购书智慧智能综合服务平台
人卫官网	www.pmph.com	人卫官方资讯发布平台

图字：01–2020–4658 号

疾病分子诊断学：分子检测应用指南

Jibing Fenzi Zhenduanxue：Fenzi Jiance Yingyong Zhinan

主　　译：苏东明　梁　莉　曹　林　邹伟民
出版发行：人民卫生出版社（中继线 010-59780011）
地　　址：北京市朝阳区潘家园南里 19 号
邮　　编：100021
E - mail：pmph @ pmph.com
购书热线：010-59787592　010-59787584　010-65264830
印　　刷：三河市宏达印刷有限公司（胜利）
经　　销：新华书店
开　　本：889×1194　1/16　印张：31
字　　数：960 千字
版　　次：2022 年 1 月第 1 版
印　　次：2022 年 1 月第 1 次印刷
标准书号：ISBN 978-7-117-32423-6
定　　价：298.00 元

打击盗版举报电话：010-59787491　E-mail：WQ @ pmph.com
质量问题联系电话：010-59787234　E-mail：zhiliang @ pmph.com

疾病分子诊断学
分子检测应用指南

DIAGNOSTIC MOLECULAR PATHOLOGY
A Guide to Applied Molecular Testing

主　编　William B. Coleman，Gregory J. Tsongalis
主　审　鲁　翔　梁智勇
主　译　苏东明　梁　莉　曹　林　邹伟民
副主译　梁秀彬　周　强　陈振华　顾　兵　张　颖

译　者
（排名不分先后）

鲁　翔	南京医科大学	陈振华　佛山市南海区第四人民医院	张智弘　江苏省人民医院
梁智勇	北京协和医院	贾支俊　南京大学医学院附属鼓楼医院	陈　芸　南京医科大学
苏东明	南京医科大学	李庆国　南京医科大学第二附属医院	张志远　南京医科大学
梁　莉	南方医科大学	于海波　广州中医药大学附属深圳医院	唐玉林　南京医科大学附属逸夫医院
	南方医科大学南方医院	张　义　山东大学齐鲁医院	王建东　东部战区总医院
曹　林	东南大学	王建东　中国人民解放军东部战区总医院	许贤林　南京医科大学附属逸夫医院
邹伟民	广东省人民医院	蔡　甜　华南理工大学附属第六医院	朱　峰　南京医科大学附属逸夫医院
梁秀彬	南京医科大学	顾　兵　广东省人民医院	陈　芳　南京医科大学
张　颖	南京大学医学院附属鼓楼医院	唐　波　南京诺唯赞医疗科技有限公司	赵旺胜　南京医科大学附属逸夫医院
		温蕴洁　广州华银健康科技有限公司	贾　璐　南京红十字血液中心
周　强	广州医科大学附属第二医院	刘　煜　南京医科大学附属逸夫医院	

翻　译　秘　书
（排名不分先后）

应　葳　南京医科大学
马　娟　南京医科大学
陶子骄　南京医科大学附属逸夫医院

其他参译人员
（排名不分先后）

林悦歌　胡玲丽　曹　敏　李敏环　吕莎莎　王　静　卜佳佳　韩忠燕　蒋留留　贾佩琦　金袁苓
涂海霞　张嘉琦　李玉盛　张　洵　李万春　汪亦品　杨红军　焦红丽　丁　颖　吴正蓉　杨　磊
李佳婕　夏雪峰　吴　悦　孙子淳　赫荣波　金　雯　陶子骄　宋　涛　周莉萍　周　欣　张凯妮

人民卫生出版社
·北　京·

注意

本书涉及领域的知识和实践标准在不断变化。新的研究和经验拓展我们的理解，因此须对研究方法、专业实践或医疗方法作出调整。从业者和研究人员必须始终依靠自身经验和知识来评估和使用本书中提到的所有信息、方法、化合物或本书中描述的实验。在使用这些信息或方法时，他们应注意自身和他人的安全，包括注意他们负有专业责任的当事人的安全。在法律允许的最大范围内，爱思唯尔、译文的原文作者、原文编辑及原文内容提供者均不对因产品责任、疏忽或其他人身或财产伤害及 / 或损失承担责任，亦不对由于使用或操作文中提到的方法、产品、说明或思想而导致的人身或财产伤害及 / 或损失承担责任。

本 书 推 荐

　　《疾病分子诊断学：分子检测应用指南》适用于任何需要了解疾病检测和诊断中现代分子技术的人群，注定将成为广大病理学家、研究人员和临床医生所借鉴的重要基础和入门书籍。Coleman 博士和 Tsongalis 博士以及他们的团队都因杰出的贡献而受到尊重。本书为入门者提供了理解飞速发展的分子诊断学的基础途径，也为专家们提供了细节上的深入剖析。它除了是一个提供信息的渠道，更如一场精心策划的知识之旅，包含的内容有相关的基础概念、传染病学、恶性肿瘤、血液病理学和遗传病学以及一个含有实验视频和决策能力练习的网站。

Richard N. Mitchell 博士（布莱根妇女医院和哈佛医学院）

　　分子技术因从诊断到个性化药物治疗等众多方面彻底改变了临床医学而备受赞誉。正是在这种背景下，《疾病分子诊断学：分子检测应用指南》以惊人的高质量完成了对从传染性疾病、遗传性和获得性基因遗传疾病、血液型恶性肿瘤到药物基因组学等领域的总结。在这本全面而综合性的出版物中，编辑和作者们为这个充满活力而又令人振奋的话题做出了卓越的努力。

Lawrence M. Silverman 博士（弗吉尼亚大学医学院）

　　《疾病分子诊断学：分子检测应用指南》由该领域的领导者们撰写，对诊断分子病理学检测提供了全面的解析，是一个非常值得借鉴的学习工具。

Dani S. Zander 医学博士（辛辛那提大学医学中心）

（陶子骄　译，苏东明　校）

献　　词

这本书描述了诊断性分子病理学的新兴领域及其在各种人类疾病中的应用。尽管这是一个相对年轻的领域，但诊断分子病理学在个性化医学的当代实践中已变得至关重要。它建立在我们对人类疾病的病理学、发病机制和病理生理学的理解和综合性认知的基础之上。因此，本教科书中所包含的信息是不可计数的小成就汇聚的学术高地，是世界各地无数的临床和实验病理学家对各种人类疾病永无止境的追求的成果。随着时间的推移，特别是在过去的 25 年中，他们的独创性和辛勤努力极大地推动了分子病理学的发展。这本书向每一位为增进我们理解人类疾病分子基础做出努力的科学家的奉献、勤奋和毅力致敬，特别是研究生、实验室技术员和博士后研究员们——因为他们的努力经常被视为理所当然，他们的成就常常被人们所忽视，他们的贡献也时常被快速地遗忘。

《疾病分子诊断学：分子检测应用指南》是对 Kathleen Rao 博士的纪念，她于 2016 年 3 月 24 日在与癌症的短暂抗争后去世。Rao 博士在北卡罗来纳大学教堂山分校取得遗传学博士学位，1984 年至逝世一直于该大学医学院任职。她生前是儿科学、遗传学、病理学和实验室医学的教授，并曾担任北卡罗来纳大学医院细胞遗传学实验室主任。Rao 博士在细胞遗传学领域做出了无数贡献，是美国医学遗传学和基因组学学院的创始人之一，并获得了 2016 年杰出细胞遗传学奖。她曾在国际细胞遗传学命名常设委员会、细胞遗传学委员会儿童肿瘤学小组，以及癌症和白血病 B 组细胞遗传学审查委员会任职。她也是北卡罗来纳大学的知名医学教育家，是该校医学院的教育家学院创始人之一。Rao 博士作为北卡罗来纳大学的细胞遗传学实验室研究基金培训项目的负责人，教导了众多学生，这些学生现在在美国各地的细胞遗传学领域工作。Rao 博士是北卡罗来纳大学和全国各地许多人的挚友和敬爱的同事。我们很荣幸与她相识和共事多年，也非常荣幸能够邀请到她作为这本教科书的撰稿人之一（请参阅《儿科恶性肿瘤的分子检测》一章）。很遗憾的是，我们不会再有机会与她合作完成这样的项目。这本书向 Rao 博士为我们树立的榜样致敬——她是一位杰出的教育家、成功的分子病理学家，更是一位真正的好人。

我们也将《疾病分子诊断学：分子检测应用指南》献给在我们的成功之路上扮演了关键角色的人们。感谢过去和现在众多科学领域同事的友情、合作和支持。特别感谢同行导师们为我们树立对科学研究无私奉献的榜样。真心感谢我们的教职员工之间积极的工作关系和友谊，以及长辈们对我们的鞭策，还有为我们的学术追随者提供指导的机会。我们还要感谢我们的本科生、研究生和博士后研究员们，他们教会我们的可能比我们教给他们的还要多。感谢我们的父母对高等教育的信任和对我们多年来的鼓励,以及帮助我们将梦想变成现实。感谢我们的兄弟姐妹和其他家人,感谢他们多年来所给予的爱、友情和宽容。感谢我们的妻子,Monty 和 Nancy,对我们无条件的爱和无私的支持,以及对我们职业的理解和欣赏。最后,我们要特别感谢我们的子女,Tess、Sophie、Pete 和 Zoe,他们作为年轻人所取得的成绩比我们自己的成就更令我们自豪。和他们小时候一样,我们依旧感谢他们为我们的生活提供了永不褪色的亮点,感谢他们无拘无束的热情和旺盛的精力,感谢他们给了我们千万个理由偶尔地放松,忙里偷闲。

William B. Coleman

Gregory J. Tsongalis

（ 陶子骄　译,苏东明　校 ）

前　　言

病理学是一门研究疾病的性质、诱因、进程、发展及结局的科学。病理学领域源自应用科学技术去研究人类疾病。因此，病理学是医学和基础科学交叉学科。早期的病理学家一向由执业医师担任，他们描述治疗过的各种疾病，观察导致这些疾病发展的相关因素。随着时间的推移，基于光学显微镜和电子显微镜的出现，人们对疾病粗略的观察逐渐演变为对病变组织结构和超微结构的仔细检测。随着医院和社区疾病登记的普及，研究者能够确定引起疾病的因素，并规避这种特殊暴露风险，这增加了我们对疾病流行病学的认识。描述病理学可以追溯到最早有文字记载的医学史。现代诊断病理实践大概可以追溯到200年前，从阐明疾病的发病机制和疾病发病机制的联系，到近期从实验病理研究中发现具体的致病因素。实验病理学体现了早期病理学的基础概念——应用科学的方法去研究疾病，以及应用现代的细胞和分子生物学研究工具来改进动物模型系统和研究人体受试者。然而生物科学的分子时代始于50多年前，我们对疾病分子机制的最新认识进展推动了分子病理学领域发展。针对分子生物学中常态环境和病态环境对于细胞、组织和器官的影响问题，相关技术和实验方法已得到显著的更进和新兴拓展，从而催生了上述进展。今天，分子病理学围绕研究疾病的分子机制、转化医学的相互作用，新的基础科学的发现是形成新的治疗方法和靶向治疗新策略的基础，从而预防和治疗疾病。分子诊断病理学是聚焦于利用分子特征和疾病发病机制，发展实用性的分子诊断工具来检测、诊断以及预测疾病的新领域。分子诊断病理学对于实现真正的个体化医疗是至关重要的。这个领域正在不断地扩大、成熟，新出现的分子检测技术将会在人类疾病敏感和特异的检测、诊断和预测中更实用。久而久之，分子技术需要将会越来越多、越来越经济实用，病人无论是在医疗中心还是在社区医院治疗都可以轻易获得。

随着分子病理诊断学领域科学发现的显著进步，基础科学家、临床科学家和内科医生们需要一本信息资源书，包含当前最先进的人类疾病的分子基础知识以及我们如何利用这些疾病的分子特征进行实用的分子检测。更重要的是，系统和有效地训练今天的研究生们、医学生们、博士后研究者，以及其他研究和治疗人类疾病的相关职业者，都需要这本包含了我们当前对疾病的发病机制的分子机制的知识和转化医学相关的新兴概念的书。我们为本书《疾病分子诊断学：分子检测应用指南》组建了一个专家组，讨论了在传统病理学背景下出现的人类主要疾病和疾病过程的分子基础和机制以及如何有效利用这些疾病的分子特征来开发有效的分子检测去解决不易检测、诊断、预测的问题。本书作为一本多用途的教科书，可以作为医学生、生物医学研究生、专职医疗学生和其他人（如优秀的本科生）的课堂教学工具。此外，这本书对病理学家和其他博士后研究者来说也很有价值，他们可以借此提高对疾病分子机制的理解和掌握更多与这些机制相关的实用知识，扩充他们在医学院/研究生院所学到的知识。

另外，对于进行相关疾病基础研究和转化研究的执业基础医学家和医师科学家来说，他们需要一本现成的信息资源，包括关于各种人类疾病和疾病状态的分子基础、患者在现代化的医院实验室中检查所用到的分子检测技术，本书是非常有用的参考书。诚然，我们对人类疾病发展的许多原因和分子机制的理解还远远不够，对所有人类疾病的分子检测尚不能做到，但近年来有关人类疾病分子机制的实际开发量急剧增加，区域主题和概念的共识已经出现。我们希望《疾病分子诊断学：分子检测应用指南》能够达到让学生、研究人员、医师深入了解主要人类疾病的分子基础和相关分子检测的目的，从而激发我们通过新的研究来发展新的分子技术和检测，帮助我们进一步理解人类疾病的分子机制和分子医学实践。

William B.Coleman

Gregory J.Tsongalis

（陶子骄　译，苏东明　校）

编 者 名 录

Kimberly H. Allison, MD Department of Pathology, Stanford University School of Medicine, Stanford, CA, United States

Megan A. Allyse, PhD Department of Health Sciences Research, Mayo Clinic School of Medicine, Rochester, MN, United States

Rodney C. Arcenas, PhD, D(ABMM) Molecular Microbiology and Immunology, Memorial Healthcare System, Pathology Consultants of South Broward, Hollywood, FL, United States

Michael J. Bartel, MD Division of Gastroenterology & Hepatology, Mayo Clinic, Jacksonville, FL, United States

Amir Behdad, MD Division of Hematopathology, Northwestern University, Feinberg School of Medicine, Northwestern Memorial Hospital, Chicago, IL, United States

Katie M. Bennett, PhD, MB (ASCP)CM, NRCC-CC Texas Tech University Health Sciences Center, School of Health Professions, Molecular Pathology Program, Lubbock, TX, United States

Jonathan S. Berg, MD, PhD Department of Genetics, University of North Carolina School of Medicine, Chapel Hill, NC, United States

D. Hunter Best, PhD Department of Pathology, University of Utah School of Medicine, Salt Lake City, UT, United States; Molecular Genetics and Genomics, ARUP Laboratories, University of Utah School of Medicine, Salt Lake City, UT, United States

Bryan L. Betz, PhD Department of Pathology, University of Michigan, Ann Arbor, MI, United States

Jessica K. Booker, PhD Department of Pathology and Laboratory Medicine; Department of Genetics, University of North Carolina at Chapel Hill, Chapel Hill, NC, United States

Kristi S. Borowski, MD Departments of Medical Genetics and Obstetrics and Gynecology, Mayo Clinic School of Medicine, Rochester, MN, United States

Thomas Bourlet, PharmD, PhD GIMAP EA3064, University of Lyon, Saint-Etienne, France; Laboratory of Infectious Agents and Hygiene, University Hospital of Saint-Etienne, Saint-Etienne, France

Pierre Brissot, MD, PhD National Center of Reference for Rare Genetic Iron Overload Diseases, Pontchaillou University Hospital, Rennes, France; Inserm-UMR 991, University of Rennes 1, Rennes, France

Noah A. Brown, MD Department of Pathology, University of Michigan, Ann Arbor, MI, United States

Marcin Bula, PhD The Wolfson Centre for Personalised Medicine, Institute of Translational Medicine, University of Liverpool, Liverpool, United Kingdom

Richard M. Caprioli, PhD Mass Spectrometry Research Center, and Department of Biochemistry, Vanderbilt University School of Medicine, Nashville, TN, United States

Subhankar Chakraborty, MD Division of Gastroenterology & Hepatology, Mayo Clinic, Rochester, MN, United States

William B. Coleman, PhD Department of Pathology and Laboratory Medicine, Program in Translational Medicine, UNC Lineberger Comprehensive Cancer Center, University of North Carolina School of Medicine, Chapel Hill, NC, United States

Kristy R. Crooks, PhD Department of Pathology, University of Colorado, Anschutz Medical Campus, Aurora, CO, United States

Jianli Dong, MD Department of Pathology, University of Texas Medical Branch, Galveston, TX, United States

Harry A. Drabkin, MD Department of Medicine, Division of Hematology/Oncology, Medical University of South Carolina, Charleston, SC, United States

Daniel L. Duncan, MD Department of Pathology and Laboratory Medicine, University of North Carolina School of Medicine, Chapel Hill, NC, United States

Jawed Fareed, PhD Department of Pathology, Loyola University Health System, Maywood, IL, United States

Andrea Ferreira-Gonzalez, PhD Division of Molecular Diagnostics, Department of Pathology, Virginia Commonwealth University, Richmond, VA, United States

Birgit H. Funke, PhD, FACMG Laboratory for Molecular Medicine, Partners Personalized Medicine, Boston, MA, United States; Department of Pathology, Harvard Medical School, Boston, MA, United States; Department of Pathology, Massachusetts General Hospital, Boston, MA, United States

Larissa V. Furtado, MD Department of Pathology, University of Chicago, Chicago, IL, United States

Giorgio Gallinella, MD, PhD Department of Pharmacy and Biotechnology, S. Orsola-Malpighi Hospital — Microbiology, University of Bologna, Bologna, Italy

Sonzalo Gonzalo, PharmD GIMAP EA3064, University of Lyon, Saint-Etienne, France; Laboratory of Infectious Agents and Hygiene, University Hospital of Saint-Etienne, Saint-Etienne, France

Florence Grattard, MD, PhD GIMAP EA3064, University of Lyon, Saint-Etienne, France; Laboratory of Infectious Agents and Hygiene, University Hospital of Saint-Etienne, Saint-Etienne, France

Danielle B. Gutierrez, PhD Mass Spectrometry Research Center, and Department of Biochemistry, Vanderbilt University School of Medicine, Nashville, TN, United States

Gloria T. Haskell, PhD Department of Genetics, Duke University, Durham, NC, United States

Amin A. Hedayat, MD Department of Pathology, Dartmouth-Hitchcock Medical Center, Lebanon, NH, United States

W. Edward Highsmith, Jr, PhD Departments of Laboratory Medicine and Pathology, and Medical Genetics, Mayo Clinic School of Medicine, Rochester, MN, United States

Susan J. Hsiao, MD, PhD Department of Pathology & Cell Biology, Columbia University Medical Center, New York, NY, United States

Omer Iqbal, MD Department of Pathology, Loyola University Health System, Maywood, IL, United States

Nahed Ismail, MD, PhD, D(ABMM), D(ABMLI) Department of Pathology, University of Pittsburgh, Pittsburgh, PA, United States

Anne-Marie Jouanolle, PharmD National Center of Reference for Rare Genetic Iron Overload Diseases, Laboratory of Molecular Genetics and Genomics, Pontchaillou University Hospital, Rennes, France

Sarah E. Kerr, MD Department of Laboratory Medicine and Pathology, College of Medicine, Mayo Clinic, Rochester, MN, United States

Olivier Loréal, MD, PhD National Center of Reference for Rare Genetic Iron Overload Diseases, Pontchaillou University Hospital, Rennes, France; Inserm-UMR 991, University of Rennes 1, Rennes, France

Heather M. McLaughlin, PhD Laboratory for Molecular Medicine, Partners Personalized Medicine, Department of Pathology, Harvard Medical School, Massachusetts General Hospital, Boston, MA, United States

Meriam Memmi, PhD GIMAP EA3064, University of Lyon, Saint-Etienne, France; Laboratory of Infectious Agents and Hygiene, University Hospital of Saint-Etienne, Saint-Etienne, France

Tomasz I. Michalak, MD, PhD, FAASLD, FCAHS Molecular Virology and Hepatology Research Group, Division of BioMedical Science, Faculty of Medicine, Health Sciences Centre, Memorial University, St. John's, Newfoundland, Canada

Melissa B. Miller, PhD Department of Pathology and Laboratory Medicine, UNC School of Medicine, Chapel Hill, NC, United States

Patricia M. Mulrooney-Cousins, PhD Molecular Virology and Hepatology Research Group, Division of BioMedical Science, Faculty of Medicine, Health Sciences Centre, Memorial University, St. John's, Newfoundland, Canada

Yuri E. Nikiforov, MD, PhD Division of Molecular & Genomic Pathology, Department of Pathology, University of Pittsburgh School of Medicine, Pittsburgh, PA, United States

Jeremy L. Norris, PhD Mass Spectrometry Research Center, and Department of Biochemistry, Vanderbilt University School of Medicine, Nashville, TN, United States

Nirali M. Patel, MD Department of Pathology and Laboratory Medicine, University of North Carolina School of Medicine, Chapel Hill, NC, United States

Peter L. Perrotta, MD Department of Pathology, West Virginia University, Morgantown, WV, United States

Benjamin A. Pinsky, MD, PhD Department of Medicine, Division of Infectious Diseases and Geographic Medicine, Department of Pathology, Stanford University School of Medicine, Stanford, CA, United States

Munir Pirmohamed, MBChB (Hons), PhD, FRCP, FRCP(E) The Wolfson Centre for Personalised Medicine, Institute of Translational Medicine, University of Liverpool, Liverpool, United Kingdom

Rongpong Plongla, MD, MSc Division of Infectious Diseases, Chulalongkorn University and King Chulalongkorn Memorial Hospital, Bangkok, Thailand; Department of Pathology and Laboratory Medicine, UNC School of Medicine, Chapel Hill, NC, United States

Bruno Pozzetto, MD, PhD GIMAP EA3064, University of Lyon, Saint-Etienne, France; Laboratory of Infectious Agents and Hygiene, University Hospital of Saint-Etienne, Saint-Etienne, France

Victoria M. Pratt, PhD, FACMG Pharmacogenomics Laboratory, Department of Medical and Molecular Genetics, Indiana University School of Medicine, Indianapolis, IN, United States

Gary W. Procop, MD, MS Section of Clinical Microbiology, Department of Laboratory Medicine, Cleveland Clinic, Cleveland, OH, United States

Massimo Raimondo, MD Division of Gastroenterology & Hepatology, Mayo Clinic, Jacksonville, FL, United States

***Kathleen W. Rao, PhD** Departments of Pediatrics, Pathology and Laboratory Medicine, and Genetics, University of North Carolina School of Medicine, Chapel Hill, NC, United States; Cytogenetics Laboratory, McLendon Clinical Laboratories, UNC Hospitals, Chapel Hill, NC, United States

Stuart A. Scott, PhD, FACMG Department of Genetics and Genomic Sciences, Icahn School of Medicine at Mount Sinai, New York, NY, United States

Chanjuan Shi, MD, PhD Department of Pathology, Microbiology, and Immunology, Vanderbilt University Medical Center, Nashville, TN, United States

Carolyn J. Shiau, MD, FRCPC Department of Pathology, University Health Network, Toronto, ON, Canada

Yue Si, PhD Department of Pathology, University of Utah School of Medicine, Salt Lake City, UT, United States

Steven C. Smith, MD, PhD Department of Pathology, Virginia Commonwealth University School of Medicine, Richmond, VA, United States

Matthew B. Smolkin, MD Department of Pathology, West Virginia University, Morgantown, WV, United States

Kathleen A. Stellrecht, PhD Department of Pathology and Laboratory Medicine, Albany Medical College; Albany Medical Center Hospital, Albany, NY, United States

Susanna K. Tan, MD Department of Medicine, Division of Infectious Diseases and Geographic Medicine, Stanford University School of Medicine, Stanford, CA, United States

Jessica S. Thomas, MD, PhD, MPH Department of Pathology, Microbiology, and Immunology, Vanderbilt University Medical Center, Nashville, TN, United States

Scott A. Tomlins, MD, PhD Department of Pathology, Michigan Center for Translational Pathology, Department of Urology, Comprehensive Cancer Center, University of Michigan Medical School, Ann Arbor, MI, United States

Dimitri G. Trembath, MD, PhD Division of Neuropathology, Department of Pathology and Laboratory Medicine, The University of North Carolina at Chapel Hill, Chapel Hill, NC,

United States

Ming-Sound Tsao, MD, FRCPC Department of Pathology, University Health Network, Toronto, ON, Canada

Gregory J. Tsongalis, PhD, HCLD, CC Laboratory for Clinical Genomics and Advanced Technology (CGAT), Department of Pathology and Laboratory Medicine, Dartmouth-Hitchcock Medical Center and Norris Cotton Cancer Center, Geisel School of Medicine at Dartmouth, Hanover, NH, United States

Richard M. Turner, MB, BChir, MA, MRCP The Wolfson Centre for Personalised Medicine, Institute of Translational Medicine, University of Liverpool, Liverpool, United Kingdom

Scott A. Turner, MD, PhD Laboratory for Clinical Genomics and Advanced Technology (CGAT), Department of Pathology and Laboratory Medicine, Dartmouth-Hitchcock Medical Center and Norris Cotton Cancer Center, Geisel School of Medicine at Dartmouth, Hanover, NH, United States

Aaron M. Udager, MD, PhD Department of Pathology, University of Michigan Medical School, Ann Arbor, MI,

United States

Paul Verhoeven, MD, PhD GIMAP EA3064, University of Lyon, Saint-Etienne, France; Laboratory of Infectious Agents and Hygiene, University Hospital of Saint-Etienne, Saint-Etienne, France

David H. Walker, MD Department of Pathology, University of Texas Medical Branch, Galveston, TX, United States

Myra J. Wick, MD Departments of Medical Genetics and Obstetrics and Gynecology, Mayo Clinic School of Medicine, Rochester, MN, United States

Kathryn Willoughby, MD Department of Medicine, Division of Hematology/Oncology, Medical University of South Carolina, Charleston, SC, United States

Shaofeng Yan, MD, PhD Department of Pathology, Dartmouth-Hitchcock Medical Center, Lebanon, NH, United States

Belinda Yen-Lieberman, MS, PhD Section of Clinical Microbiology, Department of Laboratory Medicine, Cleveland Clinic, Cleveland, OH, United States

目　录

第一部分
分子实验介绍

第二部分
传染病的分子检测

11. 呼吸道病毒的分子检测

K.A. Stellrecht

12. 细菌感染性疾病的分子检测

R. Plongla 和 M.B. Miller

13. 经性传播感染的病原体

P. Verhoeven, F. Grattard, S. Gonzalo, M. Memmi 和

B. Pozzetto

14. 医源性感染的分子诊断

R.C. Arcenas

15. 新兴传染病的分子检测

J. Dong, N. Ismail, D. H. Walker

第三部分
遗传病的分子检测

第四部分
肿瘤的分子检测

第五部分
血液病理学的分子检测

第六部分
个体化医疗中的分子检测

第七部分
分子检测的未来

分子实验介绍

1

分子病理学的基本概念——人类疾病分子检测方法导论

W.B. Coleman[1] 和 G.J. Tsongalis[2]

[1]Department of Pathology and Laboratory Medicine, Program in Translational Medicine, UNC Lineberger Comprehensive Cancer Center, University of North Carolina School of Medicine, Chapel Hill, NC, United States
[2]Laboratory for Clinical Genomics and Advanced Technology (CGAT), Department of Pathology and Laboratory Medicine, Dartmouth-Hitchcock Medical Center and Norris Cotton Cancer Center, Geisel School of Medicine at Dartmouth, Hanover, NH, United States

前言

人类疾病反映了病理变化和病理生理机制的发生发展过程,一般可将其分为①遗传性疾病;②感染性疾病;③炎症性疾病;④肿瘤性疾病。这些疾病在人体组织中具有各自的典型病理表现。按照疾病的共同特点可以将它们大致归类,但每种疾病的发病机制不尽相同;在有些情况下,多种致病因素可导致相似的病理表现。疾病可能由内源性因素或外源性因素引起,但大多数疾病是由内源性因素(由基因决定)和外源性因素(由环境决定)共同作用导致的。

现在人们普遍认为大多数常见疾病的致病根源在于基因表达异常。由此造成靶细胞或靶组织中基因的表达模式会产生相应的病理改变,进而影响机体对不同疾病的易感性。所以基因突变及其他类型的基因变化是不同人类疾病的发病机制。因此,用分子诊断方法检测基因改变可以①提高疾病的检出效率;②有助于对疾病进行分类(诊断);③预测疾病的结局(预后);④指导治疗(图 1.1)。

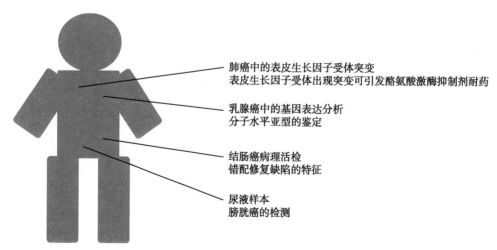

肺癌中的表皮生长因子受体突变
表皮生长因子受体出现突变可引发酪氨酸激酶抑制剂耐药

乳腺癌中的基因表达分析
分子水平亚型的鉴定

结肠癌病理活检
错配修复缺陷的特征

尿液样本
膀胱癌的检测

图 1.1 利用 DNA 生物标记物进行疾病的探查、诊断、分类和定向治疗。这张图以人类肿瘤为例,将通过有创 / 无创性方法获得的 DNA 生物标记物用于患者的临床检查。

此外,影响关键基因表达的非遗传性改变(即表观突变)可能也会引起人类不同组织部位发生疾病。目前有关人类疾病表观遗传改变的分子检测正在不断涌现和发展。与基因改变一样,表观遗传的改变也可以显著影响某些疾病特征,从而提供有价值的临床诊断。表观遗传改变会引发基因沉默(其作用相当于失活突变或基因缺失),并有助于通过基因表达的标志物对疾病的临床特征进行预测。

在本章中,我们将阐述分子病理学的基本概念,并介绍被应用于疾病诊断的分子检测方法。本章所叙述的内容是对分子病理学领域的简要总结,而非该领域的全面综述。因此,我们优先选取了若干肿瘤相关文献。对这方面感兴趣的读者亦可从其他生物医学领域找到类似的资料。

突变和表观突变

突变是指基因组中特定基因的核苷酸序列发生变化,和/或 DNA 初级结构发生其他变化。典型的突变包括点突变、插入、缺失以及染色体异常。而表观突变则是指基因组中除 DNA 初级序列改变之外的其他类型变化,如 DNA 发生异常高/低的甲基化修饰和/或组蛋白被异常修饰,可使染色体结构发生改变。这两种不同的分子改变机制都可影响关键基因的正常表达和关键蛋白质行使正常功能,并导致①基因表达下调或缺失,从而使相关蛋白质无法合成;②蛋白质无法合成或合成缺陷蛋白质,从而导致功能缺失;③基因表达上调,从而使相关蛋白质过度表达;④突变产生新功能,使相关蛋白质功能发生改变。尽管很多疾病的发病可归结于基因突变或表观突变导致的单个(或一些)基因的改变,但这些改变的实际分子后果是很严重的,引起基因表达谱的明显变化继而导致主要基因或表观基因的缺陷。

基因改变

与疾病相关的基因改变可分为两类:核酸序列异常和染色体异常。这两类分子损伤的形式往往与家族性疾病和获得性疾病有关,且能对人体不同组织造成影响。

核酸序列改变包括单个基因中单个核酸的改变(如错义突变和无义突变),和小段序列的插入或缺失(有些可导致移码突变)。基因中正常编码序列的单个核酸改变(即点突变)可导致其编码合成蛋白质的氨基酸序列亦发生改变。错义突变能改变关联密码子的翻译结果;而无义突变则会使一个编码氨基酸的密码子变成终止子,造成翻译提前中止,仅合成截短的蛋白质产物。小段序列的缺失和插入被归类为移码突变,例如单核苷酸的插入和缺失会改变基因 3′- 端的基因阅读框,使最终合成的蛋白质与正常基因的产物有明显差异,或因终止子的过早出现导致蛋白质合成异常。另外,一个或多个三核苷酸的缺失或插入并不改变基因的阅读框,但会改变最终的多肽产物,使得特定氨基酸丢失或者蛋白质一级结构出现多余的氨基酸。

染色体改变包括:一条/多条染色体的增多或缺失(非整倍性变异)、由 DNA 链断裂造成的染色体重排(易位、倒置和其他类型的重排)、染色体片段的增加或缺失(扩增、大规模缺失)。染色体易位的直接后果是一部分 DNA 从正常位置移动到基因组内的新位置,从而导致易位区段内包含的基因表达发生改变。如果断裂的染色体移位到结构基因中则会产生嵌合基因。染色体缺失(整条染色体缺失或大片染色体缺失)的主要后果是定位于染色体缺失片段上的特定基因的缺失,造成基因的拷贝数量发生变化。同样,染色体数目的增加或染色体区域的扩增会导致染色体上基因拷贝数的增加。

表观遗传学改变

当前对表观遗传学的定义是指细胞分裂过程中可遗传的基因组修饰,但不包括 DNA 序列的改变。因此,表观遗传所描述的可遗传的基因表达的改变不仅是指核苷酸序列的变化,现在人们更多地认为基因表达的表观调控主要表现为 DNA 甲基化和对组蛋白及染色体的复杂修饰。而 DNA 甲基化对于维持非基因组遗传和表观遗传状态发挥着非常重要的作用;它的遗传稳定性目前仍然是最容易获得的表观遗传特征。因此 DNA 甲基化程度可反映出基因组的表观遗传学特性;同时也说明表观遗传在疾病发展中发挥了重要作用。

用于分子检测的核酸样本来源

现如今,分子检测已成为大多数医院的常规检查项目。对已确诊或未确诊的患者做分子检测,首先需要获取核酸样本(主要为 DNA)作为生物标志物。获取患者的 DNA 有多种渠道(图 1.2),根据采样的难易度和患者在采样时的不适感,可分为①有创性 DNA 生物标志物;②无创性 DNA 生物标志物(图 1.2)。

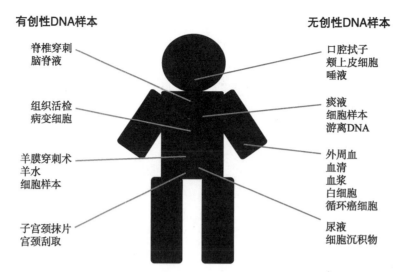

图 1.2　分子检测中 DNA 生物标记物的来源。分子检测中 DNA 生物标记物的来源可根据采样的难易度和 / 或患者在采样时的不适感大致分为①有创性；②无创性。有创性 DNA 生物标记物中，组织活检可在全身组织中获取并用于分子检测（或常规的病理学检查）。有些活检样本可通过简单的外科手术获得（比如皮肤活检），而有些则需要更复杂的外科手术（比如用支气管镜进行肺活检）。有些分子标记物反映的是传染性病原体（细菌或病毒）的信息，而不是宿主细胞或细胞物质。

现已有大量研究阐述如何将无创性生物标志物用于人类疾病的检测、诊断、预后及分类。无创性 DNA 生物标志物能将患者的不适感降至最低。例如收集尿液的过程基本无不适感，收集外周血液时则会有轻微不适。相反的，有些有分子检测价值的有创性 DNA 生物标志物则需要通过外科手段取得（如病理活检），有的可能会有一定程度的不适感（如传统巴氏涂片检查和脊椎穿刺）。不管采取上述哪种方式，所需的都是病变组织或细胞中的 DNA。所需的 DNA 可以从上述操作中获得的细胞中提取，有时也会提取无细胞 DNA。不管标记物的来源是哪里、采集方法是什么，我们都需要时刻明确所需样本是什么，以确保在收集、保存、处理样本时不会损伤 DNA。许多生物医学公司都可提供能从多种体液和组织样本中提取核酸的试剂盒。此外，这些过程也可以通过自动化仪器完成。

疾病的分类

以往的疾病多依据①病理损伤的部位（器官或组织）；②造成病理损伤的原因（如肿瘤、炎症等）进行分类[1]。因此，我们通常将疾病进行大类划分，比如：①器官特异性肿瘤；②心肌病；③凝血障碍等。这些广泛的疾病分类方法通常与疾病的表现或治疗反应的异质性相关，提示这些类别中还包括不同疾病的亚型[1]。现在人们已经认识到在这些广泛的疾病分类中存在分子亚型。例如，根据常规

的病理评估，大约 80% 的乳腺癌被归类于浸润性导管癌（图 1.3）。

然而，根据临床表现、病史、治疗反应方面的差异性，乳腺癌往往是一种异质性疾病而不是一种单一的疾病。实际上，对浸润性导管癌进行基因表达谱的检测之后，医生还可根据检测结果将其分为五个亚型，用以评估疾病的侵袭性，以及预测临床病程[2]。尽管根据基因表达模式可将乳腺癌分为不同分子亚型，但通过复杂的分子检测仍发现乳腺癌包含多种分子水平改变，包括染色体异常（结构和数量）、基因突变、局部基因表达模式和非编码 RNA（microRNA 和其他类 RNA）表达的改变（图 1.4）[3,4]。

组蛋白变化和 DNA 甲基化相关的表观遗传学改变会直接影响基因的表达模式[5-8]。同样，非编码 RNA 的表达变化也可能改变基因表达模式的转录后调控[6]。

疾病的分子分型

临床医生在工作中发现，诊断结果相同且表型特征类似的患者会出现明显不同的临床表现和疗效反应，证明疾病的确存在分子亚型。因此，当一组罹患特定疾病的患者接受共同的标准治疗时，只有一小部分患者会有良好的反应。随着疾病分子亚型的发现，对这小部分病人有利结果的机制越来越明显（图 1.5A、图 1.5B）。

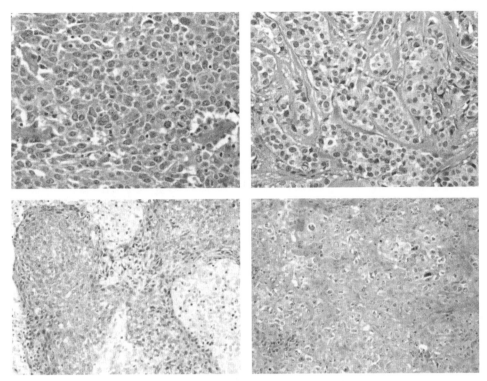

图 1.3　乳腺浸润性导管癌。图中显示的是四例乳腺浸润性导管癌的苏木素 - 伊红染色切片。尽管可以观察到细微的组织学差异,但它们均被临床诊断为浸润性导管癌。

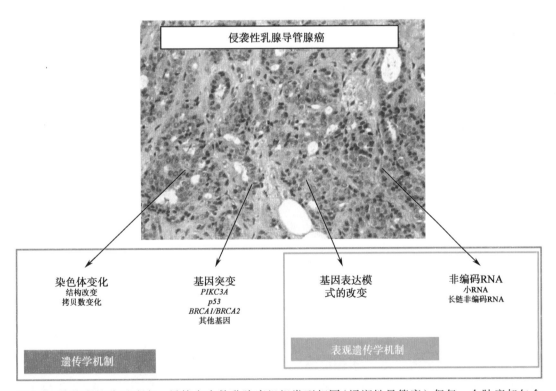

图 1.4　乳腺癌的分子改变。尽管大多数乳腺癌组织类型相同(浸润性导管癌),但每一个肿瘤却包含大量基因和表观遗传的改变。每个肿瘤都有其独特的改变模式,并会影响疾病的内在特征、主要临床表现以及对治疗干预的反应。所有这些基因和表观遗传的改变都会是分子检测中具有潜在价值的生物标记物。

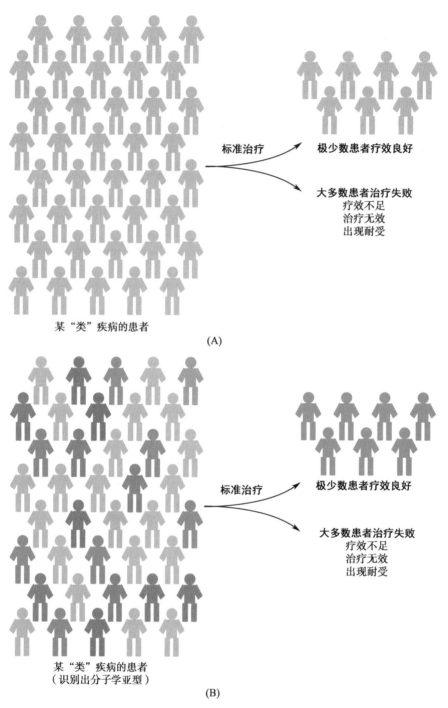

图 1.5　用分子亚型识别具有相似疾病预后的患者群。（A）当对一群疾病诊断相同的患者采取类似的标准治疗后，其中只有一部分患者疗效良好。这项观察说明仅通过简单诊断无法给出有效的治疗方案；（B）而在识别出疾病分子亚型后，疾病诊断相同的某部分患者明显对特定治疗做出不同的（有利的）反应。这项观察说明应根据患者的分子特征分析来指导治疗方案。

以乳腺癌的分子分型为例，浸润性乳腺癌的早期微阵列基因表达分析可分为五种分子亚型：管腔 A 型、管腔 B 型、HER2 富集型、基底样型和一般型[2]。图 1.6 显示的是用微阵列分析对 294 位乳腺癌患者的基因表达数据进行非监督聚类分析的结果。

继以基因表达模式来确定乳腺癌分子亚型的早期研究以后，又出现了基于聚合酶链式反应（polymerase chain reaction, PCR）（PAM50）和 RNA 测序的新的分子检测方法，以类似的方式对乳腺癌

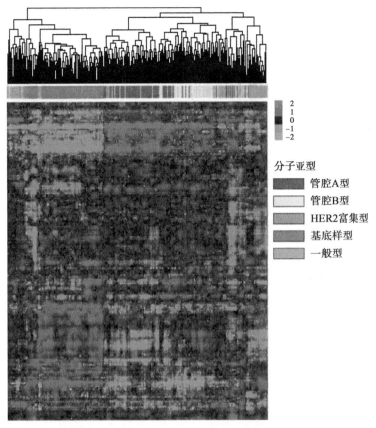

图1.6 用基因芯片分析乳腺癌的基因表达模式。对294例原发性乳腺癌进行非监督聚类分析,鉴别出五种主要分子亚型:①管腔A型;②管腔B型;③HER2富集型;④基底样型;⑤一般型。

进行分类[3,9,10]。值得注意的是,乳腺癌的自然史因分子亚型的不同而不同,例如管腔A型乳腺癌表现为良好的长期生存率,而基底样乳腺癌表现为疾病的快速进展和长期患者预后不良[11,12]。因此,乳腺癌的分子亚型可以提示临床医生疾病可能的侵袭性。然而,这些基本的乳腺癌分子亚型并不是同质分组,相反观察到了相当大的异质性[13,14]。在最近的研究中,三阴性乳腺癌被划分为不同组,如此可预测其对特异性化疗药物的反应[15-17]。这些新的数据提供了希望,可以将各种疾病的分子分型的进展转化为临床实用性分子检测,从而帮助临床医生管理个体患者。随着人类疾病中与基因表达、基因拷贝数变异、突变和分子途径有关的大量数据集的产生,人们不断对疾病进行新的分类[1]。当然,实现疾病的分子分类并不等同于更好的患者管理。

分子检测和伴随诊断

伴随诊断是一种分子检测方法,可以预测在某种疾病的个体患者中使用特定治疗药物获得成功的可能性[18,19]。很多情况下,这种检测并不基于单个基因的突变或表达情况,而是对多个基因进行检测,从而提高检测的敏感性、特异性和预测价值。伴随诊断的目标是识别能通过某种治疗药物或联合用药受益的患者,并在理想的情况下使得其用药毒性最小。药物治疗的两种后果(毒性和药效性)并非相互排斥。当患者使用某种药物时,会出现四种可能的结果:①药物只有毒性,没有药效;②有毒性,亦有药效;③没有毒性,亦无药效;④无毒性,有药效(图1.7)。

然而患者所产生的毒性反应(反映为对患者正常生理的影响)多为药物本身固有的特性。因此在临床工作中,许多常规治疗中的药物和给药方案虽会引起患者的毒性反应,但对疾病的治疗也是有利的。

分子检测包括伴随的诊断以及其他诊断分析,为某一特定患者疾病的性质和特征提供了深入分析。毫无疑问,当我们对特定疾病的分子亚型以及它们对疾病进展、结局、治疗反应的影响了解更多时,分子检测对疾病的分类(和对病人的分类)就变得愈发重要(图1.8)。

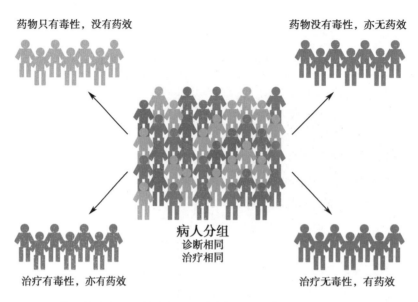

图 1.7　给予特定疗法可能会出现的治疗结果。对任何一组患者给予特定药物治疗后,可能会出现四种治疗结果。理想的治疗结果是药物无毒性且对患者有疗效。在肿瘤化疗中,较典型的治疗结果则是药物对患者有毒性(应以一种剂量限制的方式),但亦有疗效(可杀死癌症细胞)。

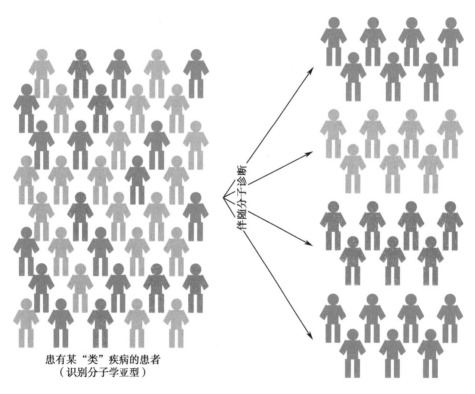

图 1.8　伴随分子诊断。伴随分子诊断可以通过识别患者及其疾病的内在特性,从而对患者及疾病进行分类。因此,这些分子检测可以用来①疾病分类;②判断患者预后的好坏;③根据治疗反应识别患者。

在某些情况下,疾病的分类与患者的预后相关(短期无病生存率或长期总生存率)。即使没有针对检测的特定治疗方案,了解侵袭性和良性疾病也对病人管理的相关决策有利(图1.9)。同样地,新型生物标记物的不断发现使得我们可以根据实用化的分子检测选择合适的疗法(特别是当新的药物和给药方案不断涌现时),从而扩展辅助诊断方案为个体患者制定治疗策略(图1.9)。

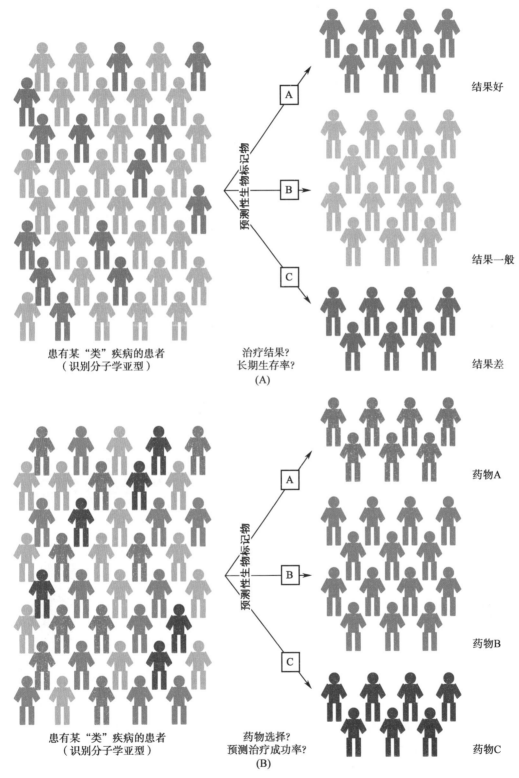

图1.9 利用分子生物标志物来预测疾病预后和选择药物。(A)分子检测基于一组信息充分的生物标志物的检测结果,可用于区分预后更好或更坏的个体患者及患者群体。判断预后的方法包括短期或长期生存率、无复发时间间隔,或疾病的进展;(B)分子检测也可根据生物标志物的检测结果用于药物(或治疗策略)的选择。

疾病的分子检测

多年来,研究者不断探索如何将分子生物标记物用于预测疾病的易感性和用于隐匿性疾病的检测(亚临床状态)。分子检测主要基于聚合酶链式反应或者同等灵敏度的分子学方法。早期实验性研究证明了分子检测具有在高危人群(吸烟者)中检测肺癌的能力[20]。在确诊为肺癌前,收集高危人群的痰液样本,并检测 K-ras 和 p53 基因的突变情况[20],这些突变在肺癌中经常发生[21]。研究者发现,在 15 例肺癌患者中,有 10 例发生了 K-ras 和/或 p53 的基因突变[20]。值得一提的是,该 10 例中有 8 例肺癌患者的细胞学诊断为阴性,但痰液标本检出 K-ras 和/或 p53 的基因突变阳性[20]。其中有 1 例肺癌患者在痰液中检测到基因突变的时间比临床确诊的时间提前 1 年[20]。因此,分子检测可以在患者体内少量的肿瘤细胞中检测到驱动突变,这些突变最终将导致临床肿瘤的发生,于是在阳性结果的患者中可以应用肿瘤干预

策略或早期的治疗干预。然而,需要注意的是,分子检测结果为阳性的个体并不一定都发展为癌症(图 1.10)。

也就是说,一个分子检测的阳性结果(如在痰液中检测到 K-ras 或 p53 的突变)可能是肺癌的假阳性预测(K-ras 或 p53 突变的细胞没有进展为临床肿瘤时)。只有当对高危人群进行筛查时,这种预测性分子检测才具有实用价值。基于群体的筛查只对生长相对缓慢且表现同质化的某些肿瘤(如结肠癌)有效,而对异质性更大的肿瘤(如乳腺癌)则不够实用和有效[22]。此外,在早期肺癌的分子检测中,早期吸烟者在戒烟多年后仍处于高风险状态。因此,早期检测得到的真阴性结果可能随时间演变为真阳性结果,且(或)具有真阴性结果的被检测者在阴性结果还没有转变为阳性时也有罹患肺癌的可能。此类方法用于肿瘤的早期检测还在于分子检测方法的设计。迄今为止的研究结果表明,仅对一个或两个基因突变进行检测不足以发现所有正在发展的癌症,所以需要联合检测多个基因以达到常规筛查所需的敏感性和特异

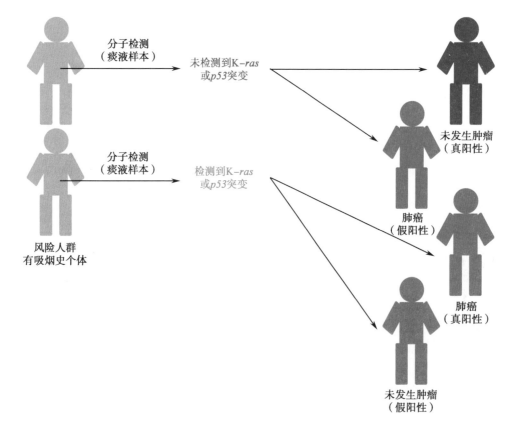

图 1.10　本图显示了在肺癌高危人群细胞学阴性的痰液样本中检测 p53 或 K-ras 基因是否突变的结果。一个真阳性分子检测结果(＊)代表检测到突变,患者未发生肿瘤(最终)而一个假阳性分子检测结果(＊)代表检测到突变但患者未发生肿瘤。

性。通过分子检测早期发现癌症可以提高患者的长期预后，尤其是胰腺癌[23]和肝癌[24]等难以治疗的癌症。

鉴于利用生物标记物进行分子检测具有无创性的优势，"液体活检"不断被用于人类多种癌症（以及其他疾病）的诊断[25-27]。液体活检的概念中所提及的疾病生物标记物大多经非侵袭性途径获得，主要为血液或血源样本（血清或血浆），并提供原发疾病的信息（以癌症为例），这类似于组织活检（来源于疾病组织并提供有关疾病的信息）。在某些情况下液体活检研究的对象是病变细胞（例如肿瘤细胞），而在其他情况下也可以是血浆游离DNA、microRNA或其他衍生的细胞产物[28,29]。液体活检技术可用于人类癌症的检测探查[26]、人类癌症的定性[30]以及肿瘤状态的监测（再发/复发）[31-33]。

在肿瘤的分子检测中，通过对早期诊断和肿瘤治疗成功的病人进行筛查发现其疾病复发的线索是分子诊断的另一种重要应用。对很多常见肿瘤来说，传统的治疗方法包括在外科手术后佐以化疗、放疗或靶向药物。一直以来，人们常常通过影像学研究（基于PET扫描或类似的方法）监测肿瘤复发或发展成转移性疾病的情况。研究者发现分子检测可以作为一种比放射扫描更为经济的方法用于检测疾病的复发。而当分子检测与无创性DNA生物标记物相结合时，对个体患者进行频繁筛查变得切实可行并且增加了复发性疾病早期检出的机会。

疾病的分子诊断

将分子检测与传统的疾病诊断方法相结合具有很大价值。在某些情况下，分子检测的结果能够证实基于临床症状以及其他信息和样本的评估（例如组织活检）做出的临床诊断。在其他情况下，分子检测的结果可以提供疾病本质特征相关的信息，使医师能够做出正确的诊疗措施决定。此外，对某一特定疾病患者的基因突变进行分子分析，可以确定该疾病的遗传原因，并为患者的高危亲属提供有针对性的筛查。

用他莫昔芬治疗雌激素受体阳性（ER+）的乳腺癌患者就是靶向治疗的一个案例。在对乳腺癌患者的临床检查中，病理医生通过免疫组化检测来

评估肿瘤组织（来自活检或手术）雌激素受体的表达情况。雌激素受体表达阳性的患者大多可以接受他莫昔芬（或其他抗雌激素药物）治疗；而雌激素受体表达阴性的患者由于肿瘤缺乏ER受体，会产生他莫昔芬抵抗而不采用这种治疗方式。同样的，过表达人类表皮生长因子2（human epidermal growth factor 2，HER2）的乳腺癌患者可以使用曲妥珠单抗（赫赛汀）（或其他HER2靶向药物）治疗。免疫染色检测HER2可筛选出能从曲妥珠单抗治疗获益的患者，而其他疾病患者可通过基于HER2原位荧光杂交的分子检测方法来确认HER2基因的扩增情况[34,35]。

三阴性乳腺癌是一种难治型的侵袭性导管癌，可通过免疫染色检测雌激素受体、孕激素受体（progesterone receptor，PR）和HER2的表达情况来分类。三阴性乳腺癌表现为ER和PR阴性，且不伴有HER2的过度表达。这一类亚型的浸润性乳腺癌具有很强的异质性[14]。最近的研究通过对三阴性乳腺癌基因表达谱进行了分子分析，确认了一系列不同的亚型[15,36,37]。三阴性乳腺癌的亚型[38]细分为以下四种：基底样型1（basal-like 1，BL1）、基底样型2（basal-like 2，BL2）、间叶细胞型（mesenchymal-type，M）和管腔雄激素受体型（luminal androgen receptor-type，LAR）[15]。三阴性乳腺癌分子亚型的临床命名基于免疫组化结果，因此这些亚型的确认并不改变疾病的临床诊断。然而，三阴性乳腺癌中的不同分子亚型对特定化疗药物的联合作用有不同的反应[15,36,39]。

疾病的分子预测

对患者取自手术（或活检）的组织样本进行分子检测可以用于预测患者的预后。预测患者预后的经典指标包括：①无复发的生存率；②复发概率；③进展为转移性疾病（以癌症为例）的概率；④总生存率。

一个利用分子检测提供多种预后相关信息的典型实例是Oncotype DX检测法[40]。这一方法通过分析21个基因信号，预测未发生淋巴结转移的ER阳性乳腺癌患者的复发概率[40-42]。由Oncotype DX检测法得到的复发评分（recurrence score，RS）可评估10年随访期中的复发风险：低风险、中度风险、高风险。当人们用Oncotype DX检测法的结果

评估辅助化疗的有效性时发现,低风险人群并未从化疗中获益[40]。因此,低 RS 评分的早期 ER 阳性乳腺癌患者手术后无需接受辅助化疗。在上述情况中,患者所有病灶已经手术切除,因此辅助化疗并非必需。相反,高风险人群则可以从辅助化疗中获益。Oncotype DX 检测法也可以作为局部治疗失败(局部复发)的预测因子。相对于低风险 RS 人群,高风险 RS 人群有更高的局部复发风险[40]。

展望

在最近 25 年里,分子检测相关技术发展迅速,其敏感性和准确性、检测平台和检测方法的灵活性也在不断提高。我们对人类生物学、疾病的病理学、发病机制和病理生理学的理解也在日益提高。这些学科的融合不断带来新的分子检测平台和方法,将不断提高疾病的检测、诊断以及预测个体患者的预后。同时,随着新的分子诊断技术的发展,利用分子方法对生物标记物进行检测有利于指导医生们为患者制定个体化的治疗策略。随着这些领域的持续不断发展,使得个体化医疗用于各种人类疾病成为现实。当进行真正的个体化治疗时,患者将被评估,其分子检测结果将决定其疾病(有其独特的内在特性)的最佳治疗方法和治疗方案,从而提高患者的长期预后。

（林悦歌　唐波　译,苏东明　校）

参考文献

[1] Song Q, Merajver SD, Li JZ. Cancer classification in the genomic era: five contemporary problems. Hum Genomics 2015;9:27.

[2] Perou CM, Sorlie T, Eisen MB, et al. Molecular portraits of human breast tumours. Nature 2000;406:747–52.

[3] Cancer Genome Atlas Network. Comprehensive molecular portraits of human breast tumours. Nature 2012;490:61–70.

[4] Prat A, Perou CM. Deconstructing the molecular portraits of breast cancer. Mol Oncol 2011;5:5–23.

[5] Jovanovic J, Ronneberg JA, Tost J, Kristensen V. The epigenetics of breast cancer. Mol Oncol 2010;4:242–54.

[6] Veeck J, Esteller M. Breast cancer epigenetics: from DNA methylation to microRNAs. J Mammary Gland Biol Neoplasia 2010;15:5–17.

[7] Huang Y, Nayak S, Jankowitz R, Davidson NE, Oesterreich S. Epigenetics in breast cancer: what's new? Breast Cancer Res 2011;13:225.

[8] Atalay C. Epigenetics in breast cancer. Exp Oncol 2013;35:246–9.

[9] Parker JS, Mullins M, Cheang MC, et al. Supervised risk predictor of breast cancer based on intrinsic subtypes. J Clin Oncol 2009;27:1160–7.

[10] Prat A, Parker JS, Fan C, Perou CM. PAM50 assay and the three-gene model for identifying the major and clinically relevant molecular subtypes of breast cancer. Breast Cancer Res. Treat. 2012;135:301–6.

[11] Sorlie T. Molecular portraits of breast cancer: tumour subtypes as distinct disease entities. Eur J Cancer 2004;40:2667–75.

[12] Sorlie T, Perou CM, Tibshirani R, et al. Gene expression patterns of breast carcinomas distinguish tumor subclasses with clinical implications. Proc Natl Acad Sci USA 2001;98:10869–74.

[13] Parker JS, Perou CM. Tumor heterogeneity: focus on the leaves, the trees, or the forest? Cancer Cell 2015;28:149–50.

[14] Lehmann BD, Pietenpol JA. Clinical implications of molecular heterogeneity in triple negative breast cancer. Breast 2015;24 (Suppl. 2):S36–40.

[15] Lehmann BD, Jovanovic B, Chen X, et al. Refinement of triple-negative breast cancer molecular subtypes: implications for neoadjuvant chemotherapy selection. PLoS One 2016;11:e0157368.

[16] Lehmann BD, Pietenpol JA, Tan AR. Triple-negative breast cancer: molecular subtypes and new targets for therapy. Am Soc Clin Oncol Educ Book 2015;2015:e31–9.

[17] Abramson VG, Lehmann BD, Ballinger TJ, Pietenpol JA. Subtyping of triple-negative breast cancer: implications for therapy. Cancer 2015;121:8–16.

[18] Jorgensen JT. Clinical application of companion diagnostics. Trends Mol Med 2015;21:405–7.

[19] Jorgensen JT. Companion diagnostics: the key to personalized medicine. Foreword. Expert Rev Mol Diagn 2015;15:153–6.

[20] Mao L, Hruban RH, Boyle JO, Tockman M, Sidransky D. Detection of oncogene mutations in sputum precedes diagnosis of lung cancer. Cancer Res 1994;54:1634–7.

[21] Ahrendt SA, Decker PA, Alawi EA, et al. Cigarette smoking is strongly associated with mutation of the K-ras gene in patients with primary adenocarcinoma of the lung. Cancer 2001;92:1525–30.

[22] Shieh Y, Eklund M, Sawaya GF, et al. Population-based screening for cancer: hope and hype. Nat Rev Clin Oncol 2016. Available from: http://dx.doi.org/10.1038/nrclinonc.2016.50.

[23] Lennon AM, Wolfgang CL, Canto MI, et al. The early detection of pancreatic cancer: what will it take to diagnose and treat curable pancreatic neoplasia? Cancer Res 2014;74:3381–9.

[24] Tsuchiya N, Sawada Y, Endo I, et al. Biomarkers for the early diagnosis of hepatocellular carcinoma. World J Gastroenterol 2015;21:10573–83.

[25] Pantel K, Alix-Panabieres C. Liquid biopsy: potential and challenges. Mol Oncol 2016;10:371–3.

[26] Lancet Oncology. Liquid biopsy: the future of cancer detection? Lancet Oncol 2016;17:123.

[27] Salinas Sanchez AS, Martinez Sanchis C, Gimenez Bachs JM, Garcia Olmo DC. Liquid biopsy in cancer. Actas Urol Esp 2016;40:1–2.

[28] Giallombardo M, Chacartegui Borras J, Castiglia M, et al. Exosomal miRNA analysis in non-small cell lung cancer (NSCLC) patients' plasma through qPCR: a feasible liquid biopsy tool. J Vis Exp 2016. Available from: http://dx.doi.org/10.3791/53900.

[29] Cheng F, Su L, Qian C. Circulating tumor DNA: a promising biomarker in the liquid biopsy of cancer. Oncotarget 2016;. Available from: http://dx.doi.org/10.18632/oncotarget.9453.

[30] Liquid biopsy holds its own in tumor profiling. Cancer Discov 2016;6:686.

[31] Li T, Zheng Y, Sun H, et al. K-Ras mutation detection in liquid biopsy and tumor tissue as prognostic biomarker in patients with pancreatic cancer: a systematic review with meta-analysis. Med Oncol 2016;33:61.

[32] Openshaw MR, Page K, Fernandez-Garcia D, Guttery D, Shaw JA. The role of ctDNA detection and the potential of the liquid biopsy for breast cancer monitoring. Expert Rev Mol Diagn 2016;16:751–5.

[33] Diaz LA. The promise of liquid biopsy in colorectal cancer. Clin Adv Hematol Oncol 2014;12:688–9.

[34] Prendeville S, Corrigan MA, Livingstone V, et al. Optimal scoring of brightfield dual-color in situ hybridization for evaluation of HER2 amplification in breast carcinoma: how many cells are enough? Am J Clin Pathol 2016;145:316–22.

[35] Onguru O, Zhang PJ. The relation between percentage of immunostained cells and amplification status in breast cancers with equivocal result for Her2 immunohistochemistry. Pathol Res Pract 2016;212:381–4.

[36] Lehmann BD, Bauer JA, Chen X, et al. Identification of human

triple-negative breast cancer subtypes and preclinical models for selection of targeted therapies. J Clin Invest 2011;121:2750−67.

[37] Burstein MD, Tsimelzon A, Poage GM, et al. Comprehensive genomic analysis identifies novel subtypes and targets of triple-negative breast cancer. Clin Cancer Res 2015;21:1688−98.

[38] Chen X, Li J, Gray WH, et al. TNBCtype: a subtyping tool for triple-negative breast cancer. Cancer Inform 2012;11:147−56.

[39] Masuda H, Baggerly KA, Wang Y, et al. Differential response to neoadjuvant chemotherapy among 7 triple-negative breast cancer molecular subtypes. Clin Cancer Res 2013;19:5533−40.

[40] Kaklamani V. A genetic signature can predict prognosis and response to therapy in breast cancer: Oncotype DX. Expert Rev Mol Diagn 2006;6:803−9.

[41] Freitas MR, Simon SD. Comparison between Oncotype DX test and standard prognostic criteria in estrogen receptor positive early-stage breast cancer. Einstein (Sao Paulo) 2011;9:354−8.

[42] Conlin AK, Seidman AD. Use of the Oncotype DX 21-gene assay to guide adjuvant decision making in early-stage breast cancer. Mol Diagn Ther 2007;11:355−60.

2

分子病理的实验室检测方法——聚合酶链式反应

W.B. Coleman[1] 和 G.J. Tsongalis[2]

[1] Department of Pathology and Laboratory Medicine, Program in Translational Medicine,
UNC Lineberger Comprehensive Cancer Center, University of North Carolina School of Medicine,
Chapel Hill, NC, United States
[2] Laboratory for Clinical Genomics and Advanced Technology (CGAT), Department of Pathology and
Laboratory Medicine, Dartmouth-Hitchcock Medical Center and Norris Cotton Cancer Center,
Geisel School of Medicine at Dartmouth, Hanover, NH, United States

前言

聚合酶链式反应(polymerase chain reaction, PCR)是一种体外扩增核酸序列的技术,具有快速、灵敏度高和特异性强的特点。PCR 是通过特异的寡脱氧核苷酸引物识别靶序列,并在 DNA 聚合酶的作用下对靶序列进行大量扩增的一门技术。PCR 的概念最早于 20 世纪 80 年代中期提出[1-3]。这一技术首先应用于实验室中,广为人知后,开始大量应用于临床检测。PCR 在技术层面和仪器设备层面上的不断改进促使其成为全球实验室中通用的稳定、实惠和简便的技术。毫无疑问,PCR 作为分子诊断领域的现代技术具有非凡的影响力。PCR 方法已经成为一种常规技术,其仪器设备适用于大多数或所有实验室。因此,人们很容易低估 PCR 在临床分子诊断和基础科学研究方面所发挥的重要作用。

作为一门分子技术,PCR 扩增特异性核酸序列并可通过其他方法分析扩增产物,因此,PCR 是靶基因序列进行定量或定性分析的非常灵敏又特异的方法。针对引物和标记各种化学物质探针的开发使得 PCR 在性能特征方面已经成为一门非凡的技术。

早期 PCR 技术利用大肠杆菌 DNA 聚合酶 I 的 Klenow 片段在每个扩增循环中进行 DNA 合成[1]。然而,Klenow 片段对热不稳定。因此,需要在每个变性步骤和样本快速冷却后,添加新的酶以避免酶的热变性。此外,引物退火和 DNA 合成均需在 30℃下进行以保持聚合酶的活性。这种低温退火容易形成引物与非靶序列杂交,从而产生非特异性扩增[4]。PCR 发展的首个重大技术突破是引入热稳定的 DNA 聚合酶[3]。水生栖热菌是一种在温泉中发现的、能够适应环境温度变化的细菌。在水生栖热菌中表达的 DNA 聚合酶(又称为 Taq 聚合酶)表现出极强的聚合酶活性,在较宽温度范围内,Taq 聚合酶一般不受温度快速波动的影响[5]。引入 Taq 聚合酶提高了 PCR 的实用性,因为该聚合酶可以在 DNA 变性所需的高温(93~95℃)下继续保持活性[5],解决了在每个循环后添加聚合酶的弊端。PCR 发展的第二个重大技术突破是引入了程序性加热仪,它可以在每个扩增循环过程中自动改变反应温度。热循环仪的使用使 PCR 自动化技术和基本操作方法自 20 世纪 80 年代后期以来没发生显著变化[6]。

聚合酶链式反应

在典型的 PCR 反应中,DNA 聚合酶通过连续的循环反应在体外从模板 DNA 分子拷贝靶序列。每个循环所产生的扩增产物又成为下一循环的模板(图 2.1)。因此,靶 DNA 序列浓度在 PCR 过程

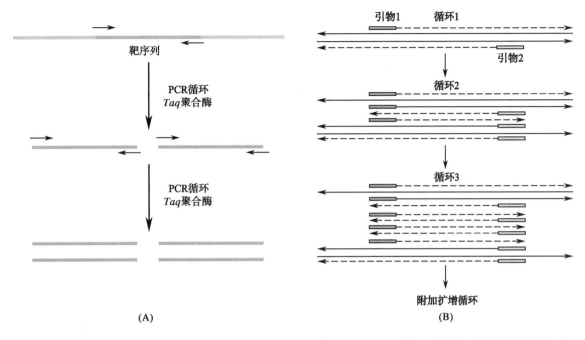

(A)　　　　　　　　　　　　　　　　　　**(B)**

图 2.1　聚合酶链式反应（PCR）。（A）该图展现了扩增两个循环后的 DNA 模板（绿色）和其中的单个靶序列（蓝色）。箭头所示为引物;（B）该图展示了从单个靶序列进行 PCR 扩增的细节。红线为正向引物,黄线为反向引物。虚线代表新合成的 DNA,实线代表原始模板（及每个循环的新模板）。

中呈指数增长。典型的 PCR 反应液包括①热稳定 DNA 聚合酶（Taq 酶）;②靶序列的正向和反向引物;③四种脱氧三磷酸核苷酸（dNTP）;④反应缓冲物;⑤模板（基因组 DNA、cDNA 或细胞裂解液）。靶序列由能够与目标 DNA 区域两侧反义链互补并结合的引物特异性所决定。PCR 反应时,引物通过 DNA 聚合酶沿 5 合→3 合方向进行延伸,产生原始模板的重叠拷贝。PCR 的每个循环包括三个步骤:①变性;②退火;③延伸（图 2.2）。变性通常是将模板置于 94℃孵育最长至 1 分钟使得含有靶序列的 DNA 解链为单链。引物退火步骤在 PCR 引物所需的特异温度和条件下完成。退火时,寡脱氧核苷酸引物识别并杂交（氢键）到包含靶序列的单链模板中。引物延伸在 72℃下进行,此时,聚合酶沿 5 进→3 进方向催化 dNTP 的聚合反应合成 DNA。每个循环的实际所需时间（包括循环中的每个步骤）从 15 秒至 2 分钟,具体取决于所用 PCR 仪的类型及温度变化的速度。靶序列扩增需要 25~30（或更多）个循环数。达到足够检测的扩增量所需的实际循环数取决于靶序列的初始浓度。到第三个扩增（标准的 25~30 个循环数的 PCR）结束时,形成新的双链模板分子,其 5 结端和 3 和端与所用的寡脱氧核苷酸引物序列完全一致。理论上,每个循环后,拷贝数增加 1 倍,所以,整个反应结束后,靶序列浓度呈 2n

指数增长（其中 n 是循环总数）。最终,与靶序列相对应的扩增子浓度会达到一个平台期。模板初始浓度、引物效价和 PCR 循环数决定了靶序列终浓度的上限。

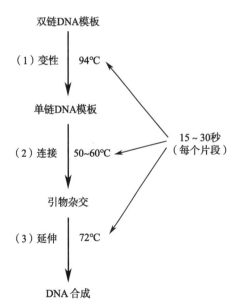

图 2.2　单个 PCR 循环的步骤和温度。每一个 PCR 反应循环均由三个步骤组成:①变性;②退火;③延伸。步骤间的温度具有显著差异。每一步骤持续 15~30 秒（以最先进的 PCR 仪为例）,而在某些仪器上,耗费的时间更长（可达 1~2 分钟）。

构成 PCR 反应的基本成分

从初始循环到最终延伸,PCR 主要依赖于每个循环靶序列的成功合成。同时,PCR 也依赖于各种对反应起到关键作用的试剂。

模板 DNA

PCR 扩增所需的模板 DNA(基因组 DNA 或来自 RNA 的 cDNA)来源多样。临床样本主要来源是体液样本(血、尿、羊水)或手术标本(冰冻肿瘤标本)[7,8]。法医标本可能来源于血液、精液、头发或组织(皮肤)。除了新鲜样本,固定过的组织(福尔马林固定后的石蜡包埋样本)来源 DNA 也可以用于常规 PCR 检测[9]。PCR 主要是从模板中扩增短序列(100~500bp),因此,并非大分子量的 DNA 才可以,片段化的 DNA(例如从石蜡组织中提取的 DNA)也可有效扩增。但是,某些组织固定剂(如含有苦味酸的 Bouin 溶液)和组织处理方式(如组织脱钙)会损伤 DNA,可使组织样本无法用于分子检查。RNA 可以从新鲜组织或石蜡样本中提取。

DNA 聚合酶

PCR 的活性成分是延伸步骤中 DNA 合成所需的 DNA 聚合酶。目前 PCR 中用的是 Taq 聚合酶(来自 T. 水生栖热菌)或其类似物[5,9]。Taq 聚合酶在 70~80℃具有 $5' \to 3'$ 聚合酶活性、$5' \to 3'$ 核酸外切酶活性、热稳定性和最佳活性。温度、pH 和离子浓度(Mg^{2+})可影响 Taq 酶的活性。Taq 酶活性在 95℃的半衰期为 40~60 分钟。极高的变性温度(>97℃)会极大降低 Taq 酶活性。因为时间和温度是维持 Taq 酶活性的关键因素,降低变性温度或缩短变性时间可以延长 Taq 酶在 PCR 过程中的活性。理论上 PCR 的最适 pH 为 8.0~10.0,但需要根据经验决定。常规 PCR 反应在 pH8.3 的缓冲液(通常为 Tris-Cl)中进行。Taq 酶活性需要 Mg^{2+} 形式的二价阳离子来维持。通过稳定酶 - 核酸相互作用,较低浓度的二价阳离子(Mg^{2+})会降低酶与模板的解离速率。大多数 PCR 混合液至少含有 1.5mmol/L $MgCl_2$。但是,对于新的模板 - 引物结合都建议选定合适的 $MgCl_2$ 浓度。Taq 酶是常规 PCR 中理想的 DNA 聚合酶,但其他特殊性能的耐热 DNA 聚合酶[10]也是可用的。这些特殊性能的热稳定性聚合酶应用于特定 PCR 中,例如长序列 DNA 扩增或高保真扩增。

寡核苷酸引物

PCR 引物决定了扩增的靶特异性。高效引物具有高度序列特异性、无引物二聚体并与靶序列稳定结合的特点。引物设计需考虑四项因素:①产物长度;②靶序列位于基因组 DNA(或 cDNA)的区域;③靶序列和侧翼区域的二级结构;④扩增的特异性。靶序列长度应以 PCR 产物长度 100~500bp 为宜。引物长度能够影响靶向特异性和结合的高效性。长引物的特异性高,但是杂交效率低。短引物则恰好相反。所以,引物设计的一条基本准则是保持其长度在 17~30 个核苷酸左右。同时,尽可能地保证正、反向引物长度一致,因为引物长度会影响最佳退火温度。引物的基本组成成分也很重要,因为引物的 GC 含量会影响退火温度。理论上,GC 含量应为 50%~60%,并且正、反向引物的 GC 含量应尽可能相同或相近。引物的 3′ 末端需包含 G/C/GC/CG。应避免重复或回文序列,引物之间也不应具有互补性。同时,引物不应与靶序列或基因组中其他序列互补。

引物的最适退火温度对于特异性扩增的 PCR 是非常重要的。引物解链温度 T_m 可以通过以下简化公式计算,此公式适用于长度在 18~24 个核苷酸之间的引物[11]:$T_m = 69.3 + 0.41(\%G+C) - (650/L)$。公式中,L 指代引物的碱基长度,结果以 ℃为单位。在线网站也可以预测包括退火温度在内的各项引物参数(见 http://biotools.nubic.northwestern.edu/OligoCalc.html)。

PCR 反应液

PCR 的所有反应试剂都可制成单一混合液,大多可购买到成品。标准 PCR 预混液包括反应缓冲液、引物、Taq 酶和 DNA 模板。PCR 缓冲液由 50mmol/L KCl, 1.5mmol/L $MgCl_2$, 10~50mmol/L Tris-Cl(pH 8.3),50~200μmol/L dNTP 组成。应当注意的是大于 50mmol/L 的 KCl 会抑制 Taq 酶活性。但是,KCl 是不可或缺的成分,因为它可以促使引物退火并靶向模板 DNA 中的相应序列。同样的,PCR 预混液中过量的 NaCl 会抑制 Taq 酶活性。PCR 反应中最适 $MgCl_2$ 添加量以实际经验为准。但通常情况下,1.5~2mmol/L$MgCl_2$ 已足够。PCR 反应中 dNTP 的终浓度为 200μmol/L,但也可选择更低浓度的 dNTP 供不同类型的 PCR 需求。较高浓度的

dNTP（或 MgCl$_2$）可能会引起与 Taq 聚合酶相关的 dNTP 的错配，应予以避免。PCR 引物终浓度不应超过 1μmol/L，除非引物效价极大降低。市面上有 5U/μl 的商品化 Taq 酶。一个单位（U）的酶活力指在标准反应条件下，30 分钟内将 10nmol dNTP 催化成酸不溶性物质所需的酶量。50μl 反应体系需要 2.5U 酶活力，而 10μl 反应体系仅需要 0.5U 酶活力。PCR 中 DNA 模板量因其来源和靶序列的不同而变化，以 50μl 反应体系为例，扩增基因组 DNA 需要 100ng DNA 模板，而扩增质粒 DNA 仅需要 5ng 模板。同样的，扩增单个等位基因序列需要的模板量较多，而扩增重复序列（以 Alu 为例）可能只需较少的模板量。

加入明胶或牛血清白蛋白（bovine serum albumin, BSA）可提高 PCR 扩增反应的效率。PCR 预混液中明胶或 BSA 含量可高达 100μg/ml。明胶和 BSA 可以保持聚合酶的稳定性。如果 PCR 靶序列位于高 GC 含量的 DNA 区域，则可能需要添加解螺旋制剂，例如：二甲亚砜（DMSO），二甲基甲酰胺（DMF），甲酰胺或尿素。一般情况下，预混液中这些添加剂的量约在 10%（w/v 或 v/v）。这些添加剂可降低靶序列的 T_m。但需注意的是，高浓度添加剂可能会降低聚合酶活性。

PCR 反应的优化

能显著影响 PCR 反应灵敏性和特异性的因素如下：①引物设计；②PCR 循环变量（循环数、循环时间、温度）；③PCR 混合液的组成成分（二价阳离子的浓度）。就大多数 PCR 反应而言，最为关键的变量是引物退火温度。最高退火温度由具有最低 T_m 的引物所决定。超过这个 T_m 就会降低引物对目标序列的退火能力，并可能导致目标产物的扩增失败。如果使用和 T_m 值相同的退火温度仍扩增失败的话，那么应该进一步降低退火温度。如果所需扩增子要求的 T_m 值较低，但产生较高的背景产物，则应该提高退火温度。盐浓度也会影响 PCR 反应。Mg^{2+} 浓度会影响引物和靶序列的结合、模板的 T_m 值以及酶的活性和保真性。Taq 聚合酶活性的维持需要游离的 Mg^{2+}。因此，PCR 混合物中必须含有足够的 MgCl$_2$，以便在引物和模板 DNA 消耗一些阳离子进行螯合后，为酶提供足够的 Mg^{2+}。其他盐浓度也可影响 PCR 反应（包括 KCl）。所以，通过调整 Mg^{2+} 可以实现大多数 PCR 反应的优

化。实现反应条件的优化可能需要对退火温度、PCR 循环变量和盐浓度进行若干调整。一些商品化试剂盒，可用于特异性靶序列及其引物的特异性PCR 条件的简单和快速优化。一些厂家供应的梯度热循环仪，其加热模块可以依据样品的不同设置不同的温度，从而能够在单次 PCR 反应中进行温度优化。

PCR 反应特异性和灵敏性的提升

Taq 聚合酶在 37℃ 具有显著酶活性，尽管其最佳活性在较高的温度（约 72℃）下表达。这一低温 Taq 酶活性是非特异性扩增的原因，此非特异性扩增与发生在 PCR 反应初始阶段的错配事件相关。引物与 DNA 模板之间的非特异性退火可以使延伸发生在 93~95℃ 的第一次变性之前。因此，一些修饰聚合酶得以产生以避免非特异性引物延伸。例如 Platinum Taq 酶（来自 Invitrogen Life Technologies, http://www.thermofisher.com）。由于 Taq 聚合酶的热不稳定性抑制剂以单克隆抗体的形式包被，所以 Taq 酶只有在抑制剂热灭活后才发挥活性作用。因此，在 PCR 反应的初始变性阶段，升高的温度破坏单克隆抗体后，释放具有活性功能的 Taq 聚合酶。抗体介导的 Taq 聚合酶的抑制使得 PCR 反应混合物能够在室温条件下进行配置。保持临界温度前 Taq 聚合酶无活性，能够消除或减少由错配引起的与引物延伸相关的非特异性扩增。

PCR 反应中的污染问题

进行 PCR 扩增时，一定要了解潜在的 DNA 污染源并采用一些能确保无污染工作条件的措施。PCR 具有高度扩增极少量 DNA 并产生可供检测产物的威力，需要特别注意防止不同样品之间的交叉污染，对于预计低浓度 PCR 靶序列来说尤其应如此，因为在扩增这类序列时通常需要更大的扩增能力。PCR 污染源包括：①受基因组 DNA 污染的 RNA 样本；②同时处理的不同核酸样品之间的交叉污染；③实验室污染克隆的靶序列（基因组 DNA 或 cDNA）；④残留 PCR 产物。一般情况下，洁净的实验室及良好的实验室操作规范（如实验全程佩戴干净手套）能大大降低污染的可能性。通过使用无气溶胶移液器吸头、专用的移液器和试剂，以及划分不同区域分别处理 PCR 前和 PCR 后的试剂、样本可

以有效地避免来自其他 PCR 反应的残留产物的污染。所有 PCR 反应都必须包括合适的阳性对照和阴性对照,以防止来自 PCR 试剂本身的污染,并确保产生的目标扩增产物来自阳性反应。

PCR 反应的抑制剂

抑制核酸 PCR 扩增的有机和无机化合物是不同来源 DNA 样品中的常见污染物。这些污染物可以在多个阶段干扰 PCR 反应,导致 PCR 扩增不同程度的减弱乃至抑制。已报道的 PCR 抑制剂种类繁多,并且它们的丰度在复杂样本(例如体液和含有大量细菌的样本)中特别高。大多数污染物(多糖、尿素、腐殖酸、血红蛋白)在 DNA 水溶液中具有相似的溶解度。因此,在使用传统提取方法制备模板 DNA 时(去垢剂、蛋白酶和苯酚 - 氯仿处理),无法完全去除这些抑制剂。如今,已有多种方法可以避免这些污染物了,其中有些方法较简单,但是会导致大量原始样品丢失,而另一些针对特定污染物的特定方法可能需要昂贵的试剂。

PCR 扩增产物的分析

PCR 产物分析的方法有很多种(图 2.3)。分析方法的选择取决于所需的信息类型。PCR 产物的常规分析包括扩增产物的电泳分离和溴化乙啶显色(或类似的 DNA 染料)。大多数情况下,可以通过标准琼脂糖凝胶电泳分析扩增产物。琼脂糖凝胶电泳可以在 100bp 至 25kbp 范围内有效分离DNA 产物。1.6% 琼脂糖凝胶能够迅速分离 200bp至 2 000bp 的 PCR 产物。若分析非常小分子量的PCR 产物(<100bp)则需要更大的分离分辨率,此时可以使用聚丙烯酰胺凝胶电泳。溴化乙啶染色后,DNA 产物非常容易通过紫外照射显现。另一常用于量化产物的方法是掺入放射性、荧光或生物素标记物。可以通过掺入标记的核苷酸或通过使用标记的寡脱氧核苷酸引物来标记 PCR 产物。标记的 PCR 产物能够通过琼脂糖或聚丙烯酰胺凝胶电泳分离,并通过相应的技术显现(如放射性标记产物的放射自显影)。实验室使用毛细管电泳系统进行多重 PCR 分析或在电泳条带中获得准确大小的扩增产物。有时通过简单的凝胶分离分析即可获得PCR 反应的信息(例如确定有无 PCR 产物),而其

他时候,我们需要更多额外的 PCR 产物信息(如检测基因突变的 DNA 测序)。因此,PCR 产物可以被克隆并用于测序、分子探针的制备、突变检测、体外诱变和基因表达研究(图 2.3)。

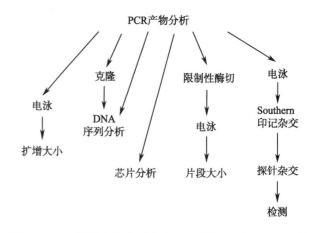

图 2.3 PCR 扩增产物分析方法。多种方法、方式可以用来分析通过传统 PCR 反应得到的 PCR 产物(扩增子);或者通过简单、直观的电泳分析就可以回答某些问题了。而对于另一些问题,可能需要对产物进行克隆、直接测序、酶切分析或印迹以获得更深层次的信息才能得以解答。PCR 产物也可以使用各种基于芯片的技术来分析。

基于常规 PCR 的派生技术

多年来,人们在常规 PCR 技术基础上进行了一些改良,一些重大调整包括:①热启动 PCR;②巢式PCR;③逆转录 PCR(RT-PCR);④实时荧光定量PCR。

热启动和巢式 PCR

热启动 PCR 是一种减少非特异扩增的方法。起初,热启动 PCR 是通过控制 Mg^{2+}、dNTP 或酶浓度来进行的。之后,人们在反应组分之间制造蜡质物理屏障,蜡屏障在 PCR 第一个循环的变性阶段融化,这时反应组分混合,热循环开始进行。无论哪一种方法,热启动可防止新合成的 DNA 在反应的初始阶段聚合,因为这一阶段引物与非特异性DNA 靶标之间可能发生非特异性结合[12,13]。现如今,市面上已经可以购买到化学或抗体工程聚合酶,这些酶一旦达到特定温度就会激活。巢式PCR 能够提高扩增的灵敏度和特异性[14],在巢式PCR 中,第一次扩增的产物是第二次扩增的模板,同时使用两对引物,一对是常规引物,另一对是巢式引物。

RNA 的 PCR 分析

RT-PCR 是一种良好的分析 RNA 转录产物的方法,尤其适用于低丰度模板或者初始量有限的模板检测。RT-PCR 将 PCR 强大的 DNA 扩增能力与反转录酶(RT)能够反转录少量总 RNA 的能力相结合。RT-PCR 包含四个基本步骤:①RNA 提取;②反转录;③PCR 扩增;④PCR 产物分析。使用各种基于化学的提取技术或基于亲和力(柱)的方法从细胞或组织中提取 RNA 以防止 DNA 的污染。然后将该 RNA 用作反转录反应中的模板,此反转录反应产生作为 PCR 反应模板的 cDNA。RT(以RNA 为模板的 DNA 聚合酶)是用于催化 cDNA 合成的酶。反转录反应包括:①cDNA 合成引物;②反转录反应缓冲液;③dNTP;④RNA 模板(总 RNA或 mRNA);⑤反转录酶。市面上售有多种可用于标准 RT-PCR 反应的反转录酶,包括莫洛尼鼠白血病病毒反转录酶(MMLV RT)和禽类成髓细胞瘤病毒反转录酶(AMV RT)。近来,这些 RT 酶的重组衍生物也已问世并优于天然酶。来自 Invitrogen 公司的 SuperScript Ⅲ Reverse Transcriptase 就是这些重组酶的一个代表(http://www.thermofisher.com)。使用基因特异性引物时,这些先进的酶制剂具有最大产率和较高特异性。

RT-PCR 是一种优异的分析 RNA 转录产物的方法,尤其适用于检测低丰度模板或者初始量有限的模板(如从福尔马林固定的石蜡包埋样本中获得的模板)。传统的印迹和溶液杂交测定法需要更多量的 RNA,并且不具备 PCR 技术的快速和简便性。一些传统方法(例如 Northern 印迹)需要高质量的完整 RNA 片段,而 RT-PCR 方法则可以允许一些RNA 降解。RT-PCR 将 PCR 的强大 DNA 扩增能力与反转录酶(RT)能够反转录少量总 RNA(1ng)的能力相结合。使用总 RNA 制剂而不是聚(A)纯化的 RNA 可以降低纯化过程中丢失稀有或低丰度mRNA 的可能性,同时可以扩增极少量的初始模板(细胞或组织)。RT-PCR 的其他优点包括通用性、灵敏性、快速周转时间以及多样本同时比较的能力。

实时聚合酶链反应

实时 PCR 将传统 PCR 的扩增步骤和检测步骤相结合,不需要 PCR 后的处理或对扩增产物假阳性的质疑(图 2.4)。在反应进行中可直接检查 PCR 产物。在实时 PCR 进程中,使用荧光标记的探针能定位 PCR 的指数期[15]。在指数扩增阶段,反应中的 PCR 产物的含量与荧光量和样本初始量成正比[16,17]。因此,这些反应是可以被定量的。有两种化学物质可用于实时 PCR 的检测:①插入并与 DNA 结合的染料如溴化乙啶或 SYBR Green 等;②各种荧光标记探针。

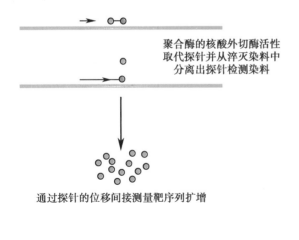

(A)

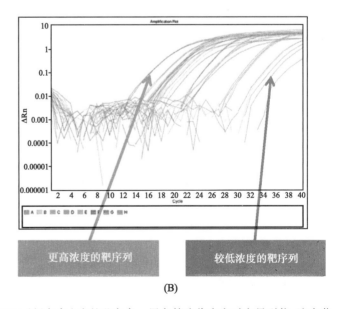

(B)

图 2.4　靶序列的实时 PCR 扩增。(A)靶序列是基因组 DNA(绿色条)内的蓝色条。黑色箭头代表实时定量引物,连有荧光标记(绿球)和猝灭剂(红球)的黑线是实时定量探针。随着引物延伸和外切核酸酶活性激活,荧光基团从猝灭剂中分离出来。荧光信号的累积是监测靶序列丰度的指标;(B)实时扩增结果由多样本的三次重复实验得出。红色箭头指示高丰度靶序列的扩增曲线。蓝色箭头指示较低丰度(但可检测)靶序列的扩增曲线。

插入 DNA 并与其结合的染料可用于确认扩增子的存在与否。SYBR Green 同溴化乙锭一样,是一种结合到双链 DNA 时才发出荧光的染料。在 PCR 反应期间,随着扩增子拷贝数的增加,插入 DNA 的 SYBR Green 的数目也同时增加,荧光强度也将随着拷贝数的增加而增强[18]。此类型的 DNA 结合染料缺点是它们的非特异性,能够与任何双链 DNA 结合。

各种类型的荧光标记探针也可用来检测实时 PCR 产物。这些探针主要包括三种主要化学检测成分:①酶切探针(5′核酸外切酶);②分子信标探针;③荧光共振能量转移(fluorescence resonance energy transfer,FRET)探针。酶切探针取决于 Taq 聚合酶的 5′→3′ 核酸外切酶活性。这些探针都能购买到商品化成品,如 Taqman 探针(图 2.4)。分子信标探针是形成发夹环结构的自身互补的单链寡核苷酸,并与靶标同源,其侧翼也互为同源序列。其一端是荧光基团(如 FAM 或 TAMRA),另一端是猝灭剂(如 DABCYL)。当分子信标与靶序列结合时,猝灭剂和荧光基团分开,遂发出荧光。FRET 探针由两个单独荧光标记的寡核苷酸组成,一个是 5′供体分子,另一个连接了 3′受体分子,当这两种探针近距离杂交时,能量从供体转移到受体,遂发出荧光。

由于其高灵敏度/特异性和周转时间,实时 PCR 正不断成为大多数分子诊断实验室的首选方法。该技术可用于靶序列的定量和定性评估,以及区分突变体与野生型序列。在检测单核苷酸多态性(single-nucleotide polymorphism,SNP)基因分型和小突变时需要设计两种不同的标记探针,一种用于野生型等位基因检测,一种用于突变型等位基因检测。野生型等位基因和突变型探针之间的错配会促使竞争性杂交的发生,因此,只有正确的探针和正确的靶序列结合时才会检测到荧光。如果使用结合染料化学物质,多数实时 PCR 仪的另一重要作用——熔解曲线分析的能力得以显现[18]。在同一反应管中的 PCR 产物上增加热步骤能够检测特定扩增子的 T_m。实时 PCR 也可用于确定靶序列的拷贝数以应用到感染性疾病和肿瘤学中[19]。通过多重对比靶序列与对照序列的引物和探针,可以对目标拷贝数进行相对定量。而使用已知浓度的外参照描绘标准曲线可以对靶标拷贝数进行绝对定量。

实时 PCR 技术的主要优点是样本分析速度快(无需在 PCR 反应后再进行分析的步骤),同时也兼具在单管内封闭反应的特性。通过扩增曲线和熔解曲线进行结果分析非常简便,有助于 PCR 分析速度的总体提高。关于潜在的污染问题,由于不需要 PCR 反应后进行产物分析,且实时 PCR 反应是在封闭反应管内进行,这大大降低了①样品被污染的可能性;②管间转移失误导致的污染;③扩增产物污染实验室的可能性。有研究人员认为,实时 PCR 的缺点在于仪器的初始投资太高。然而,自首台实时 PCR 仪在市场上投入使用后,许多性价比高的新型实时 PCR 仪也相继问世。事实上,一些实时 PCR 仪的定价可能都低于传统的热循环仪和单独的检测系统。我们需注意的一个技术上的缺陷是:在使用 DNA 结合染料检测实时 PCR 产物时,也可能会检测出非特异性的扩增产物。这些非特异性扩增产物可以通过电泳这一传统的 PCR 产物分析方法来鉴别。因此,在工作中我们应注意优化反应条件和熔解曲线的分析,以区分扩增产物是预期的(正确的)还是非特异性的。

(胡玲丽　马娟　译,王建东　校)

参考文献

[1] Saiki RK, Scharf S, Faloona F, et al. Enzymatic amplification of beta-globin genomic sequences and restriction site analysis for diagnosis of sickle cell anemia. Science 1985;230:1350-4.

[2] Mullis K, Faloona F, Scharf S, et al. Specific enzymatic amplification of DNA in vitro: the polymerase chain reaction. Cold Spring Harb Symp Quant Biol 1986;51(Pt 1):263-73.

[3] Saiki RK, Gelfand DH, Stoffel S, et al. Primer-directed enzymatic amplification of DNA with a thermostable DNA polymerase. Science 1988;239:487-91.

[4] Mullis KB, Faloona FA. Specific synthesis of DNA in vitro via a polymerase-catalyzed chain reaction. Methods Enzymol 1987;155:335-50.

[5] Lawyer FC, Stoffel S, Saiki RK, et al. Isolation, characterization, and expression in Escherichia coli of the DNA polymerase gene from Thermus aquaticus. J Biol Chem 1989;264:6427-37.

[6] Vosberg HP. The polymerase chain reaction: an improved method for the analysis of nucleic acids. Hum Genet 1989;83:1-15.

[7] Rogers BB. Application of the polymerase chain reaction to archival material. Perspect Pediatr Pathol 1992;16:99-119.

[8] Rogers BB, Josephson SL, Mak SK, Sweeney PJ. Polymerase chain reaction amplification of herpes simplex virus DNA from clinical samples. Obstet Gynecol 1992;79:464-9.

[9] Vieille C, Zeikus GJ. Hyperthermophilic enzymes: sources, uses, and molecular mechanisms for thermostability. Microbiol Mol Biol Rev 2001;65:1-43.

[10] Perler FB, Kumar S, Kong H. Thermostable DNA polymerases. Adv Protein Chem 1996;48:377-435.

[11] Wallace RB, Shaffer J, Murphy RF, et al. Hybridization of synthetic oligodeoxyribonucleotides to phi chi 174 DNA: the effect of single base pair mismatch. Nucleic Acids Res 1979;6:3543-57.

[12] Kaijalainen S, Karhunen PJ, Lalu K, Lindstrom K. An alternative hot start technique for PCR in small volumes using beads of wax-embedded reaction components dried in trehalose. Nucleic Acids Res 1993;21:2959-60.

[13] Bassam BJ, Caetano-Anolles G. Automated "hot start"

PCR using mineral oil and paraffin wax. Biotechniques 1993;14:
30−4.

[14] Porter-Jordan K, Rosenberg EI, Keiser JF, et al. Nested polymer-
ase chain reaction assay for the detection of cytomegalovirus
overcomes false positives caused by contamination with frag-
mented DNA. J Med Virol 1990;30:85−91.

[15] Wilhelm J, Pingoud A. Real-time polymerase chain reaction.
Chembiochem 2003;4:1120−8.

[16] Wittwer CT, Herrmann MG, Moss AA, Rasmussen RP.
Continuous fluorescence monitoring of rapid cycle DNA ampli-

fication. Biotechniques 1997;22:130−1, 134−8.

[17] Parks SB, Popovich BW, Press RD. Real-time polymerase chain
reaction with fluorescent hybridization probes for the detection
of prevalent mutations causing common thrombophilic and
iron overload phenotypes. Am J Clin Pathol 2001;115:439−47.

[18] Wittwer CT, Reed GH, Gundry CN, Vandersteen JG, Pryor RJ.
High-resolution genotyping by amplicon melting analysis using
LCGreen. Clin Chem 2003;49:853−60.

[19] Heid CA, Stevens J, Livak KJ, Williams PM. Real time quantita-
tive PCR. Genome Res 1996;6:986−94.

3

下一代测序在临床
实验室中的应用

D.L. Duncan 和 N.M. Patel

Department of Pathology and Laboratory Medicine, University of North Carolina School of Medicine,
Chapel Hill, NC, United States

前言

测序（sequencing）一词泛指用于测定核酸分子中核苷酸序列的技术。由于核苷酸序列最终被翻译成细胞的生命过程，因此近几十年来测序技术在生物学研究中发挥了重要作用。同时，由于核酸序列和序列变异对医学研究具有重大影响，使得测序技术成为临床领域中的主流技术。临床遗传学根据DNA的胚系突变诊断遗传性疾病，并解释可能由遗传因素所引起的表型。临床肿瘤学也越来越多地利用测序来鉴定肿瘤特异性的体细胞突变或序列变异。体细胞突变的发生与否可以向临床医生提供预后信息，甚至辅助诊断。此外，因为许多药物是针对特定的突变、基因或代谢途径开发的，所以鉴定体细胞突变可指导药物的选择。

此前，Sanger 测序法（一代测序，图 3.1）一直是最常用的测序方法。Sanger 测序利用 DNA 聚合酶的自然特性和经修饰的双脱氧核苷酸产生序列数据[1]。Sanger 测序及其派生技术可以生成 DNA 和 RNA 的测序数据，同时也可以提供几乎任何基因组靶位点的表观遗传学信息，然而该技术存在很大的局限，即 Sanger 测序每次只能进行一个目标片段测序，此目标片段最多包含几百个核苷酸，严重阻碍了其在现代临床实践中的应用。如需要对一个大的目标片段进行测序，产生大量的序列信息将非常耗时。此外，由于肿瘤的体细胞突变通常只在个别亚群的肿瘤细胞中低水平的发生，Sanger 测序的灵敏度往往不能满足在肿瘤样品中检测体细胞突变对灵敏度的要求[2]。这些不足不断推动新技术的发展，以满足对测序技术更快速、更灵敏、更全面的要求。所谓的"下一代"测序方法依赖于新的实验技术和大规模计算机运算能力的结合。

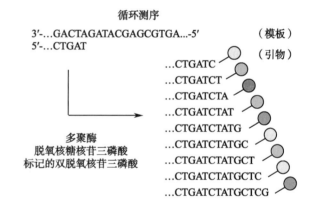

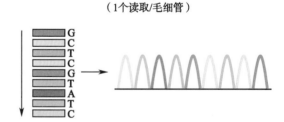

图 3.1 Sanger 测序。每个测序反应都在微升体积内进行，产生末端为 ddNTP、染料标记的梯度产物，这些产物在测序仪器的毛细管中进行高分辨率电泳分离。当离散的荧光标记片段通过检测器时，四通道发射光谱可产生序列轨迹。来源：*This image is reproduced with permission from: Shendure J, Ji H. Next-generation DNA sequencing. Nat Biotechnol 2008; 26: 1135-45.*

为什么在临床上要开展下一代测序

临床实验室已经迅速采用下一代测序（由于可以同时对多个核酸分子进行测序，该技术也被称为"大规模平行测序"）作为序列分析的首选技术[3]。下一代测序在成本效益、可扩展性、分辨率等方面都比 Sanger 测序具有更大的技术优势。然而，驱动下一代测序技术发展真正的动力在于临床对更多测序数据的需求。

随着对遗传和癌症遗传学认识的加深，更多的基因和个体突变与日常临床实践相关。尤其是一些药物靶向特异性的基因或信号通路，这些药物仅在携带某些突变的患者中有效，例如威罗菲尼对携带 *BRAF* V600E 突变的患者有效。因此，测序对帮助这些患者做出适当的治疗决策是绝对必要的。已有专业指南和建议发布，明确在多个癌种（包括肺腺癌和黑素瘤）的诊疗中，测序应作为实施有效治疗的标准[4,5]。同样，特征性的、与预后相关的甚至诊断性的遗传变异的序列分析也应作为诊疗标准的一部分[6]。因此，测序分析已经越来越多地成为大量癌症患者的常规医疗手段；随着新药开发和新的有意义的突变被发现，需求将不断增加。为了有效地对所有患者的重要基因组区域进行测序，下一代测序技术所具备的高通量特征使其成为现代分子诊断实验室所必须配备的技术。

如何进行分析？

大规模平行测序的能力在于三个学科的融合：化学、计算机科学和临床知识。这三个学科看起来似乎彼此不相关，但唯有三者互相协助才能从这样的测序中产生有用的临床信息。首先需要用特殊的实验方法才能产生出在数量规模上满足临床需要的测序数据。如此大量的数据必须经过复杂的计算处理才能被人们所解释。最后，必须应用广泛的临床知识来分析测序数据并发出与患者诊疗相关的临床报告。下面的章节中，在承认这三者间相互依赖的同时，我们将分别讨论化学、计算机科学和临床知识这三个内容。

DNA 测序化学

生成大规模并行测序报告的第一步是生成测序的数据。这可以使用各种实验室技术来完成，尽管它们都具备符合临床检测所需的大规模和高精度的特性。首先，样品 DNA 需要经过筛选和修饰，这个过程称为文库制备。文库制备使 DNA 分子片段化并分离 DNA 的待测区域。待测区域的范围可以从单个基因到整个人类基因组。然后，加接头修饰靶 DNA，使其与测序平台相容，并加入识别不同样品的特异性标签或条形码。该经修饰的靶 DNA 库称为文库。文库一经生成就可以加载到测序仪器中。来自多个样品的文库可以同时加载和测序。为了实现同时平行测序，仪器必须分离和固定单个靶 DNA 分子。物理上分离 DNA 分子可以被单独测序，同时在文库制备时添加的标签可以将这些单个序列与原始样品连接。这样就可以在单个反应中产生多个样品所有靶基因的序列信息[7]。

研究小组和生物技术公司一直使用不同的方法来研究大规模平行测序的原理，并且不断地开发新的实验方法学。然而，目前有三个使用大规模平行测序的主要平台已被证明临床应用上是可靠的：①Illumina 的 MiSeq 平台；②Life Technologies 的 Ion Torrent；③Pacific Biosciences 的单分子实时时间测序（Single Molecule Real Time, SMRT）。每一个平台都以独特的方式利用 DNA 复制的基本原理来生成测序数据。

Illumina 测序

Illumina 制造了许多款测序仪器，包括 MiSeq、HiSeq 和 NextSeq。MiSeq 专门用于靶向测序，因此在临床中最常用。尽管各有不同，但所有 Illumina 仪器都是使用同样的边合成边测序的专利技术。

Illumina 的"边合成边测序"技术是在一张固态的流通池（flow cell）中进行的[8]。流通池用通用序列的寡核苷酸层包被。样品 DNA 在文库制备的步骤中经过修饰，将接头序列添加到靶序列上。这些接头序列可以与流通池上的寡核苷酸互补结合。将文库加入流通池，靶分子通过与流通池上的寡核苷酸层结合而被物理分离和固定。

当靶分子被固定在流通池上之后，每个靶分子快速扩增 1 000 拷贝以上。在原始模板周围这些相同的 DNA 分子与流通池紧密连接并聚集在一起，形成 DNA 簇（图 3.2）。在流通池上产生数百万个簇，每个簇代表来自一个样品的一个目标分子[9]。

生成 DNA 簇后通过一系列重复循环进行测序。一个循环中，荧光标记的核苷酸覆盖了流通池。这些标记的核苷酸与每个靶分子生成的互补链竞争结合。同时每个核苷酸上的荧光标签都起着聚合终止子的作用,这样就使得每个循环只能有一个核苷酸可以添加到生成的核酸中[10]。当标记核苷酸结合后,仪器的摄像头将对流通池上的荧光进行成像以鉴定加入每个簇的碱基。然后荧光标签被酶切,使得新的标记核苷酸可以在下一个循环期间加入到簇上。

因为测序仪的摄像头可以对整个流通池进行成像,所以每个循环都可以一次性产生所有簇的信息。并且,由于碱基是连续添加的,每个碱基的位置可通过循环数来确定。以这种方式,流通池上的所有簇(对应于原始靶分子)都被平行地检测。根据靶 DNA 分子大小,测序过程继续循环,直到整个靶标完成测序。因此,在测序结束时,贯穿各个循环的原始荧光强度数据被记录用于监测流通池上每个簇的位置。此外,在文库制备时添加到每个样品的标签(或条形码)也被测序。通过对这些标签进行测序,靶分子与其原始模板样品连接。每个序列的原始数据被存储,并准备进行生物信息学处理[7]。

Ion Torrent 测序

Life Technologies Ion Torrent 平台与 MiSeq 一样使用碱基互补配对和物理分离靶分子的原理,但在技术上有一些差异。

Ion Torrent 不是在流通池上进行测序,而是利用带微孔的半导体芯片。每个微珠都分别被一个克隆扩增的靶分子包被(图 3.3),然后通过其微孔位置每孔一个靶分子进行分离和鉴定,而不是通过它们在流通池上的位置来实现。为了进行测序,微孔芯片连续地被未修饰的单核苷酸包埋。一次只有一种核苷酸覆盖芯片。当微孔中可获得的核苷酸类型在前面与靶模板分子互补时,该核苷酸将被并入合成的核酸中[11]。

核苷酸的并入引起氢离子的释放。在每个微孔下方,包被在半导体芯片中的是离子传感器。这些传感器非常灵敏,足以检测到每次向靶分子模板添加互补核苷酸时氢离子的释放。然后,通过评估在每次连续暴露于不同类型核苷酸的过程中电信号强度来确定靶分子的序列。如果靶分子中存在相同核苷酸的重复序列,当互补的核苷酸覆盖芯片时,信号强度将是高的;相反,当靶分子暴露于非互补核苷酸时,该时间点将没有信号。当各种核苷酸按顺序注入芯片,半导体芯片的尺寸和离子传感器的灵敏度允许同时对数千个目标分子进行原始电数据的记录[12]。在运行过程中来自每个微孔的原始离子传感器数据被存储用于生物信息学处理。因此,与 MiSeq 平台类似,测序在多个目标 DNA 和样品中平行进行。

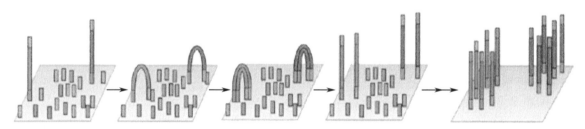

图 3.2　Illumina 测序。Illumina 平台将单个产物分子固定在流通池上,然后使用桥式 PCR 以形成克隆扩增。来源: *This image is reproduced with permission from: Shendure J, Ji H. Next-generation DNA sequencing. Nat Biotechnol 2008; 26: 1135-45.*

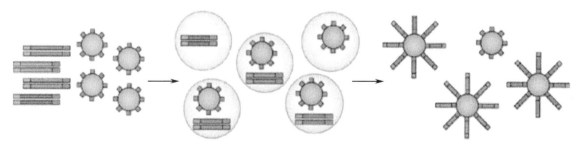

图 3.3　Ion Torrent 测序。Ion Torrent 平台使用乳液 PCR 物理分离单个产物分子和微珠。微珠上的引物在测序之前使分子固定和克隆扩增。来源: *This image is reproduced with permission from: Shendure J, Ji H. Next-generation DNA sequencing. Nat Biotechnol 2008; 26: 1135-45.*

SMRT 测序

与 Ion Torrent 类似，由 Pacific Biosciences 开发的 SMRT 测序通过微孔中的位置分离靶分子。然而，原始数据的采集采用了独特的技术。在每个微孔的底部都有了单独的 DNA 聚合酶[13]。不同于靶 DNA 扩增，每个微孔都有一个单拷贝的靶分子。微孔内加入核苷酸，每个类型的核苷酸用独特的荧光染料标记。核苷酸在聚合酶的作用下，通过碱基互补配对与模板靶分子结合。微孔底部的光检测器检测来自聚合酶的信号。当核苷酸结合到合成中的核酸时，通过检测器测量荧光强度。在结合过程中染料被切掉，并且聚合酶的活性位点重新游离可用于添加到下一个核苷酸[14]。

与 MiSeq 平台相似，SMRT 使用光学检测器检测荧光的原始数据。然而，与 MiSeq 不同，该仪器测序不会循环进行。SMRT 测序仪加入过量的核苷酸，这些过量的核苷酸可与聚合酶实时结合。当荧光信号从所有微孔同时被记录时，每个微孔中单一模板分子的每个核苷酸的测序反应在快速进行。

测序技术的优点和缺点

三大主流大规模平行测序平台存在无数技术差异。这些差异使得每个技术都有其优点和缺点。在 MiSeq 流通池上生成扩增簇，在逐个碱基测定的基础上产生高测序精度，然而，循环的测序过程导致 MiSeq 仪器上的测序时间较长。相反，Ion Torrent 只需要 MiSeq 的一小部分时间就能完成测序，但是，这种速度是以准确性为代价的，尤其是 Ion Torrent 对单核苷酸重复难以定量，其依赖于量化所结合的每个独特核苷酸的电脉冲，这使 Ion Torrent 相比 Illumina 仪器存在更高的原始误差率[15]。SMRT 更是极端的例子，测序非常快，但是在单分子水平上观察荧光信号更预示了信号检测中的错误。此外，每个聚合酶分子在将核苷酸加入核酸时本身就存在错误率[16]。通过锚定单个聚合酶和模板分子，SMRT 测序仪可以比 MiSeq 或 Ion Torrent 对更长的靶分子进行测序（平均读长约 1 500 个碱基），MiSeq 或 Ion Torrent 平均读长只有 150~200 个碱基[17]。读长的增加对后续的生物信息学处理是有利的。因此，没有一种测序技术是完美的，但是每一种技术都有足够的优势去保证其在临床测序数据生成过程中的应用。

也许这些测序平台的特征是相似的。在各种方法学里分离目标分子和大规模平行测序的原理都被保留了。分离目标片段对特定分子进行测序，是扩增的必要环节。大规模平行测序反应可同时产生所有靶标分子的所有拷贝的原始数据。这两个功能支持大规模平行测序，能满足临床对更高通量的样本和更多测序目标的需求。但是，生成原始数据仅是出具临床测序报告的第一步。在测序数据能够给出合理的解释之前必须经过复杂的生物信息分析。

计算机科学

测序生成原始数据之后，要出具大规模平行测序报告，这个步骤就是生物信息分析过程。一个大规模平行测序反应将产生数以百万计的单分子，每个分子都有特定的序列和唯一标识。这些数据如果通过一个或一组人员进行人工分析和解释的话，信息量过大。幸好有人已经设计出强大的计算工具将最显著的测序结果编译成分子病理学家可以理解的格式，简单来说即下机后的原始数据被翻译成叫作"读长（reads）"的单个序列，然后每个读长被匹配到基因组中的目标区域，最后，这些被连接起来的读长被用来比对样本 DNA 和标准参考序列的核酸序列的不同。碱基识别、序列拼接、变异识别这些基本的步骤将在下文中详述。

碱基识别

碱基识别（base calling）指的是下机的原始数据转换为核苷酸序列的过程。这一般由测序仪自带的碱基识别软件完成。正如我们所见，测序仪产生的原始数据的格式不同（荧光强度、电脉冲等），因此碱基识别对于不同的平台不一样。然而，在所有平台上碱基识别的基本概念和目标是相似的。

碱基识别软件的基本目的是在目标 DNA 序列中的每一个位置匹配一种核苷酸。一个目标分子的碱基序列被叫做一个读长。大规模平行测序的特性使数据的产生在单个目标分子水平，因此碱基识别按照一个原始分子为一个读长的模式翻译原始数据。因此，一个单独的测序反应会产生数以百万计的读长。

为了使一个核苷酸对应一个读长中的位置，碱基识别必须评估原始信号生成的位置。信号强度与背景噪声或人工操作有关，它使碱基识别产生与每个核苷酸有关的置信度（confidence score）。置信度表示选择的核苷酸正确识别位置的可能性[18]。

例如,使用 MiSeq 时在流动单元上将会有一个目标分子在给定的位置,该位置每个周期产生的荧光强度将被记录为一个原始数据。包含在这个周期中的核苷酸物种产生越强的荧光即代表越大的可信度。然而,如果附近有有形接触的其他目标群集,会和荧光信号重叠产生地面背景噪声,这种噪声的存在降低了核苷酸识别的可信度[19]。

最后,碱基识别使用特定于测序平台的专有的算法,将信号从每一个核苷酸的噪声中分离,这就在每一个读长的每一个位置生成一个具有置信度的特定的核苷酸。读长数据被以一个电子格式记录和保存起来,其中最通用的是 FASTQ 格式。

FASTQ 格式是一种标准化的基于文本的格式来存储特定的测序读长数据。这种格式有 3 个组成部分:①读长标识符;②核苷酸序列;③置信度。读长标识符连接测序数据到每个原始数据产生的原始单个目标分子。核苷酸序列只是读长通过碱基识别被识别的核苷酸的顺序。最后,置信度表示序列中碱基识别的每一个核苷酸产生的核苷酸选择的可信度[20]。一旦测序反应的每一个目标分子被碱基识别为 FASTQ 格式的读长,就可以进行序列比对的步骤了。

序列校准

碱基识别获得的 FASTQ 产物包含所有反应中的目标分子的 DNA 序列。然而,单独的读长数据是没用的,因为它不能指出哪些基因区域被测序。所以,将所有单个的读长在基因组进行定位是必要的一步。这种定位的过程被称为序列校准。

序列校准使用的软件是采用一种或多种算法定位碱基识别的读长数据。与碱基识别不同,比对不是平台特定的,它可以使用任何能够输入适合的序列读长的可用的校准软件。然而,大多数临床测序平台配有专门的软件进行校准。不论选择哪个软件,校准的基本原理是相同的。

为了进行读长定位,校准软件需要读长数据和参考序列。作为单个读长比较的标准参考序列是必要的。通常参考序列是一个标准的人类全基因组,但是鉴于不同的目的它也可以定制或改变。例如,当测序的目标包含传染性病原体时可添加已知的病毒或细菌基因组数据库作为参考序列[21]。

校准软件将获取碱基识别产生的所有读长并单独与参考序列比较,目的是将每个读长定位到参考序列最合适的位置。为了完成这一目标,校准器

需要考虑很多因素。读长序列相对于参考序列的精确度是比对中最明显和显著的因素。如果一个读长和参考序列的部分是完全相同的,那么它有很大可能符合那个基因组的位置。然而,并不是所有的读长都和参考序列完美匹配。很多生物因素例如良性变异和有害的突变导致与参考序列的差异。此外,技术因素例如测序错误或不正确的碱基识别都会导致不完美的读长比对[22]。

校准软件通过产生不精确的校准处罚允许这些情况的发生。这和碱基识别获得的置信度是相似的,为读长和参考序列的一些不同的一致性创造空间。不同因素会导致不同的处罚。例如,一个与参考序列匹配的低碱基置信度的读长受到的处罚反而将不会比完全不同于参考序列的很多碱基重。在一定的惩罚阈值,一个读长被认为不用校准,并不被定位在参考序列的任何区域。这些不用校准的读长是被丢弃的无用分析。使用这种处罚方案以便更严格或更宽松的校准。处罚越严格,分析中包含和校准的读长越少;处罚越宽松,越多的不正确定位的读长将被纳入最后的数据。这种处罚方案绝对是校准的关键。如果仅有完美校准的读长被进行分析,那么没有突变能被确认为是预期序列(突变定义)的变异[23]。

读长数据进行序列校准过程所产生的大矩阵的校准数据可以以多个文件格式储存。其中最常用的校准格式是 Sequence Alignment/Map(SAM)格式。这种 SAM 格式和它对应的二进制法被称为 BAM,储存通过参考序列定位的校准数据索引。这些 SAM 和 BAM 文件可以使用一些校准查看文件夹打开产生校准读长的图形化显示。图形界面通常平行显示参考序列和对应于参考序列的每一个读长的定位。来自样本的被校准的读长的参考序列碱基的总数被称为那个样本的"覆盖"。很多目标区域的参考序列碱基将被覆盖多次,因为多数读长通常是由相同的基因组目标区域产生的。读长校准的数量超过参考序列中 1 个单独的碱基,则在那个碱基中被称为"深度覆盖"。深度覆盖是非常重要的,因为它决定一个样本中真正生物序列的确定性。

每个被校准定位的读长在那个位置与其他校准的读长单独核实碱基识别。因此,覆盖深度越深,测序数据的可信度越大。通常地,在一个纯粹的或生殖系标本中需要 20× 的覆盖度(超过目标区域 20 个读长的深度覆盖)的碱基识别的可信度,同时,在诸如肿瘤样本这样的混合样本中识别变异需要

1 000×的覆盖度[24]。

手动查看校准数据非常有趣并且能够帮助验证序列变异和解释复杂的变体。然而，为了识别样本序列中的突变，通过人工查看大量的校准的读长是不可能的。因此，一旦校准数据被生成，就将进入最后的生物信息学过程——变异识别。

变异识别

序列校准过程能产生有用的测序反应的覆盖和深度覆盖的数据。但是测序真正有价值的是确定样本核苷酸和预期的常规序列之间的差异的能力。仅仅校准不能确定这些差异和变异。因此，最后的生物信息学步骤对于确定校准中代表真正的样本序列的变异的确切位置是必要的。

变异识别的过程与校准相似，是由独立于测序平台的可用于产生原始数据的软件执行的。除了测序仪自带的专用变异识别软件外，还有很多免费的第三方变异识别软件。不同的变异识别软件利用独特的算法或算法的组合来解决同样的问题——产生校准数据，这才是真正的生物核苷酸序列[25]。

为了确定序列变异，变异识别软件必须考虑很多校准提供的因素。覆盖的深度和变异频率常常影响人们所确定变异的可信程度。在异构样本中，例如肿瘤标本，变异仅仅被预期发生在读长的一个子集，因此一个最小的变异常常必须被当作"真正的变异"的阈值被建立。此外，通过处罚方案产生的校准得分影响变异识别软件。

通常来说，严格校准读长中的变异是有利的。但是，这个策略是有问题的，因为复杂的插入、缺失和复制一定会被很少校准。因此，变异识别算法确定单个核苷酸变异非常简单，然而，更复杂的变异会被误认或完全错过[26]。

虽然变异识别过程产生的数据可以以多种文件格式储存，但最常用的是 Variant Call Format（VCF）格式。VCF 仅仅存储每一个样本确定的位置和变异类型，使得它比总读长数据或序列校准数据小很多[27]。VCF 格式化的数据可以被各种各样的软件包访问从而显示样本确定的变异和基因组的位置。这一信息可被人工查看并解读从而创建一份临床报告。

序列解读和临床报告

测序和生物信息学分析完成之后开始分析结果数据。临床测序最终的目标是生成对临床医生和病人有用的报告去帮助指导治疗、诊断或提供预后信息。此外，报告格式必须以临床医生和病人能容易理解的方式提供相关的信息。因此，序列分析师——通常是分子遗传病理学家或临床分子遗传学家——必须精通于临床医学和基因解读及报告。

生成有用的临床报告最重要的是理解现行的临床遗传学原则和实践。一般情况下，测序报告会注明变异的位置，这建立在临床实践被认为对病人的临床护理十分重要的基础上。一份好的报告将逐条解释特定病人当前情况的每一个变异的相关性（诊断、预后或相关治疗）。甚至目标测序面板将经常确定单个病人的多种变异，这给分析师制造了解读上的挑战[28]。因此，测序为基于很多信息的病人的个性化护理提供了很大的机会，否则这将不会实现。

对于超越临床变异的解读部分，分析师的工作是将可报告的数据组织成为简洁而全面的报告。已经出版了专业的指南来详细描述变异报告的最佳的实践方法。通常，变异在指导临床可控诉情况的水平进行报告。被认为具有预测预后或治疗的变异应先报告，临床意义不明确的变异应后报告[29]。

对于可能良性或可能致病的变异也可能有其他中性的报告类型，一些机构创建了一个可能影响临床试验资格的变异的分类。这种分类系统用于突出显示最相关的最重要的变异，同时记录所有结果。未知意义的变异不能提供直接的临床辅助，还可能在以后变成有益的变异，所以全面记录是至关重要的。为了实现这一目标，变异必须以一种便于未来检索的方式进行报告。

因此，对于变异命名，甚至基因名称和协调记录还有另外的报告指南[30]。所有变异的位置在以标准参考序列为基础的序列校准过程中被建立起来。因此，如果一个不同的序列被用于相同测序数据的序列校准，变异将全都不同。推荐的标准参考序列是基因组参考协会标准的人类基因组。然而，这个参考序列是定期更新和变化的。因此，在每一份测序报告中注意校准时所使用的参考序列的文档是必要的[31]。

广泛的医学和基因组知识的组合使序列分析师能够逐条解读每个病人的临床表现的变异。综合报告的指导方针的理解和最佳实践对于生成一份既能提供立即可操作的信息又能提供一个有用的记录是必要的。最终的临床测序报告代表了多个学科和技术的艰难融合。

结论

从最初的 DNA 样本生成一个大规模平行测序报告是一个极其复杂的过程。我们已经做了一个简短的技术现状的概述，但这些技术是不断变化和改进的。然而，测序过程最根本的多学科综合研究方法将不太可能过时。测序化学依赖于生物信息学过程，反过来，也依赖于分析师的解读能力。这些元素的相互依存为测序在多个领域的临床实用性的扩大提供了机会。新的测序技术会有更高的测序通量和测序精确度。新的校准和变异识别方法将不可避免的克服当前面临的挑战。在临床领域，药物试验和改良的变异数据库将为分析提供新的可行的目标。因此，虽然大规模平行测序已经在临床实验室广泛应用，但是对此项技术的依赖将仅仅随着提供病人和疾病特定个性化治疗能力的增长而增长。

（温蕴洁　译，曹林　校）

参考文献

[1] Hutchison CA. DNA sequencing: bench to bedside and beyond. Nucleic Acids Res 2007;35:6227−37.

[2] Altimari A, de Biase D, De Maglio G, Gruppioni E, Capizzi E, Degiovanni A, et al. 454 next generation-sequencing outperforms allele-specific PCR, Sanger sequencing, and pyrosequencing for routine KRAS mutation analysis of formalin-fixed, paraffin-embedded samples. Onco Targets Ther 2013;6:1057--64.

[3] Mardis ER. A decade's perspective on DNA sequencing technology. Nature 2011;470:198−203.

[4] Lindeman NI, Cagle PT, Beasley MB, Chitale DA, Dacic S, Giaccone G, et al. Molecular testing guideline for selection of lung cancer patients for EGFR and ALK tyrosine kinase inhibitors: guideline from the College of American Pathologists, International Association for the Study of Lung Cancer, and Association for Molecular Pathology. J Mol Diagn 2013;15:415−53.

[5] Gonzalez D, Fearfield L, Nathan P, Tanière P, Wallace A, Brown E, et al. BRAF mutation testing algorithm for vemurafenib treatment in melanoma: recommendations from an expert panel: recommendations for BRAF testing for vemurafenib. Br J Dermatol 2013;168:700−7.

[6] Thomas L, Di Stefano AL, Ducray F. Predictive biomarkers in adult gliomas: the present and the future. Curr Opin Oncol 2013;25:689−94.

[7] Metzker ML. Sequencing technologies—the next generation. Nat Rev Genet 2010;11:31--46.

[8] Fedurco M, Romieu A, Williams S, Lawrence I, Turcatti G. BTA, a novel reagent for DNA attachment on glass and efficient generation of solid-phase amplified DNA colonies. Nucleic Acids Res 2006;34 e22-e22.

[9] Ju J, Kim DH, Bi L, Meng Q, Bai X, Li Z, et al. Four-color DNA sequencing by synthesis using cleavable fluorescent nucleotide reversible terminators. Proc Natl Acad Sci USA 2006;103:19635−40.

[10] Chen C-Y. DNA polymerases drive DNA sequencing-by-synthesis technologies: both past and present. Front Microbiol 2014;5:305.

[11] Bragg LM, Stone G, Butler MK, Hugenholtz P, Tyson GW. Shining a light on dark sequencing: characterising errors in Ion Torrent PGM data. PLoS Comput Biol 2013;9:e1003031.

[12] Rothberg JM, Hinz W, Rearick TM, Schultz J, Mileski W, Davey M, et al. An integrated semiconductor device enabling non-optical genome sequencing. Nature 2011;475:348−52.

[13] Levene MJ, Korlach J, Turner SW, Foquet M, Craighead HG, Webb WW. Zero-mode waveguides for single-molecule analysis at high concentrations. Science 2003;299:682−6.

[14] Eid J, Fehr A, Gray J, Luong K, Lyle J, Otto G, et al. Real-time DNA sequencing from single polymerase molecules. Science 2009;323:133−8.

[15] Loman NJ, Misra RV, Dallman TJ, Constantinidou C, Gharbia SE, Wain J, et al. Performance comparison of benchtop high-throughput sequencing platforms. Nat Biotech 2012;30:434−9.

[16] Carneiro MO, Russ C, Ross MG, Gabriel SB, Nusbaum C, DePristo MA. Pacific biosciences sequencing technology for genotyping and variation discovery in human data. BMC Genomics 2012;13:375.

[17] Quail MA, Smith M, Coupland P, Otto TD, Harris SR, Connor TR, et al. A tale of three next generation sequencing platforms: comparison of Ion Torrent, Pacific Biosciences and Illumina MiSeq sequencers. BMC Genomics 2012;13:341.

[18] Ledergerber C, Dessimoz C. Base-calling for next-generation sequencing platforms. Brief Bioinform 2011;12:489−97.

[19] Ewing B, Green P. Base-calling of automated sequencer traces using Phred. II. Error probabilities. Genome Res 1998;8:186−94.

[20] Deorowicz S, Grabowski S. Compression of DNA sequence reads in FASTQ format. Bioinformatics 2011;27:860−2.

[21] Flicek P, Birney E. Sense from sequence reads: methods for alignment and assembly. Nat Methods 2009;6:S6−12.

[22] Bao R, Huang L, Andrade J, Tan W, Kibbe WA, Jiang H, et al. Review of current methods, applications, and data management for the bioinformatics analysis of whole exome sequencing. Cancer Inform 2014;13:67−82.

[23] Li H, Homer N. A survey of sequence alignment algorithms for next-generation sequencing. Brief Bioinform 2010;11:473−83.

[24] Schrijver I, Aziz N, Farkas DH, Furtado M, Gonzalez AF, Greiner TC, et al. Opportunities and challenges associated with clinical diagnostic genome sequencing: a report of the Association for Molecular Pathology. J Mol Diagn 2012;14:525−40.

[25] Liu X, Han S, Wang Z, Gelernter J, Yang B-Z. Variant callers for next-generation sequencing data: a comparison study. PLoS ONE 2013;8:e75619.

[26] Pabinger S, Dander A, Fischer M, Snajder R, Sperk M, Efremova M, et al. A survey of tools for variant analysis of next-generation genome sequencing data. Brief Bioinform 2014;15:256−78.

[27] Dolled-Filhart MP, Lee M, Ou-yang C, Haraksingh RR, Lin JC-H. Computational and bioinformatics frameworks for next-generation whole exome and genome sequencing. Scientific World J 2013;2013:730210.

[28] Johnston JJ, Rubinstein WS, Facio FM, Ng D, Singh LN, Teer JK, et al. Secondary variants in individuals undergoing exome sequencing: screening of 572 individuals identifies high-penetrance mutations in cancer-susceptibility genes. Am J Hum Genet 2012;91:97−108.

[29] Green RC, Berg JS, Grody WW, Kalia SS, Korf BR, Martin CL, et al. ACMG recommendations for reporting of incidental findings in clinical exome and genome sequencing. Genet Med 2013;15:565−74.

[30] Richards CS, Bale S, Bellissimo DB, Das S, Grody WW, Hegde MR, et al. ACMG recommendations for standards for interpretation and reporting of sequence variations: revisions 2007. Genet Med 2008;10:294−300.

[31] Rehm HL, Bale SJ, Bayrak-Toydemir P, Berg JS, Brown KK, Deignan JL, et al. ACMG clinical laboratory standards for next-generation sequencing. Genet Med 2013;15:733−47.

4

分子诊断实验室的自动化

S.A. Turner[1,2] 和 G.J. Tsongalis[1,2]

[1]Laboratory for Clinical Genomics and Advanced Technology（CGAT），Department of
Pathology and Laboratory Medicine，Dartmouth-Hitchcock Medical Center and
Norris Cotton Cancer Center，Lebanon，NH，United States
[2]Geisel School of Medicine at Dartmouth，Hanover，NH，United States

前言

人们对当今医疗卫生体系的可靠性、精度、性价比和快速诊断提出了更高要求，从而推动现代临床实验室的变革。这种变革促进了分子诊断技术在许多临床疾病中的应用。分子诊断学是通过分析个体遗传密码（基因组）中的生物标记物以及其细胞如何将基因表达成蛋白质（蛋白质组）而构成的一整套技术。分子诊断学将分子生物学技术应用于临床实践中，从而对疾病进行诊断、监测和风险预测；同时还帮助患者确定效果最佳的治疗方案，以进行个性化治疗。

疾病的分子生物学的基础研究催生了分子诊断技术在许多不同临床适应证中的应用需求，这些适应证包括传染性疾病、医学遗传学和分子肿瘤学，在诊断和治疗病人的检测中展现出其有用性或效用性。事实上，分子诊断学是检验医学中发展最快的领域之一（图 4.1）。

相反，分子测试目录的扩大和测试量的增加常常受到可用资源的限制，包括成本较高和缺乏训练有素的人员。在许多情况下，这些限制性因素使得诊断测试只能集中进行，导致即时测试减少，而样品更多的是被送进更大的参考实验室去分析。对于不同规模的分子诊断实验室而言，如果想要克服这些制约因素，必须提升技术，增强自动化程度从而降低对技术人员的要求。

自动化或自动控制是指使用各种控制系统来运行设备，就如工厂中的机器或诸如网络切换的程序，它不需要或极少需要人员操作。分子诊断实验室中曾经开展的是劳动密集型工作，这需要训练有素的临床实验室技术人员投入大量时间进行检测；如今随着自动化程度的提高，实验室降低了技术人员的工作时间和成本，减少了测试周转时间，并且在许多情况下提高了高度复杂分子诊断试验的准确性和可靠性。

在疾病的分子学诊断中，最早且最具有影响力的自动化案例之一就是热循环仪的发明，这个装置在靶基因聚合酶链反应（polymerase chain reaction, PCR）扩增过程中能够控制温度。PCR需要模板 DNA、双脱氧核苷酸（dideoxynucleotides, ddNTP）、寡核苷酸引物和聚合酶，并在目标区域合成副本。这个反应混合物经过一系列的加热、冷却，变性成双链 DNA，并且生成目标序列的精确副本。经过 30~40 个连续的热循环，目标基因被放大了上亿倍。1983 发明了 PCR 时，这项技术主要是由手工操作，科学家需要把每个反应置于加热或冷却水浴中完成循环，这导致了后来由珀金埃尔默仪器（鲸鱼座式）公司（PerkinElmer Cetus Instruments, PECI）合作完成的第一台自动化热循环仪的问世，其被称为 "Mr.Cycle"。这种早期的自动化设备由三部分组成，包括自动移液器、一个简单的机器人和温控水浴。这种热循环仪将每个样本放在合适的水浴中以控制循环温度，并且在每个连续的温度循环之后补充非稳定性聚合酶，这样大大减少了人为干预。第一篇运用这种操作发表的论文主题是诊断镰状细胞病[1]。随后又应用于耐热聚合酶、Taq 聚合酶[2,3]的研究。随着机器自动化功能进一步增强,第一个完全自动化的商用系统机型得以产生,称为 DNA 热循环仪 480 系统,确保作为许多分子技术基础的 PCR 能够广泛应用(图 4.2)。

在本章节中,我们将介绍自动化是如何帮助我们实现当今分子诊断实验室的高要求的。从核酸的提取到大规模肿瘤的并行测序,自动化影响了诊断实验室的方方面面。虽然在此有许多技术可以运用于实验室工作的不同方面,但在本章节中,我们将描述分子诊断学实验室的自动化在诊断感染性疾病、遗传性疾病和肿瘤分子特征的常规工作中所扮演的角色。

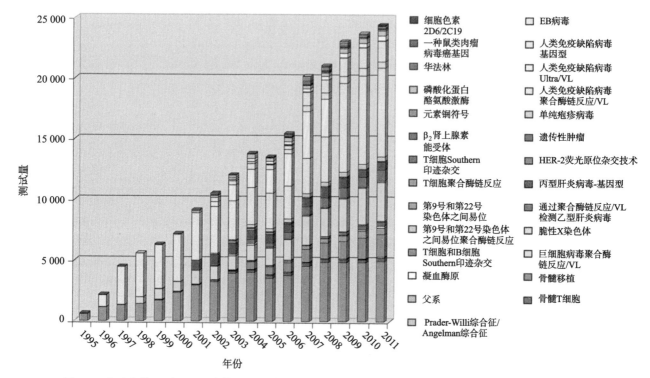

图 4.1 在过去的 20 年里,一个普通的学术医学中心分子诊断学实验室在测试量和测试项目上有代表性的增长。在传染病、分子肿瘤学和遗传疾病筛检(包括囊性纤维化筛查)方面的测试不断扩大,将推动未来几年的不断发展。

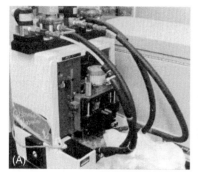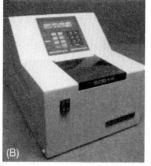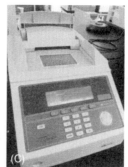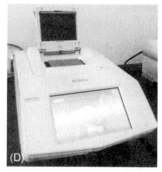

图 4.2 热循环仪的发展。1985 年,PerkinElmer Cetus Instruments(PECI)公司推出了第一个名为(A)Mr. Cycle 的热循环原型机。只有三个曾经完成并于目前存放在国家自然历史博物馆(史密森尼)、伦敦科学博物馆和南加州大学。第一个商用热循环器是(B),由 PECI 在 1987 年发布的热循环仪 480。多年来,更多的进步使得仪器被大规模采用,如(C),2007 年推出的 GeneAmp 9700(应用于生物系统)以及热门触摸屏机型如(D),2011 年推出的 C1000(Bio-Rad)。

核酸提取的自动化

几乎所有的分子诊断应用都开始于从生物样品中有效提取高质量的核酸、DNA 和 RNA（包括 mRNA 和 miRNA）。手工提取方法受益于多年来核酸化学的进步。分子诊断实验室采用的这种方法通常从基于人工的酚/氯仿抽提化学萃取法，进步到利用硅胶柱或磁珠核酸纯化所制造的提取试剂盒。虽然这些方法在化学组成、提取效率和核酸纯化技术上表现各不相同，但大多数能够提供高纯度核酸以满足分子诊断的需求[4]。然而，回收核酸和去除抑制剂和污染物的能力并不是提取方法的唯一重要方面。

各种手工提取方法容易出现提取质量的高度变异[5,6]。不同提取方法的效率和核酸质量存在差异，即便同一实验室采用的同样方法提取核酸也会有显著差异。这种变化常常要求训练有素的技术人员具有出色的实践动手能力进行专门的提取方法。因为没有单一的提取方法或试剂盒能够满足越来越多的不同生物样品中所有核酸的提取，包括全血、尿[7]、粪[8]、唾液[9]、颊[10]、鼻咽拭子[11]、骨髓活检[12]、新鲜和冷冻组织以及福尔马林固定的石蜡包埋的组织[13]，这么多的实践经验对于大多数的诊断实验室来讲是具有挑战性的。为了确保手工提取核酸的一致性和高品质，当今的分子技术人员必须具备很高的专业水准，能够运用一系列的工具和方法采用多种试剂盒对各种样本进行提取。

测试项目的扩大、样本类型多样性以及对分子诊断需求的增加，促使需要进行核酸提取的生物样本数量显著增加。尽管这些手工提取方法可能适合于数量较少的生物样本，但大多数中等规模的分子诊断实验室不能再仅仅依靠这样的核酸提取方法了。通过自动化核酸提取技术，分子诊断实验室可以：①通过减少人工操作增加生产量；②通过增加容量来减少周转时间；③通过越来越多的生物样品检测对提取效率和质量进行改进和标准化。

目前，分子诊断实验室采用各种各样的自动提取系统。范围从专为低量到中量设计的小型独立提取仪器[14]到经常被纳入高度自动化的工作流程中并能够进行大量分子检测的大型机械性液体处理器[15]。

迄今为止，独立的提取仪器是学术中心和医院里许多小型到中型分子诊断实验室的普遍选择。诸如 EZ1 Advanced XL（Qiagen）的仪器在 20~40 分钟运行中能够提取 1~16 个样品。虽然这些仪器比大的自动提取系统便宜很多，但它们不具备同样的提取能力。然而，这些小型独立系统具备的主要优点之一是灵活性，能够为诊断实验室中等体量的不同样本做检测。这些仪器被设计成"封闭"的系统，意味着它们需要制造商提供的试剂进行程控式样本提取流程。样品类型和提取方法之间的切换通常需要一个新试剂盒的插入和一个新程序化方法的运行。这意味着通过很少的附件训练，就可以教会技术人员使用该仪器对某个样本进行提取，因而就能为额外样品进行 DNA 和 RNA 的提取，并给出高质量和一致性较好的结果。

大容量自动提取仪器有"封闭"与"开放"两种形式。与小仪器一样，"封闭"形式的系统，如 COBAS *AmpliPrep*（罗氏），使用专门的试剂盒和操作步骤对特定的样本类型进行提取[16,17]。在一次运行中，这些仪器能够提取 96 个样品而不是 16 个样品，并且通常在一个工作日可以处理超过 384 个样本。虽然这些系统在技术上更为先进，但依旧保持着友好而操作简单的用户界面，从而更容易进行技师培训和正常监管。在实验室中，这些封闭系统通常用于少数高容量测试，需要专门的设备来满足日常测试要求。多数封闭系统被用来提取核酸，其构成筛查和诊断传染性疾病测试平台的一部分。

大容量的"开放"式的仪器在高容量测试当中提供了最大的灵活性。诸如 BioMek FX^P（Beckman Coulter）等系统被设计成完全可定制的自动化工作站。这些系统至少包括一个先进的机械性液体处理器，但通常也包括加热元件、磁铁、振动筛等，在一次运行中能提取 8~384 个样品。这些仪器可以实现属性定制，使其适应各种各样提取方法和试剂盒，从而满足实验室需求。然而，开放式提取系统的明显缺点是需要高层次的工具和工作流技术。此项工作流程对于制定操作方法是必需的，且能够发挥这些系统的效能。这些限制因素使得开放系统更适合自动化，对于复杂的分子工作流程例如下一代测序（next-generation sequencing, NGS）核酸提取和基因库制备或者新技术、新方法，目前没有可用的商业化的高通量技术。

传染性疾病分子诊断中的自动化

分子诊断实验室的自动化对传染病的诊断具有深远的影响。传染病诊断曾经仅仅依靠纯手工,需要多天出结果的微生物培养[18]和病毒斑块测定[19]来诊断和监测传染性疾病。虽然这些方法仍被认为是许多适应证的金标准[20],但越来越多基于PCR的技术在分子诊断实验室加以应用,以快速检测传染性病原体[17, 21-23]。

选用何种特定的分子技术很大程度上取决于需要解决的问题。例如,特异性感染的诊断采用以实时PCR为基础的方法就足够了,而识别和区分一个样品中的各种合并感染则需要扩增后测序。这些方法大多数受益于自动化技术的提高,分子诊断实验室最常用的是一体化的从样本到结果的诊断平台,输入的是原始生物材料,得到的是最终诊断报告(表4.1)。

虽然这些系统的覆盖面和样品容量都有所不同,但在最少甚至没有技术人员的干预下,所有这些自动化系统都可以进行核酸提取和病毒或细菌基因靶点的检测。

表 4.1 常见的全自动装置及 FDA 批准的传染病分子检测一览表

平台	制造商	FDA 批准的试验	样品处理量
罗氏 Cobas Liat	罗氏公司	流感、A 群链球菌	只有一个样品 / 仪器
梅里埃	BioFire 公司	呼吸板、胃肠板、脑膜炎板、血液培养识别板	只有一个样品 / 仪器
Verigene SP	纳米球公司	呼吸板、SA/SE、肠道病原体板、GC-GN、GC-GP	只有一个样品 / 仪器(可扩充)
ESensor XT-8	GenMarkDx 公司	呼吸板	最多 8 个样品 / 仪器(可扩充)
Aries	路明克斯公司	单纯疱疹病毒 1 型和 2 型	最多 12 个样品 / 运行
BDMax	贝克顿 - 迪金森公司	B 族链球菌(无乳链球菌)、耐甲氧西林金黄色葡萄球菌、艰难梭菌、肠道细菌板、肠道寄生虫板	最多 24 个样品 / 运行
GeneXpert/GeneXpert Infinity	Cepheid 公司	流感 / 呼吸道合胞病毒 / 肠病毒、B 族链球菌(无乳链球菌)、耐甲氧西林金黄色葡萄球菌、半巢式全自动实时荧光定量 PCR 检测、艰难梭菌、诺如病毒、沙眼衣原体 / 淋球菌、鼠胸脊髓炎病毒、B 族链球菌(无乳链球菌)	最多 80 个样品 / 运行
实时荧光定量 PCR 仪 m2000	雅培分子公司	乙型肝炎病毒、丙型肝炎病毒、人类免疫缺陷病毒、单纯疱疹病毒 1 型和 2 型、流感、艰难梭菌	96 个样品 / 运行(8 小时内 128 个样品)
罗氏 COBAS Ampliprep	罗氏公司	乙型肝炎病毒、丙型肝炎病毒、巨细胞病毒、1 型人类免疫缺陷病毒	48 个样品 / 运行(8 小时内 168 个样品)
黑豹	Hologic/Gen-Probe 公司	沙眼衣原体 / 淋球菌、鼠胸脊髓炎病毒、人乳头瘤病毒	120 个样品 / 运行(8 小时内 275 个样品)
罗氏 4800	罗氏公司	沙眼衣原体 / 淋球菌、人乳头瘤病毒	6 个样品 / 运行(8 小时内 288 个样品)
罗氏 6800/8800	罗氏公司	乙型肝炎病毒、丙型肝炎病毒、人类免疫缺陷病毒	96 个样品 / 运行(8 小时内 384/960 个样品)
蒂格里斯 DTS	HologicGen-Probe 公司	沙眼衣原体 / 淋球菌、鼠胸脊髓炎病毒、人乳头瘤病毒	182 个样品 / 运行(8 小时内 450 个样品)

实验室采用何种系统很大程度上取决于所测试的样本数量以及获得结果所需的时间。对于低到中等体积的测试,有单一样品试剂盒测试或基于自动化系统的试纸条测试,例如 GeneXpert（Cepheid）,BDMax（BD 分子诊断学）,ESensor XT8（GenmarkDx）以及 Aries（Luminex）系统用于快速检测许多不同类型的传染性物质。这些自动化的仪器可以同时容纳 1~80 个样本进行测试。每一个生物样品都被直接分配到一个单独的试剂盒或者试纸条中,其中包含了提取核酸和扩增所选基因必需的所有试剂。目前,这些平台有十二个以上经 FDA 批准用于感染性疾病诊断的体外诊断（in vitro diagnostics, IVD）检测,包括:多药耐药 TB[24-26],流感（A 型和 B 型）[27];卫生保健相关感染性病原体包括:耐甲氧西林金黄色葡萄球菌[28-29],难治性梭状芽孢杆菌[30-31]以及性传播病原体包括沙眼衣原体、淋病奈瑟菌、阴道毛滴虫[32-33],这些自动化试剂盒和流水线系统通常只需要几分钟的人工操作,就可以在 60~90 分钟完成对低容量样本的测试。

虽然这些小型自动化系统对于低容量样本检测来说是绝配,但是许多分子诊断实验室正被大量的样本所淹没,因为这些样本需要在有人类免疫缺陷病毒（human immunodeficiency virus, HIV）、乙肝肝炎病毒（hepatitis B virus, HBV）、丙型肝炎病毒（hepatitis C virus, HCV）、巨细胞病毒（cytomegalovirus, CMV）、人乳头瘤病毒（human papilloma virus, HPV）和其他病毒的病人身上筛查和（或）监控病毒载量。为了适应这种不断增长的需求,就需要分子诊断实验室具备对大容量样本进行测试的能力,如此一来,分子技术人员的工作量几乎没有减少。最近的一篇报道发现了符合这种日益增长需求的一个最好的例子,即临床高风险的 HPV 检测是宫颈癌的主要筛选方法。目前的筛选建议 30~65 岁的女性使用联合测试（细胞学和 HPV 筛查）的方法进行检测[34]。然而,在 2014 年的春季,FDA 批准了 Cobas HPV 检测方法作为宫颈癌的主要检测方法[35],并要求 HPV 阳性的患者进行细胞筛查[36]。然而这些信息还没有被包括在筛查建议中,因此扩大 HPV 分子的检测可能会导致 HPV 检测量的增加[36]。通常,实现这种测试所需的周转时间的唯一方法是将完全自动化的高通量分子测试平台集成到诊断工作流程中。

商业上有很多可用于高通量传染病诊断的平台,包括:Panther 和 Tigris DTS 系统（Hologic）,Cobas 4800/6800/8800 系统（Roche）,COBAS AmpliPrep/TaqMan 仪器（Roche）以及 m2000 实时系统（Abbott）。这些平台的制造商已经开发出了用于病毒检测的试剂盒以及针对不同传染病的病毒载量的量化分析。这些试剂盒多数都已经取得 FDA 批准的体外诊断产品（IVD）认证,只需要获得分子实验室高自动化系统认证即可。

尽管这些平台的技术装备、化学实验方法以及样本容量不尽相同,但所有的设计都是为了支持条形码和（或）射频样本和试剂的跟踪、核酸的提取、PCR 分析设置以及大规模的扩增检测。一些完全集成的平台能实现全自动化过程,包括样本管的直接输入,并消除了将样本转化为平台特定一次性实验品的费事过程。这种自动化水平使得分子诊断实验室在 8 小时内能够处理 960 个样本,24 小时内能够测定超过 3 000 个样本,并且无需大幅增加技术人员的工作时间来实现这一检测要求。

这些平台的早期版本功能较少,要求所有的样本都在一个单独的测试中运行,并且实验必须在加载后续样本之前完成。现在,这些平台的最新版本可以同时在平台上运行 3 个实验,同时还允许在其他样本被处理的同时加载额外样本。这些平台的发展使得其在大容量传染病测试中具有更大的灵活性。

曾经需要花费数天时间和使用专业技术才能开展的检测,现在可以通过最少的技术培训快速地完成。自动化的实现使得传染病能够快速被诊断,进而减少疾病传播,预防疾病暴发[37],并更好地护理危重病人[38,39]。随着传染病的快速分子测试在临床中的应用增多,自动化程度的提高将使分子诊断实验室能够继续满足不断增长的需求。

遗传学与分子肿瘤学诊断中的自动化

在遗传学与分子肿瘤学的领域中,人们对自动化诊断的需求越来越高。在非侵袭性产前诊断中有着越来越多的应用,从循环胎儿 DNA[40,41]、囊性纤维化等情况的进一步的载体筛查[42]以及患者的基因型对药物反应的影响（药理遗传学）[43],再到基因诊断中大量的多基因面板的使用[44],这些都大大促进了自动化诊断的发展。此外,现在对于肿瘤病人的日常医疗服务工作也被分子诊断学改变了。分子诊断学实验室可以给肿瘤病人提供更加详细的分子学特征。对于这些分子修饰的成功辨识也改变了许多肿瘤类型的治疗模式。例如，为了找出肺腺癌最适宜的治疗方式，现如今肿瘤学家们需要有关表皮生长因子受体（epidermal growth factor receptor，EGFR）突变的存在或缺失的详细信息[45]。而人们已知这些突变可以使得肿瘤细胞对于常规的一线的EGFR酪氨酸激酶抑制剂的疗法变得更加敏感或者更具有拮抗性[46]。随着FDA批准对于附加的个性化肿瘤治疗的靶向疗法以及遗传检测的进一步使用，诊断学实验室也必须做好准备以满足日益增长的需求。

单核苷酸多态性（single nucleotide polymorphisms，SNP）、获得性单核苷酸变异（single nucleotide variants，SNV）、小插入/缺失（small insertion/deletions，INDELS）、大拷贝数变异（large copy number variants，CNV）以及其他的染色体畸变在扩增后检测的技术上的提升使得分子诊断学实验室能够在提供高质量且及时的结果的同时增加检测条目。

基于PCR的分子诊断技术的最早的应用之一是使用限制性内切酶来消化一个PCR扩增产物，以检测一种致病性突变的存在[1]。这种早期版本的限制性片段长度多样性（restriction fragment length polymorphism，RFLP）检测需要使用凝胶电泳，用电流使消化了的扩增产物通过琼脂糖胶来分离不同大小的片段。这些限制性片段的大小可以与致病性突变的阳性样品进行对比从而做出合理的诊断。这项开创性的技术已经被证明是成功的，并且在许多变异的基因型的诊断应用中得到验证。但是，使用RFLP来检测变异有很多局限性，包括：①限制性内切核酸酶所识别的序列的有限性；②每次反应只能检测一个变异；③不能对于一个样品的突变的数量进行定量检测。在某种程度上，这些局限促进了许多附加的分子技术的进步，包括阻滞突变系统PCR（ARMS-PCR）[47]、5'-核酸酶"TaqMan"PCR[48]、引物延伸分析[49]、寡核苷酸连接分析[50]、染色体微序列[51]以及多种测序技术[52]。

实时定量PCR

这些技术的核心都是继续在使用PCR扩增。但是，自动扩增检测技术的进步使得这一方法学有了更广泛的应用。实时定量PCR（real-time quantitative PCR，qPCR）的出现，使人们能够通过使用荧光测定术从而在PCR反应过程中检测特定的PCR产物的相对量[53]。使用qPCR的分子方法

在设计上各有不同，但都是通过检测各种各样的荧光标记的PCR产物或探针，这些技术能够在一个反应中最多同时检测7个靶点。实际上，由于寡核苷酸引物的竞争和相互反应，实现这种多路检测可能是一个挑战[54]，但是在一个反应中，常规性的检测2~3个靶点并不罕见。这减少了手动移取一个样品来进行不同反应时所引起的误差，使得靶向定量更加精确以及检测过程更规范化。此外，现如今分子诊断学实验室中的qPCR仪器，包括7 500 Fast（Thermo Fisher）或者CFX384（Bio-Rad），都能够在一次运转过程中同时检测96~384个样品。

使用被设计成只能与单个突变配对的荧光标记的寡核苷酸探针的qPCR技术，可在单个PCR程序运转时能快速检测多种突变。这使得分子诊断学实验室更有能力检测所有种类的SNV，包括为特定病人选择合适的药物治疗方案（药理遗传学）。

数字液滴PCR

qPCR仪器自1996年就上市销售，尽管它们日益变得更加精确，但仍然依赖于传统PCR的基本原理。2006年，一种新型PCR上市，其被命名为数字液滴PCR（digital droplet PCR，ddPCR）[55,56]。简言之，ddPCR使用同样的化学成分扩增核苷酸靶点，但是，ddPCR使用各种各样的技术来分离每种单独的靶向反应，从而形成数以千计的分散的测量，进而获得比原来靶点数量更精确的定量分析，而不是在每轮PCR循环的结束时通过指数型扩增来计算产物量[57]。一台ddPCR仪器，例如QX200（Bio-Rad），使用微流体为单个PCR反应创造出超过20 000个液滴，每个都含有单个PCR反应的组分。这些液滴在一个传统的热循环仪上运行PCR反应，然后在每个液滴上进行荧光检测来测定有靶点被扩增的液滴的数量。分子诊断学实验室中，在遗传病检测中CNV的精确检测，在异质肿瘤样本中低频变异的检测，以及由于竞争性引物的消除而进行的更高层次的多路检测，这些都可以在自动的ddPCR的一个反应中完成。通过qPCR和ddPCR进行自动化PCR扩增反应以及靶点检测，减少了花费在每个样品上的技术人员工作量，增加了基于PCR诊断的灵敏度和精确度。

毛细管电泳

许多临床上基于PCR的应用仍然需要对终点PCR产物进行扩增后检测。随着毛细管电泳设

备被引入分子诊断学实验室,依赖凝胶来检测片段大小的时代迅速结束。毛细管电泳设备,例如AppliedBiosystems 3500 系 列(Thermo Fisher),采用了和传统凝胶电泳相同的原理。向一个含有扩增 PCR 序列的基质施加电流,大片段在基质中移动的速度慢,因此不同大小的片段可以被分开。在毛细管电泳中,每个样品被注射进含有一种可补充的类胶基质且可重复利用的毛细管,不需要使用一次性的胶盒。这些设备通常含有 8~16 个毛细管组成的阵列,最多可在一次程序运行中加 128 个样品,这使得人们能够在不需要更多的动手时间时分析大量的样品。但是,毛细管电泳最有价值的补充是在 PCR 序列流过毛细管时的自动检测与分析。这些设备配有一个荧光检测器,能够鉴别荧光标记的片段,并且能够转变信号形成引起片段峰的相对荧光读取值。当在一个梯状片段旁边电泳时,产物的片段长度就能够被计算出来,小到只有一个碱基对差异的片段都能得到精确的检测。再加上多种荧光团,在一个反应中大小相似的片段就可以进行多路分析。

在分子诊断学实验室,毛细管电泳通常被用于多种诊断性分析,包括微卫星检测来监测移植后骨髓植入[12]以及诊断扩张性重复性疾病,如脆性 X 染色体综合征[58]和亨廷顿病[59]。但是,毛细管电泳仪也能自动化检测且仍被认为是分子诊断和遗传物质测定的金标准[60]。在实验室采用这些设备之前,Sanger 序列法需要跑大块的凝胶来鉴别每个核苷酸位点上存在的被放射性标记的 ddNTP[61]。通过修饰这些 ddNTP 来囊括各种各样的荧光标记,毛细管电泳设备上的检测器能够分别出每个 ddNTP 并且产生一个容易读出的序列跟踪[62]。曾经技术人员需要几个小时来费力读出和重读单个序列反应,但现如今这一过程是自动化的,使得许多测序反应能够同时进行。这一水平的自动化使人类基因组测序成为可能[63,64]。

在分子诊断实验室的这些测序方法现在被用来确定遗传病中的致病性突变。许多遗传病都是一个基因编码区域的突变所引起的。为了做出这些诊断,必须检查外显子的每个碱基对,而使用 qPCR 基因型分析很难实现。同样的技术也被用于引物延伸分析中,也就是通常被提及的 SNaPshot(Thermo Fisher)来鉴别在设计的引物上游一个碱基对中的突变。这项技术被用来鉴别可操作的热点突变,也就是被定义为对于一种给定的肿瘤类型有确定疗法的常见肿瘤突变。对于通常存在于一群异质肿瘤细胞中低水平的变异检测,引物延伸分析被认为比 qPCR 方法更加灵敏。

染色体微阵列分析

通过对患者全部基因组的分析,染色体分析能够识别大染色体缺失和扩增。这些染色体畸变使得受影响区域的正常基因的拷贝数发生改变。在分子诊断实验室中,这些 CNV 的检测可以诊断各种遗传疾病[65]或改变某些特定肿瘤的治疗方案[66]。这种细胞基因测试曾经完全依赖于染色体核型分析,需要对活细胞进行多日培养、染色体束带模式显微分析和荧光原位杂交(FISH),其中荧光原位杂交是一种用非常大的荧光标记探针处理细胞的技术,使其与目标染色体配对并允许其对荧光点进行显微镜检测。这些高度手动的技术通常极具有挑战性,并且受限于细胞在培养中生长的能力以及原位荧光探针对特定染色体目标的可用性。染色体微阵列分析的引入,允许对染色体进行自动分子分析,从而产生一种具有更高灵敏度和更高诊断率的虚拟染色体核型[67]。

在分子诊断实验室中最常使用的染色体微阵列包括比较基因组杂交(comparative genomic hybridization, CGH)阵列、SNP 阵列,或者两者结合(CGH+SNP)。这些阵列由成千上万的寡核探针组成,这些探针被固定在一个固体阵列芯片的表面上。尽管这些阵列技术不同,但当患者的 DNA 与匹配序列的探针结合时,可以检测到荧光信号。光学阵列扫描仪可检测每个病人单个芯片上数百万个探针的信号。在适当的软件包中,通过与正常对照组比较,算法会自动解释这些信息以确定染色体区域的信号是更高(放大)还是更低(删除)。芯片上的探针越多,分辨率就越高,每个探针之间的基因组间隔就越小。当这些阵列的特定探针包含常见的 SNP 时,就可以获得更多的染色体信息,包括杂合性中性拷贝数的丢失,从而诊断单亲遗传疾病如普拉德-威利(Prader-Willi)综合征与快乐木偶(Angelman)综合征[68]。

分子染色体分析自动化检测 CNV 具有更高的分辨率。人工细胞遗传学方法能够检测 CNV 小于 500 万 ~1 000 万的碱基对,而商业上可用的微阵列可以精确地检测 1 000~2 000 样大小的碱基对突变。分辨率的增加使 CNV 断点更好地映射出来,促进一批新的微缺失症的发现和识别[69]。

下一代测序技术

最新技术的发展使得分子诊断实验室能够利用 NGS 技术诊断基因疾病并识别人类癌症中大量的有意义的突变。"下一代测序"这一术语适用于所有的测序技术并允许大量平行或深度的寡核苷序列的测序。这意味着,与 Sanger 测序一样的是,现在的实验室可以在单个测序过程中对成千上万的片段进行测序,而不是对每一个反应中每个 DNA 片段进行测定。有了这种新技术,整个人类基因组就可以在短短几天内进行测序和分析,费用仅 1 000 美元。

纵观发展过程,在新技术用于临床诊断之前大约需要 10 年的临床研究时间。然而,由于其具有破坏性,因此分子诊断实验室已经加速运用 NGS。NGS 有可能存在检测合并的潜力,其可以对大量患者进行同一项试验,以适应各种不同的适应证。例如,我们不需要运行几十个 Sanger 的测序,以确定 *BRCA1* 上是否有乳腺癌相关的变异体,因为我们现在可以通过与许多已知的乳腺癌相关的不同基因检查所有变异体。通过同样的分析,我们也可以检查 *CFTR* 中的变异体并且确定一个孩子患遗传囊性纤维化的风险。在另一位患者中,一位儿科遗传学家正试图通过确定致病 CNV 的存在来确定智力障碍的原因。尽管目前仍然存在许多技术、经费和伦理方面的问题,但 NGS 的诊断潜力是显而易见的。

目前,在整个基因组中观察到的大部分变异的临床意义仍然未知[70]。因此,大多数使用 NGS 方法的分子诊断实验室都在使用目标定序板或整个外显子序列。这些有指导的分析方法有助于缩小诊断范围,使其更容易应用到临床。目标测序板的范围包含从少数基因到数百个基因目标。针对各种适应证而预先设计的基因测序板在市场上可以买到,如 Qiagen,Illumina 以及 Thermo Fisher。如果预先设计的面板不可用,定制面板可以通过内部或商业服务构建。虽然定制的测序板通常提供了很大的灵活性,但市场上可以买到的测序板通常在发布之前就进行了严格的性能验证,这可能会减少内部的开发与构建的时间。

目前研究背景下有很多测序平台正在被使用。但在分子诊断学实验室中最常用的 NGS 平台是 IonTorrent PGM（Thermo Fisher）、Illumina MiSeq、Illumina NextSeq 500 和 Illumina HiSeq 测序仪。平台的选择很大程度上是基于测试的体积、基因面板的大小以及所需要确定变异的疑似频率。这些平台在测序化学和测序能力上也有差异。

更小的台式测序仪（图 4.3）包括 IonTorrent PGM 和 MiSeq,在临床实验室中有着最低的测序能力。因此这些平台适宜用于更小的靶向测序面板。这种减小化的测序能力必须选择合适的靶向。众所周知,肿瘤由正常细胞和赘生性细胞组成的一群异质细胞群所构成。因此,由肿瘤所引起的突变可能会缺少代表性,致使含有变异的基因靶点很少。为了确保那些低水平的变异能够被检测出来,每种靶向的基因域都要被测序 500~1 000 次。这样深入的测序使得低到只有 5% 的等位基因频率的突变也能被鉴别出来[71]。而在一台台式测序仪上为了能够做到这样的覆盖率就只能限制被测序的靶点的数量。癌症面板通常只涵盖了各种癌症中已知突变基因的热点区域。

这些台式测序仪也能在遗传病的诊断中进行

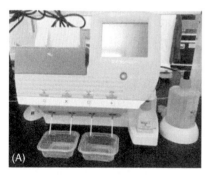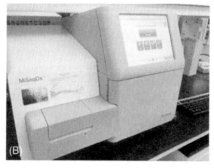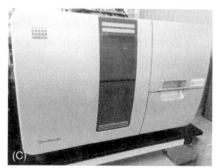

图 4.3 台式 DNA 测序仪。台式测序仪由于印迹小、分析适应性强、测序能力强,是许多分子诊断实验室的最爱。这些测序仪能够通过基因特异性或基因板检测筛选和诊断遗传性疾病,通过"热点"基因板检测识别实体瘤的低水平变异,并对临床外显子组进行测序。目前分子诊断实验室最常见的仪器是:（A）离子激流 PGM（Thermo Fisher）;（B）MiSeqDx（Illumina）,是目前唯一获得 FDA 批准的测序仪;（C）GeneReader NGS 系统（Qiagen）是在 2015 年底发布的唯一一个全自动台式测序仪。

全基因测序。不同于体细胞的变异，遗传性变异通常有着最少 50% 的等位基因频率。这意味着每种靶向的碱基只需要测序 20 次，因此每个面板可容纳更多数量的基因。这些遗传面板基于适应证，在大小上有所不同，但是更大的面板通常含有几十至几百个基因。

现在，市场上的台式测序仪不能测序整个人类外显子组，即基因组的蛋白编码区域，最小的测序深度是 20×。外显子组包含有 20 000 个以上的基因，所以为了对它们进行测序，许多目标测序能力必须提高。Illumina HiSeq 和新引入的 Illumina NextSeq 都有足够能力在一次运行中对病人的全外显子组进行测序。但是，有些公司正在为临床外显子组提供组套。那些靶向的组套包含 6 000~7 000 个被确认有着极高临床价值的基因。诸如 Illumina MiSeq 的台式测序仪能够在一次运行中为单个病人运行改进的外显子组组套，限制了这种测试的处理能力。

根据测序需要，NGS 的湿式工作台以及分析管道会有所不同。建库测序通常需要多天，并且需要训练有素且熟练的技术人员操作，确保获得高质量测序数据。最近人们努力通过使用特定平台系统或者开放式的自动化系统将大量的手动操作实现自动化。IonTorrent Chef system（Thermo Fisher）和 NeoPrep system（Illumina）都被设计成能够自动建立特定平台的库。而此时，之前被描述为传染病自动化的更大更开放的系统，例如 BioMek FXP（Beckman Coulter），含有能够适应多种不同的准备库实验协议的机械液体处理器。

用于比对测序的读出值、鉴别突变的存在，以及确定临床意义的分析方法仍然是实验室特有的。尽管那些管道的一部分能够直接在测序平台上直接运行，但是对于附加性的生物信息学的需求也时常存在。类似地，需要专家人员解读变异，根据已发布的准则将每种突变分为良性的、未知的或者致病性的。临床试验中的肿瘤靶向疗法日益增多，这也为解读增加了难度。该领域已经具备自动化创新的条件。最近发布了 Qiagen Clinical Insight 和 CLC Clinical Workbench 应用软件，它们结合了突变分析和临床判读，其中一些还存在于云端（Press Release, November 2, 2015）。在当今的分子诊断学实验室中，引入临床 NGS 最大的阻碍仍然是整合式 NGS 分析流程的标准化与落实。

临床实验室改进修正案（Clinical Laboratory Improvement Amendments, CLIA）与（美国）医疗保险和医疗补助服务中心（Centers for Medicare and Medicaid Services, CMS）的管理及准则要求实验室在开发包括 NGS 诊断服务等项目之前，需要接受彻底且严格的批准。这些大规模的批准过程是非常昂贵的，因此限制了分子诊断学实验室在批准的测序分析中自行做出改进。另一方面，现在 FDA 批准用于临床测序的体外诊断（IVD）只有 MiSeqDX 和囊性纤维症 139- 突变和诊断测序分析。但是，随着科技和分析方法的改进，未来可能会有更多的诊断获得批准。有了这些改进，临床 NGS 一定能够在今后的分子诊断学实验室中起到变革性的作用。

结论

随着科技的发展和现有仪器的不断改进，我们越来越需要分散分子诊断测试，使其更贴近病人或能够居家测试。为此，我们预计许多分子诊断平台将继续变得更加小巧，乃至变成任何人包括病人能够使用一次性的盒式分析。在 NGS 生产量和成本上的改进将会是许多分子诊断实验室临床外显子组、全外显子组甚至全基因组常规评价的主要推动力。通过云端或者通过其他机制改进分析管道，将加快数据解读并为分子诊断测试开辟新的时代。

（曹敏　贾支俊　译，苏东明　校）

参考文献

[1] Saiki RK, Scharf S, Faloona F, et al. Enzymatic amplification of beta-globin genomic sequences and restriction site analysis for diagnosis of sickle cell anemia. Science 1985;230:1350−4.

[2] Saiki RK, Gelfand DH, Stoffel S, et al. Primer-directed enzymatic amplification of DNA with a thermostable DNA polymerase. Science 1988;239:487−91.

[3] Vosberg HP. The polymerase chain reaction: an improved method for the analysis of nucleic acids. Hum Genet 1989;83:1−15.

[4] Thatcher SA. DNA/RNA preparation for molecular detection. Clin Chem 2015;61:89−99.

[5] Riemann K, Adamzik M, Frauenrath S, et al. Comparison of manual and automated nucleic acid extraction from whole-blood samples. J Clin Lab Anal 2007;21:244−8.

[6] Dundas N, Leos NK, Mitui M, Revell P, Rogers BB. Comparison of automated nucleic acid extraction methods with manual extraction. J Mol Diagn 2008;10:311−16.

[7] Tang YW, Sefers SE, Li H, Kohn DJ, Procop GW. Comparative evaluation of three commercial systems for nucleic acid extraction from urine specimens. J Clin Microbiol 2005;43:4830−3.

[8] Claassen S, du Toit E, Kaba M, et al. A comparison of the efficiency of five different commercial DNA extraction kits for extraction of DNA from faecal samples. J Microbiol Methods 2013;94:103−10.

[9] Goode MR, Cheong SY, Li N, Ray WC, Bartlett CW. Collection

and extraction of saliva DNA for next generation sequencing. J Vis Exp 2014;. Available from: http://dx.doi.org/10.3791/51697.

[10] Saab YB, Kabbara W, Chbib C, Gard PR. Buccal cell DNA extraction: yield, purity, and cost: a comparison of two methods. Genet Test 2007;11:413–16.

[11] Hajia M, Rahbar M, Fallah F, Safadel N. Detection of Bordetella pertussis in infants suspected to have whooping cough. Open Respir Med J 2012;6:34–6.

[12] Odriozola A, Riancho JA, Colorado M, Zarrabeitia MT. Evaluation of the sensitivity of two recently developed STR multiplexes for the analysis of chimerism after haematopoietic stem cell transplantation. Int J Immunogenet 2013;40:88–92.

[13] Spencer DH, Sehn JK, Abel HJ, et al. Comparison of clinical targeted next-generation sequence data from formalin-fixed and fresh-frozen tissue specimens. J Mol Diagn 2013;15:623–33.

[14] Davis CP, King JL, Budowle B, Eisenberg AJ, Turnbough MA. Extraction platform evaluations: a comparison of AutoMate Express, EZ1(R) Advanced XL, and Maxwell(R) 16 Bench-top DNA extraction systems. Leg Med 2012;14:36–9.

[15] Micalessi IM, Boulet GA, Bogers JJ, Benoy IH, Depuydt CE. High-throughput detection, genotyping and quantification of the human papillomavirus using real-time PCR. Clin Chem Lab Med 2012;50:655–61.

[16] Pyne MT, Mallory M, Hillyard DR HCV. RNA measurement in samples with diverse genotypes using versions 1 and 2 of the Roche COBAS(R) AmpliPrep/COBAS(R) TaqMan(R) HCV test. J Clin Virol 2015;65:54–7.

[17] Margariti A, Chatzidimitriou D, Metallidis S, et al. Comparing Abbott m2000 RealTime HIV test and Roche COBAS Ampliprep/COBAS Taqman HIV test, v2.0 in treated HIV-1 B and non-B subjects with low viraemia. J Med Virol 2015;88:724–7.

[18] Lin D, Lehmann PF, Hamory BH, et al. Comparison of three typing methods for clinical and environmental isolates of Aspergillus fumigatus. J Clin Microbiol 1995;33:1596–601.

[19] Boeckh M, Boivin G. Quantitation of cytomegalovirus: methodologic aspects and clinical applications. Clin Microbiol Rev 1998;11:533–54.

[20] Bloomfield MG, Balm MN, Blackmore TK. Molecular testing for viral and bacterial enteric pathogens: gold standard for viruses, but don't let culture go just yet? Pathology 2015;47:227–33.

[21] Derache A, Wallis CL, Vardhanabhuti S, et al. Phenotype, genotype, and drug resistance in subtype C HIV-1 infection. J Infect Dis 2016;213:250–6.

[22] Somerville LK, Ratnamohan VM, Dwyer DE, Kok J. Molecular diagnosis of respiratory viruses. Pathology 2015;47:243–9.

[23] Sloots TP, Nissen MD, Ginn AN, Iredell JR. Rapid identification of pathogens using molecular techniques. Pathology 2015;47:191–8.

[24] Division of Microbiology Devices, Office of In Vitro Diagnostics and Radiological Health, Center for Devices and Radiological Health, Food and Drug Administration; Centers for Disease Control and Prevention (CDC). Revised device labeling for the Cepheid Xpert MTB/RIF assay for detecting Mycobacterium tuberculosis. Morb Mortal Wkly Rep 2015;64:193.

[25] Shinnick TM, Starks AM, Alexander HL, Castro KG. Evaluation of the Cepheid Xpert MTB/RIF assay. Exp Rev Mol Diagn 2015;15:9–22.

[26] Lepainteur M, Delattre S, Cozza S, et al. Comparative evaluation of two PCR-based methods for detection of methicillin-resistant Staphylococcus aureus (MRSA): Xpert MRSA Gen 3 and BD-Max MRSA XT. J Clin Microbiol 2015;53:1955–8.

[27] Sambol AR, Iwen PC, Pieretti M, et al. Validation of the Cepheid Xpert Flu A real time RT-PCR detection panel for emergency use authorization. J Clin Virol 2010;48:234–8.

[28] Coombs GW, Morgan JP, Tan HL, Pearson JC, Robinson JO. Evaluation of the BD GeneOhm MRSA ACP Assay and the Cepheid GeneXpert MRSA Assay to detect genetically diverse CA-MRSA. Pathology 2013;45:713–15.

[29] Rossney AS, Herra CM, Brennan GI, Morgan PM, O'Connell B. Evaluation of the Xpert methicillin-resistant Staphylococcus aureus (MRSA) assay using the GeneXpert real-time PCR platform for rapid detection of MRSA from screening specimens. J Clin Microbiol 2008;46:3285–90.

[30] Yoo J, Lee H, Park KG, et al. Evaluation of 3 automated real-time PCR (Xpert C. difficile assay, BD MAX Cdiff, and IMDx C. difficile for Abbott m2000 assay) for detecting Clostridium difficile toxin gene compared to toxigenic culture in stool specimens. Diagn Microbiol Infect Dis 2015;83:7–10.

[31] Verhoeven PO, Carricajo A, Pillet S, et al. Evaluation of the new CE-IVD marked BD MAX Cdiff Assay for the detection of toxigenic Clostridium difficile harboring the tcdB gene from clinical stool samples. J Microbiol Methods 2013;94:58–60.

[32] Badman SG, Causer LM, Guy R, et al. A preliminary evaluation of a new GeneXpert (Gx) molecular point-of-care test for the detection of Trichomonas vaginalis. Sex Transm Infect 2015. Available from: http://dx.doi.org/10.1136/sextrans-2015-052384.

[33] Gaydos CA. Review of use of a new rapid real-time PCR, the Cepheid GeneXpert(R) (Xpert) CT/NG assay, for Chlamydia trachomatis and Neisseria gonorrhoeae: results for patients while in a clinical setting. Exp Rev Mol Diagn 2014;14:135–7.

[34] Smith RA, Manassaram-Baptiste D, Brooks D, et al. Cancer screening in the United States, 2015: a review of current American Cancer Society guidelines and current issues in cancer screening. CA Cancer J Clin 2015;65:30–54.

[35] Food and Drug Administration. Cobas HPV Test—P10020/S008. 2014 [cited 2015 September 1st, 2015]. Available from: http://www.fda.gov/MedicalDevices/ProductsandMedicalProcedures/DeviceApprovalsandClearances/Recently-ApprovedDevices/ucm395694.htm.

[36] Huh WK, Ault KA, Chelmow D, et al. Use of primary high-risk human papillomavirus testing for cervical cancer screening: interim clinical guidance. Obstet Gynecol 2015;125:330–7.

[37] Kumar S, Henrickson KJ. Update on influenza diagnostics: lessons from the novel H1N1 influenza A pandemic. Clin Microbiol Rev 2012;25:344–61.

[38] Bissonnette L, Bergeron MG. Infectious disease management through point-of-care personalized medicine molecular diagnostic technologies. J Pers Med 2012;2:50–70.

[39] Krishna NK, Cunnion KM. Role of molecular diagnostics in the management of infectious disease emergencies. Med Clin North Am 2012;96:1067–78.

[40] Cuckle H, Benn P, Pergament E. Cell-free DNA screening for fetal aneuploidy as a clinical service. Clin Biochem 2015;48:932–41.

[41] Brady P, Brison N, Van Den Bogaert K, et al. Clinical implementation of NIPT—technical and biological challenges. Clin Genet 2015;. Available from: http://dx.doi.org/10.1111/cge.12598.

[42] Brennan ML, Schrijver I. Cystic fibrosis: a review of associated phenotypes, use of molecular diagnostic approaches, genetic characteristics, progress, and dilemmas. J Mol Diagn 2016;18:3–14.

[43] Yip VL, Hawcutt DB, Pirmohamed M. Pharmacogenetic markers of drug efficacy and toxicity. Clin Pharmacol Ther 2015;98:61–70.

[44] Hoffman JD, Park JJ, Schreiber-Agus N, et al. The Ashkenazi Jewish carrier screening panel: evolution, status quo, and disparities. Prenat Diagn 2014;34:1161–7.

[45] Travis WD, Brambilla E, Noguchi M, et al. International Association for the Study of Lung Cancer/American Thoracic Society/European Respiratory Society international multidisciplinary classification of lung adenocarcinoma. J Thorac Oncol 2011;6:244–85.

[46] Ellis PM, Coakley N, Feld R, Kuruvilla S, Ung YC. Use of the epidermal growth factor receptor inhibitors gefitinib, erlotinib, afatinib, dacomitinib, and icotinib in the treatment of non-small-cell lung cancer: a systematic review. Curr Oncol 2015;22:e183–215.

[47] Nanfack AJ, Agyingi L, Noubiap JJ, et al. Use of amplification refractory mutation system PCR assay as a simple and effective tool to detect HIV-1 drug resistance mutations. J Clin Microbiol 2015;53:1662–71.

[48] Kho SL, Chua KH, George E, Tan JA. High throughput molecular confirmation of beta-thalassemia mutations using novel TaqMan probes. Sensors 2013;13:2506–14.

[49] Abramson VG, Cooper Lloyd M, Ballinger T, et al. Characterization of breast cancers with PI3K mutations in an academic practice setting using SNaPshot profiling. Breast Cancer Res Treat 2014;145:389–99.

[50] Macdonald SJ. Genotyping by oligonucleotide ligation assay (OLA). Cold Spring Harb Protoc 2007;2007 pdb.prot4843.

[51] Batzir NA, Shohat M, Maya I. Chromosomal microarray analy-

sis (CMA): a clinical diagnostic tool in the prenatal and postnatal settings. Pediatr Endocrinol Rev 2015;13:448—54.

[52] Yang Y, Muzny DM, Reid JG, et al. Clinical whole-exome sequencing for the diagnosis of Mendelian disorders. N Engl J Med 2013;369:1502—11.

[53] Heid CA, Stevens J, Livak KJ, Williams PM. Real time quantitative PCR. Genome Res 1996;6:986—94.

[54] Henegariu O, Heerema NA, Dlouhy SR, Vance GH, Vogt PH. Multiplex PCR: critical parameters and step-by-step protocol. BioTechniques 1997;23:504—11.

[55] Ottesen EA, Hong JW, Quake SR, Leadbetter JR. Microfluidic digital PCR enables multigene analysis of individual environmental bacteria. Science 2006;314:1464—7.

[56] Warren L, Bryder D, Weissman IL, Quake SR. Transcription factor profiling in individual hematopoietic progenitors by digital RT-PCR. Proc Natl Acad Sci USA 2006;103:17807—12.

[57] Drandi D, Kubiczkova-Besse L, Ferrero S, et al. Minimal residual disease detection by droplet digital PCR in multiple myeloma, mantle cell lymphoma, and follicular lymphoma: a comparison with real-time PCR. J Mol Diagn 2015;17:652—60.

[58] Lyon E, Laver T, Yu P, et al. A simple, high-throughput assay for Fragile X expanded alleles using triple repeat primed PCR and capillary electrophoresis. J Mol Diagn 2010;12:505—11.

[59] Toth T, Findlay I, Nagy B, Papp Z. Accurate sizing of (CAG)n repeats causing Huntington disease by fluorescent PCR. Clin Chem 1997;43:2422—3.

[60] Bakker E. Is the DNA sequence the gold standard in genetic testing? Quality of molecular genetic tests assessed. Clin Chem 2006;52:557—8.

[61] Sanger F, Nicklen S, Coulson AR. DNA sequencing with chain-terminating inhibitors. Proc Natl Acad Sci USA 1977;74: 5463—7.

[62] Gocayne J, Robinson DA, FitzGerald MG, et al. Primary structure of rat cardiac beta-adrenergic and muscarinic cholinergic receptors obtained by automated DNA sequence analysis: further evidence for a multigene family. Proc Natl Acad Sci USA 1987;84:8296—300.

[63] Venter JC, Adams MD, Myers EW, et al. The sequence of the human genome. Science 2001;291:1304—51.

[64] Lander ES, Linton LM, Birren B, et al. Initial sequencing and analysis of the human genome. Nature 2001;409:860—921.

[65] Girirajan S, Campbell CD, Eichler EE. Human copy number variation and complex genetic disease. Annu Rev Genet 2011;45: 203—26.

[66] Piccart-Gebhart MJ, Procter M, Leyland-Jones B, et al. Trastuzumab after adjuvant chemotherapy in HER2-positive breast cancer. N Engl J Med 2005;353:1659—72.

[67] Miller DT, Adam MP, Aradhya S, et al. Consensus statement: chromosomal microarray is a first-tier clinical diagnostic test for individuals with developmental disabilities or congenital anomalies. Am J Hum Genet 2010;86:749—64.

[68] Schaaf CP, Wiszniewska J, Beaudet AL. Copy number and SNP arrays in clinical diagnostics. Annu Rev Genomics Hum Genet 2011;12:25—51.

[69] Slavotinek AM. Novel microdeletion syndromes detected by chromosome microarrays. Hum Genet 2008;124:1—17.

[70] Chrystoja CC, Diamandis EP. Whole genome sequencing as a diagnostic test: challenges and opportunities. Clin Chem 2014;60:724—33.

[71] D'Haene N, Le Mercier M, De Neve N, et al. Clinical validation of targeted next generation sequencing for colon and lung cancers. PLoS One 2015;10:e0138245.

第二部分

传染病的分子检测

5

人类免疫缺陷病毒的
分子实验技术

M. Memmi[1,2]，T. Bourlet[1,2] 和 B. Pozzetto[1,2]

[1]GIMAP EA3064, University of Lyon, Saint-Etienne, Fance [2]Laboratory of Infectious Agents and Hygiene, University Hospital of Saint-Etienne, Saint-Etienne, France

前言

　　人类免疫缺陷病毒（human immunodeficiency virus，HIV）出现于 20 世纪 80 年代[1]，与聚合酶链反应技术（polymerase chain reaction，PCR）[2]是同一时期的产物。在当时，PCR 是分子诊断病毒性感染疾病最流行的方法。随后，分子诊断技术被广泛地应用于对 HIV 感染者的筛查和随访。HIV 属于反转录病毒科慢病毒属，包括两种血清型：HIV-1 和 HIV-2。两者都可引起严重的人类免疫缺陷病（AIDS），其中 HIV-1 在世界范围内广泛分布，而 HIV-2 则限制性地分布在西非地区。鉴于两者在公共卫生方面的差异，本综述重点关注HIV-1。

HIV 感染和 AIDS 背景

整体流行病学

　　自 HIV 流行以来，已有近 7 800 万人感染 HIV-1，其中半数死亡。世界卫生组织（World Health Organization，WHO）数据显示，在 2013 年末，携带 HIV 生存人数达 3 500 万（3 310 万~3 720 万）[3]。同年，新发 HIV 感染 210 万人，150 万人死于 AIDS 相关疾病。全世界大约有 0.8% 的 15~49 岁人群携带 HIV。HIV 感染的流行病分布在国家和地区间有很大不同，撒哈拉以南非洲地区依然是感染最严重的地区，20 人中就有近 1 人携带 HIV，感染人数占世界 HIV 感染人数的 71%（在这个地区女性感染者占了感染人群的 59%）。

HIV 生命周期

　　HIV 是直径约 120nm 的单正链 RNA 包膜病毒。由于包膜由糖脂构成，病毒在环境中相当脆弱。病毒通过包膜糖蛋白进入感受态细胞（主要为免疫细胞特别是 T 细胞、单核 - 巨噬细胞和树突状细胞）需要受体（主要为 CD4 分子）的呈递和细胞表面的趋化因子共受体（CCR5 或 CXCR4）。一旦病毒 RNA 进入细胞后，就在病毒基因组编码的 RNA 依赖性 DNA 聚合酶（反转录酶）的作用下反转录成 DNA。新生成的双链 DNA 被运送到细胞核中，在病毒整合素的作用下整合到细胞 DNA 中。这一阶段是病毒生存周期延续的必经阶段，也是在进一步应用抗病毒药物或免疫调节治疗后病毒储备得以最终持续的决定性阶段（至少目前认为）。随后，病毒 DNA 转录成不同的 RNA，用以生成基因组 RNA 和信使 RNA 来编码病毒蛋白质，并被病毒蛋白酶进一步加工处理。接着，装配完成的病毒颗粒通过出芽的方式穿出细胞膜进行释放。

HIV 传播

　　病毒大多通过性传播途径传播，主要通过阴道性交和肛交，然而，口交途径也有可能传播。另一条比较常见的传播途径是通过人源性制品传播，尤其是通过静脉吸毒者共用输注器和住院病人接受血制品输注。后者传播模式说明需要更敏感的技术手段筛查供者的人类制品（血液、精液、其他组织、器官）。HIV 第三种传播途径为母婴途径（mother to child, MTC），即在怀孕、分娩和母乳喂养过程中传播。感染婴儿的检测也是 HIV 诊断的一个重要目标。

HIV 自然感染史

感染者在经历一次有临床症状或无症状的初次感染之后，就进入一个长时期的临床潜伏感染阶段。在此阶段，病毒在大部分的感染者体内仍进行着复制，但复制水平因人而异。而少数感染者能够保持数年无症状，并不会发展成为免疫缺陷，称为长期无进展者。相反，大部分的感染者如果不接受诊断和治疗，在 10 年内会发展为免疫功能的进行性缺陷，其主要影响 T 细胞谱。AIDS 以免疫缺陷为特点，最终导致机会性感染和（或）癌症而致死。

HIV 治疗进展

目前，并没有可以预防 HIV 感染的疫苗，也没有可以确切治愈的方法。尽管如此，终身应用有效的抗反转录病毒药物（antiretroviral, ART）可以控制病毒复制，因此，HIV 感染现在可被认为是一种慢性疾病。当前的经典疗法包括三种药物的联合应用以避免病毒耐药株的产生。目前市面上可获得超过 25 种来源于不同级别 ART 的分子，其中一些被联合在一起做成小药片，以便于日常观察疗效。在大部分的案例中，此方案可以使血浆病毒载量控制在检测限以下，保护机体免疫防御功能。2013 年，1 290 万 HIV 携带者接受了 ART 治疗，其中 1 170 万人来自低收入和中等收入国家[4]。同年，后者地区三分之一的成年感染者接受了 ART 治疗，但儿童感染者中接受 ART 治疗的比例只有四分之一。

HIV 感染诊断和随访中的分子工具

HIV 感染的临床实验室管理的第一要务是当对未被认为是 HIV 感染的人群进行鉴定时，受试者无论处于何种 HIV 感染阶段（从初次感染到 AIDS），初次诊断都可以鉴定。换言之，实验室结果是对 HIV 感染人群进行分级的重要内容。临床实验室的远期任务在于对 HIV 感染人群反映病毒复制的直接和间接生物指标的长期监测，无论感染者是否接受了 ART 治疗。实验室的第三个目标是预测经过治疗能够完全被治愈的感染人群，如同肝炎

C 病毒（hepatitis C virus, HCV）。然而，这一目标在能够治愈 HIV 感染的治疗方法出现前是难以企及的。而为了达到前两个目标，临床实验室提出了各种策略和方法。本章主要探讨分子工具在 HIV 感染检测实验室管理中的地位。

HIV 感染的诊断

检测血清中 HIV 特异性抗体是最早用于诊断 HIV 血清阳性患者的方法。迄今为止，血清学检查方法仍是确定 HIV 感染患者的基本方法。图 5.1 总结了感染 HIV-1 实验室诊断标志物出现的顺序[5]。潜伏期（eclipse period）是指感染 HIV 后短时间内在人体内无法检测出任何循环标志物。血清转化窗口期指患者被 HIV 感染和应用最敏感的免疫测定方法检测出其 HIV 抗体之间的间隔时间。这个阶段相当于 Fiebig 分级体系中的 I 阶段（只有 HIV RNA 阳性）和 II 阶段（HIV RNA 和 p24 衣壳抗原均阳性）[6]。急性 HIV 感染是指首次检测出 HIV 抗体而无 HIV RNA 的阶段，其相当于 Fiebig 分级体系中的 III 阶段（免疫测定阳性而蛋白印迹法阴性）、IV 阶段（免疫测定阳性而蛋白印迹法不确定）、V 阶段（免疫测定阳性，蛋白印迹法不完全）[6]。而确定的 HIV 感染相当于充分建立的抗体应答，通过蛋白印迹法可以检测出 HIV 蛋白所有主要条带均为阳性（Fiebig 分级体系中的 VI 阶段）。

对于感染 HIV 患者的筛查必须使用可检测出 HIV-1 抗体（包括在中非地区循环的 O 组毒株）、HIV-2 抗体以及 HIV-1 p24 衣壳抗原的敏感的第四代试剂。图 5.2 给出了 CDC（疾控中心）推荐的最新标准[5]，阴性结果不需要进一步的检测（除了疑似 Fiebig I 阶段者）。当首次检测结果为非阴性，建议检测新的血清样本以避免因检测对象和样本不一致或试管污染而产生的错误。而为了进一步确定非阴性筛查结果，CDC 标准要求通过血清学检验区分 HIV-1 和 HIV-2 感染（图 5.2）。为了避免首次和再次检测中出现的不一致结果，需要进行 HIV-1 分子的检测，从而区分急性 HIV-1 感染和假阳性结果（图 5.2）。这种最早的应用分子检测方法筛查 HIV 的方法具有以下优势：①成本效益好；②敏感性高，即使处于 HIV-1 感染早期阶段，仍有较高敏感性；③能够区分 HIV-1 和 HIV-2 感染；④可以排除 HIV-1 血清学检测假阳性的结果。核酸检测（nucleic acid tests, NAT）法用于 HIV-1 RNA 的定量检测。

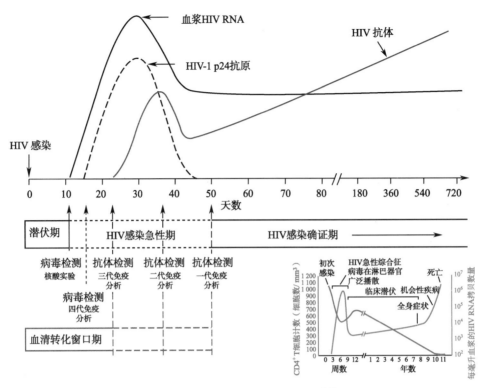

图 5.1   HIV-1 感染初始阶段病毒学和血清学标志物的动力学[5]。右下方的图（来源于维基共享资源）阐明了 HIV-1 自然感染中 CD4+T 细胞计数（蓝色曲线）和 HIV-1 RNA 载量（红色曲线）的反相动力学。

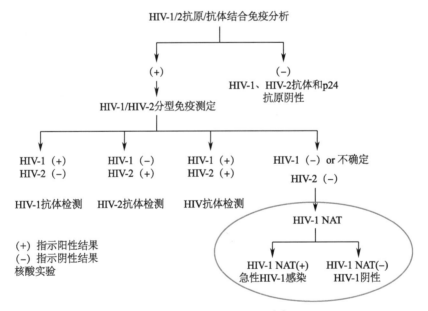

图 5.2   CDC 在 2014 年提出 HIV-1 感染的诊断方案[5]。红圈里的内容指示了首次使用分子实验以解决一些不确定的血清学结果。

HIV 感染个体的随访

受试者一旦被检测出 HIV 血清阳性，无论处于何种感染阶段，对其进行严格的随访是至关重要的，目的在于保护或重建感染者的免疫系统。这种密切监测有赖于两种生物学标记：①CD4⁺T 细胞计数（尤其是经流式细胞术测定）；②病毒载量测定（通过基于 qPCR 或者其他定量测定 HIV 核酸方法的定量 NET 检测）[7-9]。常规检测病毒载量的实验方法是以循环 HIV RNA 为靶点[10-12]。最近，有研究者提出可以比较测定病毒 DNA 载量和 HIV 储备量（血液和不同组织中，包括肠道和精液中的储备量）。而对这些不同的标志物进行随访是为了选择开始进行 HIV 的 ART 三联治疗的最佳时机。

在 HIV 初次感染的过程中，根据检测 - 治疗理念，当前推荐的方案是尽快进行有效的抗 HIV 治疗以减少病毒载量；通过抑制病毒的复制来降低病毒变异率；同时保护免疫功能[15-19]。为了实现以上目标，精确区分 HIV-1 和 HIV-2 感染尤为重要，因为一些 ARV 药物对 HIV-1 有效而对 HIV-2 无效[20, 21]。

后来人们发现，监测 HIV 感染的标志物可以帮助区分那些仅需免疫监视病毒标志物的长期无症状感染者和其他大部分需要根据感染阶段来进行 ART 三联治疗（或更多治疗）以保护和重建免疫功能的 HIV 感染者。实际上，适当的 ART 治疗可以终止病毒复制（即使在 AIDS 阶段），增强免疫防御。WHO 在 2013 年发布的指南中推荐在 CD4$^+$T 细胞计数低于 500 个 /μl 时开始 ART 治疗[22]。通过联合应用生物学监测和有效药物的终身使用，大部分的 HIV 感染可以转化为与病毒共存的慢性疾病状态，感染者的生存预期接近非感染人群（至少

在对感染进行监测和治疗没有经济限制的地区）；而按照 HIV 感染的自然进程，感染者在感染后几年就会死亡。在接受过治疗的人群中，分子学实验方法对监测 HIV 对抗病毒药物的耐药情况也十分有效。

HIV 感染中 HIV 分子实验概要

表 5.1 列举了一些现有的或有发展前景的分子实验，可用于 HIV 感染人群的随访。此表总结了一系列不同的 HIV 检测，根据其适用条件，可诊断和监测 HIV 感染。其中有一些实验方法可适用即时医疗（point-of-care，POC）核酸检测，使之可用于不同的临床情境，如需快速获得检测结果或当无法找到高水平的实验室时[23, 24]。按照 UNITAID，一个 POC 检测必须要达到"ASSURED"：对终端用户具有可负担性（affordable），敏感性（sensitive），特异性（specific），用户友好性（user-friendly），快速性（rapid），稳定性（robust），无设备性（equipment-free）和可传递性（deliverable）[25]。

表 5.2 概括了筛查和随访 HIV 感染者所适用的不同 HIV 分子实验方法。

表 5.1　2015 年市售或发展中的定量或定性分子检测 HIV-1 基因组实例

标记类别	分子技术	商品化试剂盒或平台（公司）
用于筛查 HIV 的定量核酸试验	rtPCR	CobasTaqman（罗氏诊断）
	rtPCR	HIV-1 定性试验（雅培分子）
	rtPCR	通用 HIV DNA 细胞（Biocentric）
	TMA	Aptima HIV-1 RNA 定性试验（Hologic）
供者血液制品 HIV 筛查的定量核酸试验（联合检测 HBV 和 HCV）	rtPCR	Cobas s 201 系统（罗氏诊断）
	TMA	Procleix Tigris 系统（Grifols 机械）
HIVRNA 载量	rtPCR	CobasTaqMan HIV-1（罗氏诊断）
	rtPCR	实时 HIV-1 m2000rt（雅培分子）
	rtPCR	VERSANT HIV-1 RNA（kPCR）（西门子）
	rtPCR	通用 HIV RNA 载量（Biocentric）
	rtPCR	artus HI Virus-1 QS-RGQ（Qiagen）
	rtPCR	ExaVir Load3（Cavidi）
	TMA	Aptima HIV-1 Quant Dx（Hologic）
	rtNASBA	NucliSensEasyQ HIV-1（bioMe′rieux）
	Kinetic PCR	VERSANT kPCR 分子系统（西门子医疗）
	bDNA	VERSANT 440 分子系统（西门子医疗）

续表

标记类别	分子技术	商品化试剂盒或平台（公司）
HIV 的 POC 检测	rtPCR	Liat HIV 定性试验（IQuumInc）
	rtPCR	Xpert HIV-1 病毒载量（Cepheid）
	rtPCR	Truelab 实时微 PCR 系统（Molbio 诊断有限公司）
	等温扩增	Savanna HIV viral load test（NWGHF）
	等温扩增	SAMBA 平台（Diagnostics for the Real World Ltd）
		EOSCAPE-HIV（Wave 80 Biosciences）
	等温扩增	Alere Q（Alere）
	等温扩增	RT CPA HIV-1 Viral Load test（Ustar 生物技术）
	等温扩增	实时生物发光或 BART（Lumora Ltd）
	芯片系统	Gene-RADAR 平台（Nanobiosym Diagnostics）
	RT 活性测定	ZIVA Automated RT Viral Load（Cavidi）

　　HBV,乙肝病毒；HCV,丙肝病毒；rtPCR,实时 PCR；TMA,转录扩增；rtNASBA,实时核酸序列扩增；bDNA,分支 DNA；RT,反转录酶。

表 5.2　依据临床需求和地区经济水平,当前可用于诊断和随访 HIV-1 感染的分子手段

临床需求	地区经济	样本类型	HIV 检测技术	试验主要要求
筛查				
● 急性 HIV 感染	高收入地区	血液	病毒 RNA 载量	高敏感
● 母婴传播	高收入地区	婴儿血液	病毒 DNA 或 RNA 载量	敏感
	低收入地区	婴儿血液	定量分子 POC 检测	ASSURED
● 血制品和其他人源性制品	高收入地区	血液	DNA 或 RNA 定性 NAT（可以联合检测其他病原如 HBV 和 HCV 为佳）	快速和简便
● 医学辅助生殖	高收入地区	精液	定量病毒 RNA 载量	避免使用 PCR 抑制剂的鲁棒性测试
随访				
● ART 监测	高收入地区	血液	病毒 RNA 载量	高敏感
	低收入地区	血液	定量分子 POC 检测	ASSURED
● 抗药性检测	高收入地区	血液	基因型和表型分子检测	预测 ART 效果
● 探测病毒储备	高收入地区	血液 / 组织	单个细胞定性试验	仅限研究

　　ASSURED,对终端用户具有可负担性、敏感性、特异性、用户友好性、快速性、稳定性、无设备性、可传递性；POC,即时医疗；NAT,核酸试验；ART,抗反转录病毒治疗。

特定临床状况下采取 HIV 分子诊断技术的要点

血液制品的筛查

　　目前在大多数发达国家,除了血清学实验,NAT 迷你池（minipools,MP-NAT）或个体捐献者 NAT（individual donation,ID-NAT）也可用于献血者的 HIV-1 筛查。1999 年,美国开始实施 HIV-1 NAT；而到了 2001 年,法国也开始使用该技术。这项技术通常用来检测其他病毒基因组,如肝炎病毒 B（hepatitis B virus,HBV）和 HCV。NAT 显著缩短了 HIV-1 的检测窗口期：从 22 天（不应用 NAT）缩短到了 9~12 天（应用 NAT）[26-28]。

　　全世界主要有两种系统应用于血液制品的 HIV

NAT 检测——基于转录放大（transcription-mediated amplification，TMA）的 Procleix Tigris 系统（Grifols 工程）和基于实时 PCR（realtime PCR，rtPCR）的 Cobas s 201 系统（罗氏诊断）。前者是一个可以同时检测不同样本 HIV、HBV 和 HCV 基因组的全自动全封闭机器。第二个系统结合了几个功能的模块，可以完成样本分布、核酸抽提和 HIV、HBV 及 HCV 基因组放大。它可用于单个血清样本，但最适用于包含六个供体的迷你池。若有需要也可检测额外的靶基因，如西尼罗病毒或登革病毒基因组。而这两种系统的敏感度非常相近[29,30]。

在 NAT 筛选中，HIV 通过有活性的血液传播的剩余风险大约为 1∶1 800 000（MP-NAT）和 1∶2 800 000（SD-NAT）（美国）[31]、1∶4 300 000（德国）[32] 和 1∶2 400 000（法国）[33]。

器官和组织捐献者的筛查

与通过常规筛查即可明确是否携带 HIV 病毒的献血者相比，器官和组织捐献者血液安全性的筛查相对困难。如图表所示，在临床工作中常出现以下三类捐献者：①心脏尚未停跳者，其实体器官（心脏、肝脏、肺脏、肾脏、胰腺等）和不同的组织（骨、肌腱、血管、角膜等）可被获取；②心脏已停跳者，其组织可被获取；③活体供者的一些器官（主要是肾脏、骨髓）和组织可被获取。这三类捐献者若携带 HIV 病毒，移植后受体均有可能感染 HIV[34-40]。而其中感染风险最大的当属心脏尚未停跳的尸体供体，主要由于以下原因：①器官必须在很短的几小时内获取以防止移植物缺血；②突然死亡以及长期缺乏基本医疗等原因增加了这部分人群感染病毒的机会；③器官匮乏地区对于病毒筛查不够重视。

目前对于 HIV、HBV、HCV 等病毒的筛查主要通过血清学和抗原检测，而对于心脏已停跳者以及活体供者而言，因为有足够的时间进行更为敏感的经血液传播病毒的基因组检测，目前更推荐使用 NAT 测试（表 5.1 针对 HIV-1）。而对于心脏尚未停跳的尸体供体，由于目前尚没有可以在 35 小时内立即进行的分子学检测，因此检测难度较另两者更大。这个项目自 2010 年在北美移植学会提出后即引起了广泛的争论[41]。2015 年，包括 Hologic 和 geneXpert（表 5.1）等新型检测方法问世，尽管这些方法仍需进一步评估，但可以用于紧急情况下检测 HIV-1。一些附加检测可同时检测 HBV 和 HCV 基因组，从而确保供者移植物的安全性，然而这一领域从经济角度来说市场不大，可能难以吸引公司投资培养分子技术人员。

在医学辅助生殖的精子中筛查 HIV-1 基因组

医学辅助生殖（medically-assisted procreation，MAP）不仅可以解决女性不育的问题，同样被推荐用于希望妊娠而男性伴侣携带 HIV-1 的正常育龄女性身上[42,43]。在这个背景下，MAP 可以有效避免精子中的 HIV RNA。基于 PCR 的相关技术由于某些精子样本中本身带有的一些复合物（以锌离子最主要）而被抑制。据悉，目前依据血标本检测结果而使用精子的商业化检测还没有被批准通过。开展 MAP 的实验室检测病毒安全性时必须采用合适的商业性检测方法确保扩增步骤没有被抑制[44-46]。基于这些防护措施，目前尚未有因通过使用 MAP 后出生的婴儿感染 HIV 的报道[47,48]。

感染 HIV 母亲的新生儿筛查

在无任何干预措施时，宫内和分娩期经母婴传播感染的风险可以高达 15%~30%，而母乳喂养则将风险增加至 20%~45%。影响因素包括年龄、产妇体内病毒载量、HIV-1 感染临床分期以及母亲和婴儿有无接受治疗性和（或）预防性的 ART。由于感染患儿在 2 岁前有着高发病率和死亡率，早期诊断对于确定新生儿的感染阶段是非常重要的。新生儿一旦确诊感染，可以尽早采用合适的 ART 治疗[49,50]。这意味着需要选用敏感的方法诊断感染 HIV 的新生儿。血清学检测在这方面无效，因新生儿至少需要满 18 月龄才可在血液中检测出母体的 HIV 抗体。因此，在母亲确诊 HIV-1 阳性时，早期定性或定量检测外周血单个核细胞（peripheral blood mononuclear cells，PBMC）中的 HIV-1 DNA 和血浆中 RNA 成为了评估新生儿是否感染 HIV 的方法[51-56]。WHO 推荐所有暴露的新生儿在 4~6 周时通过使用 DNA 或 RNA 分子检测系统进行 HIV-1 筛查[57]，两种方法具有同样的敏感性[58]。当检测结果为阴性时，附加实验需在哺乳期停止两个月后进行。这项策略的目的是降低新生儿感染 HIV 的可能性，尤其是在孕妇高 HIV 感染率的地区。

中、低收入国家中使用的 HIV-1 分子诊断工具

全世界感染 HIV 的人群大多居住于低收入和中等收入国家。在过去十年中，有效的非专利药物和

专利药物的降价使得发展中国家携带 HIV-1 者接受 ART 治疗的人数显著增加。据统计,至 2013 年底,这些地区大约有 1/3 感染 HIV 者接受了 ART[59]。因此,HIV-1 的实验室检测成为了确定新近感染患者以及检测治疗有效性评估的一个重要环节。就此而言,HIV-1 分子工具可主要用于三种情况[60]:①依上文方案,可用定性方法来鉴定在妊娠或哺乳期间有 HIV-1 暴露史的婴幼儿感染者;②推荐联合使用至少每年测定一次的半定量方法和简化 CD4 细胞计数来常规监测 HIV 感染者,以决定开始 ART 治疗的时机或评估 HIV 疗效;③对已接受 ART 治疗者进行临床实验研究时可使用定量方法,每年至少测定四次。出于实际情况考虑,来自低收入地区的国家根据实验室设施情况建议采用两种策略。其一,偏远农村地区建议实施简单 POC 实验以规避对实验室设备要求苛刻和受训操作员缺乏问题。其二,位于城市中的实验室可集中检测,并且可借用邻近发达国家的分子检测设施。为了促进农村地区的标本向参比实验室运输,可使用干血或干血浆斑点(dried blood spots or dried plasma spots, DBS/DPS)。将经静脉采血或指尖穿刺或足跟穿刺的血液或血浆于一种滤纸上干燥后,可置于存在干燥剂的不透气的拉链储存袋中,室温运输至中心实验室。之前的研究已经证实使用 DBS/DPS 检测和定量 HIV-1 核酸的敏感性与使用新鲜血液检测相近[62-76]。然而,严格的标准操作程序的建立仍需临床使用 DBS/DPS 的规模化[77,78]。

HIV 分子检测的新思路

本节将从以下方面讨论诊断和随访 HIV 感染的新型分子工具:①改进定量 HIV-1 病毒载量检测的敏感性;②新型 HIV POC 分子检测的发展;③ART 耐药性测定的现状和前景。

改进定量检测 HIV-1 病毒载量的敏感性

在强效 ART 时代,人们需要发展可在细胞水平测定 HIV-1 病毒载量的高敏感度检测手段。实际上,若 ART 治疗首要目标是将 RNA 载量控制在目前检测手段的检测限以下,那么其治疗的最终目标就是清除循环和组织储备中的完整 DNA 前病毒。

强效 ART 作用下的血浆 HIV-1 RNA 衰减动力学可分为四个连续阶段(图 5.3)[14]。第一阶段消除游离病毒和感染的 T 细胞,其半衰期约为 1.5 天。第二阶段半衰期约为 28 天,对应于更多由激活 T 细胞和单核 - 巨噬细胞呈递的抗性细胞的破坏。这两个阶段可由商品化定量 RNA 试剂盒测定,其检测下限为 20~50 拷贝 /ml(图 5.3)。第三阶段为病毒载量在 50 拷贝 /ml 检测限以下的缓慢下降阶段(半衰期约为 1 年)。此后,是持续 5~7 年的稳定阶段,病毒载量处于非常低的水平(第四阶段半衰期为无限期),反映了细胞内储备的持续病毒复制。后两个阶段的监测需要检测残余完整病毒 DNA 的新型超敏感分子手段[79]。

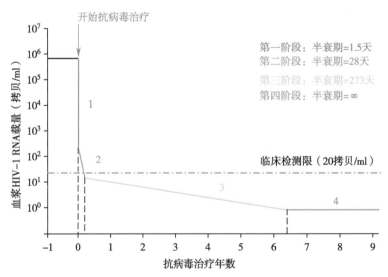

图 5.3　经强效 ARV 治疗的患者的血浆 HIV-1 RNA 载量的理论衰减动力学。每个阶段的半衰期来自于 Hilldorfer 等的模型[14]。

实验室目前配备的敏感 rtPCR 以多个 HIV-1 基因为靶点[14,79-81],用于检测强效 ART 成功治疗后 HIV-1 感染者的低水平病毒血症。然而,在检测限附近的高信噪比限制了该方法的应用。为了回避这一问题,最近有研究者提出了一种名为数字化微滴 PCR(droplet digital PCR,ddPCR)的新分子诊断方法。ddPCR 使用一种 PCR 混合物,即将包含模板和荧光水解探针的混合物与含有稳定表面活性剂的微滴油进行乳化。随后,每一个微滴都被转移到 96 孔板中由 PCR 进行扩增。最后,由使用泊松模型的微滴荧光判读机计数荧光微滴数量[82]。此实验检测血浆病毒载量在检测限下的已治疗病人与 DNA rtPCR 结果有很好的一致性[83]。这项技术可与微雕技术、单细胞分析技术联合使用。后一项技术主要通过将单个淋巴细胞置于亚纳米微孔阵列中共培养,探索细胞因子产生动力学。相应的 RNA 可使用单细胞数字化 PCR 在培养阵列中进行扩增。联合应用这些技术为发现血液和组织中潜在的细胞内病毒储备创造了条件,以达到消除 HIV 而治愈的目标。

新型 HIV POC 分子检测的发展

高收入国家发展超敏分子诊断工具预测 HIV 治愈状况,与此同时,缺乏高技术实验室的地区急需实现一种既能够检测个体 HIV 感染(尤其是由感染母亲分娩的儿童),又能监测治疗患者病毒载量的简单平台。近期,许多综述文章提供了目前用以达成这些目标的现有或发展中的技术概况[24,61,77]。图 5.4 展示了易商品化的 POC 分子检测,或不久后可用于感染者的 HIV 病毒载量测定或婴幼儿感染的早期定性 NAT 诊断[25]。这些实验显示了联合检测的优势,可通过同一个平台抽提核酸,扩增指定靶点,并检测扩增子。相对于对实验环境要求十分精细的经典技术,作为另一种选择的 POC 检测可以由未经 NAT 培训的人员操作,并且有些可以在资源缺乏的设备下实施,如无电力支持(可替换为电池供电)、血浆样本不达标(可替换为经足跟穿刺或手指穿刺收集的毛细血管血)和无空调(实验可在无环境温度和湿度控制要求下进行)。另一个限制因素是这些检测的费用问题。费用必须尽可能低,以避免产生监测 ART 治疗效果比治疗本身贵得多的矛盾[60]。

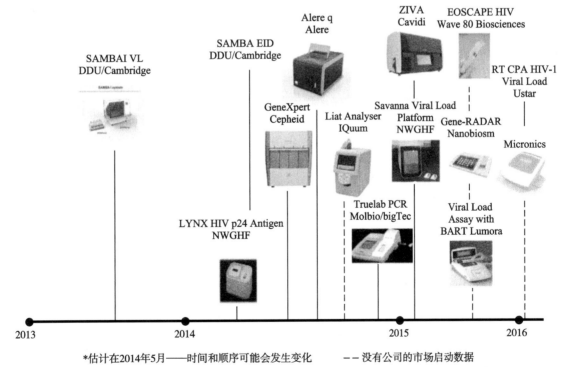

图 5.4 依据 UNITAID,商品化或发展中的检测 HIV-1 载量的 POC 系统(酶联免疫分析和分子学检测)[25]。此图中描述的分子学工具简要地列在表 5.1 底部。

ART 耐药性测定的现状和前景

尽管抗性测试的好处不易评估，ART 治疗耐药性测定已成为监测治疗效果和耐药性变异传播的关键因素[84,85]。理论上可以使用三种类型的实验[86]。第一种为实际抗药表型分析，直接评价受试者 PBMC 中的病毒株对不同抗病毒药物的敏感性。这种方法要求严苛、耗时、并受限于操作者培养患者病毒株的能力。另一种实验也是基于细胞培养技术，为病毒耐药性表型分析（*VirtualPhenotype*，Tibotec-Virco），使用更容易培养的 HIV 参考病毒株，并用患者病毒株对应位点的基因替换其 ARV 作用靶点基因。这种技术更易操作，与前者相比也更为快速并可很好地进行标准化。而在实际操作中，此方法由于费用昂贵仅在临床实验中应用较多。应用最广泛的测定 ART 耐药性的实验方法是基因型测定方法，该方法基于药物目标基因靶点测序，即蛋白酶、反转录酶、整合酶和包膜糖蛋白。在这些基因中出现特定变异可以预测对相应药物的耐药性。另外，这些基因变异能够确定 HIV 病毒株的趋向性，这在使用进入抑制剂时是有帮助的，如马拉维若作用于 CCR5 共受体。

表 5.3 显示了可获得的各代测序技术。至少在高收入地区，基于 Sanger 方法的测序近来被常规使用，包括内部技术和商品化实验（如 Celera Diagnostics 的 ViroSeq HIV-1 基因分型系统）。此方法的主要限制性是对少数耐药性变异（全部准种的 20% 以下）的敏感性缺陷，因此在使用药物主要人群中用此进行筛选有风险性。二代测序（表 5.3）可以解决这一问题，此方法可允许个体化分析，甚至是仅代表 1% 准种的个体。然而，使用 PCR 方法扩增这些变异可能会使其中一些基因或由于聚合酶不专一造成的核苷酸错配的不平等放大，进而导致低估或高估这些变异。此外，这些方法产生的大量序列会造成日常使用中解读困难。第三代测序可扩增单个 DNA 分子（表 5.3 中的 SMRT），并且不需要扩增步骤，但此方法仍处于实验阶段。尽管缺乏在低病毒载量样本中的敏感性数据，该方法可以提供个体循环病毒量真实的广度和深度[87]。有关 NGS 技术的近期综述详见参考文献[88,90]。

在实际工作中，测序技术推荐应用于 ART 首次治疗者，特别是使用低基因障碍药物，如非核苷酸反转录抑制剂（奈韦拉平，依法韦仑）。测序也可以用于监测治疗失败患者药物的更换[91]，尤其是需要换用马拉维若时用于预测 HIV-1 趋向性[92,93]。然而，由于需要高成本和高科技平台，至少被作为常规方法使用时，测序方法应用局限于高收入国家。为了克服在资源缺乏地区的这一缺点，WHO 鼓励使用基于设定治疗失败早期预警指标的替代策略[94,95]。

表 5.3 用于 HIV-1 抗药性检测 SBS 平台示例（合成测序）

合成策略	测序代数	平台	酶	是否存在扩增步骤	原理
逐步式	一代	Sanger 测序	聚合酶	是（克隆或 PCR）	聚合链生成荧光 ddNTP 末端；凝胶片段分析
	NGS／二代	Illumina	聚合酶	是（桥式扩增）	聚合链可逆生成荧光 ddNTP 末端；毛细管电泳分析核酸片段
连续式	NGS／二代	生命技术；SOLiD	连接酶	是（PCR）	标记寡核苷酸终止法
	NGS／二代	生命技术；Ion Torrent	聚合酶	是（PCR）	自然 dNTP 聚合；使用半导体芯片检测 H1 释放
	NGS／二代	罗氏；454 生命科学	聚合酶	是（PCR）	自然 dNTP 聚合；焦磷酸的发光检测（"焦磷酸测序"）
实时单分子（SMRT）	NGS／三代	太平洋生物科学；PACBIO RS Ⅱ	聚合酶	否	标记 dNTP 连续聚合；实时记录核苷酸编入 DNA 单分子时发出的光脉冲

NGS，二代测序；dNTP，三磷酸脱氧核苷酸；ddNTP，双三磷酸脱氧核苷。

结论

这篇关于 HIV 分子检测技术的概述强调了 NAT 方法在诊断中的核心地位,该方法从初次 HIV 感染到治疗的各阶段均可用于诊断和检测。敏感的检验方法在中高收入的发达国家已得到了普及,基于新技术的检验方法在改善 HIV 患者生活质量和延长生存时间上也得到了长足的发展。而在低收入地区,主要重心仍在于加强对 HIV 感染者的检测以及提供有效的 ART 治疗。通过使用可用的 POC 检验,分子工具对于达到迅速敏感地检测 HIV-1 的目标具有重要作用。进一步发展可着眼于实现在检测 HIV 感染的同时检测到其他病原体(包括肝炎病毒、结核病毒等)合并感染的分子检验技术,这将是未来的研究重点之一。因此,在世界范围内,对 HIV 感染的诊治由于分子检验技术的出现得到了长足的发展,而我们的最终目的是使得这些先进可行的技术能够用于最需要的人群。

（ 李敏环　贾璐　译,邹伟民　校 ）

参考文献

[1] Barré-Sinoussi F, Chermann JC, Rey F, et al. Isolation of a T-lymphotropic retrovirus from a patient at risk for acquired immune deficiency syndrome (AIDS). Science 1983;220:868–71.
[2] Saiki RK, Scharf S, Faloona F, et al. Enzymatic amplification of beta-globin genomic sequences and restriction site analysis for diagnosis of sickle cell anemia. Science 1985;230:1350–4.
[3] World Health Organization. Available from: <http://www.who.int/hiv/data/epi_core_dec2014.png?ua=1> [accessed March 2015].
[4] World Health Organization. Available from: <http://www.who.int/mediacentre/factsheets/fs360/en/> [accessed March 2015].
[5] Centers for Disease Control and Prevention and Association of Public Health Laboratories. Laboratory testing for the diagnosis of HIV infection: updated recommendations. Published June 27, 2014. Available from: <http://stacks.cdc.gov/view/cdc/23447> [accessed March 2015].
[6] Fiebig EW, Wright DJ, Rawal BD, et al. Dynamics of HIV viremia and antibody seroconversion in plasma donors: implications for diagnosis and staging of primary HIV infection. AIDS 2003;17:1871–9.
[7] Ho DD, Neumann AU, Perelson AS, Chen W, Leonard JM, Markowitz M. Rapid turnover of plasma virions and CD4 lymphocytes in HIV-1 infection. Nature 1995;373:123–6.
[8] Mellors JW, Rinaldo Jr CR, Gupta P, White RM, Todd JA, Kingsley LA. Prognosis in HIV-1 infection predicted by the quantity of virus in plasma. Science 1996;272:1167–70.
[9] Mellors JW, Muñoz A, Giorgi JV, et al. Plasma viral load and CD4 + lymphocytes as prognostic markers of HIV-1 infection. Ann Intern Med 1997;126:946–54.
[10] Peter JB, Sevall JS. Molecular-based methods for quantifying HIV viral load. AIDS Patient Care STDS 2004;18:75–9.
[11] Wittek M1, Stürmer M, Doerr HW, Berger A. Molecular assays for monitoring HIV infection and antiretroviral therapy. Expert Rev Mol Diagn 2007;7:237–46.
[12] Rouet F, Ménan H, Viljoen J, et al. In-house HIV-1 RNA real-time RT-PCR assays: principle, available tests and usefulness in developing countries. Expert Rev Mol Diagn 2008;8:635–50.
[13] Graf EH, O'Doherty U. Quantitation of integrated proviral DNA in viral reservoirs. Curr Opin HIV AIDS 2013;8:100–5.
[14] Hilldorfer BB, Cillo AR, Besson GJ, Bedison MA, Mellors JW. New tools for quantifying HIV-1 reservoirs: plasma RNA single copy assays and beyond. Curr HIV/AIDS Rep 2012;9:91–100.
[15] Panel on Antiretroviral Guidelines for Adults and Adolescents. Guidelines for the use of antiretroviral agents in HIV-1-infected adults and adolescents. 2013. Available from: <http://www.aidsinfo.nih.gov/ContentFiles/AdultandAdolescentGL.pdf> [accessed March 2015].
[16] Hogan CM, Degruttola V, Sun X, et al. The setpoint study (ACTG A5217): effect of immediate versus deferred antiretroviral therapy on virologic set point in recently HIV-1-infected individuals. J Infect Dis 2012;205:87–96.
[17] Saez-Cirion A, Bacchus C, Hocqueloux L, et al. Post-treatment HIV-1 controllers with a long-term virological remission after the interruption of early initiated antiretroviral therapy ANRS VISCONTI Study. PLoS Pathog 2013;9:e1003211.
[18] Hocqueloux L, Saez-Cirion A, Rouzioux C. Immunovirologic control 24 months after interruption of antiretroviral therapy initiated close to HIV seroconversion. JAMA Intern Med 2013;173:475–6.
[19] Smith MK, Rutstein SE, Powers KA, et al. The detection and management of early HIV infection: a clinical and public health emergency. J Acquir Immune Defic Syndr 2013;63:S187–99.
[20] Ntemgwa ML, d'Aquin Toni T, Brenner BG, Camacho RJ, Wainberg MA. Antiretroviral drug resistance in human immunodeficiency virus type 2. Antimicrob Agents Chemother 2009;53:3611–19.
[21] Hizi A, Tal R, Shaharabany M, et al. Specific inhibition of the reverse transcriptase of human immunodeficiency virus type 1 and the chimeric enzymes of human immunodeficiency virus type 1 and type 2 by nonnucleoside inhibitors. Antimicrob Agents Chemother 1993;37:1037–42.
[22] World Health Organization. Global update on HIV treatment 2013: results, impact and opportunities. Available from: <http://apps.who.int/iris/bitstream/10665/85326/1/9789241505734_eng.pdf> [accessed March 2015].
[23] Clerc O, Greub G. Routine use of point-of-care tests: usefulness and application in clinical microbiology. Clin Microbiol Infect 2010;16:1054–61.
[24] Niemz A, Ferguson TM, Boyle DS. Point-of-care nucleic acid testing for infectious diseases. Trends Biotechnol 2011;29:240–50.
[25] UNITAID. 2014. HIV/AIDS diagnostic technology landscape: 4th ed. Available from: <http://www.unitaid.eu/images/marketdynamics/publications/UNITAID-HIV_Diagnostic_Landscape-4th_edition.pdf> [accessed March 2015].
[26] Busch MP, Glynn SA, Stramer SL, et al. A new strategy for estimating risks of transfusion-transmitted viral infections based on rates of detection of recently infected donors. Transfusion 2005;45:254–64.
[27] Pillonel J, Laperche S, Saura C, Desenglos JC, Courouce AM. Transfusion-Transmissible Agents Working Group of the French Society of Blood Transfusion. Trends in residual risk of transfusion-transmitted viral infections in France between 1992 and 2000. Transfusion 2002;42:980–98.
[28] Assal A, Coste J, Barlet V, et al. Application de la biologie moléculaire à la sécurité virale transfusionnelle: le dépistage génomique viral. Transfus Clin Biol 2003;10:217–26.
[29] Margaritis AR, Brown SM, Seed CR, Kiely P, d'Agostino B, Keller AJ. Comparison of two automated nucleic acid testing systems for simultaneous detection of human immunodeficiency virus and hepatitis C virus RNA and hepatitis B virus DNA. Transfusion 2007;47:1783–93.
[30] Assal A, Barlet V, Deschaseaux M, et al. Sensitivity of two hepatitis B virus, hepatitis C virus (HCV), and human immunodeficiency virus (HIV) nucleic acid test systems relative to hepatitis B surface antigen, anti-HCV, anti-HIV, and p24/anti-HIV combination assays in seroconversion panels. Transfusion 2009;49:301–10.
[31] Jackson BR, Busch MP, Stramer SL, AuBuchon JP. The cost-effectiveness of NAT for HIV, HCV, and HBV in whole-blood

donations. Transfusion 2003;43:721−9.

[32] Hourfar MK, Jork C, Schottstedt V, et al. Experience of German Red Cross blood donor services with nucleic acid testing: results of screening more than 30 million blood donations for human immunodeficiency virus-1, hepatitis C virus, and hepatitis B virus. Transfusion 2008;48:1558−66.

[33] Barlet V. Évolutions technologiques en qualification biologique du don et leur impact sur le risque résiduel transfusionnel. Trans Clin Biol 2011;18:292−301.

[34] Ahn J, Cohen SM. Transmission of human immunodeficiency virus and hepatitis C virus through liver transplantation. Liver Transpl 2008;14:1603−8.

[35] Ison MG, Llata E, Conover CS, et al. Transmission of human immunodeficiency virus and hepatitis C virus from an organ donor to four transplant recipients. Am J Transplant 2011;11:1218−25.

[36] Schratt HE, Regel G, Kiesewetter B, Tscherne H. HIV-Infektion durch kältekonservierte Knochentransplantate. Unfallchirurg 1996;9:679−84.

[37] Centers for Disease Control and Prevention (CDC). Transmission of HIV through bone transplantation: case report and public health recommendations. Morbid Mortal Wkly Rep 1988;37:597−9.

[38] Simonds RJ, Holmberg SD, Hurwitz RL. Transmission of human immunodeficiency virus type 1 from a seronegative organ and tissue donor. N Engl J Med 1992;326:726−32.

[39] Clarke JA. HIV transmission and skin grafts. Lancet 1987;i:983.

[40] Li CM, Ho YR, Liu YC. Transmission of human immunodeficiency virus through bone transplantation: a case report. J Formosan Med Assoc 2001;100:350−1.

[41] Humar A, Morris M, Blumberg E. Nucleic acid testing (NAT) of organ donors: is the "best" test the right test? A consensus conference report. Am J Transplant 2010;10:889−99.

[42] Wingfield M, Cottell E. Viral screening of couples undergoing partner donation in assisted reproduction with regard to EU Directives 2004/23/EC, 2006/17/EC and 2006/86/EC: what is the evidence for repeated screening? Hum Reprod 2010;25:3058−65.

[43] Practice Committee of American Society for Reproductive Medicine. Recommendations for reducing the risk of viral transmission during fertility treatment with the use of autologous gametes: a committee opinion. Fertil Steril 2013;99:340−6.

[44] Garrido N, Meseguer M, Simon C, Pellicer A, Remohi J. Assisted reproduction in HIV and HCV infected men of serodiscordant couples. Arch Androl 2004;50:105−11.

[45] Pasquier C, Anderson D, Andreutti-Zaugg C, et al. Multicenter quality control of the detection of HIV-1 genome in semen before medically assisted procreation. J Med Virol 2006;78:877−82.

[46] Pasquier C, Andreutti C, Bertrand E, et al. Multicenter assessment of HIV-1 RNA quantitation in semen in the CREAThE network. J Med Virol 2012;84:183−7.

[47] Vitorino RL, Grinsztejn BG, de Andrade CA, et al. Systematic review of the effectiveness and safety of assisted reproduction techniques in couples serodiscordant for human immunodeficiency virus where the man is positive. Fertil Steril 2011;95:1684−90.

[48] Bujan L, Hollander L, Coudert M, et al. Safety and efficacy of sperm washing in HIV-1-serodiscordant couples where the male is infected: results from the European CREAThE network. AIDS 2007;21:1909−14.

[49] van Rossum AM, Fraaij PL, de Groot R. Efficacy of highly active antiretroviral therapy in HIV-1 infected children. Lancet Infect Dis 2002;2:93−102.

[50] Resino S, Resino R, Maria Bellon J, et al. Clinical outcomes improve with highly active antiretroviral therapy in vertically HIV type-1-infected children. Clin Infect Dis 2006;43:243−52.

[51] Rouet F, Montcho C, Rouzioux C, et al. Early diagnosis of paediatric HIV-1 infection among African breast-fed children using a quantitative plasma HIV RNA assay. AIDS 2001;15:1849−56.

[52] Sherman GG, Cooper PA, Coovadia AH, et al. Polymerase chain reaction for diagnosis of human immunodeficiency virus infection in infancy in low resource settings. Pediatr Infect Dis J 2005;24:993−7.

[53] Stevens WS, Noble L, Berrie L, Sarang S, Scott LE. Ultra-high-throughput, automated nucleic acid detection of human immunodeficiency virus (HIV) for infant infection diagnosis using the Gen-Probe Aptima HIV-1 screening assay. J Clin Microbiol 2009;47:2465−9.

[54] Owen SM, Yang C, Spira T, et al. Alternative algorithms for human immunodeficiency virus infection diagnosis using tests that are licensed in the United States. J Clin Microbiol 2008;46:1588−95.

[55] Anoje C, Aiyenigba B, Suzuki C, et al. Reducing mother-to-child transmission of HIV: findings from an early infant diagnosis program in south-south region of Nigeria. BMC Public Health 2012;12:184.

[56] Torpey K, Mandala J, Kasonde P, et al. Analysis of HIV early infant diagnosis data to estimate rates of perinatal HIV transmission in Zambia. PLoS One 2012;7:e42859.

[57] World Health Organization. Consolidated guidelines on the use of antiretroviral drugs for treating and preventing HIV infection: recommendations for a public health approach, June 2013. Available from: <http://apps.who.int/iris/bitstream/10665/85321/1/9789241505727_eng.pdf> [accessed March 2015].

[58] Lilian RR, Kalk E, Bhowan K, et al. Early diagnosis of in utero and intrapartum HIV infection in infants prior to 6 weeks of age. J Clin Microbiol 2012;50:2373−7.

[59] World Health Organization. 2014. Global update on the health sector response to HIV. Available from: <http://www.who.int/hiv/pub/progressreports/update2014/en/> [accessed March 2015].

[60] Rouet F, Rouzioux C. HIV-1 viral load testing cost in developing countries: what's new? Expert Rev Mol Diagn 2007;7:703−7.

[61] Shafiee H, Wang S, Inci F, et al. Emerging technologies for point-of-care management of HIV infection. Annu Rev Med 2015;66:387−405.

[62] Cassol SA, Gill MJ, Pilon R, et al. Quantification of human immunodeficiency virus type 1 RNA from dried plasma spots collected on filter paper. J Clin Microbiol 1997;35:2795−801.

[63] Fiscus SA, Brambilla D, Grosso L, Schock J, Cronin M. Quantitation of human immunodeficiency virus type 1 RNA in plasma by using blood dried on filter paper. J Clin Microbiol 1998;36:258−60.

[64] Biggar RJ, Broadhead R, Janes M, Kumwenda N, Taha TET, Cassol S. Viral levels in newborn African infants undergoing primary HIV-1 infection. AIDS 2001;15:1311−13.

[65] Brambilla D, Jennings C, Aldrovandi G, et al. Multicenter evaluation of use of dried blood and plasma spot specimens in quantitative assays for human immunodeficiency virus RNA: measurement, precision, and RNA stability. J Clin Microbiol 2003;41:1888−93.

[66] Mwaba P, Cassol S, Nunn A, et al. Whole blood versus plasma spots for measurement of HIV-1 viral load in HIV-infected African patients. Lancet 2003;362:2067−8.

[67] de Baar MP, Timmeremans EC, Buitelaar M, et al. Evaluation of the HIV-1 RNA RetinaTM Rainbow assay on plasma and dried plasma spots: correlation with the Roche Amplicor HIV-1 Monitor v 1.5 assay. Antivir Ther 2003;8:S533.

[68] Uttayamakul S, LikAnonsakul S, Sunthornkachit R, et al. Usage of dried blood spots for molecular diagnosis and monitoring HIV-1 infection. J Virol Methods 2005;128:128−34.

[69] Luo W, Yang H, Rathbun K, Pau CP, Ou CY. Detection of human immunodeficiency virus type 1 DNA in dried blood spots by a duplex real-time PCR assay. J Clin Microbiol 2005;43:1851−7.

[70] Sherman GG, Stevens G, Jones SA, Horsfield P, Stevens WS. Dried blood spots improve access to HIV diagnosis and care for infants in low-resource settings. J Acquir Immune Defic Syndr 2005;38:615−17.

[71] Lofgren SM, Morrissey AB, Chevallier CC, et al. Evaluation of a dried blood spot HIV-1 RNA program for early infant diagnosis and viral load monitoring at rural and remote healthcare facilities. AIDS 2009;23:2459−66.

[72] Kerr RJ, Player G, Fiscus SA, Nelson JA. Qualitative human immunodeficiency virus RNA analysis of dried blood spots for diagnosis of infections in infants. J Clin Microbiol 2009;47:220−2.

[73] Viljoen J, Gampini S, Danaviah S, et al. Dried blood spot HIV-1 RNA quantification using open real-time systems in South Africa and Burkina Faso. J Acquir Immune Defic Syndr 2010; 55:290−8.

[74] Huang S, Erickson B, Mak WB, Salituro J, Abravaya K. A novel realtime HIV-1 qualitative assay for the detection of HIV-1 nucleic acids in dried blood spots and plasma. J Virol Methods 2011;178:216−24.

[75] Nkenfou CN, Lobé EE, Ouwe-Missi-Oukem-Boyer O, et al. Implementation of HIV early infant diagnosis and HIV type 1 RNA viral load determination on dried blood spots in Cameroon: challenges and propositions. AIDS Res Hum Retroviruses 2012;28:176−81.

[76] Okonji JA, Basavaraju SV, Mwangi J, et al. Comparison of HIV-1 detection in plasma specimens and dried blood spots using the Roche COBAS Ampliscreen HIV-1 test in Kisumu, Kenya. J Virol Methods 2012;179:21−5.

[77] Rouet F, Rouzioux C. The measurement of HIV-1 viral load in resource-limited settings: how and where? Clin Lab 2007; 53:135−48.

[78] Bourlet T, Memmi M, Saoudin H, Pozzetto B. Molecular HIV screening. Expert Rev Mol Diagn 2013;13:693−705.

[79] Alidjinou EK, Bocket L, Hober D. Quantification of viral DNA during HIV-1 infection: a review of relevant clinical uses and laboratory methods. Pathol Biol (Paris) 2015;63:53−9.

[80] Palmer S. Advances in detection and monitoring of plasma viremia in HIV-infected individuals receiving antiretroviral therapy. Curr Opin HIV AIDS 2013;8:87−92.

[81] Strain MC, Richman DD. New assays for monitoring residual HIV burden in effectively treated individuals. Curr Opin HIV AIDS 2013;8:106−10.

[82] Hindson BJ, Ness KD, Masquelier DA, et al. High-throughput droplet digital PCR system for absolute quantitation of DNA copy number. Anal Chem 2011;83:8604−10.

[83] Eriksson S, Graf EH, Dahl V, et al. Comparative analysis of measures of viral reservoirs in HIV-1 eradication studies. PLoS Pathog 2013;9:e1003174.

[84] Torre D, Tambini R. Antiretroviral drug resistance testing in patients with HIV-1 infection: a meta-analysis study. HIV Clin Trials 2002;3:1−8.

[85] Panidou ET, Trikalinos TA, Ioannidis JP. Limited benefit of antiretroviral resistance testing in treatment-experienced patients: a meta-analysis. AIDS 2004;18:2153−61.

[86] Schutten M. Resistance assays. In: Geretti AM, editor. Antiretroviral resistance in clinical practice. London: Mediscript; 2006 [chapter 5]. Available from: <http://www.ncbi.nlm.nih.gov/books/NBK2252/> [accessed March 2015]

[87] Smit E. Antiviral resistance testing. Curr Opin Infect Dis 2014;27:566−72.

[88] Fuller CW, Middendorf LR, Benner SA, et al. The challenges of sequencing by synthesis. Nat Biotechnol 2009;27:1013−23.

[89] Barzon L, Lavezzo E, Costanzi G, Franchin E, Toppo S, Palù G. Next-generation sequencing technologies in diagnostic virology. J Clin Virol 2013;58:346−50.

[90] Chen CY. DNA polymerases drive DNA sequencing-by-synthesis technologies: both past and present. Front Microbiol 2014;5:305.

[91] Pou C, Noguera-Julian M, Pérez-Álvarez S, et al. Improved prediction of salvage antiretroviral therapy outcomes using ultrasensitive HIV-1 drug resistance testing. Clin Infect Dis 2014;59:578−88.

[92] Swenson LC, Mo T, Dong WW, et al. Deep sequencing to infer HIV-1 co-receptor usage: application to three clinical trials of maraviroc in treatment-experienced patients. J Infect Dis 2011;203:237−45.

[93] Swenson LC, Mo T, Dong WW, et al. Deep V3 sequencing for HIV type 1 tropism in treatment-naive patients: a reanalysis of the MERIT trial of maraviroc. Clin Infect Dis 2011;53:732−42.

[94] Fokam J, Billong SC, Bissek AC, et al. Declining trends in early warning indicators for HIV drug resistance in Cameroon from 2008−2010: lessons and challenges for low-resource settings. BMC Public Health 2013;13:308.

[95] World Health Organization. Meeting report on assessment of World Health Organization HIV drug resistance early warning indicators: report of the Early Advisory Indicator Panel meeting, 11−12 August 2011, Geneva, Switzerland. Available from <http://apps.who.int/iris/bitstream/10665/75186/1/9789241503945_eng.pdf> [accessed March 2015].

6

病毒感染性肝脏疾病的分子检测

P.M. Mulrooney-Cousins 和 T.I. Michalak

Molecular Virology and Hepatology Research Group, Division of BioMedical Science, Faculty of Medicine, Health Sciences Centre, Memorial University, St. John's, Newfoundland, Canada

前言

我们首先应该注意的是有关病毒基因组灵敏度和最低检测限（lowest limit of detection, LLD）的信息，本章中所讨论的内容是基于个人血清或者血浆样本数据的报告分析，而不是来自库存血中或者感染的细胞或组织中的核酸制剂。在这个背景下，值得一提的是血库筛选利用的是血浆和血清微型池（minipools, MP），这一方法有可能降低单个样本的病毒检测灵敏度。同时应注意到，核酸在进行多级制备和放大的过程中，实验过程的标准化至关重要，特别是对于样品收集和保存、核酸分离操作、可靠的特异性和定量控制。尤其是当样品病毒基因组检测为低水平时，微小偏差可能会导致不一致或无法解释的结果。此外，许多定量检测肝炎病毒结果的表示方法是每毫升血清或血浆使用国际单位 IU/ml，而非实际病毒基因组拷贝数 vge/ml。在比较某些肝炎病毒载量时，这可能是一个需要注意且容易混淆的问题，就像有些生产商在对丙型肝炎病毒（hepatitis C virus, HCV）病例的测试中就会武断地指定 IU 为单位。分子实验用于定量检测肝脏病毒时，基于以上原因，解读检测结果需要弄清楚该实验室的检测方法，对比该实验室和其他实验室所得结果的差异以及同文献报道的联系。这对基于循环病毒测试的病毒清除诊断以及对抗病毒治疗终点的判断显得尤为重要。

HAV 和 HAV RNA 的检测

甲型肝炎病毒（hepatitis A virus, HAV）是一种无包膜病毒，属于微小 RNA 病毒家族。其基因组由线性单链 RNA 组成，长度约 7.5kb，会出现遗传变异，主要是在病毒蛋白 1 和 2A 连接点有 6 种基因型（Ⅰ~Ⅵ）。HAV 会引发急性肝炎，而不会引发慢性疾病或明显的长期持久性病毒感染。然而，急性重型肝炎在感染者中约占 1%。尽管预防疫苗是有效的，但世界卫生组织（WHO）仍估计全球约有 140 万例急性重型肝炎[1,2]。HAV 以粪 - 口为主要传播途径，此外输入污染血液也会传播。

HAV 血清学诊断是基于对 IgM 类抗 HAV 抗体的检测，能提示急性感染的情况。检测到抗 HAV IgG 抗体，表明过去患者曾接触 HAV 或者处于从急性感染期到临床恢复期。而分子检测是为了识别 HAV RNA 分子，很少用于临床诊断。反转录 - 聚合酶链反应（RT-PCR）能够在抗体产生（窗口期感染）之前检测到病毒血症，病毒可以从发生黄疸后数月到临床恢复期一直存在于人体[3-5]，巢式 RT-PCR 很少用于 HAV RNA 的检测，主要用于在研究提高病毒检测的灵敏度，或用于没有抗 HAV 抗体但暴露在 HAV 下的疑似病例的病毒检测[3]。HAV RNA 的检测未纳入血库筛查。

当进行实验室研究和疫情暴发时，实时 RT-PCR 与 SYBR-green、Taqman 探针和分子标记检测 HAV 基因组主要是针对 5′ 非编码区（5′-NCR）[6-8]，检测所用的 RNA 是从血清、唾液、粪便和（或）环境样品中提取的。

FDA 没有批准在临床上使用 HAV RNA 检测，但是有许多商业目的的相关检测，使用最多的如表 6.1 所示。目前世界卫生组织的 HAV RNA 国际标准（识别码：00/560）和由英国国家生物制品检定所（National Institute for Standards and Controls,

表 6.1　HAV RNA 检测和定量分析

含量测定	制造商	使用方法	灵敏度		动态范围	
			IU/ml	拷贝/ml	IU/ml	拷贝/ml
RealStar HAV RT-PCR Kit 1.0	Altona Diagnostics	RT-PCR	~12	n.p.	n.a.	n.a.
hepatitisA@ceeram-Tools.health	CEERAM S.A.S	qRT-PCR	n.p.	5~50/reaction[b]	n.p.	n.p
HAV Real time RT-PCR Kit	Liferiver, Gentaur	RT-PCR	n.p.	n.p.	n.a.	n.a.
UltraQual-100，2X HAV RT-PCR	National Genetics Institute	RT-PCR	2.08	n.p.	n.a.	n.a.
artus HAV LightCycler RT-PCR Kit	QiAgen	qRT-PCR	50	n.p.	$1 \times 10^4 \sim 1 \times 10^8$	n.p.
COBAS TaqScreen DPX Test[a]	Roche Diagnostics	RT-PCR	1.1	n.p.	n.a.	n.a.
LightCycler HAV Quantification Kit	Roche Diagnostics	qRT-PCR	n.p.	500	n.p.	$2 \times 10^4 \sim 2 \times 10^8$

[a] 同时也能检测细小病毒 B1.9。

[b] 没有给出 RNA 模板的数量。

IU, international units：国际单位；qRT-PCR, quantitative RT-PCR：定量逆转录多聚酶链式反应；n.p., not provided：未提供；n.a., not applicable：不适用。

NIBSC；Hertfordshire，UK）制定的 CE（Conformité Européene）认证的 HAV RNA 试剂（识别码：01/488），都可以用来验证和确定内部开发的核酸检测（nucleic acid tests, NAT）灵敏度。这些参考标准显著提高了不同实验室对 HAV RNA 检测数据报告和解读的一致性。

HBV 感染

在过去的 30 年中，尽管已经有有效的疫苗，但是乙型肝炎病毒（HBV）感染仍然是肝脏疾病中威胁生命的主要病因，例如慢性或者暴发性的肝功能衰竭、肝硬化、原发性肝细胞癌（hepatocellular carcinoma, HCC）[9]。HBV 是已知体积最小的有包膜 DNA 病毒之一，它高度紧凑的基因组是由四个重叠开放的阅读框架组成。HBV 有它独特的复制方式，病毒部分双链 DNA 在感染的细胞核内修复形成小的染色体，并形成共价闭合环状 DNA（circular covalently closed DNA, cccDNA），其可作为病毒 mRNA 转录的模板。因此 HBV cccDNA 和 mRNA 是检测病毒复制活跃的指标[10]。HBV

有 8 种独特的基因型（A~H），在整个基因序列中有 8% 以上的基因型间差异[11]。HBV 感染主要发生于血清学标志即 HBV 表面抗原（HBsAg）阳性时，世界上至少有 3.7 亿人是慢性感染（图 6.1）[12]。世界卫生组织表示至少有 20 亿人暴露在 HBV 下，这进一步强调了这种病毒的全球流行性和潜在的致病性[12, 13]。然而，近年来随着用于检测 HBV RNA 的商用测试方法及高灵敏度检测手段的不断出现[12, 14, 15]，人们发现在临床缓解的自限性急性肝炎患者和经临床治疗康复的慢性肝炎患者体内，乙肝病毒自暴露后早期即可维持低水平的复制。这种隐匿的 HBV 感染状态可持续数十年甚至伴随终生（图 6.1A）[14, 16]。除了 HBsAg，如果只检测到了单独的 HBV 核心（核衣壳）抗原（抗 -HBc）的抗体和（或）HBV DNA，也就是说，如果没有在血清中检测到 HBsAg，那么就意味着先前暴露并持续具有生物活性的病毒在低水平下潜伏[16-20]。临床应用分子检测 HBV DNA 的方法大幅提高了 HBV 感染的识别能力及对抗病毒疗法效果的评估能力，并提升了器官和血液捐献的安全性[21]。然而，由于 HBV 在低水平下的强大潜伏能力，目前临床或实验室的

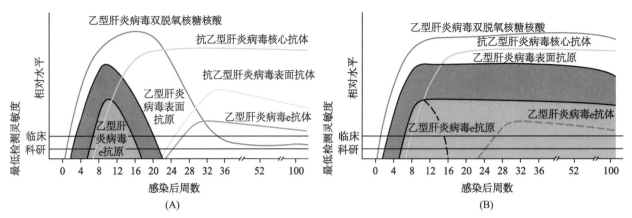

图 6.1 HBV 感染过程中血清学（免疫病毒学）和可检测分子标记。（A）自限性急性 HBV 感染,血清学治愈后会持续低水平 HBV DNA,表现为隐性 HBV 感染（OBI）;（B）血清 HBsAg 阳性慢性 HBV 感染,常伴随慢性乙型肝炎。彩色的曲线及其包围的区域反映了在血浆或血清中可检测到的含量,分别为 HBsAg（蓝）、HBeAg（橙）、anti-HBc（绿）、anti-HBs（黄）、anti-HBe（紫）和 HBV DNA（红）。HBV DNA 检测的最低灵敏度由标准临床或实验室测试得到,用黑色虚线表示。HBeAg 在慢性 HBV 感染中可能会被检测到,也可能不会,在图中以橙色虚线表示。同样的,它在这一过程中可能会产生也可能不会产生 anti-HBe,图中紫色虚线表示。

检测手段经常无法检测到它的存在,许多病人在感染后也无明显症状。近年来一些研究又发现感染 HBV 与 HCC 的发病机制存在某种联系[15, 22, 23],我们需要不断地提升检测 HBV 核酸分子实验的灵敏度,并将其应用于临床以及人群、血液及器官捐献的筛选中。

HBV DNA 的检测方法

利用分子实验鉴定 HBV DNA 的方法在慢性乙型肝炎的诊断和治疗中的重要性日益增加,包括鉴别窗口期感染以及未出现临床症状和血清学感染指征的隐匿性感染[24]。现在许多商业化的检测能够对 HBV DNA 进行定性和定量分析,但这仅局限于血清和血浆病毒基因组检测。目前尚无商业化的检测能通过分析受感染组织或细胞中的病毒基因组复制中间体来识别 HBV 病毒的复制活跃期。同时 HBV DNA 检测也受到一些条件的限制,包括检测灵敏性、检测所需样品量及待测样品是独立的样品还是 MP[25]。关于样品 MP 测试,目前主要认为现行核酸测试方法的灵敏度与 MP 测试中每个独立捐献者的数量有关[26, 27]。此外,有研究表明,HBV DNA 活性的 MP 样品中某个单独样品的 HBV DNA 没有活性,这种困惑对有潜在感染的捐献者进行全面鉴定造成了困难[28, 29]。

世界卫生组织国际标准即英国国家生物制品检定使用的试剂（识别码：NIBSC-10/264）以及符合欧洲要求用于鉴定 HBV DNA 的工作试剂（识别码：11/182-001）可以作为 LLD 测定和 HBV DNA 检测线性范围的参考。一般 5 个 HBV DNA 拷贝相当于 1 个国际单位（IU）[30]。

对血液捐献者 HBV DNA 的定性检测是充分的[31],但是测定血浆中病毒载量对抗 HBV 治疗有效性进行定量评估也是必需的[32]。表 6.2 给出了一些目前常见 HBV DNA 检测方法。需要注意的是,这些检测方法和线性检测范围的灵敏度不同,并不是所有的方法都被批准用于临床。因此,很重要的一点是,只要条件允许,在进行抗病毒治疗前和治疗中都需要用一种已获批的检测方法测定 HBV 病毒载量,尤其是在检测没有定量标准的情况下。

现在大多数的 HBV DNA 检测基于靶向 PCR 扩增,这种方法特异性高,只有少于 3% 的血清阴性受试者出现假阳性结果[33]。如前所述,LLD 的再现性有许多问题,包括 HBV 窗口期感染和临床治疗后出现隐匿性感染[33,34]。基于实时 PCR 的 DNA 检测,例如 COBAS（Roche Molecular Diagnostics, Pleasanton, CA）和 Artus HBV DNA 实时 PCR 检测（Qiagen, Valencia, CA）,可以在一定程度上规避这类问题。然而,在解读实时 PCR 的结果时,潜在的问题是血清和血浆的采集、制备和储存;DNA 提取方法各不相同。更为标准化的方法是由罗氏分子诊断中心进行全自动化的提取和扩增。罗氏分子诊断中心以 COBAS-Ampliprep 技术闻名,自动化核酸提取使得"样品进 / 结果出"成为可能,并且消除了实验人员手动干预的影响。最近有多种方法能够同时

表 6.2 HBV DNA 检测和定量分析

检测方法	制造商	使用方法	灵敏度		动态范围	
			IU/ml	拷贝/ml	IU/ml	拷贝/ml
HBV SuperQuant PCR Assay	National Genetics Institute	qPCR	n.p.	100	n.p.	$1 \times 10^2 \sim 5 \times 10^9$
artus HBV LC PCR Kit	QiAgen	qPCR	~6	n.p.	$31.6 \sim 1 \times 10^{10}$	n.p.
artus HBV TM PCR Kit	QiAgen	qPCR	~4	n.p.	$8.8 \sim 5.6 \times 10^9$	n.p.
COBAS Ampliprep/ COBAS TaqMan HBV Test v2.0	Roche Diagnostics	Automated qPCR	20	n.p.	$20 \sim 1.7 \times 10^8$	n.p.
COBAS TaqMan HBV Test	Roche Diagnostics	qPCR	6	n.p.	$29 \sim 1.1 \times 10^8$	n.p.
COBAS TaqMan MPX[a]	Roche Diagnostics	PCR	3	n.p.	n.a.	n.a.
HBV Ampliscreen	Roche Diagnostics	PCR	5	~50	n.a.	n.a.
Versant HBV bDNA 3.0	Seimens	Branched DNA	n.p.	2×10^3	n.p.	$2 \times 10^3 \sim 1 \times 10^8$

[a] 多项联检,也能检测 HCV、HIV-1 和 HIV-2。

IU, international units：国际单位；qRT-PCR, quantitative RT-PCR：定量逆转录多聚酶链式反应；n.p., not provided：未提供；n.a., not applicable：不适用。

检测血清和血浆中 HIV-1 型、乙肝和丙肝,例如 Procleix Ultrio Plus 检测(Grifols, Barcelona, Spain)。FDA 批准了部分检测方法,将其用于组织捐献和器官移植的血液安全监测。这些全自动化的系统降低了用户使用时的错误概率,例如 Procleix Tigris 仪器(Grifols via Novarits Diagnostics)和 COBAS TaqScreen MPX Test(Roche Molecular Diagnostics)。

HBV 的基因分型

乙型肝炎病毒基因型已经成为预判乙型肝炎治疗效果的重要指标,尤其是在以感染基因型 B 和 C 较为普遍的流行感染区[35]。例如干扰素 α (IFN-α)疗法用于诱导乙肝血清病毒转换,通常用在患者基因型 A 或者 B 比患者基因型 C 或者 D 多的情况[36-38]。另一方面,基因型为 C、D、F 的严重肝病和原发性肝癌比其他基因型的乙肝病毒发展得更快更严重[39,40]。尽管人们对乙型肝炎基因分型一般不作讨论,但因为不同的基因型对治疗反应不同,鉴别乙肝病毒的基因型已逐步成为重要的临床工具。一些实验室提供直接测序技术来分析 HBV 基因分型,例如梅奥医学实验室(马萨诸塞州安杜佛)和奥雅纳实验室(犹他州盐湖城)。有研究证明,同样能得到可靠结果的方法有 HBV 全基因组测序或 S 基因测序和基因特异性 PCR,然而这些方法耗时且成本昂贵,目前市场上只有一种方法,即由 Innogenetics(现为 Fujirebio Europe N.V., Ghent, Belgium)研发的 INNO-LiPA(线性探针检测法)[41]。这种检测方法采用线性探针杂交技术,通过 S 基因的前体——S1 序列决定 HBV 基因型。这种检测方法对特异性基因型的识别准确性高达 99%,而对于直接测序可以使用西门子医疗系统(Cary, NC)的 TRUGENE,它可以用于检测 HBV 载量相对较低的样品(约 1 000 拷贝 /ml)[42]。然而隐匿性感染患者血浆 HBV 滴度水平比正常低 100~200 基因拷贝 /ml,这个水平低于检测限。Abbott 分子公司检测 HBV 测序方法通过了 CE 认证测试,它需要 500 μl 病人的血清或者血浆,利用 Applied Biosystems Inc(GrandIsland, NY)设备来识别所有已知的 HBV 基因型,但此系统未被 FDA 批准作为检测和诊断工具。

使用抗 HBV 病毒药物时的分子检测

在对病人进行核苷酸 / 核苷酸类似物抗病毒

治疗时，至关重要的是监测病毒是否产生了耐药突变体。这些药物使得病毒在 HBV DNA 聚合酶基因反转录区域发生适应性突变，这一现象导致病毒暴发，并最终导致治疗失效。总的来说，接受抗 HBV 治疗的病人血清病毒载量升高，就有可能出现抗病毒耐药株。HBV 反弹被定义为病毒复制的恢复，这是因为代偿突变能够恢复病毒适应性，因此病毒血浆载量会增加 1-log 以上[43]。很少有商业检测能够鉴别这类逃逸突变。反杂交测试 INNO-LiPA DR（Fujirebio Europe N.V.）有一个基于拉米夫定（LMV，也称为 3TC）耐药平板研发的技术还可以检测乙型肝炎病毒阿德福韦耐药突变[44]。与之前提到的 TRUGENE 测试相比，此检测方法在检测混杂的病毒体系时有直接测序的优势。另一个商业检测方法是 Sangtec Molecular Diagnostics AB（Bromma，Sweden）的 Affigene HBV DE/3TC 测试，这个测试方法结合了分子杂交和直接测序来检测 LMV 耐药突变。此检测方法相对较好，但是和 INNO-LiPA DR 测试相比未测定率较高[45]。然而，这两种商业检测只能识别占总病毒数 5%（杂交检测）或 20%（直接测序检测）的突变序列。

利用超深焦磷酸测序是比较新的方法，能在混合病毒种群中确定 HBV 基因分型、变异识别、药物逃逸突变[46]，这种方法和现有检测方法相比有很大的优势。因为它在一次检测中就能识别新的突变和混合基因型[47]。现有的以杂交为基础的检测方法有很高的特异识别能力，但仅仅针对已知的核苷酸突变。因此，如果有新的突变产生，那么线性探针就必须更新[48]。最近发表的文献中提供了很多关于深度测序识别血浆肝病毒的新信息[47]。然而，在现阶段对日常临床检测而言，测序技术工具还是过于复杂和昂贵。

其他复杂而高度灵敏的技术，如限制片段质谱多态性和寡核苷酸芯片，可以检测的突变少于病毒种群总数的 1%[40]，但其产生的相关费用过高，不具备用于临床诊断的可行性[46]。越来越多的证据表明，在抗病毒治疗之前就可能存在轻微变异种群，这类种群称为准种[49,50]。现在，除非是一些研究实验，否则并不会在治疗之前进行抗病毒检测。这些天然存在的耐药突变体不到野生型病毒库的 5%，这也是目前患者感染 HBV 突变基因型鉴定的限制。

HCV 和 HCV RNA 的检测方法

丙型肝炎病毒（HCV）是一种正链 RNA 病毒，属于黄病毒科肝炎属，长为 9.6kb，基因组编码约 3000 个氨基酸的多聚蛋白，两侧包括两个非编码区 3′-UTR 和 5′-UTR。HCV 分为 6 种基因型，有 30%~35% 序列变异，并进一步产生种类繁多的子类型。HCV 基因型呈地域分布，且大约有 1.5 亿慢性丙肝病毒感染者，约 30% 发展成肝硬化和潜在的肝细胞肝癌[51]。HCV 感染受到全球关注的主要原因之一是目前没有有效的预防疫苗。

用 NAT 检测 HCV RNA 的血清或血浆目前被公认为是诊断和治疗丙型肝炎以及筛查血液、血液制品、器官和组织捐献[53]的标准（图 6.2）[52-55]。RT-PCR，bDNA 扩增、转录介导扩增等分子检测方法曾经或现在被应用于 HCV RNA 的检测。表 6.3 中列出一些可用的商业测试方法，应当指出的是，并非所有检测方式都是 FDA 批准用于诊断和临床监测的。但是，大多数测试方法是定量的，其特异性和灵敏性得到认可。目前可用作 NAT 定量标准的有 WHO HCV 第四国际标准 HCV RNA 扩增技术（识别码：06/102）以及由 NIBSC 通过 CE 认证的 HCV RNA 工作试剂（识别码：02/264-003）。尽管现在通过个体实验检测到的病毒数量在报告中差异很小，但在某些实验中仍然存在着将 LLD 值转变成基因拷贝数的问题，并且往往很难从供货商处得到相关信息。此外，在许多未完全自动化的检测中，它由终端用户决定用哪一种方法来回收病人样本的 HCV RNA 模板。总的来说，和 HBV DNA 检测一样，确认是否感染之前、治疗期间及治疗后的病毒载量最好使用同一种方法检测，从而避免潜在的误差。需要指出的是，许多实验室内部的检测方法会运用有效的方法抽提 RNA，检测 RNA 模板量，采用定制的 PCR 扩增条件和扩增子检测方法，与临床检测方法相比，这些检测方法有较好的 LLD，但是它们耗时长，并需要专业知识，而临床实验室的人员并不一定具备这些知识。尽管如此，这些内部检测方法有助于更好地了解 HCV 感染后的自然史和最初的结果。例如，这些方法在自发性的或者治疗引起的丙型肝炎消退后长期隐匿性少量感染 HCV 的鉴别中发挥着重要作用[56-59]，并从中发现，无论感染是否有明显的临床症状，免疫细胞通常都被 HCV 感染[56,59-62]。

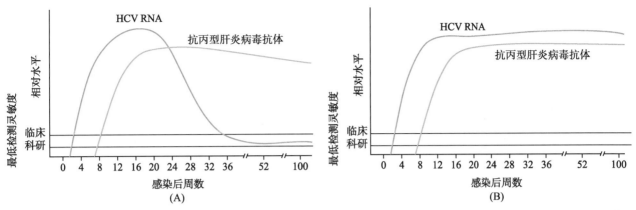

图 6.2 HCV 感染的典型血清学和分子检测。（A）急性 HCV 感染与恢复。临床意义上治愈 HCV 感染后，HCV RNA 在很长一段时期维持在非常低的可检测的水平；（B）慢性 HCV 感染。彩色线表示在血清或血浆中检测到的抗 HCV 抗体（绿色）和 HCV RNA（红色）的相对水平。黑色虚线表示基于标准临床或实验室研究测定的 HCV RNA 最低灵敏度检测限。

表 6.3 HCV RNA 检测和定量分析

检测方法	制造商	使用方法	灵敏度		动态范围	
			IU/ml	拷贝/ml	IU/ml	拷贝/ml
RealTime HCV/m2000sp/m2000rt	Abbott Molecular	Automated qRT-PCR	12	n.p.	$12 \sim 1 \times 10^8$	n.p.
Hepatitis C Virus RT-PCR Assay	Biolife Plasma Services	RT-PCR	n.p.	n.p.	n.a.	n.a.
HCV SuperQuant	National Genetics Institute	qRT-PCR	n.p.	100	n.p.	$1 \times 10^2 \sim 5 \times 10^6$
artus HCV RG RT-PCR	QiAgen	qRT-PCR	33.6	n.p.	$65 \sim 1 \times 10^6$	n.p.
COBAS Amplicor HCV v2.0	Roche Diagnostics	Automated RT-PCR	$50 \sim 60$	n.p.	n.a.	n.a.
COBAS Ampliprep/TaqMan HCV v2.0	Roche Diagnostics	Automated qRT-PCR	15	n.p.	$15 \sim 1 \times 10^8$	n.p.
COBAS Ampliscreen HCV v2.0	Roche Diagnostics	Automated RT-PCR	21	57	n.a.	n.a.
COBAS TaqMan HCV v2.0	Roche Diagnostics	qRT-PCR	9.3	n.p.	$25 \sim 3.9 \times 10^8$	n.p.
COBAS TaqMan MPX[a]	Roche Diagnostics	RT-PCR	11	n.p.	n.a.	n.a.
Versant HCV RNA Test 1.0（kPCR）	Siemens	qRT-PCR	37	n.p.	$37 \sim 1.1 \times 10^7$	n.p.
Versant HCV RNA Test 3.0	Siemens	Branched DNA	615	n.p.	$6.2 \times 10^2 \sim 7.7 \times 10^6$	n.p.

[a] 多项联检，也能检测 HCV, HIV-1, and HIV-2。

IU, international units：国际单位；qRT-PCR, quantitative RT-PCR：定量逆转录多聚酶链式反应；n.p., not provided：未提供；n.a., not applicable：不适用。

HCV 的基因分型

HCV 基因型是决定 HCV 抗病毒治疗类型和持续时间的重要指标，因为不同的基因型甚至亚型对于 IFN-α/ 利巴韦林有着不同的反应且直接影响抗病毒药物（directly acting antivirals, DAA）的效果[63,64]。

除了 HCV 定量标准,现有一种 HCV RNA 基因分型检测(美国马萨诸塞州米尔福德市的 Sera Care Life Sciences),它可以用来确认基因型和主要亚型的 HCV 序列检测方法。一些可用的商业检测可以检测慢性丙型肝炎患者血清中 HCV 基因型分化,使用直接测定 cDNA 序列(例如 TRUGENE HCV Genotyping Assay, Siemens Medical Solutions)和线性探针杂交 5′-UTR 和核心基因(例如 INNO-LiPA HCV II Genotype Test, Fujirebio Europe N.V.)[63]。经 FDA 批准的唯一检测方法是雅培的实时 HCV 基因型 II 检测,它可以分辨基因型 1、1a、1b、2、3、4 和 5,并且适用于临床[65]。这是一个重大的突破。在针对 HCV 的 DAA 时代,获取能够识别 HCV 基因型的高灵敏度和特异性的检测方法在监测患者的病毒载量及治疗效果方面非常重要。

HDV 和 HDV RNA 检测方法

丁型肝炎病毒(hepatitis D virus, HDV)是一种亚病毒感染因子,需要 HBV 脂质体包膜蛋白,才能使 1.7kb RNA 基因组进入肝细胞。HDV 基因组编码单一蛋白(HDAg),以分子量为 24kDa 和 27kDa 的两种亚型存在。因为 HDV 感染需要 HBV 的脂质体包膜蛋白,所以血清 HBsAg 阳性 HBV 感染通常与 HDV 抗体(抗 HDV)共存,因此常被用来诊断丁型肝炎。HDV 感染人数在全球范围内不断增长,在过去的 20 多年中,有些国家例如法国和意大利的 HDV 患者增加得更多[66]。尽管有效的乙肝预防性疫苗能抗 HDV 感染,但是估计目前全球仍有 1 500 万~2 000 万人感染丁型肝炎病毒[67]。丁型肝炎在临床上系重大疾病,其导致急性重型肝炎的概率是其他类型肝炎的 10 倍,死亡率也高于其他肝炎 2%~20%。同仅有 HBV 感染相比,HDV 合并感染或者重复感染会加重慢性乙型肝炎,导致发生肝硬化和肝细胞肝癌的可能性更高[67]。

采用全长 cDNA 探针、RNA 杂交和 RT-PCR 等分子学方法检测血清中的 HDV RNA。内部定性和(或)半定量 RT-PCR 检测已经广泛应用于 HDV 研究,但是考虑到 8 个基因型会产生高达 40% 的差异,因此设计引物来检测不同的基因型极具挑战。由于此区域是保守序列,最一致的结果是使用引物获得对应核酶的基因组片段。有报道称使用引物进行内部检测可以检测所有基因型,灵敏度达

到 100 基因拷贝 /ml,并能够检测 HDV 所有基因型[68]。尽管已经证明在 IFN-α 治疗过程中监测血清 HDV 载量是有用的,但这样的检测还未商业化。目前只有两种用于研究目的的商业化检测方法,TIB MOLBIOL GmbH(柏林,德国)公司的 LightMix Kit HDV 用于 Roche LightCycler,它检测基因型 1(线性范围 10~10^6 拷贝数 / 反应),从 Dia Pro Ltd.(米兰,意大利)公司进行 HDV RNA 定量检测,它的最低检测下限为 300 拷贝 HDV RNA/ml,线性范围为 10^3~10^{12} 拷贝数 / 反应。这个检测有 CE 标记认证,但不是用于诊断目的。需要指出的是,商业检测和内部检测相比可能会低估真正的 HDV RNA 载量[69],同样值得注意的是,没有国际定量标准来衡量 HDV。

HEV 和 HEV RNA 检测

戊型肝炎病毒(hepatitis E virus, HEV)是无包膜正链 RNA 病毒,全球约 2 000 万人感染该病毒,在东亚和南亚感染尤为严重。戊型肝炎被认为是一种自限性疾病,然而感染 HEV 可能导致急性重型肝炎,尤其是怀孕的女性[70]。该病毒通常由粪 - 口途径传播,也能够通过血液和母婴垂直传播。怀孕女性感染 HEV 的风险很高,同时与其他肝炎病毒相比,HEV 诱发急性重型肝炎的概率更大,可导致孕晚期 20%~25% 的死亡率。HEV 具有四个基因型,其间序列差异高达 27.7%,并还有一些次要的亚型[71,72]。1 型和 2 型基因型是人类致病基因型,而 3 型和 4 型基因型被认为主要是对动物致病基因型,很少会传给人类。中国研发了预防 HEV 的疫苗并在 2011 年注册[73],然而该疫苗并不是全球可用。

在实际过程中,对 HEV 的特异性诊断基于对病毒特异的 IgM 或 IgG 抗体的检测,分子 NAT 不常用。然而,HEV RNA 检测的标准化及通过 RT-PCR 监测 HEV 感染的进展已经超过了对 HDV 感染的检测[74]。自 2011 年 10 月起,WHO 颁布了 HEV RNA 3A 基因型检测的国际标准品:用血浆稀释并冻干产生浓度为 2.5×10^{5}IU/ml 的标准品。目前,有许多可用于检测 HEV RNA 的 RT-PCR 方法,其中许多都有 CE 标志但是它们均未得到 FDA 的认可(表 6.4)。其中有些测试方法可以在低至 50 拷贝 /ml 的条件下检测所有的四种基因型。

表 6.4 HEV RNA 检测和定量方法

检测方法	制造商	使用方法	灵敏度		动态范围	
			IU/ml	拷贝 /ml	IU/ml	拷贝 /ml
RealStar HEV RT-PCR Kit 1.0	Altona Diagnostics	RT-PCR	20~100	n.p.	n.a.	n.a.
hepatitis E@ceeram-Tool.health	CEERAM S.A.S.	qRT-PCR	n.p.	5~50/ 反应 [a]	n.p.	n.p.
Geno-Sen's HEV Real Time PCR Kit	Genome Diagnostics	qRT-PCR	n.p.	80	n.p.	$1 \times 10^2 \sim 1 \times 10^6$
HEV Real Time RT-PCR Kit	Liferiver, Gentaur	RT-PCR	n.p.	n.p.	n.p.	n.p.
ampliCUBE HEV	MIKROGEN	RT-PCR	n.p.	$<10^4$	n.a.	n.a.
Path-HEV	PrimerDesign	qRT-PCR	n.p.	100	n.p.	$1 \times 10^2 \sim 1 \times 10^7$
COBAS HEV Test	Roche Diagnostics	Automated RT-PCR	18.6	n.p.	n.a.	n.a.

[a] 没有给出 RNA 模板的数量。

IU, international units：国际单位；qRT-PCR, quantitative RT-PCR：定量逆转录多聚酶链式反应；n.p., not provided：未提供；n.a., not applicable：不适用。

GB 病毒 C 和 GB 病毒 C 基因组的分子检测

GB 病毒 C（GB virus C，GBV-C），也被称为 G 型肝炎病毒（hepatitis G virus，HGV），是黄病毒科的一种。它的基因组由正链 RNA 组成，可以编码由约 3000 个氨基酸组成的单个多聚蛋白。目前，GBV-C 被认为是吞噬淋巴细胞而不会引起肝炎[75-77]。然而，历史上 GBV-C 曾被看作是肝炎病毒，因此我们简要讨论一下 GBV-C 基因组的分子检测。

GBV-C 感染只能通过识别其基因组 RNA 来进行诊断。可用于 HGV RNA 测试的敏感性和特异性方面的信息目前尚不明确。只有在 GBV-C RNA 不再能被检测到时，GBV-C 的抗体才能被检测到，其实际的血清转化率也不甚明了。通过献血时的有限筛查可判断，目前 GBV-C 的流行性占世界总人口的 1.7%~2.0%[78]。近年来，有人发现 GBV-C 对感染 HIV/HCV 的患者是有益的，它能对疾病的进程起到缓解作用[79,80]。那些能够对 GBV-C 起反应的艾滋病病毒感染者在治疗过程中比不能维持完整的 Th1 细胞因子谱或者调节进入受体的患者能够得到更好的效果[81,82]。此外，有报道认为，GBV-C 存在于患有血液恶性肿瘤病人的淋巴细胞中[83,84]，在对血液恶性肿瘤患者的调查中发现，有将近 20% 患者的骨髓细胞感染了 GBV-C[83]。患肝硬化和 HCC 的病人偶尔也会有 GBV-C RNA 阳性的情况[85-87]。然而，GBV-C 感染在病理学中的因果关系却始终没有报道。目前的观点认为，GBV-C 与任何疾病均没有直接的联系也不会对肝移植后的病人产生明显影响，不管终末期的肝病病因是什么。

GBV-C RNA 的检测没有可用的商业化测试方法。但是随着该病毒的流行，一些研究实验室已经制定了用高灵敏度的 RT-PCR 检测临床样品的方法[83,88]。随着该病毒与人类病理学潜在的紧密联系被发现，提供检测工具的供货商很可能再次对 GBV-C 的分子检测产生兴趣。

（张凯妮　陈芳　译，于海波　校）

参考文献

[1] van Damme P, van Herck K. A review of the long-term protection after hepatitis A and B vaccination. Travel Med Infect Dis 2007;5:79–84.

[2] World Health Organization. Hepatitis A. Fact sheet no. 328. Geneva, Switzerland: World Health Organization. www.who.int/mediacentre/factsheets/fs328/en [accessed 13.11.14].

[3] dePaula VS, Villar LM, Morais LM, Lewis-Ximenez LL, Neil C, Gaspar AM. Detection of hepatitis A virus RNA in serum during the window period of infection. J Clin Virol 2004;29:245–9.

[4] Lanford RE, Feng Z, Chavez D, et al. Acute hepatitis A virus infection is associated with a limited type I interferon response and persistence of intrahepatic viral RNA. Proc Natl Acad Sci USA 2011;108:11223–8.

[5] Normann A, Jung C, Vallbracht A, Flehmig B. Time course of hepatitis A viremia and viral load in the blood of human hepatitis A patients. J Med Virol 2004;72:10–16.

[6] Roque-Afonso AM, Desbois D, Dussaix E. Hepatitis A virus: serology and molecular diagnostics. Future Virol 2010;5:233–42.

[7] de Paula VS. Laboratory diagnosis of hepatitis A. Future Virol 2012;7:461–72.

[8] Lemon S, Jansen RW, Brown EA. Genetic, antigenic and biological differences between strains of hepatitis A virus. Vaccine 1992;10:S40–4.

[9] Lavanchy D. Hepatitis B virus epidemiology, disease burden, treatment, and current and emerging prevention and control measures. J Viral Hep 2004;11:97–107.

[10] Locarnini S. Molecular virology of hepatitis B. Semin Liver Dis 2004;24S1:3–10.

[11] Kay A, Zoulim F. Hepatitis B virus genetic variability and evolution. Virus Res 2007;127:164–76.

[12] Mulrooney-Cousins PM, Michalak TI. Diagnostic assays for hepatitis B virus. Hot Topics Viral Hep 2009;15:7–13.

[13] World Health Organization. Hepatitis B. Fact sheet no. 204. Geneva, Switzerland: World Health Organization. www.who.int/mediacentre/factsheets/fs204/en [accessed 13.11.14].

[14] Michalak TI, Pasquinelli C, Guilhot S, Chisari FV. Hepatitis B virus persistence after recovery from acute viral hepatitis. J Clin Invest 1994;93:230–9.

[15] Michalak TI, Pham TNQ, Mulrooney-Cousins PM. Molecular diagnosis of occult hepatitis C and hepatitis B virus infections. Future Virol 2007;2:451–65.

[16] Reherman B, Ferrari C, Pasquinelli C, Chisari FV. The hepatitis B virus persists for decades after patients' recovery from acute viral hepatitis despite active maintenance of a cytotoxic T-lymphocyte response. Nature Med 1996;2:1104–8.

[17] Satoh K, Iwata-Takakura A, Yoshikawa A, et al. A new method of concentrating hepatitis B virus (HBV) DNA and HBV surface antigen: an application of the method to the detection of occult HBV infection. Vox Sang 2008;95:173–80.

[18] Coffin CS, Pham TNQ, Mulrooney PM, Churchill ND, Michalak TI. Persistence of isolated antibodies to woodchuck hepatitis virus core antigen is indicative of occult infection. Hepatology 2004;40:1053–61.

[19] Michalak TI. Occult persistence and lymphotropism of hepadnaviral infection: insights from the woodchuck viral hepatitis model. Immunol Rev 2000;174:98–111.

[20] Raimondo G, Navarra G, Mondello S, et al. Occult hepatitis B virus in liver tissue of individuals without hepatic disease. J Hepatol 2008;48:743–6.

[21] Galli C, Orlandini E, Penzo L, et al. What is the role of serology for the study of chronic hepatitis B virus infection in the age of molecular biology? J Med Virol 2008;80:974–9.

[22] Michalak TI. Immunology of hepatitis B virus. In: Colacino JM, Heinz BA, editors. Hepatitis prevention and treatment. Basel, Switzerland: Birkhauser Verlag; 2004. p. 87–105.

[23] Raimondo G, Allain JP, Brunetto MR, et al. Statements from the Taormina expert meeting on occult hepatitis B virus infection. J Hepatol 2008;49:652–7.

[24] Kao JH. Diagnosis of hepatitis B virus infection through serological and virological markers. Expert Rev Gastroenterol Hepatol 2008;2:553–62.

[25] Allain JP, Candotti D. Diagnostic algorithm for HBV safe transfusion. Blood Transf 2009;7:174–82.

[26] Vermeulen M, Coleman C, Mitchel J, et al. Sensitivity of individual-donation and minipool nucleic acid amplification test options in detecting window period and occult hepatitis B virus infections. Transfusion 2013;53:2459–66.

[27] Vermeulen M, van Drimmelen H, Coleman C, Mitchel J, Reddy R, Lelie N. A mathematical approach to estimate the efficacy of individual-donation and minipool nucleic acid amplification test options in preventing transmission risk by window period and occult hepatitis B virus infections. Transfusion 2014;54:2496–504.

[28] Taira R, Satake M, Momose S, et al. Residual risk of transfusion-transmitted hepatitis B virus (HBV) infection caused by blood components derived from donors with occult HBV infection in Japan. Transfusion 2013;53:1393–404.

[29] Wang L, Chang L, Xie Y, et al. What is the meaning of a nonresolved viral nucleic acid test-reactive minipool? Transfusion 2014;. Available from: http://dx.doi.org/10.1111/trf.12818.

[30] Shah SM, Singh SP. Hepatitis B virus serology: use and inter-

[31] pretation. Hep B Annual 2007;4:39–54.

[31] Kuhns MC, Busch MP. New strategies for blood donor screening for hepatitis B virus: nucleic acid testing versus immunoassay methods. Mol Diagn Ther 2006;10:77–91.

[32] Hatzakis A, Magiorkinis E, Haida C. HBV virological assessment. J Hepatol 2006;44:S71–6.

[33] Germer JJ, Qutub MO, Mandrekar JN, Mitchell PS, Yao JD. Quantification of hepatitis B virus (HBV) DNA with a TaqMan HBV analyte-specific reagent following sample processing with the MagNAPure LC instrument. J Clin Microbiol 2006;44 1490–4.

[34] Laperche S, Thibault V, Bouchardeau F, et al. Expertise of laboratories in viral load quantification, genotyping, and precore mutant determination for hepatitis B virus in a multicenter study. J Clin Microbiol 2006;44:3600–7.

[35] Valsamakis A. Molecular testing in the diagnosis and management of chronic hepatitis B. Clin Microbiol Rev 2007;20:426–39.

[36] Flink HJ, van Zonneveld M, Hansen BE, et al. Treatment with Peg-interferon alpha-2b for HBeAg-positive chronic hepatitis B: HBsAg loss is associated with HBV genotype. Am J Gastroenterol 2009;101:297–303.

[37] Lau GK, Piratvisuth T, Luo KX, et al. Peginterferon alfa-2a, lamivudine, and the combination for HBsAg-positive chronic hepatitis B. N Engl J Med 2005;352:2682–95.

[38] Buster EH, Flink HJ, Cakaloglu Y, et al. Sustained HBeAg and HBsAg loss after long-term follow-up of HBeAg-positive patients treated wih peg-interferon alpha-2b. Gastroenterology 2008;135:459–67.

[39] Allain JP, Candotti D, ISBT HBV Safety Collaborative Group. Hepatitis B virus in transfusion medicine: still a problem? Biologicals 2012;40:180–6.

[40] Guirgis BS, Abbas RO, Azzazy HM. Hepatitis B virus genotyping: current methods and clinical implications. Int J Infect Dis 2010;14:e941–53.

[41] Aberle SW, Kletzmayer B, Watschinher B, Schmied B, Vetter N, Puchhammer-Stockl E. Comparison of sequence analysis and the INNO-LiPA HBV DR line probe assay for detection of lamivudine-resistant hepatitis B virus strains in patients under various clinical conditions. J Clin Microbiol 2001;39:1972–4.

[42] Gintowt AA, Germer JJ, Mitchell PS, Yao JD. Evaluation of the MagNA Pure LC used with the TRUGENE HBV genotyping kit. J Clin Virol 2005;34:155–7.

[43] Ghany MG, Doo EC. Antiviral resistance and hepatitis B therapy. Hepatology 2009;49:S174–84.

[44] Osiowy C, Villeneuve JP, Heathcote EJ, Giles E, Borlang J. Detection of rtN236T and rtA181V/T mutations associated with resistance to adefovir dipivoxil in samples from patients with chronic hepatitis B virus infection by the INNO-LiPA HBV DR line probe assay (version 2). J Clin Microbiol 2006;44:1994–7.

[45] Olivero A, Ciancio A, Abate ML, Gaia S, Smedile A, Rizzetto M. Performance of sequence analysis, INNO-LiPA line probe assays and AFFIGENE assays in the detection of hepatitis B virus polymerase and precore/core promoter mutations. J Viral Hepat 2006;13:355–62.

[46] Kim JH, Park YK, Park ES, Kim KH. Molecular diagnosis and treatment of drug-resistant hepatitis B virus. World J Gastroenterol 2014;20:5708–20.

[47] Law J, Jovel J, Patterson J, et al. Identification of hepatotropic viruses from plasma using deep sequencing: a next generation diagnostic tool. PLoS One 2013;8:e60595.

[48] Sablon E, Shapiro F. Advances in molecular diagnosis of HBV infection and drug resistance. Int J Med Sci 2005;2:8–16.

[49] Dupouey J, Gerolami R, Solas C, Colson P. Hepatitis B virus variant with the a194t substitution within reverse transcriptase before and under adefovir and tenofovir therapy. Clin Res Hepatol Gastroenterol 2012;36:e26–8.

[50] Coffin CS, Mulrooney-Cousins PM, Peters MG, et al. Molecular characterization of intrahepatic and extrahepatic hepatitis B virus (HBV) reservoirs in patients on suppressive antiviral therapy. J Viral Hepat 2011;18:415–23.

[51] World Health Organization. Hepatitis C. Fact sheet no. 164. Geneva, Switzerland: World Health Organization. www.who.int/mediacentre/factsheets/fs164/en [accessed 13.11.14].

[52] Chakravarty R. Diagnosis and monitoring of chronic viral hepa-

titis: serologic and molecular markers. Front Biosci (Schol Ed) 2011;3:156—67.

[53] Gupta E, Bajpai M, Choudhary A. Hepatitis C virus: screening, diagnosis, and interpretation of laboratory assays. Asian J Transfus Sci 2014;8:19—25.

[54] Kamili S, Drobeniuc J, Araujo AC, Hayden TM. Laboratory diagnostics for hepatitis C virus infection. Clin Infect Dis 2012;55(Suppl 1):S43—8.

[55] Scott JD, Gretch DR. Molecular diagnostics of hepatitis C virus infection: a systematic review. JAMA 2007;297:724—32.

[56] Pham TN, MacParland SA, Mulrooney PM, Cooksley H, Naoumov NV, Michalak TI. Hepatitis C virus persistence after spontaneous or treatment-induced resolution of hepatitis C. J Virol 2004;78:5867—74.

[57] Radkowski M, Gallegos-Orozco JF, Jablonska J, et al. Persistence of hepatitis C virus in patients successfully treated for chronic hepatitis C. Hepatology 2005;41:106—14.

[58] MacParland SA, Pham TN, Guy CS, Michalak TI. Hepatitis C virus persisting after clinically apparent sustained virological response to antiviral therapy retains infectivity in vitro. Hepatology 2009;49:1431—41.

[59] Chen AY, Zeremski M, Chauhan R, Jacobson IM, Talal AH, Michalak TI. Persistence of hepatitis C virus during and after otherwise clinically successful treatment of chronic hepatitis C with standard pegylated interferon α-2b and ribavirin therapy. PLoS One 2013;8:e80078.

[60] Pham TN, King D, Macparland SA, et al. Hepatitis C virus replicates in the same immune cell subsets in chronic hepatitis C and occult infection. Gastroenterology 2008;134:812—22.

[61] Carreño V. Seronegative occult hepatitis C virus infection: clinical implications. J Clin Virol 2014;61:315—20.

[62] Pham TN, Mulrooney-Cousins PM, Mercer SE, et al. Antagonistic expression of hepatitis C virus and alpha interferon in lymphoid cells during persistent occult infection. J Viral Hepat 2007;14:537—48.

[63] Cobb B, Heilek G, Vilchez RA. Molecular diagnostics in the management of chronic hepatitis C: key considerations in the era of new antiviral therapies. BMC Infect Dis 2014;14:S8.

[64] Cobb B, Pockros PJ, Vilchez RA, Vierling JM. HCV RNA viral load assessments in the era of direct-acting antivirals. Am J Gastroenterol 2013;108:471—5.

[65] González V, Gomes-Fernandes M, Bascuñana E, et al. Accuracy of a commercially available assay for HCV genotyping and subtyping in the clinical practice. J Clin Virol 2013;58:249—53.

[66] Niro GA, Fontana R, Ippolito AM, Andriulli A. Epidemiology and diagnosis of hepatitis D virus. Future Virol 2012;7:709—17.

[67] World Health Organization. Hepatitis D. Geneva, Switzerland: World Health Organization. http://www.who.int/csr/disease/hepatitis/whocdscsrncs20011/en/ [accessed 13.11.14].

[68] Le Gal F, Gordien E, Affolabi D, et al. Quantification of hepatitis delta virus RNA in serum by consensus real-time PCR indicates different patterns of virological response to interferon therapy in chronically infected patients. J Clin Microbiol 2005;43:2363—9.

[69] Brichler S, Le Gal F, Butt A, Chevret S, Gordien E. Commercial real-time reverse transcriptase PCR assays can underestimate or fail to quantify hepatitis delta virus viremia. Clin Gastroenterol Hepatol 2013;11:734—40.

[70] World Health Organization. Hepatitis E. Fact sheet no. 280. Geneva, Switzerland: World Health Organization. www.who.int/mediacentre/factsheets/fs280/en [accessed 13.11.14].

[71] Lu L, Li C, Hagedorn CH. Phylogenetic analysis of global hepatitis E virus sequences: genetic diversity, subtypes, and zoonosis. Rev Med Virol 2006;16:5—36.

[72] Inoue J, Nishizawa T, Takahashi M, et al. Analysis of the full-length genome of genotype 4 hepatitis E virus isolates from patients with fulminant or acute self-limited hepatitis E. J Med Virol 2006;78:476—84.

[73] Pischke S, Wedemeyer H. Hepatitis E virus infection: multiple faces of an underestimated problem. J Hepatol 2013;58:1045—6.

[74] La Rosa G, Fratini M, Muscillo M, et al. Molecular characterization of human hepatitis E virus from Italy: comparative analysis of five reverse transcription-PCR assays. Virol J 2014;11:72.

[75] Theodore D, Lemon SM. GB virus C, hepatitis G virus, or human orphan flavivirus? Hepatology 1997;25:1285—6.

[76] Feucht HH, Zöllner B, Polywka S. Distribution of hepatitis G viremia and antibody response to recombinant proteins with special regard to risk factors in 709 patients. Hepatology 1997;26:491—4.

[77] Bhattarai N, Stapleton JT. GB virus C: the good boy virus? Trends Microbiol 2012;20:124—30.

[78] Reshetnyak VI, Karlovich TI, Ilchenko LU. Hepatitis G virus. World J Gastroenterol 2008;14:4725—34.

[79] Lefrère JJ, Roudot-Thoraval F, Morand-Joubert L, et al. Carriage of GB virus C/hepatitis G virus RNA is associated with a slower immunologic, virologic, and clinical progression of human immunodeficiency virus disease in coinfected persons. J Infect Dis 1999;179:783—9.

[80] Berzsenyi MD, Bowden DS, Kelly HA, et al. Reduction in hepatitis C-related liver disease associated with GB virus C in human immunodeficiency virus coinfection. Gastroenterology 2007;133:1821—30.

[81] Xiang J, George SL, Wünschmann S, Chang Q, Klinzman D, Stapleton JT. Inhibition of HIV-1 replication by GB virus C infection through increases in RANTES, MIP-1alpha, MIP-1beta, and SDF-1. Lancet 2004;363:2040—6.

[82] Schwarze-Zander C, Neibecker M, Othman S, et al. GB virus C coinfection in advanced HIV type-1 disease is associated with low CCR5 and CXCR4 surface expression on CD4(+) T-cells. Antivir Ther 2010;15:745—52.

[83] Kisiel E, Cortez KC, Pawełczyk A, et al. Hepatitis G virus/GBV-C in serum, peripheral blood mononuclear cells and bone marrow in patients with hematological malignancies. Infect Genet Evol 2013;19:195—9.

[84] Chang CM, Stapleton JT, Klinzman D, et al. GBV-C infection and risk of NHL among U.S. adults. Cancer Res 2014;74:5553—60.

[85] Di Bisceglie AM. Hepatitis G virus: a work in progress. Ann Intern Med 1996;125:772—3.

[86] Kanda T, Yokosuka O, Imazeki F, et al. GB virus-C RNA in Japanese patients with hepatocellular carcinoma and cirrhosis. J Hepatol 1997;27:464—9.

[87] Yoshiba M, Okamoto H, Mishiro S, et al. Detection of the GBV-C hepatitis virus genome in serum from patients with fulminant hepatitis of unknown aetiology. Lancet 1995;346:1131—2.

[88] Chivero ET, Bhattarai N, Rydze RT, Winters MA, Holodniy M, Stapleton JT. Human pegivirus RNA is found in multiple blood mononuclear cells in vivo and serum-derived viral RNA-containing particles are infectious in vitro. J Gen Virol 2014;95:1307—19.

7

人乳头瘤病毒的分子检测

K.M. Bennett

Texas Tech University Health Sciences Center, School of Health Professions,
Molecular Pathology Program, Lubbock, TX, United States

前言

在美国,人乳头瘤病毒(human papillomavirus,HPV)是最常见的性传播传染病。在年龄14~59岁的美国女性中,HPV 的总患病率在27%~43%[1,2]。HPV 感染在男性中也非常常见,患病率在52%~65%[3,4]。美国疾病控制和预防中心(Centers for Disease Control and Prevention,CDC)评估,在美国约有超过7900万新的和现存的 HPV 感染者,占所有性传播传染病的70% 以上[5]。HPV 感染是典型的暂时性感染,90% 以上的新感染病毒会在感染后6个月至2年的时间内被自然清除[6]。

HPV 感染经常是无症状的,但会引起两类主要的临床疾病:尖锐湿疣(condyloma acuminatum)

和肿瘤。尖锐湿疣是位于女性子宫颈或外阴黏膜上的生长物,或是位于男性阴茎头或包皮上的生长物。HPV 相关的肿瘤包括口咽癌、宫颈癌、外阴癌、阴道癌、肛门癌、阴茎癌[7,8]。大约70% 的口咽癌和HPV 感染相关[9],但 HPV 感染的典型临床表现是宫颈癌。2011 年,美国大约有249 632 名女性患有宫颈癌,2007—2011 年,每年每100 000 名女性中就有7.8 例新患宫颈癌[10]。

目前已知的不同的 HPV 型别有170 种[11],其中的40 多种型别通过性传播[6]。根据其导致宫颈非典型增生和宫颈癌的潜能,HPV 被分为低危型和高危型[12-14]。低危型与外阴尖锐湿疣相关,其中6型和11 型造成临床90% 的外阴尖锐湿疣;而高危型与宫颈癌的发生发展相关[13,15]。低危型和高危型 HPV 的总结见表7.1。

表 7.1 HPV 分型

| HPV 高危型 | 16 | 18 | 31 | 33 | 35 | 39 | 45 | 51 | 52 | 56 | 58 | 59 | 66[a] | 68 | 73 | 82 | 83 |
| HPV 低危型 | 6 | 11 | 26 | 40 | 42 | 43 | 44 | 53 | 54 | 55 | 66[a] | 84 | | | | | |

[a] 66 型同时被分类作低危型和高危型。

HPV 的分子检测主要用于检测 HPV 高危型,目的为发现宫颈癌和宫颈癌前病变。本章着重介绍HPV 的特征以及 HPV 感染后导致宫颈病变进展的机制,对 HPV 和宫颈癌检测的诊断策略加以概述,并讨论了临床实验室的常规分子诊断方法。

分子靶标

HPV 的病理生理学

HPV 为非包膜病毒,属于乳头瘤病毒家族。病

毒含有一个双链环状 DNA 基因组,长度约为7 900 个碱基对。HPV 基因组分为三个部分:①早期表达基因;②晚期表达基因;③长调控区(long control region,LCR)。基因组表达区包含8 个重叠的开放阅读框架。早期基因包含6 个开放阅读框架,翻译成蛋白质用于调控基因组的复制和转录。E6 和E7 癌基因可以与肿瘤抑制因子形成复合物,导致有丝分裂过程中有丝分裂纺锤体的畸形和中心粒数目的异常[16,17]。晚期基因位于早期区域的下游,包含 L1 和 L2 基因,分别翻译成主要和次要衣壳

蛋白。HPV 基因组最后的 10% 序列为 LCR,不含有编码蛋白质的功能。LCR 包含复制起点以及可以被转录因子识别的调控位点[18]。HPV 基因组见图 7.1。

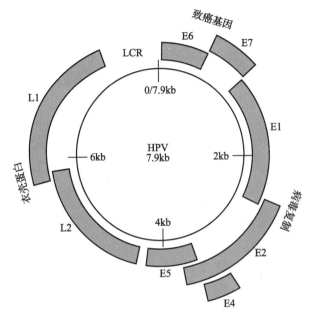

图 7.1 HPV 基因组。图中显示了 HPV 全长 7.9kb 的环状 DNA。重叠的开放阅读框架用蓝色显示。E6 和 E7 基因是癌基因。E1~E5 基因产物参与病毒复制,L1 和 L2 基因编码衣壳蛋白。L1 基因是 HPV 分子检测的常用靶基因。

HPV 有一个渐进的生命周期,依赖于上皮细胞的分化。HPV 通过接触感染者的皮肤或黏膜传播。靶细胞是皮肤或黏膜的基底上皮细胞,获得感染可能是通过小的裂口暴露了基底层细胞。HPV 的表皮变种被认为是表皮兼养的病毒,因此通常感染手和脚。HPV 的黏膜型主要感染口腔、咽喉或者肛门生殖器区域[19]。HPV 生命周期的繁殖阶段主要伴随着基底层细胞分化成成熟的角蛋白细胞,此时病毒 DNA 开始复制,合成衣壳蛋白,释放病毒。癌基因 E6 基因的产物与肿瘤抑制因子 p53 作用,导致其降解。HPV E7 蛋白抑制细胞的视网膜母细胞瘤蛋白 pRB,刺激细胞 DNA 的合成和细胞分化。HPV 的这种影响导致细胞从终端分化状态转变成激活状态,从而使得病毒开始复制。根据 HPV 感染的型别,这种细胞的异常分裂可以导致疣或者黏膜病变,例如宫颈的非典型增生。在良性病变阶段,HPV 被发现存在于细胞核中,但位于细胞染色体外,这被称为感染的染色体外游离状态。在晚期,感染进展成肿瘤,HPV 整合入宿主基因组中。一旦 HPV 基因组整合入宿主细胞,E6 和

E7 基因表达上调并进一步结合 p53 和 pRB[19]。这可以导致大量细胞破坏,例如细胞周期中中性粒复制的解离,最终造成基因组的不稳定和异常细胞的产生[17]。HPV 与一系列良性病变的病因相关,包括寻常疣、跖疣、肛门生殖器疣(尖锐湿疣)、呼吸道乳头瘤病等。HPV 的分子检测很少用于上述疾病,它们可以通过肉眼检查、组织活检和组织学检查方法被诊断。但是,高危型的 HPV 感染可以导致细胞不典型增生、癌前病变以及最终的癌症发生。癌症可以发生在女性或男性的任何肛门生殖器区,包括外阴、阴道、宫颈、肛门或阴茎[20]。HPV 感染的分子检测主要运用于临床诊断宫颈癌或宫颈癌前病变。

HPV 和宫颈癌

HPV 感染被认为是导致宫颈癌的必要但不充分条件。全世界 99% 的宫颈癌中有 HPV 的感染,因此认为 HPV 感染是引发宫颈癌的重要因素[21]。但是可以确认的是,单独的 HPV 感染并不足以导致癌症,因为感染是短暂的,可以被自然清除。而持续的宫颈上皮感染,由于基因的缺失和染色体的异常会导致肿瘤抑癌基因的失活,从而增加恶性肿瘤发生的风险[22]。HPV16 型和 18 型是最常见的导致宫颈癌的型别,并位于 14 种 HPV 高危型的首位[23]。由于高危型 HPV 的感染与宫颈癌的发展有关,HPV 的检测被纳入传统的宫颈癌筛查中。

现今检查异常宫颈上皮细胞的金标准是巴氏染色。这项检测需要富集宫颈上皮细胞并将它们平铺于载玻片上,在显微镜下进行细胞形态学分析。宫颈巴氏涂片检查可以通过传统的方法将细胞涂抹于载玻片上,或是将细胞保存于液体细胞学基质,通过离心和过滤制备单层细胞。液基细胞学方法,例如液基细胞学薄片技术(豪洛捷公司),由于其标准化的制备过程和有效减少干扰物质如血液及黏液的能力,从而提高了宫颈非典型增生检测的灵敏度和特异性[24]。细胞学检查获得的宫颈细胞形态学改变决定了发展为宫颈癌的风险程度。

宫颈病变包含几种分类。所有分类都是从正常或阴性细胞,逐级递增为宫颈非典型增生,到最终的宫颈癌。虽然目前最新的分类标准是 Bethesda 2001 系统,但宫颈上皮内瘤变(cervical intraepithelial neoplasia,CIN)命名法仍被广泛运用。研究者 Sherman 对四种细胞学分类的比较做了详细论述[25]。从宫颈非典型增生到宫颈癌的总体进展在图 7.2

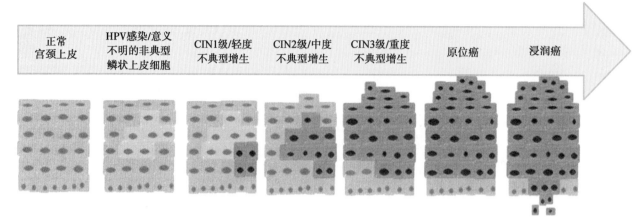

图 7.2　宫颈非典型增生的进展。数据显示 HPV 的感染可以让正常宫颈上皮细胞发展为侵袭性肿瘤。HPV 的感染可以让细胞转化，转化过程可以是短暂的和可逆的，也可以继续发展至更严重的阶段。HPV 检测的目的是筛查 CIN3 级或更严重的宫颈疾病。

中进行了说明。宫颈上皮细胞较低水平的非典型或异常细胞形态学改变被命名为"意义不明的非典型鳞状上皮细胞"（atypical squamous cells of undertermined significance, ASCUS）或"不排除高级别病变"（ASC-H）。ASCUS 是意义不明的把关诊断，这意味着需要做进一步的检查。ASCUS 可以是低级别上皮内瘤变（low-grade squamous intraepithelial lesions, LSIL）或 CIN1，意味着有 HPV 的感染。HPV 的感染可以是一过性或自我清除的，而宫颈的非典型增生也可以恢复到正常状态。非典型增生的分类包括 CIN2、进展为 CIN3 或高级别鳞状上皮内瘤变（high-grade squamous intraepithelial lesions, HSIL）。如果 HPV 的感染没有被清除或发生反复的感染，那么该女性具有发生 HSIL/CIN3 的高风险，甚至可能进一步发展为宫颈癌，尤其是年龄在 30 岁以上的女性[26]。虽然在过去的 20 年里宫颈癌的死亡率基本上趋于稳定，但广泛运用宫颈细胞学检查已经显著降低了宫颈癌的发生。据估计，2014 年美国由宫颈癌导致的死亡人数有 4 020 例[10]。

一级预防 HPV 的感染可以有效减少宫颈癌的发生率。2016 年美国食品药品监督管理局（Food and Drug Administration, FDA）批准了预防 HPV 的疫苗加德西（默克公司）。疫苗接种年龄范围在 9~26 岁的男性和女性，连续打 3 针，每针间隔 6 个月。四价疫苗可以预防 HPV6、11、16、18 型别的感染，从而预防肛门生殖器疣、宫颈癌以及其他肿瘤[27,28]。HPV 疫苗可以在发生性行为前或后接种，但建议作为年龄 11 岁或 12 岁的男孩及女孩接种的常规疫苗[29]。在 HPV 疫苗引进的 4 年内，疫苗所

覆盖的 HPV 型别的感染率降低了 53%[30]。近期评估引起宫颈癌的其他高危型 HPV 的流行率，表明九价 HPV 疫苗（HPV6, 11, 16, 18, 31, 33, 45, 52, 58）可以预防大多数 CIN2 及以上的宫颈非典型增生[31]。尽管数个医药组织普遍推荐 HPV 疫苗，但该疫苗仍未被充分利用，只有大约 37.6% 的青少年女性和 13.9% 的青少年男性完成了整个疫苗的接种[32]。数据显示，疫苗接种联合宫颈癌筛查可以预防大约 93% 的新发肿瘤[33]。对公众以及医药供应商持续进行有关接种 HPV 疫苗和 HPV 检测益处的教育是实现上述目标的关键所在。尽管有已建立好的宫颈癌筛选方法，但美国在过去的五年里仍有大约 820 万的女性没有筛查出宫颈癌[34]。HPV 分子检测是宫颈癌筛查的重要方法之一，可以显著提高肿瘤及其癌前病变的早期发现。

分子诊断技术

由于病毒的体外培养非常困难，临床上检测 HPV 病毒唯有通过分子诊断技术。有研究方法通过重建病毒生命周期所需的三维上皮细胞来培养 HPV[35]。但以现有的诊断实际情况，这不是一个现实可行的方法。因此，HPV 核酸的分子检测成为临床检测的金标准。需要重点强调的是 HPV 检测的目的并不是为检测出 HPV 病毒本身，而是为了确定具有发展成严重宫颈非典型增生或宫颈癌风险的病人。如今，医疗服务提供者在考虑 HPV 检测的最佳诊断方法时，已有很多方法供其选择。尽管在文献中论述了很多仅供科学研究的检测方法[37-39]，但本章这部分将重点介绍 FDA 批准的 HPV 检测方法[36]。

检测 HPV 基因组的原理因检测方法的不同而异。最早的检测是利用信号放大的方法，通过增加 DNA 信号比例到达可以被检测的水平。这些信号可以通过颜色变化、荧光或者化学发光而被检测。靶标扩增，包括聚合酶链反应（PCR），可以利用 DNA 聚合酶扩增靶序列的 DNA 片段。PCR 产物可以通过终点法进行分析，例如凝胶电泳或实时荧光检测。另一类方法是转录介导的扩增法（transcription-mediated amplification，TMA），这是一种恒温反应，通过 RNA 聚合酶扩增目的核酸。FDA 批准的 HPV 检测方法总结见表 7.2 和表 7.3。

表 7.2　FDA 批准的 HPV 检测方法

检测名称	生产商	HPV 检测的型别（是 / 否）														样本类型 / 最小量	自动化系统
		16	18	31	33	35	39	45	51	52	56	58	59	66	68		
Aptima HPV 检测	豪洛捷公司	是	是	是	是	是	是	是	是	是	是	是	是	是	是	ThinPrep/PreservCyt/1ml	Panther/Tigris 系统
Aptima HPV 16 18/45 分型检测	豪洛捷公司	是	是	否	否	否	否	是	否	否	否	否	否	否	否	ThinPrep/PreservCyt/1ml	Panther/Tigris 系统
Cervista HPV HR	豪洛捷公司	是	是	是	是	是	是	是	是	是	是	是	是	是	是	ThinPrep/PreservCyt/2ml	Cervista HTA 系统
Cervista HPV 16/18	豪洛捷公司	是	是	否	否	否	否	否	否	否	否	否	否	否	否	ThinPrep/PreservCyt/2ml	Cervista HTA 系统
Digene Hybrid Capture 2（HC2）高危型 HPV DNA	凯杰公司	是	是	是	是	是	是	是	是	是	是	是	是	否	是	PreservCyt/4ml	Rapid Capture 系统
cobas HPV 检测	罗氏分子系统公司	是	是	是	是	是	是	是	是	是	是	是	是	是	是	Thin Prep T2000 &3000/Preserv Cyt/cobas PCR Cell Collection Media/1ml	cobas 4800 系统

表 7.3　HPV 检测的特性

检测方法	HPV 靶标	检测原理	内在质控	检测用途		
				ASCUS	联合检测	初级筛查
Aptima HPV 检测	E6/E7 mRNA	TMA	外源性的 [a]	√	√	
Aptima HPV 16 18/45	E6/E7 mRNA	TMA	外源性的 [a]	√ [b]	√	
Cervista HPV HR	混合基因组	Invader 探针	组蛋白 2	√	√	
Cervista HPV 16/18	混合基因组	Invader 探针	组蛋白 2	√ [b]	√	
Digene HC2	混合基因组	杂交捕获	无	√	√	
cobas HPV 检测	L1 DNA	实时 PCR	β 球蛋白	√	√	√

[a] 专有的外源性内控加入检测中用于监测核酸捕获、扩增及检测过程，但并不能监测样本的细胞学性质。

[b] 基因分型检测被用于相应的高危型筛查阳性结果的后续检测。

双基因杂交捕获技术

双基因杂交捕获技术（Hybrid Capture 2, HC2）由凯杰公司生产，是第一个 FDA 批准用于 HPV DNA 检测的方法。1995 年第一代检测方法被批准，紧接着 1999 年第二代 HC2 被批准并开始只用于检测高危型别[40]。HC2 检测是一个信号放大技术，与 PCR 方法不同的是，它是通过放大化学发光信号而不是 HPV DNA 靶序列。HC2 仍是运用最普遍的 HPV 检测方法，现今美国大部分高通量临床参考实验室仍用此方法。HC2 方法可以定性检测 13 种 HPV 高危型，目前用于诊断为 ASCUS 患者的随访、决定该患者是否需要阴道镜检查以及作为年龄 30 岁以上的女性巴氏涂片筛查的辅助检查。

宫颈样本的收集可以用以下三种方法中的任意一种：①HC2 DNA 收集装置；②活检组织保存于标本运输基质（Specimen Transport Medium, STM）中；③用刷型装置采集并保存于 Cytyc ThinPrep PreservCyt 溶液。HPV 检测建议在薄层液基切片制备之后，但需要至少 4ml 的 Cytyc ThinPrep PreservCyt 溶液。变性样本与 HPV RNA 探针混合物混合，如果样本中 HPV DNA 存在，DNA 将退火与 RNA 探针结合形成 DNA:RNA 杂交产物。微孔板表面包被的抗体可以结合 DNA:RNA 杂交产物，将其捕获。被固定的杂交产物可以通过与标记了碱性磷酸酶的二抗结合，从而被检测。底物加入微孔板后，被碱性磷酸酶水解可以产生化学发光信号。杂交产物可以与多个共轭抗体相结合，而每个抗体结合了多个碱性磷酸酶分子，于是提高了信号对靶标的比例，使得信号被放大。将微孔板置于荧光测量仪上检测每孔的荧光强度，如果荧光强度超过了设定的阈值，结果将被记录为"检测到" HPV 高危型[41]。凯杰的快速捕获自动化检测平台可以运用于高通量实验室。该仪器有一个自动吸样和稀释系统，可以约在 8 小时内处理 352 个样本。自动化的选择减少了烦冗的样本转移及清洗的步骤。

HC2 检测只为定性检测且不能区分不同基因型别。于是，一个阳性结果意味着至少存在 13 种可检测的基因型别中的一种。然而由于 HPV 不同基因型别的风险水平并不相等，使得 HC2 检测有明显的局限性。其他局限性还包括与低危型 6, 42, 70 和可能的高危型 53, 66 有交叉反应，可能导致假阳性结果[41, 42]。HPV 检测的假阳性结果使得患者不得不进行不必要的阴道镜检查，可能对患者的生育、分娩以及心理焦虑产生罕见且严重的影响[43]。此外 HC2 检测过程中缺乏内在质控，不能对样本的细胞性质进行监测。然而新的检测方法实施了多种内部质控来监测处理及分析的各个阶段（表 7.3）。虽然杂交捕获检测是目前运用最广泛的方法，但它最终可能被灵敏度、特异性更高以及更细化的临床检测方法所替代。尽管如此，由于其明确的特征，它依然是每个新型检测方法用于比对的金标准。

Cervista HPV HR 和 Cervista HPV16/18 检测

近 10 年来，HC2 检测是唯一被美国 FDA 批准的检测方法，直到 2009 年 Cervista HPV HR 定性筛查检测和 Cervista HPV 16/18 分型检测被批准。最早的 Cervista 高危型检测由第三波科技公司生产，而现如今 Cervista 系列由豪洛捷公司销售。Cervista HPV HR 检测可以筛查 14 种 HPV 高危型别，其中包括的 HPV 66 型并不是 HC2 检测的直接靶标。Cervista HPV 16/18 检测是一个基因分型检测，可以确定 16 型和 18 型的存在，其意味着具有发展成宫颈癌的高风险[44]。基因分型检测并不作为一个独立的检测项目，仅作为 Cervista HPV HR 检测阳性结果的后续检测。能够对 HPV 基因型 16 和 18 进行分型以后，美国阴道镜和宫颈病理学会（American Society for Colposcopy and Cervical Pathology, ASCCP）修改建议要求对一种或两种型别为阳性的女性进行分选并立即做阴道镜检查。除 16/18 型别以外的高危型阳性的女性需更频繁的进行监测，但若无细胞学异常可以减少检测频率。

两种 Cervista 检测方法都运用独特的以专门的 Invader 剪切酶技术为基础的信号放大检测方法。图 7.3 对检测方法的步骤做了概述。Invader 化学作用包括两个等温反应。在第一个反应中，一个序列特异性寡核苷酸探针与靶 HPV DNA 相结合，与此同时 Invader 探针也连接在靶 DNA 上。由于 Invader 探针插入在靶标和序列特异性探针之间，产生了一个简短的二级结构，特异性酶可以识别此二级结构，并剪切序列特异性探针的重叠位点，释放探针的 5' 端（被称为 flap），于是 5'flap 参与到第二个反应中，其作为一个 Invader 寡核苷酸连接到一个发夹寡核苷酸上。此发夹探针可以通过连接在探针上的荧光基团和淬灭基团完成两者之间的荧光共振能量转移（fluorescence resonance energy transfer,

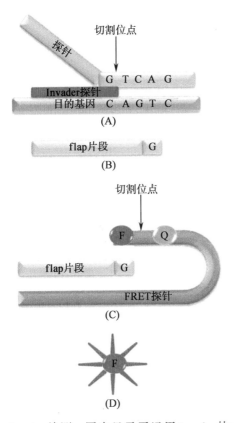

切割位点

探针

G T C A G

Invader探针

目的基因 C A G T C

(A)

flap片段 G

(B)

切割位点

F Q

flap片段 G

FRET探针

(C)

F

(D)

图 7.3 Invader 检测。图中显示了运用 Invader 技术进行信号放大检测的主要步骤。靶 DNA 变性以后，一个连接 Invader 寡核苷酸的序列特异性探针与之结合。（A）复合物的形成使得指示位点断裂；（B）断裂使得探针分子释放了一个游离的 flap 片段。多个 flap 片段从每个靶 DNA 上形成；（C）flap 片段与 FRET 探针结合使得指示位点断裂；（D）荧光基团 F 从淬灭基团 Q 上释放，形成一个与靶 DNA 的量成比例的荧光信号。来源：*This figure was reproduced with permission from Arney A, Bennett KM. Molecular diagnosticsof human papillomavirus. Lab Medicine 2010; 41: 523-30.*

FRET）。当 5′flap 结合到 FRET 发夹探针上时，探针的荧光基团和淬灭基团之间的一个位点被剪切，于是产生一个荧光信号。因为有大量的序列特异性探针，于是每一个靶 HPV DNA 序列产生众多的 5′flap，从而荧光信号被放大。5′flap 循环地连接和脱离发夹 FRET 探针，于是将信号从原始靶标上进一步放大（每小时信号放大至 107 倍）[45]。

Cervista 检测优于 HC2 方法的一个关键原因是使用了内在质控。人类组蛋白 2 基因（human histone 2 gene, H2be）被用于监测实验处理是否适当，有无抑制反应以及样本量是否充足（细胞性质），这对排除假阴性结果很重要。内控信号产生红色荧光信号，可以与目的反应产生的绿色荧光信号相区分。其他质控包括一个阳性质控针对每一个三

探针混合物（根据 HPV 型别的基因同源性分类）和一个阴性质控（酵母 tRNA）。结果被报告为 HPV 高危型阳性或阴性，要得知信号是否由 16 型或 18 型产生，需要进一步的检测。

Cervista 16/18 基因分型检测以相同的检测原理进行高危型筛查。它利用两探针混合物进行检测，在独立的反应中一个检测 HPV16 型，另一个检测 HPV18 型。结果检测被报告为 HPV16 型阳性/阴性，HPV 18 型阳性/阴性，或 HPV 16 型和 18 型阳性/阴性。此基因分型检测只在筛查结果为阳性时进行，而不作为一个独立的检测项目[46]。

两种 Cervista 检测被批准使用 ThinPrep Pap Test PreservCyt 溶液（豪洛捷公司）和一些刷型收集装置，其被评估作为细胞学检查后的分析，只用于自动化 ThinPrep 2000 系统，并不与其他的细胞处理装置一起使用。值得注意的是，Cervista 检测所需的最小样本量是 HC2 检测的一半（表 7.2）。虽然其对高危型的筛查没有像 HC2 检测一样与非靶 HPV 型别有很多交叉反应，但是 Cervista HPV HR 检测与 HPV 67 型、70 型有交叉反应。Cervista HPV 16/18 检测进一步显示与高水平的高危型 31 型有交叉反应，这会造成 HPV 16 假阳性的结果。

与 ALTS 临床实验相比，Cervista 检测具有与 FDA 批准的 Digene HC2 检测大量相似的性能特征。一些研究显示 Cervista 检测具有同等的，甚至更高的特异性[47-49]。也有研究显示，Cervista 检测改变阳性检测的阈值可以进一步提高临床特异性。这是由于减少了大量与 HPV 无关的干扰因子所造成的假阳性结果[50]。

Aptima HPV 和 Aptima HPV 16 18/45 检测

2011 年 10 月，Gen-Prob 公司的一项新检测获得了 FDA 的批准，名为 Aptima HPV 检测。Aptima HPV 检测现由豪洛捷公司销售。与先前方法不同的是，Aptima HPV 检测运用不同的检测原理。Aptima 检测可以检测 14 种 HPV 高危型，利用以信使 RNA（mRNA）为基础的检测系统 TMA，其检测目标为两个关键的癌基因 E6 和 E7（图 7.1）。一年以后，Aptima HPV 16 18/45 基因分型检测被 FDA 批准。这项基因分型检测可以区分 HPV16, 18 和/或 45 型。尽管总体来说 HPV 45 型比较少见，但被认为是第三种造成侵袭性宫颈癌的最常见型别[51]。与 Cervista HPV 16/18 检测一样，Aptima 基因分型检测被用作筛查结果阳性的后续检测。

Aptima 检测原理包括靶 mRNA 的捕获、运用 MMLV 反转录酶和 T7 RNA 聚合酶的扩增反应以及利用杂交保护检测（HPA）对扩增子进行分析（图7.4）。与其他 FDA 批准的检测方法一样，Aptima 检测可以使用 ThinPrep 液体细胞学样本，包括 ThinPrep 2000 系统细胞学分析后的样本。

靶 mRNA 的捕获步骤通过捕获寡核苷酸来完成，捕获寡核苷酸主要包含两部分：一个是与靶 HPV mRNA 互补的部分，一个是多聚腺苷残基链（poly A）。捕获寡聚体及靶 mRNA 与磁性微粒子混合，微粒子含有共价结合的多聚脱氧腺苷分子（poly T）。捕获寡核苷酸的特异序列部分与靶 HPV mRNA 结合，在其后的冷却步骤中，捕获寡核苷酸的 poly A 部分与磁珠的 poly T 部分相结合。于是靶 mRNA 与磁

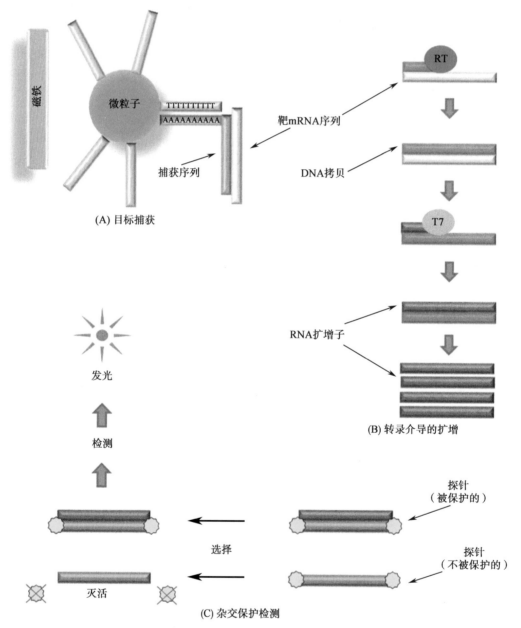

图7.4 显示了 Aptima TMA 检测的主要步骤。（A）首先，靶 mRNA 序列被磁性微粒子捕获。一个捕获序列包含一个多聚腺苷序列可以与磁珠上的多聚胸腺嘧啶寡核苷酸序列杂交。捕获寡核苷酸的序列特异性部分再与靶 mRNA 结合;（B）mRNA 序列被捕获以后，可以通过 TMA 系统进行扩增。mRNA 靶序列利用反转录酶合成一段互补的 DNA 序列。T7 RNA 聚合酶可以通过 DNA 模板生成大量 RNA 拷贝;（C）一个杂交保护检测用于检测扩增子。RNA 扩增子结合于含有多个化学发光分子的探针。探针与靶标杂交可以避免其在一个化学选择步骤中被降解。完整的探针释放一个发光信号，并通过检测反应检测。

珠微粒子相连,并通过磁石被拉到管孔的侧面。这使得未结合的核酸和其他细胞成分被吸走弃去,紧接着通过清洗弃去残余的样本基质。靶序列捕获后,通过 TMA 系统进行扩增。TMA 的启动由靶 HPV mRNA 序列通过 MMLV 反转录酶合成一段 DNA 复制产物。于是 T7 RNA 聚合酶通过 DNA 复制模板合成大量 RNA 扩增子拷贝。第三步骤通过 HPA 来完成检测。HPA 运用了与靶 RNA 扩增子互补的单链标记探针。一个选择试剂的加入可以使得没有与扩增子杂交的探针上的标记失活,于是与靶标杂交的探针上的标记因为被保护从而避免被灭活。被保护的杂交产物可以通过荧光检测仪被检测。当相对光单位超过阈值,考虑为阳性反应。Aptima HPV 和 Aptima HPV 16 18/45 运用相同的检测原理[52,53]。

Aptima 检测包含一个内在质控,虽然它是一个外源性质控,但它在检测过程中被添加到样本中。内控可以监测靶标捕获、扩增以及检测过程,但不能提供有关细胞性质的信息(细胞量是否足够)。内控核酸与 HPV 靶 RNA 参与同样的 TMA 反应过程。在 HPA 检测过程中,内控可以利用不同的发光动力学探针检测,即双速率测定法(Dual Kinetic Assay,DKA),从而与靶 HPV 区分开来。在基因分型检测中,HPV 16 型信号可以通过 DKA 原理与 HPV 18/45 型进一步被区分。但此检测不能区分 HPV 18 型和 HPV 45 型之间的信号。于是基因分型检测结果将报告为 HPV 16 型阳性/阴性,以及 HPV 18 型和(或)HPV 45 型阳性/阴性[52]。

Aptima 检测的优点是检测 E6/E7 mRNA 可以增加宫颈癌筛查的临床特异性,因为只有持续的 HPV 感染才会使得基因组整合,导致 E6/E7 过表达。Meta 分析显示 Aptima HPV 检测与 HC2 检测有相似的临床敏感性,但是 Aptima 检测有更高的临床特异性[54]。

临床特异性的提高,也是 Aptima 检测与 HPV 低危型没有交叉反应的因素之一。

尽管 Aptima 检测和 Cervista 检测都由豪洛捷公司销售,医师们仍想知道哪一个检测更好。这个答案并不简单,因为实验室的检测量和所需的检测特性在决定中起到一定作用。Aptima 检测主要销售给大样本量的实验室,因为可以在 Tigris 和 Panther 系统上执行自动化检测。Cervista 检测也可以在 Cervista HTA 系统上执行自动化检测,但更适用于小样本量实验室。真正的内在质控对于 Cervista 检测非常重要,因为标本量是否充足是导致假阴性结果的重要原因。2014 年 Nolte 和 Ribeiro-Nesbitt 比较了豪洛捷的两种检测方法,通过检测 208 个病人发现结果的一致率为 88%[55]。结果分析显示,Cervista 检测中有 18 个样本是假阳性。这与三阳性结果发生高度相关,其中所有三个 Cervista 探针组检测均超过阈值,与之前的研究结果类似,建议 Cervista 检测应提高阈值从而避免这种假阳性[50]。Nolte 的研究认为 Aptima 检测比 Cervista 检测有更高的特异性,并建议 Cervista 的三阳性结果需要使用另外的检测方法来验证或者报告为不确定的检测结果[55]。

Roche cobas HPV 检测

2011 年 4 月,罗氏 cobas HPV 检测被 FDA 批准用于筛查 21 岁及以上年龄有细胞学异常(ASCUS)的患者,以及与宫颈细胞学联合筛查用于 30 岁及以上年龄的女性。罗氏 cobas HPV 检测是第一个可以筛查 12 种 HPV 高危型的检测(表 7.2),并在同一反应中同时分型检测 16 型和 18 型。ATHENA 的研究很好地确定了罗氏 cobas HPV 检测的临床性能,证实其可以为宫颈疾病患者做风险分级[56]。与其他检测不同,cobas HPV 检测基于靶标的实时扩增 PCR 反应。此检测通过 cobas 4800 系统,一个高自动化检测平台包括 DNA 分离、PCR 反应设置、扩增以及检测来进行,可以使用很少的手动操作时间。罗氏 cobas HPV 检测是一个多重实时 PCR 检测,运用独特的 5′ 核酸酶标记探针。当制备好的样本放于 cobas x480 仪器上,检测就此开始。可以使用的样本类型为收集于 ThinPrep 基质中的样本,包括使用 ThinPrep 2000 系统或 ThinPrep3000 系统处理后的细胞学样本[57,58]。样本被裂解后,DNA 可以通过磁性玻璃颗粒的吸附作用被纯化。HPV DNA 选择 HPV L1 基因设计特异性的引物和探针。人 β 球蛋白基因作为内控,监测处理、检测的过程以及样本的细胞学性质(样本量是否足够)。在实时 PCR 反应的过程中,靶序列通过 DNA 聚合酶进行扩增,扩增子的数量呈指数增长。序列特异性探针包含一个 5′ 端荧光报告基团和一个 3′ 端荧光淬灭基团。当探针结合在扩增子上,DNA 聚合酶利用其 5′ 端到 3′ 端核酸酶活性对探针进行剪切,于是将荧光报告基团从淬灭基团上释放出来,从而产生一个探针特异性荧光信号。每一个 PCR 循环产生的荧光信号可以被仪器检测到,在反应的最后产生一个累积的信号图像。每一个探针具备的特征性波长可以区分来自 HPV 16 型，HPV 18 型，其他 HPV 高危型（合并的）以及内控的荧光信号。结果被报告为 HPV 16 型阳性 / 阴性，HPV 18 型阳性 / 阴性，以及其他 HPV 高危型阳性 / 阴性[59]。

与市场上的其他产品相比，罗氏 cobas HPV 检测有更多的优点。cobas 检测与 Aptima 及 Cervista 检测不同，不需要进行后续的基因分型检测。在一个多重的反应中，cobas HPV 检测可以同时进行高危型筛查和基因分型检测。由于基于 PCR 反应的检测具有高水平的分析灵敏度，cobas 检测包含一个化学反应，可以阻止先前的扩增反应造成的污染，被称作 AmpErase 尿嘧啶 -N- 糖基化酶。内在质控的存在提高了对样本质量的保证，并减少了检测结果的假阳性。罗氏 cobas HPV 检测与低危型 HPV 之间无交叉反应[59]。cobas 检测与其他检测相比，在对 HPV 的检测和基因分型中有更高的灵敏度和特异性。有研究显示，与 HC2 和 Aptima 检测相比，罗氏 cobas HPV 检测具有相等的临床灵敏度，但对检测 CIN2 级及以上，Aptima 检测仍有最高的临床特异性[60]。在其他的比较研究中，罗氏 cobas HPV 检测仍比 Cervista 检测表现突出，表明运用 Invader 技术会造成一些假阳性结果[61]。

罗氏 cobas HPV 检测在 FDA 批准后第三年（2014 年 4 月），FDA 宣布其作为年龄 25 岁及以上的女性宫颈癌的初筛检测[62]。这是第一次 HPV 检测被批准可以取代巴氏涂片检查作为宫颈癌的初筛检测。如今罗氏 cobas HPV 检测作为 HPV 的初筛检测，也被推荐用于细胞学结果，作为 ASCUS 的女性患者的筛查检测，以及与细胞学检查联合筛查[63]。HPV 检测被批准作为宫颈癌的一线筛查，将对女性健康方面的常规病人管理产生"范式转移"的影响。

临床用途

由于明确了 HPV 感染与宫颈非典型增生向宫颈癌进展之间的联系，大量研究开始针对管理异常细胞学筛查结果的女性患者。美国国立癌症研究所开展了一个大型研究，命名为 ASCUS-LSIL 分类研究（ASCUS-LSIL Triage Study, ALTS），用于比较患者在诊断为 ASCUS（意义不明确的）后不同的管理方法，包括通过 HPV DNA 检测进行的治疗分类[64]。以上研究使得 2006 年美国阴道镜和宫颈

病理学会（American Society for Colposcopy and Cervical Pathology, ASCCP）制定了关于管理宫颈肿瘤或宫颈癌筛查结果异常的女性患者的指南共识。2006 年 ASCCP 指南建议年龄在 30 岁及以上，细胞学检查结果阴性的女性应进行高危型 HPV 感染的筛查。当基因筛查检测可以从其他高危型中区分 HPV 16 型和 HPV 18 型时，2009 年的指南建议年龄在 30 岁及以上，存在 HPV 16 型或 HPV 18 型的女性立即进行阴道镜检查。不久以后，细胞学和 HPV 联合检测用于年龄在 30~64 岁女性的宫颈癌筛查的策略被广泛接受[26,65]。

2012 年 ASCP 的建议相当复杂，临床医师可以从公布的流程图格式的算法甚至从智能手机应用程序中收益。总而言之，年龄在 21~65 岁的女性应每三年进行一次细胞学筛查，或年龄在 30~65 岁的女性应每五年进行一次细胞学与 HPV 检测的联合筛查。当细胞学检查为 ASCUS 结果时，建议用 HPV 检测对年龄在 25 及以上的女性分流进行阴道镜检查[65]。由于已有数据建议 HPV 检测可以取代一线的巴氏染色筛查，现行指南对管理异常宫颈筛查结果开始有所改变。

大规模的临床研究显示，运用更敏感的 HPV 检测去确定发展为高级别宫颈非典型增生或肿瘤的潜在危险具有较多益处。此类研究规模最大的在北加州永皇地区，大约 100 万年龄在 30~64 岁的女性进行了 HPV（HC2 检测）和宫颈细胞学（巴氏法）筛查[67]。此项研究超越了 ALTS 的研究数据，并且提供了更细化的以年龄、细胞学分类及 HPV 状态为基础的分层建议。其最新更新发现，HPV 检测结果为阴性比巴氏涂片结果阴性更加显著降低后续进展为 CIN3 级及以上的风险[68]。当单独比较 HPV 检测和宫颈细胞学检测时，其他研究显示了类似的结论。四项欧洲临床试验的分析显示与细胞学筛查相比，HPV 筛查对侵袭性宫颈癌提供了 60%~70% 的更大保护[69]。罗氏 cobas 检测的批准很大程度上是基于 ATHENA 研究，其研究了诊断结果为 ASCUS 和正常宫颈细胞学的女性以及年龄在 25 岁以上广泛的女性人群[56,70,71]。2012 年 ASCCP 指南并不建议 30 岁以下的女性进行 HPV 联合检测，只建议年龄 25~29 岁且细胞学诊断为 ASCUS 的女性进行 HPV 检测[66]。然而，年龄 25~35 岁女性的宫颈癌发病率在显著升高[10]。虽然 HPV 的感染可能是一过性的，但此年龄段的女性有很高的发展成宫颈非典型增生的风险，其可以导致肿瘤。有

证据表明也有必要对年龄在 65 岁的女性进行 HPV 筛查[72]。ATHENA 研究建议的新的检测算法被 FDA 批准,并被 ASCCP 推荐,其明显不同于当前的指南。

2015 年 1 月,妇科肿瘤学会和 ASCCP 发布了最新的临床指南[73]。指南认为 HPV 初筛检测可以替代现有的以细胞学为基础的肿瘤筛查方法。对年龄在 25 岁及以上的女性进行 HPV 初筛,需用 FDA 批准的检测方法并具备其批准的初筛指征。如果 HPV 16 型或 18 型阳性,患者需立即进行阴道镜检查。HPV 检测阴性的患者仍需继续进行常规筛查,每三年复查一次 HPV。与细胞学检测阴性相比,HPV 高危型检测阴性可以保证更低的风险发展为 CIN3 级及以上[73]。需要指出的是在 HPV 初筛检测中,巴氏检查并不是要被取消,而是被取代作为二线检测。例外的是,当患者 HPV 16 或 18 型阳性时,可以略过巴氏检查直接进行阴道镜检查。此临时指南并不是要取消联合筛查或细胞学初筛,而是根据最新的研究为临床医师提供额外的筛查选择。

局限性

与其他实验室检测一样,HPV 分子检测无论在临床还是技术方面同样具有一定的局限性。临床局限性之一是 HPV 检测对年龄的限制。HPV 筛查并不建议女性年龄低于 25 岁,因为在年轻的群体中 HPV 感染很普遍,并经常会被自然清除而不导致宫颈非典型增生。HPV 检测并不能区分是一过性感染还是持续性感染。一个 HPV 阳性结果应根据患者的临床背景仔细斟酌,并且其并不是肿瘤或宫颈异常的明确指标,它应被当作一个高危因素,需根据筛选算法再次进行宫颈细胞学或阴道镜检查。一个 HPV 阴性结果可以让临床医师和病人更放心,因为阴性结果表明 CIN3+ 级的三年累计发病率只有 0.35%~0.5%[73]。尽管有如此高的阴性预测价值,但仍会出现假阴性结果,这是由于存在极罕见的 HPV 阴性宫颈癌或者检测技术的局限性。在宫颈细胞学样本的肉眼检查过程中可能会有偶然发现,例如其他转移肿瘤或非 HPV 的感染。当患者 HPV 检测结果为阴性时,这些发现不会出现在 HPV 初筛中。在这一特殊方面,有关取消或减少宫颈细胞学一线筛查的实验数据很少,因此需要进一步的研究。

HPV 检测的技术局限性因所用的检测方法而异。一个普遍的限制是运用 SurePath 液体细胞基质(Becton Dicknson 公司)出现分析性能的变异性。虽然 SurePath 基质被广泛运用于宫颈细胞学检查,但并不明确其是否可以运用于当前任何一个 FDA 批准的 HPV 检测中。很多实验室对用于 HPV 检测的 SurePath 基质进行了独立的验证,但其本质上仍不符合规定。有人认为 HPV DNA 的稳定性在此基质中缺乏抵抗力,是导致假阴性率上升的重要原因[74]。如果临床医师选择用 SurePath 样本基质进行 HPV 检测,需向实验室询问有关性能验证的情况及检测的限制性。

某些 HPV 检测的技术局限性包括缺乏内在质控或者运用的质控不能说明样本的细胞性质(表 7.3)。分析前误差,例如样本量的不充足,可以导致假阴性结果。HPV 型别之间的交叉反应存在于某些检测中也是另一问题所在。一个检测中与 HPV 低危型的交叉反应可能错误地提示有高危型的存在,使得患者进行后续的没有必要的侵入性检查而受到损伤。虽然没有公布在某个特定检测中有交叉反应,但需要注意的是新的 HPV 型别其临床相关性未知,但可以在宏基因组学技术的帮助下被分类[11]。

尽管其技术有局限性,HPV 筛查对宫颈癌的预防作用在医疗实践中已明确,并在继续扩大。随着分子检测技术的发展,更多的 HPV 检测试剂在市场上销售,给医疗服务者提供了宫颈癌筛查的一系列选择。HPV 检测对监测 HPV 疫苗的功效也起到了关键作用[75]。更多的临床研究旨在研究 HPV 引起的其他肿瘤,例如头、颈、肛门和阴茎部肿瘤,这决定了 HPV 分子检测在管理这些患者方面最终将有同样重要的临床意义。

(应葳 译,周强 校)

参考文献

[1] Dunne EF, Unger ER, Sternberg M, et al. Prevalence of HPV infection among females in the United States. JAMA 2007;297:813-19.

[2] Hariri S, Unger ER, Sternberg M, et al. Prevalence of genital human papillomavirus among females in the United States, the National Health And Nutrition Examination Survey, 2003-2006. J Infect Dis 2011;204:566-73.

[3] Giuliano AR, Lu B, Nielson CM, et al. Age-specific prevalence, incidence, and duration of human papillomavirus infections in a cohort of 290 US men. J Infect Dis 2008;198:827-35.

[4] Giuliano AR, Anic G, Nyitray AG. Epidemiology and pathology of HPV disease in males. Gynecol Oncol 2010;117(2 Suppl): S15-19.

[5] Centers for Disease Control and Prevention: Incidence, prevalence, and cost of sexually transmitted infections in the United

States, <http://www.cdc.gov/std/stats/sti-estimates-fact-sheet-feb-2013.pdf/>; 2013 [accessed 01.11.14].

[6] Hariri S, Dunne, E., Saraiya, M., Unger, E., Markowitz, L. Manual for the surveillance of vaccine-preventable diseases. Chapter 5: Human Papillomavirus, <http://www.cdc.gov/vaccines/pubs/surv-manual/chpt05-hpv.html/>; 2011 [accessed 01.11.14].

[7] Centers for Disease Control and Prevention: Human papillomavirus (HPV)-associated cancers, <http://www.cdc.gov/cancer/hpv/statistics/cases.htm/>; 2014 [accessed 01.11 14].

[8] Moscicki AB, Schiffman M, Burchell A, et al. Updating the natural history of human papillomavirus and anogenital cancers. Vaccine 2012;30(Suppl 5):F24−33.

[9] Chaturvedi AK, Engels EA, Pfeiffer RM, et al. Human papillomavirus and rising oropharyngeal cancer incidence in the United States. J Clin Oncol 2011;29:4294−301.

[10] Howlader N, Noone AM, Krapcho M, et al., ediotrs. SEER Cancer Statistics Review, 1975−2011, <http://seer.cancer.gov/csr/1975_2011/>; 2014 [accessed 01.11.14].

[11] de Villiers EM. Cross-roads in the classification of papillomaviruses. Virology 2013;445:2−10.

[12] Zuna RE, Allen RA, Moore WE, Lu Y, Mattu R, Dunn ST. Distribution of HPV genotypes in 282 women with cervical lesions: evidence for three categories of intraepithelial lesions based on morphology and HPV type. Mod Pathol 2007;20:167−74.

[13] Muñoz N, Bosch FX, de Sanjosé S, et al. Epidemiologic classification of human papillomavirus types associated with cervical cancer. N Engl J Med 2003;348:518−27.

[14] Cogliano V, Baan R, Straif K, et al. Carcinogenicity of human papillomaviruses. Lancet Oncol 2005;6:204.

[15] Greer CE, Wheeler CM, Ladner MB, et al. Human papillomavirus (HPV) type distribution and serological response to HPV type 6 virus-like particles in patients with genital warts. J Clin Microbiol 1995;33:2058−63.

[16] Schiffman M, Castle PE, Jeronimo J, Rodriguez AC, Wacholder S. Human papillomavirus and cervical cancer. Lancet 2007;370:890−907.

[17] Duensing S, Lee LY, Duensing A, et al. The human papillomavirus type 16 E6 and E7 oncoproteins cooperate to induce mitotic defects and genomic instability by uncoupling centrosome duplication from the cell division cycle. Proc Natl Acad Sci USA 2000;97:10002−7.

[18] Zheng ZM, Baker CC. Papillomavirus genome structure, expression, and post-transcriptional regulation. Front Biosci 2006;11:2286−302.

[19] Burd EM. Human papillomavirus and cervical cancer. Clin Microbiol Rev 2003;16:1−17.

[20] Steben M, Duarte-Franco E. Human papillomavirus infection: epidemiology and pathophysiology. Gynecol Oncol 2007;107 (2 Suppl. 1):S2−5.

[21] Walboomers JM, Jacobs MV, Manos MM, et al. Human papillomavirus is a necessary cause of invasive cervical cancer worldwide: J Pathol 1999;189:12−19.

[22] Steenbergen RD, de Wilde J, Wilting SM, Brink AA, Snijders PJ, Meijer CJ. HPV-mediated transformation of the anogenital tract. J Clin Virol 2005;32(Suppl 1):S25−33.

[23] Bosch FX, Manos MM, Muñoz N, et al. Prevalence of human papillomavirus in cervical cancer: a worldwide perspective. International biological study on cervical cancer (IBSCC) Study Group. J Natl Cancer Inst 1995;87:796−802.

[24] Abulafia O, Pezzullo JC, Sherer DM. Performance of ThinPrep liquid-based cervical cytology in comparison with conventionally prepared Papanicolaou smears: a quantitative survey. Gynecol Oncol 2003;90:137−44.

[25] Sherman ME. Chapter 11: Future directions in cervical pathology. J Natl Cancer Inst Monogr 2003;31:72−9.

[26] Massad LS, Einstein MH, Huh WK, et al. Updated consensus guidelines for the management of abnormal cervical cancer screening tests and cancer precursors. Obstet Gynecol 2012;2013 (121):829−46.

[27] GARDASIL Package Insert. Whitehouse Station, NJ: Merck & Co., Inc.; 2011.

[28] Harrison C, Britt H, Garland S, et al. Decreased management of genital warts in young women in australian general practice post introduction of national HPV vaccination program: results from a nationally representative cross-sectional general practice study. PLoS One 2014;9:e105967.

[29] Markowitz LE, Dunne EF, Saraiya M, et al. Human papillomavirus vaccination: recommendations of the Advisory Committee on Immunization Practices (ACIP). MMWR Recomm Rep 2014;63:1−30.

[30] Markowitz LE, Hariri S, Lin C, et al. Reduction in human papillomavirus (HPV) prevalence among young women following HPV vaccine introduction in the United States, National Health and Nutrition Examination Surveys, 2003−2010. J Infect Dis 2013;208:385−93.

[31] Joura EA, Ault KA, Bosch FX, et al. Attribution of 12 high-risk human papillomavirus genotypes to infection and cervical disease. Cancer Epidemiol Biomarkers Prev 2014;23:1997−2008.

[32] Elam-Evans LD, Yankey D, Jeyarajah J, et al. National, regional, state, and selected local area vaccination coverage among adolescents aged 13−17 years—United States, 2013. MMWR Morb Mortal Wkly Rep 2014;63:625−33.

[33] Goldhaber-Fiebert JD, Stout NK, Salomon JA, Kuntz KM, Goldie SJ. Cost-effectiveness of cervical cancer screening with human papillomavirus DNA testing and HPV-16,18 vaccination. J Natl Cancer Inst 2008;100:308−20.

[34] Benard VB, Thomas CC, King J, Massetti GM, Doria-Rose VP, Saraiya M. Vital signs: cervical cancer incidence, mortality, and screening—United States, 2007−2012. MMWR Morb Mortal Wkly Rep 2014;63:1004−9.

[35] Flores ER, Allen-Hoffmann BL, Lee D, Sattler CA, Lambert PF. Establishment of the human papillomavirus type 16 (HPV-16) life cycle in an immortalized human foreskin keratinocyte cell line. Virology 1999;262:344−54.

[36] Food and Drug Administration: Nucleic Acid Based Tests. <http://www.fda.gov/MedicalDevices/ProductsandMedicalProcedures/InVitroDiagnostics/ucm330711.htm/>; 2014 [accessed 13.10.14].

[37] Abreu AL, Souza RP, Gimenes F, Consolaro ME. A review of methods for detect human papillomavirus infection. Virol J 2012;9:262.

[38] Arney A, Bennett KM. Molecular diagnostics of human papillomavirus. Lab Medicine 2010;41:523−30.

[39] Molijn A, Kleter B, Quint W, van Doorn LJ. Molecular diagnosis of human papillomavirus (HPV) infections. J Clin Virol 2005;32 (Suppl. 1):S43−51.

[40] Clavel C, Masure M, Putaud I, et al. Hybrid capture II, a new sensitive test for human papillomavirus detection. Comparison with hybrid capture I and PCR results in cervical lesions. J Clin Pathol 1998;51:737−40.

[41] Qiagen Digene Hybrid Capture 2 High-Risk HPV DNA Test [package insert]. Gaithersburg, MD: Digene Corporation; 2007.

[42] Gillio-Tos A, De Marco L, Carozzi FM, et al. Clinical impact of the analytical specificity of the hybrid capture 2 test: data from the New Technologies for Cervical Cancer (NTCC) study. J Clin Microbiol 2013;51:2901−5.

[43] Flanagan SM, Wilson S, Luesley D, Damery SL, Greenfield SM. Adverse outcomes after colposcopy. BMC Womens Health 2011;11:2.

[44] Khan MJ, Castle PE, Lorincz AT, et al. The elevated 10-year risk of cervical precancer and cancer in women with human papillomavirus (HPV) type 16 or 18 and the possible utility of type-specific HPV testing in clinical practice. J Natl Cancer Inst 2005;97:1072−9.

[45] Cervista HPV HR [package insert]. San Diego, CA: Hologic, Inc; 2012.

[46] Cervista HPV 16/18 [package insert]. San Diego, CA: Hologic, Inc.; 2010.

[47] Ginocchio CC, Barth D, Zhang F. Comparison of the Third Wave Invader human papillomavirus (HPV) assay and the digene HPV hybrid capture 2 assay for detection of high-risk HPV DNA. J Clin Microbiol 2008;46:1641−6.

[48] Stillman MJ, Day SP, Schutzbank TE. A comparative review of laboratory-developed tests utilizing Invader HPV analyte-specific reagents for the detection of high-risk human papillomavirus. J Clin Virol 2009;45(Suppl. 1):S73−7.

[49] Belinson JL, Wu R, Belinson SE, et al. A population-based clinical trial comparing endocervical high-risk HPV testing using hybrid capture 2 and Cervista from the SHENCCAST II Study. Am J Clin Pathol 2011;135:790–5.

[50] Boers A, Slagter-Menkema L, van Hemel BM, et al. Comparing the Cervista HPV HR test and Hybrid Capture 2 assay in a Dutch screening population: improved specificity of the Cervista HPV HR test by changing the cut-off. PLoS One 2014;9:e101930.

[51] de Sanjose S, Quint WG, Alemany L, et al. Human papillomavirus genotype attribution in invasive cervical cancer: a retrospective cross-sectional worldwide study. Lancet Oncol 2010;11:1048–56.

[52] Aptima HPV 16 18/45 Genotype Assay [package insert]. San Diego, CA: Gen-Probe Inc.; 2013.

[53] Aptima HPV Assay [package insert]. San Diego, CA: Gen-Probe Inc.; 2013.

[54] Arbyn M, Roelens J, Cuschieri K, et al. The APTIMA HPV assay versus the Hybrid Capture 2 test in triage of women with ASC-US or LSIL cervical cytology: a meta-analysis of the diagnostic accuracy. Int J Cancer 2013;132:101–8.

[55] Nolte FS, Ribeiro-Nesbitt DG. Comparison of the Aptima and Cervista tests for detection of high-risk human papillomavirus in cervical cytology specimens. Am J Clin Pathol 2014;142:561–6.

[56] Stoler MH, Wright TC, Sharma A, et al. High-risk human papillomavirus testing in women with ASC-US cytology: results from the ATHENA HPV study. Am J Clin Pathol 2011;135:468–75.

[57] Rao A, Young S, Krevolin M, et al. Comparison of cobas human papillomavirus test results from primary versus secondary vials of PreservCyt specimens and evaluation of potential cross-contamination. Cancer Cytopathol 2012;120:380–9.

[58] Use the cobas HPV Test pre-cytology or post-cytology. <https://www.hpv16and18.com/labs/lab-efficiencies/testing-flexibility.html/>; 2014 [accessed 22.11.14].

[59] Roche cobas HPV Test [package insert]. Pleasanton, CA: Roche Molecular Systems, Inc.; 2010.

[60] Cuzick J, Cadman L, Mesher D, et al. Comparing the performance of six human papillomavirus tests in a screening population. Br J Cancer 2013;108:908–13.

[61] Martin IW, Steinmetz HB, Lefferts CL, Dumont LJ, Tafe LJ, Tsongalis GJ. Evaluation of the cobas 4800 HPV test for detecting high-risk human papilloma-virus in cervical cytology specimens. Pathogens 2012;1:30–6.

[62] FDA approves first human papillomavirus test for primary cervical cancer screening, <http://www.fda.gov/newsevents/newsroom/pressannouncements/ucm394773.htm/>; 2014 [accessed 22.11.14].

[63] The cobas HPV Test. Intended use, <https://www.hpv16and18.com/hcp/cobas-hpv-test/intended-use.html/>; 2014 [accessed 22.11.14].

[64] Schiffman M, Solomon D. Findings to date from the ASCUS-LSIL Triage Study (ALTS). Arch Pathol Lab Med 2003;127:946–9.

[65] Saslow D, Solomon D, Lawson HW, et al. American Cancer Society, American Society for Colposcopy and Cervical Pathology, and American Society for Clinical Pathology screening guidelines for the prevention and early detection of cervical cancer. Am J Clin Pathol 2012;137:516–42.

[66] American Society for Colposcopy and Cervical Pathology (ASCCP) Management Guidelines. <http://www.asccp.org/Guidelines-2/Management-Guidelines-2/>; 2013 [accessed 09.11.14].

[67] Katki HA, Kinney WK, Fetterman B, et al. Cervical cancer risk for women undergoing concurrent testing for human papillomavirus and cervical cytology: a population-based study in routine clinical practice. Lancet Oncol 2011;12:663–72.

[68] Gage JC, Schiffman M, Katki HA, et al. Reassurance against future risk of precancer and cancer conferred by a negative human papillomavirus test. J Natl Cancer Inst 2014;106 dju153.

[69] Ronco G, Dillner J, Elfström KM, et al. Efficacy of HPV-based screening for prevention of invasive cervical cancer: follow-up of four European randomised controlled trials. Lancet 2014;383:524–32.

[70] Castle PE, Stoler MH, Wright TC, Sharma A, Wright TL, Behrens CM. Performance of carcinogenic human papillomavirus (HPV) testing and HPV16 or HPV18 genotyping for cervical cancer screening of women aged 25 years and older: a subanalysis of the ATHENA study. Lancet Oncol 2011;12:880–90.

[71] Wright TC, Stoler MH, Behrens CM, Apple R, Derion T, Wright TL. The ATHENA human papillomavirus study: design, methods, and baseline results. Am J Obstet Gynecol 2012;206:46. e1–46.e11.

[72] Gage JC, Katki HA, Schiffman M, et al. Age-stratified 5-year risks of cervical precancer among women with enrollment and newly detected HPV infection. Int J Cancer 2014;136:1665–71.

[73] Huh WK, Ault KA, Chelmow D, et al. Use of primary high-risk human papillomavirus testing for cervical cancer screening: Interim clinical guidance. Gynecol Oncol 2015;136:178–82.

[74] Naryshkin S, Austin RM. Limitations of widely used high-risk human papillomavirus laboratory-developed testing in cervical cancer screening. Drug Healthc Patient Saf 2012;4:167–72.

[75] Meites E, Lin C, Unger ER, et al. Can clinical tests help monitor human papillomavirus vaccine impact? Int J Cancer 2013;133:1101–6.

8

疱疹病毒的分子检测

S.K. Tan[1] 和 B.A. Pinsky[1,2]

[1]Department of Medicine, Division of Infectious Diseases and Geographic Medicine,
Stanford University School of Medicine, Stanford, CA, United States
[2]Department of Pathology, Stanford University School of Medicine, Stanford, CA, United States

前言

疱疹病毒科包含一百多种病毒,其中包括 8 种人类疱疹病毒:①单纯疱疹病毒 1 型(herpes simplex-1, HSV-1);②单纯疱疹病毒 2 型(herpes simplex-2, HSV-2);③水痘 - 带状疱疹病毒(varicella-zoster virus, VZV);④EB 病毒(Epstein-Barr virus, EBV);⑤巨细胞病毒(cytomegalovirus, CMV);⑥人类疱疹病毒 6 型(human herpesvirus-6, HHV-6);⑦人类疱疹病毒 7 型(human herpesvirus-7, HHV-7);⑧人类疱疹病毒 8 型(human herpesvirus-8, HHV-8)。疱疹病毒由双链 DNA 组成,蛋白衣壳有二十面体立体对称结构。核衣壳外有一层脂质蛋白膜。所有疱疹病毒均可编码一组核心的蛋白质参与核酸合成、核酸代谢、蛋白质活化、病毒粒子的构成[1]。病毒生命周期包括裂解期和潜伏期两个阶段,裂解期病毒复制活跃导致细胞破坏,潜伏期神经元或淋巴细胞中的病毒处于潜伏状态,会被重新激活并产生传染性。病毒活化更有可能发生于压力较大及免疫功能低下的宿主并伴随 T 细胞免疫力降低[2]。

根据血清学监测的结果,几乎所有成年人都会感染一种或多种人类疱疹病毒。原发感染通常发生在直接接触已感染者的口腔或生殖器分泌物,但 VZV 是一个例外,它可以通过空气传播。宫内感染以及器官移植也会导致感染。部分人类疱疹病毒能引起相似的临床症状,包括水泡样的皮肤病变、肝炎、脑炎、视网膜炎和单核细胞增多症(表 8.1 至表 8.4)。重要的是,人类疱疹病毒在伴随细胞免疫受损的人群中可引起更多严重的疾病,如接受免疫抑制治疗的实体器官移植(solid organ transplant, SOT)接受者、造血细胞移植(hematopoietic cell transplant, HCT)患者、获得性免疫缺陷综合征患者(acquired immunodeficiency syndrome, AIDS)。

人类疱疹病毒感染的诊断和检测日益依赖于对临床标本人类疱疹病毒 DNA 的定量检测[3,4]。在许多实验室,核酸扩增技术取代了传统病毒诊断方法,例如病毒分离培养和抗原检测,并重新改变了人类疱疹病毒感染的诊断和治疗方式。本章依次描述了各种人类疱疹病毒,并详细介绍了分子诊断在特定临床症状中的实践与应用。

单纯疱疹病毒

HSV-1 和 HSV-2 通常引起皮肤、口腔和生殖器感染(表 8.1)。其中 HSV-1 血清阳性率 60%,感染者较年轻,而 HSV-2 血清阳性率 20%,发病与性行为相关[5,6]。两种病毒都通过直接接触传播。原发感染后,HSV 潜伏在神经元,以后可重新激活并产生复发症状。原发性感染比复发更严重,但潜伏期病毒的激活可以导致频繁的临床表现。HSV 感染最常见的症状是产生红斑和疼痛感的水泡,随后形成溃疡。通常情况下,口腔病变是由 1 型单纯疱疹病毒引起,而生殖器病变由 2 型单纯疱疹病毒引起,但 1 型单纯疱疹病毒和 2 型单纯疱疹病毒均可引起生殖器病变。HSV 感染也会导致严重的疾病,如无菌性脑膜炎、脑炎,眼部包括角膜炎、睑缘炎、结膜炎和视网膜炎[7]。在免疫功能低下的患者中,HSV 有可能侵犯到内脏器官包括胃肠道(gastrointestinal, GI)、肝、肺、肾上腺和骨髓,并伴随高发病率和高死亡率[8,9]。

表 8.1 HSV-1、HSV-2 和 VZV 的临床症状及分子诊断学应用

	临床症状	检测方法	标本类型
HSV-1 和 HSV-2			
免疫正常人群	龈口炎	NAAT	病灶部位无菌棉拭子
	生殖器疱疹	NAAT	病灶部位无菌棉拭子
	皮肤疱疹	NAAT	病灶部位无菌棉拭子
	角膜结膜炎	NAAT	结膜部位拭子
	脑膜炎,脑炎	NAAT	CSF
免疫功能低下人群	传染性,脏器受累	NAAT	血浆,组织,CSF
	耐药性	基因测序	血浆,组织,CSF,病变部位拭子
VZV			
免疫正常人群	水痘	不检测	不适用
	带状疱疹	NAAT	病灶部位无菌棉拭子
免疫功能低下人群	传染性,脏器受累	NAAT	血浆,组织,CSF

ᵃ 包括有临床症状出现的免疫正常人群。

HSV,单纯疱疹病毒;VZV,水痘-带状疱疹病毒;NAAT,核酸扩增技术;VTM,病变部位;CSF,脑脊液。

表 8.2 EB 病毒的临床症状和分子诊断学应用

	临床症状	检测方法	标本类型
EBV			
免疫正常人群	单核细胞增多症	不检测	不适用
	鼻咽癌	NAAT	病灶部位鼻咽拭子
免疫功能低下人群	PTLD	NAAT	血浆,全血,PBMC

EBV,EB 病毒;NAAT,核酸扩增技术;VTM,无菌拭子;PTLD,移植术后恶性淋巴增殖性疾病;PBMC,外周血单个核细胞。

表 8.3 CMV 的临床症状及分子诊断学应用

	临床症状	检测方法	标本类型
CMV			
免疫正常人群	单核细胞增多症	不检测	不适用
	先天性感染	NAAT	尿,新生儿唾液,妊娠羊水
免疫功能低下人群	胃肠道(GI)疾病	NAAT	组织
	肺炎	NAAT	支气管肺泡液
	肝炎	NAAT	组织
	视网膜炎	NAAT	眼内液
	脑炎	NAAT	脑脊液(CSF)
	耐药性	基因测序	血浆,组织,支气管肺泡液,眼内液
免疫低下特殊人群	疾病的预防	NAAT	血浆

CMV,巨细胞病毒;NAAT,核酸扩增技术;GI,胃肠道疾病;BAL,支气管肺泡液;CSF,脑脊液。

表 8.4　HHV-6，HHV-7，HHV-8 的临床症状及分子诊断学应用

	临床症状	检测方法	标本类型
HHV-6			
免疫正常人群	婴儿玫瑰疹	不检测	不适用
免疫功能低下人群	脑炎	NAAT	CSF
	散播，内脏受累	NAAT	血浆，组织液
HHV-7			
免疫正常人群	婴儿玫瑰疹	不检测	不适用
免疫功能低下人群	脑炎	NAAT	CSF
	散播，内脏受累	NAAT	血浆，组织液
HHV-8			
免疫正常人群	热疹	不检测	不适用
免疫功能低下人群	卡波西肉瘤	NAAT	血浆，PBMC，组织
	多中心性 Castleman 病	NAAT	血浆，PBMC，组织
	原发性渗出性淋巴瘤	NAAT	血浆，PBMC，渗出液

　　[a] 由于其检测结果与疾病不相符，故不推荐在血浆中对 HHV-7 DNA 进行常规检测。

　　[b] 对于 HHV-8 相关的恶性肿瘤的诊断需组织病理学评估。

　　HHV-6，人类疱疹病毒 -6；HHV-7，人类疱疹病毒 -7；HHV-8，人类疱疹病毒 -8；NAAT，核酸扩增技术；CSF，脑脊液；PBMC，外周血单个核细胞。

　　HSV 感染诊断的首选方法是应用核酸扩增技术对刮下的受损皮屑、体液或组织进行 HSV 的 DNA 检测，通常是运用聚合酶链反应（polymerase chain reaction，PCR）[10]。分离病毒和识别组织培养的细胞病变效应比聚合酶链反应灵敏性弱三至四倍，而且使周期从几个小时延长至 2~4 天[8,11]。Wright 和 Tzanck 致力于从 HSV 病变损伤部位皮屑中找到典型巨细胞或核内包涵体，但灵敏度同样很低而且不能区分 HSV 和 VZV。相比活检确诊患者及临床相关的单纯疱疹病毒性脑炎患者，通过 PCR 检测脑脊液中 HSV 的 DNA 灵敏度较高，同时也是确诊 HSV 脑炎和脑膜炎的方法[12,13]。

　　一项研究评估定量 HSV PCR 在脑脊液中的作用，发现超过 10^4 拷贝 /ml 的高病毒载量，与计算机断层扫描（computed tomography，CT）和磁共振成像（magnetic resonance imaging，MRI）上存在的脑损伤密切相关；与脑脊液低 HSV 病毒载量患者相比，这些患者预后较差[14]。这种方法并不是常规检测方法，目前还需要更多的研究来进一步了解定量 HSV PCR 在脑脊液中的作用。

　　阿昔洛韦是 HSV 感染的一线治疗用药。长期使用阿昔洛韦和严重免疫抑制的患者产生耐阿昔洛韦 HSV 的风险增加[15,16]。对于免疫功能低下的患者，耐药性的产生率达 3.5%~10%，其中骨髓移植患者耐药性最高[16]。在没有使用阿昔洛韦的预防情况下，80% 的 HSV 阳性血清反应的病人接受骨髓移植治疗后复发感染[17]。因此，建议这类病人至少应在移植前几个星期到几个月进行预防治疗。HSV 的预防避免了皮肤黏膜的感染或缩短其周期，减少了口腔病原体导致的菌血症[18-20]。对于免疫功能正常的宿主，阿昔洛韦耐药性 HSV 小于 1%[21]。免疫耐受的病人通常易发周期性生殖器疱疹[16]，但也有报道 HSV 涉及免疫赦免部位，如眼睛和中枢神经系统（centralnervous system，CNS）[21,22]。已经感染或长期使用阿昔洛韦治疗未愈的患者应考虑耐药性监测。

　　在临床实验室，HSV 耐药性检测目前使用表型检测方法。然而，耐药性的基因型检测是分子诊断学一个重要应用，其耐药性的预测基于对特定突变的识别。特别是由 *UL23* 基因编码的胸腺嘧啶核苷酸激酶突变和由 *UL30* 基因编码的 DNA 聚合酶突变，会导致阿昔洛韦耐药性[23]。随着新的耐药性突变不断被发现，测序技术变得更加容易，预计 HSV 耐药型基因测试将不仅仅局限于研究领域[24-27]。

水痘带状疱疹病毒

带状疱疹病毒（varicella zoster virus，VZV）感染主要引起两个临床症状：水痘和带状疱疹（表8.1）。感染表现为弥漫性，主要通过呼吸道感染或直接接触导致水痘，囊泡部位发痒最终结痂[28]。水痘通常在童年发病并自愈，发生于成人身上反而会造成更严重的临床表现，在免疫功能低下时甚至会威胁生命。在这些患者中，如皮肤损伤愈合的时间延长，VZV可能会有传播内脏器官如肺、肝和中枢神经系统的危险[29,30]。此外，带状疱疹表现形式可以是非典型的。原发感染后，病毒潜伏在背根神经节，但以后可以重新激活并导致带状疱疹。带状疱疹的特点是在病变区散在分布水泡伴有疼痛感。带状疱疹可发生在所有年龄段，但多见于老年人或免疫功能低下人群[31,32]。

用PCR技术检测囊液、血液、脊髓和其他组织中的VZV DNA是诊断水痘带状疱疹病毒最敏感的测试方法[33-37]。带状疱疹患者通过PCR检测表皮和水泡液中病毒的DNA最具有特异性和敏感性。在一项研究中，VZV DNA（>10拷贝/样本）表皮阳性率为97%，囊泡液阳性率为94%，表皮无菌拭子阳性率为90%，丘疹拭子阳性率为84%。假阴性概率表皮5%，囊泡拭子6%，丘疹拭子14%，表皮拭子24%[36]。其他检测VZV的方法灵敏度较低[33,38]，如直接荧光抗体法（direct fluorescent antibody，DFA）和病毒培养。在血浆中VZV DNA检测用于有明显病毒相关疾病症状的患者。

一项研究表明，所有免疫功能正常的带状疱疹患者（10/10）和伴有内脏VZV疾病的免疫缺陷患者（4/4）血浆中VZV DNA均阳性；而另外所有108位接受实体器官移植后一年，并脱离抗病毒治疗的患者血浆内也未检出VZV DNA[34]。高病毒载量也可以预测免疫功能低下的内脏VZV患者的预后情况[39]。

EB病毒

EBV存在较为普遍，成人血清阳性率90%~95%（表8.2）。EVB原发感染是因为暴露于EBV阳性人群口腔分泌物。该病毒对上皮细胞具有亲和性，可形成终生潜伏B细胞，使病毒周期性激活并从唾液中流出。感染EBV可导致传染性单核细胞增多症，其特征是发热、咽喉痛、淋巴结肿大以及肝炎、肺炎、白细胞减少症。对免疫力低下的患者，EBV感染的B细胞的增殖失控可能导致淋巴组织增生性疾病。实体器官移植和骨髓移植患者会患有移植后淋巴组织增生性疾病（post-transplant lymphoproliferative disorder，PTLD），使用大剂量免疫抑制药或患有T细胞免疫功能紊乱的患者均有可能患此疾病。EBV也是伯基特（Burkitt）淋巴瘤和霍奇金淋巴瘤等多种恶性肿瘤发病的病理机制。

PTLD是移植后的严重并发症。PTLD表现为广泛的疾病，从惰性淋巴细胞到即使化疗也是高死亡率的恶性淋巴瘤[40]。PTLD的总死亡率很难估算，但有报道称器官移植后死亡率为40%~70%，骨髓移植后死亡率在90%左右。PTLD的患病率为1%~20%，危险因素不同，患病率有差异。PTLD的产生多与器官移植前几个月的治疗有关，虽然器官移植受者长期进行免疫抑制治疗以减少排斥反应，但也增加了患PTLD的风险。据报道PTLD出现在器官移植十年以后[42]。器官移植患者移植前和移植后EBV血清型多不同。移植肺和小肠等淋巴丰富的器官，产生PTLD概率最高。同样，移植前血清阴性和移植后产生EBV原发感染是PTLD的显著高危因素[40,42,43]。骨髓移植患者危险因素包括人类白细胞抗原不匹配、T细胞过度减少、使用抗淋巴细胞抗体及移植物抗宿主反应[41]。

鉴于PTLD的多发性，早期诊断和治疗很重要。EBV定量检测日益融入PTLD治疗中，尽管开展、解读和利用EBV PCR技术进行监控、诊断和疾病监测的最优方法是持续评估[44]。对于用全血和血浆对EBV进行检测仍存在争议。两者对EBV DNA的检测均有作用。然而血浆检测对于免疫抑制患者PTLD诊断更具有特异性[45]。之前人们尝试制定病毒生物活性量的阈值，但受限于不同实验室得出的EBV定性和定量结果具有显著差异。为了解决这个问题，2012年世界卫生组织（World Health Organization，WTO）将EBV核酸扩增技术作为国际标准。该标准定义了一个国际单位（international unit，IU）病毒，以便于世界范围内比较EBV的结果。考虑到参考材料批间性能与实际标本的差异，用两种已认可的不同方法得出的结果均符合WHO规定的标准[46]。协调不同实验室的病毒载量结果能够增加结论的统一性，从而更好发挥EBV定量检测在PTLD病人管理中的作用。

EBV DNA水平监测监控有助于预测患PTLD

的风险。此外,免疫抑制药的应用及治疗初期减少抗 CD20 抗体利妥昔单抗的使用可以降低移植后 PTLD 的发病率[47-50]。高病毒载量往往在 EBV 相关 PTLD 临床表现出现之后,但相关性不是很强[51,52]。如果 PTLD 发生的位置处于移植物本身的早期或受到胃肠道组织的保护,病毒载量可保持低水平。此外,有病毒血症的患者并不总是发展成 PTLD。对高风险但无临床症状的 SOT 接受者进行连续监测,EBV DNA 用于检测 EBV 阳性 PTLD 具有良好的灵敏度。然而,它的特异性差,在这些人群中大于 90% 的预后与预测结果不相符,阳性预测值较低(28%~65%)[44,52,53]。该病毒最佳的监测频率尚不确定。由于 EBV 倍增时间短至 49~56 小时,建议每周在患者高危期进行检测[44]。一些 EBV 相关 PTLD 患者临床缓解期 EBV 水平与 PTLD 初始发病期一样高,但随着疾病发展,EBV 水平反而下降,血液中的病毒载量和临床病程差异已被发现[54]。因此,EBV 水平是否适合作为 PTLD 复发的预测指标尚不明确。

病毒定量也越来越多地应用于鼻咽癌的诊断和治疗。血浆 EBV 水平可评估高危患者复发风险。相比较于临床持续缓解的患者,复发性疾病的患者应在治疗前后持续进行血浆 EBV DNA 水平检测。此外,存活率下降与治疗前期病毒水平较高和治疗后血浆 EBV DNA 持续阳性有关[46,55-56]。EBV DNA 的评估还包括唾液和鼻咽活检标本。检测患者唾液标本中 EBV DNA 水平含量趋势,相比较于早期鼻咽癌患者,晚期患者 EBV 水平更高[57]。鼻咽刷采样是另外一种侵入性较小的辅助检查和治疗后的监测方法[58],已发现鼻咽刷采样可能与鼻咽癌相关。临床上对 PTLD 和鼻咽癌患者 EBA DNA 的监测作用是显著的,后续研究将不断充实。

巨细胞病毒

巨细胞病毒(cytomegalovirus, CMV)感染常发生在生命周期前二十年,血清阳性率为 45%~100%[59,60]。大多数 CMV 感染轻度或无临床症状。巨细胞病毒原发感染可产生传染性类似单核细胞增多综合征的症状,伴随发热、淋巴结肿大和淋巴细胞相对增多(表 8.3)。初次感染后,病毒在外周血单个核细胞(peripheral blood mononuclear cells, PBMC)中终生潜伏[60,61]。虽然具有完整免疫应答的个体能够抑制病毒复制,但免疫抑制和免疫功

能不成熟者的原发感染或再活化增加了产生更严重疾病的风险。有症状的 CMV 疾病可以影响身体的任何器官,如可以导致间质性肺炎、肝炎、食管炎、结肠炎、视网膜炎和心肌炎[62]。在移植中,巨细胞病毒是导致死亡的一个重要原因。在无预先干预策略的情况下,CMV 相关疾病通常发生在 SOT 术后前 3 个月及 HCT 术后前 120 天[63,64]。供体和受体 CMV 感染情况不同,可能是移植后巨细胞病毒感染和疾病产生的最重要的风险评估因素[65-68]。因移植后巨细胞病毒相关疾病的风险增加,故受体需要高水平的免疫抑制,如肺移植[69,70]。预防 CMV 疾病的方法包括常规的预防和术前治疗。普遍性预防方法是针对所有定义为高危倾向的移植患者使用抗病毒药物。在 CMV 病毒血症早期器官没有受累之前,预防性的治疗包括使用抗病毒药物,因为高水平的病毒载量和病毒血症的增加都是 CMV 相关病发展的危险因素[71-74]。术前预防容易实现,但药物成本较高,而且需要进行药物浓度监测。为了缩短抗病毒药物用药疗程,减少潜在的药物毒性,预防性用药需要进行每周 CMV 监测。推荐骨髓移植患者术前服用预防性用药。更昔洛韦预防性应用需考虑长期的中性粒细胞减少症和细菌感染[69,75,76]。由于只进行了少量随机试验以及个体之间显著差异性的研究,在器官移植受体术前进行 CMV 病预防性治疗的优势尚不清楚[77-81]。预防性抗病毒治疗一般推荐用于 CMV 供体阳性 / 受体阴性(D+/R−)和受体阳性(R+)的个体。

巨细胞病毒定量检测的广泛应用极大地促进了术前治疗措施的成功。最初,血中 CMV 水平的测定是通过显微镜采用间接免疫荧光法检测在外周血白细胞中 CMV pp65 结构蛋白抗原。然而,抗原检测是复杂的,需要快速处理样品,而且在中性粒细胞减少期不敏感。因此,核酸扩增技术,特别是实时 PCR 检测,已成为 CMV 定量检测的首选方法。显然,对免疫功能低下患者的研究表明,实时 PCR 检测的敏感性高于 pp65 抗原检测,而且没有特异性损失[82,83]。此外,实时 PCR 不受标本运输条件的影响,可以自动高效地处理大量标本[82,84]。尽管定量 CMV 检测技术不断进步,但使用术前治疗的病毒阈值尚未确定[85]。之前有研究者尝试建立广泛适用的定量截断值,但由于批间变异显著而失败。为了解决这一问题,2010 年 WHO 首次规定了用核酸扩增技术检测人类巨细胞病毒的国际标准。而 WHO 国际标准和二级标准需要进一步的校准评

估,为不同实验室间的数据提供可比性,以便今后的预期试验中确定临床病毒载量的阈值。

除了检测血液样本(主要是血浆),PCR 检测巨细胞病毒 DNA 在组织和体液中越来越多地被用来辅助诊断巨细胞病毒终末期器官疾病,如巨细胞病毒性结肠炎和肺炎。巨细胞病毒病的明确诊断需要组织学中特征性病毒包涵体或免疫组化染色(immunohistochemical, IHC)检测到组织样本中的病毒蛋白。然而,大量的研究表明,用 PCR 技术检测胃肠道组织中 CMV DNA 同时使用新鲜标本和福尔马林固定标本及石蜡包埋组织,有助于组织学诊断胃肠道 CMV 相关疾病[86,87]。核酸扩增技术在检测其他组织类型的 CMV 终末期器官疾病中的应用需要进一步的研究。

人们用支气管肺泡灌洗液(bronchoalveolar lavage, BAL)做 CMV DNA 检测,用于进行回顾性评价。对于有潜在的免疫抑制反应的病人用 PCR 技术检测支气管肺泡灌洗液 CMV 最具临床意义。特别是在 CMV DNA 阴性的情况下具有良好的阴性预测价值[88,89]。然而,对支气管肺泡灌洗液进行 CMV 的定性和定量检测对疾病诊断的临床意义仍不清楚。虽然对支气管肺泡灌洗液 CMV DNA 检测通常在肺移植术后六个月,但这与闭塞性细支气管炎综合征发展不相关[90-92]。同样,虽然对 27 名肺移植受体的一项研究指出,定量杂交捕获试验检测支气管肺泡灌洗液病毒载量超过 500 000 拷贝/ml 与巨细胞病毒肺炎有关,但其他研究仍未发现这种疾病与支气管肺泡灌洗液病毒载量的相关性[93]。我们仍需更多的数据以更好地了解支气管肺泡灌洗液 CMV DNA 阳性结果在免疫功能低下患者的应用。

CMV 耐药性基因型检测是分子诊断的另一个应用,在移植受体的治疗中起着至关重要的作用。器官移植受体 CMV 耐药率为 2%~17.6%[94-97]。HCT 患者 CMV 耐药性比较少见。然而,明显的耐药性出现于接受单倍体造血干细胞移植患者,可能是由于病毒的高水平或持续时间较长的病毒血症以及服用抗病毒药物[98]。耐药性相关疾病的患者临床预后较差,有伴随性病毒血症的比例较高,CMV 相关疾病的致死率也高[97,99]。指南建议,尽管已经接受了 2~3 周抗病毒药物治疗,但对于病毒载量仍处于高水平或持续增高的患者应进行 CMV 耐药性检测[100]。

CMV 的耐药性突变基因位于磷酸转移酶 UL97 和 DNA 聚合酶 UL54 基因。目前推荐用于 CMV 治疗的所有抗病毒药物(更昔洛韦,缬更昔洛韦,西多福韦,膦甲酸钠)最终目标是作用于病毒 DNA 聚合酶,尽管更昔洛韦和前药缬更昔洛韦需要通过病毒 UL97 激酶活化磷酸化。最常见的抗病毒耐药菌株为 UL97 基因突变,耐药性主要针对更昔洛韦和缬更昔洛韦[101]。巨细胞病毒 UL54 基因突变可对一个以上的抗病毒药物产生交叉耐药性,特别是更昔洛韦和西多福韦,膦甲酸钠较少出现[102]。其他类型的突变可能与临床批准的新型抗病毒药物不同的作用机制有关。

分子诊断对非移植受体 CMV 的早期诊断也有显著贡献。巨细胞病毒是全球先天性感染的主要因素,新生儿感染概率为 0.2%~2.2%[62]。然而大多数婴幼儿先天性 CMV 感染是无症状的,有症状的婴幼儿表现为黄疸、肝脾大、小头畸形、宫内发育迟缓、脉络膜视网膜炎[103]。婴幼儿除了表现有急性症状,还增加了终身残疾的风险,如感染性神经性听力损失和精神疾病,10%~15% 的无症状婴幼儿也可以发展为上述终身残疾[103]。新生儿先天性巨细胞病毒感染诊断的标准方法是在出生第三周末取尿液或唾液标本做病毒培养。作为一种选择性培养,PCR 技术为先天性巨细胞病毒的诊断增强了灵敏度,缩短了检测周期。一些研究表明,PCR 与尿液或唾液标本的快速离心细胞培养效果相当[104-106]。在怀孕 21 周做羊水巨细胞病毒 DNA PCR 对先天性细胞病毒具有高度特异性,但也有假阳性报道[107-108]。虽然有病例表明巨细胞病毒高水平与疾病可能存在相关性,但羊水定量 CMV 检测的意义目前尚不清楚[107-109]。

人类疱疹病毒-6 型

像其他疱疹病毒一样,人类疱疹病毒-6 型(human herpes virus-6, HHV-6)在人群中普遍感染,成人血清阳性率达 90% 以上[110]。HHV-6 已经确定有两个变种,HHV-6a 和 HHV-6b,现在被认为是独立的病种。原发性感染和复发多数是由于 HHV-6b。HHV-6b 导致的原发感染发生在生命的早期,可能无临床症状,也可能在出现典型的婴幼儿玫瑰疹的同时伴有发热和皮疹(表 8.4)。原发感染后 HHV-6 潜伏于唾液腺,单核细胞激活后可复发感染并通过唾液传播。与其他病毒不同的是,1% 的感染者出现 HHV-6 染色体整合(ciHHV-6)[111]。HHV-6a 和 HHV-6b 均能够整合到患者生殖细胞的基因组,然后通过孟德尔法则增殖。在这些后代中,每个有核细胞至少有一个个体携带 HHV-6 基因。因此，这些个体在血液和组织标本有很高水平的 HHV-6 DNA。

HHV-6 DNA 在移植受体血液中检出率为 30%~50%，与相关疾病产生密切联系[112]。HHV-6 脑炎是最严重的并发症，提示预后不良[113]。对 HHV-6 脑炎患者尸检发现 HHV-6 mRNA 和抗原存在于脑损伤部位，通常最容易影响海马体[114]。在骨髓移植受体，HHV-6 可导致 CMV 感染、急性移植物抗宿主病（graft versus host disease, GVHD）、骨髓抑制、肺炎和死亡[115-119]。HCT 患者发展成为 HHV-6 脑炎的危险因素包括条件性骨髓抑制和脐带血移植[120]。在器官移植受体，已报道发现脑炎，CMV 感染、器官功能障碍以及相关的排斥反应也成为关注点[121]。在骨髓移植和器官移植受体中均出现 HHV-6 染色体整合（chromosoma 11y-integrated version of HHV-6, ciHHV-6）。从复制活跃的病毒中辨别这些个体很重要，可以尽量减少不必要的抗病毒治疗。除此之外，ciHHV-6 对移植受体的意义仍不确定。一些小的研究认为这与高频率的细菌感染和异体排斥有关，然而其他研究并未发现以上的相关性[122, 123]。

用 PCR 检测血浆中的 HHV-6 DNA 可以诊断 HHV-6 的活化。经常采用的是定量实时 PCR 方法，但是临床显著性阈值有待确定。可以通过荧光原位杂交法（FISH）确认 ciHHV-6 患者，制备外周血细胞中期染色体，合成特定的 HHV-6 探针。FISH 是比较标准化的检测方法，同时还有其他替代性方法来检测 HHV-6 DNA，通过对毛囊做 PCR，对细胞和血浆样本做微滴式数字 PCR 来确定细胞 DNA 中 HHV-6 的比例[124, 125]。

很多研究评估了血浆中 HHV-6 DNA 检测的临床意义。尽管不是所有血浆 HHV-6 DNA 含量高的患者都会发展为脑炎，但其高水平与脑炎风险的增加呈正相关。一项研究显示，HCT 受体会出现中枢神经系统功能紊乱，需要进行两周一次的血浆 HHV-6 PCR 检测。对 HCT 患者而言，若处于低水平，即血浆 HHV-6 DNA 少于或等于 10^4 拷贝 /ml，则没有人会发展为脑炎，但 HHV-6 活化高水平的患者中有 8% 会发展为 HHV-6 脑炎[126]。尽管 HHV-6 和 CMV 的活化和急性移植物抗宿主病被认为存在间接关系，但病毒血症在 HCT 和实体器官移植受者上表现得并无症状[127-129]。在一项评价计算双脐带血移植的研究中，血浆 HHV-6 DNA 被频繁检测，在未经治疗的患者中绝对淋巴细胞计数和恢复相关[130]。

HHV-6 DNA 水平的临床意义及 HHV-6 分子的检测作用仍有待确定。

HHV-6 脑炎的诊断需要检测脑脊液中 HHV-6 DNA，然而，脑脊液中检出 HHV-6 并不一定能确诊为 HHV-6 脑炎。在一项研究中，两例 HHV-6 脑炎患者脑脊液中检测出 HHV-6 DNA，而之前医生对他们的神经系统症状给出的却是另一种解释。然而，与非 HHV-6 感染的中枢神经系统功能障碍的患者（平均峰值拷贝 /ml，655；范围，25~260 000；P=0.05）相比，HHV-6 感染的患者脑脊液中 HHV-6 的水平明显偏高（平均峰值拷贝 /ml, 9 050；范围，54~450 000）[131]。除此以外，所有病人的生存情况都很差。脑脊液中 HHV-6 DNA 并不一定能够预测是否有 HHV-6 感染，在 3 例死于 HHV-6 脑炎的患者脑组织中均发现活性感染，但在脑脊液和血清中检测不到 HHV-6 DNA[114]。此外，免疫力低下的患者在中枢神经系统紊乱时脑脊液 HHV-6 DNA 检出率仅 0~0.9%[132]。

对移植后感染 HHV-6 的认知有限但在不断增多，目前并没有能超过 HHV-6 监测的手段，也没有具体的治疗方法。一项研究对照了预先监测的已感染 HHV-6 的肝移植患者，结果没有发现有临床症状的 HHV 疾病，间接导致病毒再活化的不良反应也无显著差异，均为机会性感染、排斥反应、丙型肝炎复发[133]。体外研究表明，尽管 HHV-6 在临床管理实践应用中变化很大，但更昔洛韦、膦甲酸钠和西多福韦可以抵抗 HHV-6[134]。对移植受体和其他病人 HHV-6 治疗还需要进行更多的研究。

人类疱疹病毒 -7 型

与 HHV-6 一样，人类疱疹病毒 -7 型（human herpes virus-7, HHV-7）有很高的血清阳性率，并且在患者年龄很小的时候因接触暴露的感染唾液而获得。HHV-7 的原发性感染可能是无症状的，也可能与发热和急性感染有关。

血清中 HHV-7 DNA 的检测比 HHV-6 要少见。因为只有大约在 50% 的 HCT 和 20% 的 SOT 受体中可检测出 HHV-7 DNA，在免疫力低下的患者体内 HHV-7 的活性要比 HHV-6 低得多。

与 HCT 受体相比，健康对照组也被发现有相似的 HHV-7 病毒载量中位数值，因此，HHV-7 与免疫功能低下的患者所患疾病的相关性仍不清楚。血液中的 HHV-7 DNA 水平与免疫功能低下的患者所患疾病没有关联[137]。然而有一部分报告显示 HHV-7 在肝炎、脑炎和移植物功能障碍方面会产生一定的作用[138-140]。还有研究表明,常规监测 HCT 和 SOT 病人血液中的 HHV-7 DNA 含量对移植病人并没有什么益处[133-136]。因此,目前并不推荐对移植受体通过分子生物学方法监测 HHV-7。

人类疱疹病毒 -8 型

人类疱疹病毒 -8 型（human herpes virus-8,HHV-8）通过唾液传播,也可以通过性交、输血和器官移植而获得感染[141]。HHV-8 可导致卡波西肉瘤（Kaposi sarcoma, KS）,还与积液淋巴瘤和多中心 Castleman 病相关[142]。HHV-8 也被报道会引起发热和其他症状,如骨髓抑制、嗜血细胞综合征和移植后克隆丙种球蛋白病[143-145]。KS 和其他 HHV-8 相关的恶性肿瘤的诊断需要病理活检以进行组织学评估。对于活检组织,用 IHC 或 PCR 检测 HHV-8 不是必要的,但如果诊断尚不明确会有帮助作用。

外周血单核细胞和血浆中 HHV-8 DNA 的检测和定量可以帮助预测 KS 的发展和治疗效果。在一项研究中,检测出外周血单核细胞相关的 HHV-8 DNA 的艾滋病患者 KS 的发病率是那些没有检测出 HHV-8 DNA 艾滋病患者的 10 倍（每 100 人 30.3 年 vs 每 100 人 3.4 年）[146]。预处理期间 KS 患者血浆 HHV-8 DNA 水平也和生存率降低及临床反应不好相关,因此其在危险分层、治疗策略的选择和监测治疗反应方面是有用的[147-149]。同时搜集 HHV-8 相关的淋巴组织增生疾病患者的血浆和外周血单个核细胞进行对比发现,血浆和外周血单核细胞的 HHV-8 水平相似,这表明任何一种标本类型都可能适合做 HHV-8 测试[150,151]。除了对血液成分的评估,还需要更多的研究进一步确定 HHV-8 定量检测的临床作用,包括预测患者患 KS 的风险以及确定已经发展为 KS 的患者。

结论

本章重点介绍了分子技术在诊断和治疗疱疹病毒方面的多样性及其扩展,重点是针对免疫功能低下的宿主。分子诊断学的进步对活动性疾病的确诊和风险分层、治疗效果的评估、早期治疗策略和基因型抗病毒测试都至关重要。在疱疹病毒感染的诊断和管理过程中运用分子检测还需进行更多的探索

和研究。今后会有新型分子检测方法运用于疱疹病毒的临床评估和检测。

致谢

原作者 S.K. Tan 的工资由美国国立卫生研究院培训经费 5T32AI007502-19 以及国际妇女服务组织 Beta Sigma Phi 支付。

（吕莎莎　吴悦　译,苏东明　校）

参考文献

[1] Cohen J. Introduction to herpesviridae. In: Mandell G, Bennett J, Dolin R, editors. Mandell, Douglas, and Bennett's principles and practice of infectious diseases. 7th ed. Philadelphia, PA: Elsevier; 2009. p. 1937–42.

[2] Grinde B. Herpesviruses: latency and reactivation—viral strategies and host response. J Oral Microbiol 2013;5:1–9.

[3] Madhavan HN, Priya K, Anand AR, Therese KL. Detection of Herpes simplex virus (HSV) genome using polymerase chain reaction (PCR) in clinical samples—comparison of PCR with standard laboratory methods for the detection of HSV. J Clin Virol 1999;14:145–51.

[4] Schmutzhard J, Merete Riedel H, Zweygberg Wirgart B, Grillner L. Detection of herpes simplex virus type 1, herpes simplex virus type 2 and varicella-zoster virus in skin lesions. Comparison of real-time PCR, nested PCR and virus isolation. J Clin Virol 2004;29:120–6.

[5] Schillinger JA, Xu F, Sternberg MR, et al. National seroprevalence and trends in herpes simplex virus type 1 in the United States, 1976-1994. Sex Transm Dis 2004;31:753–60.

[6] Xu F, Sternberg MR, Kottiri BJ, et al. Trends in herpes simplex virus type 1 and type 2 seroprevalence in the United States. JAMA 2006;296:964–73.

[7] Schiffer J, Corey L. Herpes simplex virus. In: Bennett J, Dolin R, Blaser M, editors. Mandell, Douglas, and Bennett's principles and practice of infectious diseases. Philadelphia, PA: Elsevier/Saunders; 2014. p. 1713–30.

[8] Ito J. Herpes simplex virus. In: Appelbaum F, Forman SJ, Negrin RS, Blume KG, editors. Thomas' hematopoietic cell transplantation: stem cell transplantation. 4th ed Hoboken, NJ: Blackwell Publishing Ltd; 2004. p. 1382–7.

[9] Wilck MB, Zuckerman RA. AST Infectious Diseases Community of Practice. Herpes simplex virus in solid organ transplantation. Am J Transplant 2013;13:121–7.

[10] LeGoff J, Pere H, Belec L. Diagnosis of genital herpes simplex virus infection in the clinical laboratory. Virol J 2014;11:83.

[11] Wald A, Huang ML, Carrell D, Selke S, Corey L. Polymerase chain reaction for detection of herpes simplex virus (HSV) DNA on mucosal surfaces: comparison with HSV isolation in cell culture. J Infect Dis 2003;188:1345–51.

[12] Lakeman FD, Whitley RJ. Diagnosis of herpes simplex encephalitis: application of polymerase chain reaction to cerebrospinal fluid from brain-biopsied patients and correlation with disease. National Institute of Allergy and Infectious Diseases Collaborative Antiviral Study Group. J Infect Dis 1995;171:857–63.

[13] Mitchell PS, Espy MJ, Smith TF, et al. Laboratory diagnosis of central nervous system infections with herpes simplex virus by PCR performed with cerebrospinal fluid specimens. J Clin Microbiol 1997;35:2873–7.

[14] Bhullar SS, Chandak NH, Purohit HJ, Taori GM, Daginawala HF, Kashyap RS. Determination of viral load by quantitative real-time PCR in herpes simplex encephalitis patients. Intervirology 2014;57:1–7.

[15] Danve-Szatanek C, Aymard M, Thouvenot D, et al. Surveillance network for herpes simplex virus resistance to antiviral drugs: 3-year follow-up. J Clin Microbiol 2004;42:242–9.

[16] Piret J, Boivin G. Resistance of herpes simplex viruses to nucle-

oside analogues: mechanisms, prevalence, and management. Antimicrob Agents Chemother 2011;55:459—72.

[17] Sandherr M, Einsele H, Hebart H, et al. Antiviral prophylaxis in patients with haematological malignancies and solid tumours: guidelines of the Infectious Diseases Working Party (AGIHO) of the German Society for Hematology and Oncology (DGHO). Ann Oncol 2006;17:1051—9.

[18] Saral R, Burns WH, Laskin OL, Santos GW, Lietman PS. Acyclovir prophylaxis of herpes-simplex-virus infections. N Engl J Med 1981;305:63—7.

[19] Ringden O, Heimdahl A, Lonnqvist B, Malmborg AS, Wilczek H. Decreased incidence of viridans streptococcal septicaemia in allogeneic bone marrow transplant recipients after the introduction of acyclovir. Lancet 1984;1:744.

[20] Wade JC, Newton B, Flournoy N, Meyers JD. Oral acyclovir for prevention of herpes simplex virus reactivation after marrow transplantation. Ann Intern Med 1984;100:823—8.

[21] Bacon TH, Boon RJ, Schultz M, Hodges-Savola C. Surveillance for antiviral-agent-resistant herpes simplex virus in the general population with recurrent herpes labialis. Antimicrob Agents Chemother 2002;46:3042—4.

[22] van Velzen M, van de Vijver DA, van Loenen FB, Osterhaus AD, Remeijer L, Verjans GM. Acyclovir prophylaxis predisposes to antiviral-resistant recurrent herpetic keratitis. J Infect Dis 2013;208:1359—65.

[23] Hussin A, Md Nor NS, Ibrahim N. Phenotypic and genotypic characterization of induced acyclovir-resistant clinical isolates of herpes simplex virus type 1. Antiviral Res 2013;100:306—13.

[24] Sauerbrei A, Liermann K, Bohn K, et al. Significance of amino acid substitutions in the thymidine kinase gene of herpes simplex virus type 1 for resistance. Antiviral Res 2012;96:105—7.

[25] Andrei G, Georgala A, Topalis D, et al. Heterogeneity and evolution of thymidine kinase and DNA polymerase mutants of herpes simplex virus type 1: implications for antiviral therapy. J Infect Dis 2013;207:1295—305.

[26] Burrel S, Aime C, Hermet L, Ait-Arkoub Z, Agut H, Boutolleau D. Surveillance of herpes simplex virus resistance to antivirals: a 4-year survey. Antiviral Res 2013;100:365—72.

[27] Sauerbrei A, Bohn K, Heim A, et al. Novel resistance-associated mutations of thymidine kinase and DNA polymerase genes of herpes simplex virus type 1 and type 2. Antivir Ther 2011;16:1297—308.

[28] Whitley RJ. Chickenpox and herpes zoster (varicella zoster virus). In: Bennett J, Dolin R, Blaser M, editors. Mandell, Douglas, and Bennett's principles and practice of infectious diseases. Philadelphia, PA: Elsevier/Saunders; 2014. p. 1731—7.

[29] Pergam SA, Limaye AP. AST Infectious Diseases Community of Practice. Varicella zoster virus in solid organ transplantation. Am J Transplant 2013;13:138—46.

[30] Ho D, Arvin A. Varicella-zoster virus infections. In: Appelbaum F, Forman SJ, Negrin RS, Blume KG, editors. Thomas' hematopoietic cell transplantation: stem cell transplantation. Hoboken, NJ: Blackwell Publishing Ltd; 2004. p. 1388—409.

[31] Weitzman D, Shavit O, Stein M, Cohen R, Chodick G, Shalev V. A population based study of the epidemiology of Herpes zoster and its complications. J Infect 2013;67:463—9.

[32] Choi WS, Kwon SS, Lee J, et al. Immunity and the burden of herpes zoster. J Med Virol 2014;86:525—30.

[33] Leung J, Harpaz R, Baughman AL, et al. Evaluation of laboratory methods for diagnosis of varicella. Clin Infect Dis 2010;51:23—32.

[34] Kronenberg A, Bossart W, Wuthrich RP, et al. Retrospective analysis of varicella zoster virus (VZV) copy DNA numbers in plasma of immunocompetent patients with herpes zoster, of immunocompromised patients with disseminated VZV disease, and of asymptomatic solid organ transplant recipients. Transpl Infect Dis 2005;7:116—21.

[35] Aberle SW, Aberle JH, Steininger C, Puchhammer-Stockl E. Quantitative real time PCR detection of varicella-zoster virus DNA in cerebrospinal fluid in patients with neurological disease. Med Microbiol Immunol 2005;194:7—12.

[36] Mols JF, Ledent E, Heineman TC. Sampling of herpes zoster skin lesion types and the impact on viral DNA detection. J Virol Methods 2013;188:145—7.

[37] Koropchak CM, Graham G, Palmer J, et al. Investigation of varicella-zoster virus infection by polymerase chain reaction in the immunocompetent host with acute varicella. J Infect Dis 1991;163:1016—22.

[38] Coffin SE, Hodinka RL. Utility of direct immunofluorescence and virus culture for detection of varicella-zoster virus in skin lesions. J Clin Microbiol 1995;33:2792—5.

[39] Ishizaki Y, Tezuka J, Ohga S, et al. Quantification of circulating varicella zoster virus-DNA for the early diagnosis of visceral varicella. J Infect 2003;47:133—8.

[40] San-Juan R, Commoli P, Caillard S, Moulin B, Hirsch H, Meylan P. EBV-related post transplant lymphoproliferative disorder (PTLD) in solid organ transplant (SOT) recipients. Clin Microbiol Infect 2014;20:109—18.

[41] Loren AW, Porter DL, Stadtmauer EA, Tsai DE. Post-transplant lymphoproliferative disorder: a review. Bone Marrow Transplant 2003;31:145—55.

[42] Green M, Michaels MG. Epstein-Barr virus infection and posttransplant lymphoproliferative disorder. Am J Transplant 2013;13:41—54.

[43] Kremer BE, Reshef R, Misleh JG, et al. Post-transplant lymphoproliferative disorder after lung transplantation: a review of 35 cases. J Heart Lung Transplant 2012;31:296—304.

[44] Allen UD, Preiksaitis JK. AST Infectious Diseases Community of Practice. Epstein-Barr virus and posttransplant lymphoproliferative disorder in solid organ transplantation. Am J Transplant 2013;13:107—20.

[45] Wagner HJ, Wessel M, Jabs W, et al. Patients at risk for development of posttransplant lymphoproliferative disorder: plasma versus peripheral blood mononuclear cells as material for quantification of Epstein-Barr viral load by using real-time quantitative polymerase chain reaction. Transplantation 2001;72:1012—19.

[46] Abeynayake J, Johnson R, Libiran P, et al. Commutability of the Epstein-Barr virus WHO international standard across two quantitative PCR methods. J Clin Microbiol 2014;52:3802—4.

[47] Choquet S, Varnous S, Deback C, Golmard JL, Leblond V. Adapted treatment of Epstein-Barr virus infection to prevent posttransplant lymphoproliferative disorder after heart transplantation. Am J Transplant 2014;14:857--66.

[48] Gulley ML, Tang WH. Using Epstein-Barr viral load assays to diagnose, monitor, and prevent posttransplant lymphoproliferative disorder. Clin Microbiol Rev 2010;23:350—66.

[49] Holman CJ, Karger AB, Mullan BD, Brundage RC, Balfour Jr. HH. Quantitative Epstein-Barr virus shedding and its correlation with the risk of post-transplant lymphoproliferative disorder. Clin Transplant 2012;26:741—7.

[50] van der Velden WJ, Mori T, Stevens WB, et al. Reduced PTLD-related mortality in patients experiencing EBV infection following allo-SCT after the introduction of a protocol incorporating preemptive rituximab. Bone Marrow Transplant 2013;48:1465—71.

[51] Gaeta A, Nazzari C, Verzaro S, et al. Early evidence of lymphoproliferative disorder: post-transplant monitoring of Epstein-Barr infection in adult and pediatric patients. New Microbiol 2006;29:231—41.

[52] Gärtner BC, Schäfer H, Marggraff K, et al. Evaluation of use of Epstein—Barr viral load in patients after allogeneic stem cell transplantation to diagnose and monitor posttransplant lymphoproliferative disease. J Clin Microbiol 2002;40:351—8.

[53] Stevens SJ, Verschuuren EA, Verkuujlen SA, Van Den Brule AJ, Meijer CJ, Middeldorp JM. Role of Epstein-Barr virus DNA load monitoring in prevention and early detection of posttransplant lymphoproliferative disease. Leuk Lymphoma 2002;43:831—40.

[54] Oertel S, Trappe RU, Zeidler K, et al. Epstein-Barr viral load in whole blood of adults with posttransplant lymphoproliferative disorder after solid organ transplantation does not correlate with clinical course. Ann Hematol 2006;85:478—84.

[55] Lin JC, Wang WY, Chen KY, et al. Quantification of plasma Epstein-Barr virus DNA in patients with advanced nasopharyngeal carcinoma. N Engl J Med 2004;350:2461—70.

[56] Chan JY, Wong ST. The role of plasma Epstein-Barr virus DNA in the management of recurrent nasopharyngeal carcinoma. Laryngoscope 2014;124:126—30.

[57] Pow E, Law MY, Tsang PC, Perera RA, Kwong DL. Salivary Epstein-Barr virus DNA level in patients with nasopharyngeal carcinoma following radiotherapy. Oral Oncol 2011; 47:879−82.

[58] Adham M, Greijer AE, Verkuijlen SAWM, et al. Epstein-Barr virus DNA load in nasopharyngeal brushings and whole blood in nasopharyngeal carcinoma patients before and after treatment. Clin Cancer Res 2013;19:2175−86.

[59] Cannon MJ, Schmid DS, Hyde TB. Review of cytomegalovirus seroprevalence and demographic characteristics associated with infection. Rev Med Virol 2010;20:202−13.

[60] Bate SL, Dollard SC, Cannon MJ. Cytomegalovirus seroprevalence in the United States: the national health and nutrition examination surveys, 1988−2004. Clin Infect Dis 2010;50: 1439−47.

[61] Hahn G, Jores R, Mocarski ES. Cytomegalovirus remains latent in a common precursor of dendritic and myeloid cells. Proc Natl Acad Sci USA 1998;95:3937−42.

[62] Crumpacker C. Cytomegalovirus. In: Bennett J, Dolin R, Blaser M, editors. Mandell, Douglas, and Bennett's principles and practice of infectious diseases. Philadelphia, PA: Elsevier/Saunders; 2014. p. 1737−53.

[63] Ramana P, Razonable RR. Cytomegalovirus infections in solid organ transplantation: a review. Infect Chemother 2013;45: 260−71.

[64] Winston DJ, Ho WG, Bartoni K, et al. Ganciclovir prophylaxis of cytomegalovirus infection and disease in allogeneic bone marrow transplant recipients. Results of a placebo-controlled, double-blind trial. Ann Intern Med 1993;118:179−84.

[65] George B, Pati N, Gilroy N, et al. Pre-transplant cytomegalovirus (CMV) serostatus remains the most important determinant of CMV reactivation after allogeneic hematopoietic stem cell transplantation in the era of surveillance and preemptive therapy. Transpl Infect Dis 2010;12:322−9.

[66] Jaskula E, Bochenska J, Kocwin E, Tarnowska A, Lange A. CMV serostatus of donor-recipient pairs influences the risk of CMV infection/reactivation in HSCT patients. Bone Marrow Res 2012;2012:375075.

[67] Humar A, Mazzulli T, Moussa G, et al. Clinical utility of cytomegalovirus (CMV) serology testing in high-risk CMV D + / R − transplant recipients. Am J Transplant 2005;5:1065−70.

[68] Ljungman P, Brand R, Hoek J, et al. Donor cytomegalovirus status influences the outcome of allogeneic stem cell transplant: a study by the European group for blood and marrow transplantation. Clin Infect Dis 2014;59:473−81.

[69] Zaia JA. Prevention of cytomegalovirus disease in hematopoietic stem cell transplantation. Clin Infect Dis 2002;35:999−1004.

[70] Zamora MR, Nicolls MR, Hodges TN, et al. Following universal prophylaxis with intravenous ganciclovir and cytomegalovirus immune globulin, valganciclovir is safe and effective for prevention of CMV infection following lung transplantation. Am J Transplant 2004;4:1635−42.

[71] Mendez J, Espy M, Smith TF, Wilson J, Wiesner R, Paya CV. Clinical significance of viral load in the diagnosis of cytomegalovirus disease after liver transplantation. Transplantation 1998;65:1477−81.

[72] Sia IG, Wilson JA, Groettum CM, Espy MJ, Smith TF, Paya CV. Cytomegalovirus (CMV) DNA load predicts relapsing CMV infection after solid organ transplantation. J Infect Dis 2000;181:717−20.

[73] Humar A, Gregson D, Caliendo AM, et al. Clinical utility of quantitative cytomegalovirus viral load determination for predicting cytomegalovirus disease in liver transplant recipients. Transplantation 1999;68:1305−11.

[74] Meyers JD, Ljungman P, Fisher LD. Cytomegalovirus excretion as a predictor of cytomegalovirus disease after marrow transplantation—importance of cytomegalovirus viremia. J Infect Dis 1990;162:373−80.

[75] Goodrich JM, Bowden RA, Fisher L, Keller C, Schoch G, Meyers JD. Ganciclovir prophylaxis to prevent cytomegalovirus disease after allogeneic marrow transplant. Ann Intern Med 1993;118:173−8.

[76] Green ML, Leisenring W, Stachel D, et al. Efficacy of a viral load-based, risk-adapted, preemptive treatment strategy for prevention of cytomegalovirus disease after hematopoietic cell transplantation. Biol Blood Marrow Transplant 2012;18: 1687−99.

[77] Owers DS, Webster AC, Strippoli GF, Kable K, Hodson EM. Pre-emptive treatment for cytomegalovirus viraemia to prevent cytomegalovirus disease in solid organ transplant recipients. Cochrane Database Syst Rev 2013;2.

[78] Hodson EM, Ladhani M, Webster AC, Strippoli GF, Craig JC. Antiviral medications for preventing cytomegalovirus disease in solid organ transplant recipients. Cochrane Database Syst Rev 2013;2.

[79] Khoury JA, Storch GA, Bohl DL, et al. Prophylactic versus pre-emptive oral valganciclovir for the management of cytomegalovirus infection in adult renal transplant recipients. Am J Transplant 2006;6:2134−43.

[80] van der Beek MT, Berger SP, Vossen AC, et al. Preemptive versus sequential prophylactic-preemptive treatment regimens for cytomegalovirus in renal transplantation: comparison of treatment failure and antiviral resistance. Transplantation 2010;89: 320−6.

[81] Witzke O, Hauser IA, Bartels M, et al. Valganciclovir prophylaxis versus preemptive therapy in cytomegalovirus-positive renal allograft recipients: 1-year results of a randomized clinical trial. Transplantation 2012;93:61−8.

[82] Marchetti S, Santangelo R, Manzara S, D'onghia S, Fadda G, Cattani P. Comparison of real-time PCR and pp65 antigen assays for monitoring the development of Cytomegalovirus disease in recipients of solid organ and bone marrow transplant. New Microbiol 2011;34:157−64.

[83] Cariani E, Pollara CP, Valloncini B, Perandin F, Bonfanti C, Manca N. Relationship between pp65 antigenemia levels and real-time quantitative DNA PCR for Human Cytomegalovirus (HCMV) management in immunocompromised patients. BMC Infect Dis 2007;7:1−7.

[84] Flexman J, Kay I, Fonte R, Herrmann R, Gabbay E, Palladino S. Differences between the quantitative antigenemia assay and the COBAS Amplicor Monitor quantitative PCR assay for detecting CMV viraemia in bone marrow and solid organ transplant patients. J Med Virol 2001;64:275−82.

[85] Hayden RT, Yan X, Wick MT, et al. Factors contributing to variability of quantitative viral PCR results in proficiency testing samples: a multivariate analysis. J Clin Microbiol 2012;50: 337−45.

[86] Mills AM, Guo FP, Copland AP, Pai RK, Pinsky BA. A comparison of CMV detection in gastrointestinal mucosal biopsies using immunohistochemistry and PCR performed on formalin-fixed, paraffin-embedded tissue. Am J Surg Pathol 2013;37:995−1000.

[87] McCoy MH, Post K, Sen JD, et al. qPCR increases sensitivity to detect cytomegalovirus in formalin-fixed, paraffin-embedded tissue of gastrointestinal biopsies. Hum Pathol 2014;45:48−53.

[88] Tachikawa R, Tomii K, Seo R, et al. Detection of herpes viruses by multiplex and real-time polymerase chain reaction in bronchoalveolar lavage fluid of patients with acute lung injury or acute respiratory distress syndrome. Respiration 2014;87: 279−86.

[89] Jouneau S, Poineuf JS, Minjolle S, et al. Which patients should be tested for viruses on bronchoalveolar lavage fluid? Eur J Clin Microbiol Infect Dis 2013;32:671−7.

[90] Schlischewsky E, Fuehner T, Warnecke G, et al. Clinical significance of quantitative cytomegalovirus detection in bronchoalveolar lavage fluid in lung transplant recipient. Transpl Infect Dis 2013;15:60−9.

[91] Paraskeva M, Bailey M, Levvey BJ, et al. Cytomegalovirus replication within the lung allograft is associated with bronchiolitis obliterans syndrome. Am J Transplant 2011;11:2190−6.

[92] Costa C, Delsedime L, Solidoro P, et al. Herpesviruses detection by quantitative real-time polymerase chain reaction in bronchoalveolar lavage and transbronchial biopsy in lung transplant: viral infections and histopathological correlation. Transplant Proc 2010;42:1270−4.

[93] Chemaly RF, Yen-Lieberman B, Chapman J, et al. Clinical utility of cytomegalovirus viral load in bronchoalveolar

lavage in lung transplant recipients. Am J Transplan 2005;5:544—8.

[94] Reddy AJ, Zaas AK, Hanson KE, Palmer SM. A single-center experience with ganciclovir-resistant cytomegalovirus in lung transplant recipients: treatment and outcome. J Heart Lung Transplant 2007;26:1286—92.

[95] Myhre HA, Haug Dorenberg D, Kristiansen KI, et al. Incidence and outcomes of ganciclovir-resistant cytomegalovirus infections in 1244 kidney transplant recipients. Transplantation 2011;92:217—23.

[96] Limaye AP, Corey L, Koelle DM, Davis CL, Boeckh M. Emergence of ganciclovir-resistant cytomegalovirus disease among recipients of solid-organ transplants. Lancet 2000;356: 645—9.

[97] Boivin G, Goyette N, Rollag H, et al. Cytomegalovirus resistance in solid organ transplant recipients treated with intravenous ganciclovir or oral valganciclovir. Antivir Ther 2009;14:697—704.

[98] Shmueli E, Or R, Shapira MY, et al. High rate of cytomegalovirus drug resistance among patients receiving preemptive antiviral treatment after haploidentical stem cell transplantation. J Infect Dis 2014;209:557—61.

[99] Eid AJ, Arthurs SK, Deziel PJ, Wilhelm MP, Razonable RR. Emergence of drug-resistant cytomegalovirus in the era of valganciclovir prophylaxis: therapeutic implications and outcomes. Clin Transplant 2008;22:162—70.

[100] Le Page AK, Jager MM, Iwasenko JM, Scott GM, Alain S, Rawlinson WD. Clinical aspects of cytomegalovirus antiviral resistance in solid organ transplant recipients. Clin Infect Dis 2013;56:1018—29.

[101] Lurain NS, Chou S. Antiviral drug resistance of human cytomegalovirus. Clin Microbiol Rev 2010;23:689—712.

[102] Smith IL, Cherrington JM, Jiles RE, Fuller MD, Freeman WR, Spector SA. High-level resistance of cytomegalovirus to ganciclovir is associated with alterations in both the UL97 and DNA polymerase genes. J Infect Dis 1997;176:69—77.

[103] Boppana SB, Ross SA, Fowler KB. Congenital cytomegalovirus infection: clinical outcome. Clin Infect Dis 2013;57(Suppl. 4): S178—181.

[104] Ross SA, Ahmed A, Palmer AL, et al. Detection of congenital cytomegalovirus infection by real-time polymerase chain reaction analysis of saliva or urine specimens. J Infect Dis 2014;210:1415—18.

[105] Boppana SB, Ross SA, Shimamura M, et al. Saliva polymerase-chain-reaction assay for cytomegalovirus screening in newborns. N Engl J Med 2011;364:2111—18.

[106] de Vries J, van der Eijk AA, Wolthers KC, et al. Real-time PCR versus viral culture on urine as a gold standard in the diagnosis of congenital cytomegalovirus infection. J Clin Virol 2012;53:167—70.

[107] Goegebuer T, Van Meensel B, Beuselinck K, et al. Clinical predictive value of real-time PCR quantification of human cytomegalovirus DNA in amniotic fluid samples. J Clin Microbiol 2009;47:660—5.

[108] Liesnard C, Donner C, Brancart F, Gosselin F, Delforge ML, Rodesch F. Prenatal diagnosis of congenital cytomegalovirus infection: prospective study of 237 pregnancies at risk. Obstet Gynecol 2000;95:881—8.

[109] Lazzarotto T, Gabrielli L, Foschini MP, et al. Congenital cytomegalovirus infection in twin pregnancies: viral load in the amniotic fluid and pregnancy outcome. Pediatrics 2003;112: e153—157.

[110] Cohen J. Human herpesvirus types 6 and 7. In: Bennett J, Dolin R, Blaser M, editors. Mandell, Douglas, and Bennett's principles and practice of infectious diseases. 8th ed. Philadelphia, PA: Elsevier/Saunders; 2014. p. 1772—6.

[111] Pellett PE, Ablashi DV, Ambros PF, et al. Chromosomally integrated human herpesvirus 6: questions and answers. Rev Med Virol 2012;22:144—55.

[112] Zerr DM. Human herpesvirus 6 (HHV-6) disease in the setting of transplantation. Curr Opin Infect Dis 2012;25:438—44.

[113] Shimazu Y, Kondo T, Ishikawa T, Yamashita K, Takaori-Kondo A. Human herpesvirus-6 encephalitis during hematopoietic stem cell transplantation leads to poor prognosis.

Transpl Infect Dis 2013;15:195—201.

[114] Fotheringham J, Akhyani N, Vortmeyer A, et al. Detection of active human herpesvirus-6 infection in the brain: correlation with polymerase chain reaction detection in cerebrospinal fluid. J Infect Dis 2007;195:450—4.

[115] Le Bourgeois A, Labopin M, Guillaume T, et al. Human herpesvirus 6 reactivation before engraftment is strongly predictive of graft failure after double umbilical cord blood allogeneic stem cell transplantation in adults. Exp Hematol 2014;42:945—54.

[116] Gotoh M, Yoshizawa S, Katagiri S, et al. Human herpesvirus 6 reactivation on the 30th day after allogeneic hematopoietic stem cell transplantation can predict grade 2-4 acute graft-versus-host disease. Transpl Infect Dis 2014;16:440—9.

[117] Van Leer-Buter CC, Sanders JS, Vroom HE, Riezebos-Brilman A, Niesters HG. Human herpesvirus-6 DNAemia is a sign of impending primary CMV infection in CMV sero-discordant renal transplantations. J Clin Virol 2013;58:422—6.

[118] de Pagter PJ, Schuurman R, Keukens L, et al. Human herpes virus 6 reactivation: important predictor for poor outcome after myeloablative, but not non-myeloablative allo-SCT. Bone Marrow Transplant 2013;48:1460—4.

[119] Zerr DM, Boeckh M, Delaney C, et al. HHV-6 reactivation and associated sequelae after hematopoietic cell transplantation. Biol Blood Marrow Transplant 2012;18:1700—8.

[120] Jeulin H, Agrinier N, Guery M, et al. Human herpesvirus 6 infection after allogeneic stem cell transplantation: incidence, outcome, and factors associated with HHV-6 reactivation. Transplantation 2013;95:1292—8.

[121] Lautenschlager I, Razonable RR. Human herpesvirus-6 infections in kidney, liver, lung, and heart transplantation: review. Transpl Int 2012;25:493—502.

[122] Lee SO, Brown RA, Razonable RR. Clinical significance of pre-transplant chromosomally integrated human herpesvirus-6 in liver transplant recipients. Transplantation 2011;92:224—9.

[123] Lee SO, Brown RA, Razonable RR. Chromosomally integrated human herpesvirus-6 in transplant recipients. Transpl Infect Dis 2012;14:346—54.

[124] Ward KN, Leong HN, Nacheva EP, et al. Human herpesvirus 6 chromosomal integration in immunocompetent patients results in high levels of viral DNA in blood, sera, and hair follicles. J Clin Microbiol 2006;44:1571—4.

[125] Sedlak RH, Cook L, Huang ML, et al. Identification of chromosomally integrated human herpesvirus 6 by droplet digital PCR. Clin Chem 2014;60:765—72.

[126] Ogata M, Satou T, Kadota J, et al. Human herpesvirus 6 (HHV-6) reactivation and HHV-6 encephalitis after allogeneic hematopoietic cell transplantation: a multicenter, prospective study. Clin Infect Dis 2013;57:671—81.

[127] Al Fawaz T, Ng V, Richardson SE, Barton M, Allen U. Clinical consequences of human herpesvirus-6 DNAemia in peripheral blood in pediatric liver transplant recipients. Pediatr Transplant 2014;18:47—51.

[128] Luiz CR, Machado CM, Canto CL, et al. Monitoring for HHV-6 infection after renal transplantation: evaluation of risk factors for sustained viral replication. Transplantation 2013;95:842—6.

[129] Illiaquer M, Malard F, Guillaume T, et al. Long-lasting HHV-6 reactivation in long-term adult survivors after double umbilical cord blood allogeneic stem cell transplantation. J Infect Dis 2014;210:567—70.

[130] Olson AL, Dahi PB, Zheng J, et al. Frequent human herpesvirus-6 viremia but low incidence of encephalitis in double-unit cord blood recipients transplanted without antithymocyte globulin. Biol Blood Marrow Transplant 2014;20: 787—93.

[131] Hill JA, Boeckh MJ, Sedlak RH, Jerome KR, Zerr DM. Human herpesvirus 6 can be detected in cerebrospinal fluid without associated symptoms after allogeneic hematopoietic cell transplantation. J Clin Virol 2014;61:289—92.

[132] Wang F, Linde A, Hägglund H, Testa M, Locasciulli A, Ljungman P. Human herpesvirus 6 DNA in cerebrospinal fluid specimens from allogeneic bone marrow transplant patients: does it have clinical significance? Clin Infect Dis 1999;28:562—8.

[133] Fernandez-Ruiz M, Kumar D, Husain S, et al. Utility of a monitoring strategy for human herpesviruses 6 and 7 viremia after liver transplantation: a randomized clinical trial. Transplantation 2015;99:106—13.

[134] De Bolle L, Naesens L, De Clercq E. Update on human herpesvirus 6 biology, clinical features, and therapy. Clin Microbiol Rev 2005;18:217—45.

[135] Dockrell DH, Paya CV. Human herpesvirus-6 and -7 in transplantation. Rev Med Virol 2001;11:23—36.

[136] Chan PK, Li CK, Chik KW, et al. Risk factors and clinical consequences of human herpesvirus 7 infection in paediatric haematopoietic stem cell transplant recipients. J Med Virol 2004;72:668—74.

[137] Boutolleau D, Fernandez C, Andre E, et al. Human herpesvirus (HHV)-6 and HHV-7: two closely related viruses with different infection profiles in stem cell transplantation recipients. J Infect Dis 2003;187:179—86.

[138] Fule Robles JD, Cheuk DK, Ha SY, Chiang AK, Chan GC. Human herpesvirus types 6 and 7 infection in pediatric hematopoietic stem cell transplant recipients. Ann Transplant 2014;19:269—76.

[139] Holden SR, Vas AL. Severe encephalitis in a haematopoietic stem cell transplant recipient caused by reactivation of human herpesvirus 6 and 7. J Clin Virol 2007;40:245—7.

[140] Thomasini RL, Sampaio AM, Bonon SH, et al. Detection and monitoring of human herpesvirus 7 in adult liver transplant patients: impact on clinical course and association with cytomegalovirus. Transplant Proc 2007;39:1537—9.

[141] Le J, Gantt S. AST Infectious Diseases Community of Practice. Human herpesvirus 6, 7 and 8 in solid organ transplantation. Am J Transplant 2013;13:128—37.

[142] Kaye K. Kaposi's sarcoma—associated herpesvirus (human herpesvirus 8). In: Bennett J, Dolin R, Blaser M, editors. Mandell, Douglas, and Bennett's principles and practice of infectious diseases. Philadelphia, PA: Elsevier/Saunders; 2014. p. 1772—6.

[143] Luppi M, Barozzi P, Rasini V, et al. Severe pancytopenia and hemophagocytosis after HHV-8 primary infection in a renal transplant patient successfully treated with foscarnet. Transplantation 2002;74:131—2.

[144] Regamey N, Hess V, Passweg J, et al. Infection with human herpesvirus 8 and transplant-associated gammopathy. Transplantation 2004;77:1551—4.

[145] Pietrosi G, Vizzini G, Pipitone L, et al. Primary and reactivated HHV8 infection and disease after liver transplantation: a prospective study. Am J Transplant 2011;11:2715—23.

[146] Engels EA, Biggar RJ, Marshall VA, et al. Detection and quantification of Kaposi's sarcoma-associated herpesvirus to predict AIDS-associated Kaposi's sarcoma. AIDS 2003;17:1847—51.

[147] El Amari EB, Toutous-Trellu L, Gayet-Ageron A, et al. Predicting the evolution of Kaposi sarcoma, in the highly active antiretroviral therapy era. AIDS 2008;22:1019—28.

[148] Borok M, Fiorillo S, Gudza I, et al. Evaluation of plasma human herpesvirus 8 DNA as a marker of clinical outcomes during antiretroviral therapy for AIDS-related Kaposi sarcoma in Zimbabwe. Clin Infect Dis 2010;51:342—9.

[149] Simonelli C, Tedeschi R, Gloghini A, et al. Plasma HHV-8 viral load in HHV-8-related lymphoproliferative disorders associated with HIV infection. J Med Virol 2009;81:888—96.

[150] Tedeschi R, Marus A, Bidoli E, Simonelli C, De Paoli P. Human herpesvirus 8 DNA quantification in matched plasma and PBMCs samples of patients with HHV8-related lymphoproliferative diseases. J Clin Virol 2008;43:255—9.

[151] Luppi M, Barozzi P, Schulz TF, et al. Bone marrow failure associated with human herpesvirus 8 infection after transplantation. N Engl J Med 2000;343:1378—85.

9

微小病毒的分子检测

G. Gallinella[1,2]

[1]Department of Pharmacy and Biotechnology, University of Bologna, Bologna, Italy
[2]S. Orsola-Malpighi Hospital-Microbiology, University of Bologna, Bologna, Italy

微小病毒科

微小病毒科包括具有单链 DNA 基因组的病毒,其被包裹在直径 22~26nm 的二十面体蛋白衣壳中。病毒复制发生在感染细胞的细胞核中并且高度依赖于细胞环境,通常仅在活跃复制的细胞中或有其他辅助病毒相互影响时,才会产生复制。微小病毒亚科包括能够感染脊椎动物宿主的病毒,其中最近的分类学修订区分了 8 个病毒属,并且在每个属中收集了通常在实验室或临床环境中识别的病毒分离株的个体病毒物种[1]。

目前微小病毒主要依靠基因组序列信息进行分类,而不是表型分类。分子生物学技术的应用,特别是更高级的高通量测序技术和相关的生物信息学分析,催生了更适合于描述该病毒家族内生物多样性的分类方案,从而重新定义了相关分子诊断学的框架。

适用于人宿主的病毒存在于依赖病毒属(腺相关病毒,adeno-associated viruses,AAV)、红细胞病毒(*Erythroparvovirus*,B19V)、*Bocaparvovirus*(HBoV1-4)、四属病毒(*Tetraparvovirus*,PARV4)属中。虽然人们通常认为 AAV 病毒没有致病性,并且已被用作转导载体,但是其他几种病毒则具有致病潜力,也推动了临床分子诊断性技术的发展。微小病毒 B19(parvovirus,B19V)是公认的可以使人类致病的病毒[2],而作为呼吸道或肠道致病病毒的人博卡病毒近来已经得到了更多关注[3]。

微小病毒 B19

病毒

B19V 基因组是长度为 5.6kb 的线性 ssDNA 分子。任一极性的链以相同的频率单独地壳体化并且功能等同。该病毒的基因组(图 9.1)由一个独特的内部区域构成,包含所有的编码序列、重复序列,以反向末端区域作为复制的起源。基因组编码三个主要蛋白,左侧的非结构(nonstructural,NS)蛋白,右侧的两个共线衣壳蛋白 VP1 和 VP2 以及次要 NS 蛋白。由 5%~10%VP1 和 90%~95%VP2 蛋白组成的衣壳在 $T=1$ 排列中形成二十面体结构,直径约 25nm。

B19V 可通过特定受体(如球蛋白和整联蛋白)[4,5]与骨髓中红系祖细胞选择性结合,并进行功能性内化[6,7]。在合适的细胞环境中,病毒可通过一系列相互协调过程合成大分子[8,9]。DNA 修复合成产生双链 DNA 模板,第一阶段转录主要产生编码 NS 蛋白的 mRNA,随后是滚动基因组的发夹复制和延伸转录,包括编码结构蛋白的 mRNA。VP 蛋白的积聚最终为病毒核酸组装上衣壳,单链病毒基因组被安装上衣壳后,成熟的病毒即可从被感染的细胞释放。适合微小病毒生存的环境仅限于红细胞谱系中的细胞,从红系集落形成单位(CFU-E)到成红细胞的各分化阶段[10,11]。在这些细胞中,病毒会产生一系列复杂的细胞效应[12-14],包括细胞周期

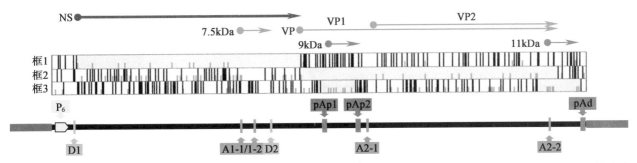

图 9.1 B19V 基因组结构和功能变换。（上）在基因组的正链中鉴定的开放阅读框（open reading frames, ORF），箭头表示位于 ORF 图上的病毒蛋白的编码区；（底部）基因组组织，具有末端和内部区域的不同表现，以及启动子（P6）、剪接供体（D1, D2）、剪接受体（A1-1/2, A2-2/2）和切割 - 多腺苷酸化（pApl, pAp2, pAd）位点。内部编码区侧翼为两个反向末端重复区，其广泛回文，并且可以在类似发夹的双链结构中折叠，其用作第二链合成的引发位点，并通过滚动发夹复制机制作为复制起点。内部区域包括分成两个主块的所有阅读框。在基因组的左侧，单个 ORF 编码病毒 NS 蛋白，其在病毒复制和与细胞环境相互作用（细胞周期停止，诱导促炎细胞因子的凋亡）中发挥很多作用。在基因组的右侧，单个 ORF 编码病毒衣壳蛋白，并且经过 mRNA 加工产生两个共线蛋白：①较长的 VP1，其 N- 末端（VPlu）有别于 VP2，并且有病毒感染必需的 PLA2 磷脂酶活性；②较短的 VP2，与 VP1 的 C 末端共线，其构成衣壳的核心结构。其他次要 ORF 编码小 NS 蛋白（11, 9 和 7.5kD）。

停滞和诱导凋亡[15]，引起红细胞生成的暂时阻断，其可表现为暂时或持续的红细胞增生。病毒可以感染不同组织的其他类型细胞，包括内皮细胞、基质细胞或滑膜细胞[16-18]。除红系祖细胞以外的细胞环境通常不适合病毒生存——感染往往无效，尽管也有人报道细小病毒可在这些细胞里生产复制并造成病理性损伤，但病毒基因组的存在与病毒复制、转录或蛋白质合成不相关[19]。

传播

B19V 传播广泛，分布于全球。大多数流行病学研究将特异性 IgG 作为曾经感染该病毒的标志物。人类在 20 岁之前感染率最高，感染人群中 60% 处于这个年龄段，但是老年人也会感染，达到高于 80% 的最大患病率[20]。

病毒的主要经呼吸系统传播，50% 以上的传播病例与其在家庭、学校或医院中的活动密切相关。在气候温和的国家，病毒的传播主要发生在春季 / 初夏，据报道流行周期为 4~5 年。病毒会通过母婴传播，有可能导致胎儿损伤，产前评估胎儿感染的风险应该包括 B19V 感染[21-23]。最后，考虑到高病毒载量的病毒血症阶段，存在病毒通过血液和血液衍生制品产生医源性传播的风险，引发人们对血液和血液制品安全问题的担忧[24]。

感染——早期事件

在接触和感染原发性病毒血症阶段（通常未检测到）之后，病毒进入骨髓并感染红系祖细胞，并对细胞产生毒性作用。在这个阶段，骨髓中会出现红细胞发育不全并存在特有的巨型红细胞。病毒对骨髓的致病作用在于其诱导细胞周期阻滞，阻断红细胞分化，最终导致易感和感染细胞凋亡[25]。对宿主的临床影响体现在对骨髓活性的抑制，与骨髓产生红细胞的数量和周期以及免疫系统产生有效特异性反应的能力相关[26, 27]。

对具有生理性红细胞生成和正常免疫系统的个体，感染的程度和时间范围有限，并且受到特异性中和免疫应答的控制。受感染的宿主的血红蛋白水平仅略微降低，从血液学的角度看，感染通常是无症状的。具有中性增殖活性（IgM，随后是 IgG）抗体的产生有助于在 3~4 个月逐渐清除该病毒，同时不断降低病毒载量水平，在原发感染后的几个月可降至极低水平[28-30]。对于伴有免疫应答缺陷或红细胞生成障碍的个体，感染 B19V 会改变病毒复制和细胞周转之间的平衡，表现为红细胞再生障碍性贫血（pure red cell aplasia, PRCA）和贫血[31]。由于红细胞寿命的缩短或人体对红细胞的需要增加会导致前体红细胞数量的增加、复制速度的加快。在这种情况下，感染可导致急性贫血发作，表现为典型的再生障碍。在伴有先天性或后天性免疫缺陷，如被 HIV 感染的宿主[32]，或宿主在接受化疗[33] 及骨髓或实体器官移植受者在接受免疫抑制治疗期间[34-36]，其免疫系统缺乏控制、中和及清除病毒感染的能力，那么感染有可能持久。此时宿主会出现持续的红细胞生成障碍和不同程度的贫血，包括代偿性贫血和非明显性贫血。

感染——晚期事件

骨髓产生可复制性感染,不断将子代病毒释放到血液中,导致继发性病毒血症,其特征是病毒全身性分布,急性期病毒载量水平高($>10^{12}$ 病毒 /ml),并有可能导致临床晚期感染。在这个阶段,其他类型的细胞包括内皮细胞、基质细胞或滑膜细胞等会被感染。内皮细胞通常不容易被穿越,并且是病毒持续生存的可能部位;但是在某些情况下,人们可以精确地描述病毒在内皮细胞的活性,及其与病理过程之间的因果关联[18]。

在这个阶段,致病机制通常诱导炎症反应[37-39],更为罕见的是诱导坏死性过程[40]或自身免疫性疾病的发展[41]。B19V 感染的两种典型性晚期表现是红斑感染(主要发生于儿童)和关节病(主要发生于成年患者),并且有慢性迁延的倾向。现在认为这种病毒是导致急性心肌炎的原因[42,43],也可能是引起慢性炎症性心肌病的诱因[44],并与流感病毒[45,46]或自身免疫性疾病有关[41]。人们已经不断发现与B19V 感染相关的临床症状,涉及几乎所有的器官和组织,其中的一些非典型的临床表现也不断被重视。我们应该采用严格的诊断标准和全面的检测方法来探讨 B19V 感染与非典型病理过程之间的联系。

病毒持续感染

初次感染后,通常可在多种人体组织中检测到B19V,可能终生存在[47]。人们不仅在低水平病毒血症持续感染的个体骨髓中可以检测到病毒,而且在没有活性病毒复制指征的正常受试者的骨髓中也能检测到[48,49];在包括脾、淋巴结和扁桃体的淋巴组织中发现有病毒 DNA 的存在[49]。肝脏中也可以检测到病毒 DNA[50]。心脏中普遍存在的 B19V DNA 是否是心肌病发展的潜在原因一直是争论焦点[51,52]。病毒 DNA 通常存在于滑膜组织[53]和皮肤[54]。在急性感染时,病毒可被机体免疫应答快速清除;而在感染后期病毒则能与人类宿主长期共存,病毒 DNA 在人体组织中的持续存在会引发感染,使B19V 成为人类病毒组的组成部分[47]。这种持续感染究竟意味着病毒 DNA 能整合入宿主基因组还是与病毒再活化和再复制性感染相关,仍然有待研究。

胎儿感染

B19V 可以穿过胎盘屏障感染胎儿;表达于胎盘的绒毛滋养层的红细胞糖苷酯是病毒受体,它可促进病毒转运到胎儿循环[55]。胎盘的内皮细胞会被感染,导致胎儿感染甚至胎盘损伤[56]。在胎儿血液循环中,根据胎龄,病毒可以感染肝和(或)骨髓中的红系祖细胞,并且可以在胎儿几种组织的血管内以及羊水中检测到病毒[57]。病毒可以诱导胎儿红细胞生成阻滞,其作用取决于胎儿发育所处的阶段、胎儿红细胞生成的速率和免疫反应的成熟度[58]。怀孕早期感染该病毒具有更高的胎儿死亡风险,高达 10%,而在孕中期发生的感染往往导致胎儿水肿,最终可能导致胎儿死亡,但如果没有持续性的损伤,胎儿是能够恢复的。在妊娠晚期胎儿损伤的整体风险降至正常范围,尽管后期子宫内胎儿死亡也可能发生[21,59]。新生儿出生时可能出现短暂的病毒血症[23,60],但只是散发地引起新生儿贫血或相关异常[61]。胎儿贫血对神经发育的长期影响仍在研究中[62]。

分子靶点

靶点和样本

由于基因结构上的复杂性不高,用于诊断 B19V 的分子靶点也有限。对外周血的血清 / 血浆、其他体液、胎儿脐带血或羊水进行病毒 DNA 检测可以反映病毒复制和活跃感染的情况。鉴于病毒复制的特征和感染过程的动力学,通过分子扩增方法定量评估可靠的病毒载量以获得有用的诊断信息至关重要。我们还可以在骨髓吸出物、固体组织活检、胎儿活检或胎盘活检等细胞样品中寻找病毒 DNA。在这些情况下,定量评估基因组拷贝数的和病毒mRNA 水平均可用于区分病毒的活跃感染和持久性失活。除了定量分子扩增方法,还可以采用原位杂交有效检测病毒核酸,通过免疫学方法检测病毒NS 或 VP 蛋白。

B19V 基因型

B19V 可细分为三种基因型:原型基因型 1 和两种变异基因型 2 和 3[63,64]。在核苷酸水平上,基因型簇之间的多样性在基因型 1 约为 10%,在基因型 2 和 3 为 5%~6%,而每个 1 型基因簇多样性通常低于 2%,2 或 3 型在 3%~10% 的范围内。所有的病毒基因型均共同传播,但具有不同的发病频率和地理分布。原型基因型 1 是传播最广泛的病毒[65,66]。大多数分离株称为亚型 1a,而亚型 1b 和其他变体更少且仅限于个别地区。基因型 2 可能是基因型 1 和 3 的较早变体,通常存在于老年人群体中[47]，并且仅偶尔被检测为传播病毒[67]。基因型 3 分为两个不同的亚型 3a 和 3b[68]，以相对较高的频率分布于西非，在其他地理区域出现的频率较低。三种 B19V 基因型被认为具有相似的生物学特性、致病能力、传播途径，并且给予临床诊断相同的挑战[69]。因此，核酸扩增步骤能够检测和标准化定量所有基因型。为了达到这些要求，可以利用来自核苷酸数据库的大量序列信息，并且可以借助所有基因型的国际标准作为参考[70,71]。

目前的序列信息表明，虽然基因型 1 存在连续进化过程[72-74]，但它仍存在共有序列，且在不同分离病毒株中的遗传多样性非常有限。基因型 1 的低遗传多样性表明，在分子检测中使用的引物和探针能识别大多数有诊断价值的靶标。基因型 2 和 3 的问题则不同：目前我们对其基因组序列知之甚少；基因间和基因型之间存在较高的多样性，共有序列的一致性低于基因型 1，并且新发现的序列显示出更高的遗传多样性。序列变异程度高可能为诊断带来更多挑战，同时引物和探针只能识别具有较低期望值的目标。

分子技术

技术的发展

B19V 不适应在细胞培养物中生长，这推动了用直接分子方法检测临床标本的发展。多年来，分子分析技术将病毒基因组作为诊断靶标，为 B19V 检测提供完整路径。随着快速精准的分子诊断技术的发展，人们已经研发了一系列分子杂交和核酸扩增技术[75-80]。为了确保 PCR 方法的准确性和可靠性，研究人员已经研发出标准化的竞争性对照或内部对照[81-83]。目前，定量和内部对照的实时 PCR 技术（qPCR）是 B19V DNA 分子检测的标准分析方法[84-87]。该技术需要达到两个要求：①检测所有 B19V 基因型的能力；②目标校准和标准量化。这两个要求都采用了国际标准[70]，可以接受各种国际水平认证[88,89]。

qPCR 测定的实验设计

分子扩增测定中引物和探针的设计需要考虑分子间基因型分布和序列异质性[90]。序列比对有助于确定每个基因型的共有序列，以及适用于设计针对不同物种的扩增引物和探针的共有序列。为了建立分子检测方法（图 9.2），研究人员往往选取 B19V 基因组内部中的保守序列设计引物。针对这段序列设计的引物对于所有基因型的相应产物均可以有效进行扩增；针对这段序列上所包含的特异性标签，序列设计的特异性探针可以区分不同的基因型。由此，我们不仅可以检测出病毒，还可以进行相应的基因型鉴定。然而，引物和探针的选择不排除与不同的临床病毒分离株之间出现错配的可能性，如退火出错、低估或错误鉴定靶病

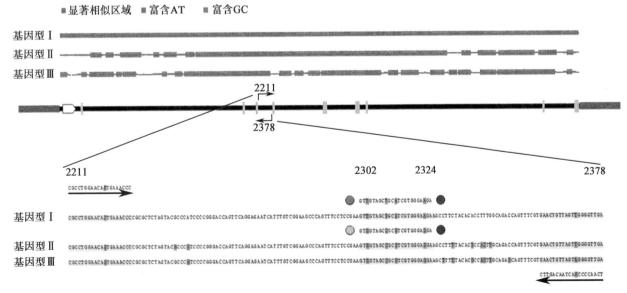

图 9.2　qPCR 测定设计。（上）B19V 基因型之间的序列相似性。每个基因型的共有序列（每个衍生自 NCBI 的完整序列的数据集）的比对）被比对以显示基因型之间显著（>90%）序列相似性的区域；（中心）B19V 基因组组织和功能（图 9.1）。指示两种合适的基因型共有 qPCR 引物的位置；（底部）qPCR 靶序列，三种基因型的序列比对。由扩增引物和基因型特异性探针识别的序列用黄色标示，核苷酸差异用绿色标示。显示了识别基因型 1 或基因型 2/3 的两种替代性水解探针，其具有替代的荧光发光基团[90]。

毒。对于引物设计良好的检测方法,在引物结合位点上或探针结合位点上发生单碱基错配率往往低于1%。针对扩增产物的测序最终可能主要用于流行病学研究,特别是确认变体基因型的存在和特性。

qPCR 检测的验证

为满足不同的操作系统和诊断需求,人们可以开发替代的 qPCR 方案。用嵌入染色法对 B19V DNA 进行不分型检测可以作为运用荧光探针进行分型检测的替代方法。我们也可以综合运用两种不同的检测方法以保持相同的检测灵敏度和特异性。后一种方案能特异性鉴定病毒原型或变异基因型,其可灵活检测伴有额外序列异质性的新变异病毒。常规临床检测过程中设立内对照非常必要。如果样品是血清/血浆,可以在核酸纯化步骤中向样品中加入外源对照,用于确保实验过程的质量。不同分子检测的分析性能需要根据分析检测的一致性指南进行评估。国际标准参考小组允许将定量校准曲线用于检测的验证和操作。检测和定量的限度以及测定的线性范围需要满足分析需要。结果应以国际单位(IU)而不是基因组拷贝给出。检测或定量的下限可以设定在 10^2 ~ 10^3 IU/ml 的范围内,而测定的线性范围应该延伸到至少 10^9 IU/ml。诊断实验室可以运用经过验证的商业化诊断测定方法。然而,诊断试剂盒由于靶序列的异质性会产生问题,对于B19V,一些报告和能力评估表明这些 qPCR 测定可能不完全符合分析性能标准[91-93]。相反,临床实验室内部开发的分子检测方法使我们有更多的操作选择,但需要严格遵循分析指南和验证程序,从而确保结果的可靠性[94]。

原位杂交技术

原位杂交法是 qPCR 的有效补充,它在检测细胞或组织内的病毒核酸的同时还能保留细胞的形态。在活检的情况下,即使有标准化的内源性靶标,由 qPCR 提供的纯化核酸的定量信息不是最重要的,因为病毒在活检标本中的不同类型的细胞的复制能力和扩散程度不同。通过原位杂交技术,我们可以在所获得的活检组织中鉴定被感染的细胞,并给出组织内感染分布的情况,以及涉及的细胞类型。研究人员已经研发了几种方法[95-100],这些方法在探针(DNA、寡 DNA 或寡 PNA 探针)、标记方法、配方和检测方法上有所不同。我们可以使用免疫荧光或免疫酶检测方法。在后一种情况下,显色底物便于我们用显微镜观察相应组织,而化学发光底物的使用可以对感染细胞内靶序列的数量进行定量评估[101]。

免疫学技术

病毒蛋白的免疫检测不适用于检测血液中的病毒[102],但可以成为鉴定组织样品中有效感染细胞的有用工具。市售的单克隆或多克隆抗体针对病毒衣壳蛋白的 VP1/VP2 共同表位[103]。在采用原位杂交等技术的同时结合病毒蛋白质/或细胞标记物的免疫检测能更好地甄别出存在病毒可复制感染并鉴定靶细胞表型[56, 101]。

临床应用

诊断方法

实验室诊断是确认或排除 B19V 感染,并进一步区分急性和持续感染的必要手段。此外,B19V检测是筛查的一部分,尤其是产前筛查,同时也是预防病毒通过血液或血液制品进行医源性传播的措施。

由于与宿主因子的相互作用和免疫系统应答效力的不同,B19V 处于不同的病毒感染进程。临床实验室尽可能多地综合使用针对病毒组分(主要是病毒 DNA)的分子检测与病毒特异性抗体的免疫检测方法,通过多个参数提高诊断 B19V 感染的准确性(图 9.3)。感染急性期的特征是高病毒血液载量和特异性 IgM/IgG 抗体出现,随后通常在特异性 IgM 和 IgG 的存在下对病毒血症进行清除,或常在仅存在 IgG 的情况下导致持续感染,并且最终导致病毒在组织中沉默、持续性存在。

对 B19V 感染的间接免疫学方法诊断通常作为第一级调查。在这种情况下,需要对 VP 蛋白的 IgG/IgM 抗体进行联合确定。IgM 反应性的存在通常指示活性或最近的感染,因此重复测定可作为确认检测。此外,能够区分构象或线性表位反应性差异的测定法可用于确认或更好地表征免疫应答[104-106]。然而,免疫学方法存在的几个限制问题推动了分子诊断技术的发展。

在感染的初始阶段,我们在发现相应的免疫反应之前,病毒的载量往往会达到最高水平。在这种情况下,单次免疫测定可能产生不可靠的结果,而重复测试将导致诊断的延迟。在感染的后期,当 IgG

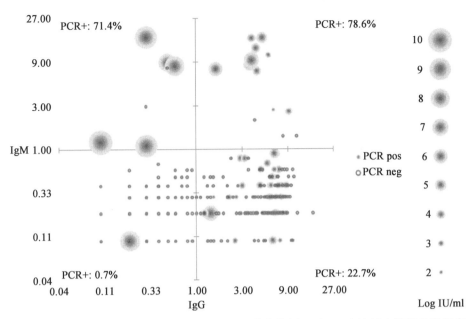

图9.3 抗B19V IgG和IgM免疫检测和qPCR联合使用。对354个连续血清样品进行多参数分析，用于B19V特异性IgG和IgM抗体（EIA, DiaSorin）和B19V DNA（qPCR）的联合检测[90]。其中，61个PCR阳性，病毒载量范围从10^2 IU/ml到超过10^{10} IU/ml，293个PCR阴性。根据IgG和IgM的相应指数值绘制样品，在阳性qPCR的情况下，气泡的直径根据规模与病毒载量的对数（IU/ml）成比例。

和IgM存在时可检测到持续性病毒载量降低。IgM水平的降低往往与病毒的延迟清除相一致。在持续感染中，当检测不到IgM抗体时，人体甚至可以存在持续水平的病毒血症。

分子检测适用于确认疑似活动性感染的病例、随访并记录感染过程以及持续感染的特征。在伴有免疫缺陷、免疫抑制或接受输血的患者中，抗体检测不是可靠的诊断方法，病毒DNA的检测应视为是唯一相关的诊断参数。在产前筛查或产前诊断中，如果只检测母亲的免疫状态，只会导致低估母亲体内的病毒活动性感染的程度及胎儿的风险，因此检测母亲血液中的病毒DNA应该成为诊断检查的一部分[23, 107]。

分子检测通常选用外周血，因为生产性感染由病毒血症引起，病毒血症水平与临床病程相关。血清和血浆都是合适的检测标本，因此我们可以从同一种标本中获得病毒基因组和特异性抗体的信息。在主要血液系统受累的情况下，医生也可以从骨髓抽吸物中检测病毒。我们还可以从疑似存在活性B19V感染的其他组织获得活检标本，例如罹患急性心肌炎的心肌组织。在这种情况下，我们需要解决的关键问题是区分病毒活跃感染与持续带毒状态。确认胎儿的感染情况可能需要做分子分析，不必分析脐带血，因为病毒在羊水中和足月胎儿

的胎盘中均存在，在活检或尸检时也能检测到病毒（图9.4）。

qPCR结果解读与相关性

主要问题是，分子扩增方法使我们在较大范围内有效地定量评估病毒载量，获取有用的诊断信息。事实上，外周血是可选的标本。在典型的感染过程中，急性期的高病毒载量将在随后的几个月逐渐降低至较低水平。因此，定性观察标本中存在/不存在病毒DNA只能提供极少的信息量，而对于B19V感染的准确分子诊断，恰恰需要对病毒载量进行定量评估。甚至在正常受试者中，可能在短时间内也无法实现从外周血中完全清除B19V DNA[30, 108]。因此，诊断问题是将这种情况与活动性持续感染区分开，并且确定病毒载量是用于该目的的唯一相关参数。对于孕妇，无论产前筛查还是对特定诊断问题的反应，相比于免疫学检测，B19V DNA是更可靠的感染标记[23]，而确认子宫内或先天性感染需要依靠胎儿或新生儿样本中B19V DNA的检测[60]。

基因分型是诊断相关的第二个问题，因为所有基因型的B19V都具有相同的病理特征[69]，但基因型测定与流行病学调查相关。重要的是通过具有相同分析灵敏度的分子测定检测所有病毒基因型。因此，使用能够定量且有可能区分所有不同基因型的

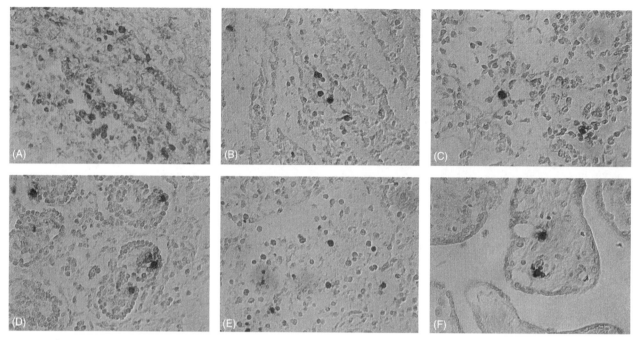

图9.4 胎儿组织中B19V DNA感染细胞的原位杂交检测。胎儿中度水肿并在妊娠19周死亡后获得活检组织。用地高辛标记的DNA探针处理福尔马林固定的石蜡包埋的组织切片以检测B19V核酸,并通过抗Dig碱性磷酸酶抗体进行杂交探针的免疫检测,然后进行BCIP-NBT底物开发[57]。阳性细胞在组织内表现为深蓝色。部分:(A)肝;(B)心脏;(C)肺;(D)肾;(E)肠系膜和(F)胎盘。阳性细胞已被鉴定为造血(肝)或循环红系祖细胞。原始放大倍数:400×。

qPCR方法检测B19V主要基于两个考虑:首先,已知变异基因型在欧洲和美国以外的区域以较高频率传播,此外,不断变化的人口和流行病学情况可能导致基因型3的全球性传播[65]。第二,可靠的病毒诊断应该能够检测变异基因型,甚至在特定的临床散发情况下,只对基因型1进行测定可能导致B19V检测失败[93,109,110]。

检测的局限性

临床医生低估了B19V的影响。其广泛的传播特性、有限的流行程度和自限性临床过程使得人们对其致病潜力放松了警惕。然而,B19V作为病原体可感染所有的组织和器官。对B19V在人类疾病中的实际致病作用的认识和定义需要通过更好的诊断方法和算法的发展来发掘。为此,将免疫诊断方法与分子检测方法整合应用至关重要。B19V的分子检测简单易行并且结果可靠。用qPCR技术检测B19V的时候可以用标准的分析前处理程序处理生物标本。qPCR技术的应用范围很广,从商业运用到集成于通用分析平台,到定制或实验室开发的测定,都需要标准的实验室设备。多功能的分析平台和具有即时检测能力的备选分子检测方法[111]将在未来增加B19V分子测试的机会,旨在提高检测性能、扩大信息量,减少检测时间和成本。目前我们尚

不完全了解B19V遗传进化和多样性的模式、其与宿主的生物学特征和复杂关系,以及其不同的临床感染特征等问题。通过分子检测获得的更多疾病信息都有益于我们回答这些问题。

(王静　周莉萍　译,张义　校)

参考文献

[1] Cotmore SF, Agbandje-McKenna M, Chiorini JA, et al. The family Parvoviridae. Arch Virol 2014;159:1239–47.

[2] Gallinella G. Parvovirus B19 achievements and challenges. ISRN Virology 2013; Available from: http://dx.doi.org/10.5402/2013/898730.

[3] Jartti T, Hedman K, Jartti L, Ruuskanen O, Allander T, Soderlund-Venermo M. Human bocavirus-the first 5 years. Rev Med Virol 2012;22:46–64.

[4] Brown KE, Anderson SM, Young NS. Erythrocyte P antigen: cellular receptor for B19 parvovirus. Science 1993;262:114–17.

[5] Weigel-Kelley KA, Yoder MC, Srivastava A. Alpha5beta1 integrin as a cellular coreceptor for human parvovirus B19: requirement of functional activation of beta1 integrin for viral entry. Blood 2003;102:3927–33.

[6] Quattrocchi S, Ruprecht N, Bonsch C, et al. Characterization of the early steps of human parvovirus B19 infection. J Virol 2012;86:9274–84.

[7] Leisi R, Ruprecht N, Kempf C, Ros C. Parvovirus B19 uptake is a highly selective process controlled by VP1u, a novel determinant of viral tropism. J Virol 2013;87:13161–7.

[8] Bonvicini F, Filippone C, Delbarba S, et al. Parvovirus B19 genome as a single, two-state replicative and transcriptional unit. Virology 2006;347:447–54.

[9] Bonvicini F, Filippone C, Manaresi E, Zerbini M, Musiani M, Gallinella G. Functional analysis and quantitative determination of the expression profile of human parvovirus B19. Virology 2008;381:168–77.

[10] Wong S, Zhi N, Filippone C, et al. Ex vivo-generated CD36 + erythroid progenitors are highly permissive to human parvovirus B19 replication. J Virol 2008;82:2470–6.

[11] Filippone C, Franssila R, Kumar A, et al. Erythroid progenitor cells expanded from peripheral blood without mobilization or preselection: molecular characteristics and functional competence. PLoS One 2010;5:e9496.

[12] Morita E, Nakashima A, Asao H, Sato H, Sugamura K. Human parvovirus B19 nonstructural protein (NS1) induces cell cycle arrest at G(1) phase. J Virol 2003;77:2915–21.

[13] Wan Z, Zhi N, Wong S, et al. Human parvovirus B19 causes cell cycle arrest of human erythroid progenitors via deregulation of the E2F family of transcription factors. J Clin Invest 2010;120:3530–44.

[14] Luo Y, Kleiboeker S, Deng X, Qiu J. Human parvovirus B19 infection causes cell cycle arrest of human erythroid progenitors at late S phase that favors viral DNA replication. J Virol 2013;87:12766–75.

[15] Yaegashi N, Niinuma T, Chisaka H, et al. Parvovirus B19 infection induces apoptosis of erythroid cells in vitro and in vivo. J Infect 1999;39:68–76.

[16] Ray NB, Nieva DR, Seftor EA, Khalkhali-Ellis Z, Naides SJ. Induction of an invasive phenotype by human parvovirus B19 in normal human synovial fibroblasts. Arthritis Rheum 2001;44:1582–6.

[17] Zakrzewska K, Cortivo R, Tonello C, et al. Human parvovirus B19 experimental infection in human fibroblasts and endothelial cells cultures. Virus Res 2005;114:1–5.

[18] von Kietzell K, Pozzuto T, Heilbronn R, Grossl T, Fechner H, Weger S. Antibody-mediated enhancement of parvovirus B19 uptake into endothelial cells mediated by a receptor for complement factor C1q. J Virol 2014;88:8102–15.

[19] Bonvicini F, Manaresi E, Di Furio F, De Falco L, Gallinella G. Parvovirus B19 DNA CpG dinucleotide methylation and epigenetic regulation of viral expression. PLoS One 2012;7:e33316.

[20] Mossong J, Hens N, Friederichs V, et al. Parvovirus B19 infection in five European countries: seroepidemiology, force of infection and maternal risk of infection. Epidemiol Infect 2008;136:1059–68.

[21] Enders M, Weidner A, Zoellner I, Searle K, Enders G. Fetal morbidity and mortality after acute human parvovirus B19 infection in pregnancy: prospective evaluation of 1018 cases. Prenat Diagn 2004;24:513–18.

[22] Lamont RF, Sobel JD, Vaisbuch E, et al. Parvovirus B19 infection in human pregnancy. BJOG 2011;118:175–86.

[23] Bonvicini F, Puccetti C, Salfi NC, et al. Gestational and fetal outcomes in B19 maternal infection: a problem of diagnosis. J Clin Microbiol 2011;49:3514–18.

[24] Blumel J, Burger R, Drosten C, et al. Parvovirus B19—revised. Transfus Med Hemother 2010;37:339–50.

[25] Chisaka H, Morita E, Yaegashi N, Sugamura K. Parvovirus B19 and the pathogenesis of anaemia. Rev Med Virol 2003;13:347–59.

[26] Brown KE. Haematological consequences of parvovirus B19 infection. Baillieres Best Pract Res Clin Haematol 2000;13:245–59.

[27] Young NS, Brown KE. Parvovirus B19. N Engl J Med 2004;350:586–97.

[28] Musiani M, Zerbini M, Gentilomi G, Plazzi M, Gallinella G, Venturoli S. Parvovirus B19 clearance from peripheral blood after acute infection. J Infect Dis 1995;172:1360–3.

[29] Lindblom A, Isa A, Norbeck O, et al. Slow clearance of human parvovirus B19 viremia following acute infection. Clin Infect Dis 2005;41:1201–3.

[30] Lefrere JJ, Servant-Delmas A, Candotti D, et al. Persistent B19 infection in immunocompetent individuals: implications for transfusion safety. Blood 2005;106:2890–5.

[31] Young NS, Abkowitz JL, Luzzatto L. New insights into the pathophysiology of acquired cytopenias. Hematology (Am Soc Hematol Educ Program) 2000;18–38.

[32] Koduri PR. Parvovirus B19-related anemia in HIV-infected patients. AIDS Patient Care STDS 2000;14:7–11.

[33] Broliden K, Tolfvenstam T, Ohlsson S, Henter JI. Persistent parvovirus infection in pediatric malignancies. Med Pediatr Oncol 1998;31:66–72.

[34] Gallinella G, Manaresi E, Venturoli S, Grazi GL, Musiani M, Zerbini M. Occurrence and clinical role of active parvovirus B19 infection in transplant recipients. Eur J Clin Microbiol Infect Dis 1999;18:811–13.

[35] Broliden K. Parvovirus B19 infection in pediatric solid-organ and bone marrow transplantation. Pediatr Transplant 2001;5:320–30.

[36] Eid AJ, Brown RA, Patel R, Razonable RR. Parvovirus B19 infection after transplantation: a review of 98 cases. Clin Infect Dis 2006;4:40–8.

[37] Moffatt S, Tanaka N, Tada K, et al. A cytotoxic nonstructural protein, NS1, of human parvovirus B19 induces activation of interleukin-6 gene expression. J Virol 1996;70:8485–91.

[38] Lu J, Zhi N, Wong S, Brown KE. Activation of synoviocytes by the secreted phospholipase A2 motif in the VP1-unique region of parvovirus B19 minor capsid protein. J Infect Dis 2006;193:582–90.

[39] Duechting A, Tschope C, Kaiser H, et al. Human parvovirus B19 NS1 protein modulates inflammatory signaling by activation of STAT3/PIAS3 in human endothelial cells. J Virol 2008;82:7942–52.

[40] Tsitsikas DA, Gallinella G, Patel S, Seligman H, Greaves P, Amos RJ. Bone marrow necrosis and fat embolism syndrome in sickle cell disease: increased susceptibility of patients with non-SS genotypes and a possible association with human parvovirus B19 infection. Blood Rev 2014;28:23–30.

[41] Lunardi C, Tinazzi E, Bason C, Dolcino M, Corrocher R, Puccetti A. Human parvovirus B19 infection and autoimmunity. Autoimmun Rev 2008;8:116–20.

[42] Bultmann BD, Klingel K, Sotlar K, et al. Fatal parvovirus B19-associated myocarditis clinically mimicking ischemic heart disease: an endothelial cell-mediated disease. Hum Pathol 2003;34:92–5.

[43] Andreoletti L, Leveque N, Boulagnon C, Brasselet C, Fornes P. Viral causes of human myocarditis. Arch Cardiovasc Dis 2009;102:559–68.

[44] Modrow S. Parvovirus B19: the causative agent of dilated cardiomyopathy or a harmless passenger of the human myocard? Ernst Schering Res Found Workshop 2006;55:63–82.

[45] Moore TL. Parvovirus-associated arthritis. Curr Opin Rheumatol 2000;12:289–94.

[46] Kerr JR. Pathogenesis of human parvovirus B19 in rheumatic disease. Ann Rheum Dis 2000;59:672–83.

[47] Norja P, Hokynar K, Aaltonen LM, et al. Bioportfolio: lifelong persistence of variant and prototypic erythrovirus DNA genomes in human tissue. Proc Natl Acad Sci USA 2006;103:7450–743.

[48] Cassinotti P, Burtonboy G, Fopp M, Siegl G. Evidence for persistence of human parvovirus B19 DNA in bone marrow. J Med Virol 1997;53:229–32.

[49] Manning A, Willey SJ, Bell JE, Simmonds P. Comparison of tissue distribution, persistence, and molecular epidemiology of parvovirus B19 and novel human parvoviruses PARV4 and human bocavirus. J Infect Dis 2007;195:1345–52.

[50] Schneider B, Hone A, Tolba RH, Fischer HP, Blumel J, Eis-Hubinger AM. Simultaneous persistence of multiple genome variants of human parvovirus B19. J Gen Virol 2008;89:164–76.

[51] Kuhl U, Pauschinger M, Seeberg B, et al. Viral persistence in the myocardium is associated with progressive cardiac dysfunction. Circulation 2005;112:1965–70.

[52] Lotze U, Egerer R, Gluck B, et al. Low level myocardial parvovirus B19 persistence is a frequent finding in patients with heart disease but unrelated to ongoing myocardial injury. J Med Virol 2010;82:1449–57.

[53] Soderlund M, von Essen R, Haapasaari J, Kiistala U, Kiviluoto O, Hedman K. Persistence of parvovirus B19 DNA in synovial membranes of young patients with and without chronic arthropathy. Lancet 1997;349:1063–5.

[54] Bonvicini F, La Placa M, Manaresi E, et al. Parvovirus B19 DNA is commonly harboured in human skin. Dermatology 2010;220:138–42.

[55] Wegner CC, Jordan JA. Human parvovirus B19 VP2 empty capsids bind to human villous trophoblast cells in vitro via the globoside receptor. Infect Dis Obstet Gynecol 2004;12:69–78.

[56] Pasquinelli G, Bonvicini F, Foroni L, Salfi N, Gallinella G. Placental endothelial cells can be productively infected by Parvovirus B19. J Clin Virol 2009;44:33−8.

[57] Bonvicini F, Manaresi E, Gallinella G, Gentilomi GA, Musiani M, Zerbini M. Diagnosis of fetal parvovirus B19 infection: value of virological assays in fetal specimens. BJOG 2009;116:813−17.

[58] de Jong EP, Walther FJ, Kroes AC, Oepkes D. Parvovirus B19 infection in pregnancy: new insights and management. Prenat Diagn 2011;31:419−25.

[59] Riipinen A, Vaisanen E, Nuutila M, et al. Parvovirus B19 infection in fetal deaths. Clin Infect Dis 2008;47:1519−25.

[60] Puccetti C, Contoli M, Bonvicini F, et al. Parvovirus B19 in pregnancy: possible consequences of vertical transmission. Prenat Diagn 2012;32:897−902.

[61] Ergaz Z, Ornoy A. Parvovirus B19 in pregnancy. Reprod Toxicol 2006;21:421−35.

[62] De Jong EP, Lindenburg IT, van Klink JM, et al. Intrauterine transfusion for parvovirus B19 infection: long-term neurodevelopmental outcome. Am J Obstet Gynecol 2012;206:204e1−205e.

[63] Servant A, Laperche S, Lallemand F, et al. Genetic diversity within human erythroviruses: identification of three genotypes. J Virol 2002;76:9124−34.

[64] Gallinella G, Venturoli S, Manaresi E, Musiani M, Zerbini M. B19 virus genome diversity: epidemiological and clinical correlations. J Clin Virol 2003;28:1−13.

[65] Hubschen JM, Mihneva Z, Mentis AF, et al. Phylogenetic analysis of human parvovirus b19 sequences from eleven different countries confirms the predominance of genotype 1 and suggests the spread of genotype 3b. J Clin Microbiol 2009;47:3735−8.

[66] Corcoran C, Hardie D, Yeats J, Smuts H. Genetic variants of human parvovirus B19 in South Africa: cocirculation of three genotypes and identification of a novel subtype of genotype 1. J Clin Microbiol 2010;48:137−42.

[67] Eis-Hubinger AM, Reber U, Edelmann A, Kalus U, Hofmann J. Parvovirus B19 genotype 2 in blood donations. Transfusion 2014;54:1682−4.

[68] Parsyan A, Szmaragd C, Allain JP, Candotti D. Identification and genetic diversity of two human parvovirus B19 genotype 3 subtypes. J Gen Virol 2007;88:428−31.

[69] Ekman A, Hokynar K, Kakkola L, et al. Biological and immunological relations among human parvovirus B19 genotypes 1 to 3. J Virol 2007;81:6927−35.

[70] Baylis SA, Ma L, Padley DJ, Heath AB, Yu MW, Collaborative Study Group. Collaborative study to establish a World Health Organization International genotype panel for parvovirus B19 DNA nucleic acid amplification technology (NAT)-based assays. Vox Sang 2012;102:204−11.

[71] Trosemeier JH, Branting A, Lukashov VV, Blumel J, Baylis SA. Genome sequences of parvovirus b19 reference strains. Genome Announc 2014;2 e00830-14.

[72] Shackelton LA, Holmes EC. Phylogenetic evidence for the rapid evolution of human B19 erythrovirus. J Virol 2006;80:3666−9.

[73] Norja P, Eis-Hubinger AM, Soderlund-Venermo M, Hedman K, Simmonds P. Rapid sequence change and geographical spread of human parvovirus B19: comparison of B19 virus evolution in acute and persistent infections. J Virol 2008;82:6427−33.

[74] Molenaar-de Backer MW, Lukashov VV, van Binnendijk RS, Boot HJ, Zaaijer HL. Global co-existence of two evolutionary lineages of parvovirus B19 1a, different in genome-wide synonymous positions. PLoS One 2012;7:e43206.

[75] Anderson MJ, Jones SE, Minson AC. Diagnosis of human parvovirus infection by dot-blot hybridization using cloned viral DNA. J Med Virol 1985;15:163−72.

[76] Clewley JP. Detection of human parvovirus using a molecularly cloned probe. J Med Virol 1985;15:173−81.

[77] Salimans MM, Holsappel S, van de Rijke FM, Jiwa NM, Raap AK, Weiland HT. Rapid detection of human parvovirus B19 DNA by dot-hybridization and the polymerase chain reaction. J Virol Methods 1989;23:19−28.

[78] Zerbini M, Musiani M, Venturoli S, et al. Rapid screening for B19 parvovirus DNA in clinical specimens with a digoxigenin-labeled DNA hybridization probe. J Clin Microbiol 1990;28:2496−9.

[79] Musiani M, Zerbini M, Gibellini D, et al. Chemiluminescence dot blot hybridization assay for detection of B19 parvovirus DNA in human sera. J Clin Microbiol 1991;29:2047−50.

[80] Durigon EL, Erdman DD, Gary GW, Pallansch MA, Torok TJ, Anderson LJ. Multiple primer pairs for polymerase chain reaction (PCR) amplification of human parvovirus B19 DNA. J Virol Methods 1993;44:155−65.

[81] Zerbini M, Gibellini D, Musiani M, Venturoli S, Gallinella G, Gentilomi G. Automated detection of digoxigenin-labelled B19 parvovirus amplicons by a capture hybridization assay. J Virol Methods 1995;55:1−9.

[82] Gallinella G, Zerbini M, Musiani M, Venturoli S, Gentilomi G, Manaresi E. Quantitation of parvovirus B19 DNA sequences by competitive PCR: differential hybridization of the amplicons and immunoenzymatic detection on microplate. Mol Cell Probes 1997;11:127−33.

[83] Musiani M, Gallinella G, Venturoli S, Zerbini M. Competitive PCR-ELISA protocols for the quantitative and the standardized detection of viral genomes. Nature Protoc 2007;2:2511−19.

[84] Aberham C, Pendl C, Gross P, Zerlauth G, Gessner M. A quantitative, internally controlled real-time PCR Assay for the detection of parvovirus B19 DNA. J Virol Methods 2001;92:183−91.

[85] Gruber F, Falkner FG, Dorner F, Hammerle T. Quantitation of viral DNA by real-time PCR applying duplex amplification, internal standardization, and two-color fluorescence detection. Appl Environ Microbiol 2001;67:2837−9.

[86] Manaresi E, Gallinella G, Zuffi E, Bonvicini F, Zerbini M, Musiani M. Diagnosis and quantitative evaluation of parvovirus B19 infections by real-time PCR in the clinical laboratory. J Med Virol 2002;67:275−81.

[87] Gallinella G, Bonvicini F, Filippone C, et al. Calibrated real-time PCR for evaluation of parvovirus B19 viral load. Clin Chem 2004;50:759−62.

[88] Baylis SA. Standardization of nucleic acid amplification technique (NAT)-based assays for different genotypes of parvovirus B19: a meeting summary. Vox Sang 2008;94:74−80.

[89] Baylis SA, Buchheit KH. A proficiency testing study to evaluate laboratory performance for the detection of different genotypes of parvovirus B19. Vox Sang 2009;97:13−20.

[90] Bonvicini F, Manaresi E, Bua G, Venturoli S, Gallinella G. Keeping pace with parvovirus B19 genetic variability: a multiplex genotype-specific quantitative PCR assay. J Clin Microbiol 2013;51:3753−9.

[91] Baylis SA, Shah N, Minor PD. Evaluation of different assays for the detection of parvovirus B19 DNA in human plasma. J Virol Methods 2004;121:7−16.

[92] Hokynar K, Norja P, Laitinen H, et al. Detection and differentiation of human parvovirus variants by commercial quantitative real-time PCR tests. J Clin Microbiol 2004;42:2013−19.

[93] Cohen BJ, Gandhi J, Clewley JP. Genetic variants of parvovirus B19 identified in the United Kingdom: implications for diagnostic testing. J Clin Virol 2006;36:152−5.

[94] Bustin SA, Benes V, Garson JA, et al. The MIQE guidelines: minimum information for publication of quantitative real-time PCR experiments. Clin Chem 2009;55:611−22.

[95] Salimans MM, van de Rijke FM, Raap AK, van Elsacker-Niele AM. Detection of parvovirus B19 DNA in fetal tissues by in situ hybridisation and polymerase chain reaction. J Clin Pathol 1989;42:525−30.

[96] Morey AL, Porter HJ, Keeling JW, Fleming KA. Non-isotopic in situ hybridisation and immunophenotyping of infected cells in the investigation of human fetal parvovirus infection. J Clin Pathol 1992;45:673−8.

[97] Gentilomi G, Zerbini M, Musiani M, et al. In situ detection of B19 DNA in bone marrow of immunodeficient patients using a digoxigenin-labelled probe. Mol Cell Probes 1993;7:19−24.

[98] Gallinella G, Young NS, Brown KE. In situ hybridisation and in situ polymerase chain reaction detection of parvovirus B19 DNA within cells. J Virol Methods 1994;50:67−74.

[99] Bonvicini F, Filippone C, Manaresi E, et al. Peptide nucleic acid-based in situ hybridization assay for detection of parvovirus B19 nucleic acids. Clin Chem 2006;52:973−8.

[100] Bonvicini F, Mirasoli M, Gallinella G, Zerbini M, Musiani M, Roda A. PNA-based probe for quantitative chemiluminescent

in situ hybridisation imaging of cellular parvovirus B19 replication kinetics. Analyst 2007;132:519−23.

[101] Bonvicini F, Mirasoli M, Manaresi E, et al. Single-cell chemiluminescence imaging of parvovirus B19 life cycle. Virus Res 2013;178:517−21.

[102] Corcoran A, Kerr S, Elliott G, Koppelman M, Doyle S. Improved detection of acute parvovirus B19 infection by immunoglobulin M EIA in combination with a novel antigen EIA. Vox Sang 2007;93:216−22.

[103] Morey AL, O'Neill HJ, Coyle PV, Fleming KA. Immunohistological detection of human parvovirus B19 in formalin-fixed, paraffin-embedded tissues. J Pathol 1992; 166:105−8.

[104] Gallinella G, Zuffi E, Gentilomi G, et al. Relevance of B19 markers in serum samples for a diagnosis of parvovirus B19-correlated diseases. J Med Virol 2003;71:135−9.

[105] Kerr S, O'Keeffe G, Kilty C, Doyle S. Undenatured parvovirus B19 antigens are essential for the accurate detection of parvovirus B19 IgG. J Med Virol 1999;57:179−85.

[106] Manaresi E, Gallinella G, Venturoli S, Zerbini M, Musiani M.

Detection of parvovirus B19 IgG: choice of antigens and serological tests. J Clin Virol 2004;29:51−3.

[107] Enders M, Schalasta G, Baisch C, et al. Human parvovirus B19 infection during pregnancy--value of modern molecular and serological diagnostics. J Clin Virol 2006;35:400−6.

[108] Juhl D, Steppat D, Gorg S, Hennig H. Parvovirus b19 infections and blood counts in blood donors. Transfus Med Hemother 2014;41:52−9.

[109] Liefeldt L, Plentz A, Klempa B, et al. Recurrent high level parvovirus B19/genotype 2 viremia in a renal transplant recipient analyzed by real-time PCR for simultaneous detection of genotypes 1 to 3. J Med Virol 2005;75:161−9.

[110] Knoester M, von dem Borne PA, Vossen AC, Kroes AC, Claas EC. Human parvovirus B19 genotype 3 associated with chronic anemia after stem cell transplantation, missed by routine PCR testing. J Clin Virol 2012;54:368−70.

[111] Mirasoli M, Bonvicini F, Dolci LS, Zangheri M, Gallinella G, Roda A. Portable chemiluminescence multiplex biosensor for quantitative detection of three B19 DNA genotypes. Anal Bioanal Chem 2013;405:1139−43.

10

多瘤病毒的分子检测

G.W Procop 和 B. Yen-Lieberman

Section of Clinical Microbiology, Department of Laboratory Medicine,
Cleveland Clinic, Cleveland, OH, United States

前言

多瘤病毒是一种无包膜的小分子病毒,二十面体结构,直径约45nm。病毒DNA为双链环形,基因组4.5~5.5kb。多瘤病毒科有两个属:*Orthopolyomavirus* 和 *Wukipolyomavirus*[1,2]。其中 *Orfhopolyomavirus* 属有三个最重要的人类病原体:BK病毒、JC病毒和梅克尔细胞多瘤病毒(Merkel cell polyomavirus, MCPV)[2],除此之外它也包括棘球相关毛发发育不良多瘤病毒。BK病毒和JC病毒以该例患者的姓名首字母命名[3,4]。*Wukipolyomavirus* 属包含已经被命名的WU和KI病毒以及人类多瘤病毒6、7、8、9和10。虽然WU和KI多瘤病毒已经可以从器官移植患者的呼吸道、血液和尿液标本中分离出来,但目前还没有证据表明这两种病毒和疾病相关[5]。多瘤病毒的范畴目前还不能准确定义,更多的多瘤病毒还有待发现。本章内容的重点是多瘤病毒中最重要的两个致病病毒:BK病毒和JC病毒。

对于有正常免疫力的人群,多瘤病毒几乎不致病。血清学研究表明,大多数人的原发感染发生在儿童时期,通常是无症状感染或可能涉及呼吸道感染的亚临床疾病。多瘤病毒的传播方式目前仍存在争议。有人认为BK病毒经呼吸道传播,因为在扁桃体组织中可以检测到BK病毒DNA[6]。但是,也有些研究关于人的体液,比如唾液以及上呼吸道感染患儿的呼吸道分泌物,并没有发现BK和JC病毒的存在[7]。尿口、粪口和经胎盘传播也被视为病毒传播方式。尿口传播可能更可行,因为尿路上皮细胞给病毒复制提供了有利条件[8]。

不管传播方式如何,多瘤病毒普遍存在于一般人群中。大多数孩子(65%~90%)在十岁之前就能在血清中检出BK病毒[9]。人群中BK病毒血清反应阳性的发生率持续升高,直到40岁之后略有减少。JC病毒的感染也很普遍,在50%~80%的人群中有既往感染的血清学证据[10]。其他的多瘤病毒的血清阳性率并没有被广泛研究,但是,现在已经能证明大约77%的总人口已暴露于MCPV[11]。

人们在初次感染后,可能会有短暂的病毒血症症状,之后病毒进入潜伏期。据推测,这种传播是通过能检测出BK病毒DNA的单核细胞发生的[12]。目前还不能肯定这些病毒在到达目标组织后是否真的潜伏在宿主细胞内,或病毒DNA复制维持在亚临床状态(即最小复制量),然而,已知的是BK病毒和JC病毒的无症状复制发生在尿路上皮细胞(即膀胱、输尿管和肾脏上皮细胞),因此病毒会被释放进入尿液[13]。据统计,高达10%的健康成年人有无症状地排泄BK病毒的现象[8],这一现象在孕妇中的发生率达到25%[14]。有研究称BK病毒的发生率与年龄相关,较少发生在年龄小于30岁的年轻人中,30岁及以上人群发生率逐渐增加[15]。这种无症状的病毒排泄可能会导致病毒传播给那些原本未暴露于病毒环境的人群,这也支持了病毒尿口传播的观点。

分子检测的靶基因

可以通过检测 *VP1* 基因、*VP2* 基因和T抗原基因片段来诊断BK病毒和JC病毒。*VP1* 基因片段因为基因序列不同而存在不同亚型[16]。用于BK

表 10.1　市售的 BK 病毒检测方法

供应商 / 方法	试验特征	目标区域	检测范围（拷贝 /ml）
ELiTechMGB 报警 BK 病毒引物	MGB 探针	大 T 抗原基因	$12.5 \times 10^1 \sim 2.5 \times 10^6$
聚焦 DiagnosticsSimplexa BKV 试剂盒	Scorpion	VP2	$5.1 \times 10^2 \sim 1.0 \times 10^8$
Luminex（Eragen）多编码 BK 病毒引物	多编码	大 T 抗原基因	$5.0 \times 10^2 \sim 5.0 \times 10^6$
QiagenArtus BK 病毒 RG 试剂盒	实时 PCR	大 T 抗原基因	$5.0 \times 10^2 \sim 5.0 \times 10^6$
Geneproof BK 病毒试剂盒	实时 PCR	VP1/VP 结合点	$5.96 \times 10^2 \sim 1.0 \times 10^{10}$
RealStar BK 病毒（阿尔托纳）	实时 PCR	未知	$1.0 \times 10^3 \sim 1.0 \times 10^{12}$

病毒定量评估的引物是可以买到的（表 10.1），因为许多实验室有开发测试产品。同样,实验室开发的测试产品也已用于 JC 病毒和 MCPV 的检测。通过检测大 T 抗原基因来检测 RealStar JC 病毒（阿尔托纳,汉堡,德国）也是可行的,其基因检测的线性范围大为 1 000~10^{12} 拷贝 /ml。同样,通过检测 VP1 和 VP2 基因的连接也可以检测 Geneproof JC 病毒（Geneproof,布尔诺,捷克共和国）,线性范围为 528~10^{10} 拷贝 /ml。Geneproof 也提供了 BK 病毒和 JC 病毒的联合检测方法。

分子检测的技术

临床标本 BK 和 JC 多瘤病毒的定量检测最常用的是 PCR 定量法,并且已经可以和各种不同类型的探针结合使用。PCR 定性检测比较少用,常用原位杂交和免疫组化来检测活体标本中的这些病毒[17,18]。过去电子显微镜观察是主要的检测手段,但现在已经基本被现代技术取代[19]。然而,电子显微镜仍然是一个重要的工具,用于确诊其他技术检测结果不一致或与实际临床表现不符的病例。

PCR 定量法主要用于血液中 BK 病毒的定量检测。各种各样的 PCR 检测技术已广泛运用于 BK 病毒定性和定量检测。其中大多是实验室开发的测试方法,但有些可以用于市场化检测[20-25]。这些检测通常在 PCR 扩增前就采用某种类型的核酸提取方法。虽然检测方法在试验过程中还需要对各个方面进行全面评估,但大多数市售的提取方法在去除抑制剂以及 DNA 提取量方面效果很好[26]。血液中病毒量的检测很重要,因为它对 BK 肾病有重要的预测价值。

尿液中 BK 病毒 PCR 定性可用于初筛 BK 肾病患者,但此方法并不普及。然而,对进行性多灶性白质脑病（progressive multifocal leukoencephalopathy, PML）患者脑脊液中的 JC 病毒进行定性检测并结合影像学检查,可以极大地帮助确诊疾病。考虑到可以相对简单地将快速循环 PCR 定性法转化为定量分析,在脑脊液或其他体液中检测 JC 病毒通常以定量的形式报告。

除了 PCR 定量检测技术,环介导等温扩增（loop-mediated isothermal amplification, LAMP）技术已被开发用于 BK 病毒的检测[27]。尽管 LAMP 技术在市场上还不成熟,但这种技术很有吸引力,因为它只需要使用标准的实验室设备开展,具备较好的敏感性,并且可以在没有 DNA 的提取和热循环仪的条件下完成。这种技术可用于廉价筛查高危人群的 BK 病毒。此外,除了单一检测分析,多重检测手段也在快速发展。有些检测只针对最常见的多瘤病毒（即 BK 病毒和 JC 病毒）,而还有些检测把目标放在其他可能引起宿主免疫功能低下的病毒,如腺病毒[21,25]上。可以利用通用多瘤病毒引物的荧光共振能量转移探针装置也被用于检测和区分单一反应中的 BK 和 JC 病毒（图 10.1）。如果筛查可能有病毒存在的尿液标本,这些检测方法也许有效。除了这些,半巢氏 PCR 定性检测也可以考虑[28]。

解剖病理学家广泛运用原位杂交和免疫组化技术来检测组织制剂中各种病毒的存在。运用染色法能够确认细胞核内包涵体的特性与多瘤病毒包涵体相似的部分。其他病毒,如腺病毒和巨细胞病毒,在相同的高危患者人群中可通过与多瘤病毒不同的核内包涵体进行鉴别诊断。当核内包涵体不典型时,这些检测手段尤为有效。虽然活检存在抽样误差,但与间质性肾炎有关的 BK 病毒包涵体的检出是 BK 肾病诊断的金标准。幸运的是,肾活检组织评估是可行的,因为肾活检是监测和（或）评估移植排斥反应的必要手段。然而,关于 PML 的脑组

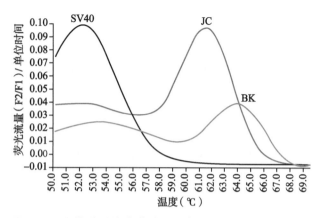

图 10.1　此扩增后熔点曲线是由使用通用多瘤病毒引物的实时 PCR 扩增后产生的。荧光共振能量转移探针与 BK 病毒扩增子杂交完全互补，与 JC 病毒扩增子杂交有两个错配，而与 SV40 病毒扩增子杂交有多个错配。此图展示了通过单一方法对 BK 和 JC 多瘤病毒进行定性检测和区分。

织活检可行性就不那么高了，在这种情况下，组织不容易获得，因为大多数人都希望尽可能避免脑活检。对于免疫力低下的脱髓鞘病患者，从感染的少突胶质细胞中检出 JC 病毒可能是 PML 诊断的金标准，但是最被认可的诊断支撑是从患者脑脊液中检出 JC 病毒，同时有相应的临床症状和影像学表现。

临床应用

虽然大多数人都会感染多瘤病毒，但是由多瘤病毒引起严重症状的疾病大多发生在免疫功能低下的病人身上。免疫功能受损和免疫系统被抑制的程度与可能发生的多瘤病毒感染的类型直接相关，某些情况下，也和感染的严重程度相关。这里主要讨论多瘤病毒引发的主要疾病类型，以及相关的危险因素和检测方法的临床应用。

BK 病毒

BK 病毒主要导致两种类型的疾病，它能导致肾移植受者肾功能受损、移植失败以及干细胞移植患者发生出血性膀胱炎。

早期的研究认为，在肾移植患者中 BK 病毒会引起严重的肾小管间质性肾炎[29]。血清学研究表明有明显症状的疾病更有可能是潜在病毒被激活的结果，而非内源性病毒原发感染[30,31]。BK 肾病最常发生在移植的肾脏，但本体肾脏的感染也有发生[10,32]，疾病通常发生在移植后的 10~13 个

月[10]。风险因素包括：供体血清阳性反应和（或）受体阴性血清状态，老年，男性，缺血或免疫损伤以及 HLA 错配程度。HLA 错配程度可能是一个免疫抑制程度的指标，其对于避免移植排斥反应是很重要的。并且，HLA 错配程度越高，越有可能发生排斥反应，这将需要抗淋巴细胞治疗以控制排斥反应，同时也增加了 BK 病毒感染的机会[33]。然而，关于 BK 病毒再激活究竟导致冷缺血还是排斥反应仍存在争论[34]。

随着分子检测技术的引入，对于存在发生 BK 肾病风险的患者的监测诊断变得多样化。过去，BK 病毒的检测可通过细胞培养或用小瓶培养技术快速培养，或者用荧光免疫的检测方法直接在尿中检出，现在，这些方法已被更快、更精准、更容易操作的 PCR 定量技术取代[35,36]。BK 病毒 PCR 定量检测主要针对肾移植受者的血浆提取物。移植后应尽快建立适当的检测频率。移植术后 10~13 个月的病毒检测频率应该最高，这段时间最有可能发生疾病，之后病毒检测可以维持在一个固定的频率。我们认为对肾移植受者的病毒筛查标准是在移植后的两年里每 3 个月检查尿液，每 1~3 个月进行抽血检查，或者是在移植肾功能发生异常时立即检查[37]。在肾功能不全时，BK 病毒载量越多，则越有可能导致 BK 肾病[38]，同样的相关性对于尿液中 BK 病毒载量增高与 BK 肾病来说还不能确定，因为 BK 病毒在尿路上皮复制，相对较高的病毒载量可能是因为肾功能受损。然而，Pang 等进行了为期 1 年的前瞻性研究，对肾移植受者血浆、尿液进行评估[39]，他们发现，如果尿液中的病毒载量从 7.0 增加到 10.0 log（10）拷贝 /ml，则病毒血症患者的比例从 22% 增加到 100%。这些研究者认为那些尿中病毒量大于或等于 7.0 log（10）拷贝 /ml 的患者可以补充进行血浆病毒载量检测，尿液中 BK 病毒阴性对于 BK 肾病有较高的阴性预测价值。

运用 BK 病毒载量的常规检测是对 BK 肾病患者进行监测和诊断的一个重要进步，因为它对于制定病人的免疫抑制方案有直接影响。肾移植受者可能会因为各种原因发生肾功能下降，除了 BK 肾病，还有继发于移植排斥反应的肾功能下降。这两种症状的鉴别很重要，因为移植排斥是通过增加免疫抑制处理，而 BK 肾病是通过降低免疫抑制来解决。

造血干细胞移植受者中发生出血性膀胱炎的最常见原因就是 BK 病毒感染[40,41]，出血性膀胱

炎通常发生在移植后两周并且可能影响高达 25% 的患者[42]。出血性膀胱炎的严重程度包括从轻度（仅有镜下血尿）到重度（血凝块形成阻碍尿流）。关于中度和严重疾病的发生率有一个讨论。如果 BK 病毒导致出血性膀胱炎，那么尿液中 BK 病毒载量会非常高，甚至可能高达 104 拷贝 /ml，如果出血性膀胱炎患者尿液中没有大量 BK 病毒，那么就提示疾病可能由其他病因引起。其他病因包括腺病毒或巨细胞病毒感染以及化疗，但是因为为化疗病人治疗准备了预防措施，所以化疗导致的出血性膀胱炎已经不常见[1]。

BK 病毒与输尿管狭窄有关，这是我们能预料到的病毒复制的轨迹。此外，BK 病毒感染很少合并其他疾病，如在其他类型移植受者中出现的原发性肾脏感染（如心脏移植，干细胞移植）、肺炎及脑炎[43-45]。有些人还在寻求 BK 病毒与其他疾病的关联，但这些研究在很大程度上是徒劳的，例如，通过 PCR 技术，对 33 名特发性肺纤维化的患者的肺组织提取物进行检测，没有发现 BK 和 JC 病毒的存在[46]。

JC 病毒

JC 病毒导致 PML[47]。在艾滋病流行之前，人们通常将这种疾病与各种恶性肿瘤或结节病联系在一起。进展型的 HIV 感染者（即艾滋病）患 PML 的风险高[48,49]。由 HIV 感染引起的 $CD4^+T$ 细胞减少使得 JC 病毒很容易侵入中央神经系统。髓鞘少突神经胶质细胞裂解感染是这种脱髓鞘疾病的直接病因。与 BK 肾病一样，JC 病毒血清学研究支持内源性病毒激活而不是原发感染[50,51]。在发达国家，这种疾病已经不常见，因为这些国家的条件比较好，患者可以接受高效抗反转录病毒治疗。

目前公认的 PML 的高风险人群是由于各种自身免疫性疾病而接受生物免疫治疗的患者。PML 已经在接受那他珠单抗治疗多发性硬化症、依法利珠单抗治疗银屑病和英夫利昔单抗治疗 Crohn 病等自身免疫性疾病的患者中被检查出来[52-57]。在少数情况下，PML 也可能存在于免疫抑制药应用极少的患者中，对于这种疾病，应该结合患者的临床表现和适当的影像学表现综合诊断[58]。

定量或定性 PCR 检测患者脑脊液中的 JC 病毒为确诊有相应临床表现的 PML 患者提供了必要的数据支持[59]，在相应的临床表现情况下，JC 病毒的 PCR 检测诊断 PML 可以代替脑活检，正如对单纯

疱疹病毒（HSV）的诊断，颞叶组织活检已经被脑脊液 HSV 的 PCR 检测代替。

与 BK 病毒一样，JC 病毒也被认为是导致输尿管狭窄的原因。在肾移植受者中，JC 肾病很罕见[60]，但是，一些人认为这种情况应称为多瘤病毒病。患者肾功能降低，但是血液中几乎检测不到 BK 病毒，那么应该怀疑 JC 肾病的可能，如果类似 BK 病毒变种感染，用 BK 病毒 PCR 定性或定量都无法检测的情况下也应怀疑这种可能。在这种情况下，肾活检的病理学评估是非常重要的诊断依据。如果怀疑是 JC 肾病，应该对患者的血液标本进行 JC 病毒 PCR 定量检测。同样，尿液中的 JC 病毒的定性和（或）定量检测可用于筛查输尿管狭窄患者的尿液中 JC 病毒的存在情况。

其他多瘤病毒

默克尔细胞肿瘤（Merkel cell carcinoma，MCC）病毒的病原学协会最近对 MCC 多瘤病毒有大量的研究。MCC 的命名来源于与它同名的一种神经内分泌肿瘤所产生的细胞。这些肿瘤常见于移植受者，然而，即使在这部分患者人群中，这种病的发病率也较低。病变的特征是肿瘤细胞具有神经内分泌的功能，并且在许多方面类似于小细胞癌。免疫反应性的细胞角蛋白 20 的存在可用于鉴别诊断 MCC 和小细胞癌。

虽然 MCPV 与 MCC 密切相关，但还是有很多 MCC 发生时并没有 MCPV 的存在，而是通过其他机制发生[61]，因此，MCPV 阴性的情况下也不能排除存在 MCC 的可能。目前，在日常医疗工作中检测这种病毒并没有什么重要的作用。现在，还有许多其他的已被介绍过的多瘤病毒没有临床效用试验记录。

检测的局限性

任何临床标本都有可能存在 PCR 抑制剂，但这些标本很少使用现代的 DNA 回收技术提取 DNA。样本之间的污染以及提取物之间的污染主要发生在病毒载量非常高的尿液标本的提取测试过程中，在血浆标本的检测过程中可能不会这样。

Hayden 等利用国际测试厂商提供的结果研究导致病毒定量 PCR 检测结果的差异因素[62]。他们强调标准化的定量质控品的重要性，但还在探索其他潜在因素。他们发现，定量标准品的选择、商业制

备的引物和探针的使用以及靶基因扩增的选择都有可能影响定量检测结果。不同实验室之间在这些变量上的差异都是导致 BK 病毒检测的实验室间的差异的原因[62]。BK 病毒基因组序列有差异,这也会影响病毒的定性和定量检测。Randhawa 等研究了 *VP1* 基因序列的差异性,*VP1* 基因是他们的水解探针 PCR 的靶点。在 184 个公开获得的序列中进行试验,只有 44%(*N*=81)能与引物或探针完美匹配[63]。因此,他们发现与引物和探针不匹配的 BK 基因型不会被检测到,除非它们的浓度很高(即这些亚型的检测灵敏度降低)。此外,他们的报告指出,在 BK 病毒株有两个或两个以上错位的情况下检测病毒载量,与预期值的误差在 0.57%~3.26%[63]。同样的,Hoffman 等比较了七种不同的 BK 病毒定量 PCR 检测方法,发现了很大的差异[64],这是由于与引物和探针不匹配,然而,他们指出,这主要发生在Ⅲ和Ⅳ亚型。七种检测方法都是检测更常见的亚型(即Ⅴ和Ⅵ亚型)。其他研究并未发现 BK 病毒继发错配,这主要是因为分析技术不够先进[23,24]。许多人有这样一个目标,即设计一个能检测所有 BK 亚型的实验[24,64],因此,建议针对新出现的可用基因序列,对靶基因序列进行年度检测回顾[24]。

新的 BK 病毒亚型仍在不断研究中[65],因此,不断地评估日常使用的检测方法检测 BK 亚型的能力仍然很重要。如果 BK 病毒检测不到或病毒载量与临床表现不一致,那么需要考虑 BK 病毒出现基因组变异而产生亚型的可能[63]。

进入尿液的多瘤病毒的数量通常都是对数高于血液中的病毒量,因此,一个重要的操作要点是不混合样本类型进行 PCR 定量检测。污染源头可能来自 BK 病毒载量非常高的尿液标本,如果在这样的标本周围进行血液检测可能出现假阳性。我们建议,如果用血浆和尿液标本进行 BK 病毒定性和定量的检测,那么应该将标本分别处理,并且在不同时间进行 PCR 检测。

原位杂交探针和免疫组织化学试剂的交叉反应已经介绍过,由于市售的抗体是针对 SV40 病毒抗原的,所以免疫组化产物的这种情况是可以预见的。因此,在试剂制备过程中应该考虑到对多瘤病毒检测的良好的灵敏度,但是究竟哪种类型的多瘤病毒是非特异性的仍然是个问题,但这通常不算什么严重问题,因为脑部的脱髓鞘疾病跟 JC 病毒相关,而多瘤病毒相关的肾脏疾病基本上是因为

BK 病毒。因此,我们建议将原位杂交或免疫组化的检测结果和 PCR 检测目标多瘤病毒的结果综合解读。

(卞佳佳　李敏　译,陈振华　校)

参考文献

[1] Bennett SM, Broekema NM, Imperiale MJ. BK polyomavirus: emerging pathogen. Microbes Infect 2012;14:672-83.

[2] Johne R, Buck CB, Allander T, Atwood WJ, Garcea RL, Imperiale MJ, et al. Taxonomical developments in the family Polyomaviridae. Arch Virol 2011;156:1627-34.

[3] Gardner SD, Field AM, Coleman DV, Hulme B. New human papovavirus (B.K.) isolated from urine after renal transplantation. Lancet 1971;1:1253-7.

[4] Padgett BL, Walker DL, ZuRhein GM, Eckroade RJ, Dessel BH. Cultivation of papova-like virus from human brain with progressive multifocal leucoencephalopathy. Lancet 1971;1 1257-60.

[5] Csoma E, Meszaros B, Asztalos L, Gergely L. WU and KI polyomaviruses in respiratory, blood and urine samples from renal transplant patients. J Clin Virol 2015;64:28-33.

[6] Goudsmit J, Wertheim-van Dillen P, van Strien A, van der Noordaa J. The role of BK virus in acute respiratory tract disease and the presence of BKV DNA in tonsils. J Med Virol 1982;10:91-9.

[7] Sundsfjord A, Flaegstad T, Flo R, Spein AR, Pedersen M, Permin H, et al. BK and JC viruses in human immunodeficiency virus type 1-infected persons: prevalence, excretion, viremia, and viral regulatory regions. J Infect Dis 1994;169:485-90.

[8] Jiang M, Abend JR, Johnson SF, Imperiale MJ. The role of polyomaviruses in human disease. Virology 2009;384:266-73.

[9] Knowles WA. Discovery and epidemiology of the human polyomaviruses BK virus (BKV) and JC virus (JCV). Adv Exp Med Biol 2006;577:19-45.

[10] Boothpur R, Brennan DC. Human polyoma viruses and disease with emphasis on clinical BK and JC. J Clin Virol 2010;47:306-12.

[11] Touze A, Gaitan J, Arnold F, Cazal R, Fleury MJ, Combelas N, et al. Generation of Merkel cell polyomavirus (MCV)-like particles and their application to detection of MCV antibodies. J Clin Microbiol 2010;48:1767-70.

[12] Chatterjee M, Weyandt TB, Frisque RJ. Identification of archetype and rearranged forms of BK virus in leukocytes from healthy individuals. J Med Virol 2000;60:353-62.

[13] Heritage J, Chesters PM, McCance DJ. The persistence of papovavirus BK DNA sequences in normal human renal tissue. J Med Virol 1981;8:143-50.

[14] Jin L, Gibson PE, Booth JC, Clewley JP. Genomic typing of BK virus in clinical specimens by direct sequencing of polymerase chain reaction products. J Med Virol 1993;41:11-17.

[15] Zhong S, Zheng HY, Suzuki M, Chen Q, Ikegaya H, Aoki N, et al. Age-related urinary excretion of BK polyomavirus by nonimmunocompromised individuals. J Clin Microbiol 2007;45:193-8.

[16] Jin L, Gibson PE, Knowles WA, Clewley JP. BK virus antigenic variants: sequence analysis within the capsid VP1 epitope. J Med Virol 1993;39:50-6.

[17] Procop GW, Beck RC, Pettay JD, Kohn DJ, Tuohy MJ, Yen-Lieberman B, et al. JC virus chromogenic in situ hybridization in brain biopsies from patients with and without PML. Diagn Mol Pathol 2006;15:70-3.

[18] Wang Z, Portier BP, Hu B, Chiesa-Vottero A, Myles J, Procop GW, et al. Diagnosis of BK viral nephropathy in the renal allograft biopsy: role of fluorescence in situ hybridization. J Mol Diagn 2012;14:494-500.

[19] Singh HK, Madden V, Shen YJ, Thompson BD, Nickeleit V. Negative-staining electron microscopy of the urine for the detection of polyomavirus infections. Ultrastruct Pathol 2006;30:329-38.

[20] Moret H, Brodard V, Barranger C, Jovenin N, Joannes M, Andreoletti L. New commercially available PCR and microplate hybridization assay for detection and differentiation of human polyomaviruses JC and BK in cerebrospinal fluid, serum, and urine samples. J Clin Microbiol 2006;44:1305–9.

[21] Dumonceaux TJ, Mesa C, Severini A. Internally controlled triplex quantitative PCR assay for human polyomaviruses JC and BK. J Clin Microbiol 2008;46:2829–36.

[22] Whiley DM, Mackay IM, Sloots TP. Detection and differentiation of human polyomaviruses JC and BK by LightCycler PCR. J Clin Microbiol 2001;39:4357–61.

[23] Lamontagne B, Girard N, Boucher A, Labbe AC. Improved detection and quantitation of human BK polyomavirus by PCR assay. J Clin Microbiol 2011;49:2778.

[24] Dumoulin A, Hirsch HH. Reevaluating and optimizing polyomavirus BK and JC real-time PCR assays to detect rare sequence polymorphisms. J Clin Microbiol 2011;49:1382–8.

[25] Funahashi Y, Iwata S, Ito Y, Kojima S, Yoshikawa T, Hattori R, et al. Multiplex real-time PCR assay for simultaneous quantification of BK polyomavirus, JC polyomavirus, and adenovirus DNA. J Clin Microbiol 2010;48:825–30.

[26] Tang YW, Sefers SE, Li H, Kohn DJ, Procop GW. Comparative evaluation of three commercial systems for nucleic acid extraction from urine specimens. J Clin Microbiol 2005;43:4830–3.

[27] Bista BR, Ishwad C, Wadowsky RM, Manna P, Randhawa PS, Gupta G, et al. Development of a loop-mediated isothermal amplification assay for rapid detection of BK virus. J Clin Microbiol 2007;45:1581–7.

[28] Held TK, Biel SS, Nitsche A, Kurth A, Chen S, Gelderblom HR, et al. Treatment of BK virus-associated hemorrhagic cystitis and simultaneous CMV reactivation with cidofovir. Bone Marrow Transplant 2000;26:347–50.

[29] Smith RD, Galla JH, Skahan K, Anderson P, Linnemann Jr. CC, Ault GS, et al. Tubulointerstitial nephritis due to a mutant polyomavirus BK virus strain, BKV(Cin), causing end-stage renal disease. J Clin Microbiol 1998;36:1660–5.

[30] Hogan TF, Borden EC, McBain JA, Padgett BL, Walker DL. Human polyomavirus infections with JC virus and BK virus in renal transplant patients. Ann Intern Med 1980;92:373–8.

[31] Nickeleit V, Singh HK, Mihatsch MJ. Latent and productive polyomavirus infections of renal allografts: morphological, clinical, and pathophysiological aspects. Adv Exp Med Biol 2006;577:190–200.

[32] Nickeleit V, Mihatsch MJ. Polyomavirus nephropathy in native kidneys and renal allografts: an update on an escalating threat. Transplant Int 2006;19:960–73.

[33] Awadalla Y, Randhawa P, Ruppert K, Zeevi A, Duquesnoy RJ. HLA mismatching increases the risk of BK virus nephropathy in renal transplant recipients. Am J Transplant 2004;4(10):1691–6.

[34] Priftakis P, Bogdanovic G, Tyden G, Dalianis T. Polyomaviruria in renal transplant patients is not correlated to the cold ischemia period or to rejection episodes. J Clin Microbiol 2000;38:406–7.

[35] Marshall WF, Telenti A, Proper J, Aksamit AJ, Smith TF. Rapid detection of polyomavirus BK by a shell vial cell culture assay. J Clin Microbiol 1990;28:1613–15.

[36] Hogan TF, Padgett BL, Walker DL, Borden EC, McBain JA. Rapid detection and identification of JC virus and BK virus in human urine by using immunofluorescence microscopy. J Clin Microbiol 1980;11:178–83.

[37] Hirsch HH, Brennan DC, Drachenberg CB, Ginevri F, Gordon J, Limaye AP, et al. Polyomavirus-associated nephropathy in renal transplantation: interdisciplinary analyses and recommendations. Transplantation 2005;79:1277–86.

[38] Randhawa P, Ho A, Shapiro R, Vats A, Swalsky P, Finkelstein S, et al. Correlates of quantitative measurement of BK polyomavirus (BKV) DNA with clinical course of BKV infection in renal transplant patients. J Clin Microbiol 2004;42:1176–80.

[39] Pang XL, Doucette K, LeBlanc B, Cockfield SM, Preiksaitis JK. Monitoring of polyomavirus BK virus viruria and viremia in renal allograft recipients by use of a quantitative real-time PCR assay: one-year prospective study. J Clin Microbiol 2007;45:3568–73.

[40] Schechter T, Liebman M, Gassas A, Ngan BY, Navarro OM. BK virus-associated hemorrhagic cystitis presenting as mural nodules in the urinary bladder after hematopoietic stem cell transplantation. Pediatr Radiol 2010;40 1430-1423.

[41] Bogdanovic G, Priftakis P, Giraud G, Kuzniar M, Ferraldeschi R, Kokhaei P, et al. Association between a high BK virus load in urine samples of patients with graft-versus-host disease and development of hemorrhagic cystitis after hematopoietic stem cell transplantation. J Clin Microbiol 2004;42:5394–6.

[42] Dropulic LK, Jones RJ. Polyomavirus BK infection in blood and marrow transplant recipients. Bone Marrow Transplant 2008;41:11–18.

[43] Galan A, Rauch CA, Otis CN. Fatal BK polyoma viral pneumonia associated with immunosuppression. Hum Pathol 2005;36:1031–4.

[44] Sandler ES, Aquino VM, Goss-Shohet E, Hinrichs S, Krisher K. BK papova virus pneumonia following hematopoietic stem cell transplantation. Bone Marrow Transplant 1997;20:163–5.

[45] Cubukcu-Dimopulo O, Greco A, Kumar A, Karluk D, Mittal K, Jagirdar J. BK virus infection in AIDS. Am J Surg Pathol 2000;24:145–9.

[46] Procop GW, Kohn DJ, Johnson JE, Li HJ, Loyd JE, Yen-Lieberman B, et al. BK and JC polyomaviruses are not associated with idiopathic pulmonary fibrosis. J Clin Microbiol 2005;43:1385–6.

[47] Major EO, Amemiya K, Tornatore CS, Houff SA, Berger JR. Pathogenesis and molecular biology of progressive multifocal leukoencephalopathy, the JC virus-induced demyelinating disease of the human brain. Clin Microbiol Rev 1992;5 49–73.

[48] Astrom KE, Mancall EL, Richardson Jr. EP. Progressive multifocal leukoencephalopathy. Brain 1958;81:93–127.

[49] Richardson Jr. EP. Progressive multifocal leukoencephalopathy. N Engl J Med 1961;265:815–23.

[50] Padgett BL, Walker DL. Virologic and serologic studies of progressive multifocal leukoencephalopathy. Prog Clin Biol Res 1983;105:107–17.

[51] Brooks BR, Walker DL. Progressive multifocal leukoencephalopathy. Neurol Clin 1984;2:299–313.

[52] Di Lernia V. Progressive multifocal leukoencephalopathy and antipsoriatic drugs: assessing the risk of immunosuppressive treatments. Int J Dermatol 2010;49:631–5.

[53] Warnke C, Menge T, Hartung HP, Racke MK, Cravens PD, Bennett JL, et al. Natalizumab and progressive multifocal leukoencephalopathy: what are the causal factors and can it be avoided? Arch Neurol 2010;67:923–30.

[54] Lysandropoulos AP, Du Pasquier RA. Demyelination as a complication of new immunomodulatory treatments. Curr Opin Neurol 2010;23:226–33.

[55] Bellizzi A, Barucca V, Fioriti D, Colosimo MT, Mischitelli M, Anzivino E, et al. Early years of biological agents therapy in Crohn's disease and risk of the human polyomavirus JC reactivation. J Cell Physiol 2010;224:316–26.

[56] Clifford DB, De Luca A, Simpson DM, Arendt G, Giovannoni G, Nath A. Natalizumab-associated progressive multifocal leukoencephalopathy in patients with multiple sclerosis: lessons from 28 cases. Lancet Neurol 2010;9:438–46.

[57] Tan CS, Koralnik IJ. Progressive multifocal leukoencephalopathy and other disorders caused by JC virus: clinical features and pathogenesis. Lancet Neurol 2010;9:425–37.

[58] Gheuens S, Pierone G, Peeters P, Koralnik IJ. Progressive multifocal leukoencephalopathy in individuals with minimal or occult immunosuppression. J Neurol Neurosurg Psychiatry 2010;81:247–54.

[59] Hammarin AL, Bogdanovic G, Svedhem V, Pirskanen R, Morfeldt L, Grandien M. Analysis of PCR as a tool for detection of JC virus DNA in cerebrospinal fluid for diagnosis of progressive multifocal leukoencephalopathy. J Clin Microbiol 1996;34:2929–32.

[60] Drachenberg CB, Hirsch HH, Papadimitriou JC, Gosert R, Wali RK, Munivenkatappa R, et al. Polyomavirus BK versus JC replication and nephropathy in renal transplant recipients: a prospective evaluation. Transplantation 2007;84:323–30.

[61] Miner AG, Patel RM, Wilson DA, Procop GW, Minca EC, Fullen DR, et al. Cytokeratin 20-negative Merkel cell carcinoma is infrequently associated with the Merkel cell polyomavirus. Mod Pathol 2015;28:498−504.

[62] Hayden RT, Yan X, Wick MT, Rodriguez AB, Xiong X, Ginocchio CC, et al. Factors contributing to variability of quantitative viral PCR results in proficiency testing samples: a multivariate analysis. J Clin Microbiol 2012;50:337−45.

[63] Randhawa P, Kant J, Shapiro R, Tan H, Basu A, Luo C. Impact of genomic sequence variability on quantitative PCR assays for diagnosis of polyomavirus BK infection. J Clin Microbiol 2011;49:4072−6.

[64] Hoffman NG, Cook L, Atienza EE, Limaye AP, Jerome KR. Marked variability of BK virus load measurement using quantitative real-time PCR among commonly used assays. J Clin Microbiol 2008;46:2671−80.

[65] Kapusinszky B, Chen SF, Sahoo MK, Lefterova MI, Kjelson L, Grimm PC, et al. BK polyomavirus subtype III in a pediatric renal transplant patient with nephropathy. J Clin Microbiol 2013;51:4255−8.

11

呼吸道病毒的分子检测

K.A. Stellrecht

Department of Pathology and Laboratory Medicine, Albany Medical College；
Albany Medical Center Hospital, Albany, NY, United States

前言

呼吸道感染（respiratory tract infections, RTI）很常见，与健康息息相关。比如，肺炎是导致全球死亡的第四大原因和主要的感染原因[1]。普通感冒的治疗常常耗费大量的人力和物力，尽管它非常普遍和具有自限性[2]。引起呼吸道感染的主要病毒包括流感病毒 A 和 B（influenza viruses A and B, IFV A/B）、呼吸道合胞病毒（respiratory syncytial virus, RSV）、人类偏肺病毒（human metapneumovirus, HMPV）、副流感病毒（parainfluenza virus, PIV）、腺病毒（adenovirus, AdV）、鼻病毒（rhinoviruses, RV）、肠道病毒（enteroviruses, EV）以及人冠状病毒（human coronavirus, HCoV）。这些病毒的共同之处是它们有感染呼吸道上皮细胞，借助宿主细胞蛋白以促进感染，调节先天性和适应性免疫应答，以及调节促炎反应以促进疾病发生的能力（表 11.1）。然而，这些病毒的一些独特的功能可制约疾病的诊断。

分子靶标

流行性感冒

流感病毒是人类感染的主要病原体，它们导致数以百万计的人群感染，全球范围内每年 250 000~500 000 人因此死亡[3]。流感病毒属于正黏病毒科，根据其主要抗原差异以及表面糖蛋白血凝素（hemagglutinin, HA）和神经氨酸酶（neuraminidase, NA）抗原表征的分支差异，将这些病毒分为 A、B 和 C 三种不同类型的病毒。目前，A 型病毒中有 16 种 HA 亚型和 9 种 NA 亚型。

流感病毒感染引起的疾病往往是急性的，伴随发热的一种自限性疾病，临床表现为发热，不适，高达 10%~40% 的情况伴有咳嗽[4]。流行性感冒的发生通常具有季节性，几乎每年冬季都会有不同严重程度的暴发。流行病学调查新发现的大暴发发生在 1918 年、1957 年、1968 年和 2009 年，分别由流感 A 病毒 HIN1、H2N2、H3N2、HIN1 的不同抗原亚型病毒引起（图 11.1）。

历史上，H3N2 感染导致的死亡率更高。其他病毒株引起的感染主要发生在如下高危感染个体：肥胖者、孕妇和其他合并症状者等[5,6]。另外，特异性病毒突变体具有更强的毒力和细胞受体结合能力，这将影响它们到底是更容易感染上呼吸道（upper respiratory tract infection, URTI）还是下呼吸道（1ower respiratory tract infection, LRTI）。在一些禽流感病毒株中可以发现 *HA* 基因中的 Glu222Gly 片段替换物，更具体地说是在 2009 H1N1 的病毒株中[7,8]，虽然大多数流感病毒在上呼吸道复制，其中 α-2, 6-1 连接的唾液酸受体在细胞表面上占优势，但该氨基酸取代物与对 LRT 中更丰富的 α-2, 3 连接的受体具有更大的亲和力，导致感染病毒性肺炎的风险明显增加[9-12]。尽管甲型流感住院人数较多，但甲型与丙型流感在感染风险、住院时间、重症监护（intensive care unit, ICU）入院率或死亡率方面似乎没有显著性差异[13]。

人畜共患病毒株的感染需要更加关注，因为这些菌株具有更强的致病性，如禽类 H5N1 菌株，由于人群免疫力低下，它们有可能成为下一次大流行

表 11.1　常见呼吸道病毒的自然病史、发病机制以及临床表现

病毒	温带气候的季节性	潜伏期	疾病持续时间	播散期[a]	复制位点	细胞受体	发病机制	临床表现	呼吸道疾病综合征	肺外表现	最佳标本
Flu	每年高峰期持续 6~8 周	1~4 天（平均 2 天）	咳嗽 3~7 天，不舒服服大于两周	感染前 1 天至第 10 天	1°纤毛柱状，也有肺泡和树突状	主要是 α-2,6 连接的唾液酸	H5N1 和影响程度较小的 2009 年的 H1N1 感染，主要累及下呼吸道。α-2,3 连接的唾液酸主要存在于这个部位的立方形气管细胞中	突发性流感症状（发热，肌痛、头痛，不适，干咳，鼻炎等）。也可以观察到中耳炎，恶心和呕吐	流感，肺炎	细胞因子相关性脑炎	通常鼻咽分泌物，冲洗液和咽拭子 流感性肺炎：包括支气管肺泡灌洗液，痰或咽拭子
RSV	RSV 广泛持续 15~20 周（10 月到 3 月）	3~8 天（平均 5 天）	7~14 天	感染前 3 天至第 14 天	1°纤毛柱状，也有肺泡和树突状	硫酸乙酰肝素和尼克林	附伴蛋白干扰 IFN 途径。快速抑制 Na+ 运输，导致顶液积聚	开始流鼻涕，咽炎，咳嗽，头痛，疲劳和发热。伴或不伴细支气管炎	上呼吸道伴或不伴下呼吸道细支气管炎肺炎气管支气管炎假膜性喉炎	罕见脑膜炎，心肌炎	通常鼻咽分泌物，冲洗液和咽拭子
HMPV	晚冬和早春两年期模式	4~6 天	5~10 天	1~2 周	1°纤毛柱状，也有肺泡和树突状	硫酸乙酰肝素	附伴蛋白干扰 IFN 途径。快速抑制 Na+ 运输，导致顶液积聚	开始流鼻涕，咽炎，咳嗽，头痛，疲劳和发热。细支气管炎	上呼吸道伴或不伴下呼吸道细支气管炎肺炎气管支气管炎假膜性喉炎	罕见脑膜炎	通常鼻咽分泌物，冲洗液和咽拭子
PIV	PIV1：两年一度的秋季 PIV2：秋季 PIV3：春季流行	2~7 天	7~10 天	感染前 3 天至第 20 天	纤毛柱状	PIV1：唾液酸与末端 NeuAc α2-3Gal PIV3：唾液酸与末端 NeuAc α2-6Gal 或 NeuGcα2-3Gal	附伴蛋白干扰 IFN 途径。快速抑制 Na+ 运输，导致顶液积聚	开始流鼻涕，咽炎，咳嗽（croupy），以及嘶哑，通常伴有发热。PIV1 和 PIV2：假膜性喉炎 PIV3：细支气管炎	PIV1 和 PIV2：上呼吸道伴或不伴下呼吸道的假膜性喉炎，细支气管炎 PIV3：上呼吸道伴或不伴下呼吸道细支气管炎假膜性喉炎	罕见脑膜炎，肝感染	通常鼻咽分泌物，冲洗液和咽拭子

续表

病毒	温带气候的季节性	潜伏期	疾病持续时间	播散期ª	复制位点	细胞受体	发病机制	临床表现	呼吸道疾病综合征	肺外表现	最佳标本
AdV	流行于冬季或者早春	2~14天	3~14天	3~6周，有些有些甚至数月甚至数年	无粘连上皮 持续性存在的淋巴细胞内	A, C, E 和 F: CAR B和D:CD46	破坏呼吸道上皮细胞，破坏细胞接触的完整性	发热，咽炎，渗出性扁桃体炎，咳嗽有或没有腹泻，呕吐和腹痛和（或）伴有结膜炎	上呼吸道伴或不伴下呼吸道结膜炎 肺炎 假膜性喉炎 气管支气管炎	结膜炎，胃肠炎，膀胱炎，罕见脑膜炎，心肌炎,肌炎	感染部位:分泌物,冲洗液和咽拭子,喉拭子,支气管肺灌洗,尿液,粪便以及血液
RV	秋天（9月至11月）以及春天（4月至5月）高峰期流行	1~7天（平均2天）	10~14天（平均10天）	感染前1天至第14天，有些3周	纤毛上皮，也不粘	RV A 和 B: ICAM-1 和 LDLR RV C: 其他 未知	非特异性宿主全身症反应	鼻漏，咽炎，咳嗽，头，不适，轻度发热	上呼吸道哮喘恶化 细支气管炎 肺炎	罕见脑膜炎，心肌炎	鼻咽分泌物，冲洗液和咽拭子，气管或支气管液，支气管肺灌洗
HCoV	经典HCoV:在2~4年的冬季至早春高峰期流行 SARS和MERS:人畜共患	经典HCoV: 2~5天（平均3天） SARS: 4~7天	经典HCoV: 3~18天（平均7天） SARS: 7~21天	经典HCoV: 1~21天 MERS: 1~33天	经典HCoV:纤毛上皮 MERS:肺泡和血管内皮	229E:人类氨基肽酶N（hApn） OC43:癌胚抗原（CEA） NL63: ACE2HKU1: HLA-CSARS: ACE2MERS:二肽基肽酶IV（DPP4）	经典HCoV:破坏上呼吸道上皮细胞 SARS:弥漫性肺泡损伤	经典HCoV:鼻漏，咽炎，咳嗽，头痛，轻度发热 SARS和MERS:发热，咳嗽，呼吸困难，不适，头痛。有时腹泻等	经典HCoV:上呼吸道肺炎 细支气管炎 SARS和MERS: 肺炎 胃肠炎 肾衰竭（MERS）	经典HCoV:无 SARS:胃肠炎，肾炎，肝炎	经典HCoV: SARS和MERS:鼻咽分泌物，拭子,支气管肺泡灌洗肺,痰,血清,粪便

ª 儿童播散期一般长于成人。免疫功能低下的人会在几周到几个月的时间里传播病毒。

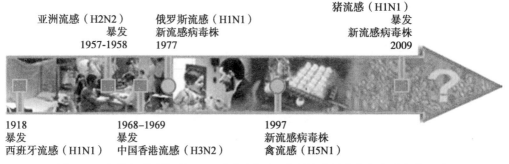

图 11.1 人类流感暴发时间表。重大流行病；流行性感冒病毒在人群中的出现。

来源：*http://www.niaid.nih.gov/topics/Flu/Research/Pandemic/Pages/TimelineHumanPandemics.aspx.*

的根源。人类感染这些病毒株后会有相应的临床表现，如 H7 感染导致结膜炎，H5 菌株感染导致恶心、呕吐、脑病、牙龈出血等异常症状[4]，这可能会延误临床诊断以及对人畜共患病毒传播的识别。有趣的是，单个氨基酸的变化似乎与宿主症状的变化相关[14]。

流感感染通常伴有全身症状、发热、肌肉痛以及上呼吸道症状如咽炎和干咳。流感通常在经过 1~2 天的潜伏期后，这些症状突然开始发作，并持续 4~5 天。然而，无论有无疾病表现，长期感染会在免疫受损个体中持续数周至数月。较为少见的是，流感病毒通过上呼吸道的持续传播或者吸入，引起原发性病毒性肺炎。流感肺炎病人通常需要住在重症监护室，并且死亡率高[4]。特别是在成年人群中，继发性细菌性肺炎是公认的病毒性肺炎并发症，其发病率和死亡率在下呼吸道疾病中占很大比例。虽然与 RSV 和 PIV 感染相比要少得多，但细支气管炎和假膜性喉炎也可能与流感感染有关。流感也与一些慢性肺病的恶化有关，例如慢性支气管炎、哮喘和儿童囊性纤维化肺功能的恶化。

非肺部并发症包括心肌炎和心包炎，以及加重其他潜在疾病如慢性心力衰竭和慢性肾脏疾病的症状[15]。流感感染心肌炎并不罕见，并且可能作为无症状的心肌诱发导致暴发性心肌炎，进而导致心源性休克和死亡[16]。对中枢神经系统的影响包括罕见的横贯性脊髓炎和脑炎，然而这些疾病更像是免疫介导而非病毒介导[17]。Guillain-Barré 综合征也与流感感染后的免疫机制有关[18]。

副黏病毒

RSV 和 HMPV 来自副黏病毒科的肺病毒亚科，RSV 是导致幼儿下呼吸道疾病的主要原因，也与美国每年 132 000~172 000 例儿科住院有关[19]，是全球范围内造成死亡的重要原因[20]。大多数婴儿（50%~69%）在出生后的第一年被感染，并且几乎所有人在 2 岁时都会被感染[21]。HMPV 还引起各种上呼吸道和下呼吸道疾病，其感染症状在临床上与 RSV 很难区分。根据年龄和调查时间，约占儿童上呼吸道感染性疾病的 1%~5% 和下呼吸道疾病住院病人的 10%~15%[22-24]。HMPV 的原发感染往往发生在比 RSV 更小的年龄，并且大多数 5 岁以前的儿童已经感染过[25,26]。

副流感病毒（parainfluenza virus，PIV）也属于副黏病毒科，分为四种类型和两种亚型（PIV1，2，3，4a 和 4b）。PIV1 和小部分的 PIV2 是导致细支气管炎、支气管炎和肺炎的最重要原因。事实上，这些病毒所致的疾病占 5 岁以下儿童住院发热或急性呼吸道疾病的 6%~8%[27]。到 5 岁时，大多数儿童具有针对 PIV3 的抗体，并且约 75% 具有针对 PIV1 和 PIV2 的抗体。

副黏病毒的原发感染通常是有症状的，在上呼吸道感染后的 2~8 天，鼻子和眼睛会出现相应的感染症状。虽然所有这些病毒在鼻咽（nasopharyngeal，NP）管的纤毛柱状细胞中复制[28-30]，但人们仍然认为不同的细胞受体，包括唾液酸分子被不同的 PIV 病毒株利用，可能会产生不同的发病机制[31,32]。然后这些病毒可以在 1~3 天扩散到下呼吸道，在睫状上皮产生病毒损害[33]。副黏病毒发病机制与纤毛上皮细胞的坏死和脱落有关，伴随水肿和黏液分泌增加，阻塞气道，导致气道的高反应性[34,35]。

RSV 和 HMPV 引起的下呼吸道感染在 25%~40% 的病例中出现，最常见的是细支气管炎，其次是肺炎和气管支气管炎，最后是假膜性喉炎[21,26,36]。需要住院治疗的细支气管炎的危险因素包括年龄、早产、RSV 感染的男性和 HMPV 感染的女性、慢性疾病、社会经济地位低下的人群、烟雾暴露者和哮喘病人[21,37-39]。15%~25% 的 PIV 感染患者表现为下呼吸道感染[40]。PIV1 和 PIV2 有感染喉部和上气管的趋势，导致 Croup 综合征，而随着支气管肺炎、细支气管炎和（或）严重的支气管炎的发展，PIV3 病毒会扩散到小的气道[27]。令人信服的证据表明，病毒复制的水平与疾病严重程度相关，同时先天免疫反应也发挥着重要的作用[41-43]。HMPV 感染似乎比 RSV 稍微温和，但是 HMPV 和 RSV 双重感染已被报道为比单独的任一种病毒更严重[44,45]。在两个抗原亚组中，与 B 亚组相比，RSV A 感染具有更严重的致病性[46,47]，而 HMPV A 感染的疾病严重程度与 HMPV B 感染相似[48]。

副黏病毒的再感染贯穿整个生命过程，通常在儿童中引起轻微的下呼吸道感染，而成人感染 RSV、HMPV 和 PIV 常分别导致约 7%、2% 和 5% 的急性呼吸道疾病[49,50]。免疫受损个体再感染更严重疾病的风险更高。副黏病毒的肺外感染表现是罕见和有争议的。然而，已在脑炎、脑膜炎以及心肌病和肝病患者的脑脊液中发现了副黏病毒[43,41-53]。

腺病毒

人类腺病毒属于腺病毒属，进一步分为 7 个种（A 至 G）和 57 个类型[34]。这些病毒引起广泛的临床综合征，其中 A、B、C 和 E 组造成 5%~10% 的儿科和 1%~7% 的成人 URTI 和 LRTI[55]。包括血清型 3，7，14 和 21 的几种 B 组 AdV 已经引起急性呼吸道疾病（acute respiratory disease, ARD）的暴发。尽管在免疫功能正常的成年人中感染致命 AdV 比较罕见，但在 2006 年和 2007 年由于血清型 14 的病毒株引起的 ARD 暴发，导致了大量健康的年轻成年人入住 ICU 病房，甚至死亡[56]。

大约 50% 的 AdV 感染导致亚急性疾病，并且大多数症状在感染 2 周内是轻微的和自限性的[57]。AdV 感染开始于病毒在扁桃体和腺样体的非纤毛呼吸上皮细胞中的复制[54]。随后是短暂的病毒血症发生期。儿童和年轻成人的 URTI 症状包括发热、咽炎、扁桃体炎和咳嗽，伴随或不伴随胃肠道症状或结膜炎[55]。破坏细胞与细胞接触的完整性能够感染呼吸道的其他细胞[54]。在世界范围内，高达 20% 的儿童罹患肺炎，其中严重的 AdV 肺炎死亡率超过 50%[55]。AdV 可以利用在多个器官或组织中的上皮细胞中丰富表达的细胞受体（用于组 A，C，E 和 F 的 CAR 以及用于组 B 和 D 的 CD46）[58,59]，因此，正常宿主的肺外感染很常见，包括结膜炎、GI 疾病和膀胱炎，以及更罕见发生的脑膜炎、心肌炎和肌炎。AdV 可在急性初始感染后持续存在多年，并

可存在于淋巴组织、肾实质或其他组织中[55]。再感染可发生在严重免疫抑制的患者中。

由于细胞 DNA、mRNA 和蛋白质合成的抑制，AdV 导致呼吸上皮细胞相当大的破坏，从而形成具有特征性的涂抹细胞，这些细胞内巨大的细胞核含有一个由细胞质薄边缘包围的嗜碱性包涵体[54]，这些戊酮碱基结构蛋白可以在体外引起细胞分离，其可能与 AdV 的发病机制相关。

包括鼻病毒的肠道病毒和人副肠孤病毒

EV 和 HPeV 属于 *Picornaviridae* 家族，除了引起很多其他疾病，这两种病毒属还与 RTI 有关。事实上，EV 在住院儿童中引发 LRTI 的比例高达约 19%[60]。人类感染与来自 EV 属的四种 EV（EV A-D）、三种 RV（RV A-C）和来自 HPeV 属的一种物种（HPeV A）相关。尽管所有物种的病毒株可能都会感染呼吸道，但是 EV C（C104，C109，C117），EV D（D68），RV A 和 RV C 却与更为严重的呼吸道疾病相关。

RV 无疑是所有年龄组中最常检测到的呼吸道病毒，占所有呼吸道感染的 25%，至少占无症状感染发生在健康个体的 20%[61]。RV 优先感染 URT，主要是鼻旁窦和鼻咽。感染后 1~3 天，URTI 通常以疼痛或擦伤性咽喉为症状开始，然后是鼻塞和鼻涕，伴有咳嗽、头痛、不适，有时发热。在大中型气道中 RV 也保持高复制水平[62]。因此，RV 与婴儿的细支气管炎和慢性哮喘患者的加重有关。LRTI 如肺炎、假膜性喉炎和支气管炎也会发生，很多患者需要住院治疗[63]。这种病毒的致病性低，病理学主要是由于其非特异性宿主炎症反应。

冠状病毒

大多数的冠状病毒科成员可致使人类感染（来自 α-CoV 属的 229E 和 OC43，来自 β-CoV 属的 NL63 和 HKU1），并引起轻度 URT 疾病。事实上，所有 URTI 中高达 30% 的感染是这些典型的 HCoV 病毒所引起的[64]。然而，由严重急性呼吸综合征相关的 CoV（SARA-CoV）和中东呼吸综合征 CoV（MERS-CoV）这两种新的 β-CoV 病毒引起的严重的病毒性肺炎，患者中有 10% 的住院率和 30% 的死亡率[65]。

典型的 HCoV 感染，最先感染鼻咽的纤毛上皮细胞，其中 30% 是无症状的。先天免疫反应直接破坏纤毛上皮细胞，导致在其感染后 2~5 天产生鼻漏、咽炎、咳嗽、头痛、不适和轻度发热等症状。这些病毒还与新生儿和老年人的严重肺炎和

细支气管炎有关,特别是那些有潜在疾病的人。此外,HCoV-NL63 也是导致假膜性喉炎的重要原因[66]。感染经常发生于血清学反应阳性的儿童,其中 50% 为学龄儿童[64]。再次感染以及共同感染是常见的。

SARS 感染以发热、头痛、不适或肌痛开始,在症状发作后几天至一周内出现干咳和呼吸困难。虽然上呼吸道也感染,但几乎没有上皮细胞损伤和 URT 疾病发生。病毒迅速传播到肺泡,25% 的感染者患弥漫性肺泡损伤导致肺炎和急性呼吸窘迫综合征(acute respiratory distress syndrome, ARDS)[67]。常发生腹泻。与 SARS 惊人类似,除了频繁的肾衰竭[68],MERS 也与双相性疾病有关。大多数患 SARS 和 MERS 住院的患者患有慢性并发症。令人关注的是,两种病毒都是无症状感染[69, 70]。

呼吸道病毒感染分子诊断的临床应用

呼吸道病毒既可以感染上呼吸道,也可以感染下呼吸道(图 11.2),并且倾向于引起基于呼吸道不同部位而发生的不同的综合征。最常见的是这些病毒只感染上呼吸道,当下呼吸道感染确实发生时,最

可能是由于其连续传播而导致。

上呼吸道感染

普通感冒

普通感冒是指可能由各种病毒性病原体引起的上呼吸道症状的综合征。这些症状包括鼻塞、流鼻涕、打喷嚏、咳嗽和喉咙痛,有时伴有头痛或其他身体疼痛,通常在感染后 1~3 天开始。发热和其他全身症状通常与流感、RSV、HMPV 和 AdV 引起的 URTI 感染相关。感冒通常持续约 1 周,但病毒持续 2~3 周才会消除。这些病毒感染导致的 URTI 可引起中耳炎,并且继发性细菌感染或直接的病毒感染也可引起中耳炎。事实上,在中耳流体中可以检测到病毒,最常见的是 RSV、流感、HCoV 和 RV[71]。

最常与普通感冒症状相关的病原体是 EV/RV,它和 HCoV 一样,是导致儿童大约一半的感冒和成人几乎 3/4 的感冒的病原体(表 11.2)。常被遗忘的是,流感病毒常表现为轻度的 URTI 症状,事实上它却是感冒的常见原因。其他与感冒症状相关的重要病原体包括 AdV、RSV、HMPV 和 PIV。最常见的是共同感染。

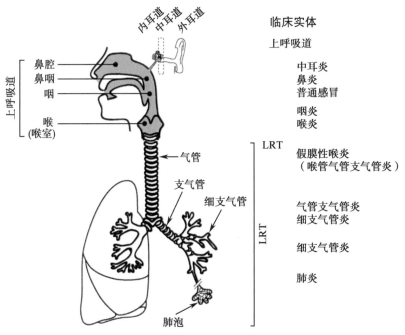

图 11.2　人体呼吸道的示意图。上部(阴影粉红色)和下呼吸道(URT/LRT)以及耳朵的组成部分都已被标出。图中还列出了与呼吸道病毒感染相关的上、下呼吸道疾病的发病部位。来源:*Caister Academic Press(from Mackay IM, Arden KE, Nissen MD, Sloots TP. Challenges facing real-time PCR characterization of acute respiratory tract infections. In: Mackay IM, editor. Real-time PCR in microbiology: from diagnosis to characterization. Caister Academic Press; 2007. pp. 269318)*。

表 11.2 呼吸道病毒在呼吸道综合征中的相对比例

病毒	普通感冒 （儿童 / 成人）	流感样疾病 [a] （所有年龄）	假膜性喉炎 （儿童）	细支气管炎 （儿童）	肺炎 （儿童 / 成人）
腺病毒	5~10/1	0.4~9	1	1~8	1~10/3~13
人冠状病毒	10~15/11	0.2~10	2 [b]	1~8	3~7/6~13
流感病毒	25~30/8	8~52	9	1~10	4~22/21~31
人偏肺病毒	1~5/1	0.2~10	<1	3~12	1~13/3~22
副流感病毒	1~5/5	0.4~11	42 [c]	1~3	8~28/6~4
呼吸道合胞病毒	1~5/3	0.4~19	15	70~80	3~45/13~24
鼻病毒 / 肠道病毒	40~50/71	4~29	21	15~35	3~45/13~24
参考文献	[74, 124]	[79, 138, 139]	[140]	[141~143]	[77, 144]

[a] 流感样疾病 = 发热、肌痛、咽炎、干咳。

[b] 频率尚未确定。

[c] PIV1=31%，PIV2=5%，PIV3=6%。

虽然这些疾病通常是轻度的和自限性的，但它却会导致巨大的经济损失，影响生产力，造成大量的治疗费用支出。因此，人们已经开始尝试研发针对普通感冒病毒，特别是 EV/RV 的抗病毒药物[72]。由于治疗干预的失败，没有必要在流行病学调查之外进行诊断测试。

流感样疾病

流感样疾病（Influenza-like illness, ILI）是 URTI 谱的另一端，其定义是在没有其他病因的情况下，出现 100°F 及以上的发热，并伴有咳嗽或喉咙痛。在 1~4 天的潜伏期后，突然发生身体和呼吸道症状，这些症状通常持续 5~7 天。这些身体症状包括不适、身体疼痛、头痛、食欲缺乏和恶心，通常是由于免疫系统激活后释放的细胞因子所致。有趣的是，流感在高峰期只会引起 35%~45% 的 ILI 病例。但是很多其他的病毒感染会表现为流感样，尤其是 RV/EV 和 RSV（表 11.2）。

对呼吸系统疾病患者进行合理治疗取决于准确及时的诊断。流感的早期诊断可以减少抗生素的不当使用，还能指导选择抗病毒治疗的方法，同时也是重要的感染预防措施。很难仅仅通过体征和症状来确定 ILI 的病原体。临床定义的灵敏度和预测价值取决于其他呼吸道病原体的流行性特点和流感活动的水平。居住在流感暴发高峰区域中的健康成年人中，流感感染（急性发作咳嗽和发热）的阳性预测值（positive predictive value, PPV）会超过 80%。然而，儿童、老年人和患有并发症的个体不具有典型性特征，因此在这些人群中临床表现的 PPV 低至 17%~30%[73]。

对于所有 ILI 患者，一旦在该区域鉴定到高水平的流感病毒活性，不需要进行诊断测试就可以做出抗病毒治疗的决定。对于大多数门诊和急诊室，分子测定的结果通常不能用于辅助临床决策。幸运的是，这种模式随着快速测试的出现而改变，快速检测可以在大约 1 小时或 20 分钟时间内通过流感床旁检测设备提供一组结果。一般来说，如果阳性测试会改变包括感染控制实践在内的临床管理，那么分子检测就是对住院患者最有效的检测方法。

下呼吸道感染

假膜性喉炎

假膜性喉炎是一种常见的儿童疾病，其特征在于突然发作的犬吠样咳嗽，通常伴有吸入性哮鸣音、声音嘶哑以及由上呼吸道阻塞引起的呼吸窘迫，常在夜晚恶化。虽然这种疾病通常是轻微短暂的，但发生在一个孩子身上往往令人担忧。事实上，85% 的病例通常表现为轻度，不足 5% 的病例需要住院治疗[74]。

通常，3 个月至 3 岁的儿童会患假膜性喉炎。通常在典型症状出现的 12~48 小时之前就有非特异性 URTI。60% 的患者在 3~4 天内症状消失，但一些患者会持续 1 周[74]。

假膜性喉炎病毒虽然全年存在，但是高峰期通常在秋季和春季，特别是在奇数年，与 PIV 病毒株

（图 11.3）的流行相关。在 PIV 菌株中，1 型是假膜性喉炎的主要原因，其次是 3 型，然后 2 型[74]。这个发现似乎存在矛盾，因为 3 型通常与细支气管炎有关。然而，这种发现却很容易解释 3 型病毒比 2 型病毒的流行率更高的原因。涉及该病症的其他病毒包括流感病毒、AdV、RSV、HMPV 和 HCoV-NL63。另外，麻疹仍然是引起未免疫的儿童假膜性喉炎的重要原因。RV 共感染频繁发生。

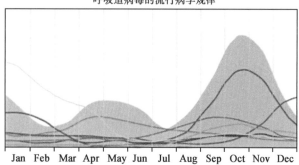

假膜性喉炎的季节性发生与假膜性喉炎相关的呼吸道病毒的流行病学规律

假膜性喉炎病例	呼吸道合胞病毒
1 型副流感病毒	流行性感冒病毒
2 型副流感病毒	博卡病毒
3 型副流感病毒	腺病毒
皮癌病毒	
（鼻、肠病毒）	

图 11.3　假膜性喉炎的季节性发生与假膜性喉炎相关的呼吸道病毒的流行病学调查情况。来源：*Reprinted from Hall and McBride（Bower J, McBride JT. Croup in children（acute laryngotracheobronchitis）. In: Bennett JE, Dolin R, and Blaser MJ, Editors. Mandell, Douglas, and Bennett's principles and practice of infectious diseases, 8th ed. Philadelphia, PA: Saunders/Elsevier; 2015, pp. 762766）.*

假膜性喉炎是一种临床诊断。它的确诊不需要实验室检测来确认。实验室分析一般应着力于管理更严重患病儿童所需的测试。当在考虑具体的抗病毒治疗时，可能需要进行病毒鉴定，比如对于患有流感的重症或高危儿童。

细支气管炎

细支气管炎是小于 2 岁儿童最常见的急性病毒性 LRT 疾病。其临床体征和症状包括流鼻涕、咳嗽、呼吸急促、喘息、哮鸣音、呼吸频率增加，这些症状通常持续 3~7 天。通常还会有几天的 URTI 先兆症状（伤风、咳嗽和轻度发热）。细支气管炎并发症，如呼吸暂停和抽搐，主要发生于刚出生几个月的婴儿、早产儿和慢性病儿童。事实上，它也是 12 个月以内的婴儿最常见的住院原因。尽管细支气管炎的住院率一直在增加，但其导致的死亡率已经有所

下降[75]。

细支气管炎发病的高峰期出现在冬季到早春，并且通常与 RSV 的患病率相关，RSV 常导致 70%~80% 的细支气管炎发生病例。RV/EV 和 HMPV 是细支气管炎的其他主要原因，但是所有呼吸道病毒都与细支气管炎的发病相关（表 11.2），并且有相当一部分病例（30%）与多病毒感染有关。再次，细支气管炎是一种临床诊断，并且不需要实验室检查来确认。事实上，美国儿科学会不建议对细支气管炎进行常规的射线照射或实验室研究[76]。

肺炎

肺炎是一种常见病，发病率和死亡率高，特别是 5 岁以下儿童和 75 岁以上老人。病毒更是与儿童肺炎相关，特别是流行性感冒病毒、RSV、RV、HMPV 和 PIV（表 11.2）[77]。致病因子的流行跟年龄有关，RSV 和 PIV 是导致小于 2 岁的儿童肺炎比大年龄儿童更常见的原因。双重病毒感染是常见的，并且发现 1/3 的儿童具有病毒 - 细菌共感染的情况，特别是与链球菌和金黄色葡萄球菌共感染。在成人中，病毒感染是老年人肺炎的重要原因，尽管在历史上，由于抗原测定和病毒培养在该群体中的不敏感性，使得它们的致病作用被低估。基于核酸扩增试验的结果，现在的证据表明病毒，特别是流感病毒、RV 和冠状病毒是导致 1/3 社区获得性肺炎的重要病原体[78,79]。

来自 URT 的连续传播或直接吸入均会导致肺部病毒感染，前者开始于典型的 URTI 症状，随后迅速发展为发热、咳嗽、呼吸困难和发绀的疾病进程。非呼吸道症状包括疲劳、出汗、头痛、恶心和肌痛。随着年龄增加，肺炎的呼吸道和非呼吸道症状变得不那么频繁。原发性病毒性肺炎通常需要住在 ICU 且死亡率高。临床上常通过放射成像确认肺炎，但是鉴别病原体也是重要的，美国传染病学会和美国胸科学会也推荐使用[80]。事实上，病毒性肺炎很难在临床上与细菌性肺炎区分开，尤其是对于老年人。此外，继发性细菌感染的某些细菌可能是病毒特异性的，因此确定致病因素尤为必要[81]。

分子检测技术及其局限性

由于病毒性呼吸道感染（viral respiratory infection，VRI）的大多数症状是轻微的和自限性的，因此不需要实验室检测。然而，对于更为严重的，例如需要住院或接受治疗的病例，病原体的快速实验室诊断很

重要。病毒诊断可以指导治疗,避免不必要的抗生素使用,并适时使用抗病毒药物治疗。此外,致病因子信息对于感染控制很重要,能够降低医院传播风险。快速抗原测试的敏感度低[82-86],病毒培养需要3~10天并且对病人管理的作用不大,因此核酸扩增试验(nucleic acid amplification tests, NAAT)已经成为 VRI 检测的首选。另外,NAAT 在儿童和成人中具有优越的灵敏度和特异性,并且结果可以在几分钟到几小时内获得[87-89]。NAAT 不仅以其超高的敏感性变革了传统呼吸道病毒的检测方法,而且它还能够发现新的呼吸道病毒,如 HMPV、许多 HCoV和 RV C 组。

近年,为了通过单次测定检测出大量呼吸道病毒,多重分子检测技术已被开发出来。意料之外的收获是,它能检测传统病毒学不能检测到的病毒,这进一步增加了诊断范围。通过参考 Gaydos[90]的综述,可以了解这些系统的许多性能以及工作流程的详细信息。各种 NAAT 的主要区别在于检测量、周转时间、便捷性、自动化、多功能性,以及减少污染的封闭系统及其成本。

NAAT 的早期问题包括对 AdV 特定亚型缺乏敏感性,无法区分 RV 和 EV,以及开放平台的污染问题[91]。制造商已经或正在努力对其进行改进,如增强 AdV 毒株的检测范围,减少扩增后处理[92]。另外,现在可以进行即时测试,有些测试的时间仅需20 分钟。

在降低成本方面,NAAT 对 VRI 的优势仍不清楚。尽管有可以缩减时间的快速抗原测定方法、辅助诊断测试和抗生素,它们具有更高的灵敏度和特异性以及检测更广范围病毒的能力,但不能被定义为多项测定法[91,93]。最初,多重检测系统每天能进行一次或两次批量工作。随后,周转时间为 1~2 小时的按需扩增方法已经上市并正在取代成批检测系统。小型研究开始表明,在几小时内鉴定出病毒性病原体有助于抗生素或抗病毒药物的使用,并降低急诊室的人力成本[94,95]。目前仍需更多的研究来支持这些初步结果。

标本采集

用于诊断病毒感染的最佳标本一般源自病毒复制的位点。呼吸道病毒标本的采集也是一样的,这些病毒的复制位点主要是 URT,特别是 NP 区,因此最好对该区域进行采样以用于诊断测试。对于URT 标本,NP 吸出物传统上被认为是检测呼吸道

病毒的最敏感的标本[96,97]。然而,Jartti 等最近的综述[98]表明至少在儿童中,所有 NP 样品、吸出物、洗液、拭子或刷牙,在统计学上对 NAAT 具有相同的灵敏度,特别当使用植绒拭子时[99]。成人的病毒清除不如儿童,因为成人体内的病毒滴度要低得多。NAAT 的分析灵敏度似乎忽视了这个问题[100]。类似地,当使用植绒鼻拭子时,对于 NP 标本,儿童和成人患者中的灵敏度相似[100,101]。另外,自己采集(在成年患者中)或家长采集的棉花鼻拭子标本也显示出等同性,为床旁设备的使用开启了大门[102-104]。

呼吸道病毒也可以从咽拭子或冲洗液中分离。虽然病毒检出率通常低于喉拭子标本,但是结合咽拭子和喉拭子可以改善病毒检测[87,105,106],并且大多数病毒的检测不推荐使用喉咙拭子,除了在扁桃体中传播的 AdV 和主要感染 LRT 的禽流感。

藻酸钙拭子和具有木杆的拭子不能用于呼吸道标本采集,因为它们可能会干扰 NAAT。标本应放置于无菌病毒运输箱中冷藏,并尽快运送至实验室进行检测。然而,对于一些发生在几小时之内的感染标本,NAAT 测定准许室温运输。分子检测被预订后,临床医生应该相应地准备临床标本,以及样品的存储和送检。应避免或减少标本的反复冻融以避免病毒颗粒降解,使病毒 RNA 暴露在核酸酶中。如果要进行病毒培养,还需要保持病毒的完整性,例如流感抗性测试。

对于 LRTI,痰、气管内抽吸物或支气管肺泡灌洗标本可以提高 PCR 诊断率,当 URT 标本产生阴性结果但被高度怀疑时,应当考虑使用这些标本。对于因流感引起的病毒性肺炎尤其如此,特别是对于由于吸入而不是通过 URT 扩散而导致的 LRTI病例。事实上,10%~35% 的病毒性肺炎患者的 NP检测产生假阴性结果[107,108]。然而,不推荐日常使用 LRT 标本,因为诊断水平不会明显提高。另外,LRT 标本的特异性不一定会提高,特别是使用NAAT 法,因为在无症状儿童的 LRT 样本中可以检测到病毒[98]。最后,使用 LRT 样品的检测没有一个被市场证明有效。

虽然一些呼吸道病毒如 AdV 可以在尿液或粪便等组织中检测到,但这些标本类型不推荐用于呼吸道疾病诊断。特例是 SARS 和 MERS-CoV 的粪便标本可以提供额外的诊断信息。一些呼吸道病毒感染表现出了罕见的肺外症状。事实上,也有报道称在中枢神经系统、心肌、肝脏和其他部位都检测到呼吸道病毒[109]。最常见的肺外综合征不是由直接

的病毒效应所致,而是由诸如流感所引发的脑炎或心肌炎释放的细胞因子导致。在这种情况下,患者的 CSF 或心肌中几乎从未检测到流感 RNA。同样地,已经报道了罕见的 HMPV 相关性脑炎病例,但在 CSF 中也未检测到病毒 RNA[53]。相比之下,AdV 在多个器官和组织中复制。例如,在 AdV 相关性出血性膀胱炎、脑膜炎或脑炎和心肌炎的病例中,AdV 通常在尿液、CSF 或心肌中被检测到[55,110],甚至会在呼吸道疾病的血清中发现 AdV DNA[55]。

疾病 / 病毒脱落时间

通常呼吸道病毒脱落的峰值发生在急性疾病的第一天或第二天,并且通常在 4 天后减慢[111-115]。持续时间随病毒、患者年龄、严重程度、并发症和免疫状态而有所不同。经常住院的患者,特别是那些患有 LRTI 的患者,具有较高的病毒滴度,病毒脱落期较长[111-114,116,117]。NAAT 检测病毒靶点的持续时间比其他测试方法更长,尽管平均持续时间通常为 6~14 天,但在感染几周后检测病毒核酸并不常见[111-114,118,119]。对于副黏病毒,HMPV 的脱落期可能相对较短,然而 PIV3 可能较长[115,120]。一些病毒,特别是 AdV 和小核糖核酸病毒,在无症状和有症状患者中均表现出较长的病毒脱落期,这是一个诊断难题[119,121]。

所有呼吸道病毒在严重免疫受损的患者中长期播散并不罕见,并且在感染数月后检测到病毒核酸[109,118,119,122]。即使在用抗病毒药物治疗的情况下,在该群体中也可观察到流感的长期播散。这可能与药物抗性突变和抗性菌株在社区的传播相关[118]。

对于病毒载量和疾病严重程度之间的相关性,文献表述不一致[91,93]。这种差异可能部分是由于病毒本身的差异所致。病毒载量的意义需要更多的研究来解释[91,93]。事实上,与 AdV 和小核糖核酸病毒相关的无症状的长期播散使得解释难度变大。

季节流行性

在温带气候地区,呼吸道病毒的季节性发病率与 RTI 相关的物种数量多样,但大多数感染发生在秋季和早春之间。在热带气候地区,感染全年均有发生或与雨季有关。呼吸道病毒的季节多样性与假膜性相关的呼吸道病毒流行病学模式有明显相似性(图 11.3)[123]。流感往往产生一个明显的持续 6~8

周的感染高峰期,而 RSV 感染却趋向于持续 15~20 周[109]。HMPV 主要出现在冬季至第二年的早春季节,具有两年一度的流行病学模式[24]。一般而言,PIV1 在奇数年份引起秋季流行病,有时伴有 PIV2。PIV3 在春季到初夏更为流行。PIV4 无明显的季节性流行[109]。AdV 感染全年发生,但大多数流行病发生在冬季或早春[55]。EV 感染通常发生在夏末到秋季,但与呼吸系统疾病相关的 EV 感染也可能是零星的暴发[124]。HCoV 流行性更强,在较冷的月份更为常见[109]。影响温带气候季节性的因素很可能是环境因素,如低温和潮湿,以及与较冷月份相关的社会因素,如室内拥挤[125,126]。

NAAT 结果解读

尽管 NAAT 对呼吸道病毒检测有很高的敏感性和特异性,但标本收集或处理不当可能会导致假阴性结果。当患者可检测的病毒不再传播,或至少在收集部位时无播散病毒时,也可能会发生阴性结果。对于轻度疾病的住院患者,如果没有发现其他病因,临床仍然怀疑病毒性肺炎时,CDC 建议收集 LRT 标本。引物或探针结合位点的序列偏差或突变也是导致假阴性结果的潜在因素。2015 年,美国流行性流感病毒大多数被认为是 A/ 瑞士型 H3N2 病毒,病毒具有显著的遗传漂移、疫苗保护的丧失,以及在许多细胞系中培养能力下降的特点。事实上,基质基因引物或探针错配影响了市场上 NAAT 的性能[127]。另一方面,H1 基因中的序列偏差影响了 A(H1N1)pdm09 的分型,导致偶然发现了一些不能分型的甲型流感病毒株。类似地,不像商业化方法检测 AdV,泛检测的 NAAT 可能无法充分检测病毒家族内的所有亚型[128-130]。

假阳性结果虽然罕见,但有可能发生(例如,由于实验室污染或其他因素)。阳性结果表明检测到病毒核酸,证实了病毒感染,但并不一定意味着病毒是致病因子。此外,通过鼻内施用活的减毒流感病毒接种疫苗的患者可能会有 7~10 天阳性反应时间[131]。

抗病毒药物耐药性检测

流感病毒株之间的抗病毒耐药性是一个公共卫生问题,因为抗性菌株能在社区快速蔓延,迅速成为主要病毒[132,133]。目前,流感 A（H3N2）和 2009 年 H1N1 病毒主要对奥司他韦和扎那米韦敏感,但对耐金刚烷（金刚烷胺和金刚乙胺）具有耐药性[133]。

然而,在 2009 年大流行之前,季节性 H1N1 病毒发展成为主要耐奥司他韦的病毒株[132,133]。幸运的是,这种病毒对金刚烷敏感。虽然仅在 A(H1N1)pdm09 的分离株中观察到耐奥司他韦的偶发性病例,但是该病毒能使季节性 H1 株具有普遍耐药性。

表型敏感性检测仍然是评估病毒抗性的黄金标准,但一些更常见的耐药突变已经被鉴定出,这可以用于更快速地病毒鉴定。例如,NA 蛋白残基 275 处的组氨酸被酪氨酸取代(N2 编号中的 H274Y; N1 编号中的 H275Y)与奥司他韦耐药性相关[132]。同样地,M2 基因产物中氨基酸 31 的变化与金刚烷耐药相关[134]。其他的重要突变包括与季节性 H1N1 中敏感性降低相关的 D199E 突变[135],H5N1 中的 D198G(通用编号,相当于位点 199)的突变与奥司他韦和扎那米韦敏感性降低有关[136],流感病毒中的 D198N 突变与奥司他韦耐药有关[137]。

需要说明的是大多数临床实验室没有这些检测,通常公共卫生研究室或疾病预防控制中心(CDC)会做这些检测,用于流行病学调查研究。一般采用 CDC 研发的焦磷酸测序法检测 H275Y 的突变,而 Sanger 测序用于评估 NA 和 M2 基因的突变。

结论

通过提高病毒检测灵敏度、扩大检测病毒序列以及检测多重感染,分子诊断改变了我们检测 RTI 的能力。此外,测试结果在一定时间内可以更好地促进患者管理。这些工具也提高了我们对呼吸道病毒病流行病学和发病机制的理解。

(蒋留留 译,蔡甜 校)

参考文献

[1] Lozano R, Naghavi M, Foreman K, et al. Global and regional mortality from 235 causes of death for 20 age groups in 1990 and 2010: a systematic analysis for the Global Burden of Disease Study 2010. Lancet 2012;380:2095—128.

[2] Fendrick AM, Monto AS, Nightengale B, Sarnes M. The economic burden of non-influenza-related viral respiratory tract infection in the United States. Arch Intern Med 2003;163:487—94.

[3] WHO. Influenza (seasonal), <http://www.who.int/mediacentre/factsheets/fs211/en/>; 2014 [accessed 23.11.14].

[4] Treanor JJ. Influenza (including avian influenza and swine influenza). In: Bennett JE, Dolin R, Blaser MJ, editors. Mandell, Douglas, and Bennett's principles and practice of infectious diseases. 8th ed. Philadelphia, PA: Saunders/Elsevier; 2015. p. 2000—24.

[5] Jain S, Kamimoto L, Bramley AM, et al. Hospitalized patients with 2009 H1N1 influenza in the United States. N Engl J Med 2009;361:1935—44.

[6] Siston AM, Rasmussen SA, Honein MA, et al. Pandemic 2009 influenza A(H1N1) virus illness among pregnant women in the United States. JAMA 2010;303:1517—25.

[7] Chen H, Wen X, To KK, et al. Quasispecies of the D225G substitution in the hemagglutinin of pandemic influenza A(H1N1) 2009 virus from patients with severe disease in Hong Kong, China. J Infect Dis 2010;201:1517—21.

[8] Melidou A, Gioula G, Exindari M, Chatzidimitriou D, Diza E, Malisiovas N. Molecular and phylogenetic analysis of the haemagglutinin gene of pandemic influenza H1N1 2009 viruses associated with severe and fatal infections. Virus Res 2010;152(2):192—9.

[9] Shinya K, Ebina M, Yamada S, Ono M, Kasai N, Kawaoka Y. Avian flu: influenza virus receptors in the human airway. Nature 2006;440:435—6.

[10] van Riel D, Munster VJ, de Wit E, et al. H5N1 virus attachment to lower respiratory tract. Science 2006;312:399.

[11] Itoh Y, Shinya K, Kiso M, et al. In vitro and in vivo characterization of new swine-origin H1N1 influenza viruses. Nature 2009;460:1021—5.

[12] Maines TR, Jayaraman A, Belser JA, et al. Transmission and pathogenesis of swine-origin 2009 A(H1N1) influenza viruses in ferrets and mice. Science 2009;325:484—7.

[13] Su S, Chaves SS, Perez A, et al. Comparing clinical characteristics between hospitalized adults with laboratory-confirmed influenza A and B virus infection. Clin Infect Dis 2014;59:252—5.

[14] Song W, Wang P, Mok BW-Y, et al. The K526R substitution in viral protein PB2 enhances the effects of E627K on influenza virus replication. Nat Commun 2014;5:5509.

[15] Craver RD, Sorrells K, Gohd R. Myocarditis with influenza B infection. Pediatr Infect Dis J 1997;16:629—30.

[16] Estabragh ZR, Mamas MA. The cardiovascular manifestations of influenza: a systematic review. Int J Cardiol 2013;167:2397—403.

[17] Steininger C, Popow-Kraupp T, Laferl H, et al. Acute encephalopathy associated with influenza A virus infection. Clin Infect Dis 2003;36:567—74.

[18] Sivadon-Tardy V, Orlikowski D, Porcher R, et al. Guillain-Barre syndrome and influenza virus infection. Clin Infect Dis 2009;48:48—56.

[19] Stockman LJ, Curns AT, Anderson LJ, Fischer-Langley G. Respiratory syncytial virus-associated hospitalizations among infants and young children in the United States, 1997—2006. Pediatr Infect Dis J 2012;31:5—9.

[20] Nair H, Nokes DJ, Gessner BD, et al. Global burden of acute lower respiratory infections due to respiratory syncytial virus in young children: a systematic review and meta-analysis. Lancet 2010;375:1545—55.

[21] Glezen WP, Taber LH, Frank AL, Kasel JA. Risk of primary infection and reinfection with respiratory syncytial virus. Am J Dis Child 1986;140:543—6.

[22] Gray GC, Capuano AW, Setterquist SF, et al. Multi-year study of human metapneumovirus infection at a large US Midwestern Medical Referral Center. J Clin Virol 2006;37:269—76.

[23] Edwards KM, Zhu Y, Griffin MR, et al. Burden of human metapneumovirus infection in young children. N Engl J Med 2013;368:633—43.

[24] Reiche J, Jacobsen S, Neubauer K, et al. Human metapneumovirus: insights from a ten-year molecular and epidemiological analysis in Germany. PLoS One 2014;9:e88342.

[25] van den Hoogen BG, de Jong JC, Groen J, et al. A newly discovered human pneumovirus isolated from young children with respiratory tract disease. Nat Med 2001;7:719—24.

[26] Boivin G, De Serres G, Cote S, et al. Human metapneumovirus infections in hospitalized children. Emerg Infect Dis 2003;9:634—40.

[27] Weinberg GA, Hall CB, Iwane MK, et al. Parainfluenza virus infection of young children: estimates of the population-based burden of hospitalization. J Pediatr 2009;154:694—9.

[28] Johnson JE, Gonzales RA, Olson SJ, Wright PF, Graham BS. The histopathology of fatal untreated human respiratory syncytial virus infection. Mod Pathol 2007;20:108—19.

[29] Feuillet F, Lina B, Rosa-Calatrava M, Boivin G. Ten years of human metapneumovirus research. J Clin Virol 2012;53:97—105.

[30] Zhang L, Bukreyev A, Thompson CI, et al. Infection of ciliated

cells by human parainfluenza virus type 3 in an in vitro model of human airway epithelium. J Virol 2005;79:1113—24.

[31] Villar E, Barroso IM. Role of sialic acid-containing molecules in paramyxovirus entry into the host cell: a minireview. Glycoconj J 2006;23:5—17.

[32] Chang A, Dutch RE. Paramyxovirus fusion and entry: multiple paths to a common end. Viruses 2012;4:613—36.

[33] DeVincenzo JP. Factors predicting childhood respiratory syncytial virus severity: what they indicate about pathogenesis. Pediatr Infect Dis J 2005;24:S177—83.

[34] Rogers DF. Airway mucus hypersecretion in asthma: an undervalued pathology? Curr Opin Pharmacol 2004;4:241—50.

[35] Kuiken T, van den Hoogen BG, van Riel DA, et al. Experimental human metapneumovirus infection of cynomolgus macaques (Macaca fascicularis) results in virus replication in ciliated epithelial cells and pneumocytes with associated lesions throughout the respiratory tract. Am J Pathol 2004;164:1893—900.

[36] Hall CB, Weinberg GA, Iwane MK, et al. The burden of respiratory syncytial virus infection in young children. N Engl J Med 2009;360:588—98.

[37] Holman RC, Shay DK, Curns AT, Lingappa JR, Anderson LJ. Risk factors for bronchiolitis-associated deaths among infants in the United States. Pediatr Infect Dis J 2003;22:483—90.

[38] Schildgen V, van den Hoogen B, Fouchier R, et al. Human metapneumovirus: lessons learned over the first decade. Clin Microbiol Rev 2011;24:734—54.

[39] Papenburg J, Hamelin ME, Ouhoummane N, et al. Comparison of risk factors for human metapneumovirus and respiratory syncytial virus disease severity in young children. J Infect Dis 2012;206:178—89.

[40] Reed G, Jewett PH, Thompson J, Tollefson S, Wright PF. Epidemiology and clinical impact of parainfluenza virus infections in otherwise healthy infants and young children < 5 years old. J Infect Dis 1997;175:807—13.

[41] Martin ET, Kuypers J, Heugel J, Englund JA. Clinical disease and viral load in children infected with respiratory syncytial virus or human metapneumovirus. Diagn Microbiol Infect Dis 2008;62:382—8.

[42] Drunen Van, Littel-van Den Hurk S, Watkiss ER. Pathogenesis of respiratory syncytial virus. Curr Opin Virol 2012;2:300—5.

[43] Henrickson KJ. Parainfluenza viruses. Clin Microbiol Rev 2003;16:242—64.

[44] Semple MG, Cowell A, Dove W, et al. Dual infection of infants by human metapneumovirus and human respiratory syncytial virus is strongly associated with severe bronchiolitis. J Infect Dis 2005;191:382—6.

[45] Foulongne V, Guyon G, Rodiere M, Segondy M. Human metapneumovirus infection in young children hospitalized with respiratory tract disease. Pediatr Infect Dis J 2006;25:354—9.

[46] Walsh EE, McConnochie KM, Long CE, Hall CB. Severity of respiratory syncytial virus infection is related to virus strain. J Infect Dis 1997;175:814—20.

[47] Tran DN, Pham TM, Ha MT, et al. Molecular epidemiology and disease severity of human respiratory syncytial virus in Vietnam. PLoS One 2013;8:e45436.

[48] Agapov E, Sumino KC, Gaudreault-Keener M, Storch GA, Holtzman MJ. Genetic variability of human metapneumovirus infection: evidence of a shift in viral genotype without a change in illness. J Infect Dis 2006;193:396—403.

[49] Walsh EE, Peterson DR, Falsey AR. Human metapneumovirus infections in adults: another piece of the puzzle. Arch Intern Med 2008;168:2489—96.

[50] Hall CB, Long CE, Schnabel KC. Respiratory syncytial virus infections in previously healthy working adults. Clin Infect Dis 2001;33:792—6.

[51] Schildgen O, Glatzel T, Geikowski T, et al. Human metapneumovirus RNA in encephalitis patient. Emerg Infect Dis 2005;11:467—70.

[52] Eisenhut M. Extrapulmonary manifestations of severe respiratory syncytial virus infection—a systematic review. Crit Care 2006;10:R107.

[53] Arnold JC, Singh KK, Milder E, et al. Human metapneumovirus associated with central nervous system infection in children.

[54] Wold WSM, Ison MG. Adenoviruses. In: Knipe DM, Howley PM, editors. Fields virology. 6th ed. Philadelphia, PA: Lippincott Williams & Wilkins/Wolters Kluwer; 2013. p. 1732—67.

[55] Lynch 3rd JP, Fishbein M, Echavarria M. Adenovirus. Semin Respir Crit Care Med 2011;32:494—511.

[56] Binn LN, Sanchez JL, Gaydos JC. Emergence of adenovirus type 14 in US military recruits—a new challenge. J Infect Dis 2007;196:1436—7.

[57] Fox JP, Brandt CD, Wassermann FE, et al. The virus watch program: a continuing surveillance of viral infections in metropolitan New York families. VI. Observations of adenovirus infections: virus excretion patterns, antibody response, efficiency of surveillance, patterns of infections, and relation to illness. Am J Epidemiol 1969;89:25—50.

[58] Meier O, Greber UF. Adenovirus endocytosis. J Gene Med 2004;6:S152—63.

[59] Gaggar A, Shayakhmetov DM, Lieber A. CD46 is a cellular receptor for group B adenoviruses. Nat Med 2003;9:1408—12.

[60] Stellrecht KA, Lamson DM, Romero JR. Enteroviruses and parechoviruses. In: Jorgensen JH, Pfaller MA, Carroll KC, Funke G, Landry ML, Richter SS, Warnock DW, editors. Manual of clinical microbiology. 11th ed. Washington, DC: ASM Press; 2015. p. 1536—50.

[61] Wright PF, Deatly AM, Karron RA, et al. Comparison of results of detection of rhinovirus by PCR and viral culture in human nasal wash specimens from subjects with and without clinical symptoms of respiratory illness. J Clin Microbiol 2007;45:2126—9.

[62] Gern JE, Palmenberg AC. Rhinoviruses. In: Knipe DM, Howley PM, editors. Fields virology. 6th ed. Philadelphia, PA: Lippincott Williams & Wilkins/Wolters Kluwer; 2013. p. 531—49.

[63] Miller EK, Lu X, Erdman DD, et al. Rhinovirus-associated hospitalizations in young children. J Infect Dis 2007;195:773—81.

[64] Masters PS, Perlman S. Coronaviridae. In: Knipe DM, Howley PM, editors. Fields virology. 6th ed. Philadelphia, PA: Lippincott Williams & Wilkins/Wolters Kluwer; 2013. p. 825—58.

[65] Hilgenfeld R, Peiris M. From SARS to MERS: 10 years of research on highly pathogenic human coronaviruses. Antiviral Res 2013;100:286—95.

[66] Abdul-Rasool S, Fielding BC. Understanding human coronavirus HCoV-NL63. Open Virol J 2010;4:76—84.

[67] Lew TW, Kwek TK, Tai D, et al. Acute respiratory distress syndrome in critically ill patients with severe acute respiratory syndrome. JAMA 2003;290:374—80.

[68] Assiri A, McGeer A, Perl TM, et al. Hospital outbreak of Middle East respiratory syndrome coronavirus. N Engl J Med 2013;369:407—16.

[69] Wilder-Smith A, Teleman MD, Heng BH, Earnest A, Ling AE, Leo YS. Asymptomatic SARS coronavirus infection among healthcare workers, Singapore. Emerg Infect Dis 2005;11:1142—5.

[70] Centers for Disease Control and Prevention. MERS clinical features, http://www.cdc.gov/coronavirus/mers/clinical-features.html; 2015 [accessed 13.02.15].

[71] Chonmaitree T, Revai K, Grady JJ, et al. Viral upper respiratory tract infection and otitis media complication in young children. Clin Infect Dis 2008;46:815—23.

[72] Chen T-C, Weng K-F, Chang S-C, Lin J-Y, Huang P-N, Shih S-R. Development of antiviral agents for enteroviruses. J Antimicrob Chemother 2008;62:1169—73.

[73] Fiore AE, Shay DK, Broder K, et al. Prevention and control of influenza: recommendations of the Advisory Committee on Immunization Practices (ACIP). MMWR Recomm Rep 2008;57:1—60.

[74] Bjornson CL, Johnson DW. Croup. Lancet 2008;371:329—39.

[75] Borchers AT, Chang C, Gershwin ME, Gershwin LJ. Respiratory syncytial virus—a comprehensive review. Clin Rev Allergy Immunol 2013;45:331—79.

[76] Ralston SL, Lieberthal AS, Meissner HC, et al. Clinical practice guideline: the diagnosis, management, and prevention of bronchiolitis. Pediatrics 2014;134:e1474—502.

Pediatr Infect Dis J 2009;28:1057—60.

[77] Ruuskanen O, Lahti E, Jennings LC, Murdoch DR. Viral pneumonia. Lancet 2011;377:1264—75.

[78] Cesario TC. Viruses associated with pneumonia in adults. Clin Infect Dis 2012;55:107—13.

[79] Falsey AR, McElhaney JE, Beran J, et al. Respiratory syncytial virus and other respiratory viral infections in older adults with moderate to severe influenza-like illness. J Infect Dis 2014;209:1873—81.

[80] Mandell LA, Wunderink RG, Anzueto A, et al. Infectious Diseases Society of America/American Thoracic Society consensus guidelines on the management of community-acquired pneumonia in adults. Clin Infect Dis 2007;44:S27—72.

[81] Hohenthal U, Vainionpaa R, Nikoskelainen J, Kotilainen P. The role of rhinoviruses and enteroviruses in community acquired pneumonia in adults. Thorax 2008;63:658—9.

[82] Ginocchio CC, Lotlikar M, Falk L, et al. Clinical performance of the 3M Rapid Detection Flu A + B Test compared to R-Mix culture, DFA and BinaxNOW Influenza A&B Test. J Clin Virol 2009;45:146—9.

[83] Miernyk K, Bulkow L, DeByle C, et al. Performance of a rapid antigen test (Binax NOW(R) RSV) for diagnosis of respiratory syncytial virus compared with real-time polymerase chain reaction in a pediatric population. J Clin Virol 2011;50:240—3.

[84] Lucas PM, Morgan OW, Gibbons TF, et al. Diagnosis of 2009 pandemic influenza A (pH1N1) and seasonal influenza using rapid influenza antigen tests, San Antonio, Texas, April-June 2009. Clin Infect Dis 2011;52:S116—22.

[85] Uyeki TM, Prasad R, Vukotich C, et al. Low sensitivity of rapid diagnostic test for influenza. Clin Infect Dis 2009;48: e89—92.

[86] Chartrand C, Leeflang MM, Minion J, Brewer T, Pai M. Accuracy of rapid influenza diagnostic tests: a meta-analysis. Ann Intern Med 2012;156:500—11.

[87] Weinberg GA, Erdman DD, Edwards KM, et al. Superiority of reverse-transcription polymerase chain reaction to conventional viral culture in the diagnosis of acute respiratory tract infections in children. J Infect Dis 2004;189:706—10.

[88] She RC, Polage CR, Caram LB, et al. Performance of diagnostic tests to detect respiratory viruses in older adults. Diagn Microbiol Infect Dis 2010;67:246—50.

[89] Talbot HK, Falsey AR. The diagnosis of viral respiratory disease in older adults. Clin Infect Dis 2010;50:747—51.

[90] Gaydos CA. What is the role of newer molecular tests in the management of CAP? Infect Dis Clin North Am 2013;27:49—69.

[91] Vallieres E, Renaud C. Clinical and economical impact of multiplex respiratory virus assays. Diagn Microbiol Infect Dis 2013;76:255—61.

[92] Doern CD, Lacey D, Huang R, Haag C. Evaluation and implementation of FilmArray version 1.7 for improved detection of adenovirus respiratory tract infection. J Clin Microbiol 2013;51:4036—9.

[93] Wishaupt JO, Versteegh FG, Hartwig NG. PCR testing for paediatric acute respiratory tract infections. Paediatr Respir Rev 2015;16:43—8.

[94] Rogers BB, Shankar P, Jerris RC, et al. Impact of a rapid respiratory panel test on patient outcomes. Arch Pathol Lab Med 2015;139:636—41.

[95] Xu M, Qin X, Astion ML, et al. Implementation of FilmArray respiratory viral panel in a core laboratory improves testing turnaround time and patient care. Am J Clin Pathol 2013;139:118—23.

[96] Ahluwalia G, Embree J, McNicol P, Law B, Hammond GW. Comparison of nasopharyngeal aspirate and nasopharyngeal swab specimens for respiratory syncytial virus diagnosis by cell culture, indirect immunofluorescence assay, and enzyme-linked immunosorbent assay. J Clin Microbiol 1987;25:763—7.

[97] Macfarlane P, Denham J, Assous J, Hughes C. RSV testing in bronchiolitis: which nasal sampling method is best? Arch Dis Child 2005;90:634—5.

[98] Jartti T, Soderlund-Venermo M, Hedman K, Ruuskanen O, Makela MJ. New molecular virus detection methods and their clinical value in lower respiratory tract infections in children.

Paediatr Respir Rev 2013;14:38—45.

[99] Chan KH, Peiris JS, Lim W, Nicholls JM, Chiu SS. Comparison of nasopharyngeal flocked swabs and aspirates for rapid diagnosis of respiratory viruses in children. J Clin Virol 2008;42:65—9.

[100] Irving SA, Vandermause MF, Shay DK, Belongia EA. Comparison of nasal and nasopharyngeal swabs for influenza detection in adults. Clin Med Res 2012;10:215—18.

[101] Abu-Diab A, Azzeh M, Ghneim R, et al. Comparison between pernasal flocked swabs and nasopharyngeal aspirates for detection of common respiratory viruses in samples from children. J Clin Microbiol 2008;46:2414—17.

[102] Smieja M, Castriciano S, Carruthers S, et al. Development and evaluation of a flocked nasal midturbinate swab for self-collection in respiratory virus infection diagnostic testing. J Clin Microbiol 2010;48:3340—2.

[103] Larios OE, Coleman BL, Drews SJ, et al. Self-collected mid-turbinate swabs for the detection of respiratory viruses in adults with acute respiratory illnesses. PLoS One 2011;6:e21335.

[104] Esposito S, Molteni CG, Daleno C, et al. Collection by trained pediatricians or parents of mid-turbinate nasal flocked swabs for the detection of influenza viruses in childhood. Virol J 2010;7:85.

[105] Lambert SB, Whiley DM, O'Neill NT, et al. Comparing nose-throat swabs and nasopharyngeal aspirates collected from children with symptoms for respiratory virus identification using real-time polymerase chain reaction. Pediatrics 2008;122: e615—20.

[106] Spencer S, Gaglani M, Naleway A, et al. Consistency of influenza A virus detection test results across respiratory specimen collection methods using real-time reverse transcription-PCR. J Clin Microbiol 2013;51:3880—2.

[107] Writing Committee of the WHOCoCAoPI, Bautista E, Chotpitayasunondh T, et al. Clinical aspects of pandemic 2009 influenza A (H1N1) virus infection. N Engl J Med 2010;362:1708—19.

[108] Lopez Roa P, Rodriguez-Sanchez B, Catalan P, et al. Diagnosis of influenza in intensive care units: lower respiratory tract samples are better than nose-throat swabs. Am J Respir Crit Care Med 2012;186:929—30.

[109] Robinson CC. Respiratory viruses. In: Specter S, Hodinka RL, Young SA, Wiedbrauk DL, editors. Clinical virology manual. 4th ed. Washington, DC: ASM Press; 2009. p. 203—48.

[110] Pankuweit S, Klingel K. Viral myocarditis: from experimental models to molecular diagnosis in patients. Heart Fail Rev 2013;18:683—702.

[111] Lee N, Chan PK, Hui DS, et al. Viral loads and duration of viral shedding in adult patients hospitalized with influenza. J Infect Dis 2009;200:492—500.

[112] To KK, Chan KH, Li IW, et al. Viral load in patients infected with pandemic H1N1 2009 influenza A virus. J Med Virol 2010;82:1—7.

[113] DeVincenzo JP, Wilkinson T, Vaishnaw A, et al. Viral load drives disease in humans experimentally infected with respiratory syncytial virus. Am J Respir Crit Care Med 2010;182:1305—14.

[114] Walsh EE, Peterson DR, Kalkanoglu AE, Lee FE, Falsey AR. Viral shedding and immune responses to respiratory syncytial virus infection in older adults. J Infect Dis 2013;207:1424—32.

[115] von Linstow ML, Eugen-Olsen J, Koch A, Winther TN, Westh H, Hogh B. Excretion patterns of human metapneumovirus and respiratory syncytial virus among young children. Eur J Med Res 2006;11:329—35.

[116] Kaiser L, Fritz RS, Straus SE, Gubareva L, Hayden FG. Symptom pathogenesis during acute influenza: interleukin-6 and other cytokine responses. J Med Virol 2001;64:262—8.

[117] Memish ZA, Assiri AM, Al-Tawfiq JA. Middle East respiratory syndrome coronavirus (MERS-CoV) viral shedding in the respiratory tract: an observational analysis with infection control implications. Int J Infect Dis 2014;29:307—8.

[118] Memoli MJ, Athota R, Reed S, et al. The natural history of influenza infection in the severely immunocompromised vs nonimmunocompromised hosts. Clin Infect Dis 2014;58:214—24.

[119] Loeffelholz MJ, Trujillo R, Pyles RB, et al. Duration of rhinovirus shedding in the upper respiratory tract in the first year of life. Pediatrics 2014;134:1144—50.

[120] Frank AL, Taber LH, Wells CR, Wells JM, Glezen WP, Paredes

A. Patterns of shedding of myxoviruses and paramyxoviruses in children. J Infect Dis 1981;144:433−41.

[121] Kalu SU, Loeffelholz M, Beck E, et al. Persistence of adenovirus nucleic acids in nasopharyngeal secretions: a diagnostic conundrum. Pediatr Infect Dis J 2010;29:746−50.

[122] de Lima CR, Mirandolli TB, Carneiro LC, et al. Prolonged respiratory viral shedding in transplant patients. Transpl Infect Dis 2014;16:165−9.

[123] Bower J, McBride JT. Croup in children (acute laryngotracheobronchitis). In: Bennett JE, Dolin R, Blaser MJ, editors. Mandell, Douglas, and Bennett's principles and practice of infectious diseases. 8th ed. Philadelphia, PA: Saunders/Elsevier; 2015. p. 762−6.

[124] Turner RB. Rhinovirus. In: Bennett JE, Dolin R, Blaser MJ, editors. Mandell, Douglas, and Bennett's principles and practice of infectious diseases. 8th ed. Philadelphia, PA: Saunders/Elsevier; 2015. p. 2113−21.

[125] Paynter S. Humidity and respiratory virus transmission in tropical and temperate settings. Epidemiol Infect 2015;143:1110−18.

[126] Axelsen JB, Yaari R, Grenfell BT, Stone L. Multiannual forecasting of seasonal influenza dynamics reveals climatic and evolutionary drivers. Proc Natl Acad Sci USA 2014;111:9538−42.

[127] Nattanmai SM, Butt SA, Butt J, et al. Comparison of the Cobas® Influenza A and B Test with the FilmArray Respiratory Panel and the Prodesse ProFlu/ProFAST Assays for the detection of H3 influenza viruses circulating in 2015. 31st clinical virology symposium. Daytona Beach, FL; 2015.

[128] Mahony JB. Detection of respiratory viruses by molecular methods. Clin Microbiol Rev 2008;21:716−47.

[129] Loeffelholz MJ, Pong DL, Pyles RB, et al. Comparison of the FilmArray Respiratory Panel and Prodesse real-time PCR assays for detection of respiratory pathogens. J Clin Microbiol 2011;49:4083−8.

[130] Pierce VM, Elkan M, Leet M, McGowan KL, Hodinka RL. Comparison of the Idaho Technology FilmArray system to real-time PCR for detection of respiratory pathogens in children. J Clin Microbiol 2012;50:364−71.

[131] Lumley S, Atkinson C, Haque T. Respiratory PCR detects influenza after intranasal live-attenuated influenza vaccination. Arch Dis Child 2014;99:301.

[132] Moscona A. Oseltamivir resistance—disabling our influenza defenses. N Engl J Med 2005;353:2633−6.

[133] Centers for Disease Control and Prevention. Antiviral drug resistance among influenza viruses, <http://www.cdc.gov/flu/professionals/antivirals/antiviral-drug-resistance.htm/>; 2015 [accessed 24.05.15].

[134] Bright RA, Shay DK, Shu B, Cox NJ, Klimov AI. Adamantane resistance among influenza A viruses isolated early during the 2005−2006 influenza season in the United States. JAMA 2006;295:891−4.

[135] Deyde VM, Sheu TG, Trujillo AA, et al. Detection of molecular markers of drug resistance in 2009 pandemic influenza A (H1N1) viruses by pyrosequencing. Antimicrob Agents Chemother 2010;54:1102−10.

[136] Hurt AC, Holien JK, Barr IG. In vitro generation of neuraminidase inhibitor resistance in A(H5N1) influenza viruses. Antimicrob Agents Chemother 2009;53:4433−40.

[137] Ison MG, Gubareva LV, Atmar RL, Treanor J, Hayden FG. Recovery of drug-resistant influenza virus from immunocompromised patients: a case series. J Infect Dis 2006;193:760−4.

[138] Fowlkes A, Giorgi A, Erdman D, et al. Viruses associated with acute respiratory infections and influenza-like illness among outpatients from the Influenza Incidence Surveillance Project, 2010−2011. J Infect Dis 2014;209:1715−25.

[139] Thomas RE. Is influenza-like illness a useful concept and an appropriate test of influenza vaccine effectiveness? Vaccine 2014;32:2143−9.

[140] Rihkanen H, Ronkko E, Nieminen T, et al. Respiratory viruses in laryngeal croup of young children. J Pediatr 2008;152:661−5.

[141] Mansbach JM, Piedra PA, Teach SJ, et al. Prospective multicenter study of viral etiology and hospital length of stay in children with severe bronchiolitis. Arch Pediatr Adolesc Med 2012;166:700−6.

[142] Miller EK, Gebretsadik T, Carroll KN, et al. Viral etiologies of infant bronchiolitis, croup and upper respiratory illness during 4 consecutive years. Pediatr Infect Dis J 2013;32:950−5.

[143] Oymar K, Skjerven HO, Mikalsen IB. Acute bronchiolitis in infants: a review. Scand J Trauma Resusc Emerg Med 2014;22:23.

[144] Pavia AT. Viral infections of the lower respiratory tract: old viruses, new viruses, and the role of diagnosis. Clin Infect Dis 2011;52:S284−9.

12

细菌感染性疾病的分子检测

R. Plongla[1,2] 和 M.B. Miller[2]

[1]Division of Infectious Diseases, Chulalongkorn University and King
Chulalongkorn Memorial Hospital, Bangkok, Thailand
[2]Department of Pathology and Laboratory Medicine, UNC School of Medicine,
Chapel Hill, NC, United States

前言

由于诊断细菌学日益复杂,因此检测潜在病原体的新方法有待研发。一直以来,细菌培养和血清学等传统方法是诊断病原体的金标准,在某些疾病中,分子学技术对其做了补充。而在另一些情况下,分子学检测技术完全取代了传统方法。考虑到成本和相关感染的潜在复杂性,培养依然是常规细菌学(例如血培养、尿培养和呼吸道培养)的金标准。然而,在病原体数量较少时,患者可能在采集标本前就已经使用了抗生素,病原体可能需要特殊的培养条件,或需要更快的转化时间,这种情况下分子检测尤为合适。

目前,在敏感性增加、转化时间缩短和(或)患者因素导致实验室成本增加(例如直接来自阳性血培养的病原体分子鉴定)的情况下,可以对细菌学标本进行分子技术的优化利用,例如病原体数量有限的疾病(百日咳或肺结核的诊断)的标本。临床微生物学振奋人心的进步是利用光谱测定法对大范围细菌性病原体进行鉴定。本章旨在讨论临床微生物实验室最常见的分子方法学及其应用。

细菌的鉴定

传统生化方法用于细菌鉴定已经有很多年了,它允许细菌病原体发生变异。然而,生化方法可能需要相当长的时间来鉴定病原体,也可能无法准确

识别病原体的特定组分。使用探针、测序和质谱分析可以大大提高生物鉴定的准确性,对于许多生长缓慢或难以鉴定的病原体,这些方法能够减少鉴定时间。分子学方法的鉴定依赖于不同种属的细菌拥有不同的核酸序列(或肽),这些核酸序列(或肽)可以用于种属鉴定。

探针

分子靶标和技术

基因探针的原理是与特定序列结合时不需要对目标基因进行扩增的核酸杂交。简而言之,即DNA 双链通过热变性分离,合成的探针随后被引入并互补结合到探针与靶序列之间,探针 - 靶序列碱基对形成杂交链,如 DNA-DNA、DNA-RNA 或 RNA-RNA。杂交链可以通过放射性同位素、酶、化学发光或荧光标记物标记探针进行检测。肽核酸(peptide nucleic acid, PNA)探针为 DNA 衍生物,其中 DNA 的糖 - 磷酸骨架被聚酰胺或肽骨架所取代;因此 PNA 探针不带电荷[1]。这一属性有助于 PNA 探针克服两个带负电荷的 DNA 双链间的静电斥力,使 PNA-RNA 杂交链在杂交时更稳定[2]。此外,PNA探针是相对疏水的,有助其进入疏水性细胞膜[3,4]。

临床应用

快速、准确的细菌鉴定为临床医生提供了基于病原体的有针对性的抗菌治疗机会,因而降低了患者使用不必要抗生素的概率。市场上的一些基因探针,可以用来直接检测临床样本中的病原体,并鉴定分离培养后的细菌。作为培养的确证试验,这

些探针对生长缓慢或难以鉴定的细菌（例如分枝杆菌）特别有用。从 Hologic 公司（Bedford, MA）可以购买对 A 群链球菌（GroupA Streptococcus, GAS）进行直接检测以及对李斯特菌、金黄色葡萄球菌、肺炎链球菌、结核分枝杆菌复合群、鸟型分枝杆菌、胞内分枝杆菌、鸟型分枝杆菌复合体、戈登分枝杆菌和堪萨斯分枝杆菌培养鉴定的 DNA 探针（经 FDA 许可）。对阳性血培养瓶中粪肠球菌/其他肠球菌、金黄色葡萄球菌/凝固酶阴性的葡萄球菌、大肠杆菌/肺炎克雷伯菌/铜绿假单胞菌以及肉汤培养中无乳链球菌进行鉴定的荧光原位杂交 PNA 探针（PNA probes incorporated with fluorescence in situ hybridization, PNA-FISH）购自 AdvanDx 公司（Woburn, MA）。

检测的局限性

由于基因探针的非扩增性，其分析灵敏度较其他分子法低。因此，该方法通常仅限于大菌量样本，例如 A 群链球菌、阳性血培养瓶或分离菌株的确证。

测序

分子靶标和技术

核糖体 RNA（rRNA）的基因存在于所有的原核生物且受水平基因转移和突变的影响较弱。rRNA 尤其是 16S rRNA 基因序列包含部分高度保守区域，其他区域为可变核酸序列。使用针对 16S rRNA 基因扩增引物，放大其中一个可以鉴定大范围细菌的可变区域[5,6]。通常只有前 500bp 需要扩增和测序，以获得可靠的物种鉴定。16S~23S rRNA 基因内间隔（intergenic spacer, ITS）区和大亚基（23S）rRNA 基因亦可作为分子靶标[7,8]。16S~23S rRNA ITS 区比 16S rRNA 基因拥有更高的拷贝数和序列的可变性。然而，由于序列数据库相对有限以及商品化试剂盒缺乏，这些区域并没有像 16S rRNA 基因一样被广泛应用于临床微生物实验室。其他像热休克蛋白、recA、rpoB、tuf、gyrA、gyrB 以及 cpn60 家族蛋白等可替代的基因靶标可以被放大和测序以区分近缘物种[5]。

细菌鉴定用的 DNA 序列分析通常包括核酸提取、目标序列的 PCR 扩增、测序以及与公共的或商业化的数据库进行比对。鉴定的精度（例如有机体被鉴定到种还是属的水平）取决于数据库中序列的同源性。临床和实验室标准协会为临床实验室的核酸测序和解释提供了指导[5]。

Sanger 双脱氧链终止法是确定 DNA 序列应用最广泛的技术。荧光染料终止剂和毛细管电泳的应用使得诊断实验室可以运用 Sanger 测序[9]。另一种替代 DNA 测序的方法为焦磷酸测序（Qiagen, Gaithersburg, MD），其原理是在 DNA 合成过程中释放焦磷酸的发光检测[10]。焦磷酸测序为序列连接到测序引物末端提供可靠的数据，且使用简单，拥有强大的数据平台可以进行短读长测序。

除了寻找特定基因，几个大规模并行测序（下代测序）的平台目前也可行。尽管这些高通量系统没有常规应用于临床微生物实验室，但是其对未知病原体的鉴定、直接样本测序和微生物分析领域有潜在的应用空间。

临床应用

若不考虑表型特征的影响，16S rRNA 基因的序列分析增加了我们对细菌间亲缘关系的认知，提高了对难以鉴定、无法识别或生长缓慢细菌的鉴定能力。Cook 等表明在非结核分枝杆菌的鉴定上，16S rRNA 基因测序与传统方法相比具有性价比高的优势，在降低成本的同时将周转时间从 2~6 周缩减到 1~2 天[11]。此外，当培养为阴性（例如样本经抗菌药物治疗或微生物需要特殊的生长条件）时，直接测序为临床样本或福尔马林固定石蜡包埋组织提供了鉴定病原体的机会。

检测的局限性

由于公共数据库并不总是有针对性，使用测序方法鉴定细菌的主要局限性包括测序仪成本高以及需要经验丰富者审核结果。有些微生物之间密切相关或基因无法区分，因此需要测序更多的基因序列。例如，脓肿分枝杆菌组和龟型分枝杆菌的 16S rRNA 序列的一致性为 100%。因此，需要替代靶标（例如 rpoB 或 hsp65）。然而，替代的基因靶标并不多见，必须谨慎选择。为了提供高质量的结果，其他核酸检测、污染的预防、质量控制、标准化和试验方法的验证都是必要的。对结果的解读及其与临床表现的关系很重要，尤其是在直接样本测序中。与培养不同，核糖体 DNA 测序无法获取细菌的生存力，也无法预测抗菌药物的敏感性。

基质辅助激光解吸电离飞行时间质谱分析

分子靶标和技术

基质辅助激光解吸电离飞行时间质谱分析

（matrix-assisted laser desorption ionization-time of flight mass spectrometry，MALDI-TOF MS）利用蛋白组学鉴定细菌。2~20kDa富含核糖体蛋白的蛋白质可被分析。直接菌落鉴定时，将微生物分散到一个靶板上，然后用聚合物基质将其覆盖。基质［例如α-氰基-4-羟基肉桂酸（α-cyano-4-hydroxycinnamic acid，CHCA）］可以分离所分析的分子并使它们免受激光碎片的损伤。发射激光后，基质和蛋白质解离，电荷转移到分子上。电离分子进入真空飞行管并加速至探测器上。因此，可以根据分子碎片的数量/电荷的比率创建频谱特征[12]。将光谱与数据库进行比对来鉴定微生物。甲酸或预萃取步骤的增加也许可以提高酵母菌和一些革兰氏阳性菌的鉴定水平[13,14]。美国FDA批准的商品化的MALDI-TOF MS系统有2种：BioTyper（Bruker Daltonics，Billerica，MA）和Vitek MS（bioMérieux，Durham，NC）。

临床应用

MALDI-TOF MS系统可以对临床实验室的大部分细菌进行鉴定。该系统为高通量系统，它可在5~20分钟完成鉴定，实际操作时间最短。尽管仪器设备昂贵，但该系统测试成本低（<1美元/微生物）。两个商品化的MALDI-TOF MS系统之间的整体性能相当，大多数错误与数据库不完整有关，而与设备本身无关。在一项关于1 129株分离样本的研究中，Bruker LT BioTyper和Vitek MS数据库鉴定的正确率分别为92.7%和93.2%[15]。研究者得出的结论是，两个系统具有相同的分析效率。Patel[12]和Clark等[16]在综述中对这两个系统的性能做了深入讨论。Tran等还表明，MALDI-TOF MS系统除了可以快速准确地鉴定细菌之外，每年还能节约73 646美元的成本或总成本的51.7%（包括技术专家的时间和仪器维护的成本）[17]。

检测的局限性

最初这些仪器是昂贵的，数据库是私有的，并且数据库需要改进和扩展。也曾出现一些错误鉴定的报道。例如，由于大肠杆菌和志贺杆菌的基因相似，MALDI-TOF MS系统难以对它们加以区分[18]。将MALDI-TOF MS系统与测序结合，或参考实验室与微生物密切相关的最准确的鉴定方法，从而为细菌鉴定建立完善的标准。黏液状或小菌落可能会鉴定失败，且现有的程序需要纯培养生长的菌落用于试验。对于直接来源于样本或阳性血培养瓶中的细菌，鉴定操作已研发出来，但是仍需验证和标准化。

呼吸道感染

呼吸道病毒的多种分子诊断方法很大程度上取代了培养检测，但也有一些例外，比如呼吸道感染。由于细菌性呼吸道感染包含了一些病毒性呼吸道分子模型，故可以模仿病毒性呼吸道感染，例如由肺炎支原体和肺炎衣原体引起的感染。另外，细菌性呼吸道病原体的分子检测仅限于培养要求高（百日咳鲍特菌、肺炎支原体）、生长缓慢（结核分枝杆菌）或医疗决策需要快速结果（A组链球菌，GAS）的微生物。

分子靶标和技术

FilmArray呼吸道检测仪（美国犹他州盐湖城的BioFire公司）是FDA批准的鼻咽拭子检测仪，它可以检测20种呼吸道病毒和细菌病原体，其中包括肺炎支原体、肺炎衣原体和百日咳鲍特菌。FilmArray检测仪对样本的处理集核酸提取、巢式PCR扩增和熔点曲线分析于一体。该检测复杂程度适中，实际操作时间不到2分钟，检测周期大约需要1小时。Meridian Bioscience（俄亥俄州辛辛那提市）对肺炎支原体、百日咳鲍特菌和A组链球菌具有复杂程度适中的独立放大检测功能。这些试验使用了环介导等温扩增技术（loop-mediated isothermal amplification，LAMP），该技术只需要最少的实验室设备，实际操作时间不到2分钟，并在不到1小时内获得结果。其他GAS的分子检测包括Alere i Strep A Rapid Molecular Test（马萨诸塞州沃尔塞姆市）和Focus Diagnostics Simplexa Group A Strep Direct Test（加利福尼亚州的Cypress）。这两种方法复杂程度均适中，分别可在8分钟和1小时获得结果。

MTD检测（Hologic）和Xpert MTB/RIF（Cepheid，Sunnyvale，CA）扩增检测均通过了FDA批准，它们可以直接对取自呼吸道的标本进行结核分枝杆菌检测。Hologic法以结核分枝杆菌复合体rRNA为靶标，使用具有杂交保护法转录介导的扩增技术来检测扩增产物。Xpert法依赖于不同荧光基团标记的5个信标探针杂交之后的rpoB基因的巢式实时PCR扩增。rpoB基因中标记的81bp区域为利福平耐药决定区。因此，通过分析五个探针的杂交模式，可以同时检测结核分枝杆菌复合体DNA和利福平耐药性。两种方法均适用于涂片阳性和涂片阴性的呼吸道标本检测。此外，Xpert法已通过FDA批准,可以帮助医生决定疑似肺结核的患者是否可以解除呼吸道隔离。

临床应用

尽管肺炎支原体和肺炎衣原体被认为是社区获得性肺炎的潜在传染源,但是由于培养它们很困难,人们依然依赖于血清学诊断。由于针对这些微生物的分子检测增多,我们也将了解其流行病学和临床特征[19]。然而,区分无症状携带者和真正感染者需要对研究结果仔细处理。

分子方法检测百日咳的应用大大增加了检测的灵敏度,但这往往是以牺牲特异性为代价获得的。核酸扩增实验(nucleic acid amplification test, NAAT)的假阳性结果以及来自诊所监管疫苗的 DNA 污染被报道会导致假暴发(pseudo-outbreak)[20-22]。因此,在感染暴发期间,建议增加分子检测与培养[23]。在疾病的进程中(约 3 周),当培养结果为阴性时,可以通过 NAAT 的敏感性检测百日咳鲍特菌 DNA。人们已经在其他博代杆菌属中观察到了交叉反应,这取决于 NAAT 使用的靶标[24]。

儿童 GAS 咽峡炎的诊断通常依赖于快速抗原检测,但是由于抗原方法的敏感性低,抗原检测阴性的标本还应做培养[25]。与抗原 / 培养(81.7%)相比,GAS 分子检测的敏感性增加(约 99%),其特异性(98.5%~99.6%)允许反射培养的消除,因此缩短了获得最终结果的时间[26-28]。

NAAT 拥有影响治疗干预和感染控制的潜力,人们可以直接检测来自患者的结核分枝杆菌。尽管涂片的结果曾经被用来确定分枝杆菌病的严重程度以及是否需要空气隔离,但其低敏感性需要 3 次涂片来排除肺结核。这通常需要 24~72 小时。研究证明,使用负向 Xpert 试验可以减少空气隔离的时间并节约研究成本[29,30]。此外,抗酸涂片检查对结核分枝杆菌并不特异。对涂片阳性的呼吸道标本进行 NAAT 检测可以快速区分结核分枝杆菌复合体与其他分枝杆菌。美国疾病控制和预防中心(Centers for Disease Control and Prevention,CDC)建议至少对一例症状体征与肺结核一致的患者的呼吸道标本进行 NAAT 检测,特别是尚未确诊为肺结核时,NAAT 检测的结果将会改变患者的护理和(或)结核的控制[31]。虽然人们偏好对首次采集的标本进行 NAAT 检测来减少获得结果的时间,但是呼吸道阳性标本具有较高的 NAAT 敏感性,因此涂片阳性的标本也应该优先考虑 NAAT 检测。对于

呼吸道标本涂片阳性与阴性的标本进行 Xpert 检测,其敏感性分别为 98% 与 72%,其中涂片阴性标本的二次检测结果的敏感性为 86%[32]。值得注意的是,NAAT 检测不应取代或延迟包括涂片在内的常规微生物学检测方法。

Xpert 法还可检测利福平的耐药性。CDC 已经发布了关于这些结果的建议[33]。与美国相比,本临床试验(秘鲁、阿塞拜疆、南非和印度)的范围为结核病流行且多重耐药的地区,临床试验数据显示利福平耐药性的敏感性为 96.1%、特异性为 98.6%。因此,在美国,阳性预测值可能会更低。值得注意的是,即使是沉默突变,Xpert 法也有可能获得利福平的耐药性[34]。由于这些原因,最初的利福平耐药结果被传统的敏感性检测方法证实是至关重要的。尽管如此,利福平耐药性的分子筛查可能提早数周识别耐药菌株,显著影响了临床护理。

检测的局限性

区分定植或感染的肺炎支原体和肺炎衣原体是一个挑战。这一局限性的主要原因是没有针对社区获得性肺炎的其他潜在因素的分子检测,例如肺炎链球菌、流感嗜血杆菌和卡他莫拉菌。用来检测更广泛细菌病原体分子检测技术的扩展需要根据数据和分析工具来确定其临床相关性。人们需要牢记百日咳分子检测的特异性及其易污染性。与所有分子测试一样,阳性 NAAT 结果不能区分微生物的死活,这对结核分枝杆菌的检测尤为严重。扩增技术不应用于以下患者标本的收集:已经接受抗结核药物治疗超过 7 天者或 2 个月内接受过结核分枝杆菌治疗者[35]。此外,大约 4% 的肺内和 19% 的肺外标本含有抑制物质,它们可能会导致结果假阴性[35]。

胃肠道感染

急性胃肠炎是全球发病率和死亡率高的重要病因,在美国,每年约有 1.79 亿例该病患者,其中住院患者有 130 万例,要承受巨大的医疗负担[36]。虽然大多数病例是由病毒引起的,但在发达国家,沙门菌和空肠弯曲菌仍然是造成细菌性胃肠炎的主要病因,志贺杆菌和致病性大肠杆菌也会加重疾病。细菌病原体的检测曾经依赖于培养,包括利用非选择性、浓缩和选择性的培养基来分离增加杂质较多的粪便标本中的潜在病原体。由于需要区分致病

菌和非致病菌,使得粪便培养既耗时又相对昂贵,往往好几天都无法获得结果。即使使用 MALDI-TOF MS 系统也存在一些挑战,因为它不能区分正常微生物群的大肠杆菌和致病性的大肠杆菌或志贺杆菌。其他方法包括弯曲杆菌酶免疫法(enzyme immunoassay,EIA)和志贺毒素 EIA,但其敏感性均较低,不能取代培养。由于粪便培养的低阳性率(通常 <5%)、低敏感性和高劳动成本,它很容易被分子生物学方法取代。

分子靶标和技术

在研究胃肠道(gastrointestinal,GI)病原体的分子检测时,制造商采取了以下两种方法之一:①包括细菌、病毒和寄生虫靶标的广泛的多元化复合板;②分层设计的方法,设计多个组套,每个组套由不同的靶标组成(例如,细菌 / 病毒组套以及单独的寄生虫组套或扩展的细菌组套)。FDA 批准的包括细菌靶标的分子组套的汇总可以在表 12.1 中找到。

BD MAX[37,38]、BioFire[39,40]以及 Nanosphere 方法为样本 - 结果平台,它们不需要对核酸进行预提取,且在 CLIA 中它的复杂程度为中等。Luminex[41]和 Hologic[42]检测需要额外增加一个移液步骤,使它们更适合在分子实验室中进行大容量、成批处理的检测。这些方法在 CLIA 中属于高复杂程度,无论工作流程是什么样的,其得到结果的时间大大缩减,从几天减少到了 1 小时。有研究将两种最全面

表 12.1　FDA 批准的多重胃肠道检测的细菌靶点

样本类型	BD MAX 肠道细菌组套 粪便 Cary-Blair 粪便	BioFire FilmArray GI 组套 Cary-Blair 粪便	Luminex xTAG 胃肠道病原体组套 粪便	Nanosphere Verigene 肠道病原体 粪便	Prodesse/ Hologic 精原干细胞 Cary-Blair 或 ParaPak C&S 粪便
弯曲杆菌	χ	χ	χ	χ	χ
艰难梭菌		χ	χ		
大肠杆菌 O157	[χ]a	χ	χ	[χ]	[χ]
肠黏附性大肠杆菌,肠致病性大肠杆菌		χ			
肠产毒性大肠杆菌		χ	χ		
类志贺邻单胞菌		χ			
产志贺毒素大肠杆菌	χ	χ	χ	χ	χ
沙门菌	χ	χ	χ	χ	χ
志贺杆菌(侵袭性大肠杆菌)	χ	χ	χ	χ	χ
弧菌		χ		χ	
小肠结肠炎耶尔森菌		χ		χ	
腺病毒 40/41,星状病毒,札如病毒		χ			
诺如病毒 GI/GII		χ	χ		
轮状病毒		χ	χ		
贾第鞭毛虫		χ	χ		
隐孢子虫		χ	χ		
溶组织内阿米巴,环孢子虫		χ			

a 表示通过志贺毒素基因检测大肠杆菌 O157,但本文中并非明确鉴定为 O157。

的复合组套（BioFire 和 Luminex）进行性能比对，结果显示,尽管阳性标本的数量相对较低,但两者均具有高敏感性和特异性[43]。

临床应用

尽管许多急性胃肠炎患者不去就医,但确定急性胃肠炎的病因很重要,它可以提示临床医生是否必须要使用抗生素或者不能使用。此外,由于美国的急性胃肠道疾病多是由食物引起的,因此需要审慎地诊断患者以便进行公共卫生调查以防止感染扩散。细菌引起的腹泻很少需要检测抗生素敏感性,由于细菌引起的急性、社区获得性胃肠炎的细菌数量有限,因此通常不需要分离病原体,故基于综合方法诊断的分子组套很有吸引力。据报道,65% 的阳性结果使用了综合分子组套,然而医生并不要求对阳性病原体进行检测,他们认为多组分分析检测能提供更为准确的诊断[41]。也有人指出,使用分子检测的阳性率比传统方法高,可能是由于分子检测敏感性增加而特异性降低。差异分析表明,分子检测阳性而培养检测阴性的结果具有不确定性,因此对于某些目标需要使用传统方法进行确证[44,45]。

检测的局限性

虽然急性肠胃炎的细菌病原体数量有限,但某些感染的发病率仍可能存在地理差异,而且并非所有的潜在细菌制剂都存在于目前市面上商业检测组中。例如,并非所有的组套都能检测邻单胞菌属和气单胞菌属,且对小肠结肠耶尔森菌和弧菌属的检测也不稳定。即使组套中包含这些分析物,实验室也很难通过发现这些感染对临床报道进行正确验证。由于腹泻分子组套集中用于社区疾病中,如何处理与艰难梭菌相关的问题经常出现[46]。难辨梭状芽孢杆菌可引起医疗保健和社区相关性腹泻,但也可以成为定植体,尤其是对 2 岁以下患儿。并非所有检测都包括艰难梭菌。因此,我们应该仔细考虑,确定诊断艰难梭菌相关性疾病的最佳方法。由于检测中的大部分微生物并不在院内传播,所以检测应限于门诊或住院前 3 天的患者。和其他方法一样,由于微生物 DNA 比微生物本身存在的时间更长,因此 GI 分子组套不应该作为对治愈结果的检测。

可以说细菌性胃肠炎分子检测对公共卫生的影响最大。虽然临床上通常不需要分离菌株,但公共卫生可通过菌株的流行病学分型来识别疾病的

暴发[46]。传统培养的转变限制了公共卫生调查可用的菌株数量。目前,实验室要么向公共卫生实验室提交阳性粪便样本进行培养,要么培养分子检测阳性的样本,并向公共卫生实验室提供分离株。随着时间的推移,分子流行病学工具将赶上目前在临床实验室中使用的方法,但现在仍需对病原体进行分离。

血流感染

血流感染会增加患者的发病率和死亡率。在美国,血流感染患者的增加主要是由于老龄化人口的增加、慢性病患者的增加、侵入性操作的增多、免疫抑制药治疗、化疗和移植以及抗生素耐药性的增加[47]。分子方法尚未取代血培养,很大程度上是由于败血症患者血液中的细菌含量低。因此,人们致力于快速且准确地对微生物进行鉴定,并测定阳性血培养瓶的耐药性,鉴定的时间从 24~48 小时减少到 1~3 小时。及时使用适当的抗生素治疗是降低脓毒血症患者死亡率的关键因素之一[47,48]。

肽核酸荧光原位杂交

分子靶标和技术

PNA 探针结合荧光原位杂交（PNA-FISH）可以为阳性血培养细菌提供快速鉴定以及直接观察。该探针通常基于寡核苷酸,后者互补结合到微生物完整细胞中的特定 rRNA 序列上。用不同的荧光染料标记不同的靶标,以便区分不同的微生物。该方法包括以下步骤:①涂片固定;②杂交;③杂交后洗涤;④装配;⑤荧光显微镜观察。AdvanDx 提供多重商品化的分析,包括粪肠球菌 / 其他肠球菌（other enterococci, OE）、革兰氏阴性杆菌（铜绿假单胞菌、大肠杆菌和肺炎克雷伯菌; GNR Traffic Light 细菌 PNA-FISH 检测系统筛出的革兰氏阴性杆菌）以及葡萄球菌的鉴定。

临床应用

相比传统方法或 MALDI-TOF MS 鉴定方法,PNA-FISH 至少需要几乎一个工作日完成,周转时间为 2.5 小时。在一项对 921 例阳性血标本的研究中,PNA-FISH 法（金黄色葡萄球菌 / 中枢神经系统,粪肠球菌 / 其他肠球菌, GNR Traffic Light 细菌 PNA-FISH 检测系统筛出的革兰氏阴性杆菌）与 MALDI-TOF MS 法有 98.4% 的一致性[49]。对金黄色葡萄球菌, PNA-FISH 的敏感性、特异性、阳性预

测值和阴性预测值分别为 99%~100%、96%~100%、99%~100% 和 98%~100% [50-52]。混合生长微生物往往不只通过革兰氏染色来鉴别，还可利用 PNA-FISH 多色荧光进行定性鉴定。一些研究表明，PNA-FISH 法可以让患者更早地接受适当抗生素治疗 [53~55]。Forrest 等也表明使用 PNA-FISH 法鉴别肠球菌可以显著降低 30 天内的死亡率（使用前后对比为 45% vs 25%） [53]。然而，只有在接收了主动通知或抗菌药物管理干预时才能获得这些益处 [56]。

检测的局限性

　　PNA-FISH 比其他分子检测需要更多的实际操作时间，且必须使用荧光显微镜，对结果的解释也是主观的。非特异性探针结合到非目标菌以及杂交后洗涤不充分会导致假阳性。探针和靶序列之间的紧密结合对这些检测的特异性是非常重要的。固定不充分、探针的无效渗透以及光漂白可能会导致假阴性结果。PNA-FISH 检测的下限为 10^5cfu/ml，所以该方法仅适用于培养阳性者。虽然 PNA-FISH 可以提供快速鉴定，但却并不是每次都能推断出其抗菌率。

阳性血培养的多重检测

分子靶标和技术

　　美国 FDA 批准的针对阳性血培养的多重检测包括 Verigene 革兰氏阳性血培养核酸检测（Gram-Positive Blood Culture Nucleic Acid Test, BC-GP）、Verigene 革兰氏阴性血培养核酸检测（Blood Culture Gram Negative, BC-GN）（Nanosphere, Northbrook, IL）以及 BioFire FilmArray 血培养鉴定（BioFire FilmArray Blood Culture Identification, BCID）检测。这些平台用的是高度复合的组套，可检测多个靶标。其他还有多个 FDA 批准的鉴定金黄色葡萄球菌的方法，包括从敏感金黄色葡萄球菌中鉴别出 MRSA。完整列表见：http://www.fda.gov/MedicalDevices/Productsand MedicalProcedures/InVitro Diagnostics/ucm330711. htm # microbial。Verigene 平台利用非扩增核酸基因芯片技术进行样本检测。仪器提取核酸，随后与试剂盒上的捕获寡核苷酸杂交。引入金纳米粒子标记的探针与靶标（中介因子寡核苷酸）的互补序列并包被银，以增强光信号。BC-GP 方法检测以下 15 个靶标：金黄色葡萄球菌、表皮葡萄球菌、里昂葡萄球菌、咽峡炎链球菌群、无乳链球菌、肺炎链球菌、化脓性链球菌、粪肠球菌、屎肠球菌、葡萄球菌属、链球菌属、李

斯特菌、耐甲氧西林基因 mecA 以及耐万古霉素基因 vanA 和 vanB。BC-GN 方法检测 8 个鉴定靶标（大肠杆菌、肺炎克雷伯菌、产酸克雷伯菌、铜绿假单胞菌、不动杆菌属、枸橼酸杆菌属、肠杆菌属和变形杆菌属）和 6 个耐药标志（CTX-M, IMP, KPC, NDM, OXA 和 VIM），以检测超光谱 β - 内酰胺酶和碳青霉烯。

　　FilmArray BCID 检测 27 种靶标，包括酵母菌（白色念珠菌、光滑念珠菌、近平滑念珠菌、热带假丝酵母菌和克柔念珠菌）、革兰氏阳性菌（肠球菌、产单核李斯特菌、葡萄球菌属、金黄色葡萄球菌、链球菌属、无乳链球菌、肺炎链球菌和化脓性链球菌）、革兰氏阴性菌（鲍氏不动杆菌、流感嗜血杆菌、脑膜炎奈瑟菌、铜绿假单胞菌、肠杆菌科细菌、阴沟肠杆菌属、大肠杆菌、产酸克雷伯菌、肺炎克雷伯菌、变形杆菌属、黏质沙雷菌）以及抗生素耐药基因（mecA, vanA/B 和 KPC）。与其他 FilmArray 方法一样，该方法从提取到获得巢式多重 PCR 扩增检测终点熔解曲线的整个过程都包含在一个反应袋中。

临床应用

　　Verigene BC-GP 技术总体的生物鉴定率高达 92%~97%，该过程可以在 2.5 小时内完成，且手工操作时间小于 5 分钟 [57,58]。近期一项研究表明，使用研究机构自主开发的算法，利用 BC-GP 技术对成对或呈链状排列的革兰氏阳性球菌进行鉴定时，所有抗生素的药敏时间整体上由 13.2 小时减少至 1.9 小时，对适用于治疗感染耐万古霉素肠球菌患者的抗生素药敏时间从 43.7 小时减少至 4.2 小时 [59,60]。在 125 例分离菌株的鉴定和耐药标志的检测中，BC-GN 技术与传统方法分别具有 92.3% 和 97.4% 的一致性 [61]。一项研究表明，BC-GN 技术比传统方法平均快 24 小时，BC-GN 技术可以使 31.8% 的患者提前 33 小时获得医学干预的修正 [62]。BC-GN 技术被证实可以在更短时间内给出有效的和最佳的治疗方案，且敏感性和特异性分别高达 97.1% 和 99.5% [63]。

　　FilmArray BCID 检测需要 2 分钟的实际操作时间，周转时间约 1 小时。该方法对来自阳性血培养的病原体的鉴定率为 88%~95%，鉴定到属和种 / 复合体水平的正确率分别为 98% 和 100% [64-66]。该方法结合研究机构的抗菌药物管理程序，可以使 99.2% 阳性血培养的病例得到适当治疗 [67]。

检测的局限性

　　检测对混合感染不够准确。在混合感染的鉴

定中，Verigene BC-GP 法的一致性从 94% 下降到 76%，而 FilmArray 法仅能检测 71% 的混合感染样本中所有靶标[57,68]。同样，在混合微生物样本中，BC-GN 对所有微生物的鉴定率为 54.5%，并且至少有一种微生物的鉴定率达到 95.4%[69]。值得注意的是，厂家并没有对所有物种进行评估。此外，假阴性的结果可能是由于目标序列的变异、样本中存在抑制剂或检测浓度不足等原因造成的。由于缓症链球菌和乳球菌属探针存在交叉反应，肺炎链球菌和链球菌属 BC-GP 结果可能出现假阳性。虽然能快速提供结果，研究机构仍须有一个适当的报告计划以便让药剂师或医生迅速对结果做出应答，从而有益于患者的治疗。

B 群链球菌筛检

B 群链球菌（Group B Streptococcus，GBS）可引起侵入性新生儿感染，并与其发病率和死亡率相关。新生儿早期疾病的主要危险因素是母体泌尿生殖系统或胃肠道定植的 GBS。这种感染可通过分娩时静脉注射抗生素来预防。10%~30% 的孕妇都有这种细菌的定植，因此 CDC 推荐筛查所有妊娠 35~37 周的孕妇其阴道和直肠 GBS 定植情况[70]。传统的标本处理需要 36~72 小时，其中包括 18~24 小时在选择性增菌肉汤（例如 Lim 肉汤）中生长以便传代培养。已研发出可快速检验 GBS 定植的分子技术，且灵敏度高。

分子靶标和技术

非扩增探针法标记无乳链球菌特异性 rRNA 序列：GBS PNA-FISH（AdvanDx）表明 Lim 肉汤是浑浊的，Gen-Probe Accuprobe GBS 检测（Hologic）被推荐为浑浊的 Lim 肉汤和培养的鉴定。GBS 的多 NAAT 检测可搜索 http://www.fda.gov/MedicalDevices/ProductsandMedicalProcedures/InVitroDiagnostics/ucm330711.htm#microbial。Illumigene GBS 方法的靶标为位于无乳链球菌基因组片段的 593~805bp 区域大小为 213bp 的序列，该方法基于 LAMP。Cepheid 和 BD 平台为实时定量 PCR 技术。BD 方法的靶标为 *cfb* 基因序列的 124bp 区域，该基因编码 CAMP 因子，然而 Cepheid 方法检测的靶标在临近 *cfb* 基因的 3′DNA 区域内。GeneXpert 和 BD Max 为全自动系统，而 Cepheid Smart GBS 方法和 GeneOhm StrepB 方法为在 SmartCycler 上进行靶标和荧光靶标

的 PCR 及特异性杂交（分别为 TaqMan 和 Molecular 信标探针）。

临床应用

分子检测方法在敏感性和检测速度（55~75 分钟）方面有优势。虽然产前培养使用增菌肉汤被认为是检测 GBS 定植的金标准，但其敏感性却低至 53.6%[71]。增菌培养后使用 NAAT 检测，其敏感性可增至 90.9%~100%，特异性增至 92.5%~99.3%[71-74]。使用产前培养，NAAT 使 GBS 的检测率从 15%~26.5% 增加到 30%~31.5%。只有 Cepheid Smart GBS 方法、Xpert GBS 方法和 GeneOhm StrepB 方法被批准可直接用于阴道 / 直肠拭子检测。因此，对产前护理不理想的孕妇进行生产时检测可以减少抗生素的使用。生产时的 NAAT 检测，其敏感性为 90.7%~95.8%（产前培养为 54.3%~84.3%），特异性为 64.5%~97.6%[75-78]。成本效益分析模型也显示，评估母体危险分层而进行产时 PCR 检测的范围若从孕 35 周以上者改变为孕 37 周以上者，可节约成本 6~7 美元[79]。

检测的局限性

尽管不是经常需要，但分子学方法确实无法进行 GBS 的敏感性检测。虽然 GBS 均对青霉素敏感，但对青霉素过敏患者进行克林霉素敏感实验是必需的。产时检测受到测试可用性和周转时间的限制。因此，产时检测不能代替产前培养。美国妇产科医师学院建议，不论 NAAT 检测出孕妇增加了哪种分娩危险因素（如发热、延长胎膜破裂），均给予抗生素预防[80]。

对未来的展望

最初，阻碍许多实验室对细菌病原体进行分子学检测的因素是试剂成本、仪器和专业技术。现在，很多厂家能提供性价比高和复杂程度适中的检测，任何实验室都能进行操作。这些检测很简单，因此能够提供一周 7 天、一天 24 小时的检测，大大减少了获取结果的时间，发挥了对治疗的潜在作用。从传统方法过渡到分子方法，细菌检测和鉴定的成本效益是显而易见的，例如 MALDI-TOF MS 系统，但对大型综合组套并不明显。结果导向型研究表明，新的综合分子组套的临床应用会更加明确。

通过人类微生物计划，微生物差异的重要性将

要被实现。这些数据与特定的临床预测一致,我们需要决定像二代测序这样的技术如何以及何时将会被应用于临床微生物实验室。我们有许多与临床下一代测序技术相关的挑战,包括成本、准确解读和临床相关报告,这些问题需要我们在临床微生物分析实施前仔细考虑。

由于方法学持续降低其成本和复杂性,临床微生物实验室的分子检测将不再局限于大型的、三级的或学术医疗中心。毫无疑问,如果能将这一技术过渡到对病人的治疗中,它们的影响将会更直接。事实上,第一个分子护理设备已经被 FDA 批准(针对流感和 GAS)。我们正在经历的临床微生物学的快速发展是前所未有的。我们必须记住,分子技术应该与严格的临床相关诊断方法相结合,对治疗产生最大化作用。

(韩忠燕　朱峰　译,顾兵　校)

参考文献

[1] Nielsen PE, Egholm M, Berg RH, Buchardt O. Sequence-selective recognition of DNA by strand displacement with a thymine-substituted polyamide. Science 1991;254:1497−500.

[2] Egholm M, Buchardt O, Christensen L, et al. PNA hybridizes to complementary oligonucleotides obeying the Watson-Crick hydrogen-bonding rules. Nature 1993;365:566−8.

[3] Stender H. PNA FISH: an intelligent stain for rapid diagnosis of infectious diseases. Expert Rev Mol Diagn 2003;3:649−55.

[4] Stender H, Fiandaca M, Hyldig-Nielsen JJ, Coull J. PNA for rapid microbiology. J Microbiol Methods 2002;48:1−17.

[5] Clinical and Laboratory Standards Institute. Interpretive criteria for identification of bacteria and fungi by DNA target sequencing; approved guideline. Clinical and Laboratory Standards Institute; 2008MM18-A

[6] Woese CR. Bacterial evolution. Microbiol Rev 1987;51:221−71.

[7] Gurtler V, Stanisich VA. New approaches to typing and identification of bacteria using the 16S-23S rDNA spacer region. Microbiology 1996;142:3−16.

[8] Shang S, Fu J, Dong G, Hong W, Du L, Yu X. Establishment and analysis of specific DNA patterns in 16S-23S rRNA gene spacer regions for differentiating different bacteria. Chin Med J (Engl) 2003;116:129−33.

[9] Felmlee TA, Oda RP, Persing DA, Landers JP. Capillary electrophoresis of DNA potential utility for clinical diagnoses. J Chromatogr A 1995;717:127−37.

[10] Diggle MA, Clarke SC. Pyrosequencing: sequence typing at the speed of light. Mol Biotechnol 2004;28:129−37.

[11] Cook VJ, Turenne CY, Wolfe J, Pauls R, Kabani A. Conventional methods versus 16S ribosomal DNA sequencing for identification of nontuberculous mycobacteria: cost analysis. J Clin Microbiol 2003;41:1010−15.

[12] Patel R. MALDI-TOF MS for the diagnosis of infectious diseases. Clin Chem 2015;61:100−11.

[13] McElvania Tekippe E, Shuey S, Winkler DW, Butler MA, Burnham CA. Optimizing identification of clinically relevant Gram-positive organisms by use of the Bruker Biotyper matrix-assisted laser desorption ionization-time of flight mass spectrometry system. J Clin Microbiol 2013;51:1421−7.

[14] Westblade LF, Jennemann R, Branda JA, et al. Multicenter study evaluating the Vitek MS system for identification of medically important yeasts. J Clin Microbiol 2013;51:2267−72.

[15] Martiny D, Busson L, Wybo I, El Haj RA, Dediste A, Vandenberg O. Comparison of the Microflex LT and Vitek MS

[16] systems for routine identification of bacteria by matrix-assisted laser desorption ionization-time of flight mass spectrometry. J Clin Microbiol 2012;50:1313−25.

[16] Clark AE, Kaleta EJ, Arora A, Wolk DM. Matrix-assisted laser desorption ionization-time of flight mass spectrometry: a fundamental shift in the routine practice of clinical microbiology. Clin Microbiol Rev 2013;26:547−603.

[17] Tran A, Alby K, Kerr A, Jones M, Gilligan PH. Cost savings incurred by implementation of routine microbiological identification by matrix-assisted laser desorption/ionization-time of flight (MALDI-TOF) mass spectrometry. J Clin Microbiol 2015;53(8):2473−9.

[18] Bizzini A, Durussel C, Bille J, Greub G, Prod'hom G. Performance of matrix-assisted laser desorption ionization-time of flight mass spectrometry for identification of bacterial strains routinely isolated in a clinical microbiology laboratory. J Clin Microbiol 2010;48:1549−54.

[19] Basarab M, Macrae MB, Curtis CM. Atypical pneumonia. Curr Opin Pulm Med 2014;20:247−51.

[20] Centers for Disease Control and Prevention. Outbreaks of respiratory illness mistakenly attributed to pertussis—New Hampshire, Massachusetts, and Tennessee, 2004−2006. MMWR Morb Mortal Wkly Rep 2007;56:837−42.

[21] Mandal S, Tatti KM, Woods-Stout D, et al. Pertussis pseudo-outbreak linked to specimens contaminated by Bordetella pertussis DNA from clinic surfaces. Pediatrics 2012;129:e424−30.

[22] Weber DJ, Miller MB, Brooks RH, Brown VM, Rutala WA. Healthcare worker with "pertussis": consequences of a false-positive polymerase chain reaction test result. Infect Control Hosp Epidemiol 2010;31:306−7.

[23] Centers for Disease Control and Prevention. Pertussis. In: Rousch S, Baldy, L, editors. Manual for the surveillance of vaccine-preventable diseases. Atlanta, GA; 2015.

[24] Loeffelholz M. Towards improved accuracy of Bordetella pertussis nucleic acid amplification tests. J Clin Microbiol 2012;50:2186−90.

[25] Shulman ST, Bisno AL, Clegg HW, et al. Clinical practice guideline for the diagnosis and management of group A streptococcal pharyngitis: 2012 update by the Infectious Diseases Society of America. Clin Infect Dis 2012;55:1279−82.

[26] Anderson NW, Buchan BW, Mayne D, Mortensen JE, Mackey TL, Ledeboer NA. Multicenter clinical evaluation of the illumigene group A Streptococcus DNA amplification assay for detection of group A Streptococcus from pharyngeal swabs. J Clin Microbiol 2013;51:1474−7.

[27] Cohen DM, Russo ME, Jaggi P, Kline J, Gluckman W, Parekh A. Multicenter clinical evaluation of the novel Alere i Strep A isothermal nucleic acid amplification test. J Clin Microbiol 2015;53:2258−61.

[28] Felsenstein S, Faddoul D, Sposto R, Batoon K, Polanco CM, Dien Bard J. Molecular and clinical diagnosis of group A streptococcal pharyngitis in children. J Clin Microbiol 2014;52:3884−9.

[29] Lippincott CK, Miller MB, Popowitch EB, Hanrahan CF, Van Rie A. Xpert MTB/RIF assay shortens airborne isolation for hospitalized patients with presumptive tuberculosis in the United States. Clin Infect Dis 2014;59:186−92.

[30] Millman AJ, Dowdy DW, Miller CR, et al. Rapid molecular testing for TB to guide respiratory isolation in the U.S.: a cost-benefit analysis. PLoS One 2013;8:e79669.

[31] Centers for Disease Control and Prevention. Updated guidelines for the use of nucleic acid amplification tests in the diagnosis of tuberculosis. MMWR Morb Mortal Wkly Rep 2009;58:7−10.

[32] Boehme CC, Nabeta P, Hillemann D, et al. Rapid molecular detection of tuberculosis and rifampin resistance. N Engl J Med 2010;363:1005−15.

[33] Centers for Disease Control and Prevention. Availability of an assay for detecting Mycobacterium tuberculosis, including rifampin-resistant strains, and considerations for its use—United States, 2013. MMWR Morb Mortal Wkly Rep 2013;62:821−4.

[34] Lippincott CK, Miller MB, Van Rie A, Weber DJ, Sena AC, Stout JE. The complexities of Xpert(R) MTB/RIF interpretation. Int J Tuberc Lung Dis 2015;19:273−5.

[35] Cheng VC, Yew WW, Yuen KY. Molecular diagnostics in tuberculosis. Eur J Clin Microbiol Infect Dis 2005;24:711−20.

[36] Zhang H, Morrison S, Tang YW. Multiplex polymerase chain reaction tests for detection of pathogens associated with gastroenteritis. Clin Lab Med 2015;35:461−86.

[37] Anderson NW, Buchan BW, Ledeboer NA. Comparison of the BD MAX enteric bacterial panel to routine culture methods for detection of Campylobacter, enterohemorrhagic Escherichia coli (O157), Salmonella, and Shigella isolates in preserved stool specimens. J Clin Microbiol 2014;52:1222−4.

[38] Harrington SM, Buchan BW, Doern C, et al. Multicenter evaluation of the BD max enteric bacterial panel PCR assay for rapid detection of Salmonella spp., Shigella spp., Campylobacter spp. (C. jejuni and C. coli), and Shiga toxin 1 and 2 genes. J Clin Microbiol 2015;53:1639−47.

[39] Buss SN, Leber A, Chapin K, et al. Multicenter evaluation of the BioFire FilmArray gastrointestinal panel for etiologic diagnosis of infectious gastroenteritis. J Clin Microbiol 2015; 53:915−25.

[40] Spina A, Kerr KG, Cormican M, et al. Spectrum of enteropathogens detected by the FilmArray GI Panel in a multicentre study of community-acquired gastroenteritis. Clin Microbiol Infect 2015;21:719−28.

[41] Claas EC, Burnham CA, Mazzulli T, Templeton K, Topin F. Performance of the xTAG(R) gastrointestinal pathogen panel, a multiplex molecular assay for simultaneous detection of bacterial, viral, and parasitic causes of infectious gastroenteritis. J Microbiol Biotechnol 2013;23:1041−5.

[42] Buchan BW, Olson WJ, Pezewski M, et al. Clinical evaluation of a real-time PCR assay for identification of Salmonella, Shigella, Campylobacter (Campylobacter jejuni and C. coli), and shiga toxin-producing Escherichia coli isolates in stool specimens. J Clin Microbiol 2013;51:4001−7.

[43] Khare R, Espy MJ, Cebelinski E, et al. Comparative evaluation of two commercial multiplex panels for detection of gastrointestinal pathogens by use of clinical stool specimens. J Clin Microbiol 2014;52:3667−73.

[44] Vocale C, Rimoldi SG, Pagani C, et al. Comparative evaluation of the new xTAG GPP multiplex assay in the laboratory diagnosis of acute gastroenteritis. Clinical assessment and potential application from a multicentre Italian study. Int J Infect Dis 2015;34:33−7.

[45] Wessels E, Rusman LG, van Bussel MJ, Claas EC. Added value of multiplex Luminex Gastrointestinal Pathogen Panel (xTAG (R) GPP) testing in the diagnosis of infectious gastroenteritis. Clin Microbiol Infect 2013;20:O182−7.

[46] Bloomfield MG, Balm MN, Blackmore TK. Molecular testing for viral and bacterial enteric pathogens: gold standard for viruses, but don't let culture go just yet? Pathology 2015;47:227−33.

[47] Dellinger RP, Levy MM, Rhodes A, et al. Surviving sepsis campaign: international guidelines for management of severe sepsis and septic shock: 2012. Crit Care Med 2003;41:580−637.

[48] Kumar A, Ellis P, Arabi Y, et al. Initiation of inappropriate antimicrobial therapy results in a fivefold reduction of survival in human septic shock. Chest 2009;136:1237−48.

[49] Calderaro A, Martinelli M, Motta F, et al. Comparison of peptide nucleic acid fluorescence in situ hybridization assays with culture-based matrix-assisted laser desorption/ionization-time of flight mass spectrometry for the identification of bacteria and yeasts from blood cultures and cerebrospinal fluid cultures. Clin Microbiol Infect 2014;20:O468−75.

[50] Chapin K, Musgnug M. Evaluation of three rapid methods for the direct identification of Staphylococcus aureus from positive blood cultures. J Clin Microbiol 2003;41:4324−7.

[51] Gonzalez V, Padilla E, Gimenez M, et al. Rapid diagnosis of Staphylococcus aureus bacteremia using S. aureus PNA FISH. Eur J Clin Microbiol Infect Dis 2004;23:396−8.

[52] Oliveira K, Procop GW, Wilson D, Coull J, Stender H. Rapid identification of Staphylococcus aureus directly from blood cultures by fluorescence in situ hybridization with peptide nucleic acid probes. J Clin Microbiol 2002;40:247−51.

[53] Forrest GN, Roghmann MC, Toombs LS, et al. Peptide nucleic acid fluorescent in situ hybridization for hospital-acquired enterococcal bacteremia: delivering earlier effective antimicrobial therapy. Antimicrob Agents Chemother 2008;52:3558−63.

[54] Laub RR, Knudsen JD. Clinical consequences of using PNA-FISH in staphylococcal bacteraemia. Eur J Clin Microbiol Infect Dis 2014;33:599−601.

[55] Parcell BJ, Orange GV. PNA-FISH assays for early targeted bacteraemia treatment. J Microbiol Methods 2013;95:253−5.

[56] Holtzman C, Whitney D, Barlam T, Miller NS. Assessment of impact of peptide nucleic acid fluorescence in situ hybridization for rapid identification of coagulase-negative staphylococci in the absence of antimicrobial stewardship intervention. J Clin Microbiol 2011;49:1581−2.

[57] Samuel LP, Tibbetts RJ, Agotesku A, Fey M, Hensley R, Meier FA. Evaluation of a microarray-based assay for rapid identification of Gram-positive organisms and resistance markers in positive blood cultures. J Clin Microbiol 2013;51:1188−92.

[58] Wojewoda CM, Sercia L, Navas M, et al. Evaluation of the Verigene Gram-positive blood culture nucleic acid test for rapid detection of bacteria and resistance determinants. J Clin Microbiol 2013;51:2072−6.

[59] Alby K, Daniels LM, Weber DJ, Miller MB. Development of a treatment algorithm for streptococci and enterococci from positive blood cultures identified with the Verigene Gram-positive blood culture assay. J Clin Microbiol 2013;51:3869−71.

[60] Roshdy DG, Tran A, LeCroy N, et al. Impact of a rapid microarray-based assay for identification of positive blood cultures for treatment optimization for patients with streptococcal and enterococcal bacteremia. J Clin Microbiol 2015;53:1411−14.

[61] Dodemont M, De Mendonca R, Nonhoff C, Roisin S, Denis O. Performance of the Verigene Gram-negative blood culture assay for rapid detection of bacteria and resistance determinants. J Clin Microbiol 2014;52:3085−7.

[62] Hill JT, Tran KD, Barton KL, Labreche MJ, Sharp SE. Evaluation of the nanosphere Verigene BC-GN assay for direct identification of gram-negative bacilli and antibiotic resistance markers from positive blood cultures and potential impact for more-rapid antibiotic interventions. J Clin Microbiol 2014;52:3805−7.

[63] Bork JT, Leekha S, Heil EL, Zhao L, Badamas R, Johnson JK. Rapid testing using the Verigene Gram-negative blood culture nucleic acid test in combination with antimicrobial stewardship intervention against Gram-negative bacteremia. Antimicrob Agents Chemother 2015;59:1588−95.

[64] Bhatti MM, Boonlayangoor S, Beavis KG, Tesic V. Evaluation of FilmArray and Verigene systems for rapid identification of positive blood cultures. J Clin Microbiol 2014;52:3433−6.

[65] Blaschke AJ, Heyrend C, Byington CL, et al. Rapid identification of pathogens from positive blood cultures by multiplex polymerase chain reaction using the FilmArray system. Diagn Microbiol Infect Dis 2012;74:349−55.

[66] Rand KH, Delano JP. Direct identification of bacteria in positive blood cultures: comparison of two rapid methods, FilmArray and mass spectrometry. Diagn Microbiol Infect Dis 2014;79:293−7.

[67] Southern TR, VanSchooneveld TC, Bannister DL, et al. Implementation and performance of the BioFire FilmArray(R) Blood Culture Identification panel with antimicrobial treatment recommendations for bloodstream infections at a midwestern academic tertiary hospital. Diagn Microbiol Infect Dis 2015;81:96−101.

[68] Altun O, Almuhayawi M, Ullberg M, Ozenci V. Clinical evaluation of the FilmArray blood culture identification panel in identification of bacteria and yeasts from positive blood culture bottles. J Clin Microbiol 2013;51:4130−6.

[69] Ledeboer NA, Lopansri BK, Dhiman N, et al. Identification of gram-negative bacteria and genetic resistance determinants from positive blood culture broths using the Verigene gram-negative blood culture multiplex microarray-based molecular assay. J Clin Microbiol 2015;53(8):2460−72.

[70] Centers for Disease Control and Prevention. Prevention of perinatal group B streptococcal disease—revised guidelines from CDC, 2010. MMWR Morb Mortal Wkly Rep—Recomm Rep 2010;59:1−36.

[71] Miller SA, Deak E, Humphries R. Comparison of the AmpliVue, BD Max System, and illumigene molecular assays for detection of Group B Streptococcus in antenatal screening specimens. J Clin Microbiol 2015;53:1938−41.

[72] Block T, Munson E, Culver A, Vaughan K, Hryciuk JE. Comparison of carrot broth- and selective Todd-Hewitt broth-enhanced PCR protocols for real-time detection of *Streptococcus agalactiae* in prenatal vaginal/anorectal specimens. J Clin Microbiol 2008;46:3615−20.

[73] Goodrich JS, Miller MB. Comparison of culture and 2 real-time polymerase chain reaction assays to detect group B *Streptococcus* during antepartum screening. Diagn Microbiol Infect Dis 2007;59:17−22.

[74] Scicchitano LM, Bourbeau PP. Comparative evaluation of the AccuProbe Group B *Streptococcus* Culture Test, the BD GeneOhm Strep B assay, and culture for detection of group B streptococci in pregnant women. J Clin Microbiol 2009; 47:3021−3.

[75] Davies HD, Miller MA, Faro S, Gregson D, Kehl SC, Jordan JA. Multicenter study of a rapid molecular-based assay for the diagnosis of group B *Streptococcus* colonization in pregnant women. Clin Infect Dis 2004;39:1129−35.

[76] Gavino M, Wang E. A comparison of a new rapid real-time polymerase chain reaction system to traditional culture in determining group B *Streptococcus* colonization. Am J Obstet Gynecol 2007;197:388, e1−4.

[77] Money D, Dobson S, Cole L, et al. An evaluation of a rapid real time polymerase chain reaction assay for detection of group B *Streptococcus* as part of a neonatal group B *Streptococcus* prevention strategy. J Obstet Gynaecol Can 2008;30:770−5.

[78] Young BC, Dodge LE, Gupta M, Rhee JS, Hacker MR. Evaluation of a rapid, real-time intrapartum group B *Streptococcus* assay. Am J Obstet Gynecol 2011;205 372, e1−6.

[79] Haberland CA, Benitz WE, Sanders GD, et al. Perinatal screening for group B streptococci: cost-benefit analysis of rapid polymerase chain reaction. Pediatrics 2002;110:471−80.

[80] American College of Obstetricians and Gynecologists. ACOG Committee Opinion No. 485: prevention of early-onset group B streptococcal disease in newborns. Obstet Gynecol 2011; 117:1019−27.

13

经性传播感染的病原体

P. Verhoeven[1,2], F. Grattard[1,2], S. Gonzalo[1,2], M. Memmi[1,2] 和 B. Pozzetto[1,2]

[1]GIMAP EA3064, University of Lyon, Saint-Etienne, France
[2]Laboratory of Infectious Agents and Hygiene, University Hospital of
Saint-Etienne, Saint-Etienne, France

前言

性传播感染（sexually transmitted infections，STI）已成为公共卫生的主要议题。据世界卫生组织（World Health Organization，WHO）估算，2008年全世界共发生约5亿例常见的性传播感染，囊括了梅毒、淋病、衣原体感染、滴虫病（图13.1）[1]。除了STI产生的直接医疗影响之外，从心理学角度，它是引起不孕不育的主要原因，还与严重的产科疾病和新生儿发病率相关，也会导致免疫缺陷、癌症、肝衰竭、心力衰竭、神经系统疾病等一系列慢性危重疾病。随着性行为习惯不断变化，STI的发生对社会和经济的影响不断增强，在贫困地区尤为明显[2]。由于大部分STI初期仅有极少临床症状或无症状，临床上常会发生误诊，从而致使流行病蔓延。除此之外，在同一感染者的生殖道内，可有几种不同的STI病原体频繁相互作用，这一特征增加了疾病的播散。如人类免疫缺陷病毒1型（immunodeficiency virus type 1，HIV-1）的传播受到同时存活的其他STI病原体的影响尤为明显[3-5]。

本章节概述了微生物病原体感染相关的STI，

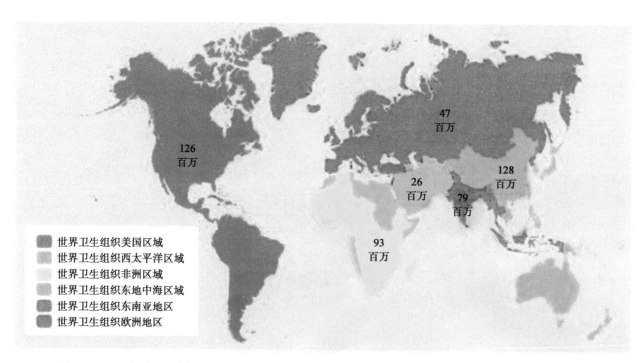

图13.1 2008年世界卫生组织根据地区进行评估的可治愈性STI案例（淋病、衣原体、梅毒、毛滴虫病）[1]。

世界卫生组织美国区域
世界卫生组织西太平洋区域
世界卫生组织非洲区域
世界卫生组织东地中海区域
世界卫生组织东南亚地区
世界卫生组织欧洲地区

即梅毒、淋病、衣原体、支原体感染,以及生殖道寄生虫引起的滴虫病。近十年来,核酸扩增检测(nucleic acid amplification tests, NAAT)成为筛查和诊断 STI 的主要方法。本章旨在阐述分子检测在诊断细菌和寄生虫感染相关的 STI 中的作用。除了详述以上内容外,总结段落将着眼于未来的发展方向,包括:①对控制细菌性 STI 的研究;②对 STI 进行分子诊断的不同手段;③为更好地管理 STI,应做到即时检验;④检测 STI 病原体耐药性的分子工具。

梅毒

疾病与流行病学概述

梅毒,是一种复杂的细菌性疾病,由苍白螺旋体、有活性的螺旋菌引起。它的临床表现可分为三个阶段。梅毒早期有 10~90 天的潜伏期,其特征为在人体初次接触部位(生殖道、肛门、皮肤、口周等)产生无痛性溃疡或硬下疳。在硬下疳发生 4~10 周后,病程进入第二期,此时有活性的梅毒螺旋体进入血液,入侵包括中枢神经系统在内的机体组织,引起一些非特异性症状,如斑丘疹、全身不适和脑膜炎。若在感染的前两期确诊,通常使用青霉素 G(青霉素过敏者用大环内酯类药物)可彻底治愈。若早期漏诊,梅毒螺旋体持续存在于不同组织中,可发生长达几年甚至几十年的无症状感染,包括树胶样肿、梅毒性心脏病以及伴有麻痹性痴呆和脊髓痨的神经梅毒,此时称为三期梅毒[6]。妊娠期梅毒若不治疗,可导致死胎和胎儿先天性梅毒。

在 19 世纪到 20 世纪上半叶,梅毒是一种在全球广泛传播的古老疾病。当它在南亚、东南亚、撒哈拉以南的非洲地区仍高度流行时,发达国家已使用抗生素根除了这种疾病。但是,在 21 世纪初,它的传播速度急剧增长。值得注意的是,暴发于美国、欧洲、中国等相对发达国家的不同地区的梅毒,与HIV 感染相关,并集中发生于有高危性行为的人群中,特别是性工作者和男性行为者(men having sex with men, MSM)[7]。

目前梅毒的诊断方法

经过极大的努力,人们仍无法在惰性介质上培养梅毒螺旋体。在初始阶段,通过暗视野镜检和直接免疫荧光法,可观察到周围病变中的梅毒螺旋体(图 13.2A),而这些方法敏感度较低,且只能在特定的实验室进行检测[8]。诊断通常依赖于两类与血清学检测相结合的、针对磷脂和可识别特异性多肽的梅毒螺旋体,称为非梅毒螺旋体抗体的检测。非密螺旋体的抗体用凝集反应检测,密螺旋体血清用荧光免疫检测法、血凝反应或免疫分析法检测。不同的算法用于鉴定感染时期。非密螺旋体抗体是近期感染的良好指标,常被用来评估疗效。密螺旋体与非密螺旋体检测在孕妇等感染率低的人群中可能会有假阳性结果。

分子检测梅毒感染的地位

在感染发生的早期,对外阴和黏膜的溃疡、胎盘、脑脊髓液、口腔病变处的拭子和活检标本进行PCR 检测可发现梅毒螺旋体。由于共生螺旋体可导致假阳性结果,我们可选择梅毒螺旋体基因组的不同靶点,包括 pol A 基因、47-kDa 整合膜脂蛋白基因、bmp 基因和 16S rRNA 的 366bp 区设计 PCR 检测引物[8,10-12]。为了更好地了解疾病在不同社区间的传播情况,分子检测也用于梅毒螺旋体菌株的分型。arp 基因和不同的 Tpr 亚型Ⅱ类基因是针对流行病学研究的基因,它们具有限制性片段长度的多样性[13]。分型也有助于鉴别对大环内酯类抗生素耐药菌株的流行病学特征[14,15]。总而言之,分子检测还未能正式成为常规的梅毒临床诊断,仍停留在实验室参考之外。然而,他们正逐步被纳入诊断STI 的选择中。

淋病

疾病及其流行病学概述

淋病是由淋病奈瑟菌感染引起的。该菌属革兰氏阴性菌,仅感染人类,需要特殊的生存环境,能迅速适应宿主,这使诊断和治疗非常困难。相对于梅毒,淋病的感染人数更多,全球每年大约有 1 亿例病例[16],感染多发于贫穷地区和发展中国家。

淋病生殖道感染主要引起男性尿道炎,多数伴有脓液症状(常有小便刺痛);而在约一半阴道炎以及子宫颈炎病例中,女性患者呈无症状感染。经观察,直肠和咽部感染淋病奈瑟菌后呈无症状感染的概率也较高。女性感染淋病可导致复杂的炎症,包括盆腔炎、输卵管炎、异位妊娠、慢性盆腔痛。在男男性行为者中淋病奈瑟菌感染也有利于 HIV-1 的获得和传播[17]。

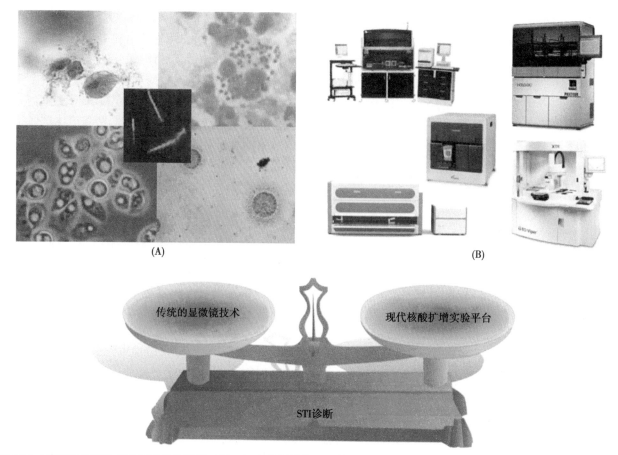

图 13.2　检测非病毒性 STI 病原体的诊断工具。（A）使用传统显微镜方法对一些病原体进行直接的检查（左上方：阴道毛滴虫吉姆萨染色；右上方：中性粒细胞脓性分泌物和淋病奈瑟菌革兰氏阴性球菌的革兰氏染色；右下方：培养出的炒蛋样支原体小菌落；左下方：McCoy 细胞中的沙眼衣原体包涵体；中间：苍白密螺旋体的荧光螺旋体）；（B）目前最常见的应用于 STI 的商业化 NAAT 平台（左上方：艾伯特 m2000 平台；右上方：Hologic Panther 平台；右下方：Becton Dickinson Visper 平台；左下方：Roche Cobas 4800 平台；中间：Cepheid GeneExpert 平台）。

目前的淋病诊断方法

细菌培养仍是诊断和随访淋病奈瑟菌感染的金标准。其成本适中，在应对广谱头孢菌素耐药这个日益严峻的问题时，细菌培养是目前处理淋病奈瑟菌耐药性的唯一办法[16, 18]。而细菌培养的缺点在于需要足量细菌载量；需要快速并且在适宜的条件下运输菌种，以保持菌种的活性；而检查结果的等待时间也需 2~5 天。

革兰氏染色（图 13.2A）后直接检测观察，对伴有脓性尿液症状的男性尿道炎的诊断非常有用，其灵敏度与细菌培养的灵敏度相仿，特异度接近100%，几分钟内就可以得到结果。然而，该检测对于无症状的生殖道及生殖道外感染不灵敏[19]。同一种方法在不同的 POC 抗原实验中都有其价值[9]。

淋病感染的核酸检测方法

由于操作相对简单，许多核酸实验被推荐用于淋病的诊断，目前已多被用于实验室。实验包括杂交法、实验室及商业扩增法。就杂交法而言，目前有两种已经被商业化的特殊寡核苷酸探针用于临床检测，分别称为 GenProbe PACE Ⅱ 和 Digene Hybrid Capture Ⅱ 型实验。然而，与细菌培养相比，这两种实验方法的灵敏度和特异性较低[20]。这两种方法被分析程度更高的拓展实验所取代。有临床实验室自建 PCR 实验靶向作用于淋病奈瑟菌的 *porA*、*opa*、16S 基因，多被用作确证实验[21]。除此之外，市场上至少还有七种基于不同扩增技术的多元 NAAT 检测法，在生殖道拭子或初段尿检测的同时检测淋病奈瑟菌和沙眼衣原体（图 13.2B）。其中三种以 PCR 为基础：①Cobas 4800 CT/NG 检测（Roche Molecular Diagnostics，新泽西州，美国）；②GeneXpert CT/NG 检测（Cepheid，加利福尼亚州，美国）；③RealTime 检测（Abbott Molecular，伊利诺伊州，美国）。有两种方法基于转录介导扩增（transcription-mediated amplification，TMA）：Aptima

Combo 2 和 Aptima CT 检测（Hologic Gen-Probe 公司，加利福尼亚州，美国）；剩下两种基于链置换扩增（strand displacement amplification，SDA）：ProbeTec ET CT/GC 扩增 DNA 和 ProbeTec QX 扩增 DNA 检测（Becton Dickinson，马里兰州，美国）。

这些实验方法的主要优势是：①标本易于收集（阴道拭子、初段尿、卫生棉标本）和储存（无活性的微生物依然有效）；②实验可经由多种途径自动化进行；③相对于细菌培养，具有较高的灵敏度。同时，它们也存在许多缺点[22,23]，包括：①不能提供药物灵敏度的流行病学数据；②如出现假阳性实验结果，可能会对病人心理产生不利影响，并导致无意义的抗生素治疗；③使用抗生素不当会对身体造成伤害；④不适用于肛门标本、咽喉标本、痰标本；⑤费用高。因此，最新的指南强调，要避免对低患病率人群中的无症状妇女进行淋病奈瑟菌的系统分子实验；对细菌培养实验阳性结果的人群，还要进行系统性确认[24,25]。相对而言，对于有症状的淋病生殖道感染高危群体（男男性行为者、性工作者、高感染率地区的人群等），NAAT 很适合用于诊断。新一代的 NAAT，如对生殖道样本、尿液样本[26]显示出高灵敏度和特异性的 Cepheid GenXpert 实验，可能会完善这些问题。

不同的分子检测方法可以为流行病学研究和疾病的暴发提供调查服务，包括 RFLP、opa 类型（基于家族遗传 11opa 基因）、高变基因测序（porB 或 tbpB）、MultiLocus 序列分型[19,20]。关于抗生素耐药性，已有人报道能从临床标本中直接检测到产青霉素酶的淋病奈瑟菌[27]，并可预测环丙沙星耐药性[28,29]的 PCR 实验。通过分子实验检测头孢曲松和阿奇霉素耐药基因也是必要的。

生殖道的沙眼衣原体感染

疾病及其流行病学概述

生殖道的衣原体感染是由一种叫衣原体的球形细菌引起的感染。鉴于其体积小和在细胞内寄生的特性，这种生物一直被误认为是病毒。然而，与病毒不同的是，它包含两种类型的核酸，并对大环内酯类、四环素类、喹诺酮类等抗生素敏感。据估计，全球每年有 1 亿生殖道沙眼衣原体感染病例[1]，衣原体（与淋病一样）是可治愈细菌性 STI 的最常见病因，也是美国和欧洲最常见的 STI。易感因素与年轻女性过早性行为、吸毒、吸烟、使用口服抗生素、社会经济条件落后有关。

在男性中，尤其是男男性接触者中，沙眼衣原体感染是引起尿道炎、附睾炎、直肠炎、咽炎的原因。在女性，它是无症状宫颈炎的常见原因。如果治疗不及时，沙眼衣原体可导致子宫内膜炎、输卵管炎、盆腔炎、异位妊娠以及输卵管性不孕。已感染沙眼衣原体的母亲孕育出的新生儿存在患结膜炎和严重肺炎的风险。不论是男性还是女性，沙眼衣原体感染都与反应性关节炎相关。所有这些疾病都是由衣原体的 D 到 K 血清型引起的，而血清型 L1、L2 和 L3 是另一种 STI 的病因，名为性病淋巴肉芽肿（lymphogranuloma venereum，LGV），多发生于热带地区；血清型 L1、L2 和 L3 也是 MSM 直肠炎的起因。最近相关主题的综述已经发表[30]。

实验室诊断的非分子生物学方法

过去，组织培养是诊断金标准。由于细胞培养存在条件要求复杂、持续时间长、成本高、对实验室要求高等固有的技术困难，人们研出用单克隆抗体进行酶或荧光分析的免疫技术等替代技术。但是这些实验的灵敏度和特异度相对较差。在盆腔炎疾病中，寻找 IgA 或 IgM 特异性抗体的血清学实验也许可以发挥作用。

实验室诊断的分子生物学方法

考虑到传统检测方法的局限性，分子生物学，尤其是那些使用了扩增技术的实验（NAAT）方法已经逐渐成为参考标准[31,32]。这些方法在特定的分子生物学实验室中容易应用，有快速、灵敏度高（86%~100%）、特异度高（>97%）的优点，而且相对便宜[20,21]；适用于生殖道和直肠拭子、初段尿（非侵入性标本）、精液、痰液、结膜拭子或者骨盆手术过程中收集的腹膜标本等多种临床标本。由于不需要有活性的生物体，所以标本的运输条件并不严苛。NAAT 诊断沙眼衣原体感染的靶向基因主要是外膜蛋白（major outer membrane protein，MOMP）基因、隐蔽性质粒、磷脂酶基因、16S 和 23S rRNA 基因。检测序列的选择对其灵敏度和特异度至关重要。2006 年在瑞典发现的突变株，其隐蔽性质粒中缺失了 377bp 片段，正说明了这一点[33,34]。这种毒株迅速蔓延到其他北欧国家，引起了一些生产商的关注，他们选定了该序列进行分子检测，来修改配套试剂的设计。由于被多路复用以同时检测两种有机体，目前用于检测沙眼衣原体 DNA 的七种商业化

NAAT 与用于淋病分子学诊断的相同（图 13.2B）。与诊断淋病奈瑟菌的 NAAT 相比，用于沙眼衣原体诊断的局限性较少，其局限性为：①抗生素的耐药性有限，而且细胞培养不可作为研究抗菌剂易感性的替代方法；②假阳性的检测结果仅仅局限于经抗生素治疗的近期感染（在治疗后 3 周 NAAT 就会变成阴性）；③由扩增抑制剂引起的假阴性结果，可通过引入人类基因作为内部对照来识别。NAAT 的局限性主要体现在 DNA 的提取和扩增步骤，需要的平台相对复杂。但是生产商正在研发适合未受训实验人员使用的分子的 POCT。以最近的卡式 Cepheid GeneXpert CT/NG 实验为例，它可以通过一个全自动化平台在 90 分钟内完成，且对多种临床标本有极好的灵敏度和特异度[26]。其他用于诊断支原体感染的分子的 POCT 项目正在研发，如基于 PCR 扩增、扩增子电化学实验的 Atlas Genetics 平台[35]，还有用银纳米颗粒来放大荧光信号的微波加速金属荧光测定法[36]。

所有沙眼衣原体的血清型包括性病淋巴肉芽肿（LGV），都可以被商业化 NAAT 检测到。从流行病学的角度来看，在血清型水平的鉴定可以直接通过 omp1 基因 PCR-RFLP 分析或核苷酸测序来完成[20]。参考实验室拥有这些技术。

生殖道的支原体感染

疾病及其流行病学概述

生殖支原体是一种体积很小（0.2~0.7μm 的）、烧瓶状的、具有活动性的细菌，它属柔膜体纲、支原体科、支原体属。它的基因组仅有 580bp，为已知生物中最少的。此基因组已被完全测序[37]。1981年，研究人员首次从两个男性的无淋菌性尿液中分离出两株生殖道支原体[38,39]。相对于其他自然存在于人体泌尿生殖道的支原体科成员，如人型支原体、解脲支原体、脲原体，生殖道支原体的不同点在于，它不是一种生殖道共生宿主，它被认为是一种与不同生殖道感染性相关的传播媒介，其传播速度与沙眼支原体相仿[40]。

最近的一些综述[41-43]详细讨论了生殖道支原体在生殖道感染中的作用。人们普遍认为此类细菌是导致男性非淋菌性尿道炎的原因，特别是与持续性和复发性尿道炎有关。相比之下，生殖道支原体导致女性生殖系统感染的机制仍不清，但它与宫颈炎、盆腔炎相关。其对不良妊娠结局和不孕的影响还需要通过大量的前瞻性临床研究来证明。许多关于尿道炎的研究指出，生殖道支原体与其他 STI 病原体及其他支原体类有密切联系。生殖道支原体在 STI 流行病学的地位很难界定。人们做了一系列研究，对象涉及大量的、患有不同生殖感染的男性及女性患者，结果显示该细菌的检出率在 4.0%~38.2%[43]。

目前的诊断方法

生殖道支原体最近才被确定为引起性传播感染的重要病原体，很大程度上是因为它难以被分离培养（图 13.2B）。此外，大多数支原体需要复杂营养的培养基，仅在特定的培养环境中生长，生长周期也很长（数周到数月），不适用于常规诊断。

因此，NAAT 是唯一可在临床标本中检测支原体的方法。适用的标本有尿道分泌物、宫颈分泌物、男女初段尿。PCR 已具备靶向检测 MgPa 黏附素基因[44]、16S RNA 基因[45]和编码 3-磷酸甘油醛脱氢酶的 gap 基因等不同基因组序列的能力[46]。后者的靶向目标对于其他支原体种类的假阳性结果可能性小，对连续突变序列出现假阴性结果的可能性也小。Hologic 公司（美国加利福尼亚）商业化生产的一个 TMA 实时 PCR 检测产品，与其他同类产品相比性能良好，但它在美国仅供研究使用[47-49]。生殖道衣原体感染的抗生素治疗以同时治疗沙眼的药物为主，包括大环内酯类、喹诺酮类、环化素。为了识别多重耐药菌，靶向定位于大环内酯类抗生素[50,51]和喹诺酮类[52]耐药基因检测的分子实验也正在研发中。

滴虫病

疾病及其流行病学概况

滴虫病是一种由阴道毛滴虫（即有鞭毛的游动性原生动物）引起的寄生性疾病，通常引发男性、女性的尿道炎。虽然大多无临床症状，但毛滴虫感染可能与男女性生殖道分泌物异常、盆腔炎、怀孕相关的并发症有关。此外，它被怀疑为是有利于 HIV-1 感染或传播的因素[53-55]。据估计，全球每年发生约 1.8 亿毛滴虫病例[56]，它是最常见的非病毒来源 STI。

基于常规技术的诊断

传统技术包括：①无尿液的直接检测（湿片）

或对典型滋养体染色后观察（图 13.2A）；②对生殖拭子或尿液沉淀物培养，例如 InPouch TV 检测（生物医学诊断，俄勒冈，美国）。InPouch TV 检测包含一袋特别适合该寄生虫生长的培养液。若为阳性结果，该装置能用 10 倍镜头在 2~5 天观察到典型的活寄生虫。尽管原理简单，且第一种方法成本较低，但这些检测比较费时，需要有经验的观察员操作，要求标本新鲜，敏感度相对较低。例如，相比于 PCR，湿片显微镜和 InPouch TV 培养的灵敏度分别为 60% 和 73%[57]。商业化运用的快速抗原实验能检测到阴道毛滴虫膜蛋白的，也被开发为 POC 检测。这些实验包括免疫层析快速检测 OSOM 滴虫（美国加利福尼亚，Sekisui 诊断）和电镜视野乳胶凝集实验（英国，萨里，Kalon 生物）。这两者的灵敏度与培养是相近的[9]。

基于分子检测的诊断

相对于常规技术，在生殖道标本和初段尿液标本中检测阴道毛滴虫基因组是一个替代选项。Affirm VPⅢ（美国马里兰州，Becton Dickinson）是一个不需要扩增的核酸探针杂交实验，可同时检测阴道毛滴虫、阴道加德纳菌和白念珠菌。检测可以在 45 分钟内完成，但结果相对复杂。相较于扩增实验（NAAT），其灵敏度只有 46.1%[58]。目前，NAAT 是阴道毛滴虫感染诊断的金标准，其依靠 PCR[59-63] 或商业检测产品，包括基于 TMA[64-66] 的 APTIMA 阴道毛滴虫检测（美国加利福尼亚，Hologic Gen 探针公司）、基于 SDA 的阴道毛滴虫 ProbeTec 方法（美国马里兰州，Becton-Dickinson）[67]。这些检测可以在特定的平台上运行（图 13.2B），对多种标本（生殖道拭子、初段尿、咽喉及肛拭子、精液等）进行检测，敏感度从 88% 到 100%，并且可以在同一平台上同时发现其他性传播病原体。然而，这些检测是昂贵的，需要具有相应的实验室设备和训练有素的人员，治疗后也有可能出现持续阳性结果[54]。

总体而言，不灵敏的实验，例如细胞培养、抗原实验和杂交实验，都必须针对有症状感染的女性患者的生殖道标本，而 NAAT 则对阴道毛滴虫感染与发病率低的人群同样适用，也包括了无症状感染，临床标本的范围更广。其中，对经过硝基咪唑类药物治疗后反复感染的病人，必须严格筛查，以检测阴道毛滴虫对于这些药物的耐药性。运用随机扩增多态性 DNA 技术，对阴道毛滴虫进行系统分析法是非常值得考虑的[20]。

未来的方向

阴道微生物和 STI

R. M. Brotman 指出[68]："……细菌性阴道病（bacterial vaginosis, BV）是一种不明病因的妇科疾病，其特征通常是阴道乳酸菌菌株减少，多种厌氧微生物的过度生长……"。这种病是困扰妇女的主要原因，BV 是公认的性病及其并发症高风险相关的非特异性标记，这些并发症包括盆腔炎、HIV 传播和不良妊娠结局。从临床的角度来看，BV 与以下 Amsel 准则相关[69]：阴道的 pH≥4.5；有灰白色、鱼腥恶臭的气味；附着细菌的阴道上皮细胞群集，即存在线索细胞。从细菌学的角度看，Nugent 应变评分，根据其形态，要考虑到三种细菌的增多：不同的革兰氏阳性乳酸菌、小的革兰氏阴性杆菌（加德纳杆菌，多形杆状菌）、弯曲的革兰氏阴性杆菌（动弯杆菌）[70]。Nugent 评分的范围从 0 分到 10 分，Nugent 评分≥7 分则提示 BV。会导致阴道菌群失衡而发生 BV 的流行病学因素众多，主要包括处于月经期、更换性伴侣、阴道冲洗、口交、不使用安全套[68]。

以上各项因素指出，BV 是 STI 的重要前驱疾病。BV 的识别主要依靠革兰氏染色，这很大程度取决于主观的观察和检测人员的经验。在这种情况下，能够检测到微生物菌群的分子新工具可用于客观地检测阴道菌群的多样性，特别是那些基于深度测序的方法。最近有一项研究，即对 396 位无症状美国妇女用焦磷酸测序 16S RNA 基因，以明确阴道微生物的特征[71]，经系统分析，识别到了 5 种不同的模式，其中 4 种与乳酸杆菌占优势有关，另外 1 种则是以其他细菌为主，约有 1/5 的无症状女性为上述情况。有趣的是，这些女性的特点是高阴道 pH 和高 Nugent 评分[71]。这些新的测序方法的发展，对于探索阴道菌群微生物多样性是非常有益的，并且让识别女性患 BV 乃至于 STI 的风险成为可能。根据个性化医学的概念，通过恢复正常的阴道菌群来预防 STI 的研究可能会带来新的治疗策略。

用于 STI 诊断的不同分子检测技术

与当今性病诊断相关的两个主要问题，其一是参与疾病的病原体有多种，包括细菌、病毒和寄生虫，其二是这些不同的病原体常存在于同一感染病例中。女性患者常常出现无特征性症状的感染，增加了医疗人员对这类疾病的识别诊断难度。理想的状态是能够针对阴道拭纸或初段尿等简单的标本进行多重分子检测,就能同时检测到多种引起性病的病原体。

为了达到或者接近这个理想目标,人们在过去的数十年做了大量实验。在同一实验中,研究人员能同时检测沙眼衣原体和淋病奈瑟菌。除此之外,其他研究报告显示利用特异性高且高效的引物,可对沙眼衣原体、淋病奈瑟菌和解脲脲原体进行内部多重 PCR 检测[72]。另一项研究报道,基于多重 PCR 反向线印迹法,在尿液中能同时识别 14 种生殖道微生物[即阴道毛滴虫、肺炎链球菌、淋病奈瑟菌、沙眼衣原体、微小脲原体、解脲脲原体、阴道嗜血杆菌、流感嗜血杆菌、单纯疱疹病毒(HSV)1 型和 2 型、脑膜炎奈瑟菌、人型支原体、生殖道支原体、腺病毒][73]。其他作者通过对巨细胞病毒、肠道病毒、EB 病毒、水痘 - 带状疱疹病毒、单纯疱疹病毒 1 型和 2 型、微小脲原体、解脲脲原体、生殖道支原体、人型支原体、沙眼衣原体、阴道毛滴虫、梅毒螺旋体、B 组链球菌和 A-E 类腺病毒等病原体进行多重 PCR 检测,研究引起宫颈炎的病因[74]。最近的一项研究,即在不孕男性精子中用单一 PCR 方法,对 7 种病原体(沙眼衣原体、梅毒螺旋体、生殖道支原体、阴道毛滴虫、淋病奈瑟菌、HSV1 型和 2 型)和人类乳头状瘤病毒同时进行检测。图 13.3 表明了应用在后一项研究中的多种方法获得的 PCR 片段的凝胶分析[75]。这些内部检测方法都显示出了良好的灵敏度和特异度,并表明两种及以上的微生物混合感染的比例高。

不少公司发售了多种基于 PCR 技术的试剂盒,其使用不同的格式和仪器平台,能够精准检测到沙眼衣原体、淋球菌、阴道毛滴虫、生殖道支原体,也能检测到其他的泌尿生殖道支原体、尿原体。这些试剂盒有 Bio-Rad(大力神,加利福尼亚,美国)、除臭剂生物系统(吉森,德国)、PCR Diagnostics.eu(布拉迪斯拉发,斯洛伐克共和国)、Seegene(首尔,韩国),但它们还没有通过美国食品和药物管理局注册。根据其对大量男女尿液和生殖道标本(n=897)中不同病原菌的检测,与其他商业实验相比,Seegene 的 Anyplex II 多元实时 PCR 试剂盒有 97.8%~100% 的灵敏度和 99.3%~100% 的特异度[76]。

整体来看,虽然人们需要进一步研究以评价和选择这些多重检测的项目,但是它们确实代表了性传播疾病全球管理水平的显著进步,尤其是对多种

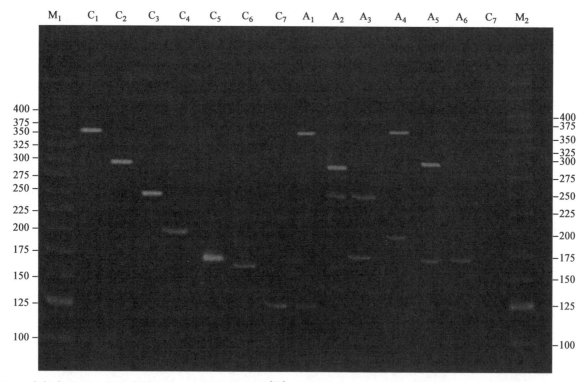

图 13.3　内部多元 PCR 实验检测七种 STI 病原体的示例[75]。图片展示了在用溴化乙锭染色的 8% 聚丙烯酰胺凝胶上的扩增片段的电泳分析结果。C 道对应的是控制组(C₁: 361bp 的沙眼衣原体片段,C₂: 苍白密螺旋体的 291bp 片段,C₃: HSV-2 的 249bp 片段,C₄: 生殖支原体的 193bp 片段,C: 阴性对照);M₁ 和 M₂ 道对应的是分子大小的标记物(以 bp 计算);A 道对应感染的精液标本(A₁: 沙眼衣原体和 HSV-1 的双重感染,A₂: 梅毒螺旋体和 HSV-2 的双重感染,A₃: 阴道毛滴虫和 HSV-2 的双重感染,A₄: 沙眼衣原体和生殖支原体的双重感染,A₅: 梅毒螺旋体和阴道毛滴虫的双重感染,A₆: 阴道毛滴虫的单一感染)。

病原体频繁感染同一病患的调查。在接下来的几年将有对不同微生物组合的更多选择,并且,根据常见的临床和流行病学病例,确定需要检测的相关病原体名单将会非常重要。

STI 的 POC 诊断方法

STI 诊断的另一个目标是运用即时可用的微生物调查,尽可能地提出适当的治疗方案,对性接触给予个体化治疗建议。因为 STI 患者往往为低收入或收入不稳定的人群,所以他们对此的需求更为迫切。POC 分子检测正迅速发展[77],在生殖道感染领域尤为显著[9,78]。基于 PCR 的 GeneXpert NG/CT 实验可从生殖道拭子、尿标本中同时检测沙眼衣原体和淋病奈瑟菌。它性能优良,能在 90 分钟内完成[26]。基于等温扩增技术,研究人员正在优化开发其他成本较低的技术方法用于病毒[79-81]以及更多病原体[77]的检测。

检测抗菌灵敏度的分子诊断方法

STI 的全球流行性与抗生素的使用呈正相关,进而导致了细菌耐药性的发展。较为严重的是淋病奈瑟菌、沙眼衣原体和生殖道支原体,而梅毒螺旋体和阴道毛滴虫耐药程度较低。因为当前的表型抗菌实验需要相应的微生物生长,而其快速失活性(淋病奈瑟菌,阴道毛滴虫)、生长营养要求严苛(生殖道支原体)或无法在惰性培养基生长(沙眼衣原体,梅毒螺旋体),使实验变得困难。在实验可行时,几天内就能得到结果,之后可以采取或适当调整治疗手段。

为了克服这些困难,研发分子实验是非常有用的,目前已完成针对病毒或结核杆菌抗菌灵敏度的实验。Pulido 等最近提出了关于抗菌药物灵敏度实验新技术的概述,包括那些基于 PCR 实验、芯片、微流体、细胞裂解法、全基因组测序的实验技术[82]。一些针对生殖道支原体[50-52]和淋病奈瑟菌[27-29]抗生素耐药突变的分子实验正在开发中。理论上,这些耐药性实验应与先前所描述的多重检测相联系,无论是抗生素耐药性相关的靶点筛查实验呈阳性时进行的第二意向实验,还是常见耐药模式的同一实验。

结论

本篇内容概括了针对检测非病毒起源的 STI 分子检测方法,说明了该领域实施的新诊断策略已经取得了很大进步。在此,我们并不是在 STI 治疗前去讨论病因诊断的成本效益关系(尤其是低收入地区),但是未来迫切需要能实时检测病原菌及其耐药性的、低成本的分子方法以便医生采用适当的治疗手段,这一点已成为共识。为此,从经济的角度来看,等温扩增法是值得关注的。

在技术层面,在 NAAT 成为所有非病毒性 STI 的诊断参考前仍有许多问题待解决。在常规使用 NAAT 时,除了衣原体外,其对本章中提及的其他病原体显示出一定的局限性,尤其当阳性预测值低于 90% 的时候(这通常发生于低患病率的人群),有必要实施验证性实验或互补性实验[20]。在微生物检测中推广 NAAT 的另外一个迫在眉睫的问题是能否使用标准化的样品、采用经严格规范(如 ISO 15189)和质控的实验方法。分子诊断对 STI 的管理越来越重要,因为其可以检测病原菌,评估它们对抗菌药物的灵敏度,并进行菌株的流行病学分型。现在可以明确的是,至少在高收入地区,分子检测技术正逐步取代传统的诊断方法。

最后我们着眼于预防。除了采用教育、疫苗[83,84]和预防性治疗如局部杀菌[85]之外,更好地了解生殖道微生物,对于理解正常菌群和引起 STI 的致病菌之间复杂的相互作用是至关重要的。依照新一代测序技术,重新审视微生物世界,有助于我们识别那些最有可能感染复杂性 STI 的个体,并由此制定新的预防策略。

(贾佩琦　金袁苓　译,苏东明　校)

参考文献

[1] World Health Organization. Global incidence and prevalence of selected curable sexually transmitted infections—2008. Geneva: World Health Organization; 2012. Available from: <http://www.who.int/reproductivehealth/publications/rtis/stisestimates/en/index.html> [accessed April 2015].

[2] Aral SO, Over M, Manhart L, Holmes KK. Disease control priorities in developing countries. In: Jamison DT, Breman JG, Measham AR, Alleyne G, Claeson M, Evans DB, et al., editors. Disease control priorities in developing countries. 2nd ed. Washington, DC: World Bank; 2006. p. 312−30.

[3] Simms I, Warburton F, Westrom L. Diagnosis of pelvic inflammatory disease: time for a rethink. Sex Transm Infect 2003; 2003;79:491−4.

[4] Gore-Felton C, Vosvick M, Bendel T, et al. Correlates of sexually transmitted disease infection among adults living with HIV. Int J STD AIDS 2003;14:539−46.

[5] Van der Pol B, Kwok C, Bosny PL, et al. *Trichomonas vaginalis* infection and human immunodeficiency virus acquisition in African women. J Infect Dis 2008;197:548−54.

[6] Ho EL, Lukehart SA. Syphilis: using modern approaches to understand an old disease. J Clin Invest 2011;121:4584−92.

[7] Stamm LV, Mudrak B. Old foes, new challenges: syphilis, cholera and TB. Future Microbiol 2013;8:177−89.

[8] Koek AG, Bruisten SM, Dierdorp M, van Dam AP, Templeton K. Specific and sensitive diagnosis of syphilis using a real-time PCR for *Treponema pallidum*. Clin Microbiol Infect 2006;

12:1233−6.

[9] Gaydos C, Hardick J. Point of care diagnostics for sexually transmitted infections: perspectives and advances. Expert Rev Anti Infect Ther 2014;12:657−72.

[10] Palmer HM, Higgins SP, Herring AJ, Kingston MA. Use of PCR in the diagnosis of early syphilis in the United Kingdom. Sex Transm Infect 2003;79:479−83.

[11] Bruisten SM, Cairo I, Fennema H, et al. Diagnosing genital ulcer disease in a clinic for sexually transmitted diseases in Amsterdam, The Netherlands. J Clin Microbiol 2001;39:601−5.

[12] Centurion-Lara A, Castro C, Shaffer JM, VanVoorhis WC, Marra CM, Lukehart SA. Detection of *Treponema pallidum* by a sensitive reverse transcriptase PCR. J Clin Microbiol 1997; 35:1348−52.

[13] Pillay A, Liu H, Chen CY, et al. Molecular subtyping of *Treponema pallidum* subspecies *pallidum*. Sex Transm Dis 1998;25:408−14.

[14] Martin IE, Gu W, Yang Y, Tsang RS. Macrolide resistance and molecular types of *Treponema pallidum* causing primary syphilis in Shanghai, China. Clin Infect Dis 2009;49:515−21.

[15] Marra CM, Colina AP, Godornes C, et al. Antibiotic selection may contribute to increases in macrolide-resistant *Treponema pallidum*. J Infect Dis 2006;194:1771−3.

[16] World Health Organization. Global action plan to control the spread and impact of antimicrobial resistance in *Neisseria gonorrhoeae*. Geneva: WHO; 2012. Available from: <whqlibdoc. who.int/publications/2012/9789241503501_eng.pdf> [accessed April 2015]

[17] Health Protection Agency/British Association for Sexual Health and HIV. Guidance for gonorrhoea testing in England and Wales. Available from: <https://www.gov.uk/government/ uploads/system/uploads/attachment_data/file/405293/170215_ Gonorrhoea_testing_guidance_REVISED_2_.pdf> [accessed April 2015].

[18] Tapsall JW, Ndowa F, Lewis DA, Unemo M. Meeting the public health challenge of multidrug- and extensively drug-resistant *Neisseria gonorrhoeae*. Expert Rev Anti Infect Ther 2009; 7:821−34.

[19] Whiley DM, Tapsall JW, Sloots TP. Nucleic acid amplification testing for *Neisseria gonorrhoeae*: an ongoing challenge. J Mol Diagn 2006;8:3−15.

[20] Vazquez F, Otero L, Melón S, de Oña M. Overview of molecular biological methods for the detection of pathogens causing sexually transmitted infections. Methods Mol Biol 2012; 903:1−20.

[21] Trembizki E, Costa AM, Tabrizi SN, Whiley DM, Twin J. Opportunities and pitfalls of molecular testing for detecting sexually transmitted pathogens. Pathology 2015;47:219−26.

[22] Low N, Unemo M, Skov Jensen J, Breuer J, Stephenson JM. Molecular diagnostics for gonorrhoea: implications for antimicrobial resistance and the threat of untreatable gonorrhoea. PLoS Med 2014;11:e1001598.

[23] Chow EP, Fehler G, Read TR, et al. Gonorrhoea notifications and nucleic acid amplification testing in a very low-prevalence Australian female population. Med J Aust 2015;202:321−3.

[24] Johnson RE, Newhall WJ, Papp JR, et al. Screening tests to detect *Chlamydia trachomatis* and *Neisseria gonorrhoeae* infections—2002. MMWR Recomm Rep 2002;51:1−38.

[25] Bell K, McCaffery KJ, Irwig L. Screening tests for gonorrhoea should first do no harm. Med J Aust 2015;202:281−2.

[26] Gaydos CA. Review of use of a new rapid real-time PCR, the Cepheid GeneXpert® (Xpert) CT/NG assay, for *Chlamydia trachomatis* and *Neisseria gonorrhoeae*: results for patients while in a clinical setting. Expert Rev Mol Diagn 2014;14:135−7.

[27] Goire N, Freeman K, Tapsall JW, et al. Enhancing gonococcal antimicrobial resistance surveillance: a real-time PCR assay for detection of penicillinase-producing *Neisseria gonorrhoeae* by use of noncultured clinical samples. J Clin Microbiol 2011; 49:513−18.

[28] Siedner MJ, Pandori M, Castro L, et al. Real-time PCR assay for detection of quinolone-resistant *Neisseria gonorrhoeae* in urine samples. J Clin Microbiol 2007;45:1250−4.

[29] Magooa MP, Müller EE, Gumede L, Lewis DA. Determination of *Neisseria gonorrhoeae* susceptibility to ciprofloxacin in clinical specimens from men using a real-time PCR assay. Int J Antimicrob Agents 2013;42:63−7.

[30] Malhotra M, Sood S, Mukherjee A, Muralidhar S, Bala M. Genital *Chlamydia trachomatis*: an update. Indian J Med Res 2013;138:303−16.

[31] Horner P, Boag F. UK national guideline for the management of genital tract infection with *Chlamydia trachomatis*. BASHH; 2006. Available from: <http://www.bashh.org/documents/65. pdf> [accessed April 2015]

[32] Spersen DJ, Flatten KS, Jones MF, Smith TF. Prospective comparison of cell cultures and nucleic acid amplification tests for laboratory diagnosis of *Chlamydia trachomatis* infections. J Clin Microbiol 2005;43:5324−6.

[33] Ripa T, Nilsson P. A variant of *Chlamydia trachomatis* with deletion in cryptic plasmid: implications for use of PCR diagnostic tests. Euro Surveill 2006;11:e061109.2.

[34] Ripa T, Nilsson PA. A *Chlamydia trachomatis* strain with a 377-bp deletion in the cryptic plasmid causing false-negative nucleic acid amplification tests. Sex Transm Dis 2007;34:255−6.

[35] Pearce DM, Shenton DP, Holden J, Gaydos CA. Evaluation of a novel electrochemical detection method for *Chlamydia trachomatis*: application for point-of-care diagnostics. IEEE Trans Biomed Eng 2011;58:755−4.

[36] Melendez JH, Huppert JS, Jett-Goheen M, et al. Blind evaluation of the microwave-accelerated metal-enhanced fluorescence ultrarapid and sensitive *Chlamydia trachomatis* test by use of clinical samples. J Clin Microbiol 2013;51:2913−20.

[37] Fraser CM, Gocayne JD, White O, et al. The minimal gene complement of *Mycoplasma genitalium*. Science 1995;270:397−403.

[38] Tully JG, Taylor-Robinson D, Cole RM, Rose DL. A newly discovered mycoplasma in the human urogenital tract. Lancet 1981;1:1288−91.

[39] Taylor-Robinson D, Tully JG, Furr PM, Cole RM, Rose DL, Hanna NF. Urogenital mycoplasma infections of man: a review with observations on a recently discovered mycoplasma. Isr J Med Sci 1981;17:524−30.

[40] Jensen JS. *Mycoplasma genitalium* infections. Diagnosis, clinical aspects, and pathogenesis. Dan Med Bull 2006;53:1−27.

[41] Taylor-Robinson D, Jensen JS. *Mycoplasma genitalium*: from chrysalis to multicolored butterfly. Clin Microbiol Rev 2011;24:498−514.

[42] Waites KB, Xiao L, Paralanov V, Viscardi RM, Glass JI. Molecular methods for the detection of *Mycoplasma* and *Ureaplasma* infections in humans: a paper from the 2011 William Beaumont Hospital Symposium on molecular pathology. J Mol Diagn 2012;14:437−50.

[43] Sethi S, Singh G, Samanta P, Sharma M. *Mycoplasma genitalium*: an emerging sexually transmitted pathogen. Indian J Med Res 2012;136:942−55.

[44] Jensen JS, Uldum SA, Søndergård-Andersen J, Vuust J, Lind K. Polymerase chain reaction for detection of *Mycoplasma genitalium* in clinical samples. J Clin Microbiol 1991;29:46−50.

[45] Jensen JS, Borre MB, Dohn B. Detection of *Mycoplasma genitalium* by PCR amplification of the 16S rRNA gene. J Clin Microbiol 2003;41:261−6.

[46] Svenstrup HF, Jensen JS, Björnelius E, Lidbrink P, Birkelund S, Christiansen G. Development of a quantitative realtime PCR assay for detection of *Mycoplasma genitalium*. J Clin Microbiol 2005;43:3121−8.

[47] Hardick J, Giles J, Hardick A, Hsieh YH, Quinn T, Gaydos C. Performance of the gen-probe transcription-mediated amplification research assay compared to that of a multitarget real-time PCR for *Mycoplasma genitalium* detection. J Clin Microbiol 2006;44:1236−40.

[48] Wroblewski JK, Manhart LE, Dickey KA, Hudspeth MK, Totten PA. Comparison of transcription-mediated amplification and PCR assay results for various genital specimen types for detection of *Mycoplasma genitalium*. J Clin Microbiol 2006;44:3306−12.

[49] Huppert JS, Mortensen JE, Reed JL, Kahn JA, Rich KD, Hobbs MM. *Mycoplasma genitalium* detected by transcription-mediated amplification is associated with *Chlamydia trachomatis* in adolescent women. Sex Transm Dis 2008;35:250−4.

[50] Twin J, Jensen JS, Bradshaw CS, et al. Transmission and selection of macrolide resistant *Mycoplasma genitalium* infections

detected by rapid high resolution melt analysis. PLoS One 2012;7:e35593.

[51] Touati A, Peuchant O, Jensen JS, Bébéar C, Pereyre S. Direct detection of macrolide resistance in *Mycoplasma genitalium* isolates from clinical specimens from France by use of real-time PCR and melting curve analysis. J Clin Microbiol 2014;52:1549−55.

[52] Yamaguchi Y, Takei M, Kishii R, Yasuda M, Deguchi T. Contribution of topoisomerase IV mutation to quinolone resistance in *Mycoplasma genitalium*. Antimicrob Agents Chemother 2013;57:1772−6.

[53] Laga M, Manoka A, Kivuvu M, et al. Non-ulcerative sexually transmitted diseases as risk factors for HIV-1 transmission in women: results from a cohort study. AIDS 1993;7:95−102.

[54] Hobbs MM, Kazembe P, Reed AW, et al. *Trichomonas vaginalis* as a cause of urethritis in Malawian men. Sex Transm Dis 1999;26:381−7.

[55] McClelland RS, Sangare L, Hassan WM, et al. Infection with *Trichomonas vaginalis* increases the risk of HIV-1 acquisition. J Infect Dis 2007;195:698−702.

[56] Weinstock H, Berman S, Cates Jr. W. Sexually transmitted diseases among American youth: incidence and prevalence estimates, 2000. Perspect Sex Reprod Health 2004;36:6−10.

[57] Patil MJ, Nagamoti JM, Metgud SC. Diagnosis of *Trichomonas vaginalis* from vaginal specimens by wet mount microscopy, In Pouch TV culture system, and PCR. J Glob Infect Dis 2012;4:22−5.

[58] Cartwright CP, Lembke BD, Ramachandran K, et al. Comparison of nucleic acid amplification assays with BD Affirm VPIII for diagnosis of vaginitis in symptomatic women. J Clin Microbiol 2013;51:3694−9.

[59] Caliendo AM, Jordan JA, Green AM, et al. Improves detection of *Trichomonas vaginalis* infection compared with culture using self-collected vaginal swabs. Infect Dis Obstet Gynecol 2005;13:145−50.

[60] Kengne P, Veas F, Vidal N, Rey JL, Cuny G. *Trichomonas vaginalis*: repeated DNA target for highly sensitive and specific polymerase chain reaction diagnosis. Cell Mol Biol 1994;40:819−31.

[61] Lawing LF, Hedges SR, Schwebke JR. Detection of trichomonosis in vaginal and urine specimens from women by culture and PCR. J Clin Microbiol 2000;38:3585−8.

[62] Madico G, Quinn TC, Rompalo A, McKee Jr KT, Gaydos CA. Diagnosis of *Trichomonas vaginalis* infection by PCR using vaginal swab samples. J Clin Microbiol 1998;36:3205−10.

[63] Mayta H, Gilman RH, Calderon MM, et al. 18S ribosomal DNA-based PCR for diagnosis of *Trichomonas vaginalis*. J Clin Microbiol 2000;38:2683−7.

[64] Munson E, Napierala M, Basile J, et al. *Trichomonas vaginalis* transcription-mediated amplification-based analyte-specific reagent and alternative target testing of primary clinical vaginal saline suspensions. Diagn Microbiol Infect Dis 2010;68:66−72.

[65] Munson E, Miller C, Napierala M, et al. Assessment of screening practices in a subacute clinical setting following introduction of *Trichomonas vaginalis* nucleic acid amplification testing. WMJ 2012;111:233−6.

[66] Munson KL, Napierala M, Munson E, et al. Screening of male patients for *Trichomonas vaginalis* with transcription-mediated amplification in a community with a high prevalence of sexually transmitted infection. J Clin Microbiol 2013;51:101−4.

[67] Van Der Pol B, Williams JA, Taylor SN, et al. Detection of *Trichomonas vaginalis* DNA by use of self-obtained vaginal swabs with the BD ProbeTec Qx assay on the BD Viper system. J Clin Microbiol 2014;52:885−9.

[68] Brotman RM. Vaginal microbiome and sexually transmitted infections: an epidemiologic perspective. J Clin Invest 2011;121:4610−17.

[69] Amsel R, Totten PA, Spiegel CA, Chen KC, Eschenbach D, Holmes KK. Nonspecific vaginitis. Diagnostic criteria and microbial and epidemiologic associations. Am J Med 1983; 74:14−22.

[70] Nugent RP, Krohn MA, Hillier SL. Reliability of diagnosing bacterial vaginosis is improved by a standardized method of gram stain interpretation. J Clin Microbiol 1991;29:297−301.

[71] Ravel J, Gajer P, Abdo Z, et al. Vaginal microbiome of reproductive-age women. Proc Natl Acad Sci USA 2011;108 (Suppl. 1):4680−7.

[72] Aguilera-Arreola MG, González-Cardel AM, Tenorio AM, Curiel-Quesada E, Castro-Escarpulli G. Highly specific and efficient primers for in-house multiplex PCR detection of *Chlamydia trachomatis*, *Neisseria gonorrhoeae*, *Mycoplasma hominis* and *Ureaplasma urealyticum*. BMC Res Notes 2014;7:433.

[73] Mckechnie ML, Hillman R, Couldwell D, et al. Simultaneous identification of 14 genital microorganisms in urine by use of a multiplex PCR-based reverse line blot assay. J Clin Microbiol 2009;47:1871−7.

[74] McIver CJ, Rismanto N, Smith C, et al. Multiplex PCR testing detection of higher-than-expected rates of cervical *Mycoplasma*, *Ureaplasma*, and *Trichomonas* and viral agent infections in sexually active Australian women. J Clin Microbiol 2009;47:1358−63.

[75] Gimenes F, Medina FS, de Abreu AL, et al. Sensitive simultaneous detection of seven sexually transmitted agents in semen by multiplex-PCR and of HPV by single PCR. PLoS One 2014;9: e98862.

[76] Choe HS, Lee DS, Lee SJ, et al. Performance of Anyplex II multiplex real-time PCR for the diagnosis of seven sexually transmitted infections: comparison with currently available methods. Int J Infect Dis 2013;17:e1134−40.

[77] Niemz A, Ferguson TM, Boyle DS. Point-of-care nucleic acid testing for infectious diseases. Trends Biotechnol 2011;29:240−50.

[78] Tucker JD, Bien CH, Peeling RW. Point-of-care testing for sexually transmitted infections: recent advances and implications for disease control. Curr Opin Infect Dis 2013;26:73−9.

[79] Curtis KA, Rudolph DL, Owen SM. Rapid detection of HIV-1 by reverse transcription, loop-mediated isothermal amplification (RT-LAMP). J Virol Methods 2008;151:264−70.

[80] Hagiwara M, Sasaki H, Matsuo K, Honda M, Kawase M, Nakagawa H. Loop-mediated isothermal amplification method for detection of human papillomavirus type 6, 11, 16, and 18. J Med Virol 2007;79:605−15.

[81] Enomoto Y, Yoshikawa T, Ihira M, et al. Rapid diagnosis of herpes simplex virus infection by a loop-mediated isothermal amplification method. J Clin Microbiol 2005;43:951−5.

[82] Pulido MR, García-Quintanilla M, Martín-Peña R, Cisneros JM, McConnell MJ. Progress on the development of rapid methods for antimicrobial susceptibility testing. J Antimicrob Chemother 2013;68:2710−17.

[83] Gottlieb SL, Low N, Newman LM, Bolan G, Kamb M, Broutet N. Toward global prevention of sexually transmitted infections (STIs): the need for STI vaccines. Vaccine 2014;32:1527−35.

[84] Broutet N, Fruth U, Deal C, Gottlieb SL, Rees H, Participants of the 2013 STI Vaccine Technical Consultation. Vaccines against sexually transmitted infections: the way forward. Vaccine 2014;32:1630−7.

[85] Pozzetto B, Delézay O, Brunon-Gagneux A, Hamzeh-Cognasse H, Lucht F, Bourlet T. Current and future microbicide approaches aimed at preventing HIV infection in women. Expert Rev Anti Infect Ther 2012;10:167−83.

14

医源性感染的分子诊断

R.C. Arcenas

Molecular Microbiology and Immunology, Memorial Healthcare System,
Pathology Consultants of South Broward, Hollywood, FL, United States

前言

医源性感染给医院和其他医疗机构都带来了健康问题和经济负担。许多专业的社会团体和组织(疾病控制中心[1]、感控联盟[2]、美国流行病学协会/美国传染病学会[3])均建议设立一个特定的环境或机构,以防止和控制医源性感染。同时为了减少可预防性伤害(由医源性感染引起的),提高患者安全,医疗保险和医疗补助服务中心(Centers for Medicare and Medicaid Services, CMS)也做出了额外的努力,对不符合评分标准的医院和医疗机构,通过对其减少补助或降级的方式实行处罚[4]。

耐甲氧西林葡萄球菌(methicillin-resistant *Staphylococcus aureus*, MRSA)和艰难梭菌历来都被视为医院获得性感染的两种病原菌[5-7]。然而,它们并不是医院专有的病原菌[7,8]。MRSA 已确定的风险因素包括:①诊断前抗生素使用;②MRSA 不断积聚;③进入重症监护室(intensive care unit, ICU);④皮肤和软组织感染;⑤MRSA 感染史/定植[3,9-11]。医院获得性(healthcare-acquired, HA)和社区获得性(community-acquired, CA)耐甲氧西林金黄色葡萄球菌菌株可以通过分子分型和流行病学进行区分[12]。两者菌株的差异也与患病率和地理位置有关[13-15]。导致 CA-MRSA 感染的风险因素会与导致 HA-MRSA 感染的风险因素相重叠,但 CA-MRSA 菌株感染与社会活动息息相关,尤其涉及某种程度的皮肤接触/暴露时(例如,运动和田径、静脉注射毒品滥用者)[16,17]。

2006 年和 2010 年,Jarvis 等对耐甲氧西林金黄色葡萄球菌进行了流行病学调查,估算其对美国医疗机构造成的负担和影响。他们观察到,美国 2010 年耐甲氧西林金黄色葡萄球菌的定植流行率高于 2006 年:2010 年每 1 000 个住院病人中有 66.4 例,而 2006 年每 1 000 名住院病人只有 46.3 例[18,19]。有趣的是,他们发现耐甲氧西林金黄色葡萄球菌感染率由 2006 年每 1 000 个住院病人中 35 人感染减少到 2010 年每 1 000 个住院病人中 25.3 人感染。定植率增加和感染率降低,这个调查结果反映了更多的医疗机构(2010 年 76% vs 2006 年 29%)对 MRSA 采取了积极的监测程序,并且辨别 MRSA 患者的能力增强。MRSA 定植的检测能力增强可以令我们使用更集中的方法来控制定植和感染。

从 1995 年到 2004 年,加拿大的 MRSA 感染率也从住院患者中的 0.46/1 000 增加到 5.90/1 000[20]。该研究还表明,与感染甲氧西林敏感金黄色葡萄球菌的患者相比(methicillin-sensitive *S. aureus*, MSSA),MRSA 患者的住院时间更长,更需要特殊控制措施,治疗费用更高。据加拿大医疗保健系统的估算,2004 年与 MRSA 相关的财政负担总共 8 200 万美元(1 美元约折合 6.481 5 人民币)。Anderson 等估计,外科手术部位感染(surgical site infection, SSI)导致的 MRSA 感染所致住院费用大约是 79 029 美元[21],相比于 MSSA 住院费用为 55 667 美元,未感染的患者住院费用为 38 735 美元。Anderson 和同事们发现,外科手术部位感染 MRSA 比感染 MSSA 在住院时间上要增加 5~6 天[21]。其他研究也显示,MRSA 感染给医疗保健机构带来了经济和物质的重大负担[22-24]。

传统的微生物通过培养基培养和其他表型方

法进行筛选和测试 MRSA。目前,临床微生物学实验室开始采用分子方法检测,因为与传统的方法相比,分子检测可以更迅速地给临床医生提供检测结果。传统微生物学检测的瓶颈之一就是培养所需的时间较长。分子方法检测已在临床病毒学使用,且被现在的实验室认为是新的金标准。本章将重点讲述利用分子筛选和诊断 HAI 中的 MRSA 和 *C. difficile* 这两种病原菌。

MRSA 的分子诊断和临床应用

MRSA 分子检测可以分为两大类:①诊断检测;②流行病学筛查。FDA 批准的试验在表 14.1 中显示。分子检测诊断通常采用实时 PCR 技术检测。AdvanDx/ 梅里埃生物公司也有一个 FDA 批准的 MRSA 的分子诊断测试和临床应用的检测方法,利用核酸荧光原位杂交(peptide nucleic acid-fluorescent in situ hybridization,PNA-FISH)技术直接检测阳性血培养中的荧光信号。在这种情况下,

从疑似有菌血症的患者中采集血培养,血培养瓶被运送到微生物实验室装载入自动血培养仪,当血培养仪提示某一瓶有疑似阳性生长,可以通过对该血培养瓶进行革兰氏染色涂片判断是否有细菌(或酵母菌)。PNA-FISH 先通过革兰氏染色获得 4 个基本评估分析:①葡萄球菌(革兰氏阳性);②肠球菌(革兰氏阳性);③革兰氏阴性;④酵母菌。另外该检测还能通过 MRSA *mecA* 探针鉴别金黄色葡萄球菌和凝固酶阴性葡萄球菌。该方法需要一个荧光显微镜来获得可视化结果。许多研究表明,在血培养确定有菌和全部抗生素敏感性检测结果出来之前,PNA-FISH 对了解甲氧西林耐药性有临床效益[25-29]。当然这个测试,至少目前,不会取代传统的微生物学检查。但作为另一种实验室工具,可以更快地完成病原体鉴定,以便尽早采取临床措施。

FDA 批准用于检测 MRSA 的 PCR 试验都是基于对 *mecA* 基因的检测。这些检测大多利用荧光探针与 PCR 循环进行实时 PCR,约需几个小时的时间检测,具体取决于供应商的方法。供应商提供

表 14.1　FDA 批准的金黄色葡萄球菌分子检测方法

供应商	测试名称	测试方法	MRSA 的基因靶位
BD 诊断	BD Max MRSA	PCR/ 筛选	*SCCmec*[a]/orfX junction, MREj[b]
	BD GeneOhm StaphSR	PCR/ 筛选	
	BD GeneOhm MRSA ACP	PCR/ 筛选	
AdvanDx, Inc.	葡萄球菌 QuickFISH BC	FISH[c]/ 诊断	金黄色葡萄球菌和凝固酶阴性葡萄球菌核糖体 RNA 序列
	金黄色葡萄球菌 PNA FISH	FISH/ 诊断	
梅里埃生物	NucliSENS EasyQ MRSA	NASBA[d]/ 筛选	MRSA DNA(未指明基因靶位)
Cepheid	Xpert MRSA/SA 血培养	PCR/ 诊断	*Spa*[e], *mecA*, *SCCmec*
	Xpert MRSA/SA Nasal Complete	PCR/ 筛选	
	Xpert MRSA/SSSTI	PCR/ 诊断	
	Xpert MRSA	PCR/ 筛选	*attBsc*[f] of *SCCmec*
罗氏	LightCycler MRSA Advanced	PCR/ 筛选	*SCCmec/orfX* junction
Infectio Diagnostic, Inc.	IDI-MRSA	PCR/ 筛选	*SCCmec/orfX* junction
Nanosphere, Inc.	Verigene Gram 阳性血培养	多重 PCR	*mecA*
BioFire Diagnostics, Inc	血培养鉴定板	多重 PCR	*mecA*

[a] 葡萄球菌染色体 mec 盒(staphylococcal chromosome cassette mec, SCCmec);

[b] mec 右末端接合点(mec right extremity junction);

[c] 荧光原位杂交(fluorescent in situ hybridization, FISH);

[d] 核酸序列扩增(nucleic acid sequence based amplification, NASBA);

[e] 葡萄球菌蛋白 A;

[f] 整合入 SCCmec 插入位点(attBsc)的基因序列[sequence incorporating the insertion site(attBsc)of SCCmec];

www.fda.gov/MedicalDevices/ProductsandMedicalProcedures/InVitroDiagnostics/ucm330711.htm(网页更新日期 2015 年 01 月 27 日)。

不同的平台,可实现不同程度的自动化和手工操作(即核酸提取后进行 PCR)。我们需要根据实验室的工作量和工作流程,去考虑如何进行检测以及选用什么仪器更加合适。通过验证大量其他类型样本,临床实验室可以选择开展自己的 PCR 试验或修正 FDA 已批准的 MRSA 检测方法。这样做需要大量的验证测试,确保分析和临床灵敏度 / 特异性性能达到一定的标准,可作为诊断目的的测试。

类似于 PNA-FISH 方法,Cepheid 公司的 Xpert MRSA/SA 血培养也是先通过对阳性血培养进行革兰氏染色涂片,来决定 Cepheid 的试验是否需要运行。Cepheid 的 Xpert 检测方法以实时 PCR 为基础,不需要实验室人员对结果进行主观的解释。Cepheid 的 Xpert MRSA/SA 测试盒涵盖了所有的检测试剂,被划分为核酸提取、PCR 扩增和检测试剂,被分装在一个个单一的装置里。一旦样品装载到测试盒即自动检测,软件通过分析 PCR 扩增曲线来确定病人的血液样本是否感染 MRSA 和 MSSA。研究表明,Xpert MRSA/SA 测试存在潜在的临床效益[30-33]。

Nanosphere 和 BioFire 诊断公司更多是通过菌血症或脓毒血症综合征的阳性血培养去检测 SA/MRSA。厂商们都致力于创造多元化的分子病原检测组套,旨在通过已知特定的综合征(如脓毒症、胃肠道疾病、呼吸道感染和炎症,脑炎 / 脑膜炎)去发现最常见的细菌和(或)真菌病原体。这是一个独到的方法,通过患者具体的症状或条件去检测,避免了其他症状的混淆重叠。当症状重叠时,让临床医生单从临床图片去确定病人感染何种病原菌比较困难,这也导致针对特定的病原治疗很难开展。一直以来,这些病原体的微生物学诊断涉及多种培养物、抗原检测、生化检测,而且可能参考实验室提供的测试结果取决于临床医生对纳入(或排除)引起疾病的特定病原体的需求。利用这些多元化分子组套可以将所有的测试简化成为一种方法。

Nanosphere 公司提供了几种不同的分子检测:①革兰氏阳性(BC-GP 组套);②革兰氏阴性(BC-GN 组套);③酵母(BC-Y 组套)。通过对微生物进行革兰氏染色涂片,决定使用哪个分子组套进行下一步操作。对于革兰氏阳性和革兰氏阴性组套还附加对某些抗生素耐药基因(mecA、Vana 和 Vanb)(表 14.2)的测试。有许多研究显示 BC-GP 组套[34-40]总体使用效果良好。然而,Buchan 等发现由于混合感染的存在,导致 mecA 基因不能被准确检测[37]。这种情况下,推荐使用传统的完整的抗生素敏感性检测试

验,能够检测出每一种病原体的不同菌株。Beal 等注意到当由单一病原体引起血培养感染时,通常分子检测效果良好[38],但是,当血培养阳性由多种微生物感染导致时,分子检测与常规检测仅保持 33% 的一致性。Mestas 等还注意到与单菌落感染相比,多微生物感染的比例较低[39]。多微生物菌血症相对罕见,但这并不意味着它不会发生,并且根据存在的器官,可能会诱发可怕的并发症[41]。同样也需要完整的抗生素敏感性试验来确定培养结果,可以用来检测分子组套中不包含的病原体。

表 14.2　革兰氏阳性菌血培养检测表

目 标 菌 株
葡萄球菌属
链球菌属
李斯特菌属
金黄色葡萄球菌
表皮葡萄球菌
路邓葡萄球菌
咽峡炎链球菌群
肺炎链球菌
化脓性链球菌
粪肠球菌
屎肠球菌
mecA(耐甲氧西林)
vanA(耐万古霉素)
vanB(耐万古霉素)

FilmArray 血培养鉴定检测组套(blood culture identification panel, BCID)是涵盖革兰氏阳性、革兰氏阴性和酵母 / 真菌病原体鉴定的综合性组套(表 14.3),仍然需要先通过自动化仪器来检测出阳性血培养。在运行 FilmArray 组套之前,革兰氏染色涂片不是必需的。然而,革兰氏染色是一项常规检测,与从分子组套得到的结果以及最终培养进行的抗生素耐药性试验具有一定的相关性。Altun 等观察到在常规培养中检测到的某些病原体在 FilmArray 组套中没有检测到,因为特定的病原体不包含在分子组套中[42]。因此,虽然综合组套涵盖最常见的病原体,但当临床症状和其他实验室数据表明菌血症而 FilmArray 组套检测阴性的时候,仍然需要临床经验指导。大多数研究已经证明分子

表 14.3 FilmArray 血培养鉴定板

革兰氏阳性菌	革兰氏阴性菌	真菌	耐药基因
肠球菌	鲍氏不动杆菌	白色假丝酵母菌	*mecA*（耐甲氧西林）
单核细胞增生李斯特菌	流感嗜血杆菌	光滑假丝酵母菌	*van A/B*（耐万古霉素）
葡萄球菌属	脑膜炎奈瑟球菌	克柔假丝酵母菌	KPC（耐碳青霉烯）
金黄色葡萄球菌	绿脓假单胞菌	近平滑假丝酵母菌	
链球菌属	肠杆菌	热带假丝酵母菌	
无乳链球菌	阴沟肠杆菌复合体		
化脓性链球菌	大肠埃希菌		
肺炎链球菌	克雷伯菌		
	肺炎克雷伯菌		
	变形杆菌		
	黏质沙雷菌		

组套测定的性能良好,它基于对抗生素的抗性基因进行测试,能够通过减少周转时间初步获得易感性谱[40,42-44]。多元分子组套试验为检测提供了更大的优势,在明确一组特定的病原体真阴性时,两个测试的阴性预测值都为临床提供参考价值。

分子组套在技术上更灵敏且更有规律,能够更快速地获得结果,也为患者护理和抗生素管理提供了潜在的积极影响。目前,文献中很少有研究涉及快速 PCR 的血培养测定,鲜有对临床最终受试者（感染控制、用药、住院时间和总体医院成本）的影响进行真实分析。2010 年 Bauer 等研究发现实施 Cepheid Xpert MRSA/SA 测定对阳性血培养的检测有一定的临床作用[31]。研究者分析了对患者实施 PCR 检测前期的 4 个月,然后分析了 PCR 后期的 4 个月,后者显示住院时间较短（缩短 6.2 天）,平均住院费用为 21 387 美元,比在 PCR 前期的花费要少。该研究还表明,与 PCR 前期相比,后期能够更快得到有效的结果,医生通过调整抗生素[31]使病人得到更有效及时的治疗。就这种情况而言,进行更快速和更敏感的测试确实有益。

保持 PCR 测定的最佳性能的困难之一是如何确保可以在不同的 MRSA 基因型上检测出 MRSA。*mecA* 基因导致对甲氧西林和其他 β - 内酰胺抗生素的耐药性。*mecA* 编码青霉素结合蛋白 2a（penicillin-binding protein 2a, PBP2a）,它不同于其他青霉素结合蛋白,因为活性位点被改变,使得 β - 内酰胺抗生素不能与之结合[45]。*mec* 基因位于葡萄球菌染色体（staphylococcal chromosomal cassette, SCC）中,是个转座因子[46,47]。有 11 种已知的 SCC*mec* 类型以及不同的 *mec* 基因复合体（A, B, C1, C2, D, E）[46,48]。因此,当发现新的 SCC*mec* 类型和 *mec* 基因复合物时,需要重新评估分子检测以确定测试准确性是否受到影响。最终,供应商可能需要重新确定他们的测定形式以保持或提高测试性能。

通过表型测试方法观察到,对甲氧西林敏感的 *mecA* 缺失的突变菌株,在早期一代 MRSA 检测的测试中会产生假阳性结果[49,50]。Blanc 等观察到筛选出的 MRSA 患者有 13%（28/217）是假阳性结果。目前,大多数厂商提供的 PCR 测试都是通过引物靶向 *mecA* 基因的侧边形成扩增子来检测 MRSA[51],用这种方法不断地改善它们的特异性。Blanc 等也注意到,梅里埃的 MRSA 靶向测定法能更特异地针对 MRSA。然而,从非无菌位点测试,如前鼻孔,确实会培养出耐甲氧西林（即有 *mecA* 的存在）的凝固酶阴性葡萄球菌,这也会导致 PCR 结果的假阳性。

MRSA 的分子分型及临床应用

如果不了解菌株的分子表型,则不能完全理解 MRSA 的流行病学。使用分子表型检测有助于监测和限制 MRSA 在医疗机构内的传播。这些常规的分子检测方法也可以帮助确定 MRSA 感染簇是否由暴发导致（观察到相似的菌株）或仅仅是一组不相关的 MRSA 菌株。临床上,重要的是要知道 MRSA 感染的产生究竟是初始感染的复发,还是由于不同的 MRSA 菌株造成的第二次感染。

存在多种用于测定 MRSA 特异性菌株的常规表型和基因型方法。与基因型方法相比,表型方法(抗生素敏感性谱、血清分型、噬菌体、分型和生物分型)[52]区分特异性染色的能力有限(表 14.4)。

表 14.4 MRSA 的分子分型方法

分子分型方法
脉冲场凝胶电泳(pulse field gel electrophoresis, PFGE)
限制性内切核酸酶分析(restriction endonuclease analysis, REA)
限制片段长度多态性(restriction fragment length polymorphism, RFLP)
核糖分型
SCC*mec* 分型
agr 分型
spa 分型
多位点序列分型(multilocus sequence typing, MLST)
单一位点序列分型(single-locus sequence typing, SLST)
DNA 微阵列杂交
二元基因分型
任意引物 PCR/ 随机扩增多态性 DNA(arbitrarily primed PCR/randomly amplified polymorphic DNA, AP-PCR/RAPD)
多位点可变数量串联重复序列分析(multiple-locus variable number tandem-repeat assay, MLVA)
PCR-RFLP
测序(sanger 或二代)

脉冲场凝胶电泳(pulsed field gel electrophoresis, PFGE)是 MRSA 菌株分型的传统基因分型方法,被认为是金标准[53]。限制酶 SmaI 最常用于 PFGE 方案。在限制酶消化后,将所得的 MRSA DNA 片段进行琼脂糖凝胶电泳。在 PFGE 中,通过周期性地改变电场的方向使 DNA 片段的重叠最小化,这样所得的条带图案更容易解释。条带模式通过软件来分析处理,这个软件能够确定所测试的各种 MRSA 菌株之间的相对程度。这种技术重复性好,鉴别度高。PFGE 的限制因素主要是获得结果的时间(可能至少需要 3 天)和费用方面(与基于 PCR 的分型相比)[52,54,55]。关于 PFGE 方案的实施,将 MRSA 条带模式的分析和 MRSA 菌株类型的命名强制进行标准化是至关重要的,只有这样,我们才能够对 MRSA 菌株进行世界范围的比较[56]。

还有其他基于限制性内切酶的方法,例如限制性内切核酸酶分析(restriction endonuclease analysis, REA),REA 结合 Southern 印迹分析以及核糖体分型。总之,这些限制酶未必能提供实时结果。随后是感染控制调查,这可能是基于 PCR 的分型方法,可以快速得出结果,更好地帮助调查,以确定暴发是否真正发生,或者它是由与 MRSA 菌株不相关的菌体感染。然而,与 PFGE 相比,这些其他酶方法不能够区别菌株,且对技术要求更高[52]。

通常,基于 PCR 的分型方法不像限制酶消化方法那样耗时。因此,基于 PCR 的分型方法能提供病原菌菌株的相关初步结果,其有助于进行可以暴发的实时调查[57]。虽然这些方法的周转时间更快,但基于 PCR 的分型测定与 PFGE 相比不具有可再现性和鉴别性,因此仅用于传统黄金标准的补充[57]。

许多用于检测 MRSA 分型的分子方法都通过分子水平决定[52,54,55,58-70]。PCR 检测方法都是基于确定的检测基因,如 *spa*(蛋白 A)[70]、*coa*(凝固酶)、SCC*mec*(包含 *mecA* 基因的 SCC)、*agr*(附属基因调节子)[69],通过基因靶位的联合检测进一步区别出 MRSA 菌株[61]。多位点序列分型(multilocus sequence typing, MLST)用来检测细菌类的进化和流行,通过 PCR 扩增,第七管家基因大概能产生 450 对内在碱基片段[55]。PCR 扩增片段通过一个序列器进行分析。对于临床微生物实验室来说,这个序列器的花费过高,可行性不高。因此,分子学对于暴发的感染并不能及时控制。这些分子分型方法既有利也有弊,检测能力也不尽相同。并没有能涵盖一切 MRSA 菌株表型的最佳方法。然而,当涉及一个或一群病人的相关问题时,可以帮助决定使用哪种分子表型测定方法。

下一代测序技术(next-generation sequencing, NGS)(也被叫作大规模并行序列)相比于 PCR 技术,是一种能够更快得到结果且可以更好地提供不同 MRSA 菌株检测能力的新的分子技术。流行病学和遗传学对 CA-MRSA 和 HA-MRSA 的描述都不是很明确,但是 NGS 为他们提供了一个清楚的结果。Harris 等利用 NGS 技术调查了一个特殊婴儿看护病区(special care baby unit, SCBU)暴发的 MRSA,并将结果与传统的感染控制或实验室技术得到的结果相比较[71],结果发现 NGS 可更及时地鉴别出 26 例 MRSA 相关感染,并发现是由产妇在 SCBU 传播进而形成社区感染。通过 NGS 确认被鉴别出的 MRSA 菌株是一种新的表型,与暴发初始鉴别出的 MRSA 密切相关。尽管 SCBU 已经进行了深层清洁,调查人员仍在一名 SCBU 员工身上分离出新的 MRSA 菌株,其被证实导致了后续的 MRSA 暴发。

Price 等描述了 NGS 具有区分单核苷酸差异的能力,而不是允许更准确的分型分析[72]。许多其他研究已经显示了 NGS 作为独立技术的优点,并且可以作为其他分子分型方法的补充。NGS 也被用于研究抗生素敏感性基因和毒力[73-78]。该技术日趋主流化,分析数据的能力变得更加标准化,临床微生物学 / 分子实验室将采用它作为另一种感染控制工具。它对于分子分型更明显且更具辨别力,可以在暴发调查期间进行更好的推断以确定最可能的传播途径。感染控制可以及时实施相应对策。随着 NGS 的总成本降低,该方法将最终成为临床微生物学 / 分子实验室的可行选择。

MRSA 分子筛查 / 监测

对活跃的 MRSA 实施监测是一种控制感染的举措,目的是在 MRSA 定植的患者到医院或者进行特定的门诊手术之前进行识别。最终目标是减少医源性 MRSA 感染在这些患者中的发生率,以及防止其在医院内传染其他患者。研究显示 33% 医源性 MRSA 感染是由患者自身定植的 MRSA 菌株导致的[79]。根据卫生研究机构统计,已被鉴定有 MRSA 定植的患者有可能去植,也可能不行。对 MRSA 感染患者的预防控制和识别也提高了医护人员的意识,通过采取适当的措施(即手部卫生依从性)来防止对其护理的医护人员对其他患者造成水平传播。法律也在塑造和发展 MRSA 筛查方面发挥了作用,一些州已经颁布了法律,规定对某些医源性感染进行监测和(或)筛选程序[3, 18, 80-85]。

FDA 批准的许多分子筛查方法(表 14.1)是通过检测最小目标 SCCmec 实现的。已经提到的关于 MRSA 特异性、不同菌株类型和 mecA 缺失突变体的相同问题也适用于旨在用来筛查 / 检测的这些测试。

用于 MRSA 筛查的最常见的解剖部位是前鼻孔的拭子。然而,众所周知,金黄色葡萄球菌可以定植鼻外位点,例如口咽、腋窝、腹股沟、脐、会阴,并且更不常见于胃肠道和阴道[3, 86-90]。Matheson 等结合解剖部位提高了 MRSA 定植患者的发现率[91],还观察到,与成人相比,儿科患者持续性携带金黄色葡萄球菌的概率更高[90]。

主动 MRSA 筛查或监测是一个有争议的话题。这一辩论超出了本章的范围,读者可以参考一些讨论实施主动监测程序优点和缺点的参考文献[64, 83, 85, 91-100]。

美国流行病学协会和美国传染病学会在 2014 年提供了一份指导文件,描述了 MRSA 的主动监测计划的基本框架[3]。考虑各种因素,培养菌落或 PCR 可能是筛选感染患者的首选方法。PCR 确实具有更大的灵敏度和特异性,以及更短的周转时间,医护人员 / 感染控制者能够更快得到结果,允许他们适时实施感染控制预防措施,而不是等待培养结果。一些研究比较了基于培养的方法与分子方法,以及使用这些方法如何最优地完成一个有效的筛选程序[3, 96-98, 101-108]。重要的是认识到,使用来自个体的分子测定法检测的 MRSA DNA 可以来自死亡细菌,并且可能产生临床假阳性,尽管 MRSA 核酸真实存在。研究表明,MRSA 定植的人可以是间歇性或持续性的携带者[90]。因此,被确定为 MRSA 定植为阴性的人可以是间歇性携带者。这是一个分析前的因素,如果机构制定积极的监测计划,在决定如何对个体进行重复测试时,应考虑这一点。无论选择哪种方法,都应该对分子筛选、感染控制、医院 / 实验室财务和 HAI 预防的影响有基本了解。

艰难梭菌

艰难梭菌是存在于人类和动物环境和胃肠道中的厌氧菌,革兰氏阳性菌,有芽孢。长期以来,这种细菌被认为是住院患者假膜性结肠炎(pseudomembranous colitis, PMC)和感染性腹泻的主要致病原因[109]。然而,其疾病表现还有无症状携带、有毒巨结肠和死亡[110]。结肠外的感染是罕见的。临床疾病由毒素 A 和毒素 B、tcdA 和 tcdB 介导[111]。6%~12.5% 的艰难梭菌菌株也产生二次毒素(也称为艰难梭菌转移酶)[112]。

2015 年美国 Lessa 等的一项研究表明,艰难梭菌导致约 500 000 人感染,2011 年 29 000 人的死亡也与它相关[113]。出院患者中,诊断 CDI(艰难梭菌感染)的患者从 2000 年的 3.82/1 000 增加到 2008 年的 8.75/1 000[114]。在美国以外也观察到了疾病发病率的增加[115, 116]。在儿科患者中,CDI 相关住院的发生率从 1997 年的每 1 000 天住院日因 CDI 住院 0.724 天增加到 2006 年的每 1 000 天住院日 1.28 天[117]。在 1~4 岁年龄段的儿童中发病率最高,小于 1 岁的婴儿发生率最低。

感染的患者可能由毒性更强的艰难梭菌菌株 BI/NAP1/O27[116, 118]引起更严重的临床表现。这种超毒力菌株由于以下几个因素导致毒素改变：下调基因（tcdC）中的多态性；编码二次毒素（ctdA 和 ctdB）基因的存在；高水平氟喹诺酮抗性和 tcdB 中的多态性[117]。现在还认识到，这种病原体可以从社区获得，而不仅仅是医院病原体。临床艰难梭菌监测组根据入院和出院的时间已经发现了三种类型的感染：①医院获得（hospital onset, HO）；②社区发作 - 医疗机构获得（community-onset healthcare facility associated, CO- HCFA）；③社区获得（CA）[119]。

艰难梭菌的分子诊断和临床应用

艰难梭菌的实验室诊断传统上基于对其产生毒素的检测，因为艰难梭菌产生毒素的菌株可以是正常胃肠道菌群的一部分。细胞毒性中和测定（cytotoxicity neutralization assay, CCNA）是最早开发的实验室测试之一，并且被认为是金标准。处理来自个体患者的腹泻粪便，并将粪便滤液施加到特定细胞系（Vero, McCoy, Hep2, 人成纤维细胞系）的单层上，将培养物孵育 24~48 小时，并监测细胞系，观察是否发生由毒素介导产生细胞病变效应（cytopathic effects, CPE）。如果观察到 CPE，则进行中和测定以确保 CPE 是由毒素介导，而不是假反

应物质。产毒培养依赖于艰难梭菌的生长，并且任何培养物生长都是为了检测产生的毒素。

酶免疫测定（enzyme immunoassays, EIA）与 CCNA 和毒物基因培养相比，周转时间更短，能够消除维持细胞系的负担，具有更高的通量，因此被广泛用于检测艰难梭菌毒素。然而，当用作唯一测试时，EIA 具有相对低的分析灵敏度。因此，EIA 随后开发待检测的第二分析物［谷氨酸脱氢酶（glutamate dehydrogenase, GDH）抗原］以及检测存在的毒素，以便增加早期 EIA 的灵敏度并改善阴性预测值[120-124]。表 14.5 列出了可用于艰难梭菌检测的方法（分子和非分子）。

新型分子检测法能够提供可比较的测试时间，技术上测定更容易，相比于 EIA 和基于培养物的测定，性能更好[125-131]。表 14.6 列出了 FDA 批准的艰难梭菌分子检测方法。tcdB 是初始靶基因。然而，一些市场化检测同时定位 tcdB 和 tcdA 基因。有研究表明，产生毒素的艰难梭菌临床分离株可以表达 tcdB，也可以表达 tcdB + tcdA，仅表达 tcdA 的菌株很罕见[132]。一些测定还声称通过靶向二次毒素（tcdC）来检测超强毒性 NAP1 菌株。由于存在非产毒素的艰难梭菌毒株，毒素基因是优选的基因靶。菌株类型可能影响到分子测定的性能。Tenover 等的研究显示了对 O27（NAP1 超毒力菌株）和非 O27 菌株的分子测试和 EIA 的性能差异[133]。

表 14.5　艰难梭菌诊断方法

诊断方法	优点	缺点
细胞切片细胞毒性中和测定（cell culture cytotoxicity neutralization assay, CCCNA）	良好的敏感性	2 天 TAT
产毒培养	极好的敏感性	需要二线检测，用于毒素检测 3~4 天 TAT
谷氨酸免疫测定（glutamate dehydrogenase, GDH）	廉价	灵敏度差
	快速	需要二线检测毒素检测
	良好的敏感性	
	良好的阴性预测	
用于毒素的酶免疫测定（EIA）	廉价	灵敏度差
	快速	良好的特异性
GDH+EIA	廉价	灵敏度差
	快速	良好的特异性
核酸扩增 / 分子诊断	极好的敏感性	较贵
	极好的特异性	
	快速	

表 14.6　艰难梭菌分子诊断

检测名称	供应商	基因靶位	方法
ICEPlex 艰难梭菌试剂盒	PrimeraDx	*tcdB*	毛细管电泳 PCR
IMDx C.difficile for Abbott m2000	Intelligent Medical Devices, Inc.	*tcdB* 和 *tcdA*	实时 PCR
Quidel Molecular Direct	Quidel Corps	*tcdB* 和 *tcdA*	实时 PCR
Verigene C.difficile test	Nanosphere, Inc	*tcdB*, *tcdA*, *tcdC* 和推测的 O27/NAP1/BI 株的基因	实时 PCR/ 纳米颗粒杂交
Portrait Toxigenic C.difficile Assay	Great Basin Scientfic, Inc.	*tcdB*	螺旋酶依赖性扩增 / 微阵列检测
Simplexa C.difficile Universal Direct Assay	Focus Diagnostics, Inc.	*tcdB*	实时 PCR
Xpert C.difficile/Epi	Cepheid	*tdcB*, 二元毒素基因(CDT), *tcdD* 和推测的 O27/NAP1/BI 株的基因	实时 PCR
Xpert c.difficile	Cepheid	*tcdB*	实时 PCR
IIumuigene Cdifficile	Merdian Biosciense, Inc,	*tcdB*, *tcdA*	LOOP 介导的等温扩增(LAMP)
ProGastro Cd	Prodess/Hologic	*tcdB*	实时 PCR
BD Max Cdiff	BD 诊断	*tcdB*	实时 PCR
BD GeneOhm C diff	BD 诊断 /GeneOhm	*tcdB*	实时 PCR

http://www.fda.gov/MedicalDevices/ProductsandMedicalProcedures/InVitroDiagnostics/ucm330711.htm #microbial(网页更新日期 2015 年 01 月 27 日)。

由 EIA+ 核酸扩增试验(nucleic acid amplification test, NAAT)[121, 134-138]或 NAAT 检测[127, 139, 140]组成的算法是否为患者提供更好的临床益处,仍然存在问题。临床益处取决于多种因素,其中之一是艰难梭菌疾病的流行率[141]。当实验室正在考虑采用或改变现有的艰难梭菌算法时,实验室(仪器、试剂和技术劳动力)的总成本、进行测试后能否及时获得结果以及由进行分子测试的实验室人员的专业知识水平,都是需要考虑的重要事项。

一个重要的分析前因素是,只有腹泻 / 液体粪便标本才能被接受,作为例外,肠梗阻患者的粪便拭子标本也可以被接受。通常粪便拭子不是最佳选择,在大多数(不是全部)临床实验室中会被退回。当对来自不是艰难梭菌疾病患者的粪便进行检测时,临床效用非常有限。可以确定的是,这种细菌可在个体定植,无症状并且阳性结果混淆了医护人员对临床患者的解释[110, 112, 115, 142, 143]。然而,存在腹泻粪便的艰难梭菌毒素和(或)PCR 是阳性的可能,当然,导致胃肠道疾病的也可能是其他原因 / 病原体。

艰难梭菌在新生儿(<1 岁)测试中的有效性有限。有趣的是,观察到在特殊护理托儿所中的新生儿可以有无症状的艰难梭菌定植,并且有可能在医院中成为传播库[144, 145]。因为毒素结合的受体尚未表达,因此假设艰难梭菌不会引起小于 1 岁婴儿患病[146]。因此,婴儿艰难梭菌结果阳性可以不必治疗,并且应该研究和(或)排除患者其他原因引起的腹泻。

Surawicz 等发布了测试前分析和测试过程中分析方面的指南[147]。这些指南指出只有腹泻的粪便才应该进行测试。研究者还发现 NAAT 检测优于毒素 A/B EIA 测试,但是需要注意的是,使用 EIA 测试(GDH + 毒素 A/B)的组合算法测试的灵敏度低于 NAAT 测试。此外,不建议进行重复检测,特别是当试验的作用是用于临床治疗的。艰难梭菌 "×3"(即三个独立测试的三个连续样品收集)测试是微生物学实验室的候选,在临床医生对传统 EIA 测试缺乏信心时使用。Surawicz 等表明在初始阴性结果后,重复 EIA 和分子检测可分别将阳性率阈值提高 1.9% 和 1.7%[148]。其他研究也显示类似的结果,表明其缺乏重复测试的临床效用[132,149-152]。

类似于鉴定血培养阳性菌的多元分子诊断组套,FDA 也批准了 Luminex Corp 和 BioFire Diagnostics 这两所公司生产用于鉴定艰难梭菌的分子组套。这些分子组套能够通过腹泻标本检测出细菌、病毒和寄生虫。读者可以登录供应商网站(https://www.luminex-corp.com/clinical/infectious-disease/gastrointestinal-pathogen-panel/ 和 http://filmarray.com/the-panels/),了解最新的胃肠道病原体组套的情况。

艰难梭菌分子诊断和临床应用

分子分型是一种重要的感染控制工具,用于监测医疗机构内部某些菌株的流行程度,或调查感染群体之间是不相关的还是属于暴发的一部分[110,153]。这些分型测定法通常不在临床实验室进行,因为这种细菌的培养是必需的,主要在公共卫生或研究实验室中进行。有关用于确定艰难梭菌菌株的遗传谱的一些方法,请参见表 14.7。

表 14.7　艰难梭菌的分子分型方法

方　　法
扩增片段长度多态性(amplified fragment length polymorphism, AFLP)
多位点序列分型(multilocus sequence typing, MLST)
多位点可变数串联重复分析(multilocus variable number tandem repeat analysis, MLVA)
脉冲场凝胶电泳(pulsed field gel electrophoresis, PFGE)
聚合酶链反应核型分型(polymerase chain reaction ribotyping, PCR-RT)
基于琼脂糖的 PCR 核型分型
基于序列的 PCR 核型分型
蛋白 A 基因序列分型(surface layer protein A gene sequence typing, slpAST)
重复单元 PCR 分型
限制性内切核酸酶分析(restriction endonuclease analysis, REA)
WGS- 全基因组测序

PFGE 是北美最常用的方法,而 PCR 核型分型是欧洲最常用的方法[154]。PCR 核型分析 16S 和 23S 核糖体 RNA(ribosomal RNA, rRNA)之间的基因间隔区的变异性。引物被设计靶向到 16S 和

23S rDNA 的保守区域,并且通过琼脂糖凝胶电泳分离产生可变的 PCR 扩增子。观察到艰难梭菌分离株的不同条带模式称为 PCR 核型。几项研究比较了表 14.7 中的一些方法,显示出不同的优缺点[154-162]。尽管使用分子分型方法多种多样,但是从全球的角度依据一定程度的标准化,可以准确地比较该菌株。Huber 等注意到 PCR 核糖体分型已经成为检测方法之一,目前迫切需要规范和解读方案[163]。

（涂海霞　贾璐　译,赵旺胜　校）

参考文献

[1] Siegel JD, Rhinehart E, Jackson M, Chiarello L, Committee HICPA. 2007 guideline for isolation precautions: preventing transmission of infectious agents in healthcare settings, <www.cdc.gov/ncidod/dhqp/pdf/isolation2007.pdf>; 2007.

[2] Aureden K, Arias K, Burns LA, et al. Guide to the elimination of *Staphylococcus aureus* (MRSA) transmission in hospital settings. 2nd ed.; 2010.

[3] Calfee DP, Salgado CD, Milstone AM, et al. Strategies to prevent methicillin-resistant *Staphylococcus aureus* transmission and infection in acute care hospitals: 2014 update. Infect Control Hosp Epidemiol 2014;35:772−96.

[4] Centers for Medicare & Medicaid Services. CMS to improve quality of care during hospital inpatient stays, <https://www.cms.gov/Newsroom/MediaReleaseDatabase/Fact-sheets/2014-Fact-sheets-items/2014-08-04-2.html>; 2015.

[5] Thompson R, Cabezudo I, Wenzel R. Epidemiology of nosocomial infections caused by methicillin-resistant *Staphylococcus aureus*. Ann Intern Med 1982;97:309−17.

[6] Boyce J. Methicillin-resistant *Staphylococcus aureus*. Detection, epidemiology, and control measures. Infect Dis Clin North Am 1989;3:901−13.

[7] Barbut F, Petit J. Epidemiology of *Clostridium difficile*-associated infections. Clin Microbiol Infect 2001;7:405−10.

[8] Tong SYC, Davis JS, Eichenberger E, Holland TL, Fowler VG. *Staphylococcus aureus* infections: epidemiology, pathophysiology, clinical manifestations, and management. Clin Microbiol Rev 2015;28:603−61.

[9] Klevens RM, Morrison MA, Nadle J, et al. Invasive methicillin-resistant *Staphylococcus aureus* infections in the United States. JAMA 2007;298:1763−71.

[10] Hidron AI, Kourbatova EV, Halvosa JS, et al. Risk factors for colonization with methicillin- resistant *Staphylococcus aureus* (MRSA) in patients admitted to an urban hospital: emergence of community-associated MRSA nasal carriage. Clin Infect Dis 2005;41:159−66.

[11] Moran GJ, Krishnadasan A, Gorwitz RJ, et al. S. aureus. N Engl J Med 2006;355:666−74.

[12] David MZ, Daum RS. Community-associated methicillin-resistant *Staphylococcus aureus*: epidemiology and clinical consequences of an emerging epidemic. Clin Microbiol Rev 2010;23:616−87.

[13] Chi C, Ho M, Ho C, Lin P, Wang J, Fung C. Molecular epidemiology of community-acquired methicillin-resistant *Staphylococcus aureus* bacteremia in a teaching hospital. J Microbiol Immunol Infect 2007;40:310−16.

[14] Adedeji A, Weller T, Gray J. MRSA in children presenting to hospitals in Birmingham, UK. J Hosp Infect 2007;65:29−34.

[15] Rollason J, Bastin L, Ac H, et al. Epidemiology of community-acquired methicillin-resistant *Staphylococcus aureus* obtained from the UK West Midlands region. J Hosp Infect 2008; 70:314−20.

[16] Beam JW, Buckley B. *Staphylococcus aureus*: prevalence and risk factors. J Athletic Train 2006;41:337−40.

[17] Sa F, Garbutt J, Elward A, Shannon W, Ga S. Prevalence of and risk factors for community-acquired methicillin-resistant and

methicillin-sensitive *Staphylococcus aureus* colonization in children seen in a practice-based research network. Pediatrics 2008;121:1090–8.

[18] Jarvis WR, Jarvis AA, Chinn RY. National prevalence of methicillin-resistant *Staphylococcus aureus* in inpatients at United States health care facilities, 2010. Am J Infect Control 2012;40:194–200.

[19] Jarvis WR, Schlosser J, Chinn RY, Tweeten S, Jackson M. National prevalence of methicillin-resistant *Staphylococcus aureus* in inpatients at US health care facilities, 2006. Am J Infect Control 2007;35:631–7.

[20] Goetghebeur M, Landry P, Han D, Vicente C. Methicillin-resistant *Staphylococcus aureus*: a public health issue with economic consequences. Can J Infect Dis Med Microbiol 2007; 18:27–34.

[21] Anderson DJ, Kaye KS, Chen LF, et al. Clinical and financial outcomes due to methicillin resistant *Staphylococcus aureus* surgical site infection: a multi-center matched outcomes study. PLoS One 2009;4:1–8.

[22] Filice GA, Nyman JA, Lexau C, et al. Excess costs and utilization associated with methicillin resistance for patients with *Staphylococcus aureus* infection. Infect Control Hosp Epidemiol 2010;31:365–73.

[23] Kopp B, Nix D, Armstrong E. Clinical and economic analysis of methicillin-susceptible and -resistant *Staphylococcus aureus* infections. Ann Pharmacother 2004;38:1377–82.

[24] Lodise T, McKinnon P. Clinical and economic impact of methicillin resistance in patients with *Staphylococcus aureus* bacteremia. Diagn Microbiol Infect Dis 2005;52:113–22.

[25] Ly T, Gulia J, Pyrgos V, Waga M, Shoham S. Impact upon clinical outcomes of translation of PNA FISH-generated laboratory data from the clinical microbiology bench to bedside in real time. Ther Clin Risk Manag 2008;4:637–40.

[26] Gonzalez V, Padilla E, Gimenez M, et al. Rapid diagnosis of *Staphylococcus aureus* bacteremia using *S. aureus* PNA FISH. Eur J Clin Microbiol Infect Dis 2004;23:396–8.

[27] Hensley D, Tapia R, Encina Y. An evaluation of the AdvanDx *Staphylococcus aureus*/CNS PNA FISH assay. Clin Lab Sci 2009;22:30–3.

[28] Kothari A, Morgan M, Haake DA. Emerging technologies for rapid identification of bloodstream pathogens. Clin Infect Dis 2014;59:272–8.

[29] Laub R, Knudsen J. Clinical consequences of using PNA-FISH in staphylococcal bacteraemia. Eur J Clin Microbiol Infect Dis 2014;33:599–601.

[30] Parta M, Goebel M, Thomas J, Matloobi M, Stager C, Musher DM. Impact of an assay that enables rapid determination of *Staphylococcus* species and their drug susceptibility on the treatment of patients with positive blood culture results. Infect Control Hosp Epidemiol 2010;31:1043–8.

[31] Bauer KA, West JE, Pancholi P, Stevenson KB, Goff DA. An antimicrobial stewardship program's impact with rapid polymerase chain reaction methicillin-resistant *Staphylococcus aureus*/*S. aureus* blood culture test in patients with *S. aureus* bacteremia. Clin Infect Dis 2010;51:1074–80.

[32] Brown J, Paladino JA. Impact of rapid methicillin-resistant *Staphylococcus aureus* polymerase chain reaction testing on mortality and cost effectiveness in hospitalized patients with bacteraemia: a decision model. Pharmacoeconomics 2010;28:567–75.

[33] Scanvic A, Courdavault L, Sollet J, Le Turdu F. Interest of real-time PCR Xpert MRSA/SA on GeneXpert® DX System in the investigation of staphylococcal bacteremia. Pathol Biol (Paris) 2011;59:67–72.

[34] Wojewoda CM, Sercia L, Navas M, et al. Evaluation of the Verigene gram-positive blood culture nucleic acid test for rapid detection of bacteria and resistance determinants. J Clin Microbiol 2013;51:2072–6.

[35] Sullivan KV, Turner NN, Roundtree SS, et al. Rapid detection of gram-positive organisms by use of the Verigene gram-positive blood culture nucleic acid test and the BacT/Alert pediatric FAN system in a multicenter pediatric evaluation. J Clin Microbiol 2013;51:3579–84.

[36] Samuel LP, Tibbetts RJ, Agotesku A, Fey M, Hensley R, Meier FA. Evaluation of a microarray-based assay for rapid identifica-

tion of gram-positive organisms and resistance markers in positive blood cultures. J Clin Microbiol 2013;51:1188–92.

[37] Buchan BW, Ginocchio CC, Manii R, et al. Multiplex identification of gram-positive bacteria and resistance determinants directly from positive blood culture broths: evaluation of an automated microarray-based nucleic acid test. PLoS Med 2013;10:1–13.

[38] Beal SG, Ciurca J, Smith G, et al. Evaluation of the nanosphere Verigene gram-positive blood culture assay with the VersaTREK blood culture system and assessment of possible impact on selected patients. J Clin Microbiol 2013;51:3988–92.

[39] Mestas J, Polanco CM, Felsenstein S, Bard D. Performance of the Verigene gram-positive blood culture assay for direct detection of gram-positive organisms and resistance markers in a pediatric hospital. J Clin Microbiol 2014;52:283–7.

[40] Bhatti MM, Boonlayangoor S, Beavis KG, Tesic V. Evaluation of FilmArray and Verigene systems for rapid identification of positive blood cultures. J Clin Microbiol 2014;52:3433–6.

[41] Park S, Park K, Bang K, et al. Clinical significance and outcome of polymicrobial *Staphylococcus aureus*. J Infect 2012;65:119–27.

[42] Altun O, Almuhayawi M, Ullberg M, Ozenci V. Clinical evaluation of the FilmArray blood culture identification panel in identification of bacteria and yeasts from positive blood culture bottles. J Clin Microbiol 2013;51:4130–6.

[43] Desoubeaux G, Bailly É, Le Brun C, et al. Prospective assessment of FilmArray technology for the rapid identification of yeast isolated from blood cultures. J Microbiol Methods 2014;106:119–22.

[44] Blaschke AJ, Heyrend C, Byington CL, et al. Rapid identification of pathogens from positive blood cultures by multiplex polymerase chain reaction using the FilmArray system. Diagn Microbiol Infect Dis 2012;74(4):349–55.

[45] Lowy FD. Antimicrobial resistance: the example of *Staphylococcus aureus*. J Clin Invest 2003;111:1265–73.

[46] Ito T, Hiramatsu K, Oliveira DC, et al. Classification of staphylococcal cassette chromosome mec(SCCmec): guidelines for reporting novel SCCmec elements. Antimicrob Agents Chemother 2009;53:4961–7.

[47] Deurenberg R, Stobberingh E. The evolution of *Staphylococcus aureus*. Infect Genet Evol 2008;8:747–63.

[48] Ito T, Hiramatsu K, Oliveira DC, et al. International Working Group on the staphylococcal cassette chromosome elements, <http://www.sccmec.org/Pages/SCC_ClassificationEN.html> [accessed 24.06.15].

[49] Murray PR. Molecular diagnosis of methicillin-resistant *Staphylococcus aureus* colonization. J Clin Microbiol 2013;51:4284.

[50] Stamper PD, Louie L, Wong H, Simor AE, Farley JE, Carroll KC. Genotypic and phenotypic characterization of methicillin-susceptible *Staphylococcus aureus* isolates misidentified as methicillin-resistant *Staphylococcus aureus* by the BD GeneOhm MRSA assay. J Clin Microbiol 2011;49:1240–4.

[51] Blanc DS, Basset P, Nahimana-Tessemo I, Jaton K, Greub G, Zanetti G. High proportion of wrongly identified methicillin-resistant *Staphylococcus aureus* carriers by use of a rapid commercial PCR assay due to presence of staphylococcal cassette chromosome element lacking the *mecA* gene. J Clin Microbiol 2011;49:722–4.

[52] Mehndiratta P, Bhalla P. Typing of methicillin resistant *Staphylococcus aureus*: a technical review. Indian J Med Microbiol 2012;30:16–23.

[53] Struelens MJ, Deplano A, Godard C, Maes N, Serruys E. Epidemiologic typing and delineation of genetic relatedness of methicillin-resistant *Staphylococcus aureus* by macrorestriction analysis of genomic DNA by using pulsed-field gel electrophoresis. J Clin Microbiol 1992;30:2599–605.

[54] Tenover FC, Vaughn RR, Mcdougal LK, Fosheim GE, Mcgowan JE. Multiple-locus variable-number tandem-repeat assay analysis of methicillin-resistant *Staphylococcus aureus* strains. J Clin Microbiol 2007;45:2215–19.

[55] Szabo J. Molecular methods in epidemiology of methicillin resistant *Staphylococcus aureus* (MRSA): advantages, disadvantages of different techniques. J Med Microbiol Diagn 2014;3:147.

[56] He Y, Xie Y, Reed S. Pulsed-field gel electrophoresis typing of *Staphylococcus aureus* isolates. Methods Mol Biol 2014;1085:103–11.

[57] Strandén A, Frei R, Widmer AF. Molecular typing of methicillin-resistant *Staphylococcus aureus*: can PCR replace pulsed-field gel electrophoresis? J Clin Microbiol 2003;41:3181−6.

[58] Chung M, Lencastre H, de, Matthews P, et al. Molecular typing of MRSA by pulsed-field gel electrophoresis: comparison of results obtained in a multilaboratory effort using identical protocols and MRSA strains. Microb Drug Resist 2000;6:189−98.

[59] Chung S, Chung S, Yi J, et al. Comparison of modified multiple-locus variable-number tandem-repeat fingerprinting with pulsed-field gel electrophoresis for typing clinical isolates of *Staphylococcus aureus*. Ann Lab Med 2012;32:50−6.

[60] Elena VM, Rosario V, Dueñas H, Maria A, Eduardo RM. Pulsed field gel electrophoresis in molecular typing and epidemiological detection of methicillin resistant *Staphylococcus aureus* (MRSA). In: Magdeldin S, editor. Gel electrophoresis—advanced techniques. 2012. pp. 179−192. <www.intechopen.com/books/gel-electrophoresis-advanced-techniques/pulse-field-gel-electrophoresis-in-molecular-typing-and-epidemiological-detection-of-methicillin-re>.

[61] Omar NY, Ali HAS, Harfoush RAH, El Khayat EH. Molecular typing of methicillin resistant *Staphylococcus aureus* clinical isolates on the basis of protein A and coagulase gene polymorphisms. Int J Microbiol 2014;2014:1−11.

[62] Prosperi M, Veras N, Azarian T, et al. Molecular epidemiology of community-associated methicillin-resistant *Staphylococcus aureus* in the genomic era: a cross-sectional study. Sci Rep 2013;3:1902.

[63] Shopsin B, Kreiswirth BN. Molecular epidemiology of methicillin-resistant *Staphylococcus aureus*. Emerg Infect Dis 2001;7:323−6.

[64] Struelens MJ, Hawkey PM, French GL, Witte W, Tacconelli E. Laboratory tools and strategies for methicillin-resistant *Staphylococcus aureus* screening, surveillance and typing: state of the art and unmet needs. Clin Microbiol Infect 2009;15:112−19.

[65] Rajan V, Schoenfelder S, Ziebuhr W, Gopal S. Genotyping of community-associated methicillin resistant *Staphylococcus aureus* (CA-MRSA) in a tertiary care centre in Mysore, South India: ST2371-SCCmec IV emerges as the major clone. Infect Genet Evol 2015;34:230−5.

[66] Lee JH. Methicillin (oxacillin)-resistant *Staphylococcus aureus* strains isolated from major food animals and their potential transmission to humans. Appl Environ Microbiol 2003;69:6489−94.

[67] Machuca MA, Sosa LM, Gonza CI. Molecular typing and virulence characteristic of methicillin-resistant *Staphylococcus aureus* isolates from pediatric patients in Bucaramanga, Colombia. PLoS One 2013;8:1−8.

[68] Miller MB, Tang YW. Basic concepts of microarrays and potential applications in clinical microbiology. Clin Microbiol Rev 2009;22:611−33.

[69] Francois P, Koessler T, Huyghe A, et al. Rapid *Staphylococcus aureus* agr type determination by a novel multiplex real-time quantitative PCR assay. J Clin Microbiol 2006;44:1892−5.

[70] Narukawa M, Yasuoka A, Note R, Funada H. Sequence-based spa typing as a rapid screening method for the areal and nosocomial outbreaks of MRSA. Tohoku J Exp Med 2009;218:207−13.

[71] Harris SR, Cartwright EJP, Török ME, et al. Whole-genome sequencing for analysis of an outbreak of methicillin-resistant *Staphylococcus aureus*: a descriptive study. Lancet Infect Dis 2013;13:130−6.

[72] Price J, Gordon NC, Crook D, Llewelyn M, Paul J. Whole genome sequencing in the prevention and control of *Staphylococcus aureus* infection. Clin Microbiol Infect 2013;19:784−9.

[73] Bartels MD, Petersen A, Worning P, et al. Comparing whole-genome sequencing with Sanger sequencing for spa typing of methicillin-resistant *Staphylococcus aureus*. J Clin Microbiol 2014;52:4305−8.

[74] Gilchrist CA, Turner SD, Riley MF, Petri WA, Hewlett EL. Whole-genome sequencing in outbreak analysis. Clin Microbiol Rev 2015;28:541−63.

[75] Köser CU, Holden MTG, Ellington MJ, et al. Rapid whole-genome sequencing for investigation of a neonatal MRSA outbreak. N Engl J Med 2012;366:2267−75.

[76] Reuter S, Ellington MJ, Cartwright EJP, et al. Rapid bacterial whole-genome sequencing to enhance diagnostic and public health microbiology. JAMA Intern Med 2013;173:1397−404.

[77] Leopold SR, Goering RV, Witten A, Harmsen D, Mellmann A. Bacterial whole-genome sequencing revisited: portable, scalable, and standardized analysis for typing and detection of virulence and antibiotic resistance genes. J Clin Microbiol 2014;52:2365−70.

[78] Le VTM, Diep BA. Selected insights from application of whole genome sequencing for outbreak investigations. Curr Opin Crit Care 2013;19:432−9.

[79] Huang SS, Platt R. Risk of methicillin-resistant *Staphylococcus aureus* infection after previous infection or colonization. Clin Infect Dis 2003;36:281−5.

[80] State Legislation & Initiatives on Healthcare-Associated Infections. Committee to reduce infect deaths, <www.hospitalinfection.org/legislation.shtml>; 2011 [accessed 28.06.15].

[81] Wise ME, Weber SG, Schneider A, et al. Hospital staff perceptions of a legislative mandate for methicillin-resistant *Staphylococcus aureus* screening. Infect Control Hosp Epidemiol 2011;32:573−8.

[82] Weber SG, Huang SS, Oriola S, et al. Legislative mandates for use of active surveillance cultures to screen for methicillin-resistant *Staphylococcus aureus* and vancomycin resistant enterococci: position statement from the Joint SHEA and APIC Task Force. Infect Control Hosp Epidemiol 2007;28:249−60.

[83] Garcia R, Vonderheid S, McFarlin B, Djonlich M, Jang C, Maghirang J. Cost and health outcomes associated with mandatory MRSA screening in a special care nursery. Adv Neonatal Care 2011;11:200−7.

[84] Nelson RE, Jones M, Rubin MA. Decolonization with mupirocin and subsequent risk of methicillin-resistant *Staphylococcus aureus* carriage in veterans affairs hospitals. Infect Dis Ther 2012;1:1−7.

[85] Peterson LR, Diekema DJ, Doern GV. To screen or not to screen for methicillin-resistant *Staphylococcus aureus*. J Clin Microbiol 2010;48:683−9.

[86] Senn L, Basset P, Nahimana I, Zanetti G, Blanc DS. Which anatomical sites should be sampled for screening of methicillin-resistant *Staphylococcus aureus* carriage by culture or by rapid PCR test? Clin Microbiol Infect 2012;18:E31−3.

[87] El-Bouri K, El-Bouri W. Screening cultures for detection of methicillin-resistant *Staphylococcus aureus* in a population at high risk for MRSA colonisation: identification of optimal combinations of anatomical sites. Libyan J Med 2013;8:8−12.

[88] Lautenbach E, Nachamkin I, Hu B, et al. Surveillance cultures for detection of methicillin-resistant *Staphylococcus aureus*: diagnostic yield of anatomic sites and comparison of provider- and patient-collected samples. Infect Control Hosp Epidemiol 2009;30(4):380−2.

[89] Shurland SM, Stine OC, Venezia RA, et al. Colonization sites of USA300 methicillin-resistant *Staphylococcus aureus* in residents of extended care facilities. Infect Control Hosp Epidemiol 2009;30:313−18.

[90] Wertheim H, Melles D. The role of nasal carriage in *Staphylococcus aureus* infections. Lancet Infect Dis 2005;5:751−62.

[91] Matheson A, Christie P, Stari T, et al. Nasal swab screening for methicillin-resistant *Staphylococcus aureus*—how well does it perform? A cross-sectional study. Infect Control Hosp Epidemiol 2012;33:803−8.

[92] Tübbicke A, Hübner C, Hübner N-O, Wegner C, Kramer A, Fleßa S. Cost comparison of MRSA screening and management—a decision tree analysis. BMC Health Serv Res 2012;12:438.

[93] Leonhardt KK, Yakusheva O, Phelan D, et al. Clinical effectiveness and cost benefit of universal versus targeted methicillin-resistant *Staphylococcus aureus* screening upon admission in hospitals. Infect Control Hosp Epidemiol 2011;32:797−803.

[94] Brooks R. Screening for MRSA: an idea whose time has come? AAOS Now 2009; <http://www.aaos.org/news/aaosnow/mar09/clinical13.asp>.

[95] Deeny SR, Cooper BS, Cookson B, Hopkins S, Robotham JV. Targeted versus universal screening and decolonization to reduce healthcare-associated methicillin-resistant *Staphylococcus aureus* infection. J Hosp Infect 2013;85:33--44.

[96] Geiger K, Brown J. Rapid testing for methicillin-resistant *Staphylococcus aureus*: implications for antimicrobial stewardship. Am J Heal Pharm 2013;70:335−42.

[97] Olchanski N, Mathews C, Fusfeld L, Jarvis W. Assessment of the influence of test characteristics on the clinical and cost impacts of methicillin-resistant *Staphylococcus aureus* screening programs in US hospitals. Infect Control Hosp Epidemiol 2011;32:250−7.

[98] Polisena J, Chen S, Cimon K, McGill S, Forward K, Gardam M. Clinical effectiveness of rapid tests for methicillin resistant *Staphylococcus aureus* (MRSA) in hospitalized patients: a systematic review. BMC Infect Dis 2011;11:336.

[99] Tacconelli E, De Angelis G, De Waure C, Cataldo MA, La Torre G, Cauda R. Rapid screening tests for methicillin-resistant *Staphylococcus aureus* at hospital admission: systematic review and meta-analysis. Lancet Infect Dis 2009; 9:546−54.

[100] Bode LGM, Kluytmans JAJW, Wertheim HFL, et al. Preventing surgical-site infections in nasal carriers of *Staphylococcus aureus*. N Engl J Med 2010;362:9-7.

[101] Arcenas RC, Spadoni S, Mohammad A, et al. Multicenter evaluation of the LightCycler MRSA advanced test, the Xpert MRSA assay, and MRSASelect directly plated culture with simulated workflow comparison for the detection of methicillin-resistant *Staphylococcus aureus* in nasal swabs. J Mol Diagn 2012;14:367−75.

[102] Lepainteur M, Delattre S, Cozza S, Lawrence C, Roux A-L, Rottman M. Comparative evaluation of two PCR-based methods for detection of methicillin-resistant *Staphylococcus aureus* (MRSA): Xpert MRSA Gen 3 and BD-Max MRSA XT. J Clin Microbiol 2015;53:1955−8.

[103] Parhizgar F, Colmer-Hamood J, Satterwhite J, Winn R, Nugent K. A comparative analysis of GeneXpert real-time PCR with culture for the detection of methicillin-resistant *Staphylococcus aureus* colonization in selected hospital admissions. ISRN Infect Dis 2013;2013:1−3.

[104] Patel P, Robicsek A, Grayes A, et al. Evaluation of multiple real-time PCR tests on nasal samples in a large MRSA surveillance program. Am J Clin Pathol 2015;143:652−8.

[105] Paule SM, Mehta M, Hacek DM, Gonzalzles TM, Robicsek A, Peterson LR. Chromogenic media vs real-time PCR for nasal surveillance of methicillin-resistant *Staphylococcus aureus* impact on detection of MRSA-positive persons. Am J Clin Pathol 2009;131:532−9.

[106] Peterson LR, Liesenfeld O, Woods CW, et al. Multicenter evaluation of the Lightcycler methicillin-resistant *Staphylococcus aureus* (MRSA) advanced test as a rapid method for detection of MRSA in nasal surveillance swabs. J Clin Microbiol 2010;48:1661--6.

[107] Wolk DM, Marx JL, Dominguez L, Driscoll D, Schifman RB. Comparison of MRSASelect agar, CHROMagar methicillin-resistant *Staphylococcus aureus* (MRSA) medium, and Xpert MRSA PCR for detection of MRSA in nares: diagnostic accuracy for surveillance samples with various bacterial densities. J Clin Microbiol 2009;47:3933−6.

[108] Yam WC, Siu GKH, Ho PL, et al. Evaluation of the Lightcycler methicillin-resistant *Staphylococcus aureus* (MRSA) advanced test for detection of MRSA nasal colonization. J Clin Microbiol 2013;51:2869−74.

[109] Bartlett JG, Wen Chang T, Gurwith M, Gorbach SL, Anderdonk AB. Antibiotic-associated pseudomembrane colitis due to toxin-producing clostridia. N Engl J Med 1978; 298:531−4.

[110] Burnham CAD, Carroll KC. Diagnosis of *Clostridium difficile* infection: an ongoing conundrum for clinicians and for clinical laboratories. Clin Microbiol Rev 2013;26:604−30.

[111] Voth D, Ballard J. *Clostridium difficile* toxins: mechanism of action and role in disease. Clin Microbiol Rev 2005;18:247−63.

[112] Carroll KC, Bartlett JG. Biology of *Clostridium difficile*: implications for epidemiology and diagnosis. Annu Rev Microbiol 2011;65:501−21.

[113] Lessa FC, Mu Y, Bamberg WM, et al. Burden of *Clostridium difficile* infection in the United States. N Engl J Med 2015;372:825−34.

[114] Miller BA, Chen LF, Sexton DJ, Anderson DJ. Comparison of the burdens of hospital-onset, healthcare facility-associated *Clostridium difficile* infection and of healthcare-associated infection due to methicillin-resistant *Staphylococcus aureus* in community hospitals. Infect Control Hosp Epidemiol 2011;32:387−90.

[115] Freeman J, Bauer MP, Baines SD, et al. The changing epidemiology of *Clostridium difficile* infections. Clin Microbiol Rev 2010;23:529−49.

[116] Kuijper EJ, Coignard B, Tu P. Emergence of *Clostridium difficile*-associated disease in North America and Europe. Clin Microbiol Infect 2006;12:2−18.

[117] Lessa FC, Gould CV, Clifford McDonald L. Current status of *Clostridium difficile* infection epidemiology. Clin Infect Dis 2012;55:65−70.

[118] Ghose C. *Clostridium difficile* infection in the twenty-first century. Emerg Microbes Infect 2013;2:e62.

[119] Cohen SH, Gerding D, Johnson S, et al. Clinical practice guidelines for *Clostridium difficile* infection in adults: 2010 update by the Society for Healthcare Epidemiology of America (SHEA) and the Infectious Diseases Society of America (IDSA). Infect Control Hosp Epidemiol 2011;31:431−55.

[120] Gilligan PH. Is a two-step glutamate dehydrogenase antigen-cytotoxicity neutralization assay algorithm superior to the premier toxin A and B enzyme immunoassay for laboratory detection of *Clostridium difficile*? J Clin Microbiol 2008; 46:1523−5.

[121] Kawada M, Annaka M, Kato H, et al. Evaluation of a simultaneous detection kit for the glutamate dehydrogenase antigen and toxin A/B in feces for diagnosis of *Clostridium difficile* infection. J Infect Chemother 2011;17:807−11.

[122] Shetty N, Wren MWD, Coen PG. The role of glutamate dehydrogenase for the detection of *Clostridium difficile* in faecal samples: a meta-analysis. J Hosp Infect 2011;77:1−6.

[123] Sharp SE, Ruden LO, Pohl JC, Hatcher PA, Jayne LM, Ivie WM. Evaluation of the C. Diff Quik Chek Complete Assay, a new glutamate dehydrogenase and A/B toxin combination lateral flow assay for use in rapid, simple diagnosis of *Clostridium difficile* disease. J Clin Microbiol 2010;48:2082−6.

[124] Quinn CD, Sefers SE, Babiker W, et al. C. Diff Quik Chek Complete Enzyme immunoassay provides a reliable first-line method for detection of *Clostridium difficile* in stool specimens. J Clin Microbiol 2010;48:603−5.

[125] Crobach MJT, Dekkers OM, Wilcox MH, Kuijper EJ. European Society of Clinical Microbiology and Infectious Diseases (ESCMID): data review and recommendations for diagnosing *Clostridium difficile*-infection (CDI). Clin Microbiol Infect 2009;15:1053−66.

[126] Huang H, Weintraub A, Fang H, Nord CE. Comparison of a commercial multiplex real-time PCR to the cell cytotoxicity neutralization assay for diagnosis of *Clostridium difficile* infections. J Clin Microbiol 2009;47:3729−31.

[127] Pancholi P, Kelly C, Raczkowski M, Balada-Llasat JM. Detection of toxigenic *Clostridium difficile*: comparison of the cell culture neutralization, Xpert *C. difficile*, Xpert *C. difficile*/Epi, and Illumigene *C. difficile* assays. J Clin Microbiol 2012;50:1331−5.

[128] Carroll KC, Buchan BW, Tan S, et al. Multicenter evaluation of the Verigene *Clostridium difficile* nucleic acid assay. J Clin Microbiol 2013;51:4120−5.

[129] Beck ET, Buchan BW, Riebe KM, et al. Multicenter evaluation of the Quidel Lyra Direct *C. difficile* nucleic acid amplification assay. J Clin Microbiol 2014;52:1998−2002.

[130] Deak E, Miller SA, Humphries RM. Comparison of Illumigene, Simplexa, and AmpliVue *Clostridium difficile* molecular assays for diagnosis of C. difficile infection. J Clin Microbiol 2014;52:960−3.

[131] Gilbreath J, Verma P, Abbitt A, Butler-Wu S. Comparison of the Verigene *Clostridium difficile*, Simplexa *C. difficile* Universal Direct, BD MAX Cdiff, and Xpert *C. difficile* assays for the detection of toxigenic *C. difficile*. Diagn Microbiol Infect Dis

2014;80:13−18.

[132] Kufelnicka AM, Kirn TJ. Effective utilization of evolving methods for the laboratory diagnosis of Clostridium difficile infection. Clin Infect Dis 2011;52:1451−7.

[133] Tenover FC, Novak-Weekley S, Woods CW, et al. Impact of strain type on detection of toxigenic Clostridium difficile: comparison of molecular diagnostic and enzyme immunoassay approaches. J Clin Microbiol 2010;48:3719−24.

[134] Culbreath K, Ager E, Nemeyer RJ, Kerr A, Gilligan PH. Evolution of testing algorithms at a university hospital for detection of Clostridium difficile infections. J Clin Microbiol 2012;50:3073−6.

[135] Peterson LR, Mehta MS, Patel PA, et al. Laboratory testing for Clostridium difficile infection: light at the end of the tunnel. Am J Clin Pathol 2011;136:372−80.

[136] Swindells J, Brenwald N, Reading N, Oppenheim B. Evaluation of diagnostic tests for Clostridium difficile infection. J Clin Microbiol 2010;48:606−8.

[137] Schmidt ML, Gilligan PH. Clostridium difficile testing algorithms: what is practical and feasible? Anaerobe 2009;15:270−3.

[138] Ota KV, McGowan KL. Clostridium difficile testing algorithms using glutamate dehydrogenase antigen and C. difficile toxin enzyme immunoassays with C. difficile nucleic acid amplification testing increase diagnostic yield in a tertiary pediatric population. J Clin Microbiol 2012;50:1185−8.

[139] Novak-Weekley SM, Marlowe EM, Miller JM, et al. Clostridium difficile testing in the clinical laboratory by use of multiple testing algorithms. J Clin Microbiol 2010;48:889−93.

[140] Larson AM, Fung AM, Fang FC. Evaluation of tcdB real-time PCR in a three-step diagnostic algorithm for detection of toxigenic Clostridium difficile. J Clin Microbiol 2010;48:124−30.

[141] Deshpande A, Pasupuleti V, Rolston DDK, et al. Diagnostic accuracy of real-time polymerase chain reaction in detection of Clostridium difficile in the stool samples of patients with suspected Clostridium difficile infection: a meta-analysis. Clin Infect Dis 2011;53:81−90.

[142] Delmée M. Laboratory diagnosis of Clostridium difficile disease. Clin Microbiol Infect 2001;7:411−16.

[143] McDonald LC, Coignard B, Dubberke E, Song X, Horan T, Kutty PK. Recommendations for surveillance of Clostridium difficile-associated disease. Infect Control Hosp Epidemiol 2007;28:140−5.

[144] Al-jumaili IJ, Shibley M, Lishman AH, Record C. Incidence and origin of Clostridium difficile in neonates. J Clin Microbiol 1984;19:77−8.

[145] Bolton RP, Tait SK, Dear PRF, Losowsky MS. Asymptomatic neonatal colonisation by Clostridium difficile. Arch Dis Child 1984;46:466−72.

[146] Eglow R, Pothoulakis C, Israel EJ, et al. Diminished Clostridium difficile toxin A sensitivity in newborn rabbit ileum is associated with decreased toxin A receptor. J Clin Invest 1992;90:822−9.

[147] Surawicz CM, Brandt LJ, Binion DG, et al. Guidelines for diagnosis, treatment, and prevention of Clostridium difficile infections. Am J Gastroenterol 2013;108:478−98.

[148] Aichinger E, Schleck CD, Harmsen WS, Nyre LM, Patel R. Nonutility of repeat laboratory testing for detection of Clostridium difficile by use of PCR or enzyme immunoassay. J Clin Microbiol 2008;46:3795−7.

[149] Cardona DM, Rand KH. Evaluation of repeat Clostridium difficile enzyme immunoassay testing. J Clin Microbiol 2008;46:3686−9.

[150] Khanna S, Pardi D, Rosenblatt J, Kammer P, Baddour L. An evaluation of repeat stool testing for Clostridium difficile infection by polymerase chain reaction. J Clin Gastroenterol 2012;46:846−9.

[151] Drees M, Snydman D, O'Sullivan C. Repeated enzyme immunoassays have limited utility in diagnosing Clostridium difficile. Eur J Clin Microbiol Infect Dis 2008;27:397−9.

[152] Mohan S, McDermott B, Parchuri S, Cunha B. Lack of value of repeat stool testing for Clostridium difficile toxin. Am J Med 2006;119:7−8.

[153] Carrico RM, Bryant K, Lessa F, et al. Guide to preventing Clostridium difficile infections. Association for professionals in infection control and epidemiology. 2013.

[154] Knetsch CW, Lawley TD, Hensgens MP, Corver J, Wilcox MW, Kuijper EJ. Current application and future perspectives of molecular typing methods to study Clostridium difficile infections. Euro Surveill 2013;18:20381.

[155] Killgore G, Thompson A, Johnson S, et al. Comparison of seven techniques for typing international epidemic strains of Clostridium difficile: restriction endonuclease analysis, pulsed-field gel electrophoresis, PCR-ribotyping, multilocus sequence typing, multilocus variable-number tandem-repeat an. J Clin Microbiol 2008;46:431−7.

[156] Gurtler V, Grando D. New opportunities for improved ribotyping of C. difficile clinical isolates by exploring their genomes. J Micrbiol Methods 2013;93:257−72.

[157] Eckert C, Van Broeck J, Spigaglia P, et al. Comparison of a commercially available repetitive-element PCR system (DiversiLab) with PCR ribotyping for typing of Clostridium difficile strains. J Clin Microbiol 2011;49:3352−4.

[158] Church DL, Chow BL, Lloyd T, Gregson DB. Evaluation of automated repetitive-sequence-based PCR (DiversiLab) compared to PCR ribotyping for rapid molecular typing of community- and nosocomial-acquired Clostridium difficile. Diagn Microbiol Infect Dis 2011;70:183−90.

[159] Pasanen T, Kotila SM, Horsma J, et al. Comparison of repetitive extragenic palindromic sequence-based PCR with PCR ribotyping and pulsed-field gel electrophoresis in studying the clonality of Clostridium difficile. Clin Microbiol Infect 2011;17:166−75.

[160] Manzoor SE, Tanner HE, Marriott CL, et al. Extended multilocus variable-number tandem-repeat analysis of Clostridium difficile correlates exactly with ribotyping and enables identification of hospital transmission. J Clin Microbiol 2011;49:3523−30.

[161] Tenover FC, Åkerlund T, Gerding DN, et al. Comparison of strain typing results for Clostridium difficile isolates from North America. J Clin Microbiol 2011;49:1831−7.

[162] Hardy K, Manzoor S, Marriott C, et al. Utilizing rapid multiple-locus variable-number tandem-repeat analysis typing to aid control of hospital-acquired Clostridium difficile infection: a multicenter study. J Clin Microbiol 2012;50:3244−8.

[163] Huber CA, Foster NF, Riley TV, Paterson DL. Challenges for standardization of Clostridium difficile typing methods. J Clin Microbiol 2013;51:2810−14.

15

新兴传染病的分子检测

J. Dong[1], N. Ismail[2], D. H. Walker[1]

[1]Department of Pathology, University of Texas Medical Branch, Galveston, TX, United States
[2]Department of Pathology, University of Pittsburgh, Pittsburgh, PA, United States

新兴传染病的背景和分类

到 20 世纪 60 年代末,人们普遍认为,传染病时代已经结束,疫苗和抗生素早已控制了微生物病原体。事实上,当时人们认为既然已经发现了导致传染病的重要病原体,那么在这个科学领域几乎没有什么可继续探索的。"……与传染病的斗争已经结束,我们是胜利者……"成为被反复提出的结论。然而,在 1967 年至 1992 年的四分之一个世纪里,全球出现了超过 30 种之前未被确认的病原体,并可以引发人类感染性疾病(表 15.1)。其中一些疾病的特征被研究得很透彻,但病因不明。还有一些异常综合征得到证实,并已鉴定出病原体,如获得性免疫缺陷综合征(acquired immune deficiency syndrome,AIDS)和人类免疫缺陷病毒(human immunodeficiency virus,HIV)。尽管如此,人们仍普遍认为传染性疾病不如心血管疾病和癌症那么重要,因此它们得不到研究经费的支持和公众对健康的关注。

1992 年,新兴传染病的概念通过一份由国立科学院医学研究所发布的被广泛传播并阅读的出版物《新兴传染病:微生物对美国健康的威胁》(*Emerging Infections:Microbial Threats to Health in the United States*)引起了医师和科学家的关注。在接下来的 12 年里,全球出现了至少 16 种新型传染病(表 15.2),这说明人们会不断发现新型传染病。引起人们对未知病原体的认识的原因包括:一组严重疾病的突然发作(例如美国军队感染军团菌引起肺炎);对严重或微小病理损伤的识别(例如由梭状芽孢杆菌引起的假膜性结肠炎);以及临床显微镜技术(例如从人类单核细胞埃希菌属病人的埃希菌体中见到单核细胞这一结论)。在其他许多实例中,应用先进的技术方法可以证实一种已定义明确的综合征的病因(例如早些年暴发的诺沃克腹泻,引起该疾病的诺沃克病毒的标本依旧被保存着)。

运用分子生物学方法发现新兴传染性病原体

许多方法被运用于最初发现和识别新出现的病原体,包括显微镜技术、细菌培养技术、细胞培养技术、动物接种技术、电子显微镜技术、传统的血清学检测技术、交叉反应的血清学检测技术、偶然使用的血清学检测技术以及免疫组化技术等。然而,目前的一些分子学检测技术包括探针杂交、聚合酶链反应(PCR)运用放大目标或信号以及核酸测序,才是最重要的检测和表征新出现的病原体的方法,它们既用于发现病原体,也用于确认该种病原体是否是新型[1-11]。

丙肝病毒(HCV)的检测,就是一个运用分子学检测技术证实了以前未被确定的人类感染病原体的例子。在发现了甲型肝炎病毒和乙型肝炎病毒后,研究发现输血后肝炎中的大部分病例都是非甲型、非乙型肝炎,这种疾病之后传染给了黑猩猩。1989 年,通过超速离心法将被感染的黑猩猩的血浆沉淀,并从中提取核酸,用随机引物和反转录酶从 RNA 和 DNA 中合成了 cDNA,通过筛查从中发现了一个 RNA 编码的克隆,它表达了一种与感染的受试者抗体产生反应的抗原,由此我们最终确定了 HCV 基因型的所有基因组,并建立了与黄病毒最密切相关的新物种[12,13]。

表 15.1　新兴传染病病原体/疾病，按时间顺序排列，1967—1992

年份	病原体	病原体特征	疾病	CDC 分子诊断学检测名称（编码）[a]	FDA 认证的分子学检测（公司）[b]	参考文献
1967	马尔堡病毒	包膜，单链，负义，RNA 丝状病毒	出血热	马尔堡病毒鉴定（CDC-10349）	暂缺	1~5
1969	拉萨热病毒	包膜，单链，双分段，双义，RNA 沙粒病毒	出血热	拉萨热病毒鉴定（CDC-10343）	暂缺	1, 6~8
1972	诺瓦克病毒	无包膜，单链 RNA，杯状病毒家族	胃肠炎	诺瓦克病毒分子检测（CDC-10357），诺瓦克病毒基因分型（CDC-10356），诺瓦克病毒分子检测与基因型（CDC-10358）	暂缺	9
1973	轮状病毒	双链 RNA 病毒，五组（A，B，C，D，E），A组是主要的人类病原体	胃肠炎	轮状病毒分子检测与基因型（CDC-10410），轮状病毒基因型（CDC-10409）	暂缺	10~12
1975	细小病毒 B19	无包膜，单链 DNA 病毒	传染性红斑	细小病毒 B19 分子学检测（CDC-10363）	暂缺	13~15
1976	创伤弧菌	革兰氏阴性，运动性，弯曲状，弧菌属杆状细菌	呕吐，腹泻，腹痛，腹胀，蜂窝织炎或败血症	弧菌，气单胞菌以及相关生物研究（CDC-10121）和鉴定（CDC-10120），弧形亚型（CDC-10122）	暂缺	16, 17
1976	小隐孢子虫	原生动物	小隐孢子虫引起的急性水样非出血性腹泻	小隐孢子虫特异性研究（CDC-10491）	暂缺	18~20
1977	埃博拉病毒	包膜，线性，单链，负义，RNA 丝状病毒	出血热	埃博拉病毒鉴定（CDC-10309）	FilmArray Biothreat-E test. EUA（爱达荷州技术公司）	2, 5
1977	艰难梭菌	革兰氏阳性菌	结肠炎，腹泻	艰难梭菌鉴定（CDC-10228），艰难梭菌暴发菌株分型（CDC-10229）	ICEPlex C. difficile 试剂盒（PrimeraDx），雅培 m2000 的 IMDx C. difficile（智能医疗器械有限公司），BD 诊断 BD MAX Cdiff 测定（GeneOhm Sciences Canada），奎德公司），Verigene 核酸检测（Nanosphere，），纵向致毒性检测（Great Basin Scientific），通用直接检测定（Focus Diagnostics），Xpert C. difficile/Epi	21~23

续表

年份	病原体	病原体特征	疾病	CDC 分子诊断学检测名称（编码）[a]	FDA 认证的分子学检测（公司）[b]	参考文献
					（Cepheid），Illumigene C. difficile DNA 扩增测定（Meridian Bioscience），Ilumigene C. difficile 测定（Meridian Bioscience），Xpert C. difficile（Cepheid），ProGastro Cd 测定（Prodesse），BD GeneOhm Cdiff 测定（BD Diagnostics/GeneOhm Sciences）	
1977	嗜肺军团菌	短小、需氧、多形态性，有鞭毛，非孢子形成，革兰氏阴性菌属的军团菌	军团病	军团菌鉴定与分型鉴定（CDC-10159），分子学检测（CDC-10160），相关研究（CDC-10161）	暂缺	24，25
1977	汉坦病毒	单链、包膜、负义 RNA 病毒，布尼亚病毒家族	汉坦病毒相关肾综合征出血热（HFRS），肺部综合征（HPS）	根据可能的感染性病因对未被解释的疾病进行病理学评估（CDC-10372）	暂缺	26，27
1977	肝炎病毒	小的环状包膜 RNA 病毒	与 HBV 相关的肝炎病情重叠	肝炎血清学，核酸试验和基因分型（CDC-10328）	暂缺	28，29
1977	弯曲杆菌（或空肠杆菌）	弯曲、螺旋形、非孢子形成、革兰氏阴性菌和微生物菌	弯曲杆菌病，吉兰 - 巴雷综合征（GBS）	弯曲杆菌和幽门螺杆菌研究（CDC-10125），相关的微生物鉴定（CDC-10126），弯曲杆菌、幽门螺杆菌和相关生物鉴定及亚型分型（CDC-10127）	暂缺	30，31
1979	环孢子虫	有顶复门，包囊的球包子菌原生生物	环孢子虫疾病，肠胃炎	环孢子虫分子学检测（CDC-10477）	暂缺	32，33
1980	HTLV-1	人类 T 淋巴细胞病毒家族（HTLV）的一种反转录病毒	成人 T 细胞淋巴瘤（ALT），HTLV-1 相关性肝病、葡萄膜炎、类圆线虫病高度感染	根据可能的感染性病因对未被解释的疾病进行病理学评估（CDC-10372）	暂缺	34-37

续表

年份	病原体	病原体特征	疾病	CDC 分子诊断学检测名称（编码）[a]	FDA 认证的分子学检测（公司）[b]	参考文献
1981	金黄色葡萄球菌毒素	由金黄色葡萄球菌分泌的外毒素是一种紧密的、椭圆状的蛋白质，与超抗原共享一种特有的折叠模式	中毒性休克	金葡菌中毒性休克毒理学研究（TSST-1）（CDC-10426）	暂缺	38~40
1982	伯氏疏螺旋体	伯氏疏基因型的一种螺旋菌种	莱姆病	伯氏疏螺旋体形态鉴定（CDC-10299），伯氏疏螺旋体特殊研究（CDC-10300）	暂缺	41, 42
1982	大肠杆菌 O157:H7	肠出血性血清型的埃希菌属	溶血性尿毒综合征（HUS）	大肠杆菌和志贺菌鉴定，血清型及毒力分型（CDC-10114），细菌性选择性病原体鉴定（CDC-10224）	暂缺	43, 44
1983	人类免疫缺陷病毒-1	慢病毒（反转录病毒亚组）	获得性免疫缺陷综合征（AIDS）	HIV 分子监测研究（仅国际）（CDC-10332），HIV-1 耐药性研究（仅国际）（CDC-10334），HIV-1 基因型耐药性研究（仅国际）（CDC-10275），HIV-1 核酸扩增（定性）（CDC-10276），HIV-1 PCR（仅国际）（病毒载荷）（CDC-10335），HIV-1 PCR（仅国际）定性（CDC-10336），HIV-1 PCR（仅国际）定量病毒载荷（CDC-10337）	雅培实时 HIV-1（Abbott Molecular, Inc.），COBAS AmpliPrep/COBAS TaqMan HIV-1（罗氏诊断），Aptima HIV-1 RNA 定性试验（Gen-Probe），ViroSeq HIV-1 基因分型系统（Abbott Molecular），TRUGENEHIV-1 基因分型和开放基因 DNA 测序系统（Siemens Healthcare Diagnostics）	45, 46
1983	幽门螺杆菌	革兰氏阴性、微生物细菌	消化道溃疡，MALT 淋巴瘤，胃癌	幽门螺旋杆菌特殊研究（CDC-10117）	暂缺	47, 48
1984	埃及伊蚊生物群的流感嗜血杆菌	系统发生学类似流感，革兰氏阴性兼性厌氧杆菌，归于巴斯德菌科	急性、经常化脓性结膜炎（红眼病）	嗜血杆菌鉴定和血清分型（CDC-10221），相关研究（CDC-10222），嗜血杆菌属（非 H. influenzae/H. ducreyi）ID（DC-10141）	暂缺	49, 50
1985	比氏肠孢虫	单细胞，专性细胞内寄生的真核细胞，微孢子虫属	腹泻	微孢子虫分子学鉴定（CDC-10481），肠道隔离及宿主样本（CDC-10106）	暂缺	20, 51

续表

年份	病原体	病原体特征	疾病	CDC 分子诊断学检测名称（编码）[a]	FDA 认证的分子学检测（公司）[b]	参考文献
1986	肺炎衣原体	专性细胞内寄生菌，属嗜衣原体属	肺炎	肺炎衣原体分子学检测（CDC-10152）	梅里埃呼吸系统分子检测面板（Idaho Technology, Inc.）	52, 53
1988	人类疱疹病毒 6	双链 DNA 病毒，包含 β 疱疹病毒亚属和玫瑰疱疹病毒属	神经炎症性疾病例如多发性硬化症，幼儿急疹（婴儿玫瑰疹），脑炎，移植受体中的骨髓抑制和肺炎	人类疱疹病毒 6 检测与配型（CDC-10266）	暂缺	54, 55
1989	立克次体	不运动，革兰氏阴性，非孢子形成，高度多形性细菌	日本斑疹热	立克次体分子学检测（CDC-10402），立克次体特殊研究（CDC-10405）	暂缺	56, 57
1989	丙肝病毒	小的，有包膜，正义单链 RNA 病毒，属黄病毒科	丙肝	丙肝血清学，核酸试验及基因分型（CDC-10327）	雅培实时 HCV 基因分型（雅培分子），雅培实时 HCV 检测（雅培分子），COBAS AmpliPrep/COBAS TaqMan HCV 检测（罗氏诊断系统），Versant HCV 3.0 诊断（bDNA）（西门子医疗诊断），Versant HCV RNA 定性检测（Gen-Probe, Inc.），COBASA MPLICOR 丙型肝炎病毒（HCV）检测（罗氏诊断系统），AMPLICORHCV 检测，v2.0（罗氏诊断系统）	58, 59
1990	戊肝病毒	单链正义 RNA，无包膜	肝炎	肝炎血清学，核酸实验及基因分型（CDC-10329）	暂缺	60, 61
1990	阿米巴原虫	一种游离的阿米巴虫	阿米巴疾病包括肉芽肿性阿米巴脑炎（GAE）	阿米巴分子学检测（CDC-10474）阿米巴鉴定（CDC-10286）	暂缺	62, 63
1990	人类疱疹病毒 7	β 疱疹病毒家族成员	幼儿急疹，急性发热性疾病	人类疱疹病毒 7（HHV7）检测（CDC-10267）	暂缺	64, 65

续表

年份	病原体	病原体特征	疾病	CDC 分子诊断学检测名称（编码）[a]	FDA 认证的分子学检测（公司）[b]	参考文献
1991	瓜纳瑞托病毒	包膜，单链分子 RNA 病毒，双分段，有双重基因组	委内瑞拉出血热	根据可能的感染性病因对未知病因的疾病进行病理学评估（CDC-10372）	暂缺	66,67
1991	脑炎微孢子虫	一种单细胞内的微孢子虫种属	角膜结膜炎，呼吸道感染，弥散性感染	微孢子虫分子学鉴定（CDC-10481）	暂缺	68,69
1991	查菲埃立克体	专性细胞内寄生的革兰氏阴性立克次体	人类单向细胞埃里克体病	微粒孢子虫和埃立克体分子学检测（CDC-10290），微粒孢子虫和埃立克体特殊研究（CDC-10291）	暂缺	70-72

[a] CDC 分子测试名称（测试编码）可从疾病控制和预防试验中心获得，http://www.cdc.gov/laboratory/specimen-submission/list.html#M（最后访问时间 2014 年 12 月 19 日）。

[b] FDA 认证的分子学检测（公司）可从美国食品及药物管理局获得，http://www.fda.gov/MedicalDevices/ProductsandMedicalProcedures/InVitroDiagnostics/ucm330711.htm（最后访问时间 2014 年 12 月 19 日）。

参考文献：

1. Drosten C, Gottig S, Schilling S, et al. Rapid detection and quantification of RNA of Ebola and Marburg viruses, Lassa virus, Crimean-Congo hemorrhagic fever virus, Rift Valley fever virus, dengue virus, and yellow fever virus by real-time reverse transcription-PCR. *J Clin Microbiol*. 2002;40(7):2323–2330.
2. Koehler JW, Hall AT, Rolfe PA, et al. Development and evaluation of a panel of filovirus sequence capture probes for pathogen detection by next-generation sequencing. *PLoS One*. 2014;9(9):e107007.
3. Muhlberger E, Trommer S, Funke C, Volchkov V, Klenk HD, Becker S. Termini of all mRNA species of Marburg virus: sequence and secondary structure. *Virology*. 1996;223(2):376–380.
4. Towner JS, Khristova ML, Sealy TK, et al. Marburgvirus genomics and association with a large hemorrhagic fever outbreak in Angola. *J Virol*. 2006;80(13):6497–6516.
5. Euler M, Wang Y, Heidenreich D, et al. Development of a panel of recombinase polymerase amplification assays for detection of biothreat agents. *J Clin Microbiol*. 2013;51(4):1110–1117.
6. Asogun DA, Adomeh DI, Ehimuan J, et al. Molecular diagnostics for Lassa fever at Irrua specialist teaching hospital, Nigeria: lessons learnt from two years of laboratory operation. *PLoS Negl Trop Dis*. 2012;6(9):e1839.
7. Djavani M, Lukashevich IS, Sanchez A, Nichol ST, Salvato MS. Completion of the Lassa fever virus sequence and identification of a RING finger open reading frame at the L RNA 5′ end. *Virology*. 1997;235(2):414–418.
8. Ehichioya DU, Asogun DA, Ehimuan J, et al. Hospital-based surveillance for Lassa fever in Edo State, Nigeria, 2005–2008. *Trop Med Int Health*. 2012;17(8):1001–1004.
9. Cotten M, Petrova V, Phan MV, et al. Deep sequencing of norovirus genomes defines evolutionary patterns in an urban tropical setting. *J Virol*. 2014;88(19):11056–11069.
10. Martinez MA, Soto-Del Rio MD, Gutierrez RM, et al. DNA microarray for detection of gastrointestinal viruses. *J Clin Microbiol*. 2014.
11. Moore NE, Wang J, Hewitt J, et al. Metagenomic analysis of viruses in feces from unsolved outbreaks of gastroenteritis in humans. *J Clin Microbiol*. 2014.
12. Ye S, Lambert SB, Grimwood K, et al. Comparison of test specificity in commercial antigen and in-house PCR methods for rotavirus detection in stool specimens. *J Clin Microbiol*. 2013;51(11):3753–3759.
13. Bonvicini F, Manaresi E, Bua G, Venturoli S, Gallinella G. Keeping pace with parvovirus B19 genetic variability: a multiplex genotype-specific quantitative PCR assay. *J Clin Microbiol*. 2013;51
14. Maple PA, Hedman L, Dhanilall P, et al. Identification of past and recent parvovirus B19 infection in immunocompetent individuals by quantitative PCR and enzyme immunoassays: a dual-laboratory study. *J Clin Microbiol*. 2014;52(3):947–956.
15. Plentz A, Wurdinger M, Kudlich M, Modrow S. Low-level DNAemia of parvovirus B19 (genotypes 1-3) in adult transplant recipients is not associated with anaemia. *J Clin Virol: the official publication of the Pan American Society for Clinical Virology*. 2013;58(2):443–448.
16. Cruz CD, Win JK, Fletcher GC. An improved method for quantification of *Vibrio vulnificus* in oysters. *J Microbiol Methods*. 2013;95(3):397–399.
17. Wei S, Zhao H, Xian Y, Hussain MA, Wu X. Multiplex PCR assays for the detection of *Vibrio alginolyticus*, *Vibrio parahaemolyticus*, *Vibrio vulnificus*, and *Vibrio cholerae* with an internal amplification control. *Diagn Microbiol Infect Dis*. 2014;79(2):115–118.
18. Mazurie AJ, Alves JM, Ozaki LS, Zhou S, Schwartz DC, Buck GA. Comparative genomics of cryptosporidium. *Int J Genomics*. 2013;2013:832756.

19. Silva SO, Richtzenhain LJ, Barros IN, et al. A new set of primers directed to 18S rRNA gene for molecular identification of *Cryptosporidium* spp. and their performance in the detection and differentiation of oocysts shed by synanthropic rodents. *Exp Parasitol*. 2013;135(3):551–557.

20. Rubio JM, Lanza M, Fuentes I, Soliman RH. A novel nested multiplex PCR for the simultaneous detection and differentiation of *Cryptosporidium* spp., *Enterocytozoon bieneusi* and *Encephalitozoon intestinalis*. *Parasitol Int*. 2014;63(5):664–669.

21. Dingle KE, Elliott B, Robinson E, et al. Evolutionary history of the *Clostridium difficile* pathogenicity locus. *Genome Biol Evol*. 2014;6(1):36–52.

22. Eyre DW, Cule ML, Wilson DJ, et al. Diverse sources of *C. difficile* infection identified on whole-genome sequencing. *N Engl J Med*. 2013;369(13):1195–1205.

23. Leibowitz J, Soma VL, Rosen L, Ginocchio CC, Rubin LG. Similar proportions of stool specimens from hospitalized children with and without diarrhea test positive for *Clostridium difficile*. *Pediatr Infect Dis J*. 2014.

24. Gomez-Valero L, Rusniok C, Rolando M, et al. Comparative analyses of *Legionella* species identifies genetic features of strains causing Legionnaires inverted question mark disease. *Genome Biol*. 2014;15 (11):505.

25. Sanchez-Buso L, Comas I, Jorques G, Gonzalez-Candelas F. Recombination drives genome evolution in outbreak-related *Legionella pneumophila* isolates. *Nat Genet*. 2014;46(11):1205–1211.

26. Noh JY, Cheong HJ, Song JY, et al. Clinical and molecular epidemiological features of hemorrhagic fever with renal syndrome in Korea over a 10-year period. *J Clin Virol: the official publication of the Pan American Society for Clinical Virology*. 2013;58(1):11–17.

27. Wang ML, Lai JH, Zhu Y, et al. Genetic susceptibility to haemorrhagic fever with renal syndrome caused by Hantaan virus in Chinese Han population. *Int J Immunogenet*. 2009;36(4):227–229.

28. Karatayli E, Altunoglu YC, Karatayli SC, et al. A one step real time PCR method for the detection of hepatitis delta virus RNA using an external armored RNA standard and intrinsic internal control. *J Clin Virol: the official publication of the Pan American Society for Clinical Virology*. 2014;60(1):11–15.

29. Le Gal F, Gault E, Ripault MP, et al. Eighth major clade for hepatitis delta virus. *Emerg Infect Dis*. 2006;12(9):1447–1450.

30. Taboada EN, Clark CG, Sproston EL, Carrillo CD. Current methods for molecular typing of *Campylobacter* species. *J Microbiol Methods*. 2013;95(1):24–31.

31. Vondrakova L, Pazlarova J, Demnerova K. Detection, identification and quantification of *Campylobacter jejuni*, *coli* and *lari* in food matrices all at once using multiplex qPCR. *Gut Pathog*. 2014;6:12.

32. Riner DK, Nichols T, Lucas SY, Mullin AS, Cross JH, Lindquist HD. Intragenomic sequence variation of the ITS-1 region within a single flow-cytometry-counted *Cyclospora cayetanensis* oocysts. *J Parasitol*. 2010;96(5):914–919.

33. Zhou Y, Lv B, Wang Q, et al. Prevalence and molecular characterization of *Cyclospora cayetanensis*, Henan, China. *Emerg Infect Dis*. 2011;17(10):1887–1890.

34. Brunetto GS, Massoud R, Leibovitch EC, et al. Digital droplet PCR (ddPCR) for the precise quantification of human T-lymphotropic virus 1 proviral loads in peripheral blood and cerebrospinal fluid of HAM/TSP patients and identification of viral mutations. *J Neurovirol*. 2014;20(4):341–351.

35. Firouzi S, Lopez Y, Suzuki Y, et al. Development and validation of a new high-throughput method to investigate the clonality of HTLV-1-infected cells based on provirus integration sites. *Genome Med*. 2014;6(6):46.

36. Pessoa R, Watanabe JT, Nukui Y, et al. Molecular characterization of human T-cell lymphotropic virus type 1 full and partial genomes by Illumina massively parallel sequencing technology. *PLoS One*. 2014;9(3):e93374.

37. Ratner L, Philpott T, Trowbridge DB. Nucleotide sequence analysis of isolates of human T-lymphotropic virus type 1 of diverse geographical origins. *AIDS Res Hum Retroviruses*. 1991;7(11):923–941.

38. Hait J, Tallent S, Melka D, Keys C, Bennett R. Prevalence of enterotoxins and toxin gene profiles of *Staphylococcus aureus* isolates recovered from a bakery involved in a second staphylococcal food poisoning occurrence. *J Appl Microbiol*. 2014;117(3):866–875.

39. Hait JM, Tallent SM, Bennett RW. Screening, detection, and serotyping methods for toxin genes and enterotoxins in *Staphylococcus* strains. *J AOAC Int*. 2014;97(4):1078–1083.

40. Leopold SR, Goering RV, Witten A, Harmsen D, Mellmann A. Bacterial whole-genome sequencing revisited: portable, scalable, and standardized analysis for typing and detection of virulence and antibiotic resistance genes. *J Clin Microbiol*. 2014;52(7):2365–2370.

41. Clark KL, Leydet BF, Threlkeld C. Geographical and genospecies distribution of *Borrelia burgdorferi sensu lato* DNA detected in humans in the USA. *J Med Microbiol*. 2014;63(Pt 5):674–684.

42. Jacquot M, Gonnet M, Ferquel E, et al. Comparative population genomics of the *Borrelia burgdorferi* species complex reveals high degree of genetic isolation among species and underscores benefits and constraints to studying intra-specific epidemiological processes. *PLoS One*. 2014;9(4):e94384.

43. Brewster JD, Paoli GC. DNA extraction protocol for rapid PCR detection of pathogenic bacteria. *Anal Biochem*. 2013;442(1):107–109.

44. Rump LV, Gonzalez-Escalona N, Ju W, et al. Genomic diversity and virulence characterization of historical *Escherichia coli* O157 strains isolated from clinical and environmental sources. *Appl Environ Microbiol*. 2014.

45. Casabianca A, Orlandi C, Canovari B, et al. A real time PCR platform for the simultaneous quantification of total and extrachromosomal HIV DNA forms in blood of HIV-1 infected patients. *PLoS One*. 2014;9(11):e111919.

46. Di Giallonardo F, Zagordi O, Duport Y, et al. Next-generation sequencing of HIV-1 RNA genomes: determination of error rates and minimizing artificial recombination. *Infect Genet Evol*. 2014;23:196–202.

47. Kao CY, Lee AY, Huang AH, et al. Heteroresistance of *Helicobacter pylori* from the same patient prior to antibiotic treatment. *Infect Genet Evol*. 2014;23:196–202.

48. Patel SK, Pratap CB, Jain AK, Gulati AK, Nath G. Diagnosis of *Helicobacter pylori*: What should be the gold standard? *World J Gastroenterol*. 2014;20(36):12847–12859.

49. Quentin R, Ruimy R, Rosenau A, Musser JM, Christen R. Genetic identification of cryptic genospecies of *Haemophilus* causing urogenital and neonatal infections by PCR using specific primers targeting genes coding for 16S rRNA. *J Clin Microbiol*. 1996;34(6):1380–1385.

50. Strouts FR, Power P, Croucher NJ, et al. Lineage-specific virulence determinants of *Haemophilus influenzae* biogroup aegyptius. *Emerg Infect Dis*. 2012;18(3):449–457.

51. Subrungruang I, Mungthin M, Chavalitshewinkoon-Petmitr P, Rangsin R, Naaglor T, Leelayoova S. Evaluation of DNA extraction and PCR methods for detection of *Enterocytozoon bieneusi* in stool specimens. *J Clin Microbiol*. 2004;42(8):3490–3494.

52. Benitez AJ, Thurman KA, Diaz MH, Conklin L, Kendig NE, Winchell JM. Comparison of real-time PCR and a microimmunofluorescence serological assay for detection of *Chlamydophila pneumoniae* infection in an outbreak investigation. *J Clin Microbiol*. 2012;50(1):151–153.

53. Ravindranath BS, Krishnamurthy V, Krishna V, C SK. In silico synteny based comparative genomics approach for identification and characterization of novel therapeutic targets in *Chlamydophila pneumoniae*. *Bioinformation*. 2013;9(10):506–510.

54. Debauguies F, Busson L, Ferster A, et al. Detection of Herpesviridae in whole blood by multiplex PCR DNA-based microarray analysis after hematopoietic stem cell transplantation. *J Clin Microbiol.* 2014;52(7):2552–2556.

55. Sedlak RH, Cook L, Huang ML, et al. Identification of chromosomally integrated human herpesvirus 6 by droplet digital PCR. *Clin Chem.* 2014;60(5):765–772.

56. Hanaoka N, Matsutani M, Kawabata H, et al. Diagnostic assay for *Rickettsia japonica. Emerg Infect Dis.* 2009;15(12):1994–1997.

57. Matsutani M, Ogawa M, Takaoka N, et al. Complete genomic DNA sequence of the East Asian spotted fever disease agent *Rickettsia japonica. PLoS One.* 2013;8(9):e71861.

58. Fevery B, Susser S, Lenz O, et al. HCV RNA quantification with different assays: implications for protease-inhibitor-based response-guided therapy. *Antivir Ther.* 2014.

59. Quer J, Gregori J, Rodriguez-Frias F, et al. High-resolution hepatitis C virus (HCV) subtyping, using NS5B deep sequencing and phylogeny, an alternative to current methods. *J Clin Microbiol.* 2014.

60. Vollmer T, Knabbe C, Dreier J. Comparison of real-time PCR and antigen assays for detection of hepatitis E virus in blood donors. *J Clin Microbiol.* 2014;52(6):2150–2156.

61. Zhou X, Wang Y, Metselaar HJ, Janssen HL, Peppelenbosch MP, Pan Q. Rapamycin and everolimus facilitate hepatitis E virus replication: revealing a basal defense mechanism of PI3K-PKB-mTOR pathway. *J Hepatol.* 2014;61(4):746–754.

62. da Rocha-Azevedo B, Tanowitz HB, Marciano-Cabral F. Diagnosis of infections caused by pathogenic free-living amoebae. *Interdiscip Perspect Infect Dis.* 2009;2009:251406.

63. Lares-Jimenez LF, Booton GC, Lares-Villa F, Velazquez-Contreras CA, Fuerst PA. Genetic analysis among environmental strains of *Balamuthia mandrillaris* recovered from an artificial lagoon and from soil in Sonora, Mexico. *Exp Parasitol.* 2014.

64. Donaldson CD, Clark DA, Kidd IM, Breuer J, Depledge DD. Genome sequence of human herpesvirus 7 strain UCL-1. *Genome Announc.* 2013;1(5).

65. Oakes B, Hoagland-Henefield M, Komaroff AL, Erickson JL, Huber BT. Human endogenous retrovirus-K18 superantigen expression and human herpesvirus-6 and human herpesvirus-7 viral loads in chronic fatigue patients. *Clin Infect Dis: an official publication of the Infectious Diseases Society of America.* 2013;56(10):1394–1400.

66. Fulhorst CF, Cajimat MN, Milazzo ML, et al. Genetic diversity between and within the arenavirus species indigenous to western Venezuela. *Virology.* 2008;378(2):205–213.

67. Vieth S, Drosten C, Charrel R, Feldmann H, Gunther S. Establishment of conventional and fluorescence resonance energy transfer-based real-time PCR assays for detection of pathogenic New World arenaviruses. *J Clin Virol: the official publication of the Pan American Society for Clinical Virology.* 2005;32(3):229–235.

68. Hester JD, Varma M, Bobst AM, Ware MW, Lindquist HD, Schaefer FW, 3rd. Species-specific detection of three human-pathogenic microsporidial species from the genus *Encephalitozoon* via fluorogenic 5' nuclease PCR probes. *Mol Cell Probes.* 2002;16(6):435–444.

69. Pombert JF, Selman M, Burki F, et al. Gain and loss of multiple functionally related, horizontally transferred genes in the reduced genomes of two microsporidian parasites. *Proc Natl Acad Sci USA.* 2012;109(31):12638–12643.

70. Breitschwerdt EB, Hegarty BC, Qurollo BA, et al. Intravascular persistence of *Anaplasma platys, Ehrlichia chaffeensis,* and *Ehrlichia ewingii* DNA in the blood of a dog and two family members. *Parasit Vectors.* 2014;7:298.

71. Doyle CK, Labruna MB, Breitschwerdt EB, et al. Detection of medically important *Ehrlichia* by quantitative multicolor TaqMan real-time polymerase chain reaction of the *dsb* gene. *J Mol Diagn.* 2005;7(4):504–510.

72. Walker DH, Paddock CD, Dumler JS. Emerging and re-emerging tick-transmitted rickettsial and ehrlichial infections. *Med Clin North Am.* 2008;92(6):1345–1361, x.

表 15.2　新兴传染病病原体/疾病，按时间顺序排列，自 1992 年起

年份	病原体	病原体特征	疾病	CDC 分子诊断学名称（编码）[a]	FDA 认证的分子学检测（公司）[b]	参考文献
1992	巴马森林病毒	一种甲病毒属（小型、球形、包膜型病毒，带有单链正义 RNA 基因组）	流行性多发性关节炎（发热、全身乏力、皮疹、关节痛、肌肉压痛）	根据可能的感染性病因对未被解释的疾病进行病理学评估（CDC-10372）	暂缺	1, 2
1992	霍乱弧菌 O139	革兰氏阴性弧状菌	水样腹泻和呕吐	霍乱弧菌鉴定（CDC-10119），弧形亚型（CDC-10122），弧菌、气单胞菌相关生物鉴定（CDC10120）及研究（CDC-10121）	暂缺	3, 4
1992	汉氏巴尔通体	一种变形杆菌	猫抓病、亚急性局部淋巴结炎	巴尔通体分子学检测（CDC-10295）和特殊研究（CDC-10297）	暂缺	5, 6

续表

年份	病原体	病原体特征	疾病	CDC 分子诊断学名称（编码）[a]	FDA 认证的分子学检测（公司）[b]	参考文献
1992	Honei 立克次体	不动的，专性胞内，革兰氏阴性，非孢子形成细菌	弗林德斯岛斑疹热	立克次体分子学检测（CDC-10402）和特殊研究（CDC-10405）	暂缺	7~9
1992	萨比亚病毒	一种沙粒病毒（圆形，多形性，包膜病毒，包含两条单链 RNA 片段的球状核衣壳）	出血热	根据可能的感染性病因对未被解释的疾病进行病理学评估（CDC-10372）	暂缺	10, 11
1993	肠道微孢子虫	寄生虫	腹泻	微孢子虫分子学鉴定（CDC-10481）肠道隔离 - 原发样本（CDC-10106）	暂缺	12, 13
1993	辛诺柏病毒	单链 RNA 负链病毒	汉坦病毒心肺综合征（HCPS）	根据可能的感染性病因对未被解释的疾病进行病理学评估（CDC-10372）	暂缺	14, 15
1994	人类疱疹病毒 8	双链 DNA 病毒	卡波西肉瘤	人类疱疹病毒 8（HHV8）检测（CDC-10268）	暂缺	16, 17
1994	嗜吞噬细胞无形体	专性细胞内寄生的革兰氏阳性细菌	人粒细胞无形体病	变浆体属和埃立希氏分子检测（CDC-10290）及特殊研究（CDC-10291）	暂缺	18, 19
1994	猫立克次体	不动的，专性胞内，革兰氏阴性，非孢子形成细菌	蚤传播的斑疹热	立克次体分子学检测（CDC-10402）和特殊研究（CDC-10405）	暂缺	7~9
1994	非洲发疹伤寒	不动的，专性胞内，革兰氏阴性，非孢子形成细菌	非洲蜱叮咬热	立克次体分子学检测（CDC-10402）和特殊研究（CDC-10405）	暂缺	7~9
1995	亨德拉病毒	非节段的单链负义 RNA	水肿和血性肺炎，脑炎	根据可能的感染性病因对未被解释的疾病进行病理学评估（CDC-10372）	暂缺	20, 21
1995	Alkhumra 病毒	包膜病毒，线性单链 RNA 基因组	蜱传播的出血热	Alkhumra 鉴定（CDC-10274）	暂缺	22, 23
1997	Slovaca 立克次体	不动的，专性胞内，革兰氏阴性，非孢子形成细菌	蜱传播的淋巴结病	立克次体分子学检测（CDC-10402）和特殊研究（CDC-10405）	暂缺	7~9

续表

年份	病原体	病原体特征	疾病	CDC 分子诊断学名称（编码）[a]	FDA 认证的分子学检测（公司）[b]	参考文献
1999	尼帕病毒	非节段的单链负义 RNA	呼吸系统，胃肠系统，神经系统症状，脑炎	尼帕病毒鉴定（CDC-10354）	暂缺	20,24
1999	西尼罗病毒	正义单链 RNA 病毒	西尼罗热，脑炎	根据可能的感染性病因对未被解释的疾病进行病理学评估（CDC-10372）	暂缺	25,26
1999	伊氏埃立克体	专性胞内寄生的革兰氏阴性立克次体	伊氏埃立克体感染	埃立克体属和埃立克希分子学检测（CDC-10290）及特殊研究（CDC-10291）	暂缺	9,27,28
2001	人类偏肺病毒	负义单链 RNA 病毒	肺炎	根据可能的感染性病因对未被解释的疾病进行病理学评估（CDC-10372）	奎德分子学 RSV 和 hMPV 测定（奎德公司），Pro hMPV1 测定（Prodesse），xTAG RVP 诊断（Luminex Molecular Diagnostics），eSensor RVP（GenMark Diagnostic），ProFlu 测定（Gen-Probe Prodesse，），梅里埃 RP（Idaho Technology）和 RVP FAST 诊断	29,30
2003	猴痘病毒	双链 DNA 病毒	发热性黏膜疹	根据可能的感染性病因对未被解释的疾病进行病理学评估（CDC-10372）	暂缺	31,32
2003	SARS 冠状病毒	正义单链 RNA 病毒	严重急性呼吸综合征（SARS）	SARS 分子学检测（CDC-10412）	暂缺	33~38
2004	帕氏立克次体	不动的，专性胞内，革兰氏阴性，非孢子形成细菌	美国蜱叮咬热	立克次体分子学检测（CDC-10402）和特殊研究（CDC-10405）	暂缺	7~9
2005	人类反转录病毒（HTLV-3/4）	人类反转录病毒	与疾病联系尚不清楚	根据可能的感染性病因对未被解释的疾病进行病理学评估（CDC-10372）	暂缺	39,40
2005	人类博卡病毒	线性，非节段的单链 DNA 病毒	与疾病联系尚不清楚	根据可能的感染性病因对未被解释的疾病进行病理学评估（CDC-10372）	暂缺	41,42
2008	疟原虫	灵长类疟疾寄生虫	疟疾	疟疾监测	暂缺	43,44
2008	罗霍病毒	等分的沙粒病毒	病毒性出血热（VHF）	根据可能的感染性病因对未被解释的疾病进行病理学评估（CDC-10372）	暂缺	45,46

续表

年份	病原体	病原体特征	疾病	CDC 分子诊断学名称（编码）[a]	FDA 认证的分子学检测（公司）[b]	参考文献
2008	奎普雷病毒	包膜、单链、等分的双义 RNA 沙粒病毒	出血热	根据可能的感染性病因对未被解释的疾病进行病理学评估（CDC-10372）	暂缺	47，48
2009	缪里斯埃立希体菌	专性胞内革兰氏阴性立克次体菌	埃立希体菌病	变浆体属和埃立希分子学检测（CDC-10290）及特殊研究（CDC-10291），未知隔离细菌（非严格厌氧菌）（CDC-10145）和临床样本细菌 ID（16Sr RNA PCR）（CDC-10146）	暂缺	49，50
2009	大流行性 H1N1 流感病毒	一种新型流感 A 亚型 H1N1 RNA 病毒，有 H1 亚型的血凝素（HA）和 N1 亚型的神经氨酸苷酶（NA）	禽流感，肺炎，急性呼吸窘迫综合征（ARDS）	流感及其他病毒感染的病理评估（CDC-10366）	Prodesse ProFAST 测定（Gen-Probe Prodesse），奎德分子学流感 A+B 测定（奎德公司），雅培 m2000 的 IMDx 流感 A/B 和 RSV（智能医疗器械），CDC 人类流感病毒实时 RT-PCR 诊断面板（CDC），Xpert 流感测定（Cepheid），Simplexa 流感 A/B 和 RSV 研究（Focus Diagnostics），FilmArray RP（Idaho Technology），artusInfl A/B RG RT-PCR 试剂盒（Qiagen GmbH），JBAIDS 流感病毒 A/B 和亚型检测试剂盒（美国陆军医疗器械开发组织），eSensor RVP（GenMarkDiagnostic），ProFlu+ 测定（Gen-ProbeProdesse），Verigene 呼吸病毒+核酸检测（Nanosphere），SimplexaFluA/B&RSV（Focus Diagnostics），CDC 甲型 H1N1 流感病毒实时荧光 PCR（CDC），Simplexa 甲型 H1N1（Focus Diagnostics）	51，52
2010	米库尔新埃体菌暂定种	专性胞内革兰氏阴性立克次体菌	埃立希体菌样症状	根据可能的感染性病因对未被解释的疾病进行病理学评估（CDC-10372）	暂缺	53，54
2011	严重发热伴血小板减少综合征病毒	负链、包膜 RNA 病毒	严重发热伴血小板减少综合征（SFTS）	根据可能的感染性病因对未被解释的疾病进行病理学评估（CDC-10372）	暂缺	55，56

续表

年份	病原体	病原体特征	疾病	CDC 分子诊断学名称（编码）[a]	FDA 认证的分子学检测（公司）[b]	参考文献
2012	中东呼吸综合征（MERS）冠状病毒（MERS-CoV）	正义单链 RNA 冠状病毒	中东呼吸综合征	MERS-CoV PCR 9（CDC-10488）	暂缺	57，58
2013	新型 H7N9 流感病毒（中国）	一种新型流感 A 亚型 H7N9 RNA 病毒，有 H7 亚型的 HA 和 N9 亚型的 NA	禽流感，肺炎，急性呼吸窘迫综合征（ARDS）	流感及其他病毒感染的病理评估（CDC-10366）	暂缺	59

[a]　CDC 分子测试名称（测试编码）可从疾病控制和预防试验中心获得。http://www.cdc.gov/laboratory/specimen-submission/list.html#M（最后访问时间 12/19/2014）。

[b]　FDA 认证的分子学检测（公司）可从美国食品及药物管理局获得。http://www.fda.gov/MedicalDevices/ProductsandMedicalProcedures/InVitroDiagnostics/ucm330711.htm（最后访问时间 12/19/2014）。

参考文献：

1. Lee E, Stocks C, Lobigs P, et al. Nucleotide sequence of the Barmah Forest virus genome. *Virology.* 1997;227(2):509–514.
2. Poidinger M, Roy S, Hall RA, et al. Genetic stability among temporally and geographically diverse isolates of Barmah Forest virus. *Am J Trop Med Hyg.* 1997;57(2):230–234.
3. Pang B, Zheng X, Diao B, et al. Whole genome PCR scanning reveals the syntenic genome structure of toxigenic *Vibrio cholerae* strains in the O1/O139 population. *PLoS One.* 2011;6(8):e24267.
4. Zhao J, Kang L, Hu R, et al. Rapid oligonucleotide suspension array-based multiplex detection of bacterial pathogens. *Foodborne Pathog Dis.* 2013;10(10):896–903.
5. Lantos PM, Maggi RG, Ferguson B, et al. Detection of *Bartonella* species in the blood of veterinarians and veterinary technicians: a newly recognized occupational hazard? *Vector Borne Zoonotic Dis.* 2014;14(8):563–570.
6. Psarros G, Riddell Jt, Gandhi T, Kauffman CA, Cinti SK. *Bartonella henselae* infections in solid organ transplant recipients: report of 5 cases and review of the literature. *Medicine (Baltimore).* 2012;91(2):111–121.
7. Renvoise A, Rolain JM, Socolovschi C, Raoult D. Widespread use of real-time PCR for rickettsial diagnosis. *FEMS Immunol Med Microbiol.* 2012;64(1):126–129.
8. Sekeyova Z, Roux V, Raoult D. Phylogeny of *Rickettsia* spp. inferred by comparing sequences of 'gene D', which encodes an intracytoplasmic protein. *Int J Syst Evol Microbiol.* 2001;51(Pt 4):1353–1360.
9. Walker DH, Paddock CD, Dumler JS. Emerging and re-emerging tick-transmitted rickettsial and ehrlichial infections. *Med Clin North Am.* 2008;92(6):1345–1361, x.
10. Gonzalez JP, Bowen MD, Nichol ST, Rico-Hesse R. Genetic characterization and phylogeny of Sabia virus, an emergent pathogen in Brazil. *Virology.* 1996;221(2):318–324.
11. Vieth S, Drosten C, Charrel R, Feldmann H, Gunther S. Establishment of conventional and fluorescence resonance energy transfer-based real-time PCR assays for detection of pathogenic New World arenaviruses. *J Clin Virol: the official publication of the Pan American Society for Clinical Virology.* 2005;32(3):229–235.
12. Galvan A, Magnet A, Izquierdo F, Fenoy S, Henriques-Gil N, del Aguila C. Variability in minimal genomes: analysis of tandem repeats in the microsporidia *Encephalitozoon intestinalis. Infect Genet Evol.* 2013;20:26–33.
13. Rubio JM, Lanza M, Fuentes I, Soliman RH. A novel nested multiplex PCR for the simultaneous detection and differentiation of *Cryptosporidium* spp., *Enterocytozoon bieneusi* and *Encephalitozoon intestinalis. Parasitol Int.* 2014;63(5):664–669.
14. Black WCt, Doty JB, Hughes MT, Beaty BJ, Calisher CH. Temporal and geographic evidence for evolution of Sin Nombre virus using molecular analyses of viral RNA from Colorado, New Mexico and Montana. *Virol J.* 2009;6:102.
15. Henderson WW, Monroe MC, St Jeor SC, et al. Naturally occurring Sin Nombre virus genetic reassortants. *Virology.* 1995;214(2):602–610.
16. Dollard SC, Roback JD, Gunthel C, et al. Measurements of human herpesvirus 8 viral load in blood before and after leukoreduction filtration. *Transfusion.* 2013;53(10):2164–2167.
17. Speicher DJ, Johnson NW. Detection of human herpesvirus 8 by quantitative polymerase chain reaction: development and standardisation of methods. *BMC Infect Dis.* 2012;12:210.
18. Chan K, Marras SA, Parveen N. Sensitive multiplex PCR assay to differentiate Lyme spirochetes and emerging pathogens *Anaplasma phagocytophilum* and *Babesia microti. BMC Microbiol.* 2013;13:295.
19. Stuen S, Granquist EG, Silaghi C. *Anaplasma phagocytophilum*—a widespread multi-host pathogen with highly adaptive strategies. *Front Cell Infect Microbiol.* 2013;3:31.
20. Wang LF, Daniels P. Diagnosis of henipavirus infection: current capabilities and future directions. *Curr Top Microbiol Immunol.* 2012;359:179–196.
21. Yu M, Hansson E, Shiell B, Michalski W, Eaton BT, Wang LF. Sequence analysis of the Hendra virus nucleoprotein gene: comparison with other members of the subfamily Paramyxovirinae. *J Gen Virol.* 1998;79 (Pt 7):1775–1780.
22. Madani TA, Abuelzein el TM, Azhar EI, Al-Bar HM, Abu-Araki H, Ksiazek TG. Comparison of RT-PCR assay and virus isolation in cell culture for the detection of Alkhumra hemorrhagic fever virus. *J Med Virol.* 2014;86(7):1176–1180.

23. Madani TA, Azhar EI, Abuelzein el TM, et al. Complete genome sequencing and genetic characterization of Alkhumra hemorrhagic fever virus isolated from Najran, Saudi Arabia. *Intervirology*. 2014;57(5):300–310.

24. Harcourt BH, Tamin A, Ksiazek TG, et al. Molecular characterization of Nipah virus, a newly emergent paramyxovirus. *Virology*. 2000;271(2):334–349.

25. Lim SM, Koraka P, Osterhaus AD, Martina BE. Development of a strand-specific real-time qRT-PCR for the accurate detection and quantitation of West Nile virus RNA. *J Virol Methods*. 2013;194(1–2):146–153.

26. Pisani G, Pupella S, Cristiano K, et al. Detection of West Nile virus RNA (lineages 1 and 2) in an external quality assessment programme for laboratories screening blood and blood components for West Nile virus by nucleic acid amplification testing. *Blood Transfus*. 2012;10(4):515–520.

27. Breitschwerdt EB, Hegarty BC, Qurollo BA, et al. Intravascular persistence of *Anaplasma platys*, *Ehrlichia chaffeensis*, and *Ehrlichia ewingii* DNA in the blood of a dog and two family members. *Parasit Vectors*. 2014;7:298.

28. Doyle CK, Labruna MB, Breitschwerdt EB, et al. Detection of medically important *Ehrlichia* by quantitative multicolor TaqMan real-time polymerase chain reaction of the *dsb* gene. *J Mol Diagn*. 2005;7(4):504–510.

29. Klemenc J, Asad Ali S, Johnson M, et al. Real-time reverse transcriptase PCR assay for improved detection of human metapneumovirus. *J Clin Virol: the official publication of the Pan American Society for Clinical Virology*. 2012;54(4):371–375.

30. Roussy JF, Carbonneau J, Ouakki M, et al. Human metapneumovirus viral load is an important risk factor for disease severity in young children. *J Clin Virol: the official publication of the Pan American Society for Clinical Virology*. 2014;60(2):133–140.

31. Grant RJ, Baldwin CD, Nalca A, et al. Application of the Ibis-T5000 pan-Orthopoxvirus assay to quantitatively detect monkeypox viral loads in clinical specimens from macaques experimentally infected with aerosolized monkeypox virus. *Am J Trop Med Hyg*. 2010;82(2):318–323.

32. Li Y, Olson VA, Laue T, Laker MT, Damon IK. Detection of monkeypox virus with real-time PCR assays. *J Clin Virol: the official publication of the Pan American Society for Clinical Virology*. 2006;36(3):194–203.

33. Adachi D, Johnson G, Draker R, et al. Comprehensive detection and identification of human coronaviruses, including the SARS-associated coronavirus, with a single RT-PCR assay. *J Virol Methods*. 2004;122(1):29–36.

34. Huang JL, Lin HT, Wang YM, et al. Rapid and sensitive detection of multiple genes from the SARS-coronavirus using quantitative RT-PCR with dual systems. *J Med Virol*. 2005;77(2):151–158.

35. Drosten C, Gunther S, Preiser W, et al. Identification of a novel coronavirus in patients with severe acute respiratory syndrome. *N Engl J Med*. 2003;348(20):1967–1976.

36. Ksiazek TG, Erdman D, Goldsmith CS, et al. A novel coronavirus associated with severe acute respiratory syndrome. *N Engl J Med*. 2003;348(20):1953–1966.

37. Peiris JS, Lai ST, Poon LL, et al. Coronavirus as a possible cause of severe acute respiratory syndrome. *Lancet*. 2003;361(9366):1319–1325.

38. Rota PA, Oberste MS, Monroe SS, et al. Characterization of a novel coronavirus associated with severe acute respiratory syndrome. *Science*. 2003;300(5624):1394–1399.

39. Mahieux R, Gessain A. HTLV-3/STLV-3 and HTLV-4 viruses: discovery, epidemiology, serology and molecular aspects. *Viruses*. 2011;3(7):1074–1090.

40. Moens B, Lopez G, Adaui V, et al. Development and validation of a multiplex real-time PCR assay for simultaneous genotyping and human T-lymphotropic virus type 1, 2, and 3 proviral load determination. *J Clin Microbiol*. 2009;47(11):3682–3691.

41. Christensen A, Dollner H, Skanke LH, Krokstad S, Moe N, Nordbo SA. Detection of spliced mRNA from human bocavirus 1 in clinical samples from children with respiratory tract infections. *Emerg Infect Dis*. 2013;19(4):574–580.

42. Proenca-Modena JL, Gagliardi TB, Paula FE, et al. Detection of human bocavirus mRNA in respiratory secretions correlates with high viral load and concurrent diarrhea. *PLoS One*. 2011;6(6):e21083.

43. Foster D, Cox-Singh J, Mohamad DS, Krishna S, Chin PP, Singh B. Evaluation of three rapid diagnostic tests for the detection of human infections with *Plasmodium knowlesi*. *Malar J*. 2014;13:60.

44. Lucchi NW, Poorak M, Oberstaller J, et al. A new single-step PCR assay for the detection of the zoonotic malaria parasite *Plasmodium knowlesi*. *PLoS One*. 2012;7(2):e31848.

45. Atkinson B, Chamberlain J, Dowall SD, Cook N, Bruce C, Hewson R. Rapid molecular detection of Lujo virus RNA. *J Virol Methods*. 2014;195:170–173.

46. Ishii A, Thomas Y, Moonga L, et al. Molecular surveillance and phylogenetic analysis of Old World arenaviruses in Zambia. *J Gen Virol*. 2012;93(Pt 10):2247–2251.

47. Cajimat MN, Milazzo ML, Rollin PE, et al. Genetic diversity among Bolivian arenaviruses. *Virus Res*. 2009;140(1–2):24–31.

48. Delgado S, Erickson BR, Agudo R, et al. Chapare virus, a newly discovered arenavirus isolated from a fatal hemorrhagic fever case in Bolivia. *PLoS Pathog*. 2008;4(4):e1000047.

49. Pritt BS, Sloan LM, Johnson DK, et al. Emergence of a new pathogenic *Ehrlichia* species, Wisconsin and Minnesota, 2009. *N Engl J Med*. 2011;365(5):422–429.

50. Thirumalapura NR, Qin X, Kuriakose JA, Walker DH. Complete genome sequence of *Ehrlichia muris* strain AS145T, a model monocytotropic *Ehrlichia* strain. *Genome Announc*. 2014;2(1).

51. Bermudez de Leon M, Penuelas-Urquides K, Aguado-Barrera ME, et al. In vitro transcribed RNA molecules for the diagnosis of pandemic 2009 influenza A(H1N1) virus by real-time RT-PCR. *J Virol Methods*. 2013;193(2):487–491.

52. Tellez-Sosa J, Rodriguez MH, Gomez-Barreto RE, et al. Using high-throughput sequencing to leverage surveillance of genetic diversity and oseltamivir resistance: a pilot study during the 2009 influenza A (H1N1) pandemic. *PLoS One*. 2013;8(7):e67010.

53. Pekova S, Vydra J, Kabickova H, et al. *Candidatus* Neoehrlichia mikurensis infection identified in 2 hematooncologic patients: benefit of molecular techniques for rare pathogen detection. *Diagn Microbiol Infect Dis*. 2011;69(3):266–270.

54. Welinder-Olsson C, Kjellin E, Vaht K, Jacobsson S, Wenneras C. First case of human "*Candidatus* Neoehrlichia mikurensis" infection in a febrile patient with chronic lymphocytic leukemia. *J Clin Microbiol*. 2010;48(5):1956–1959.

55. Wen HL, Zhao L, Zhai S, et al. Severe fever with thrombocytopenia syndrome, Shandong Province, China, 2011. *Emerg Infect Dis*. 2014;20(1):1–5.

56. Yu XJ, Liang MF, Zhang SY, et al. Fever with thrombocytopenia associated with a novel bunyavirus in China. *N Engl J Med*. 2011;364(16):1523–1532.

57. Lu X, Whitaker B, Sakthivel SK, et al. Real-time reverse transcription-PCR assay panel for Middle East respiratory syndrome coronavirus. *J Clin Microbiol*. 2014;52(1):67–75.

58. Memish ZA, Al-Tawfiq JA, Makhdoom HQ, et al. Respiratory tract samples, viral load, and genome fraction yield in patients with middle East respiratory syndrome. *J Infect Dis*. 2014;210(10):1590–1594.

59. Lam TT, Wang J, Shen Y, et al. The genesis and source of the H7N9 influenza viruses causing human infections in China. *Nature*. 2013;502(7470):241–244.

1993 年,在美国西南部四州交界处地区,另一种病毒性疾病的发现很富戏剧性。来自疾病控制和预防中心(CDC)的研究小组对一种神秘的高致命性呼吸系统疾病进行了调查。大量的血清学抗原筛查显示,它与来自世界其他地区的汉坦病毒抗原有意想不到的反应性(汉坦病毒可以造成肾综合征出血热),并且通过免疫组化在肺内皮中发现了汉坦病毒抗原。汉坦病毒基因组 RNA 的 M 段中含有编码高度保守的 G2 蛋白质的区域,在反转录生成 cDNA 后,产生一种巢式 PCR 引物。通过对受感染的病人的组织进行分析,并对 PCR 产物进行测序,一种新的汉坦病毒被发现,被命名为 Sin Nombre 病毒。在其他病人及鹿鼠类啮齿动物身上均可发现此病毒序列。汉坦病毒肺综合征的故事也揭示了在北、中、南美洲许多地区,汉坦病毒有大量的传播媒介[14,15]。

2002 年底,在中国南部出现了一种新型冠状病毒,它可以造成严重急性呼吸综合征(SARS-CoV),这种病毒很快传播到五大洲的 37 个国家,有 8273 例确诊病例,775 例死亡。自 2003 年 7 月以来,没有新的病例报道[16]。在 2003 年第一例病例被报道后的数周内,通过 RT-PCR、克隆和测序等技术很快对 SARS-CoV 进行了鉴定[17-20],并很快促进了有效分子诊断技术应用于临床常规工作[21,22]。SARS-CoV 与高死亡率密切联系。因此,需要及时准确的诊断,以防止这种传染性疾病的传播。SARS-CoV 通过呼吸道分泌物和空气传播。在疾病早期,无法将 SARS 与普通呼吸道感染区分开来[16]。在 SARS 流行期间,基于 PCR 的分子检测是有帮助的,因为它能够快速筛选许多病毒。在确定 SARS-CoV 之后,与之相应的特异性的 RT-PCR 技术和血清学实验技术都得到了发展。当存在高度传播风险时,RT-PCR 可在抗体出现前检测到感染病例[16-22]。

编码 16S rRNA 的细菌 rrs 基因被认为是鉴别和鉴定细菌种类最有价值的系统工具。David Relman 将这一工具精心设计成一种方法,通过这种方法将 rrs 基因作为 PCR 的引物来识别未知的病原菌,这种引物与真菌中保守的基因组区域相对应。利用这一方法,他放大并确定了来自艾滋病患者的血管瘤病变的细菌 DNA 序列。与细菌基因数据库比较显示,其 DNA 序列与目前被命名为 *Bartonella henselae* 和 *B. quintana* 的细菌相匹配。偶然对一位被诊断出患有猫抓病的病人进行检测,发现 *B. henselae* 也是这一表征良好的疾病长期被寻找的

病因[23,24]。

用同样的方式,使用 rrs 基因扩增和 DNA 测序来鉴定近期被定义的人嗜粒细胞无形体,它是蜱传播的人类粒细胞无形体病的病原体[25,26]。随后,在分子诊断实验室中,对 *E. Chaffeensis* 感染检测为阴性的患者进行评估发现,*Ehrlichia ewingii* 是另一种人类蜱传播的病原体[27-29]。最近,梅奥诊所的 Bobbi Pritt 指出,针对无形小体科的实时 PCR 实验中的 DNA 扩增产物的解链曲线与威斯康星州和明尼苏达州一组患者的已知病原体的预期曲线是不同的。序列分析鉴定出另一种新型的蜱传播的病原体,暂定为埃里克体鼠的病原体[8,9]。

通过分子生物学方法,在中国 15 个省份发现了一种导致数千人感染的新型布尼亚病毒,这种病毒的致死率为 12%。于学杰调查了中国的一次疫情暴发,那次疫情被认为是由嗜粒细胞无形体(*A. phagocytophilum*)的严重感染造成的。他指出,这次疫情中的一些临床症状与无形体病不同。他发现,将 DH-82 细胞与临床标本共同孵育会造成细胞病变,但是受到感染的细胞中并没有出现由无形体组成的典型桑葚胚样结构。超微结构分析表明,引起疾病暴发的病原体是一种属于布尼亚病毒家族的病毒。他根据已知的布尼亚病毒序列设计了 PCR 引物,没有获得扩增产物。随后,他开始对严重感染细胞的 RNA 进行测序,放弃了培养宿主物种(犬属)的序列。利用这种方法,他发现了布尼亚家族中的白蛉病毒属。他没有使用下一代测序技术(NGS)就完成了这一壮举[10]。现在,NGS 的应用使我们能够从受感染的宿主细胞中获得大量的病毒基因序列,并进一步发现新的病毒和细菌制剂。

新兴传染性病原体的分子流行病学研究

分子检测对于早期发现新兴传染病至关重要。这些方法也经常被用于进一步描述病原体菌株和基因序列变异。分子检测的数据现在广泛应用于分子流行病学研究和系统分析;比对基因序列可以促进对基因多样性序列的特异性检测,并对这些病原体的起源、传播、分布、生物学和多样性进行研究[12,13,21,30-33],这些在预防和跟踪疾病暴发方面具有重要意义。序列变异的相关知识可用于开发准确的诊断分析方法,并针对这些病原体引起的疾病设计有效的治疗策略。分子流行病学研究对公共卫生监测至关重要[14,15,34-65]。我们在这里提供一些例

子,来说明分子检测是如何被用于公共卫生监测和病人护理。

甲型流感

季节性流感和大流行性流感是全球卫生面临的最大威胁之一[66-68]。流感带来持续性挑战,包括零星发生的高致病性 H5N1 型禽流感、2009 年发生的大流行性 HINI 型流感[62,69]以及 2013 年人类感染 H7N9 型禽流感[11]。甲型流感病毒在病毒表面糖蛋白、血凝素(H)和神经氨酸酶(N)中发生连续的抗原漂移和偶发性的抗原转移。甲型流感有 15 个 H 和 9 个 N 亚型。人类缺乏免疫力的抗原 H 和 N 亚型通过重组病毒基因而引起大流行,而由点突变确定的 H 和 N 抗原变异体引起季节性流感流行[66,67]。

分子检测是识别和监测新型甲型流感病毒株的首选方法[11,62,67]。甲型流感没有特殊症状,只有约 2/3 的病人能够通过临床症状而被正确诊断[68,70]。因此,需要进行灵敏和快速的实验室检测,以诊断和指导抗病毒治疗。最近,人们开发出针对包括流感病毒在内的呼吸道病毒的多重分子检测方法,其中一些已经获得了美国食品和药物管理局(FDA)的批准/认证,以供临床常规使用(表 15.2,列在大流行性 H1N1 流感病毒下)。这些研究为呼吸道病毒感染提供了快速而灵敏的检测方法。

人类免疫缺陷病毒 1

人类免疫缺陷病毒 1(HIV-1)被发现于 1983 年(表 15.1)。它是一种单链、正向、外有包膜的 RNA 反转录病毒(http://www.hiv.lanl.gov/)。HIV-1 可致艾滋病,这是一种慢性疾病,可导致免疫缺陷和机会性感染(http://www.who.int/hiv/en/)。根据序列相似性确定了三组 HIV-1 毒株,包括 M(main)、O(outlier)和 N(non-M/non-O)(http://www.hiv.lanl.gov/)。在 HIV-1 的三个分组中,M 组在全球流行中占主导,并进一步划分为 A、B、C、D、F、G、H、J 和 K 亚型。此外,循环重组型(circulating recombinant forms,CRF)在联合或超感染期间亚型之间形成的嵌合体病毒,也得到了确认(http://www.hiv.lanl.gov/)。虽然 B 亚型在北美和欧洲占主导地位,但非 B 型变异占全球 HIV-1 的 90% 以上[71]。近年来,由于国际旅行和移民的增加,非 B 型亚型和 CRF 在美国的流行率在稳步上升[72-74]。HIV-1 基因组的测序数据已经被用于追踪 HIV 病毒的流行趋势,

以及设计准确的病毒检测、病毒载量和 HIV-1 耐药基因型检测,从而指导临床进行抗反转录病毒治疗[38,75]。最近 NGS 方法的使用,极大地促进了 HIV-1 序列的产生和准种子的检测,有助于增进对 HIV-1 感染、发病机制和流行趋势的理解[38,76,77]。

丙型肝炎病毒

人们认为全球有 1.5 亿人感染 HCV(http://www.who.int/mediacentre/factsheets/fs164/en/)。70%~80% 的 HCV 感染者会发展成慢性感染。慢性丙型肝炎与肝硬化和肝癌的发展密切相关,它也是美国和全世界成人肝移植最常见的原因(http://www.cdc.gov/hepatitis/hcv/)。人们对世界各地的 HCV 基因组序列进行比较,揭示了核苷酸序列的大量异质性。系统分类分析表明,HCV 株可以分为 6 个基因型(编号 1~6),每个基因型又有大量亚型[78]。HCV 基因型 1、2 和 3 几乎在全球范围内分布,但其在每个地区的相对发病率都不同。据报道,在美国最常见的是 HCV 基因型 1[79-81]。HCV 病毒基因组测序已被用于研究 HCV 基因型、亚型、准物种和突变。这些信息的重要性主要体现在追踪感染源的流行病学研究,开发直接作用抗病毒药物(direct acting antiviral,DAA)治疗,以及理解病毒易感性和抗病毒治疗的耐药性[82-85]。

新兴传染病病原体的分子诊断

虽然显微镜、细菌培养、细胞培养和血清学检测等许多方法已被用于新兴传染病病原体的临床诊断,但每种方法都有其局限性,必须在临床实验室检测方面予以加强。例如,尽管细胞培养是诊断一些新兴专性细胞内细菌(如立克次体或埃立克体)的金标准,但因它需要在 3 级生物安全实验室(biological safety laboratory level 3,BSL-3)(立克次体)或 2 级生物安全实验室(埃立克体)中进行,使得这一检测在许多常规临床微生物实验室中难以实施。此外,标本周转时间(prolonged turnaround time,TAT)的延长(例如,在样品处理后的 7~10 天通过培养进行检测)使这种方法不切实际。由于不能在感染早期,即适当的抗生素治疗最有效时指导治疗,使得这种检测结果失去了临床意义。与培养相似,依赖于抗原特异性抗体检测的间接免疫荧光检测法的血清学检测也存在一些局限性。例如在感染初期,由于相近菌种所致抗原抗体交叉反应会造

成特异性抗体水平降低以及假阳性结果,降低检测灵敏度。此外,使用单一或成对(急性期和康复期)血清样品的 IgG 血清学诊断急性感染也存在局限性:如果获得单个标本,各个实验室之间缺乏标准化的临界滴度,或者在需要配对标本时,经常无法获得康复期血清。在后一种情况下,虽然 IgG 血清学对流行病学监测很有用,但配对血清对急性感染的及时诊断和治疗并不理想。因此,与显微镜下观察、培养和血清学检测相比,探针杂交、靶标或信号扩增和测序等新兴分子检测技术在不同患者群体中具备 TAT 短、灵敏性及特异性更高、标本来源广泛(如血液、血浆、脑脊液、组织、液体)等优势。由于具有较高的阴性及阳性预测值,这些分子检测技术已经成为诊断金标准,用于临床检测并描述新兴病原体的特征[1-11]。

分子检测经常应用于各种新兴传染病的临床诊断、判断预后及指导治疗[12,13,38,75,86-91](表 15.1,表 15.2)。表 15.1 与表 15.2 列出了美国 FDA 批准/认证的对其中一些病原体的检测项目;CDC 对这些病原体均可进行检测。有些实验室在此方面取得了重要的研究、开发和验证成果后,也将研究成果应用到临床[12,13,38,75,86-91]。和其他传染病一样,新兴传染病的临床分子检测包括:①具有明确临界值(cutoff 值)的核酸检测实验;②具有较宽的动态检测范围、可被量化的检测下限和上限的定量检测方法;③有助于判断疾病预后和指导治疗的、基于单碱基的分子检测技术,用于基因分型、亚型分析以及识别耐药突变[71,81,92]。既往制定的针对分子检测前、中及后不同阶段的质量管理规范同样适用于新兴病原体的分子检测。

在 1983 年发现 HIV-1 和 1989 年发现 HCV 之后,分子诊断逐渐被推广为常规临床应用,以确定病毒感染、监测病毒载量,并检测特定的 HIV-1 药物突变和 HCV 基因型,从而指导患者的管理。一些实践指南已纳入 HIV-1 和 HCV 分子检测中(例如,http://www.who.int/hiv/pub/guidelines/en/; http://www.hcvguidelines.org/full-report-view)。目前诊断 HCV 感染的标准是检测出 HCV RNA,而不是 IgG 抗体,并且 HCV 基因型 1 相较于基因型 2 或 3 更难治疗,因此建议对 HCV 基因型进行检测,以指导选择最适当的治疗方案。HCV RNA 检测和基因分型通常在临床诊断实验室中进行(http://www.hcvguidelines.org/full-report-view)。多年来,随着分子技术的进步,HIV-1 和 HCV 临床分子检测在性

能特征方面有了显著的改进,包括灵敏度、特异性和动态范围。目前,表 15.1 中列出了几项 FDA 批准/认证的、针对 HIV-1 和 HCV 的分子检测方法。新的技术方法也在不断地被开发及评估,以更好地服务于 HIV-1 及 HCV 感染患者的治疗[38,75,89,93]。

当前检测的局限性及未来展望

很大一部分新兴传染病是已经在自然界中出现的、经载体传播的人畜共患病。它们出现的根本原因既有人口的增加、宿主和载体的地理分布等环境变化因素,同时也依赖于人们不断研发出能够检测和识别它们的新科学工具。例如,基于 PCR 的分子检测方法有助于我们在蜱虫上发现大量细菌和病毒,而这些生物被鉴定为新兴传染病的病原体。

在这些新兴传染病中,有两种截然不同的蜱感染,分别是莱姆病[37,47]和人类的单细胞性的埃利克体病(human monocytotropic ehrlichiosis, HME)[27-29]。莱姆病众所周知并令人恐惧,偶尔被误诊,但很少致命。HME 在很大程度上鲜为人知,经常被误诊为另一种蜱媒传染病,如落基山斑疹热或病毒感染。HME 通常威胁生命。莱姆病主要出现在美国东北部的郊区人群中,并且被该地区的著名学术机构广泛研究。HME 主要出现在美国东南部的农村,该地区学术医疗中心没有对其进行深入的临床研究。莱姆病和 HME 都有很高的发病率,尽管 HME 还没有真正为人所知。

包括分子诊断在内的诊断方法的开发和应用情况远远不能令人满意。莱姆病的诊断在很大程度上依靠血清学检测。患有莱姆病的病人在去就医时,体内通常已经有了伯氏疏螺旋体抗体。这些患者和那些出现经典"靶心"状红疹的病人能够被诊断,通过应用适当的抗生素进行有效治疗可以得到恢复。与其他感染一样,抗体的刺激和产生需要一定时间。因此,一些病人的诊断可能会被延迟。由于血液和其他容易获得的临床标本中缺乏生物体,分子学方法很少能提供诊断[94]。

一个很大的问题是,大量具有非典型症状的患者,包括那些自觉慢性疲劳综合征或肌纤维疼痛症状的人,他们坚信自己患有慢性莱姆病,但其检测的结果却并不支持诊断。他们中的许多人认为检测是不充分的,需要更好的检测方法[94]。与此相反,HME 患者在就医时,通常体内没有产生针对病原体

E. chaffeensis 的抗体。这种细菌可以感染单核吞噬细胞，并存在于循环单核细胞中，这为分子诊断提供了一个有效的靶标，在适当的抗生素治疗后，患者可以迅速从危及生命的感染中恢复[29]。然而，HME的发病率可能与莱姆病类似，医务人员却缺乏一个随时可用的即时诊断检测方法。我们已经确定了有效的分子靶基因，实验室内部完成的实验结果进一步证明分子诊断是一种有效的检测方法[28,95]。此外，也有公司在研发低成本、无需设备的分子检测方法，有望用于即时诊断。

对于这两种重要的新兴感染，为什么我们没有做出更多更有效的努力来设计、开发分子诊断方法并使其商业化呢？对于莱姆病，当少量或几乎没有包柔氏螺旋体存在时，分子检测可能无法帮助诊断。对于HME来说，问题则出自临床实践、公共卫生和商业领域。一些医师不了解HME，并且注意到在蜱虫多发的季节里，发热性疾病通常用多西环素治疗有效，此时他们就不倾向于做那些导致患者大量花费的检测。血清学检测是基于对配对血清中的IgG抗体水平进行比较，它往往不能够为急性感染提供诊断，因为它依赖于较难获得的恢复期血清来进行检测。公共卫生机构无力有效地解决一种没有明确诊断的疾病，或是诊断出来未经报道的疾病。流行病学报告依赖于被动监测所获得的数据。事实上，在诸如密苏里这样的流行地区，积极的、前瞻性的、基于人群的监测表明，HME是一种高度流行的疾病[96]。导致HME发病率被低估的原因是多方面的，包括：该病的非特异性临床表现，临床检测不充分，当制定治疗决策时缺乏一个有效的标准检测，诊断检测如血清学检测的解读问题以及流行病学数据的误导。这种情况未能激发人们对即时检测的商业开发和市场营销感兴趣，尽管检测的潜在用户可能会有很多。

测序技术、纳米技术和生物信息学的进步推动了分子检测，包括对新兴病原体的检测向更全面、更精确发展。各种开放的基因序列数据库使研究人员能快速识别基因序列的同源性及各种变异。例如HIV数据库（http://www.hiv.lanl.gov/）中就包含有HIV病毒基因序列及耐药相关突变的数据。这对HIV的流行病学调查及检验方法的临床验证都十分有价值。众所周知，出现新的感染后，从无症状的感染者到危及生命的感染，其临床表型有显著变化。最近，人们已经开发出检测不同病原体的组套[97-102]，这将会提高很多病原体的诊断率。对新兴

病原体分析的一个关键要求是更快、更容易、性价比高、可进行即时检测。这些新的检测方法已经进入了临床应用，其设备占地面积小，检测病原体速度很快（以分钟计而不是小时或天）。例如，FilmArray（BioFire诊断公司）和Simplexa（Focus诊断公司）分子检测可以在约60分钟内得到结果。用户友好型Alerei（Alere公司）和CobasLiat（罗氏分子系统）平台小巧便携，在15~20分钟能产生快速分子诊断结果，且可以使用电源或可充电电池，完全是可移动的，适用于现场检测。很明显，新技术的快速发展将进一步提高分子诊断在各种新兴传染病中的作用。

新兴传染病的分子检测方法的进步，与一般传染病学、遗传学与基因组学以及肿瘤学等学科的进步密不可分。我们需要开发统一的基因序列数据库，可用于录入和搜索新出现的病原体和其他序列，需要了解病原体/基因型/序列与表型的相关性（如致死性或新兴感染的带病体），需要根据共同的临床症状和体征来开发组套以更好地诊断疾病，还需要发展针对新兴传染病的即时分子检测平台及检测方法。

在过去的20年里，测序技术已经从耗力和耗时的方法发展为自动和实时的检测基因序列的方法。新近发展和投入使用的NGS技术已经彻底改变了微生物学和传染病学的原有面貌。测序数据的共享使我们不断发现新的病原体，也帮助改进了病原体诊断、病原体分型、毒性和耐药性检测以及新疫苗和靶向治疗的开发[103-106]。

随着NGS技术越来越多地应用于各种临床标本的检测，我们可以预见在未来几年中，关于确定人类微生物组的组成及其对人类健康的影响这一课题将取得快速进展。大量的测序数据需要一个整合的、有针对性的数据库来输入并搜索序列、序列变化、相关症状和疾病、可用的检测和治疗方案。最近，一份关于分子流行病学的统一报告指南出台[107]，研究机构和临床社区若采用该指南，有助于整合并理解与医学微生物学领域相关的基因组学和宏基因组学，从而改善传染病的管理。

传统的病原体检测方法依赖于鉴定与特定临床症状相关的药物。大量开放使用的基因序列信息以及NGS在新兴的宏基因组学领域的使用，使得我们有潜力去改革病原体检测方法，即通过允许在一个临床标本中同时检测所有的未知微生物。这可以识别新的基因序列和生物体，它们最初可能被认为

是非致病性的,并可能在不同的人群和不同健康状况下引起感染。它们可能引起以前认为没有微生物病原体参与的疾病,而这些方法有望帮助我们确定以前未知的感染病因。例如,某些新兴病原体可能只会在一些特定人群中出现症状,如艾滋病感染患者或器官移植后出现免疫抑制的患者,亦或是以前未被暴露于这些病原体的旅行者。当发现一个病原体基因序列时,我们有必要进一步对基因序列信息进行分类、解释临床相关性,这些对于新兴传染病的诊断、治疗及公共卫生监测至关重要。

人们已经开发出能够同时检测多种病原体的临床组套[97-102]。这些临床检验的目的要么是为了检测许多可能引起类似症状的感染(如表15.2中FDA批准/认证的呼吸道病毒组套,多种病毒可引发胃肠道症状)[100,101],及共享同源序列的病原体,如16S rRNA测序[98,99,102,108];要么是为了在出现生物威胁时能够发挥预期作用[97]。开放使用更多的病原体基因序列资源、不断深入了解这些基因与临床症状的相关性,对于合理设计满足各种需求的组套来说,是十分必要的。

微流控技术、纳米技术以及实验室芯片技术等新技术的发展,推进了类似于Alerei(Alere公司)的CobasLiat(罗氏分子系统)等一系列实用、简单且快速即时的分子检测设备的研发。在新兴传染病的背景下,快速准确地识别病原体是促进有效的患者管理和及时启动感染控制的关键。在资源有限的环境下,特别是缺乏集中医疗设施的情况下,尤其需要即时检测。新兴病原体即时检测的进一步发展,对于及时诊断、治疗和随后对新发传染病的控制至关重要。

(李玉盛 张嘉琦 译,苏东明 校)

参考文献

[1] Delgado S, Erickson BR, Agudo R, Blair PJ, Vallejo E, Albarino CG, et al. Chapare virus, a newly discovered arenavirus isolated from a fatal hemorrhagic fever case in Bolivia. PLoS Pathog 2008;4:e1000047.

[2] Djavani M, Lukashevich IS, Sanchez A, Nichol ST, Salvato MS. Completion of the Lassa fever virus sequence and identification of a RING finger open reading frame at the L RNA 5' End. Virology 1997;235:414–18.

[3] Harcourt BH, Tamin A, Ksiazek TG, Rollin PE, Anderson LJ, Bellini WJ, et al. Molecular characterization of Nipah virus, a newly emergent paramyxovirus. Virology 2000;271:334–49.

[4] Lee E, Stocks C, Lobigs P, Hislop A, Straub J, Marshall I, et al. Nucleotide sequence of the Barmah Forest virus genome. Virology 1997;227:509–14.

[5] Madani TA, Azhar EI, Abuelzein el TM, Kao M, Al-Bar HM, Farraj SA, et al. Complete genome sequencing and genetic characterization of Alkhumra hemorrhagic fever virus isolated from Najran, Saudi Arabia. Intervirology 2014;57(5):300–10.

[6] Matsutani M, Ogawa M, Takaoka N, Hanaoka N, Toh H, Yamashita A, et al. Complete genomic DNA sequence of the East Asian spotted fever disease agent Rickettsia japonica. PLoS One 2013;8:e71861.

[7] Pekova S, Vydra J, Kabickova H, Frankova S, Haugvicova R, Mazal O, et al. Candidatus Neoehrlichia mikurensis infection identified in 2 hematooncologic patients: benefit of molecular techniques for rare pathogen detection. Diagn Microbiol Infect Dis 2011;69:266–70.

[8] Pritt BS, Sloan LM, Johnson DK, Munderloh UG, Paskewitz SM, McElroy KM, et al. Emergence of a new pathogenic Ehrlichia species, Wisconsin and Minnesota, 2009. N Engl J Med 2011;365:422–9.

[9] Thirumalapura NR, Qin X, Kuriakose JA, Walker DH. Complete genome sequence of Ehrlichia muris strain AS145T, a model monocytotropic Ehrlichia strain. Genome Announc 2014;2:e01234–13.

[10] Yu XJ, Liang MF, Zhang SY, Liu Y, Li JD, Sun YL, et al. Fever with thrombocytopenia associated with a novel bunyavirus in China. N Engl J Med 2011;364:1523–32.

[11] Lam TT, Wang J, Shen Y, Zhou B, Duan L, Cheung CL, et al. The genesis and source of the H7N9 influenza viruses causing human infections in China. Nature 2013;502:241–4.

[12] Houghton M. The long and winding road leading to the identification of the hepatitis C virus. J Hepatol 2009;51:939–48.

[13] Houghton M. Discovery of the hepatitis C virus. Liver Int 2009;29:82–8.

[14] Black WC, Doty JB, Hughes MT, Beaty BJ, Calisher CH. Temporal and geographic evidence for evolution of Sin Nombre virus using molecular analyses of viral RNA from Colorado, New Mexico and Montana. Virol J 2009;6:102.

[15] Henderson WW, Monroe MC, St Jeor SC, Thayer WP, Rowe JE, Peters CJ, et al. Naturally occurring Sin Nombre virus genetic reassortants. Virology 1995;214:602–10.

[16] Payne B, Bellamy R. Novel respiratory viruses: what should the clinician be alert for? Clin Med 2014;14:s12–16.

[17] Drosten C, Gunther S, Preiser W, van der Werf S, Brodt HR, Becker S, et al. Identification of a novel coronavirus in patients with severe acute respiratory syndrome. N Engl J Med 2003;348:1967–76.

[18] Ksiazek TG, Erdman D, Goldsmith CS, Zaki SR, Peret T, Emery S, et al. A novel coronavirus associated with severe acute respiratory syndrome. N Engl J Med 2003;348:1953–66.

[19] Peiris JS, Lai ST, Poon LL, Guan Y, Yam LY, Lim W, et al. Coronavirus as a possible cause of severe acute respiratory syndrome. Lancet 2003;361:1319–25.

[20] Rota PA, Oberste MS, Monroe SS, Nix WA, Campagnoli R, Icenogle JP, et al. Characterization of a novel coronavirus associated with severe acute respiratory syndrome. Science 2003;300:1394–9.

[21] Adachi D, Johnson G, Draker R, Ayers M, Mazzulli T, Talbot PJ, et al. Comprehensive detection and identification of human coronaviruses, including the SARS-associated coronavirus, with a single RT-PCR assay. J Virol Methods 2004;122:29–36.

[22] Huang JL, Lin HT, Wang YM, Yeh YC, Peck K, Lin BL, et al. Rapid and sensitive detection of multiple genes from the SARS-coronavirus using quantitative RT-PCR with dual systems. J Med Virol 2005;77:151–8.

[23] Lantos PM, Maggi RG, Ferguson B, Varkey J, Park LP, Breitschwerdt EB, et al. Detection of Bartonella species in the blood of veterinarians and veterinary technicians: a newly recognized occupational hazard? Vector Borne Zoonotic Dis 2014;14:563–70.

[24] Psarros G, Riddell IV J, Gandhi T, Kauffman CA, Cinti SK. Bartonella henselae infections in solid organ transplant recipients: report of 5 cases and review of the literature. Medicine 2012;91:111–21.

[25] Chan K, Marras SA, Parveen N. Sensitive multiplex PCR assay to differentiate Lyme spirochetes and emerging pathogens Anaplasma phagocytophilum and Babesia microti. BMC Microbiol 2013;13:295.

[26] Stuen S, Granquist EG, Silaghi C. Anaplasma phagocytophilum—a widespread multi-host pathogen with highly adaptive strategies. Front Cell Infect Microbiol 2013;3:31.

[27] Breitschwerdt EB, Hegarty BC, Qurollo BA, Saito TB, Maggi RG, Blanton LS, et al. Intravascular persistence of *Anaplasma platys*, *Ehrlichia chaffeensis*, and *Ehrlichia ewingii* DNA in the blood of a dog and two family members. Parasit Vectors 2014;7:298.

[28] Doyle CK, Labruna MB, Breitschwerdt EB, Tang YW, Corstvet RE, Hegarty BC, et al. Detection of medically important *Ehrlichia* by quantitative multicolor TaqMan real-time polymerase chain reaction of the *dsb* gene. J Mol Diagn 2005;7:504−10.

[29] Walker DH, Paddock CD, Dumler JS. Emerging and re-emerging tick-transmitted rickettsial and ehrlichial infections. Med Clin North Am 2008;92:1345−61.

[30] Hadjinicolaou AV, Farcas GA, Demetriou VL, Mazzulli T, Poutanen SM, Willey BM, et al. Development of a molecular-beacon-based multi-allelic real-time RT-PCR assay for the detection of human coronavirus causing severe acute respiratory syndrome (SARS-CoV): a general methodology for detecting rapidly mutating viruses. Arch Virol 2011;156:671−80.

[31] Lan YC, Liu TT, Yang JY, Lee CM, Chen YJ, Chan YJ, et al. Molecular epidemiology of severe acute respiratory syndrome-associated coronavirus infections in Taiwan. J Infect Dis 2005;191:1478−89.

[32] Tang JW, Cheung JL, Chu IM, Ip M, Hui M, Peiris M, et al. Characterizing 56 complete SARS-CoV S-gene sequences from Hong Kong. J Clin Virol 2007;38:19−26.

[33] Tang JW, Cheung JL, Chu IM, Sung JJ, Peiris M, Chan PK. The large 386-nt deletion in SARS-associated coronavirus: evidence for quasispecies? J Infect Dis 2006;194:808−13.

[34] Bonvicini F, Manaresi E, Bua G, Venturoli S, Gallinella G. Keeping pace with parvovirus B19 genetic variability: a multiplex genotype-specific quantitative PCR assay. J Clin Microbiol 2013;51:3753−9.

[35] Cajimat MN, Milazzo ML, Rollin PE, Nichol ST, Bowen MD, Ksiazek TG, et al. Genetic diversity among Bolivian arenaviruses. Virus Res 2009;140:24−31.

[36] Christensen A, Dollner H, Skanke LH, Krokstad S, Moe N, Nordbo SA. Detection of spliced mRNA from human bocavirus 1 in clinical samples from children with respiratory tract infections. Emerg Infect Dis 2013;19:574−80.

[37] Clark KL, Leydet BF, Threlkeld C. Geographical and genospecies distribution of *Borrelia burgdorferi* sensu lato DNA detected in humans in the USA. J Med Microbiol 2014;63:674−84.

[38] Di Giallonardo F, Zagordi O, Duport Y, Leemann C, Joos B, Kunzli-Gontarczyk M, et al. Next-generation sequencing of HIV-1 RNA genomes: determination of error rates and minimizing artificial recombination. PLoS One 2013;8:e74249.

[39] Dingle KE, Elliott B, Robinson E, Griffiths D, Eyre DW, Stoesser N, et al. Evolutionary history of the *Clostridium difficile* pathogenicity locus. Genome Biol Evol 2014;6:36−52.

[40] Donaldson CD, Clark DA, Kidd IM, Breuer J, Depledge DD. Genome sequence of human herpesvirus 7 strain UCL-1. Genome Announc 2013;1 e00830−13.

[41] Eyre DW, Cule ML, Wilson DJ, Griffiths D, Vaughan A, O'Connor L, et al. Diverse sources of C. *difficile* infection identified on whole-genome sequencing. N Engl J Med 2013;369:1195−205.

[42] Fulhorst CF, Cajimat MN, Milazzo ML, Paredes H, de Manzione NM, Salas RA, et al. Genetic diversity between and within the arenavirus species indigenous to western Venezuela. Virology 2008;378:205−13.

[43] Galvan A, Magnet A, Izquierdo F, Fenoy S, Henriques-Gil N, del Aguila C. Variability in minimal genomes: analysis of tandem repeats in the microsporidia *Encephalitozoon intestinalis*. Infect Genet Evol 2013;20:26−33.

[44] Gomez-Valero L, Rusniok C, Rolando M, Neou M, Dervins-Ravault D, Demirtas J, et al. Comparative analyses of *Legionella* species identifies genetic features of strains causing Legionnaires inverted question mark disease. Genome Biol 2014;15:505.

[45] Gonzalez JP, Bowen MD, Nichol ST, Rico-Hesse R. Genetic characterization and phylogeny of Sabia virus, an emergent pathogen in Brazil. Virology 1996;221:318−24.

[46] Ishii A, Thomas Y, Moonga L, Nakamura I, Ohnuma A, Hang'ombe BM, et al. Molecular surveillance and phylogenetic analysis of Old World arenaviruses in Zambia. J Gen Virol 2012;93:2247−51.

[47] Jacquot M, Gonnet M, Ferquel E, Abrial D, Claude A, Gasqui P, et al. Comparative population genomics of the *Borrelia burgdorferi* species complex reveals high degree of genetic isolation among species and underscores benefits and constraints to studying intra-specific epidemiological processes. PLoS One 2014;9:e94384.

[48] Lares-Jimenez LF, Booton GC, Lares-Villa F, Velazquez-Contreras CA, Fuerst PA. Genetic analysis among environmental strains of *Balamuthia mandrillaris* recovered from an artificial lagoon and from soil in Sonora, Mexico. Exp Parasitol 2014;145: S57−61.

[49] Le Gal F, Gault E, Ripault MP, Serpaggi J, Trinchet JC, Gordien E, et al. Eighth major clade for hepatitis delta virus. Emerg Infect Dis 2006;12:1447−50.

[50] Mazurie AJ, Alves JM, Ozaki LS, Zhou S, Schwartz DC, Buck GA. Comparative genomics of cryptosporidium. Int J Genomics 2013;2013:832756.

[51] Muhlberger E, Trommer S, Funke C, Volchkov V, Klenk HD, Becker S. Termini of all mRNA species of Marburg virus: sequence and secondary structure. Virology 1996;223:376−80.

[52] Pang B, Zheng X, Diao B, Cui Z, Zhou H, Gao S, et al. Whole genome PCR scanning reveals the syntenic genome structure of toxigenic *Vibrio cholerae* strains in the O1/O139 population. PLoS One 2011;6:e24267.

[53] Pessoa R, Watanabe JT, Nukui Y, Pereira J, Kasseb J, de Oliveira AC, et al. Molecular characterization of human T-cell lymphotropic virus type 1 full and partial genomes by Illumina massively parallel sequencing technology. PLoS One 2014;9: e93374.

[54] Poidinger M, Roy S, Hall RA, Turley PJ, Scherret JH, Lindsay MD, et al. Genetic stability among temporally and geographically diverse isolates of Barmah Forest virus. Am J Trop Med Hyg 1997;57:230−4.

[55] Pombert JF, Selman M, Burki F, Bardell FT, Farinelli L, Solter LF, et al. Gain and loss of multiple functionally related, horizontally transferred genes in the reduced genomes of two microsporidian parasites. Proc Natl Acad Sci USA 2012; 109:12638−43.

[56] Ratner L, Philpott T, Trowbridge DB. Nucleotide sequence analysis of isolates of human T-lymphotropic virus type 1 of diverse geographical origins. AIDS Res Hum Retroviruses 1991; 7:923−41.

[57] Riner DK, Nichols T, Lucas SY, Mullin AS, Cross JH, Lindquist HD. Intragenomic sequence variation of the ITS-1 region within a single flow-cytometry-counted *Cyclospora cayetanensis* oocysts. J Parasitol 2010;96:914−19.

[58] Rump LV, Gonzalez-Escalona N, Ju W, Wang F, Cao G, Meng S, et al. Genomic diversity and virulence characterization of historical *Escherichia coli* O157 strains isolated from clinical and environmental sources. Appl Environ Microbiol 2014;81: 569−77.

[59] Sanchez-Buso L, Comas I, Jorques G, Gonzalez-Candelas F. Recombination drives genome evolution in outbreak-related *Legionella pneumophila* isolates. Nature Genet 2014;46:1205−11.

[60] Sekeyova Z, Roux V, Raoult D. Phylogeny of *Rickettsia* spp. inferred by comparing sequences of 'gene D', which encodes an intracytoplasmic protein. Int J Syst Evol Microbiol 2001;51: 1353−60.

[61] Strouts FR, Power P, Croucher NJ, Corton N, van Tonder A, Quail MA, et al. Lineage-specific virulence determinants of *Haemophilus influenzae* biogroup *aegyptius*. Emerg Infect Dis 2012;18:449−57.

[62] Tellez-Sosa J, Rodriguez MH, Gomez-Barreto RE, Valdovinos-Torres H, Hidalgo AC, Cruz-Hervert P, et al. Using high-throughput sequencing to leverage surveillance of genetic diversity and oseltamivir resistance: a pilot study during the 2009 influenza A(H1N1) pandemic. PLoS One 2013;8:e67010.

[63] Towner JS, Khristova ML, Sealy TK, Vincent MJ, Erickson BR, Bawiec DA, et al. Marburgvirus genomics and association with a large hemorrhagic fever outbreak in Angola. J Virol 2006;80:6497−516.

[64] Yu M, Hansson E, Shiell B, Michalski W, Eaton BT, Wang LF. Sequence analysis of the Hendra virus nucleoprotein gene:

comparison with other members of the subfamily Paramyxovirinae. J Gen Virol 1998;79:1775–80.

[65] Zhou Y, Lv B, Wang Q, Wang R, Jian F, Zhang L, et al. Prevalence and molecular characterization of *Cyclospora cayetanensis*, Henan, China. Emerg Infect Dis 2011;17:1887–90.

[66] Nicholson KG, Wood JM, Zambon M. Influenza. Lancet 2003;362:1733–45.

[67] Webster RG, Govorkova EA. Continuing challenges in influenza. Ann NY Acad Sci 2014;1323:115–39.

[68] Ortiz JR, Neuzil KM, Shay DK, Rue TC, Neradilek MB, Zhou H, et al. The burden of influenza-associated critical illness hospitalizations. Crit Care Med 2014;42(11):2325–32.

[69] Bermudez de Leon M, Penuelas-Urquides K, Aguado-Barrera ME, Curras-Tuala MJ, Escobedo-Guajardo BL, Gonzalez-Rios RN, et al. In vitro transcribed RNA molecules for the diagnosis of pandemic 2009 influenza A(H1N1) virus by real-time RT-PCR. J Virol Methods 2013;193:487–91.

[70] Ebell MH, Afonso AM, Gonzales R, Stein J, Genton B, Senn N. Development and validation of a clinical decision rule for the diagnosis of influenza. J Am Board Fam Med 2012;25:55–62.

[71] Xu F, Schwab C, Liang X, Weaver S, Li A, Sanborn MR, et al. Low Prevalence of non-subtype B HIV-1 strains in the Texas prisoner population. J Mol Genet 2010;2:41–4.

[72] Brennan CA, Stramer SL, Holzmayer V, Yamaguchi J, Foster GA, Notari EP, et al. Identification of human immunodeficiency virus type 1 non-B subtypes and antiretroviral drug-resistant strains in United States blood donors. Transfusion 2009; 49:125–33.

[73] Lin HH, Gaschen BK, Collie M, El-Fishaway M, Chen Z, Korber BT, et al. Genetic characterization of diverse HIV-1 strains in an immigrant population living in New York City. J Acquir Immune Defic Syndr 2006;41:399–404.

[74] Peeters M, Aghokeng AF, Delaporte E. Genetic diversity among human immunodeficiency virus-1 non-B subtypes in viral load and drug resistance assays. Clin Microbiol Infect 2010; 16:1525–31.

[75] Casabianca A, Orlandi C, Canovari B, Scotti M, Acetoso M, Valentini M, et al. A real time PCR platform for the simultaneous quantification of total and extrachromosomal HIV DNA forms in blood of HIV-1 infected patients. PLoS One 2014;9: e111919.

[76] de Goede AL, Vulto AG, Osterhaus AD, Gruters RA. Understanding HIV infection for the design of a therapeutic vaccine. Part I: Epidemiology and pathogenesis of HIV infection. Ann Pharm Fr 2014;73:87–99.

[77] Young SD. A "big data" approach to HIV epidemiology and prevention. Prev Med 2014;70C:17–18.

[78] Simmonds P, Bukh J, Combet C, Deleage G, Enomoto N, Feinstone S, et al. Consensus proposals for a unified system of nomenclature of hepatitis C virus genotypes. Hepatology 2005;42:962–73.

[79] Nainan OV, Alter MJ, Kruszon-Moran D, Gao FX, Xia G, McQuillan G, et al. Hepatitis C virus genotypes and viral concentrations in participants of a general population survey in the United States. Gastroenterology 2006;131:478–84.

[80] Rustgi VK. The epidemiology of hepatitis C infection in the United States. J Gastroenterol 2007;42:513–21.

[81] Clement CG, Yang Z, Mayne JC, Dong J. HCV genotype and subtype distribution of patient samples tested at University of Texas Medical Branch in Galveston, Texas. J Mol Genet 2010;2:36–40.

[82] Aherfi S, Solas C, Motte A, Moreau J, Borentain P, Mokhtari S, et al. Hepatitis C virus NS3 protease genotyping and drug concentration determination during triple therapy with telaprevir or boceprevir for chronic infection with genotype 1 viruses, southeastern France. J Med Virol 2014;86:1868–76.

[83] Campo DS, Skums P, Dimitrova Z, Vaughan G, Forbi JC, Teo CG, et al. Drug resistance of a viral population and its individual intrahost variants during the first 48 hours of therapy. Clin Pharmacol Ther 2014;95:627–35.

[84] Irving WL, Rupp D, McClure CP, Than LM, Titman A, Ball JK, et al. Development of a high-throughput pyrosequencing assay for monitoring temporal evolution and resistance associated variant emergence in the hepatitis C virus protease coding-region. Antivir Res 2014;110:52–9.

[85] Svarovskaia ES, Dvory-Sobol H, Parkin N, Hebner C, Gontcharova V, Martin R, et al. Infrequent development of resistance in genotype 1-6 hepatitis C virus-infected subjects treated with sofosbuvir in phase 2 and 3 clinical trials. Clin Infect Dis 2014;59:1666–74.

[86] Benitez AJ, Thurman KA, Diaz MH, Conklin L, Kendig NE, Winchell JM. Comparison of real-time PCR and a microimmunofluorescence serological assay for detection of *Chlamydophila pneumoniae* infection in an outbreak investigation. J Clin Microbiol 2012;50:151–3.

[87] Ravindranath BS, Krishnamurthy V, Krishna V, Sunil Kumar C. In silico synteny based comparative genomics approach for identification and characterization of novel therapeutic targets in *Chlamydophila pneumoniae*. Bioinformation 2013; 9:506–10.

[88] Fevery B, Susser S, Lenz O, Cloherty G, Perner D, Picchio G, et al. HCV RNA quantification with different assays: implications for protease-inhibitor-based response-guided therapy. Antivir Ther 2014;19:559–67.

[89] Quer J, Gregori J, Rodriguez-Frias F, Buti M, Madejon A, Perez-Del-Pulgar S, et al. High-resolution hepatitis C virus (HCV) subtyping, using NS5B deep sequencing and phylogeny, an alternative to current methods. J Clin Microbiol 2014;53:219–26.

[90] Klemenc J, Asad Ali S, Johnson M, Tollefson SJ, Talbot HK, Hartert TV, et al. Real-time reverse transcriptase PCR assay for improved detection of human metapneumovirus. J Clin Virol 2012;54:371–5.

[91] Roussy JF, Carbonneau J, Ouakki M, Papenburg J, Hamelin ME, De Serres G, et al. Human metapneumovirus viral load is an important risk factor for disease severity in young children. J Clin Virol 2014;60:133–40.

[92] Yang ZM, Morrison R, Oates C, Sarria J, Patel J, Habibi A, et al. HIV-1 genotypic resistance testing on low viral load specimens using the Abbott ViroSeq HIV-1 Genotyping System. LabMedicine 2008;39:671–3.

[93] Vollmer T, Knabbe C, Dreier J. Comparison of real-time PCR and antigen assays for detection of hepatitis E virus in blood donors. J Clin Microbiol 2014;52:2150–6.

[94] Aguero-Rosenfeld ME, Wormser GP. Lyme disease: diagnostic issues and controversies. Exp Rev Mol Diagn 2015;15:1–4.

[95] Killmaster LF, Loftis AD, Zemtsova GE, Levin ML. Detection of bacterial agents in *Amblyomma americanum* (Acari: Ixodidae) from Georgia, USA, and the use of a multiplex assay to differentiate *Ehrlichia chaffeensis* and *Ehrlichia ewingii*. J Med Entomol 2014;51:868–72.

[96] Olano J, Masters E, Hogrefe W, Walker DH. Human monocytotropic ehrlichiosis, Missouri. Emerg Infect Dis 2003;9:1579–86.

[97] Euler M, Wang Y, Heidenreich D, Patel P, Strohmeier O, Hakenberg S, et al. Development of a panel of recombinase polymerase amplification assays for detection of biothreat agents. J Clin Microbiol 2013;51:1110–17.

[98] Koehler JW, Hall AT, Rolfe PA, Honko AN, Palacios GF, Fair JN, et al. Development and evaluation of a panel of filovirus sequence capture probes for pathogen detection by next-generation sequencing. PLoS One 2014;9:e107007.

[99] Lindsay B, Pop M, Antonio M, Walker AW, Mai V, Ahmed D, et al. Survey of culture, goldengate assay, universal biosensor assay, and 16S rRNA gene sequencing as alternative methods of bacterial pathogen detection. J Clin Microbiol 2013;51:3263–9.

[100] Martinez MA, Soto-Del Rio MD, Gutierrez RM, Chiu CY, Greninger AL, Contreras JF, et al. DNA microarray for detection of gastrointestinal viruses. J Clin Microbiol 2014;53:136–45.

[101] Moore NE, Wang J, Hewitt J, Croucher D, Williamson DA, Paine S, et al. Metagenomic analysis of viruses in feces from unsolved outbreaks of gastroenteritis in humans. J Clin Microbiol 2014;53:15–21.

[102] Wei S, Zhao H, Xian Y, Hussain MA, Wu X. Multiplex PCR assays for the detection of *Vibrio alginolyticus*, *Vibrio parahaemolyticus*, *Vibrio vulnificus*, and *Vibrio cholerae* with an internal amplification control. Diagn Microbiol Infect Dis 2014;79:115–18.

[103] Cox MJ, Cookson WO, Moffatt MF. Sequencing the human microbiome in health and disease. Hum Mol Genet 2013;22: R88–94.

[104] Lecuit M, Eloit M. The human virome: new tools and concepts. Trends Microbiol 2013;21:510–15.

[105] Miller RR, Montoya V, Gardy JL, Patrick DM, Tang P. Metagenomics for pathogen detection in public health. Genome Med 2013;5:81.

[106] Padmanabhan R, Mishra AK, Raoult D, Fournier PE. Genomics and metagenomics in medical microbiology. J Microbiol Methods 2013;95:415–24.

[107] Field N, Cohen T, Struelens MJ, Palm D, Cookson B, Glynn JR, et al. Strengthening the Reporting of Molecular Epidemiology for Infectious Diseases (STROME-ID): an extension of the STROBE statement. Lancet Infect Dis 2014;14:341–52.

[108] Zhao J, Kang L, Hu R, Gao S, Xin W, Chen W, et al. Rapid oligonucleotide suspension array-based multiplex detection of bacterial pathogens. Foodborne Pathog Dis 2013;10:896–903.

第 三 部 分

遗传病的分子检测

16

无创性胎儿染色体非整倍体产前筛查

W. E. Highsmith[1,2], M. A. Allyse[3], K. S. Borowski[2,4] 和 M. J. Wick[2,4]

[1]Department of Laboratory Medicine and Pathology, Mayo Clinic School of Medicine, Rochester, MN, United States
[2]Department of Medical Genetics, Mayo Clinic School of Medicine, Rochester, MN, United States
[3]Department of Health Sciences Research, Mayo Clinic School of Medicine, Rochester, MN, United States
[4]Department of Obstetrics and Gynecology, Mayo Clinic School of Medicine, Rochester, MN, United States

前言

胎儿染色体非整倍性产前筛查始于 20 世纪 70 年代中期,研究发现母体血清甲胎蛋白(alpha-fetal protein, AFP)水平在胎儿发生神经管缺陷的情况下升高[1]。20 世纪 80 年代,研究表明血清 AFP 的降低和唐氏综合征之间存在联系,但是该试验的灵敏度较低,在 5% 筛选阳性(或假阳性)率下灵敏度约为 21%[2]。然而,产妇年龄的归因风险和由妊娠中期血清 AFP 定义的风险被证明是独立的,因而可以组合以计算妊娠的唐氏综合征的净风险。在恒定的 cut-off 值条件下,年龄和血清标记物组合的检出率比任一指标单独使用更高[3]。

在接下来的十年中,多种生物标志物被发现并应用于妊娠中期唐氏筛查进行评估。在本文撰写的同期,标准妊娠中期血清学唐氏筛查,即所谓的四联检——检测①血清 AFP;②游离 βhCG;③游离雌三醇;④抑制素 A 已得到应用。FASTER 试验是唐氏综合征筛查的多中心合作试验,已检测超过 35 000 例单胎怀孕,发现四联检在 5% 的假阳性条件下灵敏度为 83%[4]。最近一期的回顾试验见参考文献[5]。

唐氏综合征(世界卫生组织在 20 世纪 60 年代提出的命名,以取代种族偏见术语"蒙古人种型")的原始描述由 Langston Down 在 1866 年记录,Down 博士指出,除了其他功能障碍,唐氏综合征个体的皮肤"……像一件过大的衣服披在身上……"[6]。

20 世纪 90 年代,研究指出这可能是部分由于胎儿体液的累积和胎儿颈后部水肿导致,通过超声成像观察表现为颈后透明带(nuchal translucency, NT)增厚[7]。NT 增厚已被证实是胎儿 21- 三体综合征(T21,唐氏综合征)的敏感指标。然而,它并非唐氏综合征的特异性指标。许多胎儿畸形和遗传病中 NT 值也有增加,如特纳综合征、心脏缺陷和积液。通过测量 NT 值检测唐氏综合征的最佳孕周在 11~14 周,因此可将超声 NT 值与已证明可应用于孕早期筛查的生物标记物联合检测,如四联检。在四联检的四个生物标记物中,只有游离 β-hCG 与妊娠早期的唐氏综合征风险相关。然而,另外的生物标记物,妊娠相关血浆蛋白 A(pregnancy-associated plasma protein A, PAPP-A)也与妊娠早期的唐氏综合征相关。在撰写本文时,标准的妊娠早期唐氏综合征筛查由早期血清学筛查(游离 β-hCG 和 PAPP-A)与 NT 值测量(需要在具有经验丰富的超声医生的机构开展)组成[7]。

多中心合作 FASTER 试验被设计用于检验各种不同指标组合的妊娠早期及中期唐氏综合征筛查,并为每一种检测方法提供来自大人群的前瞻性试验数据。该研究的结论是进行血清学标记物检测——进行妊娠早期和妊娠中期血清学标记物检测并联合超声检查,对唐氏综合征的检测可达到 95%~97% 的特异性(3%~5% 假阳性),90%~95% 的灵敏度。因此,这些标记物为唐氏综合征筛查提供了非常好的方法,但仍有改进的余地[4]。

应该注意的是所有的这些检测形式的灵敏度

可通过降低阳性结果的阈值来提高,但是高风险案例中绝大多数在后续的羊水穿刺或绒毛膜活检(chorionic villus sampling, CVS)中可能为阴性结果。5%cut-off值是保持筛查的灵敏度和进行适当的遗传咨询并选择侵入性产前诊断的孕妇数量之间的一个普遍认可的折中结果。

分子靶标:利用血浆核苷酸进行检测的方法

1997年,Lo等证实了母血循环中胎盘DNA的存在[8]。他们马上意识到这一发现在产前诊断中的应用潜力。香港中文大学卢煜明的实验室以及许多研究者开始集中致力于该领域资源的挖掘。

随着两个月后两篇里程碑式的论文发表在期刊《美国国家科学院学报》(*Proceedings of the National Academy of Sciences*)上,循环游离胎儿DNA(cell-free fetal DNA, cffDNA)应用于唐氏综合征产前检测得以实现。其中一篇论文由斯坦福大学Quake实验室Fan等于2008年10月21日发表[9];另一篇由Lo实验室及Sequenom公司的Chui等于2008年12月23日发表[10]。两项研究都采用类似的方法——鸟枪法大规模平行测序[massively parallel sequencing, MPS;通常也称为下一代测序(next-generation sequencing, NGS)]对从孕妇血浆中分离到的DNA进行检测。两个研究都对来自血浆的未经筛选的DNA片段进行测序并将测定的序列与人类基因组中的特定基因座比对。比对后,每个染色体中测定的序列数被单独地计数,每个染色体计数与总染色体计数的比率将会被计算出来。如果孕妇携带一个整倍体胎儿,每两个染色体上被测定的序列数间比率相同,则每个染色体上的被测定的序列数与非妊娠妇女的血浆DNA甚至是基因组DNA的总测定的序列数间的比率相同。然而,如果带有一个额外的21号染色体拷贝,所记录到的21号染色体的实际采样数将会比正常情况高。两个团队都通过计算Z值定量21号染色体的实际采样数与总数的比率。两个团队都发现该方法的误差是每个染色体GC含量的函数,而21号染色体检测的误差是最小的[9,10]。两个团队都求助于私营企业将他们的研究发现商业化。斯坦福团队将其知识产权授权给一家新的初创公司——Verinata(后来被Illumina公司收购)。Illumina公司的检测被称为Verify检测。中国香港团队授权他们的知识产权给一家称为Sequenom的公开上市公司。Sequenom

的检测被称为MaterniT21检测。

另外两家公司开发了利用MPS技术检测来自母体循环cffDNA的技术。Ariosa公司(其前身是Aria公司)推出了一个检测,称为Harmony产前检测。不同于Verify和MaterniT21检测,Ariosa公司应用了一个捕获步骤并对经过大幅度富集的来自13号染色体、18号染色体和21号染色体的DNA片段进行测序。Natera公司,硅谷的一家此前着重于植入前诊断的公司,也在其检测目录中增加了一个产前非整倍体检测——Panorama检测。Panorama检测的不同之处在于它同时分析染色体13, 18, 21, X和Y上的几千个靶向的单核苷酸多态性(single-nucleotide polymorphisms, SNP)并使用专有算法来鉴定非整倍体性和拷贝数变异。

正如人们所预料,在一个全新的、具有获利潜力的领域,这几个年轻却又使用着相似方法的公司之间立刻产生了知识产权侵权纠纷。讨论知识产权和当前的专利诉讼局面超出了本章的阐述范围,也远远超出了作者的专业知识范围。在撰写本文期间,Illumina公司和Sequenom公司已经解决了他们悬而未决的诉讼并整合了他们的知识产权投资。Ariosa公司和Natera公司之间的诉讼还在继续。此外,这四大公司已开始积极地打响授权战,允许其他检测公司对其主要产品变更商用名称并布局市场。例如LabCorp公司推出了一个称为InformaSeq的检测,而Counsyl公司(一家孕前筛查公司)提供不同版本的Verify检测。虽然现在国际上还有许多公司提供基于MPS测序的胎儿非整倍体性产前筛查,但以下讨论将集中在设立于美国的四家公司。

分子技术与临床应用:四个商业实验室所采用的四种不同方法

Sequenom公司

Sequenom公司(圣地亚哥,加州)是美国第一个推出基于MPS的唐氏综合征检测的商业实体。Sequenom公司(以及其他三家美国公司)在一系列经过同行审议的学术出版刊物上为其检测的性能提供了大量的验证。初步试验的人群包括了480名高风险妇女(高风险通常定义为:血清学筛查阳性,孕妇年龄大于35岁,具有超声指征或唐氏综合征妊娠史)。在去除血浆体积不足、处理错误或具有质量控制问题的样品后,Sequenom 公司共分析了 449 个样品。所有病例都已行羊膜腔穿刺核型分析诊断。其中 40 个样本通过 MPS 检测为 T21 阳性,这 40 个样本中的 39 个通过核型分析得到证实。另 1 个样本核型分析显示为整倍体(假阳性)。其余 409 个样品 MPS 检测结果为正常,无假阴性。计算得到灵敏度为 100%,特异性为 99.7%,显示了基于血浆 DNA 的检测相对于血清学及超声筛查具有巨大的改进[11]。该研究发表不久后,一个更大的,对 212 个唐氏综合征病例和 1 484 例整倍体病例的研究被报道。该检测的灵敏度和特异性分别为 98.6% 和 99.8%[12]。该实验组成员通过挖掘测序数据表明 MPS 方法检测用于 13 号染色体三体(T13,Patau 综合征)和 18 号染色体三体(T18,Edwards 综合征)是可靠的,检测 T13(n=12)的灵敏度和特异性分别为 91.7% 和 99%,检测 T18(n=59)的灵敏度和特异性分别为 100% 和 99.7%[13]。这些结果证实了之前由 Fan 等[9]及 Lo 实验室[14]报道的 MPS 利用血浆游离 DNA 检测 T13 和 T18 的适用性。于是商业检测——MaterniT21 的适用范围扩展到上述三个染色体的三体。此后不久,Sequenom 公司证明多胎妊娠中仍可检测出三体[15]。Sequenom 公司通过使用改进的方法学(其特点是使用自动设备进行样品制备、更高水平的 MPS 测序)及已改进的生物信息学分析,在 1 587(盲法)和 1 269(未盲)样品的队列中,对上述 3 个染色体的三体检测达到 100% 的灵敏度且假阳性率小于 0.1%[16]。最后,2013 年,Sequenom 公司增加了性染色体非整倍体(sex chromosome aneuploidies, SCA)[17]的检测。

另一次国际合作试验对检测方法的性能进行研究,该试验包括 137 个 T21 胎儿,39 个 T18 胎儿,16 个 T13 胎儿和 15 个 SCA 胎儿。试验结果表明该方法检测 T21 的灵敏度为 100%,特异性为 99.9%,T18 的灵敏度和特异性分别为 92.3% 和 100%,T13 的灵敏度和特异性分别为 87.5% 和 100%,共检出了 15 例 SCA 病例。然而,对于 45,X,有 11 个假阳性结果。该文报道的所有妊娠都是单胎,分析前已通过羊膜穿刺术排除了 54 例复杂核型病例[18]。

Illumina 公司(其前身为 Verinata Health 公司)

Verinata Health 公司的研究人员深化了 Fan 等[9]的工作,并发表了关于优化数据分析策略的概念验证论文。该分析策略对目标染色体(13,18,21,X 和 Y)的计数进行标准化:不是对应于基因组染色体的总计数而是对于在测序过程中与目标染色体测序匹配效率高的特定染色体的计数。本策略降低了该方法的不确定性,并可检测 5 个染色体的非整倍性(3,18,21,X 和 Y)。在进行了一组共计 71 个样品(含 26 个非整倍体)的试点性检测后,该研究小组在一组共计 48 个样品(含 27 个非整倍体)的检测中验证他们的方法。其中 21 三体(n=13),18 三体(n=8)都被正确识别出来,但仅有的一个 13 三体未被检测出来并产生了一个“无法出具结果(no-call)”的结果。三个 45,X 病例中的两个被成功检出,而另一个是“无法出具结果(no-call)”[19]。

为了进一步描述 MPS 方法,Verinata 公司资助了一项前瞻性、多中心、双盲、嵌套式的病例对照分析研究。2010 年 6 月至 2011 年 8 月,MELISSA 试验(MatErnal bLood IS Source to Accurately diagnose fetal aneuploidy)招募接受过侵入性核型分析检测并至少具有以下高风险标准之一的妇女:①年龄 38 岁或以上;②唐氏综合征血清学筛查阳性和(或)超声筛查高风险;③超声指标提示非整倍体;④非整倍体妊娠史。该研究从共计 2 882 位妇女采集血液样品。2 625 个样本入选分析,其中 221 个有异常核型,按原定的统计分析计划,挑选其中 534 个样本进行测序(其中两个样本由于样本跟踪错误被剔除)。测序后,每个样品按 6 个方面进行分析:染色体非整倍体 13、18 和 21;胎儿性别——男性或女性;单体 X。生物信息学分析如 Sehnert 等[20]所述,区别之处在于使用了新的标准化染色体分析策略(由于本大型研究中使用了不同的设备)及由多中心汇集的更大的样本量[20]。在 89 个非嵌合型 T21 核型中,MPS 方法 100% 检出,在 404 个非 21 三体样本中无假阳性。有趣的是,全部三个嵌合型 T21 病例也被确认为 T21。研究中共有 7 个样品无法出具结果。至于 T18,所有 37 例阳性都被检出,但有 5 例非 T18 样品无法出具结果,在 461 个非 T18 样品中有一个假阳性。14 个 T13 病例中的 11 例被检出,488 个非 T13 样品出现三个假阳性(2 个样品无法出具结果)。433 个样本中,除了 2 个由男性被误认为女性或女性被误认为男性,其他的都被正确辨认性别。20 例 Turner 综合征中有 15 例被正确识别,417 例正常性染色体核型的病例中有一例 45XO 假阳性。在针对单体 X 的分析中有 49 例无法出具结果[21]。

Bianchi 等[21]注意到该方法对识别 13,18,21

染色体非整倍体、胎儿性别和单体 X 的灵敏度和特异性非常高但是仍不完美，并强调他们的检测是一种筛查，而不是诊断。同时，他们注意到这种技术可能会减少因目前所使用的血清学筛查和超声标志物的特异性太低所导致的侵入性检查的数量。他们还强调需谨慎将这些结果推广到低风险孕妇，建议在检测前进行详细的遗传咨询。有必要指出，这项研究排除了多胎妊娠，且在进行 MPS 前已排除复杂核型。这些核型中包括一些平衡和不平衡易位，其他染色体的三体（16 和 22）和三倍体。这些观测结果突出了如下事实：该检测虽然非常强大且有用，但血浆 DNA 筛查不会取代或淘汰侵入性检测[21]。

在后续研究中，Bianchi 和同事分别报告了 MELISSA 中一组在超声下发现有先天性囊肿状水瘤的 113 个病例的研究结果。作者证实了 MPS 在这组病例中有很高的灵敏度和特异性，30 个 T21 核型病例中的 29 个被检出，21 例特纳综合征（45 例，X）中 20 例被检出。而 44 例在侵入性产前检测中被确认无核型异常的病例没出现假阳性。总体而言，先天性囊肿状水瘤病例的染色体异常率为 61%，这符合以往的文献报道[22]。

基于 MELISSA 研究的结果，Verinata 公司于 2012 年 2 月推出了自己版本的 MPS 游离 DNA 非整倍体检测。2013 年，该实验室发表了其近 6 000 个临床检测的概要。检出非整倍体共 284 例，其中跟踪并经过核型分析确认的有 77 例。送检的样品的非整倍体比例为 4.8%，这非常接近在 MELISSA 研究中观察到的结果，表明检测适用于高危人群，比如在 MELISSA 研究中，高危人群的阳性率（30%）远远高于一般人群的阳性率。然而，本次的阳性率大约是 MELISSA 试验中阳性率的一半。Verinata 公司在定义三倍性高风险和低风险的染色体计数比率之间包括了一个未分类区间。在随访研究中，我们跟踪了 170 个带有单个未分类染色体的案例。有趣的是，51% 的未分类病例有不寻常的病史或不良结果，包括双胎死亡、三倍体假阴性、妊娠丢失、严重的超声畸形。这表明未分类情况可能也包含有用的信息[23]。

为了响应在一般的产科实践中（而不是仅仅针对高风险妇女）证明 MPS 检测性能的要求以及出版刊物关于 MPS 用于非美国人群的证据的需求，Illumina 公司建立了第二个前瞻性、双盲的多中心研究——多倍体风险评估比较（Comparison of Aneuploidy Risk Evaluations，CARE）研究。CARE

研究的目的是将 MPS 检测在一般的低风险人群及常规妇产科应用的运行特性与标准的早期血清学唐氏综合征筛查、中期血清学唐氏综合征筛查及超声检测进行比较。如果孕妇已经完成了早期血清学唐氏综合征筛查或中期血清学唐氏综合征筛查，研究的实验设计允许孕晚期采集 cffDNA 样品。在共计 1 914 个合格样品中，有 544 个来自妊娠晚期。传统的唐氏筛查和 MPS 方法都检出了所有的 T21（n=5），T18（n=2）和 T13（n=1），灵敏度和阴性预测在（negative predictive value，NPV）皆为 100%。但是，MPS 检测具有更好的特异性：MPS 组有 6 例 T21 假阳性，但传统的唐氏筛查为 69 例（0.3% vs 3.6%），因此，MPS 检测的阳性预测值（positive predictive value，PPV）为 45% 而常规筛查仅为 4%。在检测 T13 和 18 时两种方法学的表现也类似。作者们得出结论，MPS 检测在低风险人群的性能与之前众多在高风险人群的研究中所见是等同的。他们也注意到，10 倍增长的阳性预测值将使理论上可能导致侵入性检测的量下降接近 90%。该研究对血浆游离 DNA 检测的总结为："……优先考虑作为胎儿染色体非整倍性的首选检测方法……"[24]。

Ariosa Diagnostics 公司（其前身是 Aria Diagnostics 公司）

Sequenom 公司和 Illumina 公司提供的 MPS 检测存在一些差异，主要在于他们的生物信息学分析有所不同，但他们都采取类似的总体方法——提取血浆的总游离 DNA，构建文库，在无需对基因组特定的靶向区段进行锚定的情况下进行测序。相比之下，Aria Diagnostics 公司的研究人员在一篇概念验证文献中指出，其检测方法特异性靶向了 18 和 21 号染色体。他们概述的方法被称之为选定区段的数字分析法（digital analysis of selected regions，DANSR）。在该方法中，每个染色体上有 384 个区域，每个区域被各自指向一组寡核苷酸探针。每组探针由三部分组成——两个外部和一个中间探针，被设计成与目标区段头尾相接进行杂交。杂交后，使用 DNA 连接酶使其与基因组序列特异性结合的探针连接在一起。因两个外部寡核苷酸连接了通用 PCR 引物序列（它们中的一个额外标记有多重索引标签），所以可以通过 PCR 扩增连接混合物，同时添加 Illumina 公司的测序标签。然后将混合物在 Illumina 公司的测序仪上进行测序，如 HiSeq 2000。在这种方法中，如果孕妇怀有具有 18 三体或 21 三体的胎儿,计数的比率将被扰动,并且变化的量级可通过 Z 值统计分析得到测定。

在原理验证实验中,Aria 公司的研究者评估了来自 289 个孕妇的样品。所有 39 例 T21 和 7 例 T18 病例都被检出。虽然精度随测序深度的增加(即减少同一个测序反应的样品个数)而增加,但在超过某个特定测序深度后这个效果将非常小(共计 420 000)。作者指出,在同一个测序反应中检测多达 96 个样品是可行的[25]。在后续文章中,Aria 公司的科学家收录了 18 和 21 染色体上的生物多态性位点,用于计算总游离 DNA 中胎儿 DNA 的比例(胎儿分数)。胎儿分数是一个重要的参数,因为所有 MPS 检测方法的准确性随着胎儿分数而变化。论文作者介绍了一种新颖的分析算法,命名为"经胎儿分数优化的三体性风险评估(fetal-fraction optimized risk of trisomy evaluation, FORTE)",其包括胎儿分数并输出胎儿患 T18 或 T21 的概率。该公司进行了一系列病例分析,包括 250 个正常病例,72 个 T21 病例和 16 个 T18 病例。这些病例全部通过侵入性手术和核型分析确认,被分为探究组和验证组。使用优化后的 FORTE 算法,探究组中所有的三体病例和验证组中的正常病例都被正确检出。作者意到这种方法允许组合多个参数,如胎儿分数和母体年龄,用于计算胎儿三体性或非整倍体性的最终概率。他们还强调高度多重测序的较强能力导致该方法成本显著低于鸟枪法测序[26]。

为了进一步验证他们的检测方法,Ariosa 公司资助了一个前瞻性的国际性多中心双盲队列研究——无创染色体评估(noninvasive chromosomal evaluation, NICE)研究。4 002 份样品来自各种因素将选择行侵入性检测的孕妇。在留下约 400 个样品用于检测方法的后续开发及排除不合格样品后,3 080 个经过 DANSR-FORTE 分析/核型分析的样品被纳入分析。

共计 81 例 T21 病例皆被检出,在 2 888 例核型分析结果为正常的样品中有一例假阳性。38 个 T18 样品有 37 个被检出,但 2 888 个正常样品中有 2 个 T18 假阳性。对于其中大部分样品,在概率上与三体样品有 100 000 倍以上的差异。其中 17 例样品(占总数的 0.5%)获得中间风险评分。但是,这些病例通常足够典型,足以区分高风险/低风险。然而,NICE 研究的作者最终回到了同行在其他验证研究中提出的主题,注意到在该研究中通过核型分析发现的几乎 40% 的核型异常案例都带有 T18

或 T21 以外的畸形。他们重申染色体非整倍体的 cffDNA 分析是一项筛查,而不是侵入性产前检测和核型分析或染色体微阵列检测的替代检测[27]。

后续研究将这种方法的适用范围扩展到 13 号染色体,随后扩展到性染色体 X 和 Y[28,29]。然而,这些作者们也提出了该方法在区分性染色体非整倍性(SCA)上遇到重要的生物学困难。

Natera 公司

Natera 公司使用不同的方法进行非整倍体检测。到目前为止讨论的所有方法都涉及对定位到特定的染色体上的 MPS 被测序列(reads)的计数并利用从某个或多个不同染色体所观察到的计数的比率对结果进行判断。但正如 Zimmermann 等[30]在概念验证论文中所述,Natera 公司利用 MPS 进行测序,并从一组 11 000 个多重 PCR 产物中获得血浆 DNA 的母系和父系基因型,其每个 PCR 产物都跨越了研究透彻的 SNP 基因座。在测序、校准及 SNP 分析后,Natera 公司的方法学使用专有的算法进行分析,称为 Parental Support。此算法使用父母基因型的信息,随后这些信息用于计算在不同胎儿分数情况下的理论上母血和胎儿基因型,以判断感兴趣的每个染色体是否单体、双体或三体。随后将每一个这些基因型或"预测结果"与 cffDNA 实际观察到的结果进行对比,并选择具有最大似然性的"预测结果"作为样品的拷贝数及胎儿分数。重要的是,Parental Support 算法通过比较等位基因实际上的分布并计算其与预测结果的似然性可确定其预测的准确性。在这项研究中,共 166 个样品接受检验,包括 11 个 T21 样品,3 个 T18 样品,2 个 T13 样品,一个 45,X 样品,两个 47,XXY 样品,57 正常女性胎儿及 69 正常男性胎儿。其中 21 个样品没有通过严格质量控制指标,剩余的 145 个样品检测了五个不同的染色体:13, 18, 21, X 和 Y,产生了总计 725 个结果。所有结果都是正确的,灵敏度和特异性为 100%[30]。作者的结论为 Parental Support 算法是一个有前途的胎儿非整倍体产前检测方法。但是,他们也注意到胎盘嵌合是一个可混淆任何基于 cffDNA 方法的结果的基本生物问题。此外,作者评论说,他们的无法出具报告率比较高,达到了 12.6%。但是,这些无法出具报告是因为样品没有通过质量控制指标,如 DNA 质量或浓度没有达标。明显地,没有任何 DNA 含量或胎儿 DNA 片段足够多的样品出现无法出具结果的情况。也有其他一些研究针对不同方法用于质量不足的样品的检测效果进行评估的研究。

Parental Support 算法的一个改进版本被发表在期刊上,被称为 NATUS(next-generation sequencing aneuploidy test using SNPs,基于 SNP 的下一代高通量测序非整倍体检测)。该论文专注于检测最罕见的常染色体三体——T13。新算法表现完美,识别了所有 17 个 T13 病例和 51 个年龄匹配的对照[31]。2013 年,Nicolaides 等[32]对 NATUS 算法进行了额外的有效性研究。样品来自 242 名计划行侵入性产前诊断的孕妇,而多重 SNP 的位点数目从 11 000 增加至 19 488。NATUS 算法检出了 T13,T18,T21 和 45,X 的所有病例,且无假阳性。所有病例的胎儿性别都得到正确辨认。本系列包括一例三倍体被正确检出,双胎及三胎的复等位基因也被正确检出。后续的超声检测确认,该检测也成功诊断了一例单胎的 69,XXX 染色体异常病例。基于 SNP 的方法是目前唯一可靠地通过 cffDNA 检测三倍体的方法。有趣的是,虽然检测无法识别复杂核型(n=5),但目标染色体的拷贝数也可正确检出,并未受到干扰[32]。

Natera 公司的进一步研究包括样品来自已生育过一个非整倍体儿的非高风险孕妇。这项研究约收集了 1 064 个样本,大约一半来自高风险和一半来自低风险孕妇。正如以往的研究所述,检测 T21(n=58)和 T13(n=12)的灵敏度和特异性皆为 100%。但是,NATUS 方法在 T18 和单体 X 上各有一个假阳性和一个假阴性。T18 假阴性被证实是由于胎盘嵌合体所致。虽然非高危组的非整倍体胎儿的数量显著低于高危组,但全部 5 例非整倍体(1 T21, 2 T13, 2 45, X)都被正确检出,研究者得出结论:该方法的灵敏度和特异性在两个组中是相同的[33]。

在接收了 31 030 个无创性染色体非整倍体产前检查(noninvasive prenatal testing, NIPT)的临床样品后,Natera 公司发表了其临床实践验证结果。其中,1 966 个样品 QC 未通过,另 28 739 个获得了结果。约 38% 的样品来自外部合作实验室,因此这部分无法临床追踪或进行核型信息验证。大约 18 000 个样品可用于临床随访。其中检出 356 例非整倍性结果,222 例结果经过侵入性检验验证(验证比例 62.4%;主要因部分侵入性检查被拒绝,或自发性胎儿死亡或选择性终止妊娠)。在 222 例已验证结果中,184(83%)例是真阳性而 38(18%)例是假阳性。T21 和 T18 的阳性预测值(PPV)非常高,分别是 T21(91%)和 T18(93%),但 T13(38%)和单体 X 较低(50%)。因而临床实际样品的报道显示该检验的性能较之前的验证研究结果有所下降。然而,NATUS 技术显著优于目前的血清学筛查和超声检测,其和其他的通过染色体计数的检测方法是同一水平的[34]。

在本研究中观察到许多有趣的结果。例如,大约 30% 的病例包括父系样品。父系样品有助于降低样品的 QC 未通过率。正如其他研究所指出的,作者亦观察到胎儿分数与母体的身体质量指数成反比而与孕周成正比。

检测的局限性

非侵入性 cffDNA 产前检测的局限性主要表现为:这是一个针对特定非整倍性疾病的筛查而不是最终的或诊断性的检测。因此,术语非侵入性产前筛查(noninvasive prenatal screening, NIPS)优于曾用术语 NIPT(非侵入性产前检测)。

其他局限性与以下事实相关:母血中的循环胎儿游离 DNA 实际上是用词不当。母血中的妊娠衍生 DNA 主要是胎盘 DNA[8]。因此,临床灵敏度有一个理论上的限制来自人群的胎盘嵌合体(confined placental mosaicism, CPM)频率,这种情况下胎儿和胎盘具有不同的核型。CVS(绒毛膜活检)是一个侵入性的检测,可直接从胎盘取样。一篇关于 CVS 的综述揭示了单个染色体三体的 CPM 人群预期水平。一个对欧洲 1986 年至 1994 年间 90 000 多例 CVS 病例的回顾性研究显示胎盘嵌合体或胎盘与胎儿核型结果不一致的共有 1 415 例(1.5%)。其中,大约一半(0.75%)具有嵌合性或某个染色体与胎儿的结果不一致。研究对其中 192 例进行了多方面的评估,包括核型分析,发现胎儿和胎盘上至少有三种不同的细胞类型,22% 涉及染色体 13, 18 或 21[35]。从而,cffDNA 筛查中的 CMP 最低预期水平大约为 0.16%(0.75% × 22%),其可能导致假阳性或假阴性结果。由于本文所描述的所有 NIPS 方法都是检测循环胎盘 DNA,这个数字(0.16%)很可能代表了该方法的灵敏度和特异性一个无法逾越的局限。因此,关于该方法灵敏度和特异性大于 99.9% 的主张不太可能是正确的。

诚然,一个灵敏度和特异性皆为 99% 的检测是非常好的。然而,真正更有用的指标是 PPV 或 NPV(两者各自都是特异性和灵敏度的函数,并且需考虑实际发病率）。在上下文中所提到的染色体三体综合征中，13，18 和 21 的发病率差异非常大。例如，在 CARE 研究中，NGS 方法检测 T21 和 T18 的灵敏度为 100%，得到 NPV 值为 100%。但是，T21 和 T18 都有假阳性，导致 PPV 分别为 45.5% 和 40.0%[24]。Natera 公司的研究发现其方法对 T18 有比 CARE 研究更好的 PPV，但对于 T13 的 PPV 非常相似[34]。这些结果强调了 NIPS 是一项筛查检测，后续的诊断性检测是必不可少的，更重要的是在检测前后需进行适当的遗传咨询。

cffDNA 筛选的假阳性问题在同行评议的文献中已有报道。通常，这些都是病例报告[36]或来自一两个合作机构的小规模报道[37]。在写作的时候，最大规模的 cffDNA 筛查结果与核型分析或染色体微阵列不一致报道是一个包含 109 例病例的报告，由 Quest Diagnostics 公司的商业实验室做出。在国家遗传学会议上的平台演示[38,39]促使 Quest 公司的研究人员审查了 109 例连续的经确认的 NIPS 假阳性结果。这个报告的优点是汇集了来自所有提供 NIPS 检测的四个商业实验室的病例。该文报道，所有提供者的总体阳性率如下：T21 为 93%（T21，38/41 NIPS 阳性），T18 为 64%（16/25），T13 为 44%（7/16），SCA 仅为 38%。与 NIPS 不一致的结果包括：21 染色体单体，16 染色体三体，三倍体和 22q11.2 微缺失综合征。有趣的是，只有一个不一致病例是由于胎儿低水平嵌合，而限制性胎盘嵌合体仅在两个病例中被发现。造成大多数假阳性结果的原因尚不明确。作者注意到，观测到的真阳性率与之前预测的阳性率很接近，该预测基于检测的 99.9% 灵敏度和特异性及 38 岁人群中的三体儿发病率。观测到 T21 的真阳性率为 93%，而预测的为 84%（基于新生儿中唐氏综合征的发生率 1 : 185）可能是因为血清学唐氏综合征筛查预先的筛选所导致的。作者强调，教育检测提供者注重灵敏度 / 特异性与结果的预测值之间的差异是非常关键的。灵敏度和特异性常用于分析检测的性能，而预测值显著地受发病率影响。他们说许多医生期望检测的假阳性率更低，低于 1%，而灵敏度大于 99%。然而，这不是如 T13 和 T18 这样的罕见疾病所能具有的情况[40]。

总结与展望

利用母血循环 cffDNA 的产前筛查领域正在迅

速演变。虽然难以估计美国现今的检测量，但保守估计每年在 20 万以上。另外，基于 cffDNA 检测的疾病类型正在增加。目前筛查的内容不仅仅包括常见的染色体三体疾病，如 T13，T18 和 T21，也纳入了罕见的染色体三体疾病，如 T16 和 T22。此外，性染色体的拷贝数变异（Klienfelter 和 Turner 综合征，相关突变）现在常规地包括在 NIPS 结果中，染色体微缺失，如导致迪格奥尔格（DiGeorge）综合征，Wolf-Hirschhorn 综合征和猫叫（Cri-du-chat）综合征的微缺失也包括在内。检测提供者及病人如何对越来越多的检测产品作出反应，对于越来越多的罕见疾病检测的预测价值是否能被正确的解读及理解仍有待观察。其他有待观察的还有随着无创染色体产前基因检测额外增加的检测内容是否会导致为了验证越来越多的无创染色体产前基因检测的阳性结果，使得侵入性产前检测（CVS 和羊膜穿刺）数量有一个矛盾性的增长。

这是目前（本文撰写时）极少数（假如不是唯一的话）由仅仅（或几乎仅仅）提供这唯一一种检测的商业实验室所提供的，却广泛应用于临床的检测。当检测内容快速增加至不仅包括唐氏综合征及常见染色体三倍体时，企业广告针对检测的灵敏度和特异性大力宣传而不注重更有相关性的预测值，是一个有待解决的问题。这个迅速的扩张让人联想到在囊性纤维化携带者基因突变筛查中关于海量突变位点的军备竞赛[41]。

此时此刻可以明确的是，NIPS 方法在筛查唐氏综合征上是优于传统的血清学筛查和超声检测的，虽然就其本身而言，它带来了关于检测前遗传咨询的重要性与日益繁忙的临床现实间至关重要的道德考量。但毫无疑问的是，如果 NIPS 检测的价格对于血清学筛查而言具有竞争力，基于血浆 DNA 的这个筛查方法非常可能取代原有的血清学唐氏综合征筛查。

（温蕴洁　张颖　译，唐波　校）

参考文献

[1] Macri JN, Weiss RR, Tillitt R, Balsam D, Elligers KW. Prenatal diagnosis of neural tube defects. JAMA 1976;236:1251−4.

[2] Cuckle HS, Wald NJ, Lindenbaum RH. Maternal serum alpha-fetoprotein measurement: a screening test for Down syndrome. Lancet 1984;1:926−9.

[3] Hershey DW, Crandall BF, Perdue S. Combining maternal age and serum alpha-fetoprotein to predict the risk of Down syndrome. Obstet Gynecol 1986;68:177−80.

[4] Malone FD, Canick JA, Ball RH, Nyberg DA, Comstock CH, Bukowski R, et al. First-trimester or second-trimester screening, or both, for Down's syndrome. N Engl J Med 2005;353:2001−11.

[5] Chasen ST. Maternal serum analyte screening for fetal aneuploidy. Clin Obstet Gynecol 2014;57:182-8.

[6] Dunn PM. Dr Langdon Down (1828-1896) and 'mongolism'. Arch Dis Child 1991;66:827-8.

[7] Nicolaides KH. Screening for fetal aneuploidies at 11 to 13 weeks. Prenat Diagn 2011;31:7-15.

[8] Lo YM, Corbetta N, Chamberlain PF, Rai V, Sargent IL, Redman CW, et al. Presence of fetal DNA in maternal plasma and serum. Lancet 1997;350:485-7.

[9] Fan HC, Blumenfeld YJ, Chitkara U, Hudgins L, Quake SR. Noninvasive diagnosis of fetal aneuploidy by shotgun sequencing DNA from maternal blood. Proc Natl Acad Sci USA 2008;105:16266-71.

[10] Chiu RW, Chan KC, Gao Y, Lau VY, Zheng W, Leung TY, et al. Noninvasive prenatal diagnosis of fetal chromosomal aneuploidy by massively parallel genomic sequencing of DNA in maternal plasma. Proc Natl Acad Sci USA 2008;105:20458-63.

[11] Ehrich M, Deciu C, Zwiefelhofer T, Tynan JA, Cagasan L, Tim R, et al. Noninvasive detection of fetal trisomy 21 by sequencing of DNA in maternal blood: a study in a clinical setting. Am J Obstet Gynecol 2011;204:e1-e11, 205.

[12] Palomaki GE, Kloza EM, Lambert-Messerlian GM, Haddow JE, Neveux LM, Ehrich M, et al. DNA sequencing of maternal plasma to detect Down syndrome: an international clinical validation study. Genet Med 2011;13:913-20.

[13] Palomaki GE, Deciu C, Kloza EM, Lambert-Messerlian GM, Haddow JE, Neveux LM, et al. DNA sequencing of maternal plasma reliably identifies trisomy 18 and trisomy 13 as well as Down syndrome: an international collaborative study. Genet Med 2012;14:296-305.

[14] Chen EZ, Chiu RW, Sun H, Akolekar R, Chan KC, Leung TY, et al. Noninvasive prenatal diagnosis of fetal trisomy 18 and trisomy 13 by maternal plasma DNA sequencing. PLoS One 2011;6:e21791.

[15] Canick JA, Kloza EM, Lambert-Messerlian GM, Haddow JE, Ehrich M, van den Boom D, et al. DNA sequencing of maternal plasma to identify Down syndrome and other trisomies in multiple gestations. Prenat Diagn 2012;32:730-4.

[16] Jensen TJ, Zwiefelhofer T, Tim RC, Dzakula Z, Kim SK, Mazloom AR, et al. High-throughput massively parallel sequencing for fetal aneuploidy detection from maternal plasma. PLoS One 2013;8:e57381.

[17] Mazloom AR, Dzakula Z, Oeth P, Wang H, Jensen T, Tynan J, et al. Noninvasive prenatal detection of sex chromosomal aneuploidies by sequencing circulating cell-free DNA from maternal plasma. Prenat Diagn 2013;33:591-7.

[18] Porreco RP, Garite TJ, Maurel K, Marusiak B, Ehrich M, van den Boom D, et al. Noninvasive prenatal screening for fetal trisomies 21, 18, 13 and the common sex chromosome aneuploidies from maternal blood using massively parallel genomic sequencing of DNA. Am J Obstet Gynecol 2014;211:e1-e12 365

[19] Rosenberg S, Elashoff MR, Beineke P, Daniels SE, Wingrove JA, Tingley WG, et al. Multicenter validation of the diagnostic accuracy of a blood-based gene expression test for assessing obstructive coronary artery disease in nondiabetic patients. Ann Intern Med 2010;153:425-34.

[20] Sehnert AJ, Rhees B, Comstock D, de Feo E, Heilek G, Burke J, et al. Optimal detection of fetal chromosomal abnormalities by massively parallel DNA sequencing of cell-free fetal DNA from maternal blood. Clin Chem 2011;57:1042-9.

[21] Bianchi DW, Platt LD, Goldberg JD, Abuhamad AZ, Sehnert AJ, Rava RP. Genome-wide fetal aneuploidy detection by maternal plasma DNA sequencing. Obstet Gynecol 2012;119:890-901.

[22] Bianchi DW, Prosen T, Platt LD, Goldberg JD, Abuhamad AZ, Rava RP, et al. Massively parallel sequencing of maternal plasma DNA in 113 cases of fetal nuchal cystic hygroma. Obstet Gynecol 2013;121:1057-62.

[23] Futch T, Spinosa J, Bhatt S, de Feo E, Rava RP, Sehnert AJ. Initial clinical laboratory experience in noninvasive prenatal testing for fetal aneuploidy from maternal plasma DNA samples. Prenat Diagn 2013;33:569-74.

[24] Bianchi DW, Parker RL, Wentworth J, Madankumar R, Saffer C, Das AF, et al. DNA sequencing versus standard prenatal aneuploidy screening. N Engl J Med 2014;370:799-808.

[25] Sparks AB, Wang ET, Struble CA, Barrett W, Stokowski R, McBride C, et al. Selective analysis of cell-free DNA in maternal blood for evaluation of fetal trisomy. Prenat Diagn 2012;32:3-9.

[26] Sparks AB, Struble CA, Wang ET, Song K, Oliphant A. Noninvasive prenatal detection and selective analysis of cell-free DNA obtained from maternal blood: evaluation for trisomy 21 and trisomy 18. Am J Obstet Gynecol 2012;206:e1-9, 319.

[27] Norton ME, Brar H, Weiss J, Karimi A, Laurent LC, Caughey AB, et al. Non-Invasive Chromosomal Evaluation (NICE) Study: results of a multicenter prospective cohort study for detection of fetal trisomy 21 and trisomy 18. Am J Obstet Gynecol 2012;207:e1-8, 137.

[28] Ashoor G, Syngelaki A, Wang E, Struble C, Oliphant A, Song K, et al. Trisomy 13 detection in the first trimester of pregnancy using a chromosome-selective cell-free DNA analysis method. Ultrasound Obstet Gynecol 2013;41:21-5.

[29] Hooks J, Wolfberg AJ, Wang ET, Struble CA, Zahn J, Juneau K, et al. Non-invasive risk assessment of fetal sex chromosome aneuploidy through directed analysis and incorporation of fetal fraction. Prenat Diagn 2014;34:496-9.

[30] Zimmermann B, Hill M, Gemelos G, Demko Z, Banjevic M, Baner J, et al. Noninvasive prenatal aneuploidy testing of chromosomes 13, 18, 21, X, and Y, using targeted sequencing of polymorphic loci. Prenat Diagn 2012;32:1233-41.

[31] Hall MP, Hill M, Zimmermann B, Sigurjonsson S, Westemeyer M, Saucier J, et al. Non-invasive prenatal detection of trisomy 13 using a single nucleotide polymorphism- and informatics-based approach. PLoS One 2014;9:e96677.

[32] Nicolaides KH, Syngelaki A, Gil M, Atanasova V, Markova D. Validation of targeted sequencing of single-nucleotide polymorphisms for non-invasive prenatal detection of aneuploidy of chromosomes 13, 18, 21, X, and Y. Prenat Diagn 2013;33:575-9.

[33] Pergament E, Cuckle H, Zimmermann B, Banjevic M, Sigurjonsson S, Ryan A, et al. Single-nucleotide polymorphism-based noninvasive prenatal screening in a high-risk and low-risk cohort. Obstet Gynecol 2014;124:210-18.

[34] Dar P, Curnow KJ, Gross SJ, Hall MP, Stosic M, Demko Z, et al. Clinical experience and follow-up with large scale single-nucleotide polymorphism-based noninvasive prenatal aneuploidy testing. Am J Obstet Gynecol 2014;211:e1-e17, 527.

[35] Hahnemann JM, Vejerslev LO. European collaborative research on mosaicism in CVS (EUCROMIC)—fetal and extrafetal cell lineages in 192 gestations with CVS mosaicism involving single autosomal trisomy. Am J Med Genet 1997;70:179-87.

[36] Clark-Ganheart CA, Iqbal SN, Brown DL, Black S, Fries MH. Understanding the limitations of circulating cell free fetal DNA: an example of two unique cases. J Clin Gynecol Obstet 2014; 3:38-70.

[37] Mennuti MT, Cherry AM, Morrissette JJ, Dugoff L. Is it time to sound an alarm about false-positive cell-free DNA testing for fetal aneuploidy? Am J Obstet Gynecol 2013;209:415-19.

[38] Choy KW, Kwok KY, Lau ET, Tang MH, Pursley A, Smith J, et al. Discordant karyotype results among non-invasive prenatal screening positive cases. Presented at American Society for Human Genetics 2013 national meeting. Boston, MA; 2013. <http://www.ashg.org/2013meeting/abstracts/fulltext/f130121408.htm/>.

[39] Meck JM, Dugan EK, Aviram A, Trunca C, Riethmaier D, Pineda-Alvarez D, et al. Non-invasive prenatal screening: a cytogenetic perspective. Presented at oral platform presentations: cytogenetics. 2014. <http://ww2.aievolution.com/acm1401/index.cfm?do=abs.viewAbs&abs=2009/>.

[40] Wang JC, Sahoo T, Schonberg S, Kopita KA, Ross L, Patek K, et al. Discordant noninvasive prenatal testing and cytogenetic results: a study of 109 consecutive cases. Genet Med 2015; 17:234-6.

[41] Grody WW, Cutting GR, Watson MS. The cystic fibrosis mutation "arms race": when less is more. Genet Med 2007;9:739-44.

17

遗传性心肌病的分子检测

H. M. McLaughlin[1,2,3] 和 B. H. Funke[1,2,3]

[1]Laboratory for Molecular Medicine, Partners Personalized Medicine, Boston, MA, United States
[2]Department of Pathology, Harvard Medical School, Boston, MA, United States
[3]Department of Pathology, Massachusetts General Hospital, Boston, MA, United States

前言

遗传性心肌病是一种以正常心肌组织的结构和（或）功能受损[1]为特异性表现，并且在临床症状和遗传学上都表现出多样性的一组疾病。心肌病可以产生多种并发症，如心律失常、血栓栓塞、心脏衰竭甚至心源性猝死。在年轻人和运动员中，未诊断的心肌病是导致猝死的重要原因[2,3]。心肌病的特征性表现为心肌组织结构的异常：如肥厚型心肌病（hypertrophic cardiomyopathy，HCM）、缩窄型心肌病（restrictive cardiomyopathy，RCM）、扩张型心肌病（dilated cardiomyopathy，DCM）、致心律失常型右心室心肌病（arrhythmogenic right ventricular cardiomyopathy，ARVC），左室心肌致密化不全型心肌病（left ventricular noncompaction cardiopathy，LVNC）。总计约每390人中就有1人患结构性心肌病[4]。然而这个数字可能仍然低估了受影响的整个人群，很多轻症的病人往往未被明确诊断[5]。这一章节将会总结主要遗传性心肌病的临床表现，概括各种心肌病的细胞及分子机制，并探讨目前使用的基因测试方法的临床应用及其局限性。

心肌病的主要类型

肥厚型心肌病（HCM）

肥厚型心肌病是最常见的遗传性心肌病，其发病率约为1/500[1]。肥厚型心肌病的特征性表现为在排除其他已知致心肌肥厚病因（如慢性高血压）

基础上，左心室壁厚≥15mm，并且呈现出心肌细胞排列杂乱和纤维化[1,6,7]。临床上，肥厚型心肌病常于20~40岁发病，但也可见于婴幼儿与老年人[8-10]。肥厚型心肌病最多见为常染色体显性遗传，但发现其也可见常染色体隐性遗传（表17.1）。一些溶酶体存储性疾病，如法布里（Fabry）病和Danon病可明显表现出单发的左心室肥厚[13,14]。然而，这些疾病的患者通常存在其他伴随症状。如Fabry病可伴随肢端感觉异常、血管角化瘤、排汗异常以及肾脏疾病[15]；Danon病可伴随骨骼肌肉病及智力异常[16]。极度严重的和终末期的肥厚型心肌病，其临床表现可与扩张型心肌病相似[17]。

缩窄型心肌病（RCM）

缩窄型心肌病是一种在左室收缩功能正常的基础上，以心肌硬化、左心室舒张期灌注不足、舒张期充血量减少为特征性表现的罕见心肌病[18]。缩窄型心肌病常由心肌浸润和纤维化所致。但也可无上述特征性表现，此类往往被称为特发性心肌病[19]。特发性心肌病常为人群中散在发病，但在一些有家族史的个体中，也有常染色体显性遗传的报道[20,21]。

扩张型心肌病（DCM）

扩张型心肌病的特征性表现为左心室增大或扩张，并伴有收缩功能不足[1,7,22,23]。扩张型心肌病原来预计发病率为1/2 500，但最新的评估表明其真实发病率接近1/250[23]。扩张型心肌病常为外源

表 17.1 与遗传性心肌病相关的基因

基因	蛋白	MOI	心肌病					蛋白功能/位置	综合征
			HCM	RCM	DCM	ARVC	LVNC		
ABCC9	ATP 结合盒蛋白,c 亚家族,成员 9	AD			X			钾离子通道	
ACTC1	肌动蛋白,α,心肌	AD	X	X	X		X	肌节	
ACTN2	肌动蛋白,α-2	AD	X		X			Z 盘	
ANKRD1	锚蛋白重复结构域蛋白 1	未知	X		X			Z 盘	
BAG3	BCL2 相关的致癌基因 3	AD	X	X	X **			Z 盘	肌原纤维肌病
CASQ2	肌钙集蛋白 2	AD					X	肌质网	
CAV3	小窝蛋白 3	AD	X		X			质膜	
CRYAB	晶状体蛋白,α-B	未知 AD/AR			X **			伴侣蛋白	肌原纤维肌病
CSRP3	富含半胱氨酸和甘氨酸的蛋白质 3	AD	X		X			Z 盘	
DES	结蛋白	AD AD/AR		X	X **	X		中间纤维	肌原纤维肌病
DMD	肌营养不良蛋白	XL			**			肌营养不良蛋白相关蛋白复合物	杜氏肌营养不良
DSC2	去黏菌素 2	AD			X	X		桥粒	
DSG2	桥粒芯蛋白 2	AD			X	X		桥粒	
DSP	桥粒斑蛋白	AD AR			X **	X **		桥粒	卡瓦哈尔综合征
DTNA	肌营养蛋白 α	AD					X	肌营养不良蛋白相关蛋白复合物	
EMD	伊默菌素	XL			**			核膜	EmeryDreifuss 肌营养不良
FHL2	四个半 LIM 域 2	未知			X			Z 盘	
GATAD1	GATA 锌指结构域包含蛋白质 1	AR			X			基因表达调控	
GLA	半乳糖苷酶,α	XL	**					溶酶体	法布里病
JUP	交联珠蛋白	AD				X		桥粒	
LAMA4	层粘连蛋白,α-4	未知			X			基底膜	
LAMP2	溶酶体相关膜蛋白 2	XL	**		**			溶酶体	达农病

续表

基因	蛋白	MOI	心肌病					蛋白功能 / 位置	综合征
			HCM	RCM	DCM	ARVC	LVNC		
LDB3	LIM 域结合蛋白 3	AD	X		X		X	Z 盘	
LMNA	核纤层蛋白 A/C	AD			X		X	核膜	肌肉病,肌肉营养 不良,脂肪营养不 良
		AD/AR			**				
MYBPC3	肌球蛋白结合蛋白 C,心脏	AD	X	X	X		X	肌节	
MYH6	肌球蛋白,重链 6, 心肌,α	AD	X		X			肌节	
MYH7	肌球蛋白,重链 7, 心肌,β	AD	X	X	X		X	肌节	
MYL2	肌球蛋白,轻链 2, 调节性,心脏,慢	AD	X					肌节	
MYL3	肌球蛋白,轻链 3, 碱性,心室,骨骼, 慢	AD	X	X				肌节	
MYLK2	肌球蛋白轻链激酶 2	未知	X					激酶	
MYOZ2	肌肉特异性蛋白 2	AD	X					Z 盘	
NEBL	星云状小体	未知			X			Z 盘	
NEXN	Nexilin 蛋白（F 肌 动蛋白结合蛋白）	未知	X		X			Z 盘	
PKP2	桥粒斑菲素蛋白 2	AD			X	X		桥粒	
PLN	受磷蛋白	AD	X		X	X		肌质网	
PRKAG2	蛋白激酶,AMP 激 活,非催化,γ-2	AD	**					激酶	沃 - 帕 - 怀（Wolff- Parkinson-White） 综合征,糖原贮积 病
RBM20	RNA 结合基序蛋 白 20	AD			X			RNA 结合基 序蛋白	
RYR2	兰尼碱受体 2（心 脏）	AD	X			X		兰尼碱受体	
SCN5A	钠通道,电压门控, V 型,α 亚基	AD			X	X		钠离子通道	
SGCD	肌聚糖蛋白；Δ	AD			X			肌营养不良 蛋白相关蛋 白复合物	肢带型肌营养不 良
		AR			**				
TAZ	Tafazzin 蛋白	XL			**		**	线粒体	巴特综合征
TCAP	肌联蛋白 - 帽	未知	X					Z 盘	肢带型肌营养不 良
		AR			**				

基因	蛋白	MOI	心肌病					蛋白功能/位置	综合征
			HCM	RCM	DCM	ARVC	LVNC		
TMEM43	跨膜蛋白 43	AD				X		跨膜蛋白	
TNNC1	肌钙蛋白 C 型 1（慢）	AD	X		X			肌节	
TNNI3	肌钙蛋白 I 型 3（心脏）	AD	X	X	X			肌节	
TNNT2	肌钙蛋白 T 2 型（心脏）	AD	X	X	X		X	肌节	
TPM1	肌球蛋白 1（α）	AD	X	X	X			肌节	
TTN	肌联蛋白	AD	X		X	X		肌节	
TTR	运甲状腺素蛋白	AD	**					转运蛋白	淀粉样变性
VCL	黏着斑蛋白	AD	X		X		X	Z 盘	

MOI，遗传方式；AD，常染色体显性遗传；AR，常染色体隐性遗传；XL，X 染色体连锁遗传；HCM，肥厚型心肌病；DCM，扩张型心肌病；ARVC，致心律失常型右心室心肌病；LVNC，左室心肌致密化不全型心肌病；**，心肌病表现为其他疾病 / 综合征的一部分。

所有基因已在文献中回顾。

All genes are reviewed in Refs. [1] Ackerman MJ, Priori SG, Willems S, et al. HRS/EHRA expert consensus statement on the state of genetic testing for the channelopathies and cardiomyopathies this document was developed as a partnership between the Heart Rhythm Society (HRS) and the European Heart Rhythm Association (EHRA). Heart Rhythm 2011;8:1308–39; [11] Oechslin E, Jenni R. Left ventricular non-compaction revisited: a distinct phenotype with genetic heterogeneity? Eur Heart J 2011;32:1446–56; [12] Wilde AA, Behr ER. Genetic testing for inherited cardiac disease. Nat Rev Cardiol 2013;10:571–83.

性因素所致，例如高血压、心肌缺血、炎症以及毒品和酒精滥用[23]。如果并不存在上述致病外因，则可诊断为特发性扩张型心肌病，此时可考虑为遗传因素所致。预计 20%~35% 的特发性扩张型心肌病有家族史[24,25]。家族性扩张型心肌病多为常染色体显性遗传，并以孤立的心肌病为主要表现。但扩张型心肌病也可为常染色体隐性遗传或 X 染色体遗传，并且一些病人同时有心律失常和（或）肌肉病。一些综合征疾病，如巴氏综合征、杜氏肌营养不良、埃-德型肌营养不良以及肌原纤维肌病，皆以扩张型心肌病为其基本表现[26-29]。由于扩张型心肌病和严重的 / 终末期的肥厚型心肌病[17]在临床表现上多有重叠，加之对左室心肌致密化不全型心肌病和扩张型心肌病在临床表现及其致病基因的重叠的理解逐渐深入，使得"致心律失常型心肌病"这个术语更常被使用[30-34]。

致心律失常型右心室心肌病（ARVC）

ARVC 的特征性表现为心肌细胞逐渐被纤维脂肪组织取代。这种浸润主要见于右心室，尽管有些情况下也可见于左心室[35,36]。左室浸润和扩张往往会对准确诊断造成干扰，因为纤维脂肪的浸润只有在心肌活检后才能被诊断[37-39]。在此基础上，对

左室心肌致密化不全型心肌病和扩张型心肌病在临床表现及其致病基因上的重叠了解正在不断深入[30-34]。ARVC 可以导致继发的心率失常、晕厥，并增加心源性猝死（SCD）的风险，特别是在年轻人群中[40,41]。ARVC 原命名为致心律失常型右心室发育不全，其发病率为 1/2 000~1/5 000，并多为常染色体显性遗传。约超过 50% 的 ARVC 病人存在家族史，尽管疾病遗传穿透性常与年龄相关并且常表现为不完全穿透[42,43]。

左室心肌致密化不全型心肌病（LVNC）

左室心肌致密化不全型心肌病的典型表现为左室肥厚并伴随左心室深度小梁化。尽管被称为左室心肌致密化不全型心肌病，约 50% 的病人可见右室病变[11,44]。LVNC 的常见临床并发症有心力衰竭、心律失常以及血栓栓塞事件的高风险[45]。对于LVNC 的发病原因，目前认为 LNVC 是由于心肌细胞在胚胎发育期时致密化不全进而未能发育为成熟的心肌组织所致。此假设目前仍存在争论，因为于成人后发病，却在出生时无小梁化的 LVNC 也有报道[44,46]。约 45% 的 LVNC 病人存在该疾病的家族史。尽管 LNVC 的发病率目前尚不明确，但预计为7/50 000 至 13/1 000[11,47]。

分子生物学病因

肥厚型心肌病（HCM）

肌小结是心肌细胞收缩的基本单位,绝大多数肥厚型心肌病致病变异见于编码肌小结组织结构的基因（图17.1）[1,49,50]。尽管目前已发现超20多种编码肌小结结构的致病变异基因（表17.1）,但绝大多数（约80%）的肥厚型心肌病是由于编码心肌β-肌凝蛋白重链的 MYH7 基因和编码心肌肌凝蛋白结合蛋白的 MYBPC3 基因发生病理性变异所致[6,49,51,52]。包括 MYH7 基因变异在内的绝大多数导致肥厚型心肌病的基因变异为对肌小结造成显性副作用的错义突变[53,54]。但 MYBPC3 致病基因变异是个明显的例外,它的主要致病机制为功能丢失性变异所导致的等位不足[55]。

缩窄型心肌病（RCM）

缩窄型心肌病是一种罕见的心肌病,其遗传学病因尚未明确。在患有缩窄型心肌病的患者中可见 ACTC1,MYPBC3,MYH7,MYL3,TNNI3,TNNT2 和 TPM1 基因的变异（表17.1）,说明缩窄型心肌病与肌小结的功能异常有关[1,45]。在此基础之上,DES 和 BAG3 的基因变异（表17.1）[56,57]也在一些伴随/不伴随缩窄型心肌病的肌肉病患者的家族中被发现。有临床意义的基因变异可见于约35%的缩窄型心肌病病人中[46]。

扩张型心肌病（DCM）

与本章节的讨论其他心肌病相比,扩张型心肌病更具基因座异质性。超过30个编码心肌细胞中包括肌小结、Z盘、桥粒、中间丝和各种细胞膜各种结构蛋白（图17.1,表17.1）[58,59]的基因与扩张

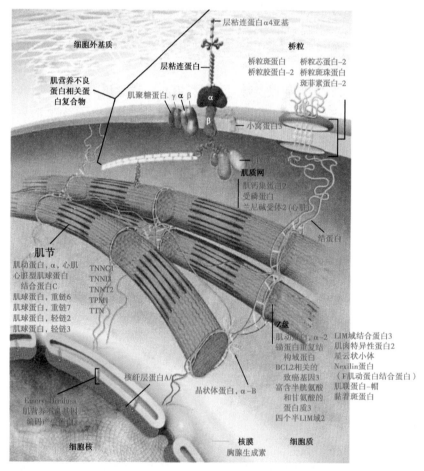

图 17.1 参与遗传性心肌病发病的蛋白质于细胞中的位置。受心肌病影响的肌细胞的结构成分包括肌节、Z盘、核层板蛋白、中间细丝、桥粒以及肌营养不良蛋白相关糖蛋白复合物。与心肌病有关的基因及其蛋白质产物的位置已在图中标注。*Source：Adapted with permission from Elsevier and the American Society for Clinical Investigation* [46] *Teekakirikul P, Kelly MA, Rehm HL, Lakdawala NK, Funke BH. Inherited cardiomyopathies：molecular genetics and clinical genetic testing in the postgenomic era. J MolDiagn 2013；15：158-70；* [48] *Morita H, Seidman J, Seidman CE. Genetic causes of human heart failure. J Clin Invest 2005；115：518-26）.*

型心肌病相关。已知人类最大蛋白分子的 *TTN* 基因发生缩短变异[59,60]占遗传性扩张型心肌病发病因素的 12%~25%。其他与疾病相关的基因变异如 *MYH7*，*LMNA*，*TNNT2* 和 *RBM20* 的变异，约占遗传性扩张型心肌病病因的 10%~20%[58,59]。

致心律失常型右心室心肌病（ARVC）

致心律失常型右心室心肌病主要由编码桥粒（一种与细胞骨架相互作用的细胞间黏聚物）的基因病理变异所致（图 17.1）。尽管编码桥粒的其他基因，如 *DSC2*，*DCG2* 和 *DSP* 的变异也可导致心律失常型右心室心肌病，但绝大多数致心律失常型右心室心肌病为编码桥粒斑菲素蛋白 2 的 *PKP2* 基因的失能变异所致[36]。

左室心肌致密化不全型心肌病（LVNC）

由于左室心肌致密化不全型心肌病极其罕见，所以其遗传学病因尚未完全明确。但是一系列与左室心肌致密化不全型心肌病相关的，编码肌小结和 Z 盘蛋白的基因变异，如 *ACTC1*，*DTNA*，*LDB3*，*MYBPC3*，*MYH7*，*TNNT2* 和 *VCL*（表 17.1）已被发现。

分子技术

在过去的十年中，分子遗传学已经发现了许多心肌病的分子致病机制，并且迄今已挖掘出了超过 55 种疾病相关基因（表 17.1）。这使得基因组检测技术在相应科室医生中的诊断应用骤然增加[12,61,62]。基因组检测不仅可为患病的病人提供分子学的诊断，也有助于对患有可疑疑难杂症病人的确诊，并且可以为有阳性家族史但却无阳性症状的个体进行发病前检测。

诊断性检验

由于存在极大的等位基因异质性，并且遗传性心肌病极少存在完全相同的致病基因型，临床实验室通常会对每一个疾病相关基因的所有外显子及其 RNA 共同剪接位点（+/-1，2）测序。与此同时，心肌病极大的基因座异质性使得在对每种心肌病致病基因进行测序时需要对多个基因进行测序。实验室会用桑格测序去分析调查多个基因，但大号的下代基因测序（NGS）板使得经济有效地对多种疾病相关基因的同时测序逐渐常态化[46,61]。心肌病的下代基因测序板可在需要时对多种心肌病进行测序

时使用，并且也可在需要对单一心肌病进行测序分析时分板应用。对单一心肌病进行测序的分板通常在使用时和大的下代基因测序板相同的外显子抓捕套装，这使得在初筛为阴性时可在二筛时应用剩余的基因板对其进行测试分析。而拷贝数目变异测试（CNV）可作为下代基因测序的一部分进行，也可单独进行。

发病前筛查

在存在阳性家族史的个体中，可提供使用桑格测序法对在先前发病亲属中已发现的可疑致病基因变异进行基因组测序。

新兴技术

随着越来越多新的致病基因被发现和 NGS 板中心肌病致病基因的持续增长，全外显子组序测定（whole exome sequencing，WES）和全基因组测序技术（whole genome sequencing，WGS）在遗传性心肌病领域越来越被重视。虽然目前由于成本问题尚未广泛使用，但随着成本的下降，因其灵活性并且免于对相同表型的病人进行多步测试，可以预见其应用会在未来持续增长。

临床应用

基因组检测在心肌病领域的最重要的临床应用为对存在已知明确基因型的阳性家族中有发病风险但却尚无症状的个体进行筛查。当发现个体存在致病基因时，可对无症状的该个体作出及时的临床评估与治疗。心肌病的基因测试也能够使得有已知致病基因的个体获得孕前遗传诊断和合理的遗传咨询，并在此基础上做出知情的生育决定。

当临床表现明确时，临床基因测试可确诊可疑的病例，当临床表现不明显时，可明确或细化疾病的临床诊断[46]。明确诊断对于治疗心肌病的临床医生非常重要，因为当诊断不同时，心肌病的治疗方式会大相径庭。遗传学诊断可为有些患者提供一些新的治疗契机（如法布瑞氏症病人的酶置换疗法，心肌病病人置入心律转复除颤仪）[13,63]。一些与综合征病变相关的诊断，可提示医生去找寻接受临床治疗后可受益的临床症状。不幸的是，遗传性心肌病的基因筛查对其预后的预测还不理想，并且目前还没有充分的证据来支持基因 - 表型的相关性。

检测的局限性

技术的局限性

心肌病的遗传检测有其固有的技术局限性。首先,并非所有疾病相关的基因都已经被发现,并且许多NGS的测试只关注基因的编码区。所以,当致病基因不在检测范围内或致病基因位于功能重要的非外显子区域(如转录调控区域)时,则可能不被发现。其次,NGS并不一定能将所有的疾病相关的基因包括在内,并且假阳性结果也会出现。因此当NGS测序发现变异之后,通常还需要桑格测序对NGS发现的基因进行确认并且完成测序。最后,测序技术并不总能发现拷贝数变异(CNV),特别是以基因失能为主要致病机制的有些致病基因可能不会被发现。

解读的局限性

虽然我们对于遗传性心肌病的基因诊断能力一直在提高,但存在多种因素使得基因数据的解读存在困难。首先,绝大多数心肌病有多个致病基因并且存在多种变异,所以表现出高度的等位基因异质性和基因座异质性。其次,心肌病有多种不同遗传模式,包括常染色体显性,常染色体隐性,甚至X染色体遗传。最后,这些疾病的遗传穿透性与年龄相关并且存在不完全遗传穿透性。一些存在致病基因的个体可无任何疾病的临床表现。不同的表现性也有被报道,同一家族中有相同致病基因的不同个体可能存在不同的临床表现和发病年龄。因此,基因检测结果的解读需要在结合病人的临床表现和家族史的基础上进行。

(张洵 金雯 译,李庆国 校)

参考文献

[1] Ackerman MJ, Priori SG, Willems S, et al. HRS/EHRA expert consensus statement on the state of genetic testing for the channelopathies and cardiomyopathies this document was developed as a partnership between the Heart Rhythm Society (HRS) and the European Heart Rhythm Association (EHRA). Heart Rhythm 2011;8:1308-39.

[2] Maron BJ, Doerer JJ, Haas TS, Tierney DM, Mueller FO. Sudden deaths in young competitive athletes: analysis of 1866 deaths in the United States, 1980-2006. Circulation 2009;119:1085-92.

[3] Maron BJ, Haas TS, Murphy CJ, Ahluwalia A, Rutten-Ramos S. Incidence and causes of sudden death in U.S. college athletes. J Am Coll Cardiol 2014;63:1636-43.

[4] Raju H, Alberg C, Sagoo GS, Burton H, Behr ER. Inherited cardiomyopathies. BMJ 2011;343:d6966.

[5] Mahon NG, Murphy RT, MacRae CA, Caforio AL, Elliott PM, McKenna WJ. Echocardiographic evaluation in asymptomatic relatives of patients with dilated cardiomyopathy reveals preclinical disease. Ann Intern Med 2005;143:108-15.

[6] Gersh BJ, Maron BJ, Bonow RO, et al. ACCF/AHA guideline for the diagnosis and treatment of hypertrophic cardiomyopathy: a report of the American College of Cardiology Foundation/American Heart Association Task Force on Practice Guidelines. J Thorac Cardiovasc Surg 2011 2011;142:e153-203.

[7] Hershberger RE, Lindenfeld J, Mestroni L, Seidman CE, Taylor MR, Towbin JA. Genetic evaluation of cardiomyopathy—a Heart Failure Society of America practice guideline. J Card Fail 2009;15:83-97.

[8] Maron BJ, Tajik AJ, Ruttenberg HD, et al. Hypertrophic cardiomyopathy in infants: clinical features and natural history. Circulation 1982;65:7-17.

[9] Kubo T, Kitaoka H, Okawa M, Nishinaga M, Doi YL. Hypertrophic cardiomyopathy in the elderly. Geriatr Gerontol Int 2010;10:9-16.

[10] Maron BJ. Hypertrophic cardiomyopathy: a systematic review. JAMA 2002;287:1308-20.

[11] Oechslin E, Jenni R. Left ventricular non-compaction revisited: a distinct phenotype with genetic heterogeneity? Eur Heart J 2011;32:1446-56.

[12] Wilde AA, Behr ER. Genetic testing for inherited cardiac disease. Nat Rev Cardiol 2013;10:571-83.

[13] Brito D, Miltenberger-Miltenyi G, Moldovan O, Navarro C, Madeira HC. Cardiac Anderson-Fabry disease: lessons from a 25-year-follow up. Rev Port Cardiol 2014;33(247):e1-7.

[14] Cheng Z, Fang Q. Danon disease: focusing on heart. J Hum Genet 2012;57:407-10.

[15] Thomas AS, Hughes DA. Fabry disease. Pediatr Endocrinol Rev 2014;12:88-101.

[16] D'Souza RS, Levandowski C, Slavov D, et al. Danon disease: clinical features, evaluation, and management. Circ Heart Fail 2014;7:843-9.

[17] Olivotto I, Cecchi F, Poggesi C, Yacoub MH. Patterns of disease progression in hypertrophic cardiomyopathy: an individualized approach to clinical staging. Circ Heart Fail 2012;5:535-46.

[18] Richardson P, McKenna W, Bristow M, et al. Report of the 1995 World Health Organization/International Society and Federation of Cardiology Task Force on the Definition and Classification of cardiomyopathies. Circulation 1996;93:841-2.

[19] Kushwaha SS, Fallon JT, Fuster V. Restrictive cardiomyopathy. N Engl J Med 1997;336:267-76.

[20] Aroney C, Bett N, Radford D. Familial restrictive cardiomyopathy. Aust N Z J Med 1988;18:877-8.

[21] Zachara E, Bertini E, Lioy E, Boldrini R, Prati PL, Bosman C. Restrictive cardiomyopathy due to desmin accumulation in a family with evidence of autosomal dominant inheritance. G Ital Cardiol 1997;27:436-42.

[22] Hershberger RE, Morales A, Siegfried JD. Clinical and genetic issues in dilated cardiomyopathy: a review for genetics professionals. Genet Med 2010;12:655-67.

[23] Hershberger RE, Hedges DJ, Morales A. Dilated cardiomyopathy: the complexity of a diverse genetic architecture. Nat Rev Cardiol 2013;10:531-47.

[24] Grunig E, Tasman JA, Kucherer H, Franz W, Kubler W, Katus HA. Frequency and phenotypes of familial dilated cardiomyopathy. J Am Coll Cardiol 1998;31:186-94.

[25] Keeling PJ, Gang Y, Smith G, et al. Familial dilated cardiomyopathy in the United Kingdom. Br Heart J 1995;73:417-21.

[26] Decostre V, Ben Yaou R, Bonne G. Laminopathies affecting skeletal and cardiac muscles: clinical and pathophysiological aspects. Acta Myologica 2005;24:104-9.

[27] Kaspar RW, Allen HD, Montanaro F. Current understanding and management of dilated cardiomyopathy in Duchenne and Becker muscular dystrophy. J Am Acad Nurse Pract 2009;21:241-9.

[28] Clarke SL, Bowron A, Gonzalez IL, et al. Barth syndrome. Orphanet J Rare Dis 2013;8:23.

[29] Sanbe A. Dilated cardiomyopathy: a disease of the myocar-

dium. BiolPharm Bull 2013;36:18−22.

[30] Marcus FI, McKenna WJ, Sherrill D, et al. Diagnosis of arrhythmogenic right ventricular cardiomyopathy/dysplasia: proposed modification of the Task Force Criteria. Eur Heart J 2010;31:806−14.

[31] Elmaghawry M, Migliore F, Mohammed N, Sanoudou D, Alhashemi M. Science and practice of arrhythmogenic cardiomyopathy: a paradigm shift. Glob Cardiol Sci Pract 2013;2013:63−79.

[32] Rizzo S, Pilichou K, Thiene G, Basso C. The changing spectrum of arrhythmogenic (right ventricular) cardiomyopathy. Cell Tissue Res 2012;348:319−23.

[33] Saffitz JE. Arrhythmogenic cardiomyopathy: advances in diagnosis and disease pathogenesis. Circulation 2012;124:e390−2.

[34] Sen-Chowdhry S, Morgan RD, Chambers JC, McKenna WJ. Arrhythmogenic cardiomyopathy: etiology, diagnosis, and treatment. Annu Rev Med 2012;61:233−53.

[35] Marcus FI, Fontaine GH, Guiraudon G, et al. Right ventricular dysplasia: a report of 24 adult cases. Circulation 1982;65:384−98.

[36] Marcus FI, Edson S, Towbin JA. Genetics of arrhythmogenic right ventricular cardiomyopathy: a practical guide for physicians. J Am Coll Cardiol 2013;61:1945−8.

[37] Gallo P, d'Amati G, Pelliccia F. Pathologic evidence of extensive left ventricular involvement in arrhythmogenic right ventricular cardiomyopathy. Hum Pathol 1992;23:948−52.

[38] Michalodimitrakis M, Papadomanolakis A, Stiakakis J, Kanaki K. Left side right ventricular cardiomyopathy. Med Sci Law 2002;42:313−17.

[39] Lindstrom L, Nylander E, Larsson H, Wranne B. Left ventricular involvement in arrhythmogenic right ventricular cardiomyopathy—a scintigraphic and echocardiographic study. Clin Physiol Funct Imaging 2005;25:171−7.

[40] Corrado D, Thiene G, Nava A, Rossi L, Pennelli N. Sudden death in young competitive athletes: clinicopathologic correlations in 22 cases. Am J Med 1990;89:588−96.

[41] Nava A, Bauce B, Basso C, et al. Clinical profile and long-term follow-up of 37 families with arrhythmogenic right ventricular cardiomyopathy. J Am Coll Cardiol 2000;36:2226−33.

[42] Corrado D, Thiene G. Arrhythmogenic right ventricular cardiomyopathy/dysplasia: clinical impact of molecular genetic studies. Circulation 2006;113:1634−7.

[43] Quarta G, Muir A, Pantazis A, et al. Familial evaluation in arrhythmogenic right ventricular cardiomyopathy: impact of genetics and revised task force criteria. Circulation 2011;123:2701−9.

[44] Udeoji DU, Philip KJ, Morrissey RP, Phan A, Schwarz ER. Left ventricular noncompaction cardiomyopathy: updated review. Ther Adv Cardiovasc Dis 2013;7:260−73.

[45] Shemisa K, Li J, Tam M, Barcena J. Left ventricular noncompaction cardiomyopathy. Cardiovasc Diagn Ther 2013;3:170−5.

[46] Teekakirikul P, Kelly MA, Rehm HL, Lakdawala NK, Funke BH. Inherited cardiomyopathies: molecular genetics and clinical genetic testing in the postgenomic era. J Mol Diagn 2013;15:158−70.

[47] Ichida F, Hamamichi Y, Miyawaki T, et al. Clinical features of isolated noncompaction of the ventricular myocardium: long-term clinical course, hemodynamic properties, and genetic background. J Am Coll Cardiol 1999;34:233−40.

[48] Morita H, Seidman J, Seidman CE. Genetic causes of human heart failure. J Clin Invest 2005;115:518−26.

[49] Richard P, Charron P, Carrier L, et al. Hypertrophic cardiomyopathy: distribution of disease genes, spectrum of mutations, and implications for a molecular diagnosis strategy. Circulation 2003;107:2227−32.

[50] Maron BJ, Maron MS, Semsarian C. Genetics of hypertrophic cardiomyopathy after 20 years: clinical perspectives. J Am Coll Cardiol 2012;60:705−15.

[51] Van Driest SL, Ackerman MJ, Ommen SR, et al. Prevalence and severity of "benign" mutations in the beta-myosin heavy chain, cardiac troponin T, and alpha-tropomyosin genes in hypertrophic cardiomyopathy. Circulation 2002;106:3085−90.

[52] Alfares A, Kelly MA, McDermott G, et al. Results of clinical genetic testing of 2912 probands with hypertrophic cardiomyopathy: expanded panels offer limited additional sensitivity. Genet Med 2015;17:880−8.

[53] Tardiff JC, Hewett TE, Factor SM, Vikstrom KL, Robbins J, Leinwand LA. Expression of the beta (slow)-isoform of MHC in the adult mouse heart causes dominant-negative functional effects. Am J Physiol Heart Circ Physiol 2000;278:H412−19.

[54] Oberst L, Zhao G, Park JT, et al. Dominant-negative effect of a mutant cardiac troponin T on cardiac structure and function in transgenic mice. J Clin Invest 1998;102:1498−505.

[55] Marston S, Copeland O, Gehmlich K, Schlossarek S, Carrier L. How do MYBPC3 mutations cause hypertrophic cardiomyopathy? J Muscle Res Cell Motil 2012;33:75−80.

[56] Dalakas MC, Park KY, Semino-Mora C, Lee HS, Sivakumar K, Goldfarb LG. Desmin myopathy, a skeletal myopathy with cardiomyopathy caused by mutations in the desmin gene. N Engl J Med 2000;342:770−80.

[57] Goldfarb LG, Park KY, Cervenakova L, et al. Missense mutations in desmin associated with familial cardiac and skeletal myopathy. Nat Genet 1998;19:402−3.

[58] Lakdawala NK, Funke BH, Baxter S, et al. Genetic testing for dilated cardiomyopathy in clinical practice. J Card Fail 2012;18:296−303.

[59] Pugh TJ, Kelly MA, Gowrisankar S, et al. The landscape of genetic variation in dilated cardiomyopathy as surveyed by clinical DNA sequencing. Genet Med 2014;16:601−8.

[60] Herman DS, Lam L, Taylor MR, et al. Truncations of titin causing dilated cardiomyopathy. N Engl J Med 2012;366:619−28.

[61] Lebo MS, Baxter SM. New molecular genetic tests in the diagnosis of heart disease. Clin Lab Med 2014;34:137−56.

[62] Tester DJ, Ackerman MJ. Genetic testing for potentially lethal, highly treatable inherited cardiomyopathies/channelopathies in clinical practice. Circulation 2011;123:1021−37.

[63] Anselme F, Moubarak G, Savoure A, et al. Implantable cardioverter-defibrillators in lamin A/C mutation carriers with cardiac conduction disorders. Heart Rhythm 2013;10:1492−8.

18

凝血疾病的分子诊断

M.B. Smolkin 和 P.L. Perrotta

Department of Pathology, West Virginia University, Morgantown, WV, United States

前言

构成凝血系统最主要的成分包括内皮细胞、血小板和组成经典的级联反应的凝血蛋白（图 18.1）。上述任何一个组成部分受损都会打破凝血 - 出血的动态平衡，引起出血或者血栓形成。DNA 技术已被应用于发现导致凝血蛋白减少或者使其功能减弱的凝血蛋白的基因研究。一些相应的技术在临床上已被用于评估个体发生出血或血栓的风险。

主要的凝血蛋白包括 Ⅶ 因子（FⅦ）、Ⅸ 因子（FⅨ）、Ⅺ 因子（FⅪ）和抗凝蛋白，包括蛋白 C（protein C, PC），蛋白 S（protein S, PS）和抗凝血素（antithrombin, AT），它们的分子生物学特性已被描述（表 18.1）。在一小部分患有血栓性疾病的病人中已发现致蛋白 C、蛋白 S 和抗凝血素缺乏的变异，这些变异散在分布于相应的基因中。PC 和 PS 的缺陷均为常染色体显性遗传。存在较轻的抗凝蛋白缺乏的杂合子为血栓形成的危险人群，而存在严重凝血蛋白缺陷的纯合子可出现危及生命的凝血功能障碍疾病，称为新生儿暴发性紫癜[1]。除了一些导致与肝素亲和力降低的变异，纯合子的抗凝血素缺失是致命的。

这一章节主要聚焦于应用分子技术评估存在凝血功能障碍的个体，包括增加血栓形成风险的疾病如：第五凝血因子莱登突变（factor V Leiden,

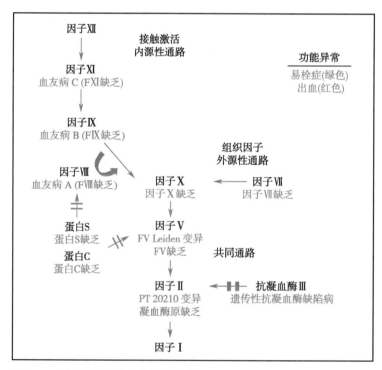

图 18.1 经典凝血通路和其相关缺陷

表 18.1　主要凝血蛋白和其基因

基因名称	基因代码	基因位置	基因缺陷所致表型
凝血因子Ⅷ（抗血友病因子,促凝血成分）	F8	Xq28	血友病 A（FⅧ缺乏,出血倾向）
凝血因子Ⅸ（圣诞因子）	F9	Xq27.1_q27.2	血友病 B（FⅨ缺乏,出血倾向）
凝血因子 V（促凝血球蛋白,不稳定因子）	F5	1q23	凝血因子 V Leiden 基因突变（血栓形成倾向） FV 缺乏,出血倾向
凝血因子ⅩⅠ	F11	4q35.2	血友病 C（FⅪ缺乏,出血倾向）
凝血因子Ⅱ（凝血酶原,PT）	F2	11p11	PT 20210 突变（血栓形成倾向） 凝血酶原不足（出血倾向）
凝血因子Ⅻ（Hageman 因子）	F12	5q35.3	遗传性血管性水肿Ⅲ型（肿胀,血管性水肿）
凝血因子 X	F10	13q34	X 因子缺乏（出血倾向）
凝血因子Ⅶ	F7	13q34	因子Ⅶ缺乏症（出血倾向）
激肽释放酶 B,血浆（Fletcher 因子）1	KLKB1	4q35	KLKB1 突变（一般无症状）
蛋白 S（α）	PROS1	3q11.2	蛋白 S 缺乏症（血栓形成倾向）
蛋白 C（凝血因子 Va 和Ⅷa 的灭活剂）	PROC	2q13-q14	蛋白 C 缺乏症（血栓形成倾向）
丝氨酸蛋白酶抑制剂肽酶抑制剂,进化枝 C（抗凝血酶原）	SERPINC1	1q25.1	遗传性抗凝血酶缺乏症（血栓形成倾向）

FVL）和凝血酶原（prothrombin, PT）G20210A 基因变异；以及导致严重出血的疾病如 A 型血友病（hemophilia A, HA）、B 型血友病（hemophilia B, HB）和血管性血友病（von Willebrand disease, vWD），其他较少见的分子致病机制已明确的凝血疾病包括遗传性血小板功能障碍也将被讨论。

分子靶点

静脉血栓是一种影响很多人的疾病,其致病机制通常与获得性或遗传性的危险因素相关[2]。这些危险因素通常与前凝血蛋白过度表达或者与具有抗凝功能的蛋白减少相关。致血栓形成最常见的获得性因素包括口服避孕药、雌激素治疗、怀孕及产后状态、抗磷脂综合征、化疗,以及包括 JAK2 激酶变异的恶性肿瘤。与易栓症相关遗传种系突变也将被详细阐述。

第五因子（F5）基因变异

第 V 因子（FV）是一种可与其他凝血蛋白如激活的 X 因子和凝血酶原相互作用,进而增加可将可溶的纤维蛋白原转化为不可溶的纤维蛋白凝块的一种叫作凝血酶的止血酶[3]的产量的前凝血分子。大量研究表明编码第 V 因子的基因变异是血栓

形成的高危因素。活化的蛋白 C（activated protein C, APC）因其可通过一个特别的切除点使第 V 因子失活,从而在抗凝的过程中起着重要作用。第 V 因子单核苷酸的变异（FVL 变异）使得在 506 位点的精氨酸（R）被谷氨酰胺（Q）取代（R506Q）。变异的 FV 相对不易被 APC 降解。FV 的灭活速率变慢可增加凝血酶的产生,进而增加血栓形成的风险[4,5]。人群中约超过 5% 的 FVL 的杂合子在其一生中会发生静脉栓塞[6]。目前已提出对 FVL 基因变异进行检测的建议（表 18.2）[7,8]。有些市面可买到的体外诊断试剂无法检测出一些少见的 F5 变异,如杂合子 G1689A[9]和 C1690T[10]变异,并且即使有阳性结果,一般也为无效或者错误的结果。在此情况下,需要完成双向测序来确认结果。但是,这些变异也有可能导致第 V 因子对活化蛋白 C 抵抗。因此,一些实验室会首选对易栓症的病人进行基于凝血功能检测的检验,而非探测 FVL 变异的分子检测。

第二因子（F2）基因变异

凝血酶原（第Ⅱ凝血因子）是可将纤维蛋白原转化为凝血级联机制终产物——纤维蛋白凝块的凝血酶的前体。凝血酶原由 F2 基因编码产生,F2 基因的特殊变异 PT G20210A 可致血浆中凝血酶

表 18.2　凝血因子 V Leiden 基因突变检测建议

凝血因子 V Leiden 基因突变的一般建议

- <50 岁的患者静脉血栓形成
- 反复的静脉血栓形成
- <50 岁以下患者的亲属有静脉血栓形成的
- 静脉血栓形成和有血栓形成的严重家族史
- 怀孕期间或服用口服避孕药时静脉血栓形成
- 吸烟妇女 <50 岁发生心肌梗死
- 异常位置的血栓形成（例如肠系膜、脑、肝静脉）

可在以下情况下行突变检测

- 静脉血栓形成，年龄 >50 岁，排除可能存在的活跃恶性肿瘤
- 有已知亲属存在凝血因子 V Leiden 基因突变，知晓 FVL 可能会影响怀孕期的管理，也可能对是否服避孕药的决策造成影响
- 有反复流产史或无法解释的重度子痫、前期胎盘早剥、子宫内胎儿生长迟缓或死胎的妇女。凝血因子 V Leiden 基因突变携带者可能会影响未来怀孕期间的治疗管理方案

原活性增加，并增加深静脉与脑静脉血栓的发病风险[11]。位于 3′ 端非转译区的点变异，致 mRNA 堆聚和凝血酶原的生成增加，进而导致凝血酶的生成增加[12,13]。约 2% 的美国人为此变异的携带者（这种变异最常见于高加索人）[14]。凝血酶原蛋白活性可在血浆中直接测得，但这些检测方法因携带者与无变异的个体凝血酶原活性的重叠，无法用于寻找 PT G20210A 基因变异的携带者，所以通常需要分子学检验[15]。因此在进行第五因子单核苷酸的变异（FVL 变异）检测的同时，推荐行凝血酶原 G20210A 变异的检测（表 18.2）[7]。除 G20210 变异外，其他罕见的 F2 基因变异（如凝血酶原 C20209）也有过报道，但其临床意义目前尚不明确[16]。在设计临床检测方法时，要注意区分有显著临床意义的 G20210A 变异和无显著临床意义的基因多态性。与第 V 因子的变异相似，这些变异通常会对临床实验室的检验结果产生干扰，导致无效或错误的检测结果。因此，解决这些问题需要应用不同引物进行重复检验或使用相应的替代技术如双向测序。

亚甲基四氢叶酸还原酶变异

5,10- 亚甲基四氢叶酸在亚甲基四氢叶酸还原酶（5,10-methylenetetrahydrofolate reductase, MTHFR）的催化下，产生在同型半胱氨酸再甲基化生成蛋氨酸过程中所需的一种共同底物——叶酸。蛋氨酸随后被转化成不可或缺的甲基供体 S- 腺苷甲硫氨酸。热不稳定的 C665T 变异型（p. Ala222Val，更常

称为 C677T）和 A1286C（p. Glu429Ala）的变异型是两个常见的编码产生低活性酶[17,18]的遗传多样性的变异。约 25% 拉美裔和 10%~15% 的北美高加索人为热不稳定变异型的纯合子[19]。C665T 和 C1286A 在人群中处于相互连锁不平衡的状态。因此，这两种变异均存在的变异型通常只见于反式构型的复合杂合子。而其中一个变异基因的纯合子和另一个基因变异的杂合子同时存在并非不常见[20]。原本认为亚甲基四氢叶酸还原酶（MTHFR）的低活性导致了高同半胱氨酸血症，进而增加冠心病、静脉血栓和流产的风险[21-23]，但一个近期发表的荟萃分析对"长期中等程度的同半胱氨酸水平对心血管疾病有影响"这个假说提出了质疑[24]。基于这些以及其他相关研究，美国医学遗传学协会（American College of Medical Genetics, ACMG）发布了一份临床指导意见，提出因亚甲基四氢叶酸还原酶检测缺乏临床实用性，并不推荐将其作为易栓症的常规检查[25]。

抗凝血酶（AT）基因（抗凝血酶缺乏）

抗凝血酶 AT 为一种可灭活凝血酶和 Xa 因子的丝氨酸蛋白酶抑制剂。抗凝血酶缺乏是一种可为遗传性也可为获得性的非常见疾病，其发病率约为 1∶500 到 1∶1 500[26-28]。先天性凝血酶缺乏往往为常染色体显性遗传，并且存在不尽相同的临床外显力[29]。编码抗凝血酶蛋白的 SERPINC1 基因位于一号染色体长臂 23.1~23，长约 13.5kb，包含 7 个外显子[30]。目前，已发现 120 多个可致抗凝血酶减

少的基因变异。Ⅰ型抗凝血酶缺乏由致活化抗凝血酶蛋白生成减少的杂合子变异产生[31]。免疫学和功能学上,有活性的抗凝血酶水平为正常值的50%或者更少。纯合子的Ⅰ型抗凝血酶缺乏一般认为其不能存活[32]。Ⅱ型抗凝血酶缺乏与因功能缺陷所致抗凝血酶失能有关。这些变异通常为杂合子的变异,且病人往往有着正常水平的抗凝血酶,但其抗凝血酶的功能却不足。

基于变异的结合区,可将Ⅱ型抗凝血酶缺乏分为三种亚型(Ⅱa,Ⅱb和Ⅱc)。最常见的Ⅱb亚型,为抗凝血酶肝素结合区域出现的变异。尽管其变异更少见,凝血酶结合区域出现变异Ⅱa型却容易导致血栓的生成。而靠近抗凝血酶反应环状区的可致多种表型产生的变异为Ⅱc型[33]。在日常临床工作中,一般不常规行基因筛查。但是,当抗原和(或)功能检验发现病人存在数量或者质量的缺陷时,可以用基因检测来确认先天性变异的存在。由于Ⅱ型缺陷的变异位于SEPINC1基因的特定区域内,应用定向基因检测是合理的。Ⅰ型抗凝血酶缺乏与抗凝血酶基因中很多变异相关,其发现需要全基因测序[34]。

细胞色素P4502C9和维生素K环氧化物还原酶

华法林的有效治疗剂量区间较小,其所致的严重出血的副作用也很常见。参与华法林代谢的基因至少有30个,这些基因存在的差异表达解释了为何达到同一治疗效果所需要的剂量存在很大差异[35]。影响华法林代谢和作用的遗传多样性的发现使得快速调整剂量并达到国际标准化比值(international normalized ratio, INR)所示的所需治疗剂量成为可能。维持治疗所需的INR可以减少因抗凝不足所致的出血或因抗凝过度所致的血栓形成。两个决定华法林敏感性的最重要的基因为细胞色素P4502C9(CYP2C9)和维生素K环氧化物还原酶复合物1(VKORC1)[36]。

位于16号染色体的VKORC1基因生产一种叫作VKOR的酶,其可将维生素K 2,3-环氧化物还原成在对维生素K依赖性凝血因子转录后修饰过程中必需的酶活化状态。华法林能降低VKOR的活性,进而减少凝血因子的水平。因此包括启动子多态性(-1639G>A)和外显子多态性(C1173T)的VKORC1基因多态性,会产生华法林敏感性,即低药物剂量即可达到所需抗凝效果。VKORC1基因型对华法林的药物反应性的影响占15%~30%[37]。不

同种族的人对华法林的敏感度也存在不同,例如华法林敏感的VKORC1基因显性纯合子极少见于非裔美国人中,但却见于约80%的中国人中[38]。

位于10号染色体且存在高度多态性的CYP2C9基因编码一种可对华法林的药效更强的S-同分异构型进行代谢的酶。CYP2C9基因的多态性通常与致药物代谢严重减慢[39,40]的低酶活性相关。当华法林清除率较低时,达到治疗所需INR的华法林剂量则较低。在高加索人中最常见的等位基因变异为CYP2C9*2(C430T)和CYP2C9*3(A1075C),其分别使导致编码的酶仅为正常野生型活性的70%和20%。这些基因的多态性可以用很多种方法甄别。

目前人们已开发出基于不同药物代谢表型差异的且包括VKORC1、CYP2C9*2和CYP2C9*3多样性在内的药物基因组学(pharmacogenomics, PGx)算法,用来指导华法林给药[41-45]。加入基因数据可以部分解释仅仅基于临床参数为何无法对华法林的反应性进行预测[46,47],即便在不同种族的人群中也是如此。一项国际回顾性研究应用仅基于临床因素或结合临床和遗传因素的数学模型对华法林进行给药,该研究发现,基于临床和遗传因素的PGx算法与仅基于临床因素的算法相比,可更好地对所需华法林剂量进行预测[48]。多项研究表明,基于遗传学信息的基础上,可以更加准确地对华法林进行给药。一些小范围的临床试验也发现针对基因型的给药方案可在更短的时间内,应用更低的药物剂量就可以达到目标INR。然而,基于PGx算法的华法林给药方案目前仍然存在争议。一项大的随机对照试验在比较应用临床常规给药和PGx指导下的给药后发现,尽管基于PGx算法的华法林给药需要调整剂量次数更少,剂量更小,但是却并未发现非治疗所需INR出现次数的减少[41]。两项更大范围的对比华法林在PGx指导下给药和常规给药的研究给出了截然不同的结果[49,50]。

基于CYP2C9和VORC1基因多态性给药的研究结论存在相互冲突,这可能是由于存在可影响华法林效力的未知因素所导致的[51]。大多数PGx临床试验都排除了存在并发症或者正在接受其他药物治疗的患者,因为这些因素会明显影响药物代谢。当根据合并疾病和存在其他引起易栓症的遗传因素(如第Ⅴ凝血因子Leiden和前凝血酶原基因突变)对病人进行细分时,华法林给药剂量的算法将会变得更为复杂[52]。

PGx用于指导华法林给药的广泛应用还存在

另一个障碍,即它无法影响治疗效果和成本。与肿瘤的靶向治疗相比,华法林是一种相对便宜的药品。尽管 FDA 在华法林的标签上标注了这些信息,但很多开具华法林处方的医生并不相信 PGx 算法是可以提高他们达到华法林的治疗目标的能力。包括美国医学遗传学与基因组学学会(ACMG)和美国胸科医生协会在内的一些专业协会目前并不推荐在应用华法林之前对病人进行常规基因检测[53,54]。使用日渐增加的、无需基因检测的抗血小板药物及其他替代的抗凝药物(如直接口服抗凝药)也阻碍了对华法林敏感性的检测的推广[55]。

第Ⅷ因子基因(A 型血友病,HA)

A 型血友病为一种 X 连锁隐性遗传性出血性疾病,其最常见的病因为 F8 基因变异导致第Ⅷ因子(FⅧ)生成减少。其临床表现的严重性与残留的 FⅧ活性相关,严重的 A 型血友病发生于 FⅧ活性小于 1% 时;中等程度的出血见于 FⅧ,活性为 1%~5%;而当其活性处于 5%~40% 时,临床表型则较为轻微[56]。一般而言,HA 变异的携带者体内 FⅧ活性超过 35%,这使得本就对 FⅧ存在不同敏感性的常规检查如活化部分凝血酶原时间(activated partial thromboplastin time,aPTT)无法将其筛查出来。由于 HA 为 X 连锁隐性遗传疾病,因此 A 型血友病在男性中更多见。但是,约 10% 血友病突变的女性携带者的 FⅧ活性较低,并可引起意外出血。这包括患有 Turner 综合征或 X 染色体莱昂作用异常的女性。其他罕见的致女性 FⅧ活性降低的原因包括纯合子、X 染色体与常染色体之间的易位、F8 基因内的断点,或为单亲源二倍体[57]。

位于 X 染色体短臂上的 F8 基因包括 26 个相对较短的外显子,其大小约为 186kb。目前已发现超过 1 200 个不同 HA 基因的变异型。内含子 22 倒置为最常见的导致严重血友病的第八因子的变异,约占已知变异的 40%[58]。该内含子之中包括 2 个基因:一个 2kb 大小的与第Ⅷ因子基因转录方向相反的 F8 基因关联基因 A,和 2.5kb 与第八因子转录方向相同的 F8 基因关联基因 B。这些基因的功能目前尚未知。此外,第Ⅷ因子相关基因 A 也在 F8 基因以外的其他两个位点(INT22H2 和 INT22H3)进行复制[59,60]。这种异常的净效应使得 F8 相关基因 A 可通过同源重组进行基因重排。通过基因重排,int22 通过倒置将 F8 基因的外显子 1~22 置于外显子 23~26 上游 500kb 的相反方向[61,62]。由于基因破坏严重,int22 倒置的病人通常表现为严重的 HA。导致 int22 倒置的重组事件通常发生于精子生成过程[63]。

另一个常见的变异为包括外显子 1 的倒置,约 5% 的严重血友病病人存在此变异[64]。其他 HA 的病例中的 F8 基因变异也有报道,包括致无功能基因产物生成的阅读框架移位[65,66]。F8 基因中的大部缺失发生于约 15% 的 HA 病例中。F8 基因大部缺失患者的出血严重程度取决于基因删除的位点和其对外显子剪接的影响。F8 基因大部缺失或存在无义突变的 HA 患者也存在生成第Ⅷ因子中和抗体的极大的风险(40%~60%)[67,68]。在 F8 基因大部缺失的病人中,使用消除或减弱 FⅧ抑制剂的免疫耐受疗法与存在其他 F8 基因变异的患者相比,其成功率要低[69]。因此,在特定情况下,对 F8 基因进行测序以明确存在的特定分子学变异有助于预测 HA 病人的预后。

HA 的诊断一般相对较简单直接,通常是基于临床和家族出血史,以及血浆中 FⅧ的凝血活性。一般而言并不需要分子检测来对其作出诊断,但在一些情况下可能会有所帮助。如当病人存在轻度 FⅧ缺乏,并且同时存在其他可短期内增加 FⅧ的水平的情况(如炎症反应、怀孕、口服避孕药和运动)时,对 HA 的诊断可能会存在困难。血管性血友病(vWD)患者可能存在较低的 FⅧ水平,因为 FⅧ与血管性血友病因子(vWF)在血液循环中相结合,所以低 vWF 水平会缩短 FⅧ的半衰期。极少见的情况下,编码一种 FⅧ和 FV 共同使用的转运蛋白编码基因 ERGIC-53 的变异,可导致这两种凝血因子的同时轻度缺乏[70,71]。单独的 FⅧ因子活性检测并不能发现 F8 基因变异的携带者,因为 FⅧ检测的参考值范围较广,有些携带者可有完全正常的 FⅧ水平。因此,当临床医师需要对其携带者进行确诊时,往往需要进行分子检测。分子检测也有助于发现可产生 FⅧ中和抗体的高危个体,或者对可能怀孕的女性携带者家庭成员中特定 F8 基因突变进行表征[72]。当 HA 并不是由于常见的倒置所致时,HA 分子学的诊断往往更加困难,这主要是由于 F8 基因的大小及分布于其整个基因中变异的多重异质性所致。一个涵盖先前已表征化 F8 基因的变异及其基因异质性与测序数据相结合可用于对 HA 的诊断[73]。

在极少数的情况下当分子检测不能发现某个

基因变异时,可应用连锁分析在家族族谱中进行追踪。在无法开展高级分子检测的发展中国家中,这种方法也有使用[74]。连锁分析依赖于准确的家族族谱数据以及可采集的家族中先证者和双亲的样本,所以其应用相对繁琐。此外,连锁分析存在发现父亲为非亲生的风险,因此在连锁分析前应进行遗传咨询。约 30% 病人为无阳性家族史的自发变异。这可能是因为 *F8* 基因出现新发变异或者从几代无症状的女性携带者通过基因传递而来。当母亲存在 *F8* 变异的生殖系遗传嵌合体时,还会出现其他的诊断困难。当突变仅存在于其生殖细胞的一个亚种群时,即会发生这种情况。尽管发病风险在这种情况下似乎小于 50%,但在血样中却无法轻易检测到变异,且无法精确计算其后代的患病风险[75]。如果发现一个家族特异性变异,则可通过 F Ⅷ 活性检测对高危男性亲属做出评估。对女性亲属的评估可以通过分子学技术进行。

第Ⅸ因子基因(B 型血友病,HB)

B 型血友病(HB)为一种由凝血因子 9(FIX)缺乏所导致的一种 X 染色体隐性遗传出血性疾病,其临床特征表现与 HA 基本一致。F9 基因为位于 X 染色体长臂 q27.1~q27.2 的八个外显子的基因。包括几个启动子区域突变(例如 HB Leyden 1、2、3)在内的各种 *F9* 基因变异已被描述,这些变异与出生时即存在的严重疾病特征性的表型相关[76,77]。影响丙氨酸 -10 位点的一些变异会增加华法林的敏感度,并且与活化部分凝血活酶时间(aPTT)延长过长相关[78]。

与 HA 的诊断中基于病史和血浆 FⅧ水平一样,对 HB 的诊断方法也为基于病史和血浆 FIX 活性的测量。首先应排除维生素 K 缺乏,因为维生素 K 的缺乏会导致包括第Ⅸ因子和其他维生素 K 依赖的凝血蛋白在血浆中的减少。同 HA 一样,需要进行分子检测才能发现第Ⅸ因子活性正常或接近正常的突变携带者。对是否存在变异的了解不会直接影响其临床管理,但是却有助于预测行第Ⅸ因子置换治疗期间产生第Ⅸ因子中和抗体和过敏反应的风险[79]。约 25% 的 HB 病人具有三个始祖突变(Gly60Ser,Ile397Thr 或 Thr296Met)之一,其他变异也有报道[80]。对 *F9* 突变的检测可对三种最常见的突变进行初步筛查。如果在患有严重 HB 的病人中未发现这些突变,则可以筛查 *F9* 基因的功能区。*F9* 基因测序可以用于临床检测。

第Ⅺ因子基因(C 型血友病)

第Ⅺ因子(FⅪ)参与正常止血过程,当它被活化的Ⅻ因子(12a)、凝血酶或自体激活时,活化的Ⅺ因子(FⅪa)在内源性凝血途径中切断并激活第Ⅸ因子(FIX)[81]。FⅪ 缺乏可为先天性或获得性。先天性 FⅪ 缺乏症是一种罕见的出血性疾病,其患病率约为百万分之一[82],在阿什肯纳兹犹太人中则更高(1:450)[83]。一般而言,FⅪ 缺乏为常染色体隐性遗传。然而由于在循环中的 FⅪ 处于二聚体结构,常染色体显性的遗传方式也有过报道,这种变异可能是产生了显性负效应[84]。严重的 FⅪ 缺乏与血浆中 FⅪ 活性低于正常值的 20% 相关,通常在行术前准备检查时通过 aPTT 延长而被发现[85]。患有 FⅪ 缺乏的患者可能无临床症状,而存在异常出血的患者其症状通常比 HA 或 HB 更轻。出血通常发生在受伤后,且出血严重程度相较于基因本身往往与损伤部位更加相关[86]。有趣的是,FⅪ 缺乏可能对缺血性卒中存在保护作用[87]。*F11* 基因坐落于 4 号染色体长臂末端(4q35.2),长约 23.6kb,包含 15 个外显子[88]。目前已发现 220 种 *F11* 基因的变异。在阿什肯纳兹犹太人中,约有 95% 的病例源自两种最常见的变异:Glu117-stop(Ⅱ型)和 Phe283Leu(Ⅲ型)。然而在非阿什肯纳兹犹太人中,各种基因突变的分布则相对均匀[82]。对于 FⅪ 活性低下(约 1%)的患者而言,往往需要对潜在的 *F11* 基因变异进行检测,因为这些病人可能有在因子置换治疗后产生抗 FⅪ 的中和抗体。*F11* 的突变基因检测主要集中在阿什肯纳兹犹太人中常见的始祖变异,而在其他人群需要进行扩大范围的基因测序。

血管性血友病因子基因(vWD)

血管性血友病(vWD)是最常见的遗传性出血疾病,其通常由在止血中起关键作用的血管性血友病因子 vWD 数量(1 型或 3 型)或者质量(2 型)的异常所致。在与血小板糖蛋白 Ⅰ b 受体结合后,vWF 蛋白在血小板表面和血管损伤后暴露的内皮细胞下胶原蛋白之间形成桥梁。vWF 蛋白由低、中和高分子量的多聚体组成。具有较高分子量的类型存在更强的粘合力[89]。自身免疫性疾病和恶性疾病引起 vWF 的结构或功能缺陷从而导致的获得性血管性血友病在本文将不做讨论。遗传性血管性血友病的初步诊断是通过对 vWF 分子活性(如瑞斯托菌素辅因子活性）、vWF 分子抗原水平、FⅧ凝血活性、vWF 分子多聚体分析以及血小板功能进行实验室检测完成的[90]。位于 12 号染色体短臂的 vWD 因子（12p13.3）由 52 个外显子组成，大小约为 180kb。

1 型血管性血友病为最常见的血管性血友病，其与结构正常的 vWF 分子的数量缺陷相关。它通常以常染色体显性遗传，存在的不同程度的临床外显力和临床异质性使得其遗传族谱的分析变得更加复杂。1 型血管性血友病的症状通常很轻微，直到受到创伤或手术后出血过多时才被诊断出来。由于vWF 分子水平可在炎症、压力、感染、激素治疗、怀孕、运动、外科手术和肝脏疾病的情况下增加，1 型血管性血友病的实验室检测往往比较复杂。因此，正常低值的 vWF 水平并不能排除轻症血管性血友病的诊断。目前已经发现超过 100 种不同的变异与1 型血管性血友病相关。然而，致 1 型血管性血友病基因变异的基因 - 表型的相关性却还未清楚地被表征。致 1 型血管性血友病除 vWD 基因的其他基因的基因座异质性使得对基因检测的解释更加复杂化[91,92]。因此，1 型血管性血友病的遗传检测往往不具有太大的临床价值。

2 型血管性血友病亚型（2A，2B，2M，2N）由原发性 vWF 分子质量的异常所导致。最常见的两种亚型，2A 和 2B 以常染色体显性方式遗传。2A型血管性血友病通常表现为正常或轻度降低的vWF 抗原和 FⅧ的血浆水平，并且存在与 vWF 抗原水平不一致的 vWF 因子活性水平降低。此外，在 2A 型血管性血友病中，高和中等分子量的多聚体复合物显著减少。许多基因突变都与 2A 型血管性血友病相关，其中绝大多数为错义突变。目前所发现的突变约有 80% 存在于外显子 28。外显子 28 的常见突变包括 4517C>T，4789C>T，和4790G>A[93]。这些突变影响 vWF 分子的 A2 结构域。目前还没有发现大片基因的删除与 2A 型血管性血友病相关。

在 2B 型血管性血友病患者中，vWF 分子质的变异导致其与血小板糖蛋白 Ib 亲和力的增加。当血小板与血液中 vWF 分子多聚体结合时，它们将会迅速在血液循环中被清除，从而导致血小板减少症。与 2A 型血管性血友病一样，在 2B 型血管性血友病患者中，高和中等分子量的多聚体复合物显著减少，且存在与 vWF 分子抗原水平不一致的 vWF 因子活性水平降低。由于 2B 型血管性血友病患者的

血小板水平可随时间变化，因此在区分 2B 型与 2A型血管性血友病患者时，血小板聚集试验十分必要。与 2B 型血管性血友病相关的突变约有 25 种，全部位于外显子 28 上。最常见的突变包括 C3916T，C3922T，G3946A 和 G4022A。这些功能获得性突变位于蛋白质 A1 结构域的 GpIb 结合位点。这些突变被认为可使 vWF 分子的特异性配体结合位点失活，或破坏 vWF 分子与血小板结合的调节[90]。对 vWD 基因的外显子 28 进行测序可发现和识别 2A 和 2B 型血管性血友病中存在的绝大多数突变[94,95]。由于临床管理存在不同，区分 2B 型、2A型血管性血友病极其重要。具体而言，2B 型血管性血友病患者在使用去氨基 -8-D- 精氨酸血管升压素时可能会出现血小板减少症的加重[94,95]。由于 2A 型和 2B 型的大多数突变聚集在 vWF 基因的外显子 28 中，因此可对该外显子专门进行针对性测序研究[96]。然而由于很多基因座位点在功能上并未完全被表征化，使得基因与表型并不总是相关。

2M 型血管性血友病患者存在正常 vWF 抗原水平、正常的 FⅧ活性以及正常的多聚体试验，但却存在低活性的 vWF 因子[97]。超过 20 个突变与 2M 型 vWD 相关，其中超过 80% 位于外显子 28 中。2N 型（即诺曼底变体）血管性血友病是以 FⅧ的半衰期减少为特征的常染色体隐性遗传病。约 30 种突变与 2N 型血管性血友病相关，其中40% 位于外显子 18 中。常见的变异包括位于外显子 18 中的 2372C>T，外显子 19 中的 2446C>T，以及外显子 20 中的 2561G>A。这些突变与 vWF 因子中和 FⅧ结合区域相关的 D'-D3 区域的缺失相关[98]。这导致 FⅧ与 vWF 因子结合的减少或者缺失，从而导致 FⅧ快速失活。患者通常表现出较低的 FⅧ活性水平，为正常值的 5%~40%。在这些情况下需要通过使用分子技术将该疾病与 HA 区分开来[99]。

3 型血管性血友病是一种严重的常染色体隐性遗传疾病。大多数受影响的个体为 vWF 基因突变的复合杂合子。然而，在近亲交配的家族族谱中已发现纯合子的个体。3 型 vWD 患者表现为 vWF 因子缺失和 FⅧ水平显著降低。3 型血管性血友病突变的特征已较好地被描述，目前报道存在超过 90 种类型。尽管对具体突变的了解可能在遗传咨询和产前诊断中有用，但 3 型 vWD 的临床诊断和管理并不需要用到分子检测[100]。

与红细胞增多症和凝血异常相关的基因

红细胞增多症的定义为外周血红细胞(red blood cells, RBC)的增加,在对海拔、性别和(或)种族因素进行校正之后,表现为血红蛋白含量、血细胞比容和红细胞计数的增加[101]。红细胞增多症可为原发性/先天性(生殖突变)或继发性/获得性(体细胞突变)。两种类型的特定实体在分子学上的异常都已被明确描述。与凝血异常疾病相关的原发性红细胞增多症包括一组广泛的遗传病,如原发性家族性红细胞增多症(良性红细胞增多症)和楚瓦什红细胞增多症。获得性红细胞增多症包括与 JAK2 突变相关的骨髓增生性肿瘤。

获得性红细胞增多症常见于患有骨髓增生性肿瘤(myeloproliferative neoplasms, MPN)的患者,如多发性红斑(polycythemia vera, PV)和原发性血小板增多症(essential thrombocytosis, ET)。血栓形成是这些患者发病和死亡的重要原因,并且最初的血栓形成可能发生于诊断或治疗期间[102]。意大利血液病学组织最近的一项研究表明:PV 和 ET 患者血栓事件每年复发率约为 5.6%,10 年累积概率约为 50%[103]。心血管突发事件对 MPN 患者似乎有着显著影响,并且有证据支持无论患者的 MPN 特定类型如何,JAK2V617F 突变均是血栓形成的危险因素[104-106]。此外,血栓形成与 JAK2 外显子 12 突变[107]和钙网蛋白基因突变均有关,尽管后者对血栓形成的影响较前者小[108]。常规对 JAK2 进行突变检测为对 MPN 患者进行评估的一部分。尽管目前尚无 FDA 批准的 JAK2 基因突变的检测方法,许多实验室都在使用自行开发的检测进行检测。

在早发或者存在红细胞增多症家族史的红细胞增多症患者中,需要考虑先天性红细胞增多症。先天性红细胞增多症包括存在种系突变的患者,其可导致①红细胞生成素(erythropoietin, EPO)受体反应性增加;②由于 von Hippel-Lindau(VHL)肿瘤抑制基因突变导致的细胞内氧感知障碍;③导致血红蛋白与氧气的亲和力增加的某些血红蛋白病[101]。在这些疾病中,原发性家族性红细胞增多症和楚瓦什红细胞增多症(Chuvash-type polycythemia, CTP)与血栓形成有关。

原发性家族性红细胞增多症(良性红细胞生成)为一种由编码 EPO 受体的基因的突变引起的常染色体显性疾病。其特征是在低 EPO 水平的基础上不受控制的 RBC 增生而导致的 RBC 绝对数量

增加[109]。在单个家族中曾报道过存在超过 10 种不同的基因突变[110]。大多数已发现的 EPO 受体突变与 EPO 受体胞浆内 C 端结构域截断相关,由于缺乏负反馈调节,使得受体对循环 EPO 的敏感性增加[111,112]。这些患者发生血栓的风险大大增加[113]。

CTP 又称为常染色体隐性遗传性良性先天性红细胞增多症,是与染色体 3p25 上的 VHL 基因突变相关的罕见疾病。这种疾病发生在世界各地,并且流行于俄罗斯中部的楚瓦什地区[114]。该疾病与位于氨基酸残基 200 处的 C-T 错义突变相关,导致精氨酸被色氨酸取代。VHL 蛋白参与泛素化调节并破坏缺氧诱导因子 1 亚基 α(hypoxia-inducible factor 1 subunit alpha, HIF1α)。一般认为该突变减少 VHL 蛋白和 HIF1α 之间的相互作用,从而减低 HIF1α 降解速度。这个病理过程可致下游靶向基因如 EPO、溶质载体家族 2(GLUT1)、转铁蛋白、转铁蛋白受体(p90, CD71)和血管内皮生长因子表达量的增加[115]。其他与 CTP 相关的 VHL 基因的罕见突变如 235C>T、562C>G 和 598C>T 也已被发现[110]。CPT 在临床上也与动、静脉血栓形成有关,并且也和大出血事件存在联系[114]。对包括 CTP 的家族性红细胞增多症突变检测在临床的应用进行解释和描述的资源也可在如下引用中找到[116]。

影响血小板功能的基因

血小板在原发性止血中起着至关重要的作用。导致血小板功能异常和(或)血小板减少症的多种变异可导致出血的表型。目前已经发现了许多导致血小板功能缺陷的基因座(表 18.3)[117-121]。其中研究最多的为编码血小板受体的基因变异,如整联蛋白 αⅡb 基因(ITGA2B)或整合素 β3 基因(ITGB3)。这些基因的异常导致一种叫作格兰仕血小板无力症的疾病,其具体表现为血小板不能与纤维蛋白原进行结合的血小板聚集失常。在巨血小板(Bernard-Soulier)综合征中,编码与 vWF 相互作用的血小板受体(GP1BA, GP1BB, GP9)基因的变异导致病理性出血。与溶酶体相关细胞器的变异见于与眼表白化相关的叫作赫曼斯基 - 普德拉克综合征(Hermansky-Pudlak syndrome, HPS)的出血性疾病。下一代测序(NGS)已用于寻找该疾病患者的 HPS 基因的一种(HPS4)中的致病性单核苷酸变异。然而在评估血小板功能障碍时,并不常规使用该技术[122]。对 RNA 和外显子的测序发现了 NBEAL2

表 18.3　遗传性血小板疾病

血小板异常性疾病	临床表现	遗传方式	病因	分子表现
血小板无力症	自发性皮肤黏膜出血 过多的创伤相关性出血	常染色体隐性	αⅡb 和 β3 整合素 数量或者质量缺陷	*ITGA2B*，*ITGB3* 基因突变
Bernard-Soulier syndrome 综合症	低血小板计数 异常的大血小板 通常有严重出血	常染色体隐性 （双等位基因） 常染色体显性 （单等位基因）	Ⅰbα，Ⅰbβ，Ⅸ糖蛋白缺陷	*GP1BA*，*GP1BB*， *GP9* 基因突变
Hermansky-Pudlak 综合症	眼、皮肤白化病 出血	常染色体隐性	血小板储存库缺陷 溶酶体腊样脂褐素沉积	多种基因变异 （*AP3B1*，*BLOC*， *HPS* 家族）
灰色血小板综合症	轻度的血小板减少症 增大的血小板 轻度 / 中度出血 血小板减少症 小血小板	常染色体隐性	血小板 α 颗粒减少	*NBEAL2* 基因变异
Wiskott-Aldrich 综合症	湿疹 免疫疾病 恶性肿瘤	X 染色体连锁遗 传	肌动蛋白细胞骨架组织 和信号异常	*WAS* 基因变异

为灰色血小板综合征的致病基因，在该病中，血小板缺乏在受伤反应中对正常血小板反应的至关重要的蛋白（如血小板因子 4，vWF）[123]。Wiskott-Aldrich 综合征（WAS）是由于位于 X 染色体上的 *WAS* 基因的突变引起的，此变异导致肌动蛋白细胞骨架组织和信号传导遭到破坏。基因测序已被用于发现 87 个受影响的男性和 48 个女性携带者中的 62 个独特的 *WAS* 突变，包括 17 个新的序列变异[124]。总而言之，由于疾病的罕见性以及遗传多样性和血小板表型之间缺乏对应性，遗传性血小板疾病的表征化通常具有挑战性，基于这些原因，目前对常见变异序列的检测几乎没有临床实用性。

临床应用

应用分子检验技术对凝血障碍患者进行临床检测在血栓性疾病例如 FVL 和 Ⅱ 型 PT 突变中明确地建立了其临床实用性。分子检测在出血性疾病中的作用尚不清楚，因为免疫原性和功能检测常常被用于对这些出血性疾病的筛查和诊断。尽管对于某些止血疾病，分子检测已变得更加临床可用，但目前这些技术仍然保留给一小部分难以诊断的病例。分子检测必须与进行解读的临床同事相互协调，后者需要结合临床信息对结果进行解释，并提供恰当的咨询意见。随着基于特定遗传发现的靶向治疗的出现，对于一些凝血障碍的检测可能会更加普遍。

检测的局限性

总而言之，在过去几年中，用于分析检测凝血病变（如 FVL，Ⅱ 因子）的基本技术并没有显著变化。由于对临床可应用性的担忧，一些检测也已经停止使用。NGS 的商业化应用带来了最大的技术变革，使得基于这种较新技术的应用显著增加。随着 NGS 技术在临床实验室中广泛被接受和其价格的降低，靶向基因突变检测或全外显子测序也将会用于止血检测[125]。这些技术将可以在单次检测中发现本章中所描述的多个突变。在止血和其他疾病中需要进一步阐明的一个重要方面为赋予疾病表型的突变与不会产生不良影响的基因多态性之间的差异[126]。这些技术也可能识别意义不明的新遗传变异[127]。在对与凝血功能相关的新序列数据进行分析时，需要仔细使用信息学方法来明确其临床意义。

（张洵　译，李庆国　校）

参考文献

[1] Marlar RA, Neumann A. Neonatal purpura fulminans due to homozygous protein C or protein S deficiencies. Semin Thromb Hemost 1990;16:299–309.

[2] Dahlback B. Advances in understanding pathogenic mechanisms of thrombophilic disorders. Blood 2008;112:19–27.

[3] Kalafatis M, Mann KG. Factor V Leiden and thrombophilia. Arterioscler Thromb Vasc Biol 1997;17:620–7.

[4] Bertina RM, Koeleman BP, Koster T, et al. Mutation in blood coagulation factor V associated with resistance to activated protein C. Nature 1994;369:64–7.

[5] Kujovich JL. Factor V Leiden thrombophilia. Genet Med 2011;13:1–16.

[6] Heit JA, Sobell JL, Li H, Sommer SS. The incidence of venous thromboembolism among factor V Leiden carriers: a community-based cohort study. J Thromb Haemost 2005;3:305–11.

[7] Grody WW, Griffin JH, Taylor AK, Korf BR, Heit JA, Group AFVLW. American College of Medical Genetics consensus statement on factor V Leiden mutation testing. Genet Med 2001;3:139–48.

[8] Spector EB, Grody WW, Matteson CJ, et al. Technical standards and guidelines: venous thromboembolism (factor V Leiden and prothrombin 20210G >A testing): a disease-specific supplement to the standards and guidelines for clinical genetics laboratories. Genet Med 2005;7:444–53.

[9] Lyondagger E, Millsondagger A, Phan T, Wittwer CT. Detection and identification of base alterations within the region of factor V Leiden by fluorescent melting curves. Mol Diagn 1998;3:203–9.

[10] Mihalatos M, Apessos A, Dauwerse H, et al. Rare mutations predisposing to familial adenomatous polyposis in Greek FAP patients. BMC Cancer 2005;5:40.

[11] Almawi WY, Tamim H, Kreidy R, et al. A case control study on the contribution of factor V-Leiden, prothrombin G20210A, and MTHFR C677T mutations to the genetic susceptibility of deep venous thrombosis. J Thromb Thrombolysis 2005;19:189–96.

[12] Gehring NH, Frede U, Neu-Yilik G, et al. Increased efficiency of mRNA 3′ end formation: a new genetic mechanism contributing to hereditary thrombophilia. Nat Genet 2001;28:389–92.

[13] Danckwardt S, Hartmann K, Gehring NH, Hentze MW, Kulozik AE. 3′ end processing of the prothrombin mRNA in thrombophilia. Acta Haematol 2006;115:192–7.

[14] Rosendaal FR, Doggen CJ, Zivelin A, et al. Geographic distribution of the 20210 G to A prothrombin variant. Thromb Haemost 1998;79:706–8.

[15] Kujovich JL, Factor V. Leiden thrombophilia. In: Pagon RA, Adam MP, Ardinger HH, et al., editors. GeneReviews(R). Seattle, WA: University of Washington; 1993.

[16] Ozelo MC, Annichino-Bizzacchi JM, Pollak ES, Russell JE. Rapid detection of the prothrombin C20209T variant by differential sensitivity to restriction endonuclease digestion. J Thromb Haemost 2003;1:2683–5.

[17] Weisberg I, Tran J, Christensen B, Sibani S, Rozen R. A second genetic polymorphism in methylenetetrahydrofolate reductase (MTHFR) associated with decreased enzyme activity. Mol Genet Metab 1998;64:169–72.

[18] Frosst P, Blom HJ, Milos R, et al. A candidate genetic risk factor for vascular disease: a common mutation in methylenetetrahydrofolate reductase. Nat Genet 1995;10:111–13.

[19] Den Heijer M, Lewington S, Clarke R. Homocysteine, MTHFR and risk of venous thrombosis: a meta-analysis of published epidemiological studies. J Thromb Haemost 2005;3:292–9.

[20] Brown NM, Pratt VM, Buller A, et al. Detection of 677CT/1298AC "double variant" chromosomes: implications for interpretation of MTHFR genotyping results. Genet Med 2005;7:278–82.

[21] den Heijer M, Koster T, Blom HJ, et al. Hyperhomocysteinemia as a risk factor for deep-vein thrombosis. N Engl J Med 1996;334:759–62.

[22] Wald DS, Morris JK, Wald NJ. Reconciling the evidence on serum homocysteine and ischaemic heart disease: a meta-analysis. PLoS One 2011;6:e16473.

[23] Homocysteine Studies C. Homocysteine and risk of ischemic heart disease and stroke: a meta-analysis. JAMA 2002;288:2015–22.

[24] Clarke R, Bennett DA, Parish S, et al. Homocysteine and coronary heart disease: meta-analysis of MTHFR case-control studies, avoiding publication bias. PLoS Med 2012;9:e1001177.

[25] Hickey SE, Curry CJ, Toriello HV. ACMG Practice Guideline: lack of evidence for MTHFR polymorphism testing. Genet Med 2013;15:153–6.

[26] Khor B, Van Cott EM. Laboratory tests for antithrombin deficiency. Am J Hematol 2010;85:947–50.

[27] Tait RC, Walker ID, Perry DJ, et al. Prevalence of antithrombin deficiency in the healthy population. Br J Haematol 1994;87:106–12.

[28] Wells PS, Blajchman MA, Henderson P, et al. Prevalence of antithrombin deficiency in healthy blood donors: a cross-sectional study. Am J Hematol 1994;45:321–4.

[29] Patnaik MM, Moll S. Inherited antithrombin deficiency: a review. Haemophilia 2008;14:1229–39.

[30] Bock SC, Harris JF, Balazs I, Trent JM. Assignment of the human antithrombin III structural gene to chromosome 1q23-25. Cytogenet Cell Genet 1985;39:67–9.

[31] Fitches AC, Appleby R, Lane DA, De Stefano V, Leone G, Olds RJ. Impaired cotranslational processing as a mechanism for type I antithrombin deficiency. Blood 1998;92:4671–6.

[32] Ishiguro K, Kojima T, Kadomatsu K, et al. Complete antithrombin deficiency in mice results in embryonic lethality. J Clin Invest 2000;106:873–8.

[33] Picard V, Nowak-Gottl U, Biron-Andreani C, et al. Molecular bases of antithrombin deficiency: twenty-two novel mutations in the antithrombin gene. Hum Mutat 2006;27:600.

[34] Cooper PC, Coath F, Daly ME, Makris M. The phenotypic and genetic assessment of antithrombin deficiency. Int J Lab Hematol 2011;33:227–37.

[35] Wadelius M, Pirmohamed M. Pharmacogenetics of warfarin: current status and future challenges. Pharmacogenomics J 2007;7:99–111.

[36] Wadelius M, Chen LY, Lindh JD, et al. The largest prospective warfarin-treated cohort supports genetic forecasting. Blood 2009;113:784–92.

[37] Hynicka LM, Cahoon Jr. WD, Bukaveckas BL. Genetic testing for warfarin therapy initiation. Ann Pharmacother 2008;42:1298–303.

[38] Cavallari LH, Perera MA. The future of warfarin pharmacogenetics in under-represented minority groups. Future Cardiol 2012;8:563–76.

[39] Geisen C, Watzka M, Sittinger K, et al. VKORC1 haplotypes and their impact on the inter-individual and inter-ethnical variability of oral anticoagulation. Thromb Haemost 2005;94:773–9.

[40] Rieder MJ, Reiner AP, Gage BF, et al. Effect of VKORC1 haplotypes on transcriptional regulation and warfarin dose. N Engl J Med 2005;352:2285–93.

[41] Anderson JL, Horne BD, Stevens SM, et al. Randomized trial of genotype-guided versus standard warfarin dosing in patients initiating oral anticoagulation. Circulation 2007;116:2563–70.

[42] Sconce EA, Khan TI, Wynne HA, et al. The impact of CYP2C9 and VKORC1 genetic polymorphism and patient characteristics upon warfarin dose requirements: proposal for a new dosing regimen. Blood 2005;106:2329–33.

[43] Voora D, Eby C, Linder MW, et al. Prospective dosing of warfarin based on cytochrome P-450 2C9 genotype. Thromb Haemost 2005;93:700–5.

[44] Hillman MA, Wilke RA, Yale SH, et al. A prospective, randomized pilot trial of model-based warfarin dose initiation using CYP2C9 genotype and clinical data. Clin Med Res 2005;3:137–45.

[45] Gage BF, Eby C, Johnson JA, et al. Use of pharmacogenetic and clinical factors to predict the therapeutic dose of warfarin. Clin Pharmacol Ther 2008;84:326–31.

[46] Wu AH, Wang P, Smith A, et al. Dosing algorithm for warfarin using CYP2C9 and VKORC1 genotyping from a multi-ethnic population: comparison with other equations. Pharmacogenomics 2008;9:169–78.

[47] Limdi NA, Beasley TM, Crowley MR, et al. VKORC1 polymorphisms, haplotypes and haplotype groups on warfarin dose among

African-Americans and European-Americans. Pharmacogenomics 2008;9:1445−58.

[48] International Warfarin Pharmacogenetics Consortium, Klein TE, Altman RB, et al. Estimation of the warfarin dose with clinical and pharmacogenetic data. N Engl J Med 2009;360:753−64.

[49] Kimmel SE, French B, Kasner SE, et al. A pharmacogenetic versus a clinical algorithm for warfarin dosing. N Engl J Med 2013;369:2283−93.

[50] Pirmohamed M, Burnside G, Eriksson N, et al. A randomized trial of genotype-guided dosing of warfarin. N Engl J Med 2013;369:2294−303.

[51] Sconce EA, Daly AK, Khan TI, Wynne HA, Kamali F. APOE genotype makes a small contribution to warfarin dose requirements. Pharmacogenet Genomics 2006;16:609−11.

[52] Leung A, Huang CK, Muto R, Liu Y, Pan Q. CYP2C9 and VKORC1 genetic polymorphism analysis might be necessary in patients with factor V Leiden and prothrombin gene G2021A mutation(s). Diagn Mol Pathol 2007;16:184−6.

[53] Flockhart DA, O'Kane D, Williams MS, et al. Pharmacogenetic testing of CYP2C9 and VKORC1 alleles for warfarin. Genet Med 2008;10:139−50.

[54] Hirsh J, Guyatt G, Albers GW, Harrington R, Schunemann HJ. American College of Chest Physicians. Executive summary: American College of Chest Physicians evidence-based clinical practice guidelines (8th Edition). Chest 2008;133:71S−109S.

[55] Baker WL, Chamberlin KW. New oral anticoagulants vs. warfarin treatment: no need for pharmacogenomics? Clin Pharmacol Ther 2014;96:17−19.

[56] White 2nd GC, Rosendaal F, Aledort LM, et al. Definitions in hemophilia. Recommendation of the scientific subcommittee on factor VIII and factor IX of the scientific and standardization committee of the International Society on Thrombosis and Haemostasis. Thromb Haemost 2001;85:560.

[57] Nussbaum RL, McInnes RR, Willard HF, Thompson MW, Hamosh A. Thompson & Thompson genetics in medicine. 7th ed. Philadelphia, PA: Saunders/Elsevier; 2007.

[58] Naylor JA, Green PM, Rizza CR, Giannelli F. Factor VIII gene explains all cases of haemophilia A. Lancet 1992;340:1066−7.

[59] Levinson B, Kenwrick S, Lakich D, Hammonds Jr. G, Gitschier J. A transcribed gene in an intron of the human factor VIII gene. Genomics 1990;7:1−11.

[60] Naylor JA, Buck D, Green P, Williamson H, Bentley D, Giannelli F. Investigation of the factor VIII intron 22 repeated region (int22h) and the associated inversion junctions. Hum Mol Genet 1995;4:1217−24.

[61] Lakich D, Kazazian Jr. HH, Antonarakis SE, Gitschier J. Inversions disrupting the factor VIII gene are a common cause of severe haemophilia A. Nat Genet 1993;5:236−41.

[62] Naylor J, Brinke A, Hassock S, Green PM, Giannelli F. Characteristic mRNA abnormality found in half the patients with severe haemophilia A is due to large DNA inversions. Hum Mol Genet 1993;2:1773−8.

[63] Van de Water NS, Williams R, Nelson J, Browett PJ. Factor VIII gene inversions in severe hemophilia A patients. Pathology 1995;27:83−5.

[64] Bagnall RD, Waseem N, Green PM, Giannelli F. Recurrent inversion breaking intron 1 of the factor VIII gene is a frequent cause of severe hemophilia A. Blood 2002;99:168−74.

[65] Repesse Y, Slaoui M, Ferrandiz D, et al. Factor VIII (FVIII) gene mutations in 120 patients with hemophilia A: detection of 26 novel mutations and correlation with FVIII inhibitor development. J Thromb Haemost 2007;5:1469−76.

[66] Santacroce R, Acquila M, Belvini D, et al. Identification of 217 unreported mutations in the F8 gene in a group of 1,410 unselected Italian patients with hemophilia A. J Hum Genet 2008;53:275−84.

[67] Schwaab R, Brackmann HH, Meyer C, et al. Haemophilia A: mutation type determines risk of inhibitor formation. Thromb Haemost 1995;74:1402−6.

[68] Gilles JG, Peerlinck K, Arnout J, Vermylen J, Saint-Remy JM. Restricted epitope specificity of anti-FVIII antibodies that appeared during a recent outbreak of inhibitors. Thromb Haemost 1997;77:938−43.

[69] Salviato R, Belvini D, Radossi P, et al. F8 gene mutation profile and ITT response in a cohort of Italian haemophilia A patients with inhibitors. Haemophilia 2007;13:361−72.

[70] Neerman-Arbez M, Johnson KM, Morris MA, et al. Molecular analysis of the ERGIC-53 gene in 35 families with combined factor V-factor VIII deficiency. Blood 1999;93:2253−60.

[71] Nichols WC, Seligsohn U, Zivelin A, et al. Mutations in the ER-golgi intermediate compartment protein ERGIC-53 cause combined deficiency of coagulation factors V and VIII. Cell 1998;93:61−70.

[72] Kessler L, Adams R, Mighion L, Walther S, Ganguly A. Prenatal diagnosis in haemophilia A: experience of the genetic diagnostic laboratory. Haemophilia 2014;20:e384−91.

[73] CDC Hemophilia A Mutation Project (CHAMP). <http://www.cdc.gov/ncbddd/hemophilia/champs.html/> [accessed 02.02.15].

[74] Peyvandi F, Jayandharan G, Chandy M, et al. Genetic diagnosis of haemophilia and other inherited bleeding disorders. Haemophilia 2006;12:82−9.

[75] Leuer M, Oldenburg J, Lavergne JM, et al. Somatic mosaicism in hemophilia A: a fairly common event. Am J Hum Genet 2001;69:75−87.

[76] Veltkamp JJ, Meilof J, Remmelts HG, van der Vlerk D, Loeliger EA. Another genetic variant of haemophilia B: haemophilia B Leyden. Scand J Haematol 1970;7:82−90.

[77] Reitsma PH, Mandalaki T, Kasper CK, Bertina RM, Briet E. Two novel point mutations correlate with an altered developmental expression of blood coagulation factor IX (hemophilia B Leyden phenotype). Blood 1989;73:743−6.

[78] Oldenburg J, Quenzel EM, Harbrecht U, et al. Missense mutations at ALA-10 in the factor IX propeptide: an insignificant variant in normal life but a decisive cause of bleeding during oral anticoagulant therapy. Br J Haematol 1997;98:240−4.

[79] Thorland EC, Drost JB, Lusher JM, et al. Anaphylactic response to factor IX replacement therapy in haemophilia B patients: complete gene deletions confer the highest risk. Haemophilia 1999;5:101−5.

[80] Ketterling RP, Bottema CD, Phillips 3rd JA, Sommer SS. Evidence that descendants of three founders constitute about 25% of hemophilia B in the United States. Genomics 1991;10:1093−6.

[81] Emsley J, McEwan PA, Gailani D. Structure and function of factor XI. Blood 2010;115:2569−77.

[82] Mitchell M, Mountford R, Butler R, et al. Spectrum of factor XI (F11) mutations in the UK population—116 index cases and 140 mutations. Hum Mutat 2006;27:829.

[83] Peretz H, Mulai A, Usher S, et al. The two common mutations causing factor XI deficiency in Jews stem from distinct founders: one of ancient Middle Eastern origin and another of more recent European origin. Blood 1997;90:2654−9.

[84] Dai L, Rangarajan S, Mitchell M. Three dominant-negative mutations in factor XI-deficient patients. Haemophilia 2011;17:e919−22.

[85] Gomez K, Bolton-Maggs P. Factor XI deficiency. Haemophilia 2008;14:1183−9.

[86] Salomon O, Steinberg DM, Seligsohn U. Variable bleeding manifestations characterize different types of surgery in patients with severe factor XI deficiency enabling parsimonious use of replacement therapy. Haemophilia 2006;12:490−3.

[87] Salomon O, Steinberg DM, Koren-Morag N, Tanne D, Seligsohn U. Reduced incidence of ischemic stroke in patients with severe factor XI deficiency. Blood 2008;111:4113−17.

[88] Kato A, Asakai R, Davie EW, Aoki N. Factor XI gene (F11) is located on the distal end of the long arm of human chromosome 4. Cytogenet Cell Genet 1989;52:77−8.

[89] James PD, Goodeve AC von. Willebrand disease. Genet Med 2011;13:365−76.

[90] Sadler JE, Budde U, Eikenboom JC, et al. Update on the pathophysiology and classification of von Willebrand disease: a report of the Subcommittee on von Willebrand Factor. J Thromb Haemost 2006;4:2103−14.

[91] James PD, Paterson AD, Notley C, et al. Genetic linkage and association analysis in type 1 von Willebrand disease: results from the Canadian type 1 VWD study. J Thromb Haemost

2006;4:783—92.

[92] Eikenboom J, Van Marion V, Putter H, et al. Linkage analysis in families diagnosed with type 1 von Willebrand disease in the European study, molecular and clinical markers for the diagnosis and management of type 1 VWD. J Thromb Haemost 2006;4:774—82.

[93] von Willebrand factor Variant Database (VWFdb). <http://www.vwf.group.shef.ac.uk/> [accessed 02.02.15].

[94] Casonato A, Pontara E, Dannhaeuser D, et al. Re-evaluation of the therapeutic efficacy of DDAVP in type IIB von Willebrand's disease. Blood Coagul Fibrinolysis 1994;5:959—64.

[95] Mauz-Korholz C, Budde U, Kruck H, Korholz D, Gobel U. Management of severe chronic thrombocytopenia in von Willebrand's disease type 2B. Arch Dis Child 1998;78:257—60.

[96] Ahmad F, Jan R, Kannan M, et al. Characterisation of mutations and molecular studies of type 2 von Willebrand disease. Thromb Haemost 2013;109:39—46.

[97] Rayes J, Hommais A, Legendre P, et al. Effect of von Willebrand disease type 2B and type 2M mutations on the susceptibility of von Willebrand factor to ADAMTS-13. J Thromb Haemost 2007;5:321—8.

[98] Fressinaud E, Mazurier C, Meyer D. Molecular genetics of type 2 von Willebrand disease. Int J Hematol 2002;75:9—18.

[99] Schneppenheim R, Budde U, Krey S, et al. Results of a screening for von Willebrand disease type 2N in patients with suspected haemophilia A or von Willebrand disease type 1. Thromb Haemost 1996;76:598—602.

[100] Lillicrap D von. Willebrand disease: advances in pathogenetic understanding, diagnosis, and therapy. Blood 2013;122 3735—40.

[101] Patnaik MM, Tefferi A. The complete evaluation of erythrocytosis: congenital and acquired. Leukemia 2009;23:834—44.

[102] Falanga A, Marchetti M. Thrombosis in myeloproliferative neoplasms. Semin Thromb Hemost 2014;40:348—58.

[103] De Stefano V, Za T, Rossi E, et al. Recurrent thrombosis in patients with polycythemia vera and essential thrombocythemia: incidence, risk factors, and effect of treatments. Haematologica 2008;93:372—80.

[104] Vannucchi AM. Insights into the pathogenesis and management of thrombosis in polycythemia vera and essential thrombocythemia. Intern Emerg Med 2010;5:177—84.

[105] Barbui T, Finazzi G, Falanga A. Myeloproliferative neoplasms and thrombosis. Blood 2013;122:2176—84.

[106] Vannucchi AM, Guglielmelli P. JAK2 mutation-related disease and thrombosis. Semin Thromb Hemost 2013;39:496—506.

[107] Passamonti F, Elena C, Schnittger S, et al. Molecular and clinical features of the myeloproliferative neoplasm associated with JAK2 exon 12 mutations. Blood 2011;117:2813—16.

[108] Andrikovics H, Krahling T, Balassa K, et al. Distinct clinical characteristics of myeloproliferative neoplasms with calreticulin mutations. Haematologica 2014;99:1184—90.

[109] Huang LJ, Shen YM, Bulut GB. Advances in understanding the pathogenesis of primary familial and congenital polycythaemia. Br J Haematol 2010;148:844—52.

[110] Bento C, Percy MJ, Gardie B, et al. Genetic basis of congenital erythrocytosis: mutation update and online databases. Hum Mutat 2014;35:15—26.

[111] Cario H. Childhood polycythemias/erythrocytoses: classification, diagnosis, clinical presentation, and treatment. Ann Hematol 2005;84:137—45.

[112] Perrotta S, Cucciolla V, Ferraro M, et al. EPO receptor gain-of-function causes hereditary polycythemia, alters CD34 cell differentiation and increases circulating endothelial precursors. PLoS One 2010;5:e12015.

[113] Kiladjian JJ, Gardin C, Renoux M, Bruno F, Bernard JF. Long-term outcomes of polycythemia vera patients treated with pipobroman as initial therapy. Hematol J 2003;4:198—207.

[114] Gordeuk VR, Prchal JT. Vascular complications in Chuvash polycythemia. Semin Thromb Hemost 2006;32:289—94.

[115] Ang SO, Chen H, Gordeuk VR, et al. Endemic polycythemia in Russia: mutation in the VHL gene. Blood Cells Mol Dis 2002;28:57—62.

[116] Hussein K, Granot G, Shpilberg O, Kreipe H. Clinical utility gene card for: familial polycythaemia vera. Eur J Hum Genet 2013;21. Available from: http://dx.doi.org/10.1038/ejhg.2012.216.

[117] Andrews RK, Berndt MC. Bernard-Soulier syndrome: an update. Semin Thromb Hemost 2013;39:656—62.

[118] Hurford MT, Sebastiano C. Hermansky-pudlak syndrome: report of a case and review of the literature. Int J Clin Exp Pathol 2008;1:550—4.

[119] Nurden AT, Nurden P. The gray platelet syndrome: clinical spectrum of the disease. Blood Rev 2007;21:21—36.

[120] Nurden AT, Pillois X, Wilcox DA. Glanzmann thrombasthenia: state of the art and future directions. Semin Thromb Hemost 2013;39:642—55.

[121] Zhu Q, Watanabe C, Liu T, et al. Wiskott-Aldrich syndrome/X-linked thrombocytopenia: WASP gene mutations, protein expression, and phenotype. Blood 1997;90:2680—9.

[122] Jones ML, Murden SL, Bem D, et al. Rapid genetic diagnosis of heritable platelet function disorders with next-generation sequencing: proof-of-principle with Hermansky-Pudlak syndrome. J Thromb Haemost 2012;10:306—9.

[123] Albers CA, Cvejic A, Favier R, et al. Exome sequencing identifies NBEAL2 as the causative gene for gray platelet syndrome. Nat Genet 2011;43:735—7.

[124] Gulacsy V, Freiberger T, Shcherbina A, et al. Genetic characteristics of eighty-seven patients with the Wiskott-Aldrich syndrome. Mol Immunol 2011;48:788—92.

[125] Iglesias AI, Springelkamp H, van der Linde H, et al. Exome sequencing and functional analyses suggest that SIX6 is a gene involved in an altered proliferation-differentiation balance early in life and optic nerve degeneration at old age. Hum Mol Genet 2014;23:1320—32.

[126] Cooper DN, Krawczak M, Polychronakos C, Tyler-Smith C, Kehrer-Sawatzki H. Where genotype is not predictive of phenotype: towards an understanding of the molecular basis of reduced penetrance in human inherited disease. Hum Genet 2013;132:1077—130.

[127] MacArthur DG, Manolio TA, Dimmock DP, et al. Guidelines for investigating causality of sequence variants in human disease. Nature 2014;508:469—76.

19

囊性纤维化的分子诊断

Y. Si[1] 和 D.H. Best[1,2]

[1]Department of Pathology, University of Utah School of Medicine, Salt Lake City, UT, United States

[2]Molecular Genetics and Genomics, ARUP Laboratories, University of Utah School of Medicine, Salt Lake City, UT, United States

前言

囊性纤维化（cystic fibrosis, CF）是最常见的、威胁生命的常染色体隐性疾病之一,大约有 1/2 500 的欧洲高加索人患有该病[1]。全世界约有 70 000 人患有此病[2,3]。仅在美国,就有 30 000 人患有该病,另外还有 1 200 万人是 CF 携带者[4]。典型的 CF 患者通常大多只能活到 40 多岁[5]。有研究表明,早期诊断和治疗 CF 可以延长患者生存时间,提高生活质量[6-8]。

囊性纤维化是由于囊性纤维化跨膜传导调节蛋白（cystic fibrosis transmembrane conductance regulator, CFTR）基因功能缺失突变引起的[9,10]。囊性纤维化跨膜传导调节基因编码的 ATP 结合盒（ATP-binding cassette, ABC）转运蛋白被称为 CFTR,在上皮细胞的顶端表达[11,12]。作为低电导氯离子选择性通道,CFTR 可介导上皮细胞膜上电解质的转运。因此,CFTR 功能丧失会影响任何存在被覆有上皮细胞的器官系统。因此,CF 的临床表现广泛,可见于肺、胰腺、肠、肝胆系统、外分泌汗腺和男性生殖道等各个器官系统[6,13]。由于该病的临床表现和疾病严重程度的多变,医学界已普遍达成共识,即 CFTR 相关疾病在临床上特指由于 CFTR 丧失调节功能而导致的不同效应[14,15]。CF 和相关疾病的复杂临床表现和疾病严重程度不仅与该病累及多个器官有关,而且与 CFTR 基因遗传变异的复杂性相关[13]。

CF 的临床诊断标准

CF 的临床诊断标准包括 CF 的一个或多个表型特征（见表 19.1）及基于三个实验室检验标准之一的 CFTR 蛋白功能异常的证据[16,17]:①在 CFTR 基因中存在两种致病突变;②两次检测汗液氯化物水平升高（> 60mEq/L）[18]和（或）③CF 的特征性经上皮鼻电位差的测量结果[19]。在有症状的患者中进行上述检测,如出现阳性结果则可确立临床诊断。值得注意的是,在产前样本和新生儿中,CF 的诊断可以只根据 CFTR 基因中的两种致病突变或（新生儿的）异常的汗液氯化物水平来确定。氯化物检测被认为是诊断 CF 的金标准。在大多数情况下,并不完全需要分子检测来支持临床诊断[18]。但是,在针对大家族内携带者的检测及产前诊断中,

表 19.1 囊性纤维化患者常见的临床症状

- 肺部表现
  - 慢性咳嗽
  - 反复肺部感染
  - 劳力性呼吸困难
  - 支气管扩张
- 胃肠道症状
  - 胎粪性肠梗阻
  - 直肠脱垂
  - 胰腺功能不全 / 复发性胰腺炎
  - 糖尿病
- 不孕不育
  - 无精子症
  - 先天性输精管缺如

分子诊断仍然具有临床应用价值。在某些情况下，个体可能会出现非典型的疾病症状（单症状），并且具有不确定的汗液氯化物水平。这些病例需要通过遗传分析来确定致病突变并确认诊断为非典型CF。此外，FDA批准的靶向药物治疗也需要准确的 *CFTR* 基因检测[20-22]。

分子靶点

CFTR 基因和突变频谱

人们在1989年首次发现了 *CFTR* 基因，这一发现对人群CF筛查非常重要[23]。由于 *CFTR* 基因突变非常复杂和广泛，人们在发现 *CFTR* 基因十年之后仍未实现CF筛查。*CFTR*（7q31.2）是一个长度为250kb包含了27个外显子的大基因[24]。最常见的（也是第一次发现的）*CFTR* 突变基因，即p. Phe508del（史称 ΔF508），在非犹太白人人群中占70%[25-27]。然而，已知的 *CFTR* 基因突变的可能位点包括所有的外显子、内含子和调控区。*CFTR* 基因突变的类别繁多，包括错义突变、无义突变、移码突变、框内或框外插入/缺失突变、剪接突变和启动子突变。

目前，虽然已经有1 900多个 *CFTR* 基因变异体被列入儿童患者 *CFTR* 突变数据库[5]，但仅有一组变异体被认为是致病的[28]。传统意义上，*CFTR* 突变分为五类。最近，在分类系统中又添加了第Ⅵ类突变（表19.2）。

这些分类仅仅基于突变对CFTR蛋白的影响（如早期妊娠终止）。简而言之，六类突变如下：

I 类突变：突变产生早期终止密码子并合成缺陷型CFTR蛋白质。此类突变包括无义突变、移码突变、大片段缺失和剪接位点突变。总的来说，他们大约占 *CFTR* 突变的10%[29]。

II 类突变：突变导致蛋白质转运或加工缺陷。p. Phe508del 是最常见的 *CFTR* 突变，一些错义突变和所有的框内缺失突变也属于这一类别。

III 类突变：突变导致氯化物运输通道的调节缺陷。

IV 类突变：突变导致通道变窄引起的通道传导缺陷。

V 类突变：突变导致基因剪接缺陷从而使得mRNA加工错误。这使能够到达细胞膜的蛋白质减少。

VI 类突变：突变导致CFTR蛋白在细胞表面的稳定性降低。

值得注意的是，有些突变可归于上述不同的类型。最常见的 *CFTR* 基因突变，p. Phe508del，主要导致蛋白质错误折叠，通常归类为Ⅱ类突变。然而，在某些情况中，具有p. Phe508del突变的CFTR蛋白在顶端表面表达，表现出门控和电导缺陷，则又可被分为Ⅲ类和Ⅵ类突变[30,31]。

I，Ⅱ，Ⅲ和Ⅵ类突变通常与通道功能严重损伤和严重的疾病表型有关。相反的是，CFTR蛋白功能通常在Ⅳ类和Ⅴ类突变中保持一定水平。携带这两类突变的患者通常临床表现较为温和。

基因型-表型之间的相关性

CF的基因型-表型相关性是建立在胰腺功能的基础上的。最常引起CF的突变可以分为胰腺功能正常（ancreatic sufficient, PS）型或胰腺功能不全（pancreatic insufficient, PI）型。通常Ⅰ，Ⅱ，Ⅲ和Ⅵ类突变多为PI表型，而Ⅳ和Ⅴ类多为PS表型[32,33]。具有至少一种轻度突变的患者通常为PS，表明两种突变中较轻度的突变可对胰腺功能造成明显的影响。CF患者基因型-胰腺表型之间的相关性相当准确。与之相反，CF患者基因型与其

表19.2　CFTR突变基因的分类

	Ⅰ类	Ⅱ类	Ⅲ类	Ⅳ类	Ⅴ类	Ⅵ类
功能性后果	无蛋白质合成	转运或蛋白质加工不良	调节通道或"门控"缺陷	改变通道电导	降低蛋白质合成	降低蛋白质稳定性
分子缺陷	无义，移位，删除，拼接	错义，内嵌缺失	错义	错义	拼接，错义	变异
举例	p. Trp1282* p. Arg553* p. Gly542* c.1717-1G>A	p. Phe508del p. Asn1303Lys	p. Gly551Asp p. Gly551Ser p. Gly1349Asp	p. Arg117His p. Arg334Trp p. Arg347Pro	c.2789+5G>A p. Ala455Glu	p. Asn287Tyr c.4278insA

肺功能表型的相关性就不是非常准确。也就是说，以基因型来预测肺功能的进展并不是一个好的方法。多项研究证明，携带相同 CF 突变的患者，即使是来自同一家族也可以有不同的肺部表现[4,34]。

CF 最轻微的症状为先天性双侧输精管缺失不育症（congenital bilateral absence of the vas deferens，CBAVD）。CBAVD 通常为独立表型，但在患呼吸和（或）胰腺疾病的患者中也能观察到[35,36]。通常，CBAVD 患者同时携带严重和轻度（或非常轻微的）的 CFTR 突变基因。

需要注意的是，CF 的临床表现高度复杂多变，并受到环境因素和其他遗传因素（如修饰基因）的影响[37]。在用基因型信息（或突变分类）来预测疾病临床病程时需十分谨慎。

CFTR 分子检测的 ACMG 指南

作为一种最常见的严重常染色体隐性遗传疾病（各种族群载体频率见表 19.3），一些专业机构建议对 CF 携带者进行筛查[38-41]。1997 年，国家卫生研究院（National Institute of Health, NIH）建议向所有存在生殖医学问题的夫妇提供 CF 基因检测[42]。NIH 还建议，向任何具有 CF 家族史的人或携带 CF 的生殖伴侣提供基因检测[43]。随后，美国医学遗传学与基因组学学会（ACMG）和美国妇产科医师学会（ACOG）发表了一项声明，建议为计划怀孕或已怀孕的女性筛查 CFTR 突变[38]。基于 CF 表型严重程度以及不少于 0.1% 的美国人口都受 CF 影响，该机构选择了一组以 25 个基因突变作为核心突变的筛查组套[44]。2004 年，CFTR 基因突变的核心筛查组套被更新并减少到 23 个（表 19.4）[28]。

被拓展的突变筛查组套

虽然 ACMG 不推荐扩大 CFTR 筛查范围，但是很多医疗机构早期就使用了这些拓展 CF 分子检测的筛查组套[45]。目前，大多数临床分子诊断实验室提供了超过 23 个 ACMG 推荐突变的 CF 筛查组套。在许多情况下，拓展筛查组套的目的是覆盖当地人群（例如西班牙裔）中最常见的突变，提高临床检测灵敏度[46,47]。然而，一些参比实验室所提供的拓展的 CF 突变筛选试剂盒也纳入了一些不确定的致病突变。因此，ACMG 发表了关于扩展 CFTR 基因突变筛查组套的声明[48,49]。ACMG 主要担心的是，缺乏某些突变的信息可能会增加突变报告的复杂性，而阴性检测结果可能会给患者带来错误的安全感，因为没有任何临床检测的敏感性可达 100%[48]。

表 19.3 按种族划分的 CFTR 突变载体风险[44]

民族	检测率	测试前的风险	阴性结果风险
阿什肯纳齐犹太人	95%	1/25	~1/930
欧洲白种人	89%	1/25	~1/220
非裔美国人	65%	1/65	~1/207
西班牙裔美国人	73%	1/46	~1/105
亚裔美国人	~30%	1/90	***

*** 仅基于 p. Phe508del，没有其他基因的数据可用。

表 19.4 ACMG 推荐用于 CF 筛选的突变

错义突变	删除	无义	移码	拼接
p. Gly85Glu	p. Ile507del	p. Gly542_	c.2184delA	c.621+1G>T
p. Arg117His	p. Phe508del	p. Arg553_	c.3659delC	c.711+1G>T
p. Arg334Trp		p. Arg1162_		c.1717-1G>A
p. Arg347Pro		p. Trp1282_		c.1898+1G>A
p. Ala455Glu				c.2789+5G>A
p. Gly551Asp				c.3120+1G>A
p. Arg560Thr				c.3849+10 kb
p. Asn1303Lys				

分子技术

靶向 CF 突变的检测平台

FDA 已经批准多个分子检测平台用于 CF 的临床分子遗传学检测。临床实验室中检测平台必须考虑很多因素,包括(但不限于以下这些):

所需仪器——使用实验室现有设备还是购买新设备?

检测设计的灵活性——是一个设定的突变组套还是量身定做的包括患者群体相关突变的组套?

分析灵敏度 / 特异性

专业技术人员时间——分析过程是大部分自动化的,还是需要更多的技术人员投入时间进行操作?

检测重复性

CF 检测平台大多基于多重 PCR 技术或使用液体阵列形式。可用于 CF 检测的一些市售平台包括(但不限于)以下列举的这些。这些平台大多具有相似的分析灵敏度 / 特异性和无应答率[50]。

eSensor:是一种基于复合 PCR 的方法,将患者 DNA 扩增后转化为单链 DNA 并加载到微流体的盒子上。将盒子置入专有检测设备,单链 DNA 在此可与信号探针杂交,并可通过电化学法检测患者基因型[50,51]。

InPlex CF:是一种复合的方法,采用目的寡核苷酸,退火连接目标 DNA 序列。寡核苷酸被特别设计,一旦寡核苷酸与模板 DNA 结合就会形成单碱基重叠结构。使用专有酶切割重叠结构后,荧光共振能量即可转移至探针以产生用于基因分型的信号[52]。

寡核苷酸连接测定:是一组复合方法,其中一组探针作用于每个单核苷酸多态性(single nucleotide polymorphism, SNP)的区域。一个探针作用于特定的 SNP 位点,使得末端 3' 碱基直接位于目标突变上,而第二探针作用于上游野生型序列。当两个探针与目标区域杂交时,可能发生连接(图 19.1)。然后将染色产物电泳分离和可视化。通过使用不同的荧光标记和不同的产品长度,可以在单个反应中标记多个目标[44,53]。

xTAG 液珠阵列:是一种结合 PCR、引物延伸和流式细胞术的复合方法。液珠阵列从靶向基因区

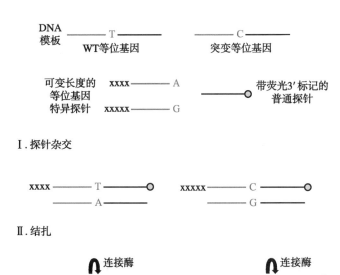

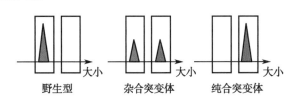

图 19.1 寡核苷酸连接试验(oligonucleotide ligation assay, OLA)。OLA 需要特异性等位基因寡核苷酸(allele-specific oligonucleotide, ASO)探针和共同探针邻近杂交。ASO 探针的特异性由其突变核苷酸或野生型等位基因互补的 3' 末端核苷酸决定。常见的探针在 3' 端含有荧光标记,该探针与邻近区域的核苷酸杂交。在这个例子中,(Ⅰ)我们显示了包括野生型等位基因(T)和突变等位基因(C)的 DNA 模板。ASO 被设计为与野生型或突变型等位基因杂交。ASO 的 5' 末端可以附有非基因组序列,修改产物的大小以进行分离,从而可以在单个反应中标记多个靶点;(Ⅱ)ASO 杂交的目标允许与其相邻的普通探针连接;(Ⅲ)连接的等位基因特异性荧光标记片段可以通过毛细管电泳分离。基于片段的大小,可以确定突变体和正常等位基因,并相应地分配基因型。来源:*Abbott Molecular*: *http://www.abbottmolecular.com/us/products/genetics/sequencing/cystic-fibrosis.html.*

域的多重 PCR 开始。PCR 反应进行等位基因特异性引物延伸,其中产物用 xTAG 通用序列标记。通用 xTAG 序列与珠子杂交,并使用流式细胞进行分类[44,52]。

MassARRAY:是将 PCR 与基质辅助激光解吸 / 电离飞行时间质谱(matrix-assisted laser desorption/ionization-time-of-flight mass spectrometry, MALDI-TOF)结合的多重方法。简言之,是对含 SNP 的区

域进行 PCR 反应(通常设计为产生约 100bp 的扩增子)。使扩增子进行单碱基延伸或断裂反应以产生不同质量的 DNA 片段并通过 MALDI-TOF 分析。该方法定量测量遗传物质,能够通过测量标本质量来检测核酸变异[54]。

全基因组 Sanger 法测序和多重连接依赖性探针扩增

CFTR 全基因 Sanger 法测序被认为是 CF 诊断检测的黄金标准。早期的研究表明,超过 98% 的 *CFTR* 突变可以通过 Sanger 法测序来鉴定所有外显子、内含子外显子连接、调控和启动子区域以及特定的内含子区域[55]。然而,全基因组测序通常被认为是次要的诊断选择,因为将含有 23 个 ACMG 推荐基因突变筛选组套运用到大多数受经典突变影响的患者(取决于种族)似乎有过度使用之嫌。还应注意的是,非典型(轻度或单症状)的 CF 患者可能需要测序以检测未包括筛选在组套中的较轻微的突变[16]。在完整基因 Sanger 测序得到阴性结果之后,*CFTR* 基因缺失和重复分析通常作为下一步检测手段。多重连接依赖性探针扩增(multiplex ligation-dependent probe amplification, MLPA) 可以检测大量外显子序列的缺失和重复,是临床实验室的最常用方法[16,56,58]。顾名思义,MLPA 是一种利用等位基因特异性探针连接到通用引物序列和不同长度的填充序列的多重方法(图 19.2)。等位基因特异性探针与目标 DNA 的相邻区域杂交并进行连接反应。仅当两个等位基因特异性探针与目标 DNA 杂交时才发生连接。连接后对 PCR 反应扩增产物进行毛细管电泳分析,使结果可视化[59]。

未来的平台

2013 年,FDA 批准了第一个高通量二代测序仪[60]。二代测序(NGS)正在快速发展为能够以相对较低费用和适合临床实验室的时间周期对患者的整个基因组进行测序的技术手段。因此,基于 NGS 的基因组检测平台可能成为许多临床疾病包括 CF 诊断的首选方法。基于 NGS 平台,目前人们已经开发出扩大的携带者基因检测组套,能一次性检出众多致病基因[61]。许多临床实验室已经采用这种方法,并取得了巨大成功。

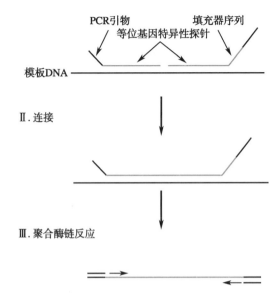

Ⅰ. 探针杂交

Ⅱ. 连接

Ⅲ. 聚合酶链反应

图 19.2 多重连接依赖性探针扩增(multiplex ligation-dependent probe amplification, MLPA)。对于每个靶序列/区域,一对目标特异性探针(红色)被设计用于针对感兴趣区域中的 5' 和 3' 序列,使得它们邻近杂交。连接到每个探针的是通用引物序列(黑色),其允许在单个反应中对所有连接的探针进行多重 PCR。此外,3' 探针还包含每个评定区域不同长度的填充序列。这有助于对每个连接产品进行物理分离分析。每个 MLPA 反应以一系列步骤发生:(Ⅰ)靶标探针与变性(单链)模板 DNA 杂交。(Ⅱ)仅当靶向探针与靶序列杂交时才发生连接。因此,左、右侧探针连接产生 PCR 引物序列两侧的连续序列。(Ⅲ)使用连接到每个连接的探针组上的通用引物组进行多重 PCR。然后可以使用毛细管电泳将扩增产物通过大小分离。来源:有关 *MLPA* 测定的详细摘要可在以下网址看到,*https：//www. mlpa. com/WebForms/WebFormMain. aspx.*

临床应用

分子遗传学检测

检测 *CFTR* 基因突变是美国最常见的基因检测方法之一。CF 的遗传检测通常分为携带者筛查、诊断性检测(包括患者本人、高危孕妇产前检测和无症状个体)和新生儿筛查[31]。在本节中,我们将讨论这些检测类型和不同检测使用的方法。

CF 携带者筛查

分子遗传学检测是 CF 携带者筛查最常用的方法之一,多年前已被美国列入患者产前检查的常规项目。鉴于 ACMG 和 ACOG[38,40]建立的 *CFTR* 突变筛选小组的选择标准,医生事先了解患者的种族和家族史至关重要。对于每个个体而言,预测携带者的风险和检测灵敏度因种族而异（表19.3）。需要注意的是，美国的民族错综复杂，受试者自我种族的认同往往与实际不同，由此会产生误导[62,63]。因此，在大多数阴性的CF携带者筛查报告中，提供总的种族携带者频率和残留携带者风险是一个好的方法。

携带者检测优选在受孕前进行。根据ACOG的推荐[38,41]，不论是何种血统的育龄妇女，都应该用包含23个ACMG推荐突变筛查组套进行CF携带者检测。ACOG还推荐预先进行检测评估，以确定夫妇的种族和CF家族史。基于种族的筛查可以大大降低患CF儿童出生的风险，但并不能完全消除。应该注意的是，无论使用哪个检测平台，总是存在遗漏患者是CFTR突变携带者的风险[48,64]。

CF家族史

当患者有CF家族史时，确定和记录与CFTR基因突变相关的家族疾病非常重要。CFTR突变携带者的患病风险取决于受影响个体与患者之间的关系程度。例如，CF患者的兄弟姐妹中没有患病者有2/3的可能性是CFTR突变携带者。同样，二级亲属有1/4的可能成为携带者。应鼓励具有CF家族史的个体进行遗传咨询，以便对其先验风险进行准确评估。

有症状个体的诊断检测

有经典或非典型CF症状（如CBAVD，胰腺炎）的个体应进行CFTR基因突变的诊断检测。

对这些个体进行全面的CFTR基因检测可以证实或排除CF疑似诊断。在大多数临床情况下，CFTR基因突变的诊断检测分步进行。第一步是按照ACMG推荐的包括23个CFTR突变位点的靶向基因筛查组套进行检测。如果这个筛查组套的结果是阴性的或只发现单一突变，那么该患者将进行CFTR基因的全基因测序，可检测到超过98%的致病性CFTR突变[55]。然而，DNA测序不能检测到深层内含子突变和大的基因缺失。因此，综合CF检测最后一步通常是识别额外1%~3%CFTR突变的缺失/重复分析[65]。这种三步检测方法在所有种族中具有较高的临床敏感性（>98%）[16,55]，通常是CF分子诊断的首选方法。需要特别指出的是，因为它既昂贵又耗时，这种分步检测方案一般不适用于筛查携带者。

产前诊断

当一方配偶是CFTR基因突变的携带者时，他们的孩子有25%的风险患有CF。在这种情况下，这对夫妇需接受CF产前基因检测。CF的产前诊断可使医疗团队为孩子出生时可能出现的并发症和出生后的疾病管理做好准备。此外，产前诊断如为阳性可使夫妇在怀孕早期做出终止决定。重要的是，CFTR基因型不能单独预测疾病的发展。经分子诊断为CF的儿童在出生后没有临床症状的情况也常见。既往的研究表明，在大约4.0%的新诊断CF患者中，经产前诊断可确定CFTR基因的两种致病性突变[5]。

新生儿筛查

研究表明，CF的早期诊断以及对确诊病例的监测可以改善患者整体的健康状况，降低医疗费用[8]。因此，在2009年，美国强制性疾病筛查列表中增加了新生儿CF检查[66]。用于新生儿筛查的检测方法通常能够识别受影响的个体以及无症状的携带者。然而，单独使用新生儿筛查方法来区分CF携带者与患者往往很困难。因此对被怀疑为携带者或患者，医生有必要使用包含23个ACMG推荐突变的分子组套检测方案，而不必再使用新生儿CF筛查方案。早期的文献显示，在2002年有12.8%的新增患者诊断是通过新生儿筛查发现的[5]。

靶向治疗

过去几年中，人们在开发针对CFTR氯离子通道病理生理学过程的新型治疗药物方面取得了新的进展。在此之后，CF可能被认为不再只是需要支持性治疗的疾病。现在已经开发出三种主要类型的新药[增效剂（potentiators），通读药物（read-through agents）和校正剂（corrector）]以针对不同类别的CFTR基因突变，现正在做2期和3期临床试验[67,68]。例如，增强剂类药物可靶向作用于III类突变，旨在与顶端膜上CFTR突变的蛋白质相互作用，并增强蛋白质转运氯化物的能力。同样，通读药物通过促进聚合酶通读无义突变，靶向作用于I类突变。最后，校正剂的作用就像药物分子伴侣，促进CFTR突变蛋白质的转运。

2014年，第一个突变靶向药物Ivacaftor被FDA批准用于治疗6岁及以上CF患者[21]。Ivacaftor属于CF的增强类药物，用于提高突变型CFTR通道在III～V类突变患者中转运氯化物的能力[69]。具体来说，该药物已被证明对于携带至少一个p. Gly551Asp（III型突变）突变拷贝的患者是有效的[70]。Ivacaftor也被批准用于可携带其他八种突变中任何一种的患者：p. Gly178Arg, p. Ser549Asn,

p. Ser549Arg, p. Gly551Ser, p. Gly1244Glu, p. Ser1251Asn, p. Ser1255Pro, p. Arg117His 和 p. Gly1349Asp。 我们建议医生在开始治疗前进行 *CFTR* 基因检测以确定患者的基因型。最近,临床药物遗传学实施联盟发布了关于 Ivacaftor 治疗和 CFTR 基因分型的指南[71,72]。

分子检测结果的解读

CF 以常染色体隐性方式遗传。因此,有症状的患者如检测到两种致病突变(假设它们在相应的等位基因上)则可诊断为 CF。重要的是,CF 结果报告很大程度上依赖于当时的临床情况。例如,经常规产前或产后检测为健康的个体中,如果检测出单个 *CFTR* 基因突变,那么可报告为 CF 的携带者。与之相反,如果通过筛查组套检测有症状的患者筛选出单个突变,则通常建议患者进行全基因组 Sanger 测序以检测其他突变[73]。通过 Sanger 法分析检测的序列变异应根据 ACMG 标准和指南[74]进行分析。在大多数情况下,CF 筛查结果是明确的阴性报告。然而,应当注意的是,没有任何一个 *CFTR* 突变筛查组套可检测到 100% 的突变,筛选为阴性的患者仍存在成为 CF 携带者的风险。因此,在已进行筛查的患者报告中要充分告知有可能遗漏携带者的风险,以便医师进行适当的问询。表 19.3 说明了仅使用 ACMG 推荐 23 筛选组套进行筛选后仍存在的残余风险,可用作应纳入携带者筛选报告的信息模板。

检测技术的局限性

在几乎所有上述提到的技术中,由于引物/探针位点会出现罕见的序列变异,因此可能会发生诊断错误。此外,所有靶向 CF 基因突变检测组套的主要问题是仅能检测到列出的 *CFTR* 突变,如 ACMG 推荐的 23 个突变。目前,没有市售的 CF 筛选组套试剂可检测到所有的 CF 突变基因。即使使用 *CFTR* 全基因 Sanger 测序也可能漏检基因突变的调控区(启动子/增强子),通常内含子也不会被测序,因此这些区域中罕见的突变容易被遗漏。我们还应当注意,位于等位基因特异性探针杂交区域中的罕见序列突变会干扰探针杂交过程并导致假阳性结果。因此,MLPA 的结果经常需要与 *CFTR* 测序数据一起解读,以保证报告的正确性。

(赫荣波 译,刘煜 校)

参考文献

[1] Ratjen F, Doring G. Cystic fibrosis. Lancet 2003;361:681−9.
[2] Farrell PM. The prevalence of cystic fibrosis in the European Union. J Cyst Fibros 2008;7:450−3.
[3] Gibson RL, Burns JL, Ramsey BW. Pathophysiology and management of pulmonary infections in cystic fibrosis. Am J Respir Crit Care Med 2003;168:918−51.
[4] Cutting GR. Modifier genetics: cystic fibrosis. An Rev Genomics Hum Genet 2005;6:237−60.
[5] Registry CFFP. Cystic Fibrosis Mutation Database. 2014 [cited 12.10.14]. Available from: http://www.genet.sickkids.on.ca/app.
[6] O'Sullivan BP, Freedman SD. Cystic fibrosis. Lancet 2009;373:1891−904.
[7] Koscik RL, Douglas JA, Zaremba K, Rock MJ, Splaingard ML, Laxova A, et al. Quality of life of children with cystic fibrosis. J Pediatr 2005;147:S64−8.
[8] Farrell PM, Kosorok MR, Laxova A, Shen G, Koscik RE, Bruns WT, et al. Nutritional benefits of neonatal screening for cystic fibrosis. Wisconsin Cystic Fibrosis Neonatal Screening Study Group. N Engl J Med 1997;337:963−9.
[9] Lubamba B, Dhooghe B, Noel S, Leal T. Cystic fibrosis: insight into CFTR pathophysiology and pharmacotherapy. Clin Biochem 2012;45:1132−44.
[10] Gregory RJ, Cheng SH, Rich DP, Marshall J, Paul S, Hehir K, et al. Expression and characterization of the cystic fibrosis transmembrane conductance regulator. Nature 1990;347:382−6.
[11] Frizzell RA, Hanrahan JW. Physiology of epithelial chloride and fluid secretion. Cold Spring Harb Perspect Med 2012;2: a009563.
[12] Trezise AE, Buchwald M. In vivo cell-specific expression of the cystic fibrosis transmembrane conductance regulator. Nature 1991;353:434−7.
[13] Tsui LC, Dorfman R. The cystic fibrosis gene: a molecular genetic perspective. Cold Spring Harb Perspect Med 2013;3: a009472.
[14] Groman JD, Karczeski B, Sheridan M, Robinson TE, Fallin MD, Cutting GR. Phenotypic and genetic characterization of patients with features of "nonclassic" forms of cystic fibrosis. J Pediatr 2005;146:675−80.
[15] Bombieri C, Claustres M, De Boeck K, Derichs N, Dodge J, Girodon E, et al. Recommendations for the classification of diseases as CFTR-related disorders. J Cyst Fibros 2011;10:S86−102.
[16] Moskowitz M. GeneReviews: CFTR-related disorders includes: congenital absence of the vas deferens, cystic fibrosis. [cited 12.10.2014]. Available from: http://www.ncbi.nlm.nih.gov/books/NBK1250/.
[17] Farrell PM, Rosenstein BJ, White TB, Accurso FJ, Castellani C, Cutting GR, et al. Guidelines for diagnosis of cystic fibrosis in newborns through older adults: Cystic Fibrosis Foundation consensus report. J Pediatr 2008;153:S4−14.
[18] Taylor CJ, Hardcastle J, Southern KW. Physiological measurements confirming the diagnosis of cystic fibrosis: the sweat test and measurements of transepithelial potential difference. Paediatr Respir Rev 2009;10:220−6.
[19] Rosenstein BJ, Cutting GR. The diagnosis of cystic fibrosis: a consensus statement. Cystic Fibrosis Foundation Consensus Panel. J Pediatr 1998;132:589−95.
[20] Bell SC, De Boeck K, Amaral MD. New pharmacological approaches for cystic fibrosis: promises, progress, pitfalls. Pharmacol Ther 2015;145:19−34.
[21] Boyle MP, De Boeck K. A new era in the treatment of cystic fibrosis: correction of the underlying CFTR defect. Lancet Respir Med 2013;1:158−63.
[22] Accurso FJ, Rowe SM, Clancy JP, Boyle MP, Dunitz JM, Durie PR, et al. Effect of VX-770 in persons with cystic fibrosis and the G551D-CFTR mutation. N Engl J Med 2010;363:1991−2003.
[23] Rommens JM, Iannuzzi MC, Kerem B, Drumm ML, Melmer G, Dean M, et al. Identification of the cystic fibrosis gene: chromosome walking and jumping. Science 1989;245:1059−65.
[24] Drumm ML, Collins FS. Molecular biology of cystic fibrosis. Mol Genet Med 1993;3:33−68.

[25] Kerem B, Rommens JM, Buchanan JA, Markiewicz D, Cox TK, Chakravarti A, et al. Identification of the cystic fibrosis gene: genetic analysis. Science 1989;245:1073−80.

[26] Morral N, Bertranpetit J, Estivill X, Nunes V, Casals T, Gimenez J, et al. The origin of the major cystic fibrosis mutation (delta F508) in European populations. Nat Genet 1994;7:169−75.

[27] Bobadilla JL, Macek Jr. M, Fine JP, Farrell PM. Cystic fibrosis: a worldwide analysis of CFTR mutations—correlation with incidence data and application to screening. Hum Mutat 2002;19:575−606.

[28] Watson MS, Cutting GR, Desnick RJ, Driscoll DA, Klinger K, Mennuti M, et al. Cystic fibrosis population carrier screening: 2004 revision of American College of Medical Genetics mutation panel. Genet Med 2004;6:387−91.

[29] Rogan MP, Stoltz DA, Hornick DB. Cystic fibrosis transmembrane conductance regulator intracellular processing, trafficking, and opportunities for mutation-specific treatment. Chest 2011;139:1480−90.

[30] Dalemans W, Barbry P, Champigny G, Jallat S, Dott K, Dreyer D, et al. Altered chloride ion channel kinetics associated with the delta F508 cystic fibrosis mutation. Nature 1991;354:526−8.

[31] Cutting GR. Cystic fibrosis genetics: from molecular understanding to clinical application. Nat Rev Genet 2015;16:45−56.

[32] Ahmed N, Corey M, Forstner G, Zielenski J, Tsui LC, Ellis L, et al. Molecular consequences of cystic fibrosis transmembrane regulator (CFTR) gene mutations in the exocrine pancreas. Gut 2003;52:1159−64.

[33] Kristidis P, Bozon D, Corey M, Markiewicz D, Rommens J, Tsui LC, et al. Genetic determination of exocrine pancreatic function in cystic fibrosis. Am J Hum Genet 1992;50:1178−84.

[34] Braun AT, Farrell PM, Ferec C, Audrezet MP, Laxova A, Li Z, et al. Cystic fibrosis mutations and genotype-pulmonary phenotype analysis. J Cyst Fibros 2006;5:33−41.

[35] Dork T, Dworniczak B, Aulehla-Scholz C, Wieczorek D, Bohm I, Mayerova A, et al. Distinct spectrum of CFTR gene mutations in congenital absence of vas deferens. Hum Genet 1997;100:365−77.

[36] Gilljam M, Moltyaner Y, Downey GP, Devlin R, Durie P, Cantin AM, et al. Airway inflammation and infection in congenital bilateral absence of the vas deferens. Am J Respir Crit Care Med 2004;169:174−9.

[37] Rowntree RK, Harris A. The phenotypic consequences of CFTR mutations. Ann Hum Genet 2003;67:471−85.

[38] Grody WW, Cutting GR, Klinger KW, Richards CS, Watson MS, Desnick RJ, et al. Laboratory standards and guidelines for population-based cystic fibrosis carrier screening. Genet Med 2001;3:149−54.

[39] Castellani C, Macek Jr. M, Cassiman JJ, Duff A, Massie J, ten Kate LP, et al. Benchmarks for cystic fibrosis carrier screening: a European consensus document. J Cyst Fibros 2010;9:165−78.

[40] American College of Obstetricians and Gynecologists Committee on Genetics. ACOG Committee Opinion No. 486: update on carrier screening for cystic fibrosis. Obstet Gynecol 2011;117:1028−31.

[41] Committee on Genetics, American College of Obstetricians and Gynecologists. ACOG Committee Opinion. Number 325, December 2005. Update on carrier screening for cystic fibrosis. Obstet Gynecol 2005;106:1465−8.

[42] Genetic testing for cystic fibrosis. National Institutes of Health Consensus Development Conference Statement on genetic testing for cystic fibrosis. Arch Intern Med 1999;159:1529−39.

[43] Statement NIoHCDC. Genetic testing for cystic fibrosis. Apr 14−16, 1997.

[44] Richards CS, Bradley LA, Amos J, Allitto B, Grody WW, Maddalena A, et al. Standards and guidelines for CFTR mutation testing. Genet Med 2002;4:379−91.

[45] Heim RA, Sugarman EA, Allitto BA. Improved detection of cystic fibrosis mutations in the heterogeneous U.S. population using an expanded, pan-ethnic mutation panel. Genet Med 2001;3:168−76.

[46] Dequeker E, Stuhrmann M, Morris MA, Casals T, Castellani C, Claustres M, et al. Best practice guidelines for molecular genetic diagnosis of cystic fibrosis and CFTR-related disorders—updated European recommendations. Eur J Hum Genet 2009;17:51−65.

[47] Rohlfs EM, Zhou Z, Heim RA, Nagan N, Rosenblum LS, Flynn K, et al. Cystic fibrosis carrier testing in an ethnically diverse US population. Clin Chem 2011;57:841−8.

[48] Grody WW, Cutting GR, Watson MS. The cystic fibrosis mutation "arms race": when less is more. Genet Med 2007;9:739−44.

[49] Grody WW. Expanded carrier screening and the law of unintended consequences: from cystic fibrosis to fragile X. Genet Med 2011;13:996−7.

[50] Johnson MA, Yoshitomi MJ, Richards CS. A comparative study of five technologically diverse CFTR testing platforms. J Mol Diagn 2007;9:401−7.

[51] Bernacki SH, Farkas DH, Shi W, Chan V, Liu Y, Beck JC, et al. Bioelectronic sensor technology for detection of cystic fibrosis and hereditary hemochromatosis mutations. Arch Pathol Lab Med 2003;127:1565−72.

[52] ACMG. Technical standards and guidelines for CFTR mutation testing. 2006 edition. 2006.

[53] Brinson EC, Adriano T, Bloch W, Brown CL, Chang CC, Chen J, et al. Introduction to PCR/OLA/SCS, a multiplex DNA test, and its application to cystic fibrosis. Genet Test 1997;1:61−8.

[54] Jurinke C, van den Boom D, Cantor CR, Koster H. The use of MassARRAY technology for high throughput genotyping. Adv Biochem Eng Biotechnol 2002;77:57−74.

[55] Strom CM, Huang D, Chen C, Buller A, Peng M, Quan F, et al. Extensive sequencing of the cystic fibrosis transmembrane regulator gene: assay validation and unexpected benefits of developing a comprehensive test. Genet Med 2003;5:9−14.

[56] Schrijver I, Rappahahn K, Pique L, Kharrazi M, Wong LJ. Multiplex ligation-dependent probe amplification identification of whole exon and single nucleotide deletions in the CFTR gene of Hispanic individuals with cystic fibrosis. J Mol Diagn 2008;10:368−75.

[57] Sellner LN, Taylor GR. MLPA and MAPH: new techniques for detection of gene deletions. Hum Mutat 2004;23:413−19.

[58] Schouten JP, McElgunn CJ, Waaijer R, Zwijnenburg D, Diepvens F, Pals G. Relative quantification of 40 nucleic acid sequences by multiplex ligation-dependent probe amplification. Nucleic Acids Res 2002;30:e57.

[59] Stuppia L, Antonucci I, Palka G, Gatta V. Use of the MLPA assay in the molecular diagnosis of gene copy number alterations in human genetic diseases. Int J Mol Sci 2012;13:3245−76.

[60] Collins FS, Hamburg MA. First FDA authorization for next-generation sequencer. N Engl J Med 2013;369:2369−71.

[61] Aziz N, Zhao Q, Bry L, Driscoll DK, Funke B, Gibson JS, et al. College of American pathologists' laboratory standards for next-generation sequencing clinical tests. Arch Pathol Lab Med 2015;139:481−93.

[62] Palomaki GE, FitzSimmons SC, Haddow JE. Clinical sensitivity of prenatal screening for cystic fibrosis via CFTR carrier testing in a United States panethnic population. Genet Med 2004;6:405−14.

[63] Palomaki GE, Knight GJ, Roberson MM, Cunningham GC, Lee JE, Strom CM, et al. Invasive trophoblast antigen (hyperglycosylated human chorionic gonadotropin) in second-trimester maternal urine as a marker for down syndrome: preliminary results of an observational study on fresh samples. Clin Chem 2004;50:182−9.

[64] Lebo RV, Grody WW. Testing and reporting ACMG cystic fibrosis mutation panel results. Genet Test 2007;11:11−31.

[65] Ferec C, Casals T, Chuzhanova N, Macek Jr. M, Bienvenu T, Holubova A, et al. Gross genomic rearrangements involving deletions in the CFTR gene: characterization of six new events from a large cohort of hitherto unidentified cystic fibrosis chromosomes and meta-analysis of the underlying mechanisms. Eur J Hum Genet 2006;14:567−76.

[66] Wagener JS, Zemanick ET, Sontag MK. Newborn screening for cystic fibrosis. Curr Opin Pediatr 2012;24:329−35.

[67] Clancy JP, Jain M. Personalized medicine in cystic fibrosis: dawning of a new era. Am J Respir Crit Care Med 2012;186:593−7.

[68] Okiyoneda T, Veit G, Dekkers JF, Bagdany M, Soya N, Xu H, et al. Mechanism-based corrector combination restores DeltaF508-CFTR folding and function. Nat Chem Biol 2013;9:444−54.

[69] Condren ME, Bradshaw MD. Ivacaftor: a novel gene-based

therapeutic approach for cystic fibrosis. J Pediatr Pharmacol Ther 2013;18:8—13.

[70] Kalydeco [package insert]. Cambridge, MA: Vertex Pharmaceuticals Incorporated; 2012.

[71] Clancy JP, Johnson SG, Yee SW, McDonagh EM, Caudle KE, Klein TE, et al. Clinical Pharmacogenetics Implementation Consortium (CPIC) guidelines for Ivacaftor therapy in the context of CFTR genotype. Clin Pharmacol Ther 2014;95:592—7.

[72] CPIC Ivacaftor Supplement. Update for: Clinical Pharmacogenetics Implementation Consortium (CPIC). Guidelines for Ivacaftor therapy in the context of CFTR genotype. 2014.

[73] Lyon E, Schrijver I, Weck KE, Ferreira-Gonzalez A, Richards CS, Palomaki GE. Molecular genetic testing for cystic fibrosis: laboratory performance on the College of American Pathologists external proficiency surveys. Genet Med 2015;17:219—25.

[74] Richards S, Aziz N, Bale S, Bick D, Das S, Gastier-Foster J, et al. Standards and guidelines for the interpretation of sequence variants: a joint consensus recommendation of the American College of Medical Genetics and Genomics and the Association for Molecular Pathology. Genet Med 2015;17:405—23.

20

血色素沉着病的分子检测

P. Brissot[1,2], O. Lore′al[1,2] 和 A.-M. Jouanolle[1,3]

[1]National Center of Reference for Rare Genetic Iron Overload Diseases, Pontchaillou University Hospital, Rennes, France

[2]Inserm-UMR 991, University of Rennes 1, Rennes, France

[3]Laboratory of Molecular Genetics and Genomics, Pontchaillou University Hospital, Rennes, France

前言

长期以来,由于遗传原因引起的全身铁负荷超载被认为只有一个单一特性,被称作血色素沉着症(hemochromatosis,HC)、原发性HC或特发性HC。随着1996年Feder等发现 HFE 基因[1]以及后续多个铁代谢相关的分子被发现,人们开始鉴别各种与 HEF 不相关的遗传性铁超载障碍[2-4]。血色素沉着症在这里指的是一大类疾病。分子检测无论对特定个人的诊断还是对家族的筛查预防研究均至关重要。基于表型的分子诊断是该疾病重要的诊断手段之一,其方法基本是无创的。

疾病机制的背景

从机制而言,HC可被分为两种主要的类型(图20.1):①由进入靶细胞的铁增加引起的HC和②由细胞铁输出减少导致的HC。

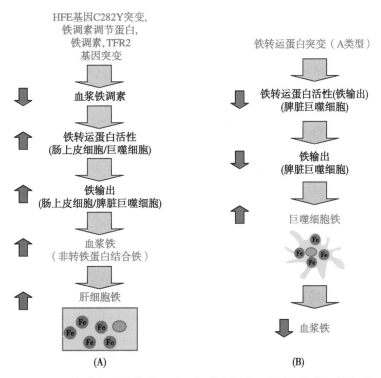

图 20.1 血色素沉着病的病理生理级联(左图显示了血色素沉着病时铁调素缺乏;右图显示了血色素沉着病时铁转运蛋白缺乏)

由于进入靶细胞的铁增加而导致的 HC

铁调素缺乏的原因与机制 大多数的 HC 是由于进入靶细胞的铁增加而导致的,引起这一表型的原因是细胞内铁调素缺乏。大多数的 HC 涉及铁调素数量的缺乏。这些 HC 中都存在由肝细胞产生的、用于调节全身性铁稳态的铁调素减少[5-9]。有四个基因对铁调素来说至关重要:①最重要的 *HFE* 基因:*HFE* 基因突变可能影响 ERK/MAPK 和 BMP-SMAD 信号通路,抑制铁调素 mRNA 转录[10-12]。主要突变谱是 C282Y 纯合突变(*C282Y/C282Y* 或根据推荐命名 *p. Cys282Tyr/p. Cys282Tyr*)。然而,一些罕见的 *HFE* 突变谱也能导致 HC,尤其是复合杂合性突变,如一个等位基因携带 C282Y,另一个携带罕见突变[13-15]或者缺失[16-18]。相反,常见的杂合 *C282Y/H63D*(*p. His63Asp*)[19]和纯合的 *H63D*[20,21] 均不应归为导致铁超载和临床 HC 的原因。同样,变体 *S65C*(*p. Ser65Cys*)不再被认为具有临床诊断意义[22]。②铁调素调节蛋白(*HJV* 或 *HFE2*)基因[23]:*HJV* 突变(纯合或复合型杂合)影响 BMP-SMAD 信号通路,导致铁调素减少。③转铁蛋白受体 2(transferrin receptor 2, *TFR2*):*TFR2* 的突变可能通过 ERK/MAPK 途径(如 *HFE* 突变)对铁调素产生影响[24-26]。④编码铁调素的 *HAMP* 突变能直接导致铁调素缺乏和引起 HC[27,28]。

一种特殊且罕见的 HC 类型与铁调素的数量相对缺乏相关。在这种 HC 类型中,铁调素的量不受影响,但是由于铁转运蛋白基因(*SLC40A1*)突变损伤了血液循环中铁调素的受体功能导致机体对铁调素的作用出现抵抗,使得铁代谢受到阻碍[29-31]。

以下为不同形式 HC 的命名:1 型为 *HFE* 相关的 HC,2A 型为 *HJV*(*HFE2*)相关的 HC,2B 型为 *HAMP* 相关的 HC,3 型为 *TFR2* 相关的 HC,4B 型为 *FPN*(*SLC40A1*)相关的 HC(表 20.1)。

铁调素缺乏的后果 所有这些与铁调素缺乏相关的 HC 都有因全身铁过载而引起的共同病理生理学表型(图 20.1)。铁转运蛋白(ferroportin)有两个功能:①作为铁调素受体;②将细胞内的铁输出细胞外。血浆铁调素浓度较低(HC 1,2A,2B,3)或血浆铁调素功能失调(HC 4B)[32]都会增强铁转运蛋白对铁的输出能力[8]。铁转运蛋白输出能力增强可使铁从肠上皮细胞(相应的增强了在十二指肠水平肠道吸收铁的能力)和巨噬细胞,尤其是脾脏巨噬细胞向血浆中的排出增多。慢性高血铁质症(hypersideremia)会增加转铁蛋白的饱和度(transferrin saturation, TS),随后在血液中还会出现各种形式的铁异常[33,34]。当 TS 超过 45% 时可能出现与非转铁蛋白结合的铁(non-transferrin bound iron, NTBI)。由于 NTBI 具有特殊的动力学性质,能主动被实质细胞吸收,尤其是被肝实质细胞吸收,这一特性告诉我们为什么在肝脏中容易出现铁沉积的现象。反之,则大多数转铁蛋白将铁转运入骨髓中。仅当 TS 超过 75% 时也会出现另一种铁的异常形式,被称为不稳定等离子铁(labile plasma iron, LPI)或反应性血浆铁(reactive plasma iron, RPI)。RPI 极易产生活性氧的性质,是一种具有潜在毒性的血浆铁[35-37]。RPI 相关的细胞损伤很可能与铁调素相关 HC 中的主要症状有关,如肝脏、胰腺以及心脏疾病等。因此,铁调素相关 HC 最常见的特点是高血浆铁、高血浆 TS、铁主要在肝细胞中沉积以及肝脏、脾脏中巨噬细胞铁的缺乏。然而,不同类型的 HC 根据其表型的严重程度仍存在差异,2 型和 3 型

表 20.1 主要遗传性铁相关疾病的特征

类型	染色体	基因	机制(铁过剩)	表型严重性	遗传方式
HC1	6	*HFE*	HD	++	R
HC 2A	1	*HJV*	HD	++++	R
HC 2B	19	*HAMP*	HD	++++	R
HC 3	7	*TFR2*	HD	++	R
HC 4A	2	*SLC40A1*[a]	FD	±	D
HC 4B	2	*SLC40A1*	HD	++	D
HA	3	*CP*	FD+HD(?)	+++	R

[a] 转铁蛋白铁调素耐药性。

HC,血色素沉着病;HJV,铁调素调节蛋白;HAMP,铁调素;TFR2,转铁蛋白受体 2;HA,遗传性铜蓝蛋白缺乏症;CP,血浆铜蓝蛋白;HD,铁调素缺乏;FD,铁转运蛋白不足;IO,铁超载;R,隐性遗传;D,显性遗传。

（在一定程度上）对儿童和青少年（也被称为青少年型 HC）的影响更为严重，主要是造成内分泌系统（垂体缺乏）与心脏的病变[2]。

由细胞内铁输出减少导致的 HC

铁转运蛋白缺乏导致的 HC[38-40]　在由铁转运蛋白缺乏导致的 HC 中，转铁蛋白对铁的输出能力发生了改变，导致铁蓄积于细胞内。这对仅生理情况下铁转运蛋白表达就较高的巨噬细胞的影响尤为明显（图 20.1）。因此，铁转运蛋白缺乏导致的 HC 的表型与低血浆铁、低血浆 TS 以及巨噬细胞和脾脏内的大量铁沉积有关。由于此类 HC 具有 TS 水平低、无异常形式的血浆铁等特点，较容易与显性 NTBI 相关肝细胞铁过量或 RPI 相关的细胞损伤相区分。与之相关的 HC 类型为 4A 型 HC，也被称作铁转运蛋白病。本型病变尽管会造成铁在全身的超量蓄积，但仍是一种相对较轻的疾病[41]。

血浆铜蓝蛋白缺乏导致的 HC　由于编码产生血浆铜蓝蛋白基因（ceruloplasmin gene, CP）突变[42,43]引起的遗传性血浆铜蓝蛋白缺乏症（hereditary aceruloplasminemia, HA）的遗传起源与全身性铁超载存在相对应的关系，因此 CP 也应该被归为 HC。血浆铜蓝蛋白相关的铁氧化酶活性是细胞内铁输出的关键因素，可能会影响大脑细胞内的铁向外输出，这或许能解释全身性铁过载和脑的铁过量的区别。遗传性血浆铜蓝蛋白缺乏症的特征是血浆铁和 TS 水平极低，常伴有贫血和肝脏、胰腺和大脑等器官内铁超载。

总之，*HFE* 相关的 HC 仅在高加索人群中被观察到，是发病频率最高的 HC 类型；非 *HFE*- 相关的 HC 较为罕见，但是地域分布更广[44]。

HC 诊断的临床策略

HC 的临床诊断策略基于以下三个步骤：①检测铁过载；②确定铁过载；③排除非遗传性铁过载。

铁过载的检测

临床方面　一系列临床症状均能提示铁过载，包括长期不明原因的疲劳、勃起功能障碍、关节酸痛、白斑病、骨质疏松、糖尿病、肝病（肝大、轻度转氨酶升高）、心脏体征（节律失常、心脏衰竭）。另有很小一部分贫血和（或）神经系统相关的症状也能反映铁过载（HA）。

生物学方面　在临床上，最常见的生化参数是体内铁过量，即高铁蛋白血症（通常男性 >300μg/L，女性 >200μg/L），它对于正确解释铁过载至关重要[45]。高水平的血浆铁蛋白并不总是与铁过载有关，而低水平的血浆铁蛋白则预示着铁缺乏。以下情况能独立地产生明显铁过载的高铁蛋白血症：①炎症综合征；②酒精中毒；③代谢紊乱综合征；④其他各种原因。铁蛋白是一种急性期蛋白，因此，在炎症综合征中重要的是系统评价血浆中的 C 反应蛋白水平。在酒精中毒时，铁蛋白水平的显著变化一般与饮酒量的多少相对应。除了铁蛋白水平的波动之外，检查大红细胞血症和血浆 γ-谷氨酰转移酶水平在生物学上也是证实酒精中毒的有效手段。迄今为止，代谢紊乱综合征是引起高铁蛋白血症最常见的原因；其血浆铁蛋白浓度通常小于 1 000μg/L、TS 正常（<45%），高度提示可能同时患有以下代谢疾病：超重、血压升高、非胰岛素、依赖性糖尿病、高脂血症、高尿酸血症和肝脏的脂肪变性。我们有时会观察到在全身出现因代谢紊乱出现肝铁质沉着病的时候，肝脏内铁的增加程度却很轻微，但总是与急剧上升的血浆铁蛋白水平形成鲜明对比[46]。其他导致高铁蛋白血症的原因还包括大量的细胞溶解（需要用血浆转氨酶的活性评估）、巨噬细胞活化综合征、Still 病、铁蛋白 - 白内障综合征[47,48]和 L- 铁蛋白基因（FTL）的突变[48]。还有一种特殊形式的遗传性铁过载，其铁蛋白水平与铁过量相比出乎意料的低，它以二价金属转运体（divalent metal transporter, DMT1）相关铁过载为特征，大多是由于 *SLC11A2* 基因突变而获得。患者通常从出生时就表现出小红细胞贫血，并且通过口服铁剂的方式难以治愈[49,50]。

铁过载的确定

无论从临床和 / 或生化检查的结果产生对机体铁过载的怀疑，我们都需要通过直接检查的结果来加以确定。多年来，肝活检为检测铁的过量沉积提供了一种半定量的方法，有助于确定细胞铁的分布（肝细胞和巨噬细胞）[51-54]。细胞铁的分布对在病理生理学水平上确定潜在的铁过载是非常重要的。如今，肝活检可以由核磁共振成像（MRI）代替[52-54]。MRI 有许多优势，它是一种无创的方法，可以对铁过量进行定性和定量检测。除了能用于肝脏检测，MRI 还能用于胰腺、脾、心脏和脑垂体。此外，通过确定肝脏和脾脏之间铁过量的比例还能够获得有价值的病理生理学信息:肝脏铁过载主要是由于铁在肝脏实质过度沉积影响肝细胞,而脾脏铁过载则表明网状内皮组织铁过量影响巨噬细胞。

排除非遗传性铁过载

当考虑为非遗传性铁过载时,做鉴别诊断时应考虑患者是否接受过长期铁剂注射。为了给人体补充铁而注射过量的铁剂,或是重复输血(已知每个血液单位提供200~250mg铁)均可引起非遗传性铁过载。在骨髓增生异常综合征[55]、溶血性贫血(地中海贫血[56]和镰状细胞病[57])或在骨髓移植手术相关的再生障碍性贫血[58]等慢性贫血的情况下往往需要输血。HC的鉴别诊断应考虑到患者是否存在慢性贫血的情况。需要明确的是,HA是一种能够导致慢性贫血的遗传性铁过载,但是在HA中TS低,这与输入过量铁导致的铁过载明显不同。

如果没有接受任何形式的输血,因骨髓增生异常综合征和慢性溶血性贫血(尤其是非输血依赖的地中海贫血[59])造成的红细胞生成异常则是这些疾病中发生铁过载的另一个机制。骨髓产生的激素——去铁酮素能抑制肝脏合成铁调素[60],是引起铁过载的原因。因此,其铁过载的表型类似于铁调素缺乏相关的HC(高血浆铁、高血浆TS和肝细胞铁沉积)。

临床个体化的分子检测方案

临床上针对个体诊断和家族筛查血色素沉着病所采用的分子检测方法也有所不同(图20.2)[22,61]。针对特定的个体,我们应采取表型决定基因分型的方法。种族、年龄、神经症状和转铁蛋白饱和度TS等四个主要生物临床数据与血色素沉着病密切相关。

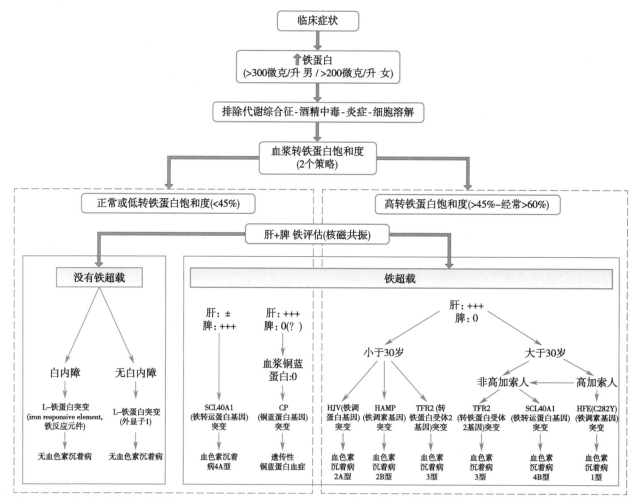

图 20.2 血色素沉着症的诊断策略。TS:转蛋白饱和度;MRI:核磁共振成像;HC:血色素沉着症;HA:遗传性铜蓝蛋白血症;FPN:铁转运蛋白基因;CP:铜蓝蛋白基因;HJV:铁调蛋白基因;HAMP:铁调素基因;TFR2:转铁蛋白受体2基因。

种族

HFE 基因相关的血色素沉着病只存在于在白色人种中。反之,在非白种人群中可以观察到非 HFE 基因相关的血色素沉着病[44]。

年龄

典型的 *HFE* 基因相关血色素沉着病(HC)不包括青少年型 HC(30 岁以下的成熟的血色素沉着病)。相反,很多的非 *HFE* 基因相关血色素沉着病则出现在年轻人中。青少年发病是血红素基因 *HJV* 相关 HC 和铁调素基因 *HAMP* 相关 HC(2A 和 2B 型 HC)的主要形式,也可以出现在 *TFR2* 相关 HC(3 型 HC)中。

神经症状

遗传性铜蓝蛋白缺乏症是唯一能够造成神经损伤的血色素沉着病。

转铁蛋白饱和度

当运用 MRI 和(或)肝活检等方法发现器官出现铁过载时,血浆 TS 成为 HC 遗传分类的主要依据。当 TS 值正常或偏低(<45%)时,可能的诊断结果是脾脏铁过载的转铁蛋白疾病(4A 型 HC)和遗传性铜蓝蛋白缺乏症(HA)。应当注意,在后一种情况下,有必要利用生化方法测定血浆铜蓝蛋白浓度来帮助诊断。当 TS 升高(>45%,但常常>60% 或接近 100%)时,在 30 岁以上的白色人种中最常见的诊断结果是 *HFE*(C282Y/C282Y)相关 HC(1 型 HC)。如果不存在 C282Y 突变,遗传研究应该考虑是否为非 *HFE* 突变(年轻人中优选 *HJV* 和 *HAMP* 基因突变,*TFR2* 突变存在于成人中)。在以上的情况下都会存在铁过量存储于脾脏并影响肝脏,并且在较小程度上影响胰腺和心脏。如果 C282Y 突变是杂合的,可能不是由该基因引起的器官铁过载[62],并且在检测相关的非 *HFE* 突变之前,应先查找是否存在相关罕见的 *HFE* 突变[13-15,63]。

诊断依据的局限性

种族　由于种族混合程度的增加,可能难以确定个体是否为纯种白人或非高加索人。

年龄　如果我们以 30 岁为阈值来区分成人和青少年 HC,则该阈值也得服从于 HC 的定义,即要同时考虑表型变异性和部分外显率。例如,在 C282Y 为纯合子的情况下,已经定义了五个表达阶段[64],如

果阶段为 0(没有 TS 或铁蛋白升高,没有临床症状)则可排除 HC。其他阶段包括:阶段 1——TS 增加,无铁蛋白增加,无临床症状;2 期——TS 增加,铁蛋白增加,无临床症状;3 期——TS 和铁蛋白都增加,轻度临床症状;4 期——TS 和铁蛋白都增加,严重临床症状,都会表现出 HC 的生物化学指标的异常和(或)临床表现。因此,在较年轻的 HC 患者中可观察到更轻微的表型。以年龄阈值为诊断标准的另一个局限是一些 C282Y/C282Y 纯合子高度表达的病例,可能与相关的罕见突变有关[65]。

神经症状　在使用该参数作为遗传病因学的关键指标之前,必须①从至少两个剂量获得连贯的结果,考虑 TS 值的自发波动(特别是由于血浆铁的正常循环);②排除由于肝细胞功能障碍、蛋白质损失或罕见转铁蛋白(transferrin, TF)基因突变而导致的与低转铁蛋白水平相关的 TS 增加[66];③排除了可能与 HC 无关的、可能干扰 TS 结果的因素(由于伴随的细胞溶解或溶血导致的假阳性值,或者由于共存的偶发性炎症引起的假阴性值)。

HFE 基因突变　另一种不常见的情况是 C282Y 突变和另一种罕见的 *HFE* 突变形成复合性杂合子,它也可以引起临床表达的 *HFE* 基因相关 HC。应当注意,根据最近的 EMQN(欧洲分子遗传学质量网络)建议,最常见的 *HFE* 复合杂合性(C282/H63D)不是引起典型的 *HFE* 基因相关 HC 形成的原因。引起该类型 HC 的原因更可能是酒精中毒和代谢紊乱综合征[67,68],而非 *HFE* 突变。这种复合杂合性最多可能导致 TS 值升高,但在没有相关辅助因子的情况下不会引起血浆铁蛋白的显著增加。因此,建议当 C282Y 存在于杂合状态(如法国的情况)时,不需查找 H63D 突变;即便检测到这个突变,在结果解释中需要非常谨慎。建议不要检测 S65C 基因的变异,该类型不应包括在报告结果中。

非 HFE 突变　非 *HFE* 突变的检测必须在专业实验室内进行,理想的话应该在罕见遗传性铁过载疾病参考中心的组织框架内选取检验实验室。

用于家族筛查的临床分子检测方案

基因分型是最常用的家族筛查方法,但研究者还应该兼顾铁代谢的表型标记物。一旦某个特定个体被诊断为 HC,其所涉及的基因型将被用作评估家族成员患病风险的标志物。制定筛查方案时必须明确疾病传播究竟是显性遗传还是隐性遗传模式

[铁转运蛋白疾病(4型HC)是唯一的具有显性遗传方式的HC类型]。通常情况下,在隐性遗传家系中观察到C282Y/C282Y相关HC,可以采用以下程序进行筛查:我们必须告知最先被确诊的患者,他(她)负责与他(她)的家庭成员联系以传达遗传筛查的重要性(家庭医生或医学专家不应直接联系家庭成员),并建议他们联系他们的家庭医生(或专家),以进行C282Y突变检测。家庭筛查过程应有遗传学顾问指导,在HC家族筛查专门的中心框架中进行,遗传顾问将收集检测结果(通常来自不同的地理区域),并且当所有的检测数据被收集后,遗传顾问将综合所有结果,并向家庭医生提出个性化的疾病管理计划。整个筛查过程通常需要几个月才能完成。

最危险的个体是兄弟姐妹

当针对确诊患者的所有同胞兄弟姐妹进行C282Y突变基因分型时,可以观察到三种主要情况:①不存在C282Y突变;②C282Y突变是杂合突变;③存在纯合型的C282Y突变。在没有C282Y突变的情况下,个体没有发生铁超负荷的风险,并且不需要进行与铁代谢相关的任何监测。如果C282Y突变是杂合突变,个体没有发展成为临床显著铁过量的风险,并且不需要特别的随访。至于一级亲属,目前不推荐进行系统的遗传学检测[22]。然而,应该明确的是杂合子具有50%的风险会将突变传递给其(她)后代,并且如果配偶也是杂合子,则在他们的孩子中存在纯合的风险。因此,杂合子受试者应该被告知当他们的后代大于18岁以后时,应该及时进行TS和铁蛋白检查,如果检查结果异常,需要评估C282Y突变。如果他们C282Y突变类型为存在纯合型突变,则个体处于铁超载的风险中。表型评估包括临床和生物学评估(最初涉及血浆TS和血浆铁蛋白)。如果表型参数正常,则需要定期随访血浆TS和铁蛋白。然而随访时我们要知道C282Y纯合子只表达部分外显率。事实上,据报道,不到30%的男性和1%的女性将发展成临床诊断的铁过载。建议的随访频率为0期的个体每3年一次,1期的患者每年一次。

后代和父母的检测流程

虽然1型HC是隐性遗传病,但是由于C282Y突变在白种人中的发病率高(至少10名受试者中有1名),因而存在给定纯合子具有杂合子配偶的显著风险(1/10),并且有可能其子代的一半是纯合子,另一半是杂合子(伪显性遗传),因此仍然建议对其后代筛查。此外,美国医学遗传学学院和欧洲人类遗传学会的指南并未建议在次要受试者中进行基因测试,这往往是让急于知道他们的孩子是否是纯合子的父母很难接受。我们应当向父母解释,确定未成年人的纯合性可能是对社会有害的(随后可能会出现社会歧视的风险),并且由于基因型的低外显率,在医学上也不合理。这个问题有两个解决方案:①建议父母在孩子青春期后检查血浆TS和铁蛋白;②在知道未成年人亲生父亲的风险的同时对配偶进行基因分型。

对于父母,通常建议进行简单的表型研究(血浆TS和铁蛋白),仅在表型异常的情况下再进行基因分型。

分子生物学的方法和策略

HFE检测

实时荧光定量PCR是检测C282Y和H63D最常用的方法。其他当前运用的方法学手段还有PCR和限制性片段长度多态性、PCR和反向杂交以及直接测序。对C282Y和H63D突变的检测可以同时或按照先后顺序进行。若采用序贯策略,应从C282Y开始检测。这种方法可避免H63D假性纯合子(铁过载风险),但需更长的检测时间和更昂贵的费用。当报告结果为复合杂合性C282Y/H63D突变时,必须排除最常见的HFE基因相关HC类型,即仅在过量饮酒、脂肪肝和(或)代谢综合征时发生相应的轻度铁超载。建议从事该基因检测的实验室通过ISO 15189或同等级别国际标准的认证。

非HFE检测

非HFE基因检测,应在与临床专家紧密联系的专业中心中进行,最好由国家参考中心组建,成立该中心的目的是在所在地区范围内树立示范机构,以传授推广诊治罕见遗传性血色素沉着病的优良医疗经验、激励相关的临床研究和基础研究。目前,这些实验室越来越多地利用二代测序(NGS)技术,以组套的形式检验一组与铁代谢相关的基因,包含HFE、HJV、TFR2、SLC40A1、CP、TMPRSS6、SLC40A12、FTL等。

展望

目前,基于Sanger法测序的传统低通量的测序技术已经逐步让位于二代测序技术。NGS 技术能够完成数十亿次的测序反应；不仅可对众多靶基因同时进行快速检测，还可进行全外显子组或基因组测序。这种方法的优点在于高通量，但是需要信息技术管理专业人员对数据进行处理及其分析。同样，用 NGS 对未知重要性的诸多突变的鉴定会产生医学和伦理问题。因此，新鉴定的突变需完成功能研究后方可用于临床决策。

结论

　　HFE 基因分子检测是一种最常用的基因检测。被观察到血浆 TS 偏高且组织铁过量的情况下，若存在 *p. Cys282tyr* 纯合突变的情形，则确诊为 *HFE* 基因相关 HC。若 *p. Cys282tyr* 为杂合突变，则应该由专业中心进行 *HFE* 基因测序，以搜索罕见的复合杂合型。若无 *p. Cys282tyr* 突变，则应进行罕见的非 *HFE* 基因突变检测。NGS 技术将有助于研究已知基因，也为发现新的铁相关基因领域翻开新的篇章。

（温蕴洁　贾支俊　译，唐波　校）

参考文献

[1] Feder JN, Gnirke A, Thomas W, et al. A novel MHC class I-like gene is mutated in patients with hereditary haemochromatosis. Nat Genet 1996;13:399–408.

[2] Brissot P, Bardou-Jacquet E, Jouanolle AM, Loreal O. Iron disorders of genetic origin: a changing world. Trends Mol Med 2011;17:707–13.

[3] Bardou-Jacquet E, Ben Ali Z, Beaumont-Epinette MP, Loreal O, Jouanolle AM, Brissot P. Non-HFE hemochromatosis: pathophysiological and diagnostic aspects. Clin Res Hepatol Gastroenterol 2014;38:143–54.

[4] Pietrangelo A, Caleffi A, Corradini E. Non-HFE hepatic iron overload. Semin Liver Dis 2011;31:302–18.

[5] Pigeon C, Ilyin G, Courselaud B, et al. A new mouse liver-specific gene, encoding a protein homologous to human antimicrobial peptide hepcidin, is overexpressed during iron overload. J Biol Chem 2001;276:7811–19.

[6] Nicolas G, Bennoun M, Devaux I, et al. Lack of hepcidin gene expression and severe tissue iron overload in upstream stimulatory factor 2 (USF2) knockout mice. Proc Natl Acad Sci USA 2001;98:8780–5.

[7] Ganz T. Systemic iron homeostasis. Physiol Rev 2013;93:1721–41.

[8] Nemeth E, Tuttle MS, Powelson J, et al. Hepcidin regulates cellular iron efflux by binding to ferroportin and inducing its internalization. Science 2004;306:2090–3.

[9] Bardou-Jacquet E, Philip J, Lorho R, et al. Liver transplantation normalizes serum hepcidin level and cures iron metabolism alterations in HFE hemochromatosis. Hepatology 2014;59:839–47.

[10] Hentze MW, Muckenthaler MU, Galy B, Camaschella C. Two to tango: regulation of mammalian iron metabolism. Cell 2010;142:24–38.

[11] Ramey G, Deschemin JC, Vaulont S. Cross-talk between the mitogen activated protein kinase and bone morphogenetic protein/hemojuvelin pathways is required for the induction of hepcidin by holotransferrin in primary mouse hepatocytes. Haematologica 2009;94:765–72.

[12] Wu XG, Wang Y, Wu Q, et al. HFE interacts with the BMP type I receptor ALK3 to regulate hepcidin expression. Blood 2014;124:1335–43.

[13] Aguilar-Martinez P, Grandchamp B, Cunat S, et al. Iron overload in HFE C282Y heterozygotes at first genetic testing: a strategy for identifying rare HFE variants. Haematologica 2011;96:507–14.

[14] Merryweather-Clarke AT, Cadet E, Bomford A, et al. Digenic inheritance of mutations in HAMP and HFE results in different types of haemochromatosis. Hum Mol Genet 2003;12:2241–7.

[15] Cezard C, Rabbind Singh A, Le Gac G, Gourlaouen I, Ferec C, Rochette J. Phenotypic expression of a novel C282Y/R226G compound heterozygous state in HFE hemochromatosis: molecular dynamics and biochemical studies. Blood Cells Mol Dis 2014;52:27–34.

[16] Pelucchi S, Mariani R, Bertola F, Arosio C, Piperno A. Homozygous deletion of HFE: the Sardinian hemochromatosis? Blood 2009;113:3886.

[17] Le Gac G, Congiu R, Gourlaouen I, Cau M, Ferec C, Melis MA. Homozygous deletion of HFE is the common cause of hemochromatosis in Sardinia. Haematologica 2010;95:685–7.

[18] Cukjati M, Koren S, Curin Serbec V, Vidan-Jeras B, Rupreht R. A novel homozygous frameshift deletion c.471del of HFE associated with hemochromatosis. Clin Genet 2007;71:350–3.

[19] Gurrin LC, Bertalli NA, Dalton GW, et al. HFE C282Y/H63D compound heterozygotes are at low risk of hemochromatosis-related morbidity. Hepatology 2009;50:94–101.

[20] Kelley M, Joshi N, Xie Y, Borgaonkar M. Iron overload is rare in patients homozygous for the H63D mutation. Can J Gastroenterol Hepatol 2014;28:198–202.

[21] Neghina AM, Anghel A. Hemochromatosis genotypes and risk of iron overload—a meta-analysis. Ann Epidemiol 2011;21:1–14.

[22] Porto G, Brissot P, Swinkels DW, Zoller H, Alonso I, Morris MA, et al. EMQN best practive guidelines for the molecular genetic diagnosis of hereditary hemochromatosis (HH). Eur J Hum Genet 2016;24:479–95.

[23] Papanikolaou G, Samuels ME, Ludwig EH, et al. Mutations in HFE2 cause iron overload in chromosome 1q-linked juvenile hemochromatosis. Nature Genet 2004;36:77–82.

[24] Poli M, Luscieti S, Gandini V, et al. Transferrin receptor 2 and HFE regulate furin expression via mitogen-activated protein kinase/extracellular signal-regulated kinase (MAPK/Erk) signaling. Implications for transferrin-dependent hepcidin regulation. Haematologica 2010;95:1832–40.

[25] Camaschella C, Roetto A, Cali A, et al. The gene TFR2 is mutated in a new type of haemochromatosis mapping to 7q22. Nat Genet 2000;25:14–15.

[26] Radio FC, Majore S, Binni F, et al. TFR2-related hereditary hemochromatosis as a frequent cause of primary iron overload in patients from Central-Southern Italy. Blood Cells Mol Dis 2014;52:83–7.

[27] Roetto A, Papanikolaou G, Politou M, et al. Mutant antimicrobial peptide hepcidin is associated with severe juvenile hemochromatosis. Nat Genet 2003;33:21–2.

[28] Hattori A, Tomosugi N, Tatsumi Y, et al. Identification of a novel mutation in the HAMP gene that causes non-detectable hepcidin molecules in a Japanese male patient with juvenile hemochromatosis. Blood Cells Mol Dis 2012;48:179–82.

[29] Sham RL, Phatak PD, West C, Lee P, Andrews C, Beutler E. Autosomal dominant hereditary hemochromatosis associated with a novel ferroportin mutation and unique clinical features. Blood Cells Mol Dis 2005;34:157–61.

[30] Sham RL, Phatak PD, Nemeth E, Ganz T. Hereditary hemochromatosis due to resistance to hepcidin: high hepcidin concentrations in a family with C326S ferroportin mutation. Blood 2009;114:493–4.

[31] Fernandes A, Preza GC, Phung Y, et al. The molecular basis of hepcidin-resistant hereditary hemochromatosis. Blood 2009;114:437–43.

[32] Drakesmith H, Schimanski LM, Ormerod E, et al. Resistance to hepcidin is conferred by hemochromatosis-associated mutations of ferroportin. Blood 2005;106:1092–7.

[33] Hershko C, Graham G, Bates GW, Rachmilewitz EA. Non-specific serum iron in thalassaemia: an abnormal serum iron fraction of potential toxicity. Br J Haematol 1978;40:255−63.

[34] Brissot P, Ropert M, Le Lan C, Loreal O. Non-transferrin bound iron: a key role in iron overload and iron toxicity. Biochim Biophys Acta 2012;1820:403−10.

[35] Cabantchik ZI, Breuer W, Zanninelli G, Cianciulli P. LPI-labile plasma iron in iron overload. Best Pract Res Clin Haematol 2005;18:277−87.

[36] Esposito BP, Breuer W, Sirankapracha P, Pootrakul P, Hershko C, Cabantchik ZI. Labile plasma iron in iron overload: redox activity and susceptibility to chelation. Blood 2003;102:2670−7.

[37] Le Lan C, Loreal O, Cohen T, et al. Redox active plasma iron in C282Y/C282Y hemochromatosis. Blood 2005;105:4527−31.

[38] Pietrangelo A. The ferroportin disease. Blood Cells Mol Dis 2004;32:131−8.

[39] Njajou OT, Vaessen N, Joosse M, et al. A mutation in SLC11A3 is associated with autosomal dominant hemochromatosis. Nat Genet 2001;28:213−14.

[40] Montosi G, Donovan A, Totaro A, et al. Autosomal-dominant hemochromatosis is associated with a mutation in the ferroportin (SLC11A3) gene. J Clin Invest 2001;108:619−23.

[41] Le Lan C, Mosser A, Ropert M, et al. Sex and acquired cofactors determine phenotypes of ferroportin disease. Gastroenterology 2011;140:1199−207.

[42] Miyajima H. Aceruloplasminemia. Neuropathology 2014;35:83−90.

[43] Kono S. Aceruloplasminemia: an update. Int Rev Neurobiol 2013;110:125−51.

[44] McDonald CJ, Wallace DF, Crawford DH, Subramaniam VN. Iron storage disease in Asia-Pacific populations: the importance of non-HFE mutations. J Gastroenterol Hepatol 2013;28:1087−94.

[45] Aguilar-Martinez P, Schved JF, Brissot P. The evaluation of hyperferritinemia: an updated strategy based on advances in detecting genetic abnormalities. Am J Gastroenterol 2005;100:1185−94.

[46] Mendler MH, Turlin B, Moirand R, et al. Insulin resistance-associated hepatic iron overload. Gastroenterology 1999;117:1155−63.

[47] Yin D, Kulhalli V, Walker AP. Raised serum ferritin concentration in hereditary hyperferritinemia cataract syndrome is not a marker for iron overload. Hepatology 2014;59:1204−6.

[48] Kannengiesser C, Jouanolle AM, Hetet G, et al. A new missense mutation in the L ferritin coding sequence associated with elevated levels of glycosylated ferritin in serum and absence of iron overload. Haematologica 2009;94:335−9.

[49] Iolascon A, De Falco L. Mutations in the gene encoding DMT1: clinical presentation and treatment. Semin Hematol 2009;46:358−70.

[50] Bardou-Jacquet E, Island ML, Jouanolle AM, et al. A novel N491S mutation in the human SLC11A2 gene impairs protein trafficking and in association with the G212V mutation leads to microcytic anemia and liver iron overload. Blood Cells Mol Dis 2011;47:243−8.

[51] Deugnier Y, Turlin B. Pathology of hepatic iron overload. Semin Liver Dis 2011;31:260−71.

[52] Gandon Y, Olivie D, Guyader D, et al. Non-invasive assessment of hepatic iron stores by MRI. Lancet 2004;363:357−62.

[53] St Pierre TG, Clark PR, Chua-anusorn W, et al. Noninvasive measurement and imaging of liver iron concentrations using proton magnetic resonance. Blood 2005;105:855−61.

[54] Wood JC. Impact of iron assessment by MRI. Hematology Am Soc Hematol Educ Program 2011;2011:443−50.

[55] Steensma DP, Gattermann N. When is iron overload deleterious, and when and how should iron chelation therapy be administered in myelodysplastic syndromes? Best Pract Res Clin Haematol 2013;26:431−44.

[56] Porter JB, Shah FT. Iron overload in thalassemia and related conditions: therapeutic goals and assessment of response to chelation therapies. Hematol Oncol Clin North Am 2010;24:1109−30.

[57] Porter J, Garbowski M. Consequences and management of iron overload in sickle cell disease. Hematology Am Soc Hematol Educ Program 2013;2013:447−56.

[58] Sivgin S, Eser B. The management of iron overload in allogeneic hematopoietic stem cell transplant (alloHSCT) recipients: where do we stand? Ann Hematol 2013;92:577−86.

[59] Musallam KM, Cappellini MD, Taher AT. Iron overload in beta-thalassemia intermedia: an emerging concern. Curr Opin Hematol 2013;20:187−92.

[60] Kautz L, Jung G, Valore EV, Rivella S, Nemeth E, Ganz T. Identification of erythroferrone as an erythroid regulator of iron metabolism. Nature Genet 2014;46:678−84.

[61] Jouanolle AM, Gerolami V, Ged C, et al. Molecular diagnosis of HFE mutations in routine laboratories. Results of a survey from reference laboratories in France. Ann Biol Clin (Paris) 2012;70:305−13.

[62] Zaloumis SG, Allen KJ, Bertalli NA, et al. The natural history of HFE simple heterozygosity for C282Y and H63D: a prospective twelve year study. J Gastroenterol Hepatol 2015;30:719−25.

[63] Barton JC, West C, Lee PL, Beutler E. A previously undescribed frameshift deletion mutation of HFE (c.del277; G93fs) associated with hemochromatosis and iron overload in a C282Y heterozygote. Clin Genet 2004;66:214−16.

[64] HAS. French recommendations for management of HFE hemochromatosis. Haute Autorité de Santé 2005; <www.has-sante.fr>.

[65] Island ML, Jouanolle AM, Mosser A, et al. A new mutation in the hepcidin promoter impairs its BMP response and contributes to a severe phenotype in HFE related hemochromatosis. Haematologica 2009;94:720−4.

[66] Beaumont-Epinette MP, Delobel JB, Ropert M, et al. Hereditary hypotransferrinemia can lead to elevated transferrin saturation and, when associated to HFE or HAMP mutations, to iron overload. Blood Cells Mol Dis 2015;54:151−4.

[67] Cheng R, Barton JC, Morrison ED, et al. Differences in hepatic phenotype between hemochromatosis patients with HFE C282Y homozygosity and other HFE genotypes. J Clin Gastroenterol 2009;43:569−73.

[68] Walsh A, Dixon JL, Ramm GA, et al. The clinical relevance of compound heterozygosity for the C282Y and H63D substitutions in hemochromatosis. Clin Gastroenterol Hepatol 2006;4:1403−10.

肿瘤的分子检测

21

乳腺癌的分子检测

K.H. Allison

Department of Pathology, Stanford University School of Medicine, Stanford, CA, United States

前言

分子诊断技术不仅改变了我们对于乳腺癌生物学最基本的认识,而且为我们制定新的个性化的诊疗方法奠定了基础。传统意义上讲,临床医生在治疗乳腺癌时需根据病人的年龄、癌症的分级以及临床表现等相关的预后因素制定相应有效的个体化临床处理方案。分子诊断技术具有显著的优势,它通过诊断性的检测,不仅可以明确某种特殊治疗模式的临床预后,而且还可以预测它的临床疗效。这就使病理医生充当了肿瘤医生的角色,病理医生对于辅助性的组织学的判读,在确定哪种特殊疗法可以最大程度提高病人的生存率时起着很关键的作用[1]。

此类预测性检测实验首先被用于检测乳腺癌中雌激素受体(estrogen receptor, ER)和孕激素受体(progesterone receptor, PR)水平,从而预测患者是否能从激素治疗中获益。检测激素受体最初是通过对新鲜组织标本进行配体结合检测来完成的。ER或PR阳性病例的预后明显较好,而且其对于他莫昔芬治疗的反应也很好[2-4]。虽然配体结合检测可提供一个定量检测的结果,但它的缺点是不仅要使用新鲜组织,还无法通过无创的方法获得标本得出结果,而且还需使用放射性物质来分析。后来免疫组织化学(immunohistochemistry, IHC)取代了这种技术,因为此技术仅能被用来评估浸润性癌,且检测技术有待改进。根据美国病理医师协会(College of American Pathologists, CAP)等实验室认证机构制定的检测和说明指南,至今,免疫组化依然是用来检测激素受体的标准技术[5]。尽管如此,一些反转录PCR分子检测组套也可以给出激素受体的量化结果。

乳腺癌中非依赖于免疫组化的标准化分子检测首先采用荧光原位杂交(FISH)方法检测人表皮生长因子受体2(human epidermal growth factor receptor 2, HER2)基因的扩增。这种分子生物学方法被用来识别患者癌症的侵袭性生物学行为是否可以被HER2靶向生物疗法所抑制。所有新被诊断的或新发的转移性乳腺癌均需要进行标准化的HER2检测[6-8]。

除了对乳腺癌(激素受体和HER2)中最常见的药物靶点进行单一标志物检测外,分子检测组套也越来越多地被用于判断临床预后[9-12]。我们依据不同的分子标记物可以将乳腺癌划分为特定的组,这些分组与预后相关。人们也不断开发出与该目的相对应的分子检测方法。本章将讨论这些分子标记的临床应用。

检测乳腺癌中相关基因如 BRCA1 和 BRCA2 的胚系突变的方法,以及抗内分泌治疗的基因检测等其他的分子遗传学技术都有助于乳腺癌的风险管理和制定治疗方案。但本章聚焦于基于乳腺癌组织的分子检测。

荧光原位杂交法检测 HER2

分子靶点与临床应用

HER2 是一种跨膜受体酪氨酸激酶,在 10%~15% 的乳腺癌中呈现过表达,且被认为在这部分乳腺癌的临床进展中起着一定的作用[13-20]。当该基因过表达时,其蛋白的表达量可能增加 40~100 倍[20, 21];主要机制是 17 号染色体上相应编码区的基因扩增。

从传统意义上讲,乳腺癌 HER2 检测是为了鉴别那些更具有侵袭性的生物学行为和预后更差的癌症。因与低生存率有关,阳性的 HER2 检测结果常提示肿瘤科医生应采用更积极的化疗方案。然而，采用联合化疗的同时，使用特异性针对 HER2 阳性癌细胞的抗体疗法能显著增加 HER2 阳性患者的生存率，所以在评估患者是否适合靶向药物治疗时，HER2 检测也就必不可少了[22-25]。

2006 年，首个 HER2 靶向药物，即人源性单克隆抗体曲妥珠单抗获批用于乳腺癌的辅助治疗，它可与 HER2 结合并阻断下游信号通路[26]。人们已经开发出其他针对 HER2 的靶向药物，它们的作用机制不同。在经典的新辅助化疗方案中，HER2 的靶向药已经与其中的一些药物联合使用[27,28]。另外，将靶向 HER2 的生物药物与高毒性的化疗药物组合而成的药物如 T-DM1 正在进行临床试验。研究人员也在观察特异性更强的靶向传递药物是否能降低副作用和延长生存时间[29]。为评估这些药物的疗效，最初针芯穿刺活检样本的精准 HER2 检测已成为决定病人接受何种药物治疗的关键。

为制定合适的治疗方案，所有原发性和转移性乳腺癌都要被检测观察 HER2 基因扩增或 HER2 蛋白过表达的情况[6]。正因如此，2007 年 CAP 和美国临床肿瘤学会（American Society of Clinical Oncology, ASCO）公布了 HER2 检测指南，并在 2013 年进行了再次更新，旨在制定乳腺癌 HER2 检测的标准[6,7]。依据这些指南，人们可通过免疫组化观察 HER2 蛋白的过表达情况以完成 HER2 检测。但若结果可疑，则需通过 FISH 或其他原位杂交等方法确认 HER2 基因的扩增情况。

我们需要注意的是 HER2 免疫组化实验的性能和结果的判读具有不稳定性，特别是存在过度染色或过度判读的情况[30,31]。2007 年 CAP/ASCO HER2 检测指南通过制定组织固定、结果判读、实验验证以及判读者对于 HER2 检测熟练程度的标准来解决结果不稳定的问题。HER2 免疫组化和 FISH 阴性或阳性结果（或其他先前验证过的实验）的一致性需大于 95%。有证据表明，这些指南降低了假阳性率并且增加了实验室之间的符合率，但仍存在一些问题[32]。

分子检测技术

HER2 的 FISH 检测可以采用双探针或单探针技术在福尔马林固定的石蜡包埋标本上进行。双探针和单探针都是使用荧光标记的 DNA 探针对 HER2 基因进行检测。在进行双探针检测时还需要采用针对 17 号染色体着丝粒（CEP17）的 DNA 作为第二探针（图 21.1）。CEP17 探针作为内对照，与每个细胞所含 HER2 信号的数量相比，其报告模式包括 HER2 与 CEP17 的比值以及每个细胞中 HER2 与 CEP17 的独立信号数。单探针检测仅使用 HER2 基因探针，只报告 HER2 的拷贝数。

探针杂交后，我们使用荧光显微镜对 FISH 实验的结果进行判读。病理医师能找出切片的评分区域且只能对浸润性癌进行评分很关键（图 21.2）。如果不仔细阅片，出现大范围的原位癌或其他发现可能会干扰结果，指南要求只评估浸润性癌的区域。然后，病理医生用低倍荧光显微镜找出浸润癌区域，获取对切片的整体印象，并确定是否有至少一群细胞，其每个细胞的信号值是不同的。根据 CAP/ASCO HER2 检测指南，上述工作必须由病理医师在计数 FISH 切片之前完成；或以免疫组化结果代替病理医师的筛选来发现蛋白过表达区域进行单独计数[6]。若超过整体细胞总数的 10%，这些成簇的 HER2 阳性细胞就应与其余的浸润性癌细胞分开统计。成簇异质性比较罕见，估计只出现在不到 5%~10% 的病例中。尽管如此，也应予以排除[33,34]。大多数情况下，结果还是比较一致的。

阅片后，病理医生在高倍镜下（油镜）需要计数至少两个区域，最少计数 20 个细胞（即每个区域至少要计数有 10 个细胞），并记录每个细胞的信号。某些 FISH 检测只要有任何异常的计数即可判断为阳性。与其相比，我们 HER2 FISH 检测的结果报告为细胞总数的平均值。判断 FISH 检测的阳性、阴性及可疑性结果的标准在 2007 年至 2013 年之间稍有改动，且在 HER2 ASCO/CAP 指南中已被更新[6,35]。2013 年 HER2 FISH 判读标准如图 21.3。双探针检测时，这些报告的结果包括了总体 HER2 与 CEP17 比值以及每个细胞的 HER2 和 CEP17 信号平均值（图 21.4）。

经典的 HER2 基因扩增（比值≥2.0 和平均 HER2 信号／细胞≥6）以及非扩增病例（比值<2.0 和 HER2 信号／细胞<4）的判读结果明确。当某些情况下结果不明确时，就需要病理医师和临床医师另行考虑。2013 年 CAP/ASCO HER2 检测指南更新强调病理医师在判读 HER2 检测结果时要重点结合相关组织形态学和临床表现。这些更新强调，病理医师必须认识到如果 HER2 检测结果不一致，可能就要重新检测或判读[6,37,38]。另外，该指南对不典型的 HER2 阳性结果做了进一步说明，认为这些病例可以进行 HER2 靶向药物治疗，更详细的说明如下：①"多体性（polysomy）"或共扩增（HER2 信号／细胞≥6 伴

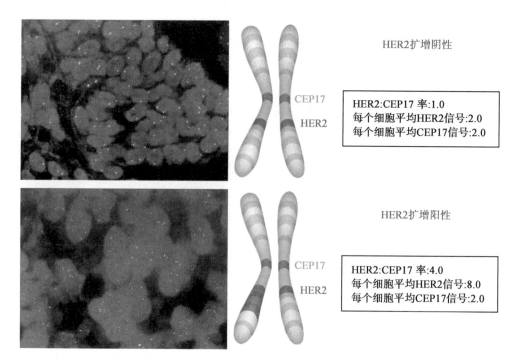

HER2扩增阴性

HER2:CEP17 率:1.0
每个细胞平均HER2信号:2.0
每个细胞平均CEP17信号:2.0

HER2扩增阳性

HER2:CEP17 率:4.0
每个细胞平均HER2信号:8.0
每个细胞平均CEP17信号:2.0

图 21.1 *HER2* FISH 检测红色荧光探针与 17 号染色体上 *HER2* 基因杂交。绿色荧光探针与 17 号染色体（CEP17）上着丝粒区域 DNA 杂交,旨在内部调控。在 *HER2* 阴性的病例中（上臂）,每个细胞都有两个拷贝数的 *HER2* 和 *CEP17*（正常）基因。在 *HER2* 扩增的病例中（短臂）,会有更多 *HER2* 基因拷贝数,这就使每个细胞 *HER2* 信号平均值增高,而且 *HER2* 与 *CEP17* 的比值大于 2.0。

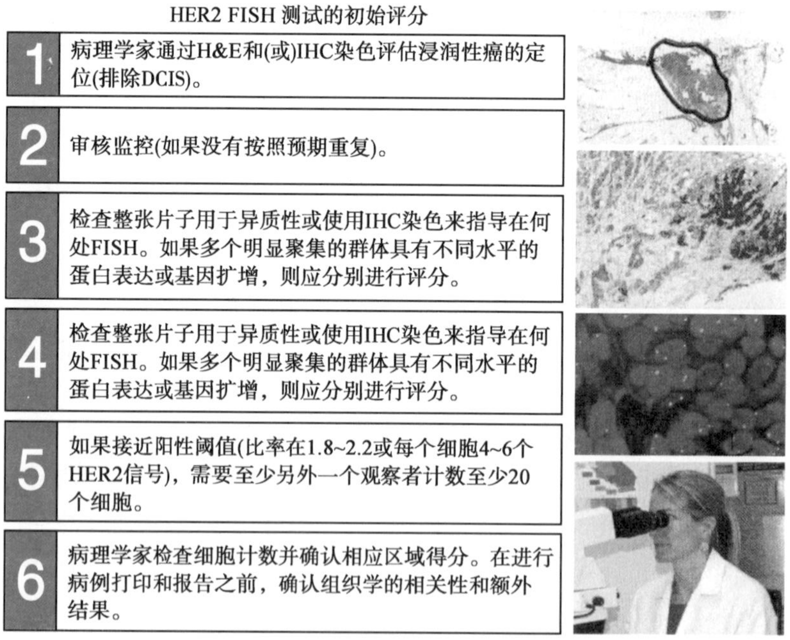

HER2 FISH 测试的初始评分

1	病理学家通过H&E和(或)IHC染色评估浸润性癌的定位(排除DCIS)。
2	审核监控(如果没有按照预期重复)。
3	检查整张片子用于异质性或使用IHC染色来指导在何处FISH。如果多个明显聚集的群体具有不同水平的蛋白表达或基因扩增，则应分别进行评分。
4	检查整张片子用于异质性或使用IHC染色来指导在何处FISH。如果多个明显聚集的群体具有不同水平的蛋白表达或基因扩增，则应分别进行评分。
5	如果接近阳性阈值(比率在1.8~2.2或每个细胞4~6个HER2信号)，需要至少另外一个观察者计数至少20个细胞。
6	病理学家检查细胞计数并确认相应区域得分。在进行病例打印和报告之前，确认组织学的相关性和额外结果。

图 21.2 *HER2* FISH 检测初步评分步骤。病理医师参与选择合适的区域进行评分（仅限浸润性癌）、审核监控、评估 *HER2* 异质性、要求重新评估那些接近阳性阈值或有其他问题的病例,以及最后复审另有发现的病例。

HER2 FISH判读标准

FISH结果	条件	说明
HER2基因扩增阳性	比率≥2.0 OR≥6.0基因拷贝	大于等于6个基因拷贝数也可呈现为比率小于2
HER2基因扩增存疑	4.0-5.9基因拷贝和比率<2.0	该指南建议对额外细胞进行FISH计数,在另一块上复检,或进行免疫组化
HER2基因扩增阴性	比率＜2.0 和＜4.0基因拷贝	基因拷贝数小于4.0和比值为22.0的病例被认为符合HER2靶向治疗的条件,但在做出治疗决定时应考虑病例的其他特征

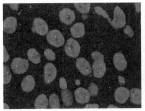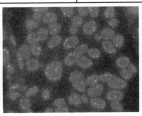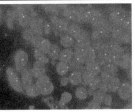

图21.3　2013 年 CAP/ASCO 指南建议的 *HER2* FISH 判读标准[36]

HER2 FISH报告

细胞	HER2	CEP17
1	15	2
2	9	2
3	7	1
4	12	2
5	10	2
6	10	1
7	8	3
8	2	2
9	2	2
10	8	2
11	15	1
12	12	3
13	8	2
14	2	2
15	7	2
16	9	2
17	12	1
18	12	2
19	15	2
20	10	3
平均值	9.25	1.95
比率	4.74	

说明:
HER2基因扩增阳性

HER2:CEP17 比率:4.7
细胞计数:20
每个细胞平均HER2信号:9.3
每个细胞平均CEP17信号:2.0

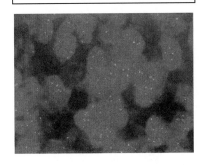

图21.4　单个细胞计数表,用来计算每细胞平均 *HER2* 信号和 *CEP17* 信号以及整体 *HER2* 与 *CEP17* 的比值。病理医师必须在他们的报告中体现阳性、阴性、可疑或不确定结果的判读。

有 *CEP17* 同时扩增）；②信号比例为扩增,但每细胞 *HER2* 平均信号小于 4（"单体性（monosomy）"）；③"低扩增",信号比值大于 2.0,但每细胞 *HER2* 信号在 4.0 与 5.9 之间；④"异质性",至少有占全部细胞 10% 的细胞亚群有 *HER2* 扩增。2013 年指南更新中认为这些 *HER2* 检测结果都是阳性的,适合于 *HER2* 靶向治疗。尽管如此,对于这些不典型扩增的病例,我们更应该关注其他相关特征和临床背景。

经 IHC 和 FISH 重新检测结果仍可疑的病例,现在仍处于灰色地带。对于那些 *HER2* 和 *CEP17* 信号低表达的 "低扩增" 病例,可以尝试使用另一种 CEP 探针,有可能会出现扩增；然而,替代探针的使用目前还没有标准化流程[39]。FISH 结果可疑的病例经常会出现一些混杂非成簇的细胞,且有 *HER2* 的扩增但不属于异质性扩增的范畴[40,41]。多学科合作探讨 *HER2* FISH 检测结果 "不典型" 阳性或可疑的病例,有助于治疗方案的确定。

该指南还指出,只要实验前的条件掌握正确,*HER2* 检测可以是开始的穿刺活检标本或手术切除的标本。穿刺活检标本的优点是能更好地控制缺血时间,组织福尔马林的充分固定；如果考虑新辅助治疗,在患者初诊时就明确了 *HER2* 状况。然而,为确保正确的取材,在活检标本非常有限、可疑或高风险如 3 级癌症时,建议对外科手术标本进行重复检测。而活检标本 *HER2* 阴性时,考虑到高危患者 *HER2* 的异质性,无需重复检测[37,38]。

检测的局限性

即使大多数情况下乳腺癌 *HER2* 检测都很简单,但不同的检测方法对结果的一致性、临界性以及可疑性都会有影响。利用多学科合作模式探讨 "不典型" *HER2* FISH 阳性或 FISH 可疑的病例,有助于我们确定治疗方案。*HER2* 检测指南的持续更新有助于明确哪些患者可能从治疗中获益最多。

乳腺癌的分子亚型

分子靶点与临床应用

对乳腺癌基因表达谱的研究根据其基因表达模式的关联性,将乳腺癌分为不同分子亚型[42-44]。这些研究证实,乳腺癌生物学的主要始动因素,如激素受体相关基因、*HER2* 相关基因以及增殖相关基因尤为重要[45-50]。研究人员建议将乳腺癌分成四种主要分子亚型,其与生存有关。这些亚型被称为 Luminal A 型、Luminal B 型、HER2 相关型及基底样型（第五种

正常乳腺样型的分类方法未被继续采用）。使用不同的检测技术,如基因组 DNA 拷贝数的排列、DNA 甲基化、外显子测序、microRNA 测序以及反相蛋白分析平台等均可以获得对乳腺癌进行分组。这与最初按照基因表达谱来对乳腺癌进行分类有异曲同工之效[51]。尽管在乳腺癌的四种主要分型及其他的分型中仍存在大量的异质性（特别是在基底样型）,这四种分型为进一步研究乳腺癌的生物学行为提供了一种重要的分类模式,特别是在临床试验中[10]。图 21.5 展示了四种乳腺癌的主要分子亚型及其临床病理特征。

有研究表明,通过对乳腺癌进行多基因检测分型优于标准的临床和病理预后指标[52-55],但在指导制定治疗方案方面的价值仍不明确。在临床实践中,医生通常用经典的乳腺癌标记物组套和分级来替代其分子分型：ER 阳性乳腺癌与 Luminal 型相关、HER2 阳性与 HER2 型相关、三阴性乳腺癌与基底样型相关[56,57]。然而,这些替代标记也存在不足,分类标准各不相同,且它们并不总是与分子亚型有关。因此,在某些情况下,用分子检测对乳腺癌进行基因分型可能会为临床决策提供更多的信息。

在实际工作中,我们最常见的工作是需要把乳腺癌分为两个主要的 Luminal 亚型,因为与 Luminal A 型相比,Luminal B 型的预后更差,但化疗可能有效（两者 ER 均阳性）[58]。这两组之间的差异很大程度上是基于增殖相关基因表达的不同,Luminal B 型增殖指数较高,而激素受体水平往往较低[45,59,60]。对于接受激素靶向治疗的乳腺癌患者,区分出其中能从化疗获益的 ER 阳性的 Luminal 患者是一个非常令人感兴趣的研究领域。目前人们已经开展了多项针对此特殊亚型的乳腺癌患者的临床试验研究。

临床实验的范畴之外,由于目前标准化治疗方案没有差异,因此明确三阴性乳腺癌是否与基底样型分子谱相同,其作用仍未得到证实。由于一些基底样癌事实上会出现弱-中等强度 ER 阳性,为了判断预后,一些肿瘤专家有兴趣采用分子分析来区分这些肿瘤中的 Luminal B 型和基底样型[61]。尽管如此,如何在管理决策中使用这些信息的数据非常有限。基底样乳腺癌好发于年轻患者以及非洲裔美国女性,而且其预后较 Luminal 亚型差[62,63]。有趣的是,绝大多数 *BRCA1* 相关的乳腺癌似乎都具有基底样型的分子特征,提示这些病人的致癌机制相同[64-67]。然而,基底样型或三阴型乳腺癌并不一定能检测到 *BRCA1* 突变（这些患者中很多都是 *BRCA1* 阴性）,所以目前并不采用此基因检测进行临床筛查[68,69]。

同样,除了标准 *HER2* 检测之外,对 HER2 阳性

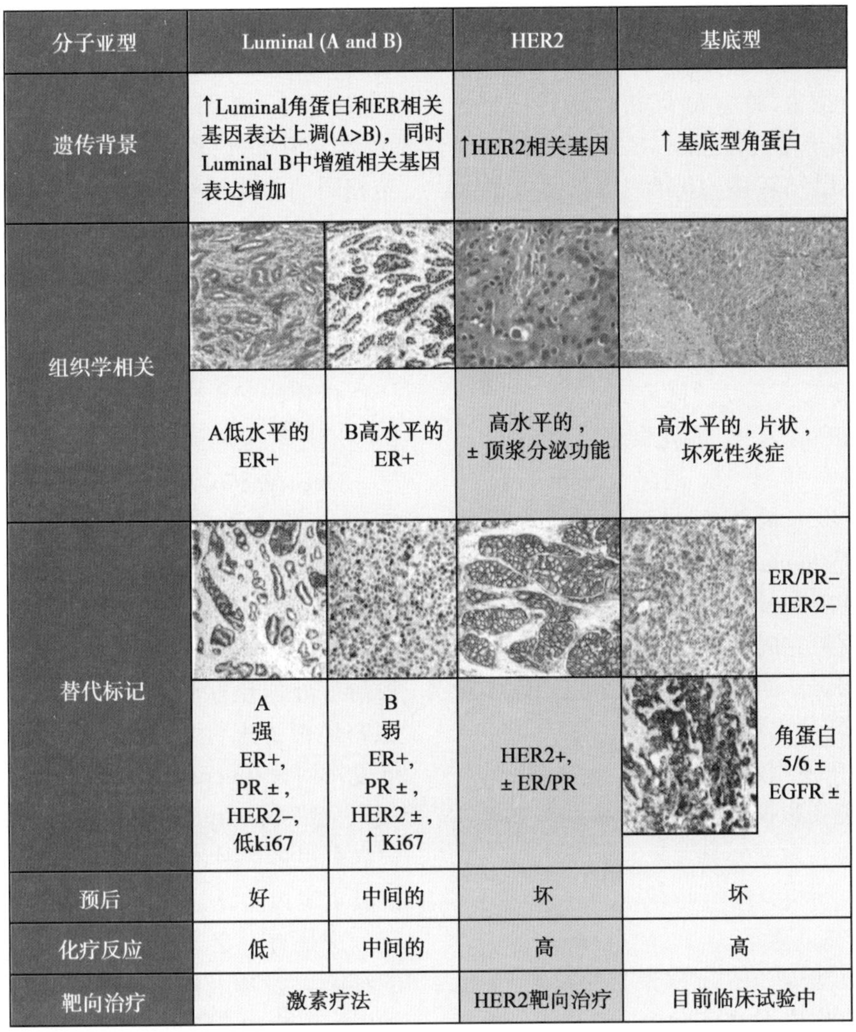

分子亚型	Luminal (A and B)		HER2	基底型
遗传背景	↑Luminal角蛋白和ER相关基因表达上调(A>B)，同时Luminal B中增殖相关基因表达增加		↑HER2相关基因	↑基底型角蛋白
组织学相关	A低水平的 ER+	B高水平的 ER+	高水平的，± 顶浆分泌功能	高水平的，片状，坏死性炎症
替代标记	A 强 ER+，PR±，HER2−，低ki67	B 弱 ER+，PR±，HER2±，↑Ki67	HER2+，± ER/PR	ER/PR− HER2− 角蛋白 5/6 ± EGFR ±
预后	好	中间的	坏	坏
化疗反应	低	中间的	高	高
靶向治疗	激素疗法		HER2靶向治疗	目前临床试验中

图 21.5　乳腺癌四种主要分子亚型及其临床病理特征。ER 在 Luminal 型均有表达，分为低危、低级别、低增殖的 Luminal A 型乳腺癌和高危、高级别、高增殖的 Luminal B 型乳腺癌。HER2 亚型往往与 *HER2* 相关基因表达增强、高级别以及侵袭性生物学行为相关；但是意味着这部分患者对于 HER2 靶向治疗和化疗的治疗效果较好。基底样癌具有高级别、侵袭性行为以及对化疗的反应更好，但由于其典型的激素受体和 HER2 均阴性，故没有相应的靶向治疗方法。

乳腺癌（用标准检测方法确定）再进行分子分型对临床上并没有更多的帮助。尽管分子亚型的研究发现，许多 HER2 阳性的肿瘤按照检测分子表达谱应该归为 Luminal B 型，这可能会帮助我们甄别出对靶向治疗反应性较低的患者，因此，对于这些患者不应回避 HER2 的靶向治疗[70]。

分子技术

在最初的研究中，乳腺癌的分子分型采用的是 cDNA 微阵列和无监督聚类分析（unsupervised hierarchical clustering analysis）[42,43]。人们开发了更多商业化的检测方法。这些方法包含各种可选择的检验内容，可对不同患者进行分子分型。这

些检测试剂盒中使用最广泛的两种是 Prosigna PAM-50 assay（Nanostring Technology，Seattle，WA）和 Agendia's BluePrint and MammaPrint assays（Agendia，Inc，Irvine，CA），两种检测方法都可用于福尔马林固定的石蜡组织标本。

Prosigna PAM-50 检测是一种商业化的定量反转录 PCR 检测，采用 50 个基因位点将乳腺癌分成四个分子亚型（luminal A 型，luminal B 型，HER2 型，基底样型）[71]。NanoString's nCounter technology 使用一种数字条码，此数字条码采用颜色编码的探针直接重复检测基因表达情况，无需扩增[72]。采用单管过夜杂交后，在 nCounter 中处理和纯化样品，接着在数字分析仪上进行分析，然后根据其基因表达模式进行

分子分型。此检测能力已被验证,且 FDA 已批准生产,并据此给出了复发风险(risk of recurrence, ROR)评分,采用与增殖指数、肿瘤大小、淋巴结转移相关的肿瘤情况来评估早期乳腺癌激素受体阳性的绝经后妇女(0~3 个淋巴结转移)10 年内远处复发的风险[70]。在美国,人们只报告 ROR,而在美国以外的国家 NanoString 报告已获批包括其分子亚型。那些美国和欧洲拥有 nCounter 技术的实验室都可以提供检测,而且有些机构可以购买此技术建立内部检测。

BluePrint 是最近新开发的微阵列检测,通过检测 80 个基因的 mRNA 水平,将乳腺癌分为 Luminal 型、HER2 型和基底样型[73]。通过 MammaPrint 70 基因分类的进一步分析,luminal 型可再分为低危 luminal A 型和高危 luminal B 型[52,70]。MammaPrint/BluePrint 检测只能在 Agendia 实验室完成,而 PAM-50 检测内部实验室就可完成。

与 BluePrint/MammaPrint 检测方法相比,PAM-50 检测会将更多的乳腺癌病人归为低危的 luminal A 型[74]。若在临床中使用此种分类会引起争议,那么这些检测分析可能要根据病人的预后和治疗方案对大部分的乳腺癌进行重新分类[75]。

检测的局限性

由于分子分型是建立在层次聚类的基础上,而不是依赖于预测值测试,这些实验如果针对单一样本进行评估就会遭到批判[76,77]。当多个平台进行相同样本比对时,它们之间只有中度的一致性[77-81]。据报道,PAM-50 和 BluePrint 的相关性低于 59%[74]。虽然基底样亚型的分类似乎是最可靠的,但 luminalA 和 luminalB 亚型的主要区别在于其结果不稳定性。单样本预测实验中混有正常组织也被认为是干扰基因表达的一个因素[82,83]。

尽管分子亚型技术强调生物学行为是引起各种乳腺癌的重要原因,但分子分型的检测的结果是否可以被重复、临床是否可以从中受益、是否可以将其作为临床实践标准的一部分仍需观察。但这些检测的结果可能有助于为复杂的临床现象提供更多的数据,并为临床治疗方案的制定和临床实验提供相应的信息。

预后指标与化疗疗效的评估

分子靶点和临床实用性

很明显,不是所有分级相同的乳腺癌都有相同的生物学基础和临床表现[84,85]。虽然激素受体和

HER2 检测有助于明确哪些乳腺癌可能对靶向治疗有所反应,但评估哪些乳腺癌对化疗有疗效就更具挑战性。以往,那些已知预后较差的乳腺癌才采用化疗,尽管如此,预后较差和从化疗中获益并不是完全相同的检测指标。雌激素受体阳性组中,此种鉴别方法具有特殊的挑战性,因为其中大多数都是预后比较好的 luminal A 亚型,在激素治疗的基础上辅以化疗的疗效不明显。很多预后实验采用基因表达的特征来鉴别高 ROR 乳腺癌。由于其可预测性,评估化疗疗效(不仅仅是预后)的检测已成为肿瘤医生治疗乳腺癌最广泛采用的方法。

OncotypeDx 和 MammaPrint 检测已经被广泛应用,目前这两者都可用于福尔马林固定的石蜡包埋组织。这些检测方法在激素受体阳性肿瘤中有其主要用途,并且经常被肿瘤医生用来判断那些不伴有淋巴结转移的 ER 阳性乳腺癌患者可能不适合激素治疗外加化疗的方案。因此,在考虑 ER 阳性乳腺癌是否要进行化疗时,人们最常使用这些检测。低复发评分(recurrence score, RS)支持放弃化疗。

虽然 OncotypeDX 和 MammaPrint 检测组套中包含有很多基因(OncotypeDX-21, MammaPrint-70),但其复发风险评分则主要由该组套中的增殖基因决定。这是有一定道理的,因为化疗是针对分裂更快的细胞。多基因预后的检测现由 ASCO, St. Gallen 和国家癌症中心指南共同支持,有助于制定针对 ER 阳性患者的乳腺癌治疗方案。表 21.1 中概括了最常用的模式化检测方法。

分子检测技术

OncotypeDX 是一种实时定量反转录 PCR 检测,对 16 个与肿瘤相关的基因以及 5 个对照基因进行量化[86-88]。除其他几个与增殖相关的基因外,被定量的基因还包括 ER、PR、HER2 和 Ki67。定量结果经相应方程式计算出 RS。5 个增殖相关基因在计算中具有最大权重。RS 分为低复发风险(RS<18)、中度复发风险(RS=18~30)及高复发风险(RS>30)。在验证性研究中,低危 RS 乳腺癌患者不能从激素治疗外的辅助性化疗中获益,而高风险组则能获益[86]。中度风险组中相当一部分肿瘤其治疗的临床意义不明确[89]。尽管有这些局限性,经报道,RS 可改变16%~49% 接受检测患者的治疗方案[89]。OncotypeDx 检测的最终结果似乎是减少化疗药物的使用,节约了成本,但一些人认为检测的成本很高[90]。

Agendia's MammaPrint 是首个可用于评估临床预

表 21.1 预测乳腺癌预后的常用分子检测组套

测试（公司）	是否集中检测	被检测基因数目	病人被确诊为	结果报告	临床效用
OncotypeDX（Genomic Health，Redwood City，CA）	是	16 个癌基因（5 个参考基因）的表达	ER+；0~3 淋巴结阳性	1. 复发评分和低、中、高风险的类别 2. 定量 ER，PR 和 HER2 水平	复发风险评估（三类）及化疗益处评估（除激素治疗外）
MammaPrint BluePrint TargetPrint（Agendia，Amsterdam，the Netherlands）	是	70 个基因的表达	ER+ 或 ER-；1~2 期，0~3 淋巴结阳性	1. 低或高复发风险类别 2. 分子亚型 3. 定量 ER，PR 和 HER2 的水平	估计复发风险（高 vs 低）在 ER + 患者中最有用；亚型作为预后指标
PAM50/Prosigna（NanoString Technologies/Seattle，WA）	否（实验室可以购买测试系统）	50 个癌症相关基因的表达	ER+，1~2 期，淋巴结阴性或 1~3 淋巴结阳性	1. 分子亚型（仅在非美国国家报道） 2. ROR 评分	复发风险评估（三种类型）和子类型作为预后指标

后的基因表达检测方法之一[91]。其优于 OncotypeDx 之处是可直接将患者分为低危和高危两组，而无中度风险组。最初，这项检测采用微阵列技术，且需新鲜的组织标本，这限制了它的临床应用。但经 FDA 批准，该检测现已可用福尔马林固定的石蜡包埋组织完成。

MammaPrint 检测组套中的 70 个基因是从无淋巴结转移患者（<55 岁）的 25 000 多个基因中筛选出来的。指导分类的方法认为这 70 个基因与预后不良有关[91,92]。研究人员利用一个以 295 例患者（其中一些有淋巴结转移）为研究对象的临床试验来验证这个包含 70 个基因的检验组套对预后的判断价值。结果发现，被此分类方法归为低风险患者的 10 年肿瘤复发风险低于 15%，而那些被归为高危的患者在 10 年内发生远处转移的风险高达 50%[91,93]。最近 Meta 分析的数据表明，MammaPrint 也可用于预测化疗的效果[94]。由于几乎所有 ER 阴性乳腺癌的患者都存在较高的复发风险，这项检测最大的价值在于能鉴别哪些 ER 阳性的肿瘤是高风险或低风险。虽然人们完成的大多数研究是回顾性分析，但现有一些为数不多的前瞻性研究数据显示，MammaPrint 有助于把 20% 过去被临床归为高危患者重新归为低风险组，97% 的这组患者在 5 年内并未发生远处复发[95]。

OncotypeDX 检测和 MammaPrint's TargetPrint 检测不仅可以报告 RS 结果和风险级别，还可以报告传统标记 ER、PR 和 HER2 的定量结果[96,97]。当这些定量结果仅经传统检测方法（免疫组化和原位杂交检测）验证，但还未在针对激素和 HER2 靶向

治疗的预测方面获得验证，则需谨慎使用，且不能替代传统的检测方法[98,99]。

检测的局限性

到目前为止，OncotypeDX 和 MammaPrint 主要是被回顾性研究证实有效。与分子分型检测类似，这两个检验组套也被人诟病没有被针对单个患者的前瞻性研究所彻底验证。对于同一个体，OncotypeDX 和 MammaPrint 的风险级别评估结果有时也不一致。因为至少有 30% 的病例被 MammaPrint 评估为高风险，而 OncotypeDX 则评估为低分险[100]。有研究系统分析了 PAM50、MammaPrint 和 Oncotype DX 等不同多基因标记分析结果一致性的问题。结果发现，虽然这些检测组套各有重要的预后价值，但针对每个个体所评估出来的风险往往不一致（Cohen's kappa 值 0.24~0.70）[100-102]。大规模的多中心研究包括 TAILORx，MINDACT 和 ISPY-2 试验，期待其结果能够更好地评估这些检测方法对临床预后的判断价值。

与免疫组化和原位杂交实验相比，这些分子检测的固有缺陷是忽略了同一标本中非癌灶部分可以为建立诊断提供更深入的信息。组织中混有的炎症、原位癌或间质纤维组织反应都会对单个患者的检测结果造成影响[103,104]。那么此时就需要结合肿瘤形态学以及其生物学行为进行考虑，而不是将任一组套的检测结果作为一个新的金标准。

有趣的是，这些检测组套中的分子标记物与肿瘤的大小或淋巴结的转移情况并不相关，这就提示组织病理学常用的预后信息与这些基因检测组套中

的预后信息并不一致。有人认为,这些第一代的预后/预测检测方法对晚期复发的预测能力较差。晚期复发是 ER 阳性乳腺癌患者最主要的死亡原因。目前人们正在开发其他检测手段,以确定哪些 ER 阳性患者在治疗后仍然处于高风险状态,且这些患者可能获益于更长时间的内分泌治疗、化疗或相关临床试验。

结论

分子检验改变了我们对乳腺癌生物学的传统观念,有助于提升我们对乳腺癌诊断及治疗的能力。然而,正如任何实验一样,分子检测要提供清晰的花费/效果的临床实用性,并提供精准的、可被重复的标准。无论他们是否来自进行分子检测的实验室,病理医生在这一过程中起着关键的作用。图 21.6 概述了病理医生在肿瘤精准分子检测中的作用,包括确保适当的组织处理、选择最合适的组织进行检测、阐述分子检测的结果,尤其是可以认识到与临床实践中结果的不一致性,并做出妥善处理。乳腺癌的分子检测将继续发展,并为该领域带来新的进展。

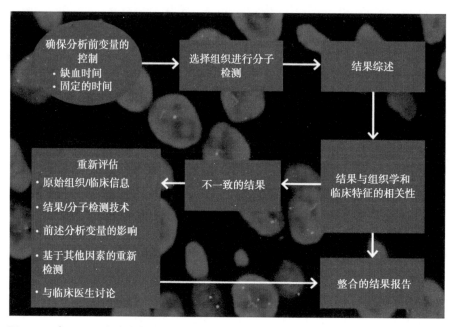

图 21.6 病理医生在乳腺癌分子检测评估中的作用。病理医生不仅要筛选出最适于进行分子检测的组织,而且要控制分析前的不稳定因素,将检测结果与其他临床和组织学特征结合起来,鉴别并排除不一致的结果。

（ 汪亦品   宋涛   译,王建东   校 ）

参考文献

[1] Allison KH. Molecular pathology of breast cancer: what a pathologist needs to know. Am J Clin Pathol 2012;138:770−80.

[2] Harvey JM, Clark GM, Osborne CK, Allred DC. Estrogen receptor status by immunohistochemistry is superior to the ligand-binding assay for predicting response to adjuvant endocrine therapy in breast cancer. J Clin Oncol 1999;17:1474−81.

[3] Mohsin SK, Weiss H, Havighurst T, et al. Progesterone receptor by immunohistochemistry and clinical outcome in breast cancer: a validation study. Mod Pathol 2004;17:1545−54.

[4] Elledge RM, Green S, Pugh R, et al. Estrogen receptor (ER) and progesterone receptor (PgR), by ligand-binding assay compared with ER, PgR and pS2, by immuno-histochemistry in predicting response to tamoxifen in metastatic breast cancer: a Southwest Oncology Group Study. Int J Cancer 2000;89:111−17.

[5] Hammond ME, Hayes DF, Dowsett M, et al. American Society of Clinical Oncology/College of American Pathologists guide-line recommendations for immunohistochemical testing of estrogen and progesterone receptors in breast cancer (unabridged version). Arch Pathol Lab Med 2010;134:e48−72.

[6] Wolff AC, Hammond ME, Hicks DG, et al. Recommendations for human epidermal growth factor receptor 2 testing in breast cancer: American Society of Clinical Oncology/College of American Pathologists clinical practice guideline update. J Clin Oncol 2013;31:3997−4013.

[7] Wolff AC, Hammond ME, Schwartz JN, et al. American Society of Clinical Oncology/College of American Pathologists guide-line recommendations for human epidermal growth factor receptor 2 testing in breast cancer. J Clin Oncol 2007;25:118−45.

[8] Ballinger TJ, Sanders ME, Abramson VG. Current HER2 testing recommendations and clinical relevance as a predictor of response to targeted therapy. Clin Breast Cancer 2015; 15:171−80.

[9] Ross JS, Hatzis C, Symmans WF, Pusztai L, Hortobagyi GN. Commercialized multigene predictors of clinical outcome for breast cancer. Oncologist 2008;13:477−93.

[10] Hicks DG, Turner B. Pathologic diagnosis, immunohistochemistry,

multigene assays and breast cancer treatment: progress toward "precision" cancer therapy. Biotech Histochem 2015;90:81–92.

[11] De Abreu FB, Schwartz GN, Wells WA, Tsongalis GJ. Personalized therapy for breast cancer. Clin Genet 2014; 86:62–7.

[12] Paoletti C, Hayes DF. Molecular testing in breast cancer. Annu Rev Med 2014;65:95–110.

[13] Coussens L, Yang-Feng TL, Liao YC, et al. Tyrosine kinase receptor with extensive homology to EGF receptor shares chromosomal location with neu oncogene. Science 1985;230:1132–9.

[14] King CR, Kraus MH, Aaronson SA. Amplification of a novel v-erbB-related gene in a human mammary carcinoma. Science 1985;229:974–6.

[15] Yarden Y. Biology of HER2 and its importance in breast cancer. Oncology 2001;61:1–13.

[16] Barron JJ, Cziraky MJ, Weisman T, Hicks DG. HER2 testing and subsequent trastuzumab treatment for breast cancer in a managed care environment. Oncologist 2009;14:760–8.

[17] Slamon DJ, Clark GM, Wong SG, Levin WJ, Ullrich A, McGuire WL. Human breast cancer: correlation of relapse and survival with amplification of the HER-2/neu oncogene. Science 1987;235:177–82.

[18] Yaziji H, Goldstein LC, Barry TS, et al. HER-2 testing in breast cancer using parallel tissue-based methods. JAMA 2004;291:1972–7.

[19] Press MF, Bernstein L, Thomas PA, et al. HER-2/neu gene amplification characterized by fluorescence in situ hybridization: poor prognosis in node-negative breast carcinomas. J Clin Oncol 1997;15:2894–904.

[20] Pauletti G, Godolphin W, Press MF, Slamon DJ. Detection and quantitation of HER-2/neu gene amplification in human breast cancer archival material using fluorescence in situ hybridization. Oncogene 1996;13:63–72.

[21] Akiyama T, Sudo C, Ogawara H, Toyoshima K, Yamamoto T. The product of the human c-erbB-2 gene: a 185-kilodalton glycoprotein with tyrosine kinase activity. Science 1986;232:1644–6.

[22] Slamon DJ, Leyland-Jones B, Shak S, et al. Use of chemotherapy plus a monoclonal antibody against HER2 for metastatic breast cancer that overexpresses HER2. N Engl J Med 2001;344:783–92.

[23] Goldhirsch A, Gelber RD, Piccart-Gebhart MJ, et al. 2 years versus 1 year of adjuvant trastuzumab for HER2-positive breast cancer (HERA): an open-label, randomized controlled trial. Lancet 2013;382:1021–8.

[24] Pogue-Geile KL, Kim C, Jeong JH, et al. Predicting degree of benefit from adjuvant trastuzumab in NSABP trial B-31. J Natl Cancer Inst 2013;105:1782–8.

[25] Perez EA, Romond EH, Suman VJ, et al. Four-year follow-up of trastuzumab plus adjuvant chemotherapy for operable human epidermal growth factor receptor 2-positive breast cancer: joint analysis of data from NCCTG N9831 and NSABP B-31. J Clin Oncol 2011;29:3366–73.

[26] Molina MA, Codony-Servat J, Albanell J, Rojo F, Arribas J, Baselga J. Trastuzumab (herceptin), a humanized anti-Her2 receptor monoclonal antibody, inhibits basal and activated Her2 ectodomain cleavage in breast cancer cells. Cancer Res 2001;61:4744–9.

[27] Swain SM, Kim SB, Cortes J, et al. Pertuzumab, trastuzumab, and docetaxel for HER2-positive metastatic breast cancer (CLEOPATRA study): overall survival results from a randomised, double-blind, placebo-controlled, phase 3 study. Lancet Oncol 2013;14:461–71.

[28] Baselga J, Bradbury I, Eidtmann H, et al. Lapatinib with trastuzumab for HER2-positive early breast cancer (NeoALTTO): a randomised, open-label, multicentre, phase 3 trial. Lancet 2012;379:633–40.

[29] Verma S, Miles D, Gianni L, et al. Trastuzumab emtansine for HER2-positive advanced breast cancer. N Engl J Med 2012;367:1783–91.

[30] Grimm EE, Schmidt RA, Swanson PE, Dintzis SM, Allison KH. Achieving 95% cross-methodological concordance in HER2 testing: causes and implications of discordant cases. Am J Clin Pathol 2010;134:284–92.

[31] Perez EA, Suman VJ, Davidson NE, et al. HER2 testing by local, central, and reference laboratories in specimens from the North Central Cancer Treatment Group N9831 intergroup adjuvant

trial. J Clin Oncol 2006;24:3032–8.

[32] McCullough AE, Dell'orto P, Reinholz MM, et al. Central pathology laboratory review of HER2 and ER in early breast cancer: an ALTTO trial [BIG 2-06/NCCTG N063D (Alliance)] ring study. Breast Cancer Res Treat 2014;143:485–92.

[33] Starczynski J, Atkey N, Connelly Y, et al. HER2 gene amplification in breast cancer: a rogues' gallery of challenging diagnostic cases: UKNEQAS interpretation guidelines and research recommendations. Am J Clin Pathol 2012;137:595–605.

[34] Lee HJ, Seo AN, Kim EJ, et al. HER2 heterogeneity affects trastuzumab responses and survival in patients with HER2-positive metastatic breast cancer. Am J Clin Pathol 2014; 142:755–66.

[35] Wolff AC, Hammond ME, Schwartz JN, et al. American Society of Clinical Oncology/College of American Pathologists guideline recommendations for human epidermal growth factor receptor 2 testing in breast cancer. Arch Pathol Lab Med 2007;131:18–43.

[36] Wolff AC, Hammond ME, Hicks DG, et al. Recommendations for human epidermal growth factor receptor 2 testing in breast cancer: American Society of Clinical Oncology/College of American Pathologists clinical practice guideline update. Arch Pathol Lab Med 2014;138:241–56.

[37] Wolff AC, Hammond ME, Hicks DG, et al. Reply to E.A. Rakha et al. J Clin Oncol 2015;33:1302–4.

[38] Rakha EA, Pigera M, Shaaban A, et al. National guidelines and level of evidence: comments on some of the new recommendations in the American Society of Clinical Oncology and the College of American Pathologists human epidermal growth factor receptor 2 guidelines for breast cancer. J Clin Oncol 2015;33:1301–2.

[39] Hanna WM, Ruschoff J, Bilous M, et al. HER2 in situ hybridization in breast cancer: clinical implications of polysomy 17 and genetic heterogeneity. Mod Pathol 2014;27:4–18.

[40] Allison KH, Dintzis SM, Schmidt RA. Frequency of HER2 heterogeneity by fluorescence in situ hybridization according to CAP expert panel recommendations: time for a new look at how to report heterogeneity. Am J Clin Pathol 2011;136:864–8671.

[41] Bartlett AI, Starczynski J, Robson T, et al. Heterogeneous HER2 gene amplification: impact on patient outcome and a clinically relevant definition. Am J Clin Pathol 2011;136:266–74.

[42] Perou CM, Sorlie T, Eisen MB, et al. Molecular portraits of human breast tumours. Nature 2000;406:747–52.

[43] Sorlie T, Perou CM, Tibshirani R, et al. Gene expression patterns of breast carcinomas distinguish tumor subclasses with clinical implications. Proc Natl Acad Sci USA 2001;98:10869–74.

[44] Sorlie T, Tibshirani R, Parker J, et al. Repeated observation of breast tumor subtypes in independent gene expression data sets. Proc Natl Acad Sci USA 2003;100:8418–23.

[45] Reis-Filho JS, Pusztai L. Gene expression profiling in breast cancer: classification, prognostication, and prediction. Lancet 2011;378:1812–23.

[46] Hu Z, Fan C, Oh DS, et al. The molecular portraits of breast tumors are conserved across microarray platforms. BMC Genomics 2006;7:96.

[47] Sotiriou C, Neo SY, McShane LM, et al. Breast cancer classification and prognosis based on gene expression profiles from a population-based study. Proc Natl Acad Sci USA 2003;100:10393–8.

[48] Sotiriou C, Wirapati P, Loi S, et al. Gene expression profiling in breast cancer: understanding the molecular basis of histologic grade to improve prognosis. J Natl Cancer Inst 2006;98:262–72.

[49] Weigelt B, Reis-Filho JS. Molecular profiling currently offers no more than tumour morphology and basic immunohistochemistry. Breast Cancer Res 2010;12:S5.

[50] Weigelt B, Reis-Filho JS. Histological and molecular types of breast cancer: is there a unifying taxonomy? Nat Rev Clin Oncol 2009;6:718–30.

[51] Cancer Genome Atlas Network. Comprehensive molecular portraits of human breast tumours. Nature 2012;490:61–70.

[52] Nguyen B, Cusumano PG, Deck K, et al. Comparison of molecular subtyping with BluePrint, MammaPrint, and TargetPrint to local clinical subtyping in breast cancer patients. Ann Surg Oncol 2012;19:3257–63.

[53] Buyse M, Loi S, van't Veer, et al. Validation and clinical utility of a 70-gene prognostic signature for women with node-negative breast cancer. J Natl Cancer Inst 2006;98:1183−92.

[54] Mook S, Schmidt MK, Weigelt B, et al. The 70-gene prognosis signature predicts early metastasis in breast cancer patients between 55 and 70 years of age. Ann Oncol 2010;21:717−22.

[55] Nielsen TO, Parker JS, Leung S, et al. A comparison of PAM50 intrinsic subtyping with immunohistochemistry and clinical prognostic factors in tamoxifen-treated estrogen receptor-positive breast cancer. Clin Cancer Res 2010;16:5222−32.

[56] Nielsen TO, Hsu FD, Jensen K, et al. Immunohistochemical and clinical characterization of the basal-like subtype of invasive breast carcinoma. Clin Cancer Res 2004;10:5367−74.

[57] Tang P, Skinner KA, Hicks DG. Molecular classification of breast carcinomas by immunohistochemical analysis: are we ready? Diagn Mol Pathol 2009;18:125−32.

[58] Desmedt C, Haibe-Kains B, Wirapati P, et al. Biological processes associated with breast cancer clinical outcome depend on the molecular subtypes. Clin Cancer Res 2008;14:5158−65.

[59] Reis-Filho JS, Weigelt B, Fumagalli D, Sotiriou C. Molecular profiling: moving away from tumor philately. Sci Transl Med 2010;2(47):47ps3.

[60] Wirapati P, Sotiriou C, Kunkel S, et al. Meta-analysis of gene expression profiles in breast cancer: toward a unified understanding of breast cancer subtyping and prognosis signatures. Breast Cancer Res 2008;10:R65.

[61] Prabhu JS, Korlimarla A, Desai K, et al. A majority of low (1−10%) ER positive breast cancers have like hormone receptor negative tumors. J Cancer 2014;5:156−65.

[62] Carey LA, Perou CM, Livasy CA, et al. Race, breast cancer subtypes, and survival in the Carolina Breast Cancer Study. JAMA 2006;295:2492−502.

[63] Morris GJ, Naidu S, Topham AK, et al. Differences in breast carcinoma characteristics in newly diagnosed African-American and Caucasian patients: a single-institution compilation compared with the National Cancer Institute's Surveillance, Epidemiology, and End Results database. Cancer 2007;110:876−84.

[64] Foulkes WD, Stefansson IM, Chappuis PO, et al. Germline BRCA1 mutations and a basal epithelial phenotype in breast cancer. J Natl Cancer Inst 2003;95:1482−5.

[65] Joosse SA, Brandwijk KI, Mulder L, Wesseling J, Hannemann J, Nederlof PM. Genomic signature of BRCA1 deficiency in sporadic basal-like breast tumors. Genes Chromosomes Cancer 2011;50:71−81.

[66] Turner NC, Reis-Filho JS. Tackling the diversity of triple-negative breast cancer. Clin Cancer Res 2013;19:6380−8.

[67] Turner NC, Reis-Filho JS, Russell AM, et al. BRCA1 dysfunction in sporadic basal-like breast cancer. Oncogene 2007;26:2126−32.

[68] Collins LC, Martyniak A, Kandel MJ, et al. Basal cytokeratin and epidermal growth factor receptor expression are not predictive of BRCA1 mutation status in women with triple-negative breast cancers. Am J Surg Pathol 2009;33:1093−7.

[69] Lakhani SR, Reis-Filho JS, Fulford L, et al. Prediction of BRCA1 status in patients with breast cancer using estrogen receptor and basal phenotype. Clin Cancer Res 2005;11:5175−80.

[70] Gluck S, de Snoo F, Peeters J, Stork-Sloots L, Somlo G. Molecular subtyping of early-stage breast cancer identifies a group of patients who do not benefit from neoadjuvant chemotherapy. Breast Cancer Res Treat 2013;139:759−67.

[71] Parker JS, Mullins M, Cheang MC, et al. Supervised risk predictor of breast cancer based on intrinsic subtypes. J Clin Oncol 2009;27:1160−7.

[72] Geiss GK, Bumgarner RE, Birditt B, et al. Direct multiplexed measurement of gene expression with color-coded probe pairs. Nat Biotechnol 2008;26:317−25.

[73] Krijgsman O, Roepman P, Zwart W, et al. A diagnostic gene profile for molecular subtyping of breast cancer associated with treatment response. Breast Cancer Res Treat 2012;133:37−47.

[74] Bayraktar S, Royce M, Stork-Sloots L, de Snoo F, Gluck S. Molecular subtyping predicts pathologic tumor response in early-stage breast cancer treated with neoadjuvant docetaxel plus capecitabine with or without trastuzumab chemotherapy. Med Oncol 2014;31:163.

[75] Whitworth P, Stork-Sloots L, de Snoo FA, et al. Chemosensitivity predicted by BluePrint 80-gene functional subtype and MammaPrint in the Prospective Neoadjuvant Breast Registry Symphony. Trial (NBRST). Ann Surg Oncol 2014;21:3261−7.

[76] Pusztai L, Mazouni C, Anderson K, Wu Y, Symmans WF. Molecular classification of breast cancer: limitations and potential. Oncologist 2006;11:868−77.

[77] Weigelt B, Mackay A, A'Hern R, et al. Breast cancer molecular profiling with single sample predictors: a retrospective analysis. Lancet Oncol 2010;11:339−49.

[78] Kapp AV, Tibshirani R. Are clusters found in one dataset present in another dataset? Biostatistics 2007;8:9−31.

[79] Lusa L, McShane LM, Reid JF, et al. Challenges in projecting clustering results across gene expression-profiling datasets. J Natl Cancer Inst 2007;99:1715−23.

[80] Mackay A, Weigelt B, Grigoriadis A, et al. Microarray-based class discovery for molecular classification of breast cancer: analysis of interobserver agreement. J Natl Cancer Inst 2011;103:662−73.

[81] Fan C, Oh DS, Wessels L, et al. Concordance among gene-expression-based predictors for breast cancer. N Engl J Med 2006;355:560−9.

[82] Elloumi F, Hu Z, Li Y, et al. Systematic bias in genomic classification due to contaminating non-neoplastic tissue in breast tumor samples. BMC Med Genomics 2011;4:54.

[83] Cleator SJ, Powles TJ, Dexter T, et al. The effect of the stromal component of breast tumours on prediction of clinical outcome using gene expression microarray analysis. Breast Cancer Res 2006;8:R32.

[84] Foulkes WD, Reis-Filho JS, Narod SA. Tumor size and survival in breast cancer—a reappraisal. Nat Rev Clin Oncol 2010;7:348−53.

[85] Foulkes WD, Grainge MJ, Rakha EA, Green AR, Ellis IO. Tumor size is an unreliable predictor of prognosis in basal-like breast cancers and does not correlate closely with lymph node status. Breast Cancer Res Treat 2009;117:199−204.

[86] Paik S, Tang G, Shak S, et al. Gene expression and benefit of chemotherapy in women with node-negative, estrogen receptor-positive breast cancer. J Clin Oncol 2006;24:3726−34.

[87] Albain KS, Barlow WE, Shak S, et al. Prognostic and predictive value of the 21-gene recurrence score assay in postmenopausal women with node-positive, oestrogen-receptor-positive breast cancer on chemotherapy: a retrospective analysis of a randomised trial. Lancet Oncol 2010;11:55−65.

[88] Cronin M, Sangli C, Liu ML, et al. Analytical validation of the Oncotype DX genomic diagnostic test for recurrence prognosis and therapeutic response prediction in node-negative, estrogen receptor-positive breast cancer. Clin Chem 2007;53:1084−91.

[89] Markopoulos C. Overview of the use of Oncotype DX® as an additional treatment decision tool in early breast cancer. Expert Rev Anticancer Ther 2013;13:179−94.

[90] Hornberger J, Chien R, Krebs K, Hochheiser L. US insurance program's experience with a multigene assay for early-stage breast cancer. J Oncol Pract 2011;7 e38s−e345

[91] van't Veer LJ, Dai H, van de Vijver MJ, et al. Gene expression profiling predicts clinical outcome of breast cancer. Nature 2002;415:530−6.

[92] Tian S, Roepman P, Van't Veer LJ, Bernards R, de Snoo F, Glas AM. Biological functions of the genes in the mammaprint breast cancer profile reflect the hallmarks of cancer. Biomark Insights 2010;5:129−38.

[93] van de Vijver MJ, He YD, van't Veer LJ, et al. A gene-expression signature as a predictor of survival in breast cancer. N Engl J Med 2002;347:1999−2009.

[94] Knauer M, Mook S, Rutgers EJ, et al. The predictive value of the 70-gene signature for adjuvant chemotherapy in early breast cancer. Breast Cancer Res Treat 2010;120:655−61.

[95] Drukker CA, Bueno-de-Mesquita JM, Retel VP, et al. A prospective evaluation of a breast cancer prognosis signature in the observational RASTER study. Int J Cancer 2013;133:929−36.

[96] Roepman P, Horlings HM, Krijgsman O, et al. Microarray-based determination of estrogen receptor, progesterone receptor, and HER2 receptor status in breast cancer. Clin Cancer Res 2009;15:7003−11.

[97] Badve SS, Baehner FL, Gray RP, et al. Estrogen- and

progesterone-receptor status in ECOG 2197: comparison of immunohistochemistry by local and central laboratories and quantitative reverse transcription polymerase chain reaction by central laboratory. J Clin Oncol 2008;26:2473—81.

[98] Kraus JA, Dabbs DJ, Beriwal S, Bhargava R. Semi-quantitative immunohistochemical assay versus oncotype DX® qRT-PCR assay for estrogen and progesterone receptors: an independent quality assurance study. Mod Pathol 2012;25:869—76.

[99] Dabbs DJ, Klein ME, Mohsin SK, Tubbs RR, Shuai Y, Bhargava R. High false-negative rate of HER2 quantitative reverse transcription polymerase chain reaction of the Oncotype DX test: an independent quality assurance study. J Clin Oncol 2011;29:4279—85.

[100] Iwamoto T, Lee JS, Bianchini G, et al. First generation prognostic gene signatures for breast cancer predict both survival and chemotherapy sensitivity and identify overlapping patient populations. Breast Cancer Res Treat 2011;130:155—64.

[101] Prat A, Parker JS, Fan C, et al. Concordance among gene expression-based predictors for ER-positive breast cancer treated with adjuvant tamoxifen. Ann Oncol 2012;23:2866—73.

[102] Kelly CM, Bernard PS, Krishnamurthy S, et al. Agreement in risk prediction between the 21-gene recurrence score assay (Oncotype DX®) and the PAM50 breast cancer intrinsic Classifier in early-stage estrogen receptor-positive breast cancer. Oncologist 2012;17:492—8.

[103] Allison KH, Kandalaft PL, Sitlani CM, Dintzis SM, Gown AM. Routine pathologic parameters can predict Oncotype DX™ recurrence scores in subsets of ER positive patients: who does not always need testing? Breast Cancer Res Treat 2012; 131:413—24.

[104] Massink MP, Kooi IE, van Mil SE, et al. Proper genomic profiling of (BRCA1-mutated) basal-like breast carcinomas requires prior removal of tumor infiltrating lymphocytes. Mol Oncol 2015; 9:877—88.

22

前列腺癌的分子病理学

A.M. Udager[1], S.C. Smith[2] 和 S.A. Tomlins[1,3,4,5]

[1]Department of Pathology, University of Michigan Medical School, Ann Arbor, MI, United States
[2]Department of Pathology, Virginia Commonwealth University School of Medicine, Richmond, VA, United States
[3]Michigan Center for Translational Pathology, University of Michigan Medical School, Ann Arbor, MI, United States [4]Department of Urology, University of Michigan Medical School, Ann Arbor, MI, United States
[5]Comprehensive Cancer Center, University of Michigan Medical School, Ann Arbor, MI, United States

前言

前列腺癌是美国男性最常见的恶性肿瘤[1]。预计在 2015 年将有 220 800 名男性被诊断为前列腺癌,且其中约 27 540 名会因此死亡。尽管前列腺癌每年死亡人数居多,但大多患者在临床上表现较局限且为惰性,因此不管有无进行辅助性放疗或激素治疗,通过外科手术治疗(如根治性前列腺切除术)可获得较好的疗效。然而,小部分前列腺癌患者表现为非局限性或在首次治疗后出现复发和进展。对这些患者来说,骨或内脏器官的转移均会带来不良预后,因为几乎所有转移性前列腺癌最终都会对雄性激素治疗产生抵抗,且不管血清睾酮的去势水平如何,肿瘤仍继续进展(如转移性去势抵抗性前列腺癌)。此外,小部分患者被诊断为高级别神经内分泌前列腺癌(high-grade neuroendocrine prostate cancer, NEPC),这是一种侵袭性前列腺癌,具有独特的临床和分子特征,一般为原发性(如前列腺小细胞癌)或继发于传统的前列腺癌治疗[2]。

在血清前列腺特异性抗原(prostatespecificantigen, PSA)作为早期检测的蛋白标志物被广泛应用之前,前列腺癌患者被诊断时通常已经出现临床症状和(或)疾病进展。然而,近几十年来,老年男性前列腺癌的发病率大大提高,且针对局限性疾病的治疗有效,它们极大地促进了早期诊断的发展。目前,尽管关于 PSA 是否具有预防前列腺癌特异性死亡(早期诊断的目标)的能力和其是否能作为早期筛选的指标等问题仍存在争议,但血清 PSA 水平已被广泛应用于前列腺癌的早期诊断中[3]。一旦患者被怀疑前列腺癌,需对采样良好的前列腺活检组织进行病理检测,这是诊断前列腺癌的金标准。尽管先进的多参数成像 MRI 技术很有可能在将来极大地影响前列腺的活检,但目前前列腺活检标本大多通过经直肠超声引导获得。目前最常用的前列腺癌评分系统是格里森评分,该评分总分在 2~10 分,但近年来诊断的前列腺癌评分下降至 6~10 分(评分越高代表侵袭性越强)。局限性前列腺癌可以进行针对性外科治疗(如根治性前列腺切除术)或放射治疗。一旦病人选择进行根治性前列腺切除术,必须对切除的前列腺组织进行规范化病理学检测,所获得的重要信息有助于判断是否应该进行额外辅助治疗以避免复发及进展的风险。此外,由于低危险度前列腺癌存在公认的过度治疗等问题,目前建议对进展缓慢的所谓"惰性前列腺癌"患者先行积极监测;如发现其有侵袭性增强倾向时,应采取比较明确的治疗手段[4]。

对前列腺癌分子基础的深入认识为我们对该疾病进行早期诊断、靶向治疗和预后判断打下了良好的基础。此外,新技术的发展也在快速地改变临床分子诊断的格局,并为包括前列腺癌在内的多种肿瘤疾病提供了治疗新典范[5]。尽管前景可观,但目前鲜有分子检测被应用于常规前列腺癌诊疗中,然而随着个性化治疗时代的到来,这种现象必然会发生改变。

分子靶点

前列腺特异性激肽释放酶

激肽释放酶是一个丝氨酸蛋白酶相关的大家族,在不同的人体组织内具有不同的作用,如前列腺和乳腺。这些蛋白主要分布在腺上皮细胞的胞浆内,也可能出现在这些组织的分泌液中[3,6,7]。在前列腺中,有两种激肽释放酶接受雄激素信号的调控且在前列腺腺体中高表达,它们分别是PSA(由KLK3基因编码)和人类激肽释放酶2(human kallikrein 2, hK2,由KLK2基因编码)。与其他丝氨酸蛋白酶相似,PSA和hK2主要以前酶原形式存在,需要翻译后修饰才具有催化活性,特别是对前酶原信号序列进行蛋白水解和释放N末端激活区时。尽管目前hK2的加工修饰机制尚未明确,但PSA的前酶原(preproPSA)通过信号肽酶修饰成酶原(proPSA),随后被胰蛋白酶样蛋白酶(包括hK2)催化裂解成活化的PSA。然而有小部分proPSA被截断成一种稳定的、没有催化活性的分子(如[-2]proPSA),不再被加工成活化的PSA;而精液内,一部分活化的PSA也会被不同的蛋白酶催化水解致失活。

在外周血中,活化的PSA主要与蛋白酶抑制剂(如α1-抗胰蛋白酶)结合。剩余的PSA主要是失活的PSA和proPSA,在循环中以游离非结合的形式存在。对这些游离PSA分子进行详细分析后我们发现了一些独特的循环分子,其中包括多链和缺口的PSA分子。为便于在不同的PSA形式中区分游离PSA,我们把所有失活、单链、游离的PSA称为完整PSA(intactPSA)。因此,我们可以检测患者血清中多个PSA血清值,其中包括总PSA、游离PSA、完整PSA和[-2]proPSA。正常情况下,总PSA水平通常较低,游离PSA含量相对较高(10%~30%),而完整PSA所占比例明显偏低。然而,前列腺癌患者的总PSA水平较高、血清游离PSA水平相对下降、包括proPSA在内的完整PSA所占比例升高,如[-2]proPSA。为全面了解前列腺特异性激肽释放酶的生物及生化特性,我们推荐对近期的综述进行解读[3,6,7]。

ETS基因重排

过去的十年中,我们在了解前列腺癌的分子发生机制中取得了重大的进步[8,9]。十年前我们创造性发现雄激素应答基因和ETS家族原癌基因转录因子普遍融合,在此基础上我们利用高通量基因表达谱技术对前列腺癌进行研究,目前已初步取得成果[10]。对多个基因芯片的基因表达数据库进行生物信息学分析,我们发现了ETS家族转录因子(包括ERG)在前列腺癌中异常表达,随后的实验证实约50%前列腺癌会发生频发性ETS基因融合[11]。前列腺癌最常见的ETS基因融合是TMPRSS2:ERG,由21号染色体发生重排导致[12]。该融合基因将TMPRSS2 5′非翻译区内雄激素信号反应元件与ERG转录体的蛋白编码外显子连接起来从而使雄激素调控了全长ERG癌蛋白的表达。后续研究表明,ETS基因重排在前列腺癌发病机制中属于早期克隆性事件[13],能激活不同的癌基因转录程序[14]。

PTEN缺失

前列腺癌另一个较为常见的基因组改变是PTEN缺失。事实上,除了TMPRSS2:ERG基因融合之外,PTEN缺失是前列腺癌最常发生的基因畸变[15]。PTEN作为一个肿瘤抑制基因,通过编码蛋白和脂磷酸酶来负向调控PI3K信号。因此,前列腺癌PTEN缺失引起PI3K信号失调,从而导致细胞增殖、凋亡和减少[16]。有趣的是,尽管PTEN缺失均可发生在ETS阳性和ETS阴性的前列腺癌中,但更常见于ETS阳性肿瘤中;因此,PTEN缺失和ETS基因重排有可能通过协同作用促进前列腺癌的生长和发展[17-20]。

长链非编码RNA

长链非编码RNA(long noncoding RNA, lncRNA)是前列腺癌生物学中一个新兴的焦点领域,近来转录谱研究证实一系列长链非编码RNA与前列腺癌相关[21,22]。一些长链非编码RNA,如PCAT-1和PCAT29,在前列腺癌演进中具有新的致癌或抑癌作用[21,23-25]。例如,SChLAP1是一些前列腺癌中异常表达的一种lncRNA,它能拮抗SWI/SNF染色质修饰复合体,促进肿瘤细胞浸润和转移,与侵袭性、致死性疾病密切相关[26,27]。与此相反的是lncRNA PCA3,尽管它是前列腺癌敏感且特异的分子标记,但其在前列腺癌演变中的确切作用尚未明确[28-30]。

胚系突变

近来,基因组序列发现包括HOXB13、BRCA1、BRCA2在内的多种基因存在胚系突变,这些胚系突变促进了前列腺癌的发生[31,32]。HOXB13编码一种同源框转录因子,该因子在前列腺发育过程中具有核心作用[33]。频发的HOXB13 G84E胚系突变使早发型前列腺癌（earlyonsetprostate cancer）的患病率大大增加；有趣的是,这些肿瘤的 *ERG* 基因重排率较低,而 *SPINK1* 相对过表达[31]。*BRCA1* 和 *BRCA2* 属于肿瘤抑制基因,在多个细胞进程中发挥作用,包括 DNA 损伤修复、转录调节及染色质重塑等；这些基因的胚系突变与前列腺癌的发病风险增加相关,且有可能促进侵袭性疾病的发生[32]。

罕见的潜在靶向性改变

对前列腺癌基因组和转录组学的高通量分析并未鉴定出容易成为药物靶点的高频改变,然而对大宗前列腺癌人群的特征分析发现了一些罕见的具有潜在应用价值的复发改变。例如,Palanisamy 等利用 RNA 测序技术测定一组 EST 融合阴性的前列腺癌,证实存在 RAF 家族成员（*BRAF* 或 *RAF1*）相关的基因重组,已有研究证实在构建的模型中这些基因重组能促使肿瘤发展[35]。尽管 *BRAF* V600E 突变十分罕见,如在高加索人群中,但在 2%~4% 前列腺癌中也存在额外的 RAF 家族融合和活化突变（如 *BRAF* T599_*V600*insHT）[36-38]。同样,Wu 等利用 MI-ONCOSEQ 计划内的全外显子和转录组分析发现：在一位 ETS 融合阴性的去势抵抗性前列腺癌患者中,存在一种受雄激素驱动的 *SLC45A3: FGFR2* 融合[39]。*FGFR2* 融合（存在前列腺和其他癌症中）建模证实这些融合可被 *FGFR* 抑制剂靶向驱动,对公共基因表达数据库进行生物信息学分析显示 *FGFR2* 融合在前列腺癌中的发生频率为 1%~2%。此外,多个独立研究证实在 1%~2% 的前列腺癌中（全为 ETS 融合阴性）,还存在 *IDH1* R132H 频发突变[40-43]。这些结果表明,罕见的潜在靶向性改变可驱使前列腺癌发生发展,尤其是在 ETS 融合阴性的前列腺癌中。

分子生物学技术

前列腺特异性激肽释放酶

对于前列腺特异性激肽释放酶,尽管临床并未进行常规尿液分析,但是在外周血或尿液样品中可以通过多种免疫测定方法进行检测,例如酶联免疫吸附实验。

ETS 基因重排

目前已有多种技术用于检测前列腺癌患者尿液中 *TMPRSS2: ERG* 的转录,如图 22.1B 所示包括全转录组扩增和热机械分析（transcription-mediated

amplification, TMA）后的反转录 q-PCR[44-47]。TMA 是一种基于核酸的特异扩增方法,利用 RNA 聚合酶和反转录酶进行快速、特异的 RNA 扩增,随后可通过一系列方法进行定量分析。在标准的组织学切片中,以 *TMPRSS2：ERG* 基因融合为主导的 ETS 基因融合可通过高度敏感且特异性强的

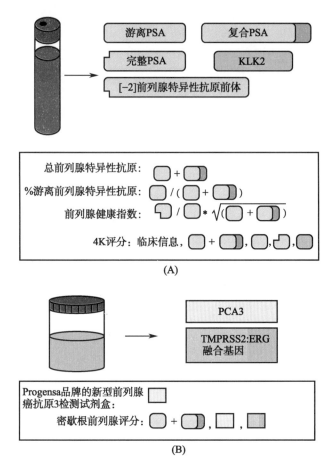

图 22.1 临床前列腺癌早期检测标志物。（A）多种基于血清和（B）尿液检测的前列腺癌早期分子标志物（粗体为美国 FDA 批准的生物标志）。（A）多种形式的前列腺特异性抗原（PSA、KLK3）可经血清量化,包括游离 PSA、完整 PSA（游离 PSA 的一种）、[-2] pro PSA（游离 PSA 的另一种）、复合 PSA（complexed PSA）。KLK2（hK2）是一种相关酶,也可经血清定量。多种组合可用于临床,包括总 PSA（游离+复合 PSA）、游离 PSA 百分比（游离 / 总 PSA）、前列腺健康指数（*phi*,[-2]proPSA/ 游离 PSA* $\sqrt{总 PSA}$）、4K 评分（4K score,包含临床信息、总 PSA、游离 PSA、完整 PSA 和 KLK2 的逻辑回归模型）；（B）在尿液中,来自 *PCA3*（一种长链非编码 RNA）和 *TMPRSS2：ERG* 融合基因的前列腺癌特异性转录体也可作为生物标志。Progensa *PCA3* 实验通过转录扩增方法定量尿液 *PCA3* 转录体从而获得一个 *PCA3* 评分；而 Mi-Prostate Score（MiPS）试验则利用逻辑回归模型整合血清 PSA、尿液 *PCA3* 和 *TMPRSS2：ERG* 得分（由 Progensa 定量实验和类似的 *TMPRSS2：ERG* 定量实验产生）。

间期荧光原位杂交技术(interphasefluorescent in situ hybridization, FISH)进行检测[48,49]。此外,临床局限的前列腺癌可利用 ERG 单克隆抗体对标准组织学切片进行免疫组化检测,由此检测的 *ERG* 基因重组具有高度敏感性和特异性(图 22.2 和图 22.3)[50]。在频发的前列腺癌融合性基因中(*ETV1*、*ETV4*、*ETV5*、*FL11*),目前非 *ERG* 的 ETS 基因检测缺乏有效的抗体,但一些基于 RNA 且能检测组织中 ETS 基因重组的技术正在发展,例如染色体原位杂交(chromogenic in situ hybridization, ISH)[51]。这些技术利用小而特异的靶向序列探针和特异的扩增方法来实现普通光学显微镜可视的染色体染色。总的来说,在转化医学研究和临床工作中,包括 qRT-PCR、多重 PCR 的 RNA 测序、RNA 测

序和全基因组测序在内的多重高通量测序方法已经被用于检测新鲜冰冻和石蜡包埋(formalinf-ixedparaffin-embedded, FFPE)组织标本中的 ETS 融合[38,40,41,52-54]。

PTEN 缺失

前列腺癌 *PTEN* 缺失会导致杂合性或纯合性 *PTEN* 丢失,在组织内,可利用间期 FISH 技术对这些基因变异进行检测,得出的结果具有高度敏感性和特异性[55-57],如图 22.4。此外,*PTEN* 表达也可利用单克隆 PTEN 抗体,通过免疫组化技术检测。尽管这种基于蛋白的检验尚不能区分杂合及纯合性基因组丢失,但由免疫组化检测的 PTEN 表达缺失已经被证实具有敏感性和特异性[57,58]。

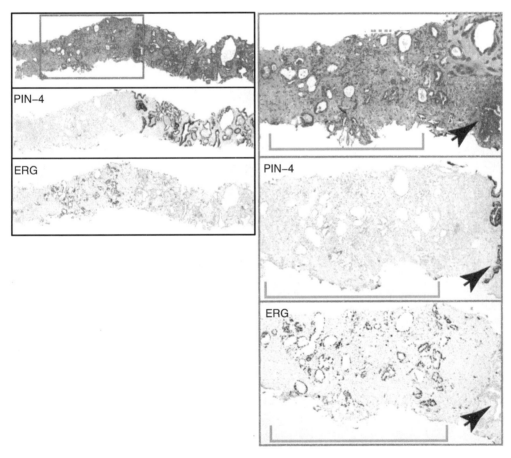

图 22.2 ERG 蛋白表达作为 *ERG* 基因融合的替代物可用免疫组化法检测并用于诊断。多种针对 ERG 的单克隆抗体用 FISH 验证 *ERG* 重排状态,结果显示,在前列腺癌的组织学水平其特异性超过 99.99%。低倍镜视图(左图)分别是活检标本 HE 染色、PIN-4 免疫组化(基底标记和 AMACR)和 ERG 免疫组化染色,其中橙色框为镜下可疑但实际为萎缩的腺体区域。高倍镜(右图)显示有些腺体具有核异型(蓝色虚线框插图),其他腺体则更多呈良性外观(包括与完全萎缩相一致的区域)。免疫组化显示缺乏基底细胞标记和 AMACR 表达(PIN-4),而 ERG 弥漫阳性,与萎缩型癌灶相吻合(绿色括弧)。注意良性腺体(黑箭)显示基底细胞存在且缺乏 AMACR 和 ERG 表达。

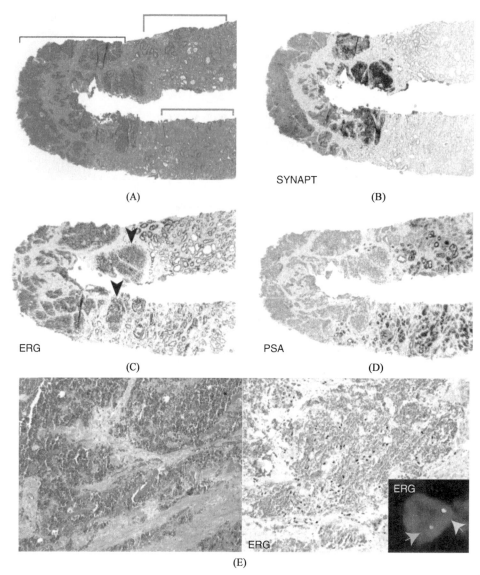

图 22.3　利用 FISH 和 IHC 检测 ERG 以识别雄激素受体信号阳性（AR+）和阴性（AR−）的前列腺癌。通过雄激素信号调控 *ETS* 基因融合（以 *TMPRSS2* 最常见）表达的病人存在以下雄激素信号相关的基因改变:（A）前列腺针芯活检所示的传统的腺泡腺癌区域（橙色括弧）和神经内分泌性小细胞癌（small cell carcinoma, SCC, 黑色括弧）;（B）突触素特异性表达于 SCC 区域支持神经内分泌分化;（C）ERG 蛋白在两种成分中均弥漫表达,提示克隆一致,但 SCC 成分中 ERG 表达较弱（注意黑色箭头）;（D）SCC 区域同时缺乏 PSA 表达,提示 ERG 表达下降且与雄激素信号下降相一致;（E）*ERG* 基因重排支持低分化癌和 SCC 来源于前列腺。对一个具有前列腺癌史的患者进行经尿道切除膀胱手术,发现标本中存在 SCC。尽管 ERG 染色阴性（右图）,但运用分离信号探针经 FISH 检测,证实存在 *ERG* 重排（右图插图）。*ERG*FISH 利用 5′（红色）和 3′（绿色）探针间接靶向 *ERG*。单一正常信号（5′ 和 3′ 信号共存,黄箭）和 5′ 信号丢失（非配对 3′ 信号,绿箭）与缺失导致的 *TMPRSS2: ERG* 重排相一致,该结果支持前列腺来源。

长链非编码 RNA

　　与 *TMPRSS2: ERG* 转录检测类似（图 22.1B）,*PCA3* 转录水平可通过 TMA 法在尿液样品中检测[59,60]。此外,在标准的组织学切片中,*PCA3* 和 *SChLAP1* 表达（图 22.5）可通过基于 RNA 的 ISH 方法检测[27,60-62]。

胚系突变

　　尽管胚系突变检测尚未应用于常规临床检验中,但根据突变类型和频率可通过多种基于 DNA 检测的方法对 *HOXB13*、*BRCA1* 或 *BRCA2* 胚系突变进行检测,例如双脱氧测序法、等位基因特异 PCR、单链构象多态性、熔点分析及靶向性新一代测序。

罕见的靶向致瘤性改变

　　我们可以利用很多方法对前列腺癌组织标本中的靶向改变进行检测,如图 22.6 所示包括 FISH、双脱氧测序法、新一代测序法等。

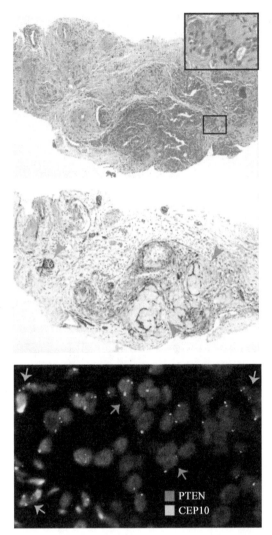

图 22.4　通过 IHC 和 FISH 对前列腺癌组织标本进行 *PTEN* 检测。*PTEN* 是前列腺癌中最常发生缺失的基因之一，大量研究表明，*PTEN* 缺失与侵袭有关。在这里，我们对高级别前列腺癌常规活检标本进行连续切片并通过组织学（上图）和免疫组化（中图）检测 *PTEN* 表达、利用 FISH 检测（下图）*PTEN* 拷贝数等进行综合评估。在免疫组化中，PTEN 在间质细胞和血管中仍然表达（绿色箭头），而在癌组织中则完全缺失（橙色箭头）。对于定量的荧光原位杂交，*PTEN* 和 10 号染色体着丝粒区域（*CEP10*）的探针分别被标记为红色和蓝绿色，而核则通过 DAPI 染成灰色。图中可见良性间质细胞内 *PTEN* 和 *CEP10* 信号点数目相等（绿色箭头），而癌细胞中 *PTEN* 信号完全丧失（橙色箭头）。

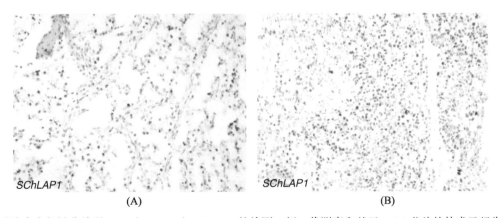

图 22.5　前列腺癌中长链非编码 RNA（lncRNA）*SChLAP1* 的检测。新一代测序和基于 DNA 芯片的技术已经发现大量前列腺和（或）前列腺癌特异性 lncRNA。*SChLAP1* 被证实是前列腺癌特异性 lncRNA，与侵袭性前列腺癌密切相关。RNA 原位杂交（棕色信号）显示了 *SChLAP1* 在局限性前列腺癌（A）和转移性去势抵抗性前列腺癌（B）中的表达。

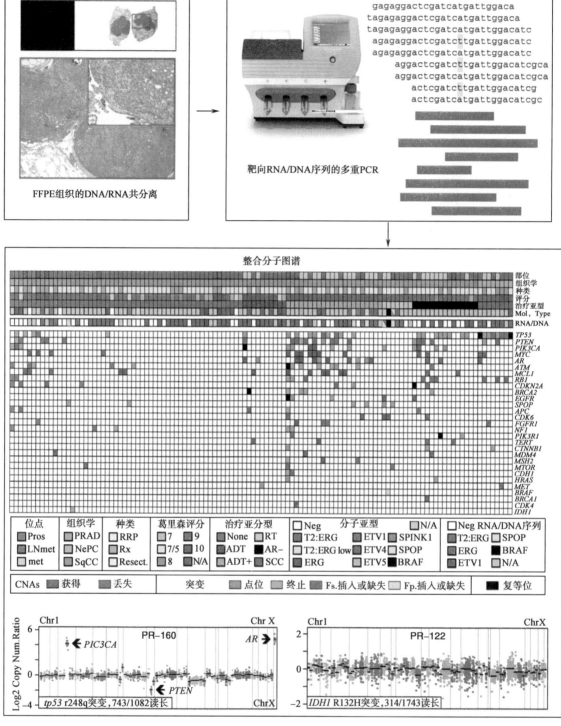

图 22.6 靶向 NGS 促进前列腺癌的精准医疗。NGS 能够鉴定胚系突变、体细胞突变、拷贝数变化(copy number alterations, CNA)和基因融合,这些改变有可能为已存在的或者正在研究的治疗方法提供靶点信息。该图展示了整合性 NGS 系统利用 Oncomine Comprehensive Panel(OCP)[41]鉴定前列腺癌中潜在的可利用的体细胞变化[41]。左上图显示利用显微切割将常规石蜡包埋组织标本中的 RNA/DNA 共同分离出来;该代表性标本来源于一例去势抵抗性前列腺癌(castration-resistant prostate cancer, CRPC)肺转移患者,利用基于多重 PCR 的 DNA 和 RNA 水平的 NGS 测序对样本进行评估(右上图)。通过高度自动化程序对数据进行分析,使每一个样品产生一个整合分子谱,这些样品可能存在潜在可利用的体细胞突变、拷贝数改变和基因融合(底图)。按照底部图例所示,样本信息显示在头部,热图代表个体变化。本图展示了两例样本的整合分子谱(PR-160 和 PR-122),包括可视化拷贝数目图(彩色点代表各个已知基因的扩增);黑条代表基因水平拷贝数比率和优先的体细胞突变。值得注意的是 PR-160 是 CRCP 患者的转移癌组织,其显示存在获得性雄激素受体扩增,这是一种已知的抗雄激素治疗的适应性反应。PR-122 包含 IDH1-R132H 突变,而没有其他优先改变。

临床应用

早期检测

对于前列腺癌,早期检测主要有两大目标:①识别具有临床意义的疾病患者;②鉴别具有发病高风险的患者。目前前列腺癌早期检测方案主要聚焦于识别具有临床意义疾病的患者(目标1),将来这些方案可能会扩展和精确化,以便于鉴别具有发病高风险的患者(目标2)。血清PSA尤其是总PSA水平是当今前列腺癌早期检测的标准指标。然而,尽管PSA水平升高对诊断前列腺癌具有敏感性,但其特异性不高。一些良性疾病,比如前列腺炎和良性前列腺增生也可导致PSA水平升高(如假阳性检测结果),导致不必要的前列腺活检。此外,高级别癌的PSA升高并无特异性(甚至也无敏感性)。因此,基于PSA标准的早期检测方案可以识别很多低级别、惰性前列腺癌,但这些肿瘤的活检和治疗往往是非必需的,且这些检测有可能漏诊一些高级别、侵袭性的肿瘤。

鉴于以上的局限性,一些基于蛋白的检测方法已被应用于对具有临床意义的前列腺癌进行早期诊断。这些检测包括血清游离PSA、完整PSA、[-2]proPSA、hK2及多种化合物(如图22.1A),但并不仅限于此。且多中心前瞻性临床研究提示该指数在检测具有临床意义的前列腺癌上优于单一因素的检测[63]。另一个检测方法,四激肽释放酶(或4K)组合,则是将总PSA、游离PSA、完整PSA及激肽释放酶综合评分。对多个独立欧美大样本分析结果显示:相对单一总PSA水平,4K检测方法在高级别前列腺癌的检测上已获得进步[64-66]。同样地,对近期欧洲另一个前列腺穿刺大样本进行分析也证实相对单独进行总PSA水平检测,4K检测和前列腺健康指数均提高了高级别前列腺癌的诊断水平(GS≥7)[67]。

除血清蛋白标志外,整合统计学和临床信息的风险评估方法也可以改进对具有临床意义前列腺癌的早期诊断。例如,对一个美国大样本进行总PSA分析显示前列腺癌预防试验风险评估2.0(PCPTRC 2.0)在非肿瘤性、低级别肿瘤(GS<7)和高级别肿瘤(GS≥7)的鉴别中具有重大意义[68]。随后对10个独立的欧美大样本进行分析证实了这种评估方法是有效的,且在两个美国大样本中分析结果提示同时检测游离PSA可以提高PCPTRT 2.0的检测效能。

另一个相似的基于蛋白的风险评估方法(4K评分法)整合了4K检测、常规临床和统计学信息,对一个前瞻性美国大队列进行分析证实该方法可有效地诊断高级别前列腺癌[66]。与改良的PCPTRC 2.0评分相比(没有家族史),4K评分法对高级别前列腺癌识别能力更好(GS≥7),决策曲线分析结果显示在所有阈值中它具有更高的净收益[66]。

一些新的基于RNA的生物标记已经被提议应用于前列腺癌的早期诊断中,其中包括检测尿液中PCA3和TMPRSS2: ERG转录。重要的是与当前基于蛋白的检测方法相比,这些RNA分子的检测对前列腺癌的诊断更具特异性,因此有可能提高前列腺癌早期诊断的特异性[66,69]。TMA法是目前在直肠指检尿液中定量检测PCA3和TMPRSS2: ERG的一个临床可用方法[46,47]。在多个国际大队列研究中发现:将总PSA水平、规范的临床和数据信息整合入前列腺穿刺活检列线图后,尿液PCA3显著提高了前列腺癌的预测精准度[70,71]。尽管Progensa PCA3检测被FDA批准用于对首次前列腺穿刺标本阴性的男性进行前列腺风险评估,但近来一些研究证实该检测也可应用于临床首次前列腺穿刺活检[72]。同样,相对单一总PSA水平、PCPTRC 1.0或尿液PCA3,整合尿液PCA3和PCPTRC 1.0结果对前列腺癌的诊断更具准确性[73]。基于敏感性考虑,尿液TMPRSS2: ERG定量或诊断分析常常与更为敏感的前列腺癌分子标记(如总PSA或尿PCA3)及规范化临床、统计学信息相结合。例如,当患者总PSA低于10ng/ml时,利用qRT-PCR技术在全转录组扩增后对尿液TMPRSS2: ERG进行定量分析能显著提高诊断效能[74]。此外,运用TMA方法对尿液TMPRSS2: ERG及PCA3进行扩增能显著提高临床危险度评估工具的效能,并能提高对高级别和具有临床意义的前列腺癌的诊断,如PCTPRC 1.0和欧洲前列腺癌筛查随机化研究[45,47]。密歇根大学医疗卫生系统已将这些联合检测(TMA法测定的总PSA水平、尿液PCA3及TMPRSS2: ERG)研发成临床可应用的前列腺癌早期诊断的方法(Mi-Prostate Score),如图22.1B所示。

在日常临床应用中,尚没有分子检测方法对发展成侵袭性前列腺癌具有高度危险性的病人进行筛选,但靶向或全基因组测序有望对临床认为具有高危险性的特殊人群进行筛选(显性家族史),例如对包括HOXB13、BRCA1和BRCA2在内的前列腺相关基因的胚系突变进行检测。目前,我们对遗传性前列腺癌不充分的认识限制了日常临床分子检测的应用。然而,新兴研究提出遗传性前列腺癌具有一些独特的对预后和治疗有着重要意义的临床病理特征[32,34]。同样地,全基因组关联研究已证实很多单核苷酸多态性(SNP)能相对提高前列腺癌的发病危险度[75]。尽管只有小部分病人的SNP组合相对提高(与中等危险度的男性相比,其OR值大于2),但这些标记可能有助于对男性患者进行早期诊断[76,77]。

诊断

迄今,分子诊断尚未带来颠覆性的创新,传统的组织病理学仍然是前列腺癌诊断的金标准。尽管越来越多的取样需要先进成像技术的引导(包括多参数MRI),因为它们能将特殊样本和病灶图像结合起来,但仍然要对6个或更多解剖部位的前列腺活检样品进行外科病理学评价。虽然如此,在一些特定情况下,分子技术也可为诊断提供帮助。目前,日常广泛应用的PIN-4利用α-甲基酰基辅酶A消旋酶(alpha methyl acyl-coA racemase, AMACR)作为前列腺癌的特异标志,该应用基于对正常和前列腺癌组织的早期分子诊断(如微阵列基因芯片分析)[78]。同时对ERG基因产物进行免疫组化检测有助于提高前列腺癌诊断的准确性,该基因表达于约一半的前列腺癌中。例如,在一些病例中,由于病灶定量(样本数)和定性(非典型程度)的限制,小灶非典型前列腺腺体通常被命名为非典型小腺泡增生(atypical small acinar proliferations, ASAP),这些病灶尽管可疑但难以确诊为前列腺癌。由于良性前列腺上皮,包括其他可能表达AMACR的类似良性病变,基本不表达ERG,所以对形态学可疑为癌的非典型前列腺腺体(ASAP)进行ERG免疫组化检测可确诊前列腺癌[79-81]。图22.2示萎缩性前列腺癌病灶AMACR表达阴性,但ERG弥漫表达。然而,重要的是约半数前列腺癌具有ERG基因重排,在这种情况下ASAP中ERG表达缺失的患者既不能诊断为前列腺癌但也不能排除此诊断。因此,ERG是一个肿瘤特异的标记物但其敏感性只有40%~50%。

分子技术在前列腺癌诊断中的另一个作用是鉴别原发性高级别NEPC(如前列腺小细胞癌)和其他器官来源的小细胞癌。基于解剖定位诊断NEPC相对明确,位于前列腺基底部或膀胱颈的小细胞癌不是前列腺来源就是膀胱来源。如图22.3所示,在这种情况下,通过FISH或免疫组化证实ERG基因重排支持NEPC的诊断,这是由于超过50%NEPC患者存在ERG基因重排,而在膀胱的小细胞癌或其他器官类似分化的肿瘤中则不存在ERG重排[82]。同样,对已知或怀疑前列腺原发癌的患者来说,FISH或免疫组化证实ERG基因重排,也强烈支持转移性前列腺癌[83]。当然,无论是何种情况,需要注意的是FISH或免疫组化检测ERG阴性并不能排除前列腺癌。此外,同样值得注意的是在NEPC或转移性前列腺癌中雄激素信号失调(由于雄激素阻断引起的常见医源性现象)会导致免疫组化检测出现假阴性,如图22.3所示[82,84]。因此,在这些病人中,FISH是检测ERG基因重排的首选方法。

值得一提的是虽然ConfirmMDx检测尚未列入临床常规应用,但其有助于对临床高度怀疑为前列腺癌而活检阴性的患者进行诊断[85]。该方法利用甲基化特异性PCR在多个基因位点检测甲基化,包括APC和GSTP1[86]。相对良性前列腺组织,前列腺癌中APC和GSTP1的高度甲基化更常见,因此在没有癌症的前列腺活检组织中APC高度甲基化的缺失对反复活检的高风险患者有着很高的阴性预测价值[85]。

预后

前列腺癌预后分子标记是泌尿生殖病理中的新兴领域,目前已存在单基因和多基因的检测方法。如图22.4所示,基因组PTEN缺失是前列腺癌第二常见的基因畸变,仅次于ERG基因重排,可通过FISH或免疫组化检测[55-58];通过FISH检测的PTEN缺失与前列腺根治性切除术时的疾病进展(如前列腺癌扩散、精囊侵犯)及生化复发的时间缩短相关[87]。对欧洲一个前列腺癌根治术后的患者人群进行单因素或多因素分析,均证实PTEN缺失与前列腺癌生化复发时间缩短相关,且这一发现独立于ERG基因重排[88]。同样,通过免疫组化检测的PTEN缺失与FISH检测具有高度一致性,它们与前列腺根治术后高风险病人的Gleason高评分、高病理分级及转移时间减少相关[58]。对临床局限而行保守治疗的患者来说,运用FISH或免疫组化检测PTEN缺失,在低风险而非高风险患者中预测癌症相关死亡具有很高的价值[89]。

lncRNA在前列腺中的致癌作用不断得到深化

认识。比如,lncRNA SChLAP1 在一些前列腺癌中异常表达,能促进癌细胞侵袭和转移,且与转移进展密切相关[26,27]。SChLAP1 可通过原位核酸杂交在石蜡包埋组织中检测[22,26,27](图 22.5)。对前列腺根治性切除标本进行 ISH 检测,并经单因素和多因素分析,发现 SChLAP1 高表达与预后不良相关[62]。未来的研究将会探索 ISH 检测的 SChLAP1 在前列腺活检标本中的潜在临床应用。

靶向治疗

在目前的临床实践中,前列腺癌的靶向治疗非常有限,近来才有一些临床试验用于评估靶向治疗的可行性[83]。由于近半数前列腺癌具有 ETS 基因重排,针对 ETS 相关癌变分子机制的靶向治疗是当前一个活跃的研究领域[90]。聚腺苷二磷酸核糖聚合酶 -1[poly(ADP-ribose)polymerase 1, PARP1]是染色质相关的酶,在多种细胞内进程中发挥作用。在 ETS 阳性前列腺癌中,PARP1 在生理上与 ETS 蛋白相互作用,并且参与 ETS 介导的转录;在临床前模型中,用药物抑制 PARP1 可降低 ETS 依赖的细胞增殖[91]。PARP1 也参与 DNA 损伤应答通路,抑制 PARP1 可导致影响细胞凋亡的 DNA 损伤,从而使肿瘤细胞对放疗和铂基烷化剂更加敏感[92,93]。BRCA1 和(或)BRCA2 突变也可通过抑制同源重组影响 DNA 损伤应答,进而导致 DNA 双链断裂并对 PARP1 抑制剂更敏感[90,93-95]。因此,尽管散发性 BRCA1 和(或)BRCA2 突变在前列腺癌中并不常见,但无论是否使用放疗或铂类化疗,BRCA 相关的遗传性前列腺癌均可在抑制 PARP1 中获益。有趣的是,PCAT-1 是一些前列腺癌患者异常表达的一种 lncRNA,在前列腺癌细胞株中通过抑制 BRCA2 表达从而导致 BRCA 功能缺陷性表型(BRCAness)。与 BRCA1 和(或)BRCA2 突变性肿瘤类似,BRCAness 使前列腺癌对 PARP1 抑制更敏感,因此 PCAT-1 有望成为预测前列腺癌对 PARP1 抑制剂敏感性的分子标志物[25]。除 ETS 基因重组之外,在将来,前列腺癌中许多频繁发生的基因组畸变都可能用于靶向治疗。例如,PTEN 缺失是前列腺癌第二常见的分子异常,可导致 PI3K 信号通路失调[15]。目前,一些抑制 PI3K 通路的药物正对一系列恶性肿瘤进行临床试验,这些药物可能对 PTEN 缺失的前列腺癌有效。

前列腺癌具有的分子改变很少但却具有可靶向的潜能,包括 RAF 家族(含 BRAF 和 RAF1)、FGFR2

和 IDH1 的突变或融合[35-39,41]。重要的是,根据分子信息招募前列腺或其他癌症患者的临床试验(所谓篮式试验)正日益成为可能。在不久的将来,对于侵袭或晚期的前列腺癌病人,我们期待不久将有靶向且全面的分子分析用于对其治疗方法的鉴定。例如,近来我们利用了一种以多重 PCR 为基础的应用于广泛癌症且靶向 DNA/RNA 的测序方法去辨认前列腺癌患者人群中潜在的靶向性改变[41]。图 22.6 列举了具有 AR/PIK3CA 扩增和 IDH1 R132H 突变的患者。

检测局限性

尽管近来我们对前列腺癌分子机制的认识获得了巨大的进步,且用于早期发现、诊断、预后和治疗前列腺癌的基于分子的临床检测方法正在发展,但由于各种因素制约,分子病理学在日常临床实践中的作用仍然被限制。这些包括:①对前列腺癌高危或患病人群的关注比较分散(如全科医生的早期检测、泌尿科医生的活检、泌尿科或放射肿瘤科医生的诊断性治疗以及肿瘤科医生的药物治疗);②缺乏预测性生物标志物;③作用效果不明显:除了临床、放射和病理标准化评估外,预后分子评估带来的获益不多;④对石蜡包埋的小样本进行检测具有难度;⑤缺少转移组织的常规标本。尤其是除 PTEN 外,无论是活检或根治性前列腺切除术,目前应用的单基因实验均不能优化临床病理模型。然而,评估新的预后标志物的关键问题是:对于整合了所有相关且易于评估的临床病理参数(如前列腺切除术时分级、分期、血清 PSA、切缘和淋巴结)的优化模型,该标志物是否能提高其性能[96]。

多基因检测

在过去几年里,已有多种多基因检测方法被应用于前列腺癌的预后判断,包括 Oncotype DX Prostate、GenomeDx、Decipher 和 Prolaris[97,98]。Oncotype DX Prostate 是一种主要应用于前列腺癌活检标本的 RT-PCR 检测方法,通过检测 12 个前列腺癌相关基因和 5 个内参基因的表达对前列腺癌进行基因评分(genomic prostate score, GPS)[97]。对美国符合积极检测临床标准的病人进行回顾性研究,结果显示活检标本的 GPS 评分与根治性前列腺切除术的高分级和高级别相关,而且相对单一进行临床分析,在多变量分析和决策曲线分析中将 GPS

评分纳入前列腺癌风险评分（Cancer of the Prostate Pisk Assessment, CAPRA）能获得更好的效果[99]。此外，对美国一个独立队列进行研究也显示活检标本的 GPS 评分与根治性前列腺切除术的高分级和高级别相关，同时生化复发风险度增加[100]。

同 Oncotype DX Prostate 相似，Prolaris 也是一种检测基因表达的 RT-PCR 方法。Prolaris 将 31 个细胞周期相关的基因表达整合成 CCP 评分[101]，该评分可用于评估根治性前列腺切除术后的生化复发，此外对于经尿道切除前列腺的保守治疗病人，该评分也可用于其肿瘤相关死亡的评估[102]。同样，对美国一个独立队列进行研究发现，在术后前列腺癌风险评分（cancer of the prostate risk assessment post-surgical, CAPRA-S）中引入 CCP 评分，可提高预测前列腺根治性切除术后复发的能力；决策曲线分析显示，CCP 和 CAPRA-S 综合评分的效果要优于单一评分[103]。对两个独立的前列腺活检标本库进行分析显示 CCP 评分与预后不良密切相关，包括前列腺根治性切除术后的生化复发和保守治疗后的前列腺癌相关性死亡[102,104]。一项独立的 Meta 分析证实，经单变量及多变量分析后，CCP 评分对前列腺癌生化复发的预后判断具有重大价值[105]。

与 Oncotype DX Prostate 和 Prolaris 不同，GenomeDx Decipher 属于 RNA 芯片检测，它将 22 个 RNA 表达信息整合成一个基因组分类评分（genomic classifier score, GC score）[106]。GC 评分来源于以转移性前列腺癌为主的根治性前列腺癌人群，且在高风险前列腺癌人群中被证实可用于根治性前列腺切除术后的转移评估[106,107]。尽管在高风险前列腺癌病人中，GC 和 CAPRA-S 评分对根治性前列腺切除术后肿瘤相关性死亡的预测是相互独立的，但两者的整合却能辨别一些高度致死性的前列腺癌患者[108]。

近来，在石蜡包埋的前列腺组织中检测多重免疫荧光的 8 个生物标志物已被证实可用于预测前列腺切除术后的病理诊断[109]。这种标志物组合利用定量多重蛋白质组学成像，在单张切片上整合肿瘤上皮形态目标识别和分子生物标志检测。利用已有的逻辑回归模型对 276 例患者进行单盲研究证实这种基于多重免疫荧光的生物标志物检测能将前列腺切除术后预测良性疾病的曲线下面积（AUC）从 0.69（NCCN 指南分级）提高至 0.75。净重新分类和决策曲线分析表明，与单独进行 NCCN 分类比较，生物标志组合 IF 检测和 NCCN 分类结合效果更佳[109]。

未来展望

总的来说，近几年许多新兴的分子检测方法已被应用于前列腺癌的早期发现、诊断及预后中；我们相信不久这些方法将逐渐被运用到日常临床检测中。目前的挑战是如何根据前列腺癌在临床表现的阶段选择合适的检测方法，并显示它们的整体净收益对患者和消费者的常规使用和花费均是合理的。比起当前临床危险分层方法，我们要确定这些方法的真正价值，比如有效性、应用广泛和基本上免费。

基于当前可使用的分子检测，我们可以想象前列腺癌早期检测、诊断及预后的未来状态：①一旦发现前列腺癌家族史明显的病人，应对其家族进行胚系 HOXB13、BRCA1 和（或）BRCA2 序列检测来辨别需要密切监视的人群；②对普通人群中的其他低风险患者，用先进的血清蛋白和（或）尿液 RNA 检测来筛选那些需要后续前列腺活检的人群；③对于高度怀疑前列腺癌但活检阴性的患者，可用组织 DNA 甲基化检测来发现那些需要再次活检的人群；④对前列腺活检为相对低级别的前列腺癌患者，对其组织进行 RNA 检测可辨别相对密切监测，在根治性前列腺切除术中更有利的人群；⑤对高级别和高分期的前列腺癌根治性切除患者，组织 RNA 检测可识别那些转移高风险的人群。

随着我们对前列腺癌分子基础的理解快速发展，我们随时会进入一个前列腺癌靶向治疗的时代。针对 ETS 基因重排和 PTEN 缺失的前列腺癌的新兴治疗手段正取得可喜的进展。在靶向治疗的选择中，目前能有效检测分子异常的方法主要是单基因检测（ERG FISH、PTEN FISH 或免疫组化）。然而，在过去的几年里，重要的技术进步通过新一代靶向测序和（或）整合综合测序已从根本上改变了临床分子诊断的格局[41,110,111]。相对当前的单基因检测，这些先进的分子手段将会同时提供成百上千个基因的突变信息，该进展将实现临床的双重目标：个性化用药和靶向治疗。

致谢

原作者 S.A. Tomlins 部分由埃文斯基金会 / 前列腺癌基金会，A. 阿尔弗雷德 . 陶布曼医学研究院以及国立健康研究院（R01 CA183857）支持。

（杨红军　译，梁莉　校）

参考文献

[1] Siegel RL, Miller KD, Jemal A. Cancer statistics, 2015. CA Cancer J Clin 2015;65:5-29.

[2] Beltran H, Tomlins S, Aparicio A, Arora V, Rickman D, Ayala G, et al. Aggressive variants of castration-resistant prostate cancer. Clin Cancer Res 2014;20:2846-50.

[3] Lilja H, Ulmert D, Vickers AJ. Prostate-specific antigen and prostate cancer: prediction, detection and monitoring. Nat Rev 2008;8:268--78.

[4] Amin MB, Lin DW, Gore JL, Srigley JR, Samaratunga H, Egevad L, et al. The critical role of the pathologist in determining eligibility for active surveillance as a management option in patients with prostate cancer: consensus statement with recommendations supported by the College of American Pathologists, International Society of Urological Pathology, Association of Directors of Anatomic and Surgical Pathology, the New Zealand Society of Pathologists, and the Prostate Cancer Foundation. Arch Pathol Lab Med 2014;138:1387-405.

[5] Beltran H, Rubin MA. New strategies in prostate cancer: translating genomics into the clinic. Clin Cancer Res 2013;19:517-23.

[6] Balk SP, Ko YJ, Bubley GJ. Biology of prostate-specific antigen. J Clin Oncol 2003;21:383-91.

[7] Thorek DL, Evans MJ, Carlsson SV, Ulmert D, Lilja H. Prostate-specific kallikrein-related peptidases and their relation to prostate cancer biology and detection. Established relevance and emerging roles. Thromb Haemost 2013;110:484-92.

[8] Roychowdhury S, Chinnaiyan AM. Advancing precision medicine for prostate cancer through genomics. J Clin Oncol 2013;31:1866-73.

[9] Barbieri CE, Tomlins SA. The prostate cancer genome: perspectives and potential. Urol Oncol 2014;32 53 e15-e22

[10] Kumar-Sinha C, Tomlins SA, Chinnaiyan AM. Recurrent gene fusions in prostate cancer. Nat Rev 2008;8:497-511.

[11] Tomlins SA, Rhodes DR, Perner S, Dhanasekaran SM, Mehra R, Sun XW, et al. Recurrent fusion of TMPRSS2 and ETS transcription factor genes in prostate cancer. Science 2005;310:644-8.

[12] Pettersson A, Graff RE, Bauer SR, Pitt MJ, Lis RT, Stack EC, et al. The TMPRSS2:ERG rearrangement, ERG expression, and prostate cancer outcomes: a cohort study and meta-analysis. Cancer Epidemiol Biomarkers Prev 2012;21:1497-509.

[13] Mehra R, Han B, Tomlins SA, Wang L, Menon A, Wasco MJ, et al. Heterogeneity of TMPRSS2 gene rearrangements in multifocal prostate adenocarcinoma: molecular evidence for an independent group of diseases. Cancer Res 2007;67:7991-5.

[14] Tomlins SA, Laxman B, Varambally S, Cao X, Yu J, Helgeson BE, et al. Role of the TMPRSS2-ERG gene fusion in prostate cancer. Neoplasia 2008;10:177-88.

[15] Phin S, Moore MW, Cotter PD. Genomic rearrangements of PTEN in prostate cancer. Front Oncol 2013;3:240.

[16] Sarker D, Reid AH, Yap TA, de Bono JS. Targeting the PI3K/AKT pathway for the treatment of prostate cancer. Clin Cancer Res 2009;15:4799-805.

[17] Krohn A, Freudenthaler F, Harasimowicz S, Kluth M, Fuchs S, Burkhardt L, et al. Heterogeneity and chronology of PTEN deletion and ERG fusion in prostate cancer. Mod Pathol 2014;27:1612-20.

[18] Gumuskaya B, Gurel B, Fedor H, Tan HL, Weier CA, Hicks JL, et al. Assessing the order of critical alterations in prostate cancer development and progression by IHC: further evidence that PTEN loss occurs subsequent to ERG gene fusion. Prostate Cancer Prostatic Dis 2013;16:209-15.

[19] Carver BS, Tran J, Gopalan A, Chen Z, Shaikh S, Carracedo A, et al. Aberrant ERG expression cooperates with loss of PTEN to promote cancer progression in the prostate. Nat Genet 2009;41:619-24.

[20] Han B, Mehra R, Lonigro RJ, Wang L, Suleman K, Menon A, et al. Fluorescence in situ hybridization study shows association of PTEN deletion with ERG rearrangement during prostate cancer progression. Mod Pathol 2009;22:1083-93.

[21] Prensner JR, Iyer MK, Balbin OA, Dhanasekaran SM, Cao Q, Brenner JC, et al. Transcriptome sequencing across a prostate cancer cohort identifies PCAT-1, an unannotated lncRNA implicated in disease progression. Nat Biotechnol 2011;29:742-9.

[22] Bottcher R, Hoogland AM, Dits N, Verhoef EI, Kweldam C, Waranecki P, et al. Novel long non-coding RNAs are specific diagnostic and prognostic markers for prostate cancer. Oncotarget 2015;6:4036-50.

[23] Malik R, Patel L, Prensner JR, Shi Y, Iyer MK, Subramaniyan S, et al. The lncRNA PCAT29 inhibits oncogenic phenotypes in prostate cancer. Mol Cancer Res 2014;12:1081-7.

[24] Prensner JR, Chen W, Han S, Iyer MK, Cao Q, Kothari V, et al. The long non-coding RNA PCAT-1 promotes prostate cancer cell proliferation through cMyc. Neoplasia 2014;16:900-8.

[25] Prensner JR, Chen W, Iyer MK, Cao Q, Ma T, Han S, et al. PCAT-1, a long noncoding RNA, regulates BRCA2 and controls homologous recombination in cancer. Cancer Res 2014;74:1651-60.

[26] Prensner JR, Iyer MK, Sahu A, Asangani IA, Cao Q, Patel L, et al. The long noncoding RNA SChLAP1 promotes aggressive prostate cancer and antagonizes the SWI/SNF complex. Nat Genet 2013;45:1392-8.

[27] Prensner JR, Zhao S, Erho N, Schipper M, Iyer MK, Dhanasekaran SM, et al. RNA biomarkers associated with metastatic progression in prostate cancer: a multi-institutional high-throughput analysis of SChLAP1. Lancet Oncol 2014;15:1469-80.

[28] de Kok JB, Verhaegh GW, Roelofs RW, Hessels D, Kiemeney LA, Aalders TW, et al. DD3(PCA3), a very sensitive and specific marker to detect prostate tumors. Cancer Res 2002;62:2695-8.

[29] Bussemakers MJ, van Bokhoven A, Verhaegh GW, Smit FP, Karthaus HF, Schalken JA, et al. DD3: a new prostate-specific gene, highly overexpressed in prostate cancer. Cancer Res 1999;59:5975-9.

[30] Deras IL, Aubin SM, Blase A, Day JR, Koo S, Partin AW, et al. PCA3: a molecular urine assay for predicting prostate biopsy outcome. J Urol 2008;179:1587-92.

[31] Ewing CM, Ray AM, Lange EM, Zuhlke KA, Robbins CM, Tembe WD, et al. Germline mutations in HOXB13 and prostate-cancer risk. N Engl J Med 2012;366:141-9.

[32] Castro E, Eeles R. The role of BRCA1 and BRCA2 in prostate cancer. Asian J Androl 2012;14:409-14.

[33] Decker B, Ostrander EA. Dysregulation of the homeobox transcription factor gene HOXB13: role in prostate cancer. Pharmgenomics Pers Med 2014;7:193-201.

[34] Smith SC, Palanisamy N, Zuhlke KA, Johnson AM, Siddiqui J, Chinnaiyan AM, et al. HOXB13 G84E-related familial prostate cancers: a clinical, histologic, and molecular Survey. Am J Surg Pathol 2014;38:615-26.

[35] Palanisamy N, Ateeq B, Kalyana-Sundaram S, Pflueger D, Ramnarayanan K, Shankar S, et al. Rearrangements of the RAF kinase pathway in prostate cancer, gastric cancer and melanoma. Nat Med 2010;16:793-8.

[36] Barbieri CE, Baca SC, Lawrence MS, Demichelis F, Blattner M, Theurillat JP, et al. Exome sequencing identifies recurrent SPOP, FOXA1 and MED12 mutations in prostate cancer. Nat Genet 2012;44:685-9.

[37] Beltran H, Yelensky R, Frampton GM, Park K, Downing SR, Macdonald TY, et al. Targeted next-generation sequencing of advanced prostate cancer identifies potential therapeutic targets and disease heterogeneity. Eur Urol 2013;63:920-6.

[38] Grasso CS, Cani AK, Hovelson DH, Quist MJ, Douville NJ, Yadati V, et al. Integrative molecular profiling of routine clinical prostate cancer specimens. Ann Oncol 2015;26:1110-18.

[39] Wu YM, Su FY, Kalyana-Sundaram S, Khazanov N, Ateeq B, Cao XH, et al. Identification of targetable FGFR gene fusions in diverse cancers. Cancer Discov 2013;3:636-47.

[40] Baca SC, Prandi D, Lawrence MS, Mosquera JM, Romanel A, Drier Y, et al. Punctuated evolution of prostate cancer genomes. Cell. 2013;153:666-77.

[41] Hovelson DH, McDaniel AS, Cani AK, Johnson B, Rhodes K, Williams PD, et al. Development and validation of a scalable next-generation sequencing system for assessing relevant somatic variants in solid tumors. Neoplasia 2015;17:385-99.

[42] Mauzo SH, Lee M, Petros J, Hunter S, Chang CM, Shu HK, et al. Immunohistochemical demonstration of isocitrate dehydrogenase

1 (IDH1) mutation in a small subset of prostatic carcinomas. Appl Immunohistochem Mol Morphol 2014;22:284—7.

[43] Ghiam AF, Cairns RA, Thoms J, Dal Pra A, Ahmed O, Meng A, et al. IDH mutation status in prostate cancer. Oncogene 2012;31:3826.

[44] Laxman B, Morris DS, Yu J, Siddiqui J, Cao J, Mehra R, et al. A first-generation multiplex biomarker analysis of urine for the early detection of prostate cancer. Cancer Res 2008;68:645—9.

[45] Leyten GH, Hessels D, Jannink SA, Smit FP, de Jong H, Cornel EB, et al. Prospective multicentre evaluation of PCA3 and TMPRSS2-ERG gene fusions as diagnostic and prognostic urinary biomarkers for prostate cancer. Eur Urol 2014;65:534—42.

[46] Salagierski M, Schalken JA. Molecular diagnosis of prostate cancer: PCA3 and TMPRSS2:ERG gene fusion. J Urol 2012;187:795—801.

[47] Tomlins SA, Aubin SM, Siddiqui J, Lonigro RJ, Sefton-Miller L, Miick S, et al. Urine TMPRSS2:ERG fusion transcript stratifies prostate cancer risk in men with elevated serum PSA. Sci Transl Med 2011;3:94ra72.

[48] Mehra R, Tomlins SA, Shen R, Nadeem O, Wang L, Wei JT, et al. Comprehensive assessment of TMPRSS2 and ETS family gene aberrations in clinically localized prostate cancer. Mod Pathol 2007;20:538—44.

[49] Yoshimoto M, Joshua AM, Chilton-Macneill S, Bayani J, Selvarajah S, Evans AJ, et al. Three-color FISH analysis of TMPRSS2/ERG fusions in prostate cancer indicates that genomic microdeletion of chromosome 21 is associated with rearrangement. Neoplasia 2006;8:465—9.

[50] Park K, Tomlins SA, Mudaliar KM, Chiu YL, Esgueva R, Mehra R, et al. Antibody-based detection of ERG rearrangement-positive prostate cancer. Neoplasia 2010;12:590—8.

[51] Kunju LP, Carskadon S, Siddiqui J, Tomlins SA, Chinnaiyan AM, Palanisamy N. Novel RNA hybridization method for the in situ detection of ETV1, ETV4, and ETV5 gene fusions in prostate cancer. Appl Immunohistochem Mol Morphol 2014;22:e32—40.

[52] Berger MF, Lawrence MS, Demichelis F, Drier Y, Cibulskis K, Sivachenko AY, et al. The genomic complexity of primary human prostate cancer. Nature 2011;470:214—20.

[53] Maher CA, Kumar-Sinha C, Cao X, Kalyana-Sundaram S, Han B, Jing X, et al. Transcriptome sequencing to detect gene fusions in cancer. Nature 2009;458:97—101.

[54] Maher CA, Palanisamy N, Brenner JC, Cao X, Kalyana-Sundaram S, Luo S, et al. Chimeric transcript discovery by paired-end transcriptome sequencing. Proc Natl Acad Sci USA 2009;106:12353—8.

[55] Verhagen PC, van Duijn PW, Hermans KG, Looijenga LH, van Gurp RJ, Stoop H, et al. The PTEN gene in locally progressive prostate cancer is preferentially inactivated by bi-allelic gene deletion. J Pathol 2006;208:699—707.

[56] Yoshimoto M, Cutz JC, Nuin PA, Joshua AM, Bayani J, Evans AJ, et al. Interphase FISH analysis of PTEN in histologic sections shows genomic deletions in 68% of primary prostate cancer and 23% of high-grade prostatic intra-epithelial neoplasias. Cancer Genet Cytogenet 2006;169:128—37.

[57] Sathyanarayana UG, Birch C, Nagle RB, Tomlins SA, Palanisamy N, Zhang W, et al. Determination of optimum formalin fixation duration for prostate needle biopsies for immunohistochemistry and quantum dot FISH analysis. Appl Immunohistochem Mol Morphol 2015;23:364—73.

[58] Lotan TL, Gurel B, Sutcliffe S, Esopi D, Liu W, Xu J, et al. PTEN protein loss by immunostaining: analytic validation and prognostic indicator for a high risk surgical cohort of prostate cancer patients. Clin Cancer Res 2011;17:6563—73.

[59] Hessels D, Klein Gunnewiek JM, van Oort I, Karthaus HF, van Leenders GJ, van Balken B, et al. DD3(PCA3)-based molecular urine analysis for the diagnosis of prostate cancer. Eur Urol 2003;44:8—15.

[60] Warrick JI, Tomlins SA, Carskadon SL, Young AM, Siddiqui J, Wei JT, et al. Evaluation of tissue PCA3 expression in prostate cancer by RNA in situ hybridization—a correlative study with urine PCA3 and TMPRSS2-ERG. Mod Pathol 2014;27:609—20.

[61] Popa I, Fradet Y, Beaudry G, Hovington H, Tetu B. Identification of PCA3 (DD3) in prostatic carcinoma by in situ hybridization. Mod Pathol 2007;20:1121—7.

[62] Mehra R, Shi Y, Udager AM, Prensner JR, Sahu A, Iyer MK, et al. A novel RNA in situ hybridization assay for the long noncoding RNA SChLAP1 predicts poor clinical outcome after radical prostatectomy in clinically localized prostate cancer. Neoplasia 2014;16:1121—7.

[63] Loeb S, Sanda MG, Broyles DL, Shin SS, Bangma CH, Wei JT, et al. The prostate health index selectively identifies clinically significant prostate cancer. J Urol 2015;193:1163—9.

[64] Vickers AJ, Cronin AM, Aus G, Pihl CG, Becker C, Pettersson K, et al. A panel of kallikrein markers can reduce unnecessary biopsy for prostate cancer: data from the European Randomized Study of Prostate Cancer Screening in Goteborg, Sweden. BMC Med 2008;6:19.

[65] Vickers A, Cronin A, Roobol M, Savage C, Peltola M, Pettersson K, et al. Reducing unnecessary biopsy during prostate cancer screening using a four-kallikrein panel: an independent replication. J Clin Oncol 2010;28:2493—8.

[66] Parekh DJ, Punnen S, Sjoberg DD, Asroff SW, Bailen JL, Cochran JS, et al. A multi-institutional prospective trial in the USA confirms that the 4Kscore accurately identifies men with high-grade prostate cancer. Eur Urol 2015;68:464—70.

[67] Nordstrom T, Vickers A, Assel M, Lilja H, Gronberg H, Eklund M. Comparison between the four-kallikrein panel and prostate health index for predicting prostate cancer. Eur Urol 2015;68:139—46.

[68] Ankerst DP, Hoefler J, Bock S, Goodman PJ, Vickers A, Hernandez J, et al. Prostate Cancer Prevention Trial risk calculator 2.0 for the prediction of low- vs high-grade prostate cancer. Urology 2014;83:1362—7.

[69] Hessels D, Smit FP, Verhaegh GW, Witjes JA, Cornel EB, Schalken JA. Detection of TMPRSS2-ERG fusion transcripts and prostate cancer antigen 3 in urinary sediments may improve diagnosis of prostate cancer. Clin Cancer Res 2007;13:5103—8.

[70] Chun FK, de la Taille A, van Poppel H, Marberger M, Stenzl A, Mulders PF, et al. Prostate cancer gene 3 (PCA3): development and internal validation of a novel biopsy nomogram. Eur Urol 2009;56:659—67.

[71] Auprich M, Haese A, Walz J, Pummer K, de la Taille A, Graefen M, et al. External validation of urinary PCA3-based nomograms to individually predict prostate biopsy outcome. Eur Urol 2010;58:727—32.

[72] Wei JT, Feng Z, Partin AW, Brown E, Thompson I, Sokoll L, et al. Can urinary PCA3 supplement PSA in the early detection of prostate cancer? J Clin Oncol 2014;32:4066—72.

[73] Ankerst DP, Groskopf J, Day JR, Blase A, Rittenhouse H, Pollock BH, et al. Predicting prostate cancer risk through incorporation of prostate cancer gene 3. J Urol 2008;180:1303—8.

[74] Salami SS, Schmidt F, Laxman B, Regan MM, Rickman DS, Scherr D, et al. Combining urinary detection of TMPRSS2:ERG and PCA3 with serum PSA to predict diagnosis of prostate cancer. Urol Oncol 2013;31:566—71.

[75] Al Olama AA, Kote-Jarai Z, Berndt SI, Conti DV, Schumacher F, Han Y, et al. A meta-analysis of 87,040 individuals identifies 23 new susceptibility loci for prostate cancer. Nat Genet 2014;46:1103—9.

[76] Pashayan N, Duffy SW, Neal DE, Hamdy FC, Donovan JL, Martin RM, et al. Implications of polygenic risk-stratified screening for prostate cancer on overdiagnosis. Genet Med 2015;17:789—95.

[77] Amin Al Olama A, Benlloch S, Antoniou AC, Giles GG, Severi G, Neal D, et al. Risk analysis of prostate cancer in PRACTICAL, a multinational consortium, using 25 known prostate cancer susceptibility loci. Cancer Epidemiol Biomarkers Prev 2015;24:1121—9.

[78] Rubin MA, Zhou M, Dhanasekaran SM, Varambally S, Barrette TR, Sanda MG, et al. Alpha-methylacyl coenzyme A racemase as a tissue biomarker for prostate cancer. JAMA 2002;287:1662—70.

[79] Tomlins SA, Palanisamy N, Siddiqui J, Chinnaiyan AM, Kunju LP. Antibody-based detection of ERG rearrangements in prostate core biopsies, including diagnostically challenging cases: ERG staining in prostate core biopsies. Arch Pathol Lab Med 2012;136:935—46.

[80] Shah RB, Tadros Y, Brummell B, Zhou M. The diagnostic use of ERG in resolving an "atypical glands suspicious for cancer" diagnosis in prostate biopsies beyond that provided by basal cell and alpha-methylacyl-CoA-racemase markers. Hum Pathol 2013;44:786–94.

[81] Shah RB. Clinical applications of novel ERG immunohistochemistry in prostate cancer diagnosis and management. Adv Anat Pathol 2013;20:117–24.

[82] Lotan TL, Gupta NS, Wang W, Toubaji A, Haffner MC, Chaux A, et al. ERG gene rearrangements are common in prostatic small cell carcinomas. Mod Pathol 2011;24:820–8.

[83] Udager AM, Alva A, Mehra R. Current and proposed molecular diagnostics in a genitourinary service line laboratory at a tertiary clinical institution. Cancer J 2014;20:29–42.

[84] Udager AM, Shi Y, Tomlins SA, Alva A, Siddiqui J, Cao X, et al. Frequent discordance between ERG gene rearrangement and ERG protein expression in a rapid autopsy cohort of patients with lethal, metastatic, castration-resistant prostate cancer. Prostate 2014;74:1199–208.

[85] Trock BJ, Brotzman MJ, Mangold LA, Bigley JW, Epstein JI, McLeod D, et al. Evaluation of GSTP1 and APC methylation as indicators for repeat biopsy in a high-risk cohort of men with negative initial prostate biopsies. BJU Int 2012;110:56–62.

[86] Enokida H, Shiina H, Urakami S, Igawa M, Ogishima T, Li LC, et al. Multigene methylation analysis for detection and staging of prostate cancer. Clin Cancer Res 2005;11:6582–8.

[87] Yoshimoto M, Cunha IW, Coudry RA, Fonseca FP, Torres CH, Soares FA, et al. FISH analysis of 107 prostate cancers shows that PTEN genomic deletion is associated with poor clinical outcome. Br J Cancer 2007;97:678–85.

[88] Krohn A, Diedler T, Burkhardt L, Mayer PS, De Silva C, Meyer-Kornblum M, et al. Genomic deletion of PTEN is associated with tumor progression and early PSA recurrence in ERG fusion-positive and fusion-negative prostate cancer. Am J Pathol 2012;181:401–12.

[89] Cuzick J, Yang ZH, Fisher G, Tikishvili E, Stone S, Lanchbury JS, et al. Prognostic value of PTEN loss in men with conservatively managed localised prostate cancer. Br J Cancer 2013;108:2582–9.

[90] Feng FY, Brenner JC, Hussain M, Chinnaiyan AM. Molecular pathways: targeting ETS gene fusions in cancer. Clin Cancer Res 2014;20:4442–8.

[91] Brenner JC, Ateeq B, Li Y, Yocum AK, Cao Q, Asangani IA, et al. Mechanistic rationale for inhibition of poly(ADP-ribose) polymerase in ETS gene fusion-positive prostate cancer. Cancer Cell 2011;19:664–78.

[92] Han S, Brenner JC, Sabolch A, Jackson W, Speers C, Wilder-Romans K, et al. Targeted radiosensitization of ETS fusion-positive prostate cancer through PARP1 inhibition. Neoplasia 2013;15:1207–17.

[93] Do K, Chen AP. Molecular pathways: targeting PARP in cancer treatment. Clin Cancer Res 2013;19:977–84.

[94] Lee JM, Ledermann JA, Kohn EC. PARP Inhibitors for BRCA1/2 mutation-associated and BRCA-like malignancies. Ann Oncol 2014;25:32–40.

[95] Zhang J. Poly (ADP-ribose) polymerase inhibitor: an evolving paradigm in the treatment of prostate cancer. Asian J Androl 2014;16:401–6.

[96] Kattan MW. Judging new markers by their ability to improve predictive accuracy. J Natl Cancer Inst 2003;95:634–5.

[97] Knezevic D, Goddard AD, Natraj N, Cherbavaz DB, Clark-Langone KM, Snable J, et al. Analytical validation of the Oncotype DX prostate cancer assay—a clinical RT-PCR assay optimized for prostate needle biopsies. BMC Genomics 2013;14:690.

[98] Nguyen HG, Welty CJ, Cooperberg MR. Diagnostic associations of gene expression signatures in prostate cancer tissue. Curr Opin Urol 2015;25:65–70.

[99] Klein EA, Cooperberg MR, Magi-Galluzzi C, Simko JP, Falzarano SM, Maddala T, et al. A 17-gene assay to predict prostate cancer aggressiveness in the context of Gleason grade heterogeneity, tumor multifocality, and biopsy undersampling. Eur Urol 2014;66:550–60.

[100] Cullen J, Rosner IL, Brand TC, Zhang N, Tsiatis AC, Moncur J, et al. A biopsy-based 17-gene genomic prostate score predicts recurrence after radical prostatectomy and adverse surgical pathology in a racially diverse population of men with clinically low- and intermediate-risk prostate cancer. Eur Urol 2015;68:123–31.

[101] Cuzick J, Swanson GP, Fisher G, Brothman AR, Berney DM, Reid JE, et al. Prognostic value of an RNA expression signature derived from cell cycle proliferation genes in patients with prostate cancer: a retrospective study. Lancet Oncol 2011;12:245–55.

[102] Cuzick J, Berney DM, Fisher G, Mesher D, Moller H, Reid JE, et al. Prognostic value of a cell cycle progression signature for prostate cancer death in a conservatively managed needle biopsy cohort. Br J Cancer 2012;106:1095–9.

[103] Cooperberg MR, Simko JP, Cowan JE, Reid JE, Djalilvand A, Bhatnagar S, et al. Validation of a cell-cycle progression gene panel to improve risk stratification in a contemporary prostatectomy cohort. J Clin Oncol 2013;31:1428–34.

[104] Bishoff JT, Freedland SJ, Gerber L, Tennstedt P, Reid J, Welbourn W, et al. Prognostic utility of the cell cycle progression score generated from biopsy in men treated with prostatectomy. J Urol 2014;192:409–14.

[105] Sommariva S, Tarricone R, Lazzeri M, Ricciardi W, Montorsi F. Prognostic value of the cell cycle progression score in patients with prostate cancer: a systematic review and meta-analysis. Eur Urol 2016;69:107–15.

[106] Erho N, Crisan A, Vergara IA, Mitra AP, Ghadessi M, Buerki C, et al. Discovery and validation of a prostate cancer genomic classifier that predicts early metastasis following radical prostatectomy. PLoS One 2013;8:e66855.

[107] Karnes RJ, Bergstralh EJ, Davicioni E, Ghadessi M, Buerki C, Mitra AP, et al. Validation of a genomic classifier that predicts metastasis following radical prostatectomy in an at risk patient population. J Urol 2013;190:2047–53.

[108] Cooperberg MR, Davicioni E, Crisan A, Jenkins RB, Ghadessi M, Karnes RJ. Combined value of validated clinical and genomic risk stratification tools for predicting prostate cancer mortality in a high-risk prostatectomy cohort. Eur Urol 2015;67:326–33.

[109] Blume-Jensen P, Berman D, Rimm DL, Shipitsin M, Putzi M, Nifong TP, et al. Development and clinical validation of an in situ biopsy based multi-marker assay for risk stratification in prostate cancer. Clin Cancer Res 2015;21:2591–600.

[110] Roychowdhury S, Iyer MK, Robinson DR, Lonigro RJ, Wu YM, Cao X, et al. Personalized oncology through integrative high-throughput sequencing: a pilot study. Sci Transl Med 2011;3:111ra21.

[111] Chang F, Li MM. Clinical application of amplicon-based next-generation sequencing in cancer. Cancer Genet 2013;206:413–19.

23

肺癌的分子检测

C.J. Shiau 和 M.-S. Tsao

Department of Pathology, University Health Network, Toronto, ON, Canada

前言

肺癌仍然是全球范围内肿瘤发生和死亡的最常见原因,据报道 2012 年约有 180 万新发病例和 159 万死亡病例(占所有癌症相关死亡的 19.4%)[1]。与其他癌症类似,处于临床进展期的肺癌患者与早期相比其 5 年生存率显著下降(ⅠA 期 50%~73%,ⅠB 期 43%~58%,ⅢB 期 7%~9%,Ⅳ 期 2%~13%)[2]。尽管当前所有肺癌患者总体 5 年生存率低至 16.8%,但最近国际肺病随机筛选试验结果表明利用 CT 低剂量早期筛查可降低肺癌死亡率[3]。

目前,WHO 肺癌分类包括 30 多种组织学亚型,反映肺来源的肿瘤具有显著的异质性[4]。考虑到 SCLC 对化疗敏感,而 NSCLC 一直以来具有相似的预后和治疗选择,与临床密切相关的肺癌分为小细胞肺癌(small cell lung cancer, SCLC, 15%)和非小细胞肺癌(non-small cell lung cancer, NSCLC, 85%)。然而,NSCLC 分类具有明显的异质性,可进一步分为腺癌(adenocarcinoma, ADC, 40%)、鳞状细胞癌(squamous cell carcinoma, SQCC, 25%)、大细胞癌(10%)、腺鳞癌和其他少见的类型[5,6]。随着我们对 NSCLC 分子生物学的日益了解以及靶向药物不断发展的有效性,病理医生辨别 NSCLC 不同亚型的需求也随之增加。2011 年,为术语使用标准化和组织亚型形态学与肿瘤遗传学相匹配,国际肺癌研究协会(International Association for the Study of Lung Cancer, IASLC)、美国胸科学会(American Thoracic Society, ATS)及欧洲呼吸学会(European Respiratory Society, ERS)对肺腺癌进行了协作性多学科分类[7]。在低分化癌中,不推荐病理医生使用"NSCLC-非特殊类型"这一术语。仅使用 3 个标记——甲状腺转录因子(thyroid transcription factor-1, TTF-1)、黏液染色、p63 或 p40,就能把诊断为 NSCLC-NOS 的病例数降至 5%~10% 以下[8]。以前诊断为细支气管肺泡癌的高分化癌,现在报告为贴壁性生长为主型肺腺癌,这是为规范化报告肺腺癌(贴壁型、腺泡型、乳头型、微乳头型、实体型及黏液性)所做的部分努力,即便是在小活检标本中也适用(表 23.1)。

表 23.1 非小细胞肺癌分类

手术切除大标本 [a]	活检或细胞学小标本
腺癌	
浸润前病变	贴壁型腺癌(难以排除浸润成分)
非典型腺瘤样增生	
原位腺癌(≤3cm,以前称为细支气管肺泡癌)	以前称为细支气管肺泡癌
非黏液型、黏液型和混合型	非黏液型、黏液型和混合型
微小浸润性腺癌(≤3cm、贴壁样为主、浸润≤5mm)	
非黏液型、黏液型和混合型	

续表

手术切除大标本 a	活检或细胞学小标本
浸润性腺癌	
贴壁为主型（以前称为细支气管肺泡癌）	腺癌，无主导方式
腺泡为主型	腺癌伴腺泡方式
乳头为主型	腺癌伴乳头方式
微乳头为主型	腺癌伴微乳头方式
实体型伴黏液产生	腺癌伴实体方式
浸润性腺癌变异型	
浸润性黏液腺癌（以前称为黏液性细支气管肺泡癌）	黏液腺癌
胶样癌	腺癌伴胶样方式
胎儿型（低级别和高级别）	腺癌伴胎儿型方式
肠型	腺癌伴肠型方式
鳞状细胞癌	鳞状细胞癌
乳头状型、透明细胞型、小细胞型、基底样型	
小细胞癌	小细胞癌
大细胞癌	非小细胞肺癌，非特殊类型
大细胞神经内分泌（neuroendocrine，NE）癌	非小细胞肺癌伴神经内分泌形态
大细胞癌伴神经内分泌特征	
腺鳞癌	非小细胞肺癌伴鳞癌和腺癌方式
肉瘤样癌	低分化非小细胞肺癌伴梭形或巨细胞特征

ª 根据 2004 版 WHO 肺肿瘤分类[4]。

来源：*Adapted from Travis WD，Brambilla E，Noguchi M，et al.International.Association for the Study of Lung Cancer/American Thoracic Society/European Respiratory Society international multidisciplinary classification of lung adenocarcinoma. J Thorac Oncol 2011*；6：244-85.

在过去的几十年里，肺癌的系统性治疗已取得革命性进展，在 NSCLC 中发现了许多潜在的致癌靶点（图 23.1）[9]。表皮生长因子受体（epidermal growth factor receptor，EGFR）和间变性淋巴瘤激酶（anaplastic lymphoma kinase，ALK）的基因畸变被证实是 NSCLC 发生的驱动者，这为肺癌患者的个性化医疗奠定了基础[7,10,11]。此外随着靶向酪氨酸激酶抑制剂（tyrosine kinase inhibitors，TKI）的发展，实验室将面临更大的压力，因为临床要求其能够在癌组织中检测更广泛的基因突变从而指导临床治疗。

早在 20 世纪 80 年代，文献已证实在 NSCLC 中 EGFR（7p11.2）存在过表达[12]。2004 年，EGFR 基因激酶区致瘤性体细胞突变被证实与肿瘤对 EGFR-TKI 治疗的反应相关[13-15]。易瑞沙泛亚洲研究（Iressa Pan-ASia Study，IPASS）对极可能包含 EGFR 酪氨酸激酶区突变的亚洲患者进行首次随机对照试验，该试验证实与化疗（卡铂和紫杉醇）相比，EGFR-TKI 可改善无进展生存期（progression-free suavival，PFS）[16]。IPASS 的回顾性相关研究表明癌症患者的 EGFR 突变可有效地预测 EGFR-TKI 治疗的反应性[16]。在伴 EGFR

突变、接受一线化疗方案的晚期肺腺癌患者中对吉非替尼（gefitinib，WJTOG3405[17]，NEJ002[18]）和厄洛替尼（erlotinib，OPTIMAL[19]，EURTAC[20]）进行随机试验，结果证实相对化疗，这两种药物能显著改善无进展生存期，尽管总体生存期没有提高。还有研究证实，这些敏感性体细胞突变几乎主要存在于肺腺癌或具有腺癌特征的癌症中（包括腺鳞癌和 NSCLC-NOS）。为了提前预测最能从靶向治疗中受益的患者，美国病理学协会（College of American Pathologists，CAP）、IASLC 及分子病理协会（Association of Molecular Pathology，AMP）联合发布了 2013 年临床指南，推荐对肺腺癌或不能排除腺癌成分的活检标本进行 EGFR 和 ALK 检测[21]。

2007 年，在小部分肺腺癌（5%~7%）中发现 ALK（2p23）与棘皮动物微管相关蛋白样 4 基因——EML4（2p21）融合[22,23]。进一步研究还发现 ALK 能与其他基因融合并发现了 ALK-EML4 融合产物的其他变异体。因此，人们对利用 ALK-TKI 靶向治疗 ALK 融合患者产生了极大的兴趣[24-26]。FISH 探针有助于识别能从 ALK-TKI 靶向治疗中受益的患者（Vysis ALK Break-Apart FISH Probe Kit，Abbott Molecular，Des Plaines，IL）。

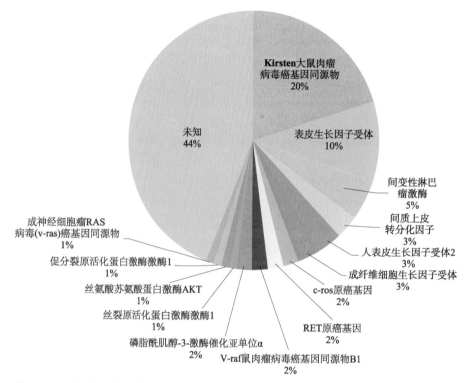

图 23.1　在非小细胞肺癌中发现了许多致癌驱动性体细胞突变,它们所占的比例不同,其中大多数突变相互排斥。来源:*Adapted from Faugeroux V*, *Pailler E*, *Auger N*, *et al. Clinical utility of circulating tumor cells in ALKpositive non-small-cell lung cancer. Front Oncol 2014*; 4: 281.

分子靶标

表皮生长因子受体

EGFR 或 ErbB-1 是一种跨膜受体酪氨酸激酶(receptor tyrosine kinase, RTK),通常在肺、脑、乳腺、头颈、大肠、胰腺及膀胱来源的多种癌症中过表达[27]。EGFR 形成同源二聚体,或与其他 ErbB 家族成员形成异二聚体,包括 HER2/c-neu(ErbB-2)、HER3(ErbB-3)和 HER4(ErbB-4)。一旦与它的任一配体(表皮生长因子——EGF、α 转化生长因子——TGFα、双调蛋白——amphiregulin、β 细胞素——betacellulin、肝素结合表皮生长因子或表皮调节素——EREG)[28]结合,EGFR 便形成同源或异源二聚体,随后激活细胞内 TK 蛋白,从而导致 EGFR 碳端酪氨酸残基的自我磷酸化。下游多条信号通路的激活,包括 RAS/RAF/MAPK、PI3K/AKT、JNK 和 JAK/STAT,均可导致细胞增殖和存活[29,30]。因此,EGFR 胞外区域突变将导致受体的组成性激活(不依赖生长因子配体)或 EGFR 过表达,而 EGFR 过度活化与癌变相关。尤其令人感兴趣的是激酶结构域(ATP 结合裂缝)的突变,因为这些突变可能对 EGFR-TKI 靶向治疗敏感。

EGFR 突变

EGFR TK 区由 *EGFR* 基因外显子 18-21 编码(图 23.2)[31]。该区域的突变可分为如下几种:①外显子 19 的框内缺失;②外显子 18-21 的错义(点)突变;③外显子 20 的插入突变[32]。*EGFR* 中约 90% 敏感性突变是由外显子 19 缺失(15bp 和 18bp 缺失最常见)和外显子 21 内 L858R 的单个点突变组成。在所有突变阳性的腺癌中,突变率≥1% 的其他突变还包括外显子 18 点突变(E709 和 G719,5%)、外显子 20 点突变(S768 和 T790M)、外显子 20 插入突变及外显子 21 点突变(T858R 和 L861Q,3%)[10]。在这些突变中,外显子 20 的一些点突变可引起对 TKI 治疗的原发性(D770、P772 和 V774 的插入突变)或继发性(T790M)耐药[33,34]。虽然大多数高敏感快速筛选方法可识别外显子 19 缺失及特异性外显子 21 L858R 突变,但检测大量的其他突变仍需要另一个测试平台(图 23.2)[31,35]。

EGFR 突变通常跟某些临床特征(女性、东亚人群、非吸烟者或轻度吸烟者——几年内吸烟≤10 包)和组织学特征(腺癌亚型、TTF-1 免疫标记阳性、非黏液形态)有关[10,14,21,36]。东亚人群中 *EGFR* 的突变率为 30%~50%,而高加索人群则为 10%~20%[37]。

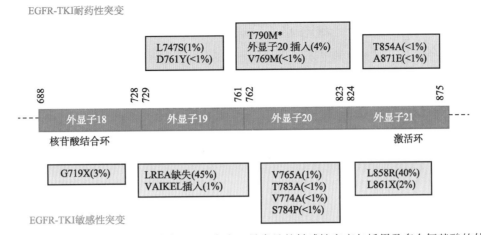

图 23.2 *EGFR* 基因外显子编码的胞内 TK 区突变。最常见的敏感性突变包括累及多个氨基酸的外显子 19 的缺失（LREA——亮氨酸、精氨酸、谷氨酸、丙氨酸；VAIKEL——缬氨酸、丙氨酸、异亮氨酸、赖氨酸、谷氨酸）和外显子 21 内 858 位点的点突变，该位点的突变导致亮氨酸（L）被精氨酸（R）置换。其他突变会导致对 EGFR-TKI 治疗的原发性或获得性耐药。EGFR-TKI 治疗后最常见的获得性突变是外显子 20 内 790 位点的点突变，该位点突变导致苏氨酸（T）被蛋氨酸（M）置换。目前指南推荐在 *EGFR* 突变性肺腺癌中应对所有突变率超过 1% 的 *EGFR* 突变进行检测[21]。来源：*Adapted from Sharma SV, Bell DW, Settleman J, et al. Epidermal growth factor receptor mutations in lung cancer. Nat Rev Cancer 2007; 7: 169-81.*

EGFR 突变与非吸烟患者相关提示可能存在一个跟吸烟暴露不太相关的癌变途径[38]。尽管这些突变更常见于鳞屑样（以前称为细支气管肺泡癌）、乳头或腺泡样癌症中，但也可发生于低分化腺癌（通常归类为 NSCLC）和腺鳞癌中，在鳞癌中较为罕见，尤其在具有混杂腺癌成分时更罕见[39,40]。早期研究表明，鳞癌中 *EGFR* 突变率约为 5%，有学者质疑这可能是腺鳞癌不完全取样所致[41]。然而，对亚洲晚期肺鳞癌患者进一步研究表明在 6%~10% 的患者中具有 *EGFR* 敏感性突变，尽管在这些病例中 EGFR TKI 疗效欠佳[42,43]。在具有 TTF-1 免疫标记阳性和非黏液形态特征的患者中，这两种特征均被认为是 *EGRF* 突变检测的潜在替代标记[44,45]。然而，约 7% TTF-1 阴性患者和 9% 黏液癌患者存在 *EGFR* 突变[36,46]。不管临床特征如何，大部分肺癌为突变阳性，因此分子诊断不足以排除肿瘤的诊断[21]。

EGFR TKI 耐药性突变

对第一代 TKI 治疗有效的患者最终表现为癌症进展。这些患者中约 50% 具有 T790M 错义突变，该突变被证实发生在伴随敏感性 *EGFR* 突变的患者中[35,47,48]。苏氨酸侧基取代更大的蛋氨酸侧基从而导致激酶受体区产生某种位阻效应，此突变虽保留了 ATP 结合能力，但最终导致 TKI 结合困难。尽管出现了可检测到的分子敏感性突变，T790M 突变有效地降低了 TKI 的效能，并将受体恢复

至野生型 *EGFR* 的效力[49]。在对敏感性突变进行初次识别时，检测 T790M 突变的能力有助于识别那些对传统 EGFR-TKI 治疗反应不良的患者或能从靶向 *EGFR* 敏感性突变的新型药物中受益的 T790 突变（如 AZD9291[50]，HM61713[51]，CO-1686[52]）患者。

5%~10%TKI 耐药患者存在 c-MET 的局部扩增，虽有 *EGFR* 抑制，却仍然能使细胞增殖信号通路重新激活[53]。因此学者据此提出为保持持久的治疗反应，应考虑抑制多种激酶[54]。

EGFR 拷贝数和 EGFR 蛋白表达

目前有多种方法可用于检测 *EGFR* 基因拷贝数（gene copy number, GCN），包括最常用的 FISH 及银原位杂交、实时定量 PCR 等。很多研究证实高 *EGFR* GCN 通常与 *EGFR* 突变相关（80%）[55]。理论上，高 GCN 可能导致突变蛋白产物翻译增加或癌细胞对 EGFR 信号通路依赖性增强。尽管初始研究提出高 GCN 可作为 TKI 治疗高反应的标记物，但随后的临床试验却未能有力地证明这个结论。因此，*EGFR* GCN 评价并没有被常规推荐用于靶向治疗患者的筛查。

EGFR 蛋白表达在免疫组化法中表现为癌细胞膜着色，该方法已被应用多年。然而，这种表达不与敏感性 *EGFR* 突变、*EGFR* GCN 或治疗反应相关。因此，不推荐用免疫组化法检测 *EGFR* 蛋白表达，尤其是在活检标本肿瘤 DNA 有限的情况下。

间变性淋巴瘤激酶

ALK 或 CD246 是一种跨膜 TK 受体,被认为在外周神经系统发育中发挥着重要作用[56]。ALK 在小部分间变性大细胞淋巴瘤中作为一个核仁磷酸蛋白的融合伴侣被首次发现,这也是它命名的由来。ALK 由位于 2 号染色体短臂(2p23)的 ALK 基因编码,它的一个胞内区参与 RAS/RAF/MAPK、PI3K/AKT 和 JAK-STAT 通路。

虽然 ALK 突变在很多癌症中被发现,但 ALK 与许多其他基因的融合却仅存在小部分 NSCLC 中(5%~7%)[22,23]。最常见的融合伴侣为 EML4,这是由于 2 号染色体短臂上一个小的插入所致(图 23.3)。

ALK 重排跟某些临床特征(非吸烟或轻度吸烟史——几年内吸烟≤10 包、年轻)和组织学特性(腺癌、黏液形态或印戒细胞形态)相关[61,62]。与 EGFR 相似,单纯依靠临床病理特征并不能从 ALK 分子检测中排除癌症。ALK 重排与其他致癌性突变是相互排斥的。ALK 重排依赖融合蛋白的持续信号传导,因而对靶向治疗高度敏感[63]。

ALK 基因的 TKI 耐药性突变

由于 ALK 阳性 NSCLC 会在 1 至 2 年内对第一代 ALK 抑制剂克唑替尼(crizotinib)产生耐药,因而其无进展生存期具有差异。与 EGFR 相似,ALK 的 TK 区域具有耐药性突变,其中 L1196M 最常见[64,65]。该突变在结合位点造成位阻效应,从而减弱克唑替尼的治疗效应。然而,与 EGFR-TKI 耐药不同,ALK-TKI 耐药涉及多个激酶结构域突变(G1269A、G1202R、S1206Y、F1174C/L、D1203N)及远离结合位点的突变(1151、C1156Y、L1152R 的苏氨酸插入),如图 23.4[56,66-68]。体外研究表明不同的耐药性突变对结构不同的 TKI 具有不同程度的耐药,因此强调在检测获得性耐药突变时需要对获得性耐药标本重复取样,同时也需要更加精细的测序方法而非 FISH 分析[69,70]。此外,FISH 检测显示还存在其他仅具有融合产物扩增的 ALK-TKI 耐药病例,其中一些病例显示一个已证实的耐药突变,另一些则仅显示扩增。

有学者已经注意到在小部分患者中,当 ALK 被抑制时野生型 EGFR 可能被激活[66,71]。在更小比

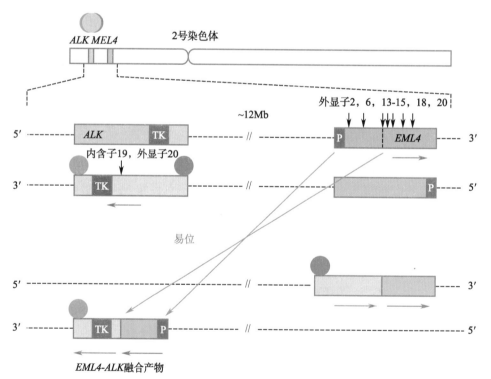

图 23.3 2 号染色体短臂易位导致 EML4-ALK 融合产物。ALK 断裂在外显子 20(最常见)或内含子 19 处高度保守,而融合伴侣 EML4 则显示多个断裂点[22,57]。易位导致包含启动子区域的 EML45′ 端[包括该基因的启动子(P)]与包括胞内 TK 区域的 ALK3′ 端发生融合。运用商品化的 FISH 分离探针能够检测融合产物,当识别橙色光谱信号(ALK3′ 端粒侧)与绿色光谱信号(ALK5′ 着丝粒侧)分离时为 ALK 重排阴性,而 ALK 重排阳性则表现为融合的黄色信号[58]。其他已鉴定的融合伴侣还包括 KIF5B、TFG 和 KLC1[24,57,59,60]。在所有情况下,ALK 基因断裂点高度保守,导致伴侣蛋白与 ALK 胞内区融合。融合促进 ALK 与其他受体形成异常二聚体,引起 ALK 激酶组成性激活,从而导致细胞增殖失控。

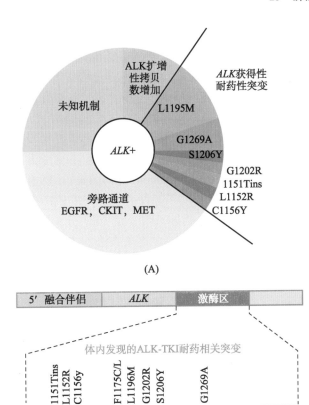

（A）

（B）

图23.4　（A）克唑替尼治疗耐药的机制包括ALK融合产物扩增或拷贝数增加（copy number gains, CNG），约47%病例通过激活替代通路避免抑制*ALK*蛋白（*EGFR*、*CKIT*、*MET*）或耐药性突变演进，约25%病例的耐药机制尚未明确；（B）ALK激酶区示意图显示在前期接受过ALK-TKI治疗的患者中发现了耐药的突变位点。细胞株实验研究还发现了许多其他的耐药性突变。此处展示的仅为体内发现的突变。来源：*Adapted（A）from Shaw AT, Engelman JA.ALK in lung cancer：past, present, and future. J Clin Oncol 2013；31：1105-11；Kataama R, Shaw AT, Khan TM et al. Mechanisms of acquired crizotinib resistance in ALK-rearranged lung cancers. Science Transl Med 2012；4：120ra17；（B）from Camidge DR, Doebele RC. TreatingALK-positive lung cancer—early successes and future challenges. Nat Rev Clin Oncol 2012；9：268-77.*

例的患者中，通过扩增*c-KIT*也发现了类似的旁路通道[66]。在*ALK*抑制时，这两条通道均能有效地激活细胞增殖信号通路。首次体外研究证实，在这些患者中抑制*EGFR*可使癌细胞对克唑替尼再次敏感，因此增强对患者的多重激酶抑制可解决继发性获得性耐药[68]。

克尔斯滕大鼠肉瘤（KRAS）

克尔斯滕大鼠肉瘤（Kirsten rat sarcoma，*KRAS*）病毒癌基因同源物是附着于细胞膜上的一种胞内GTP酶。*KRAS*在PI3K/AKT、RAF/MEK/ERK和

RLF/RAL的早期信号传导中发挥作用，当*K-RAS*激活时可促进细胞增殖和存活[72]。通常*KRAS*具有内源性酶活性，可将GTP裂解为GDP，从而有效阻止下游信号传导。*KRAS*基因位于12号染色体短臂（12p12.1）。*KRAS*外显子2的12和13号密码子突变会导致GTP水解为GDP的能力丢失，从而使*K-RAS*处于组成性激活状态。

25%~35%肺腺癌具有*KRAS*突变[73]。有趣的是*KRAS*被认为处于*EGFR*下游，然而这两种基因的突变通常被认为是互相排斥的。*KRAS*突变的肿瘤经常与吸烟史及黏液形态相关。近期的5年随访研究表明*KRAS*突变与否对NSCLC预后没有影响。因此，*KRAS*突变检测没有被推荐用于筛选辅助化疗患者或预测EGFR-TKI治疗反应[74, 75]。

ROS1 基因

*ROS1*基因位于6号染色体长臂（6q22），编码一种具有TK活性的1型整合膜蛋白。激活的蛋白产物通过MAPK信号通路和磷酸化RAS诱导细胞生长和分化。

高达2.5%肺腺癌患者被证实具有*ROS1*重排[76]，最常见的融合伴侣是*CD74*［t（5；6）（q32：q22）］。*ROS1*重排的NSCLC患者通常为无吸烟或轻度吸烟的较年轻者、亚洲人或通常组织学表现为腺癌[77]。重排可运用双分离探针经FISH检测。尽管*ROS1*重排和*ALK*重排的临床病理特征具有相似性，但它们在癌症中是相互排斥的。

虽然*ROS1*重排性NSCLC只代表了小部分肿瘤，但由于其对克唑替尼治疗具有敏感性，因此无论作为一线治疗还是作为多激酶抑制剂的替代治疗，学者越发对该基因产生了浓厚的兴趣[78, 79]。一位具有CD75-ROS1融合产物并携带耐药突变（G203R）的肿瘤患者被证实在克唑替尼治疗中具有获得性耐药[80]。

BRAF 基因

*BRAF*基因位于7号染色体长臂（7q23），编码丝氨酸/苏氨酸蛋白激酶B-Raf。B-Raf是Raf激酶家族成员，同时也是RAS的下游靶点，在MAPK/ERK信号通路中发挥关键作用。

*BRAF*的激活性突变已经在黑色素瘤中被证实，其中最常见的是特异性V600E突变。*BRAF*突变存于1%~4%NSCLC中，且V600E和非V600E突变频率大致相等[81-83]。V600E突变通常与年轻、非吸烟女性患者相关，且常表现为微乳头型腺癌。相

反,非 V600E 突变与吸烟史和高加索人群相关。然而,由于目前所获得的病例仍然有限,因此这些临床病理特征在基于大样本人群的研究中可能不成立。

多种 BRAF 抑制剂对 BRAF V600E 突变具有特异性靶向亲和力。据报道具有 BRAF 特异性突变的 NSCLC 对这些抑制剂治疗具有良好的反应性[84]。非 V600E 突变患者则可能对特异性 BRAF 抑制剂具有耐药性,但可能对其下游靶点的抑制剂——MEK 抑制剂具有敏感性[85]。因此,一种新的高选择性 MEK 抑制剂(司美替尼——AZD6244)正在对 BRAF 突变患者进行临床二期试验。

分子技术

多靶点分子检测方法

Sanger 测序是广泛应用于多种癌症的突变检测平台,因为它能为样品材料提供一个全面的基因畸变检测。然而,该检测平台的弊端在于它需要测试样品含有 40%~50% 的瘤细胞丰度(染色体靶点上 20%~25% 的突变等位基因假定为杂合性),瘤细胞丰度更低的测试样品会显示更多的假阴性结果[86-88]。此外,FFPE 样品通常能为大部分分子分析方法提供足够的癌症 DNA 质量,但胞嘧啶和腺嘌呤碱基的人为脱氨基(转变为尿嘧啶和次黄嘌呤残基)仍然能发生,从而导致一些人为突变产生[89]。一个含有人为突变的样品经过多次 PCR 循环后,如果原始样品数量有限即具有低 DNA 拷贝数,那么有可能导致这种畸变扩增,从而导致假阳性结果[90-92]。为避免这种人为因素影响,应使用尿嘧啶 N- 糖基化酶对样品进行预处理,且在 PCR 反应中应使用最低量的模板 DNA(至少 1μg)[92]。对于 DNA 含量较低的癌样品,Sanger 测序发现的任一新突变应与已知的人为突变互相参照,或考虑选用其他可替代的分子分析方法。由于大部分肺癌患者均通过小样本组织诊断,为满足 Sanger 测序的最小样品需求并避免假阴性和假阳性结果,将会减少大量的检测材料,因此需要二次手术获得额外的瘤组织,但也不能保证新样本能满足瘤细胞丰度要求[36]。

下一代测序(NGS)方法(也称为大规模平行测序)很有希望取代 Sanger 测序[93, 94]。近来对 Sanger 测序和 NGS 进行直接比较研究显示当瘤细胞丰度低于 40% 时,用 NGS 检测突变的敏感性更高[95-101]。此外,与 Sanger 测序相比,NGS 在高通量方面的效能提升了 100 倍,并且能够检测多种形式的基因异常,如单碱基对替代、拷贝数变化、重排等[102]。NGS 的主要缺陷在于这种方法对大多数小型实验室来说,启动成本昂贵,比如需要获得检测平台所需的适宜硬件以及对产生数据进行分析所需的生物信息学支持。然而,使用中心实验室及批量样品以降低成本将会促进该检测方法在未来的应用[103]。

许多超灵敏的测试平台具有高通量工作及快速周转时间等优点,其中包括扩增阻滞突变系统(amplification refractory mutation system, ARMS)、长度分析、限制性长度多态性、实时 PCR、高分辨熔解曲线分析、单碱基延伸基因分型、质谱分析及变性高效液相色谱分析[104-111]。这些方法的主要优势在于能够检测测试样品中癌细胞丰度很低(<10%)的突变,其中一些技术还能提供快速周转时间、高性价比的应用,允许较小的检测中心提供分子检测,避免了将样品运输至异地实验室所致的耽搁。不过,其中很多技术只能检测局限范围内的特异性突变,而不能检测所有由 CAP/IASLC/AMP 指南推荐的敏感性突变[21]。

有学者认为运用双重测试或许有帮助;对那些最常见、可检测到的突变病例先使用超灵敏方法以加快治疗进程,然后使用测序方法对测试样品进行更全面的基因分析[21, 100]。然而,当我们试图从小体积肿瘤样本中收集更多的遗传信息时,肺癌诊断的有限肿瘤样本及周转时间延长所带来的挑战仍然是目前的限速步骤。

EGFR 检测方法

CAP/IASLC/AMP 指南推荐对所有具有腺癌组织的肺癌或不能排除腺癌成分的肿瘤进行所有单个 EGFR 突变检测,其突变频率约为 EGFR 突变肺腺癌的 1%[21]。此外,与当前所有其他已识别的分子靶点相比,由于 EGFR 突变的频率很低,因此推荐对有限样品的肿瘤 DNA 优化以进行 EGFR 突变检测。

突变特异性免疫组化染色能够特异性检测 21 外显子 L858R 突变和 19 外显子 15bp 缺失[112-115]。突变特异性抗体具有很高的特异性(21 外显子 L858R 为 97.8%,19 外显子缺失为 95.5%),该方法由于敏感性太低因此不能作为唯一的检测方法(分别只有 75.6% 和 42.2%)。然而,这些免疫组化检测能够快速识别 TKI 敏感性突变从而促进早期治疗,尤其是当肿瘤标本体积小、肿瘤 DNA 不足以进行分子检测时。

ALK 检测方法

CAP/IASLC/AMP 指南推荐所有的腺癌或含有腺癌成分的肿瘤均应进行 ALK 重排检测[21]。对于

确认为 *EGFR* 野生型的小活检标本,建议将剩余肿瘤 DNA 优先进行 *ALK* 重排检测。推荐使用双色分离 FISH 检测平台,该平台已获得美国食品和药品管理局(FDA)批准用于商业化诊断检测(Abbott Molecular, Des Plaines, IL)。若橙光标记的 ALK5′ 端粒末端与绿光标记的 3′ 着丝粒末端显示分离则证实具有融合产物(图 23.3)。

由于 FISH 检测在 *ALK* 阳性 NSCLC 中的成功应用,所以适合测试的样品不再像 *EGFR* 检测那样受低丰度癌细胞的限制。更重要的它是能在周围非肿瘤细胞中辨别肿瘤细胞的区域,同时能将肿瘤 DNA 保存完好。因此,FISH 检测应当由专门接受过实体瘤 FISH 检测训练的病理学家和技术人员操作和监控。如果 15% 或超过 50 个肿瘤细胞核显示分离信号则认为阳性[116]。甲醛固定的标本要优于甲醇固定,因为后者有可能干扰 FISH 探针。

最近文献报道用 *ALK* 免疫组化法检测 *ALK* 重排肺癌具有较高的敏感性和特异性[116-119]。这需要优化染色方案,包括使用交联聚合物法来放大信号,因为常规检测间变性大细胞淋巴瘤(CD246 clone ALK1)方法的敏感性较差,这可能是由于相对淋巴瘤,NSCLC 中蛋白产物表达较低所致[117,120]。新抗体(ALK 小鼠单克隆抗体 5A4、兔单克隆抗体 D5F3 和 D9E4)已被研发,且其对融合产物显示出较高的敏感性和特异性[120]。一个来自加拿大的多中心 *ALK* 研究显示,在 373 例患者的常规临床测试中,与 FISH 相比利用小鼠单克隆抗体 5A4 行免疫组化检测具有 100% 的敏感性和特异性[118]。相对细胞遗传学检测,免疫组化染色的周转时间快且成本效益高,所以突变特异性免疫组化法可作为一种初筛方法使 *ALK* 检测简单化,同时保存有价值的癌组织用于其他可能需要的检测。

检测局限性

标本局限

将近 70% 肺癌患者表现为外科难以切除、局部进展(ⅢB 期)或转移(Ⅳ 期)[21,121,122]。为该患者人群确立诊断主要涉及小体积肿瘤标本,包括经支气管活检、针芯活检、细针穿刺活检及胸腔积液标本[36,123]。当可获取的肿瘤组织非常有限时,就增加了分子检测的复杂性。此外,由于绝大多数组织标本都经过常规处理,因此可从福尔马林固定石蜡包埋(formalin-fixed paraffin-embedded, FFPE)样品中获取肿瘤 DNA 进行分析。

在当前的病理实践中,由于特异组织学亚型有助于优先考虑小活检标本中的分子检测,因此 NSCLC 的非特异性诊断已不足以指导治疗。为保存足够多的肿瘤 DNA 进行突变检测,推荐合理利用免疫组化协助诊断[7,21]。当仅凭形态学难以明确诊断时,推荐使用有限的标志物组合,如 TTF-1 或黏液染色(确定腺癌谱系)和 p63/p40 或 CK5/6(确定鳞癌谱系)[8]。如果癌组织 TTF-1 强阳性,即使在同样的肿瘤细胞中其鳞状上皮标记也为阳性,也应被归类为腺癌(或倾向腺癌)。一旦组织诊断明确,应对剩余癌组织实行进一步分子检测。目前,对处于晚期(Ⅳ 期)且适合靶向治疗的患者,以及处于早期阶段的复发或进展患者,推荐进行分子检测[21]。对于后者,可对存档的原发肿瘤切除标本进行检测[124]。

样品中的遗传物质可能为肿瘤 DNA 和非肿瘤 DNA 的混合物,这有可能潜在稀释了想要检测的靶点。因此,复习相应的组织学切片,对评估突变检测样本所含的肿瘤 DNA 相对丰度十分重要。最常见的做法是通过评估检测材料中肿瘤上皮细胞占所有细胞的比例来确定瘤细胞密度[36,125]。若要提高肿瘤 DNA 含量可通过对组织学切片的指定区域进行手工刮取、组织块针芯取样或激光捕获显微切割(细胞学标本)等方法来实现。然而,肿瘤细胞经常混有丰富的间质成纤维细胞或炎细胞,因此尽管作了很大的努力但肿瘤 DNA 的富集仍然有限。

尽管当肿瘤 DNA 含量低至 1%~3% 时仍可以检测突变,但出现假阴性结果的概率有所增加。文献或 CAP/IASLC/AMP 指南尚未确定最低肿瘤细胞数量。但有些研究表明,100~400 个瘤细胞即可进行突变检测[126,127]。

每个测试实验室必须确定其突变检测平台的灵敏度范围,并且与相关临床医生或病理医生沟通,应注意阴性结果的病例可能需要在另一个样本进行重复检测[21,36]。此外,临床医生也应该了解分子检测所使用的测试平台,因为不同的平台为了获得可信的结果对标本特性的要求会有差异。

挑选最佳测试样本

理论上,分子检测应该在肿瘤 DNA 保存完好、瘤细胞丰度高和坏死及黏液少的组织标本上进行[21]。许多研究表明,在突变检测上,细胞学样本(细针穿刺活检、胸腔积液样本)与组织学活检样本具有等效性[36,128-132]。大多数研究是利用 FFPE 标本进行的,尽管新鲜冰冻组织和乙醇固定标本（包括细胞学制样）也适宜用于检测。含有重金属的固定剂（Zenker、B5、B-plus、酸锌甲醛）可能干扰分子检测，因此外科病理实践中并未常规使用[133]。固定后使用酸性脱钙液可能导致广泛的DNA碎片，因此也不推荐用于分子检测[134]。

若患者具有多个可用的肿瘤样本，首选最新鲜且足够的样本，尤其是早期阶段复发的患者。原发癌与转移灶之间的突变差异是极其罕见的[135,136,137]，因此，如果先前突变检测为阴性，在伴有新的原发病变或转移性病灶后对治疗无效，可以考虑重新进行分子检测。

目前，由于瘤内异质性仍有争议，因此并不要求对同一个肿瘤的不同区域都进行检测[125,138]。研究表明，活检标本的EGFR检测结果与最终切除标本具有很好的一致性[36,139]，但也有研究发现，肿瘤内异质性与肿瘤对EGFR-TKI反应下降相关[140,141]。用高敏测序方法检测发现同一肿瘤的不同亚群也可能显示不同的突变类型，尽管只有4%肿瘤具有不同突变的亚克隆（>2%肿瘤DNA）[98]。这可能部分解释了靶向治疗的反应差异以及逐渐出现的耐药。

循环肿瘤细胞和循环肿瘤DNA

由于高达70%伴转移的患者能够监测循环肿瘤细胞（circulating tumor cells，CTC），因此人们对利用CTC监测实体瘤的存在及基因演化日益感兴趣[142,143]。这种检测方法的主要好处在于可用血液检测取代组织活检，但肿瘤DNA有限以及验证检测的转录体是否来源于CTC仍是当前的挑战。多数检测血液NSCLC是否存在的方法是利用特异性核酸序列（CTC释放的mRNA）、上皮性蛋白（免疫细胞计数方法，检测TTF-1或CK19）或其他独特特征（瘤细胞大小）来实现[144,145]。目前，在NSCLC CTC内检测特异性突变具有良好的特异性，但敏感性较差，这可能是由于该取样方法所获得的可用肿瘤DNA较少所致[146,147]。然而随着该技术的不断发展，CTC仍然能够在实时监测治疗反应及TKI获得性耐药演化等方面发挥重要作用[148,149]。

循环DNA片段长140~170bp，存在于血浆或血液的无细胞部分[150,151]。每毫升血液中可能有几千个扩增的DNA拷贝，其中可能仅有小部分（0.01%~0.1%）来自实体瘤DNA（循环肿瘤DNA，ctDNA）[152,153]。这是一种潜在的非侵袭性肿瘤DNA来源，可通过高度敏感的测序技术识别潜在的致癌性驱动突变。当患者病变局限且没有显示CTC时，能在血浆里检测到ctDNA，这可能代表了一个独立的生物学过程而非癌细胞转移[154]。与CTC分析不同，对NSCLC的ctDNA进行深度测序或NGS分析表明其可作为一个特异性和敏感性高的生物标志，在患者出现临床症状或影像检查出来之前可用于检测癌负荷、致癌突变及TKI耐药性突变亚克隆[155-157]。这或许能够识别需要早期抢救治疗或考虑替代靶向治疗的TKI治疗患者。

临床应用

过去二十年里，在肺癌尤其是腺癌或含腺癌成分的肿瘤上，我们对其致癌性驱动突变的认识已取得令人难以置信的进步。随着针对异常蛋白产物的高选择性靶向设计试剂的发展，晚期NSCLC有了新的关注点和希望。尽管显著提高总体5年生存率仍然是一个挑战，但国际研究者一直在改善无进展生存期及耐药性管理。高敏感性及特异性的有效测试平台、组织诊断和分子分析之间高效的周转时间对于促进特异性遗传畸变患者的早期靶向治疗必不可少。虽然目前具有多种药物可用于肿瘤治疗，尤其是EGFR和ALK突变性肿瘤，但我们在初次治疗及已进行治疗的癌症中识别新的靶点仍有助于促进新药物的发展。因此，在目前的临床实践中，检测并识别这些潜在靶点，尤其是EGFR突变和ALK重排，已成为疾病管理标准，它将持续指导患者的临床治疗方案。

EGFR靶向治疗

第一代4-苯胺基喹唑啉类小分子可逆性酪氨酸激酶抑制剂（吉非替尼和厄洛替尼）可与EGFR激酶区竞争性结合[158]。为了启动这些药物治疗，需要利用及时的方法检测其中一个敏感性突变。60%~80%EGFR突变阳性的初次化疗患者对TKI有效[16-20,159]。通常，该靶向治疗是可以耐受的，主要不良反应为轻至中度皮疹和轻度腹泻，这些不良反应通常发生在治疗的第一个月内。不管最初治疗效果如何，所有患者由于获得性耐药最终会导致疾病进展。

第二代喹唑啉基小分子不可逆性TKI［阿法替尼（afatinib）、达克替尼（dacomitinib）］经研究可作为潜在的药物，用以克服第一代TKI的耐药性[160-162]。在对第一代EGFR-TKI治疗耐药的患者中，阿法替尼（BIBW-2992）能改善无进展生存期[163,164]；若与紫杉醇（paclitaxel）联用，则其疗效可能更好（LUX-Lung 5 trial）[165]。阿法替尼三期试验证实总体生存期略有改善,这是由于患者具有 *EGFR* 外显子 19 缺失(同外显子 21 L858R 突变比较)[166]。此外,阿法替尼与西妥昔单抗具有协同效应,其中阿法替尼靶向磷酸化 EGFR,西妥昔单抗则影响总 EGFR 蛋白表达[167]。由于三期研究所获得的良好结果[165,168,169],阿法替尼已获批准用于晚期 *EGFR* 突变性肺癌患者的一线治疗。阿法替尼最常见的不良反应包括皮疹或痤疮、重度腹泻和甲沟炎。与厄洛替尼相比,在 EGFR-TKI 初次治疗患者的二期试验中,达克替尼(PF-00299804)治疗的无进展生存期略有改善,这种情况在 EGFR 突变患者中更明显[170]。不幸的是,随后的三期试验(ARCHER-1009、NCIC CTG BR.26)显示在二线或三线治疗中,与厄洛替尼相比,达克替尼的治疗效果并没有改善[171,172]。目前,在 *EGFR* 突变性肺癌中,作为一线治疗的达克替尼和吉非替尼正在进行三期试验[173,174]。

为应对第二代药物不可逆地结合突变型和野生型 *EGFR* 所带来的挑战,目前已设计了第三代非喹唑啉基 TKI[AZD9291、罗西替尼 rociletinib(CO-1686)、HM61713][50-52,175]。与野生型 *EGFR* 相比,这些新药物优先对 T790M 突变型受体产生活性。因此,第一代和第二代 TKI 常见的胃肠道和皮肤不良反应在第三代 TKI 中不太常见或程度较轻。这些药物在一期试验中显示反应率良好(AZD9291 64%、CO-1686 58%、HM61713 29.2%)。目前,在因 T790M 突变导致 EGFR-TKI 治疗获得性耐药的患者中,AZD9291 正接受二期和三期试验(AURA 2——NCT02094261 和 AURA 3——NCT0215198),主要与培美曲塞联合铂类化疗的效果进行比较。利用 AZD9291 联合 MEDI4736(一种抗 PD-1 抗体)、司美替尼(selumetinib,MEK 抑制剂)或 AZD6094(MET-TKI)的一期研究也正在进行。对于第一代 EGFR-TKI 治疗后出现进展的患者,目前正在利用罗西替尼(CO-1686)进行二期试验。

第二类靶向药物包括单克隆抗体,可与 *EGFR* 的胞外区结合(包括西妥昔单抗和帕尼单抗)。这些抗体在功能上作为受体拮抗剂抑制 *EGFR* 与生长因子配体结合,导致 *EGFR* 内化和崩解[176]。不幸的是,西妥昔单抗联合传统治疗的临床研究显示总体生存期轻度改善,这与免疫组化检测而非分子突变分析所显示的 *EGFR* 蛋白表达水平增加相关。可靠地识别从治疗中受益及生存期略有改善的患者是很困难的,因此,国际上并没有将这类抗 *EGFR* 药物作为单一疗法用于晚期 NSCLC 的治疗,然而西妥昔单抗联合阿法替尼治疗的可能性仍在评估中[167]。

ALK 靶向治疗

克唑替尼属于第一代小分子酪氨酸激酶抑制剂(TKI),起初设计为 c-MET 抑制剂,但却发现对其他酪氨酸激酶(包括 *ALK* 和 ROS1)也具有活性[177]。在首次一期多中心试验中证实在 NSCLC 中存在 *EML4-ALK* 融合产物[23],前两例 ALK 阳性肺癌患者已被登记,结果显示症状有明显改善。进一步研究发现在 ALK 阳性的 NSCLC 患者中反应率为 50%~60%,其无进展生存期为 8~9 个月(单一药物化疗仅为 2~3 个月)[178-180]。由于治疗显示的有效率并鉴于 EGFR-TKI 的历史意义,2011 年 8 月,克唑替尼被美国 FDA 快速批准成为治疗 ALK 阳性 NSCLC 的一线药物。该药物一般耐受性良好,常见不良反应包括恶心、呕吐、视力问题及头晕。不幸的是,患者最终会在 1 年内出现对克唑替尼治疗的获得性耐药[181]。

第二代 ALK-TKI(色瑞替尼 ceritinib、艾乐替尼 alectinib、AP26113)对 ALK-TK 区具有更大的选择性或效果,已被研发用于解决获得性耐药的问题[69,70]。与克唑替尼比较,色瑞替尼的效力要强 20 倍,一期和二期试验显示其在克唑替尼耐药患者中的有效率为 55.4%~56%,并可延长首次进行 ALK-TKI 治疗患者的无进展生存期[182]。因此,从 2014 年 8 月起,色瑞替尼已获美国 FDA 批准用于治疗克唑替尼无效或不能耐受的 *ALK* 重排肿瘤。比较色瑞替尼和标准化疗的三期试验正在进行中(NCT01828112 为以前接受过化疗的患者、NCT01828099 为初次化疗患者)。艾乐替尼是一种强有效和选择性的 ALK-TKI,具有抵抗 *ALK* L1196M 和 G1269A 耐药性突变的活性。二期试验显示在初次使用克唑替尼治疗的患者中,艾乐替尼治疗的有效率为 93.5%,而在克唑替尼耐药的患者中为 55%[183,184]。因此,艾乐替尼已被美国 FDA 批准用于克唑替尼治疗后出现进展的 *ALK* 重排癌症患者的突破性治疗。目前正在进行的三期试验包括色瑞替尼和艾乐替尼的比较研究(Alex 研究——NCT02075840)。AP26113 是一种双重 TKI,具有靶向 ALK、L1196M ALK、突变型 EGFR 及 T790M 的活性。二期研究的初步结果显示,在克唑替尼耐药患者中 AP26113 的有效率为 72.2%[185]。

作为抵抗克唑替尼获得性耐药的替代治疗,现有研究正探索克唑替尼与其他药物联合应用的治疗效果。培美曲塞（叶酸拮抗剂）可能会增加克唑替尼的治疗效果，因为 ALK 阳性肺癌被证实对培美曲塞治疗更加敏感[186]。靶向 Hsp90 的抑制剂（ganetespib，AUY922）也是一种理想的药物，因为 Hsp90 是一种伴侣蛋白，参与包括 ALK 融合产物在内的多种致癌蛋白的降解[187]。

为优化临床治疗，仅检测 ALK 融合产物是不够的。当对克唑替尼治疗获得性耐药时，精确耐药突变将有助于指导临床选择二线药物。临床检测方法需要进一步发展以监测癌症在整个治疗过程中的基因改变。

KRAS/MEK 靶向治疗

尽管目前尚无特异靶向 KRAS 突变 NSCLC 的药物，但二期试验发现靶向下游 MEK1/MEK2 的药物已显示出应用前景。司美替尼作为 MEK 抑制剂，与多西他赛（docetaxel）联合使用能适度改善无进展生存期（可达 162 天，而安慰剂组则为 63 天），尽管总体生存期无明显提高[188]。其不良反应包括腹泻、呕吐、口腔炎、皮肤干燥及比单用多西他赛显著的中性粒细胞升高效应。当然，目前尚需要对更大的群体进行深入的研究，以确定特异性 KRAS 突变是否能预测 MEK 抑制剂反应。

致谢

肺癌转化研究的 M. Qasim Choksi 主席 Tsao 博士。

（杨红军　译，梁莉　校）

参考文献

[1] International Agency for Research on Cancer. Globocan 2012: estimated cancer incidence, mortality and prevalence worldwide in 2012—lung cancer fact sheet, http://globocan.iarc.fr/Pages/fact_sheets_cancer.aspx.

[2] Goldstraw P, Crowley J, Chansky K, et al. The IASLC Lung Cancer Staging Project: proposals for the revision of the TNM stage groupings in the forthcoming (seventh) edition of the TNM classification of malignant tumours. J Thorac Oncol. 2007;2:706—14.

[3] McWilliams A, Tammemagi MC, Mayo JR, et al. Probability of cancer in pulmonary nodules detected on first screening CT. N Engl J Med 2013;369:910—19.

[4] Travis WD, Brambilla E, Müller-Hermelink HK, et al. Pathology and genetics of tumours of the lung, pleura, thymus, and heart. Chapter 1: Tumours of the lung. World Health Organization Classification of Tumours. Lyon, France: IARC Scientific Publications; 2004.

[5] Travis WD, Colby TV, Corrin B, et al. Histological typing of lung and pleural tumors. 3rd ed. Berlin: Springer-Verlag; 1999.

[6] Curado MP, Edwards B, Shin HR, et al. Cancer incidence in five continents, vol. 9. Lyon, France: IARC Scientific Publications; 2007.

[7] Travis WD, Brambilla E, Noguchi M, et al. International Association for the Study of Lung Cancer/American Thoracic Society/European Respiratory Society international multidisciplinary classification of lung adenocarcinoma. J Thorac Oncol 2011;6:244—85.

[8] Loo PS, Thomas SC, Nicolson MC. Subtyping of undifferentiated non-small cell carcinomas in bronchial biopsy specimens. J Thorac Oncol 2010;5:442—7.

[9] Faugeroux V, Pailler E, Auger N, et al. Clinical utility of circulating tumor cells in ALK-positive non-small-cell lung cancer. Front Oncol 2014;4:281.

[10] Cheng L, Alexander RE, MacLennan GT, et al. Molecular pathology of lung cancer: key to personalized medicine. Mod Pathol. 2012;25:347—69.

[11] West L, Vidwans SJ, Campbell NP, et al. A novel classification of lung cancer into molecular subtypes. PLoS One. 2012;7: e31906.

[12] Sobol RE, Astarita RW, Hofeditz C, et al. Epidermal growth factor receptor expression in human lung carcinomas defined by a monoclonal antibody. J Natl Cancer Inst. 1987;79:403—7.

[13] Lynch TJ, Bell DW, Sordella R, et al. Activating mutations in the epidermal growth factor receptor underlying responsiveness of nonsmall-cell lung cancer to gefitinib. N Engl J Med. 2004;350:2129—39.

[14] Paez JG, Janne PA, Lee JC, et al. EGFR mutations in lung cancer: correlation with clinical response to gefitinib therapy. Science 2004;304:1497—500.

[15] Pao W, Miller V, Zakowski M, et al. EGF receptor gene mutations are common in lung cancers from "never smokers" and are associated with sensitivity of tumors to gefitinib and erlotinib. Proc Natl Acad Sci USA 2004;101:13306—11.

[16] Mok TS, Wu YL, Thongprasert S, et al. Gefitinib or carboplatin-paclitaxel in pulmonary adenocarcinoma. N Engl J Med 2009;361:947—57.

[17] Mitsudomi T, Morita S, Yatabe Y, et al. Gefitinib versus cisplatin plus docetaxel in patients with non-small-cell lung cancer harbouring mutations of the epidermal growth factor receptor (WJTOG3405): an open label, randomized phase 3 trial. Lancet Oncol 2010;11:121—8.

[18] Maemondo M, Inoue A, Kobayashi K, et al. Gefitinib or chemotherapy for non-small-cell lung cancer with mutated EGFR. N Engl J Med 2010;362:2380—8.

[19] Zhou C, Wu YL, Chen G, et al. Erlotinib versus chemotherapy as first-line treatment for patients with advanced EGFR mutation-positive non-small-cell lung cancer (OPTIMAL, CTONG-0802): a multicentre, open-label, randomised, phase 3 study. Lancet Oncol 2011;12:735—42.

[20] Rosell R, Carcereny E, Gervais R, et al. Erlotinib versus standard chemotherapy as first-line treatment for European patients with advanced EGFR mutation-positive non-small-cell lung cancer (EURTAC): a multicentre, open-label, randomised phase 3 trial. Lancet Oncol 2012;13:239—46.

[21] Lindeman NI, Cagle PT, Beasley MB, et al. Molecular testing guideline for selection of lung cancer patients for EGFR and ALK tyrosine kinase inhibitors. Arch Lab Med Pathol 2013;137:828—60.

[22] Soda M, Choi YL, Enomoto M, et al. Identification of the transforming EML4-ALK fusion gene in non-small-cell lung cancer. Nature. 2007;448:561—6.

[23] Kwak EL, Bang YJ, Camidge DR, et al. Anaplastic lymphoma kinase inhibition in non-small cell lung cancer. N Engl J Med. 2010;363:1693—703.

[24] Togashi Y, Soda M, Sakata S, et al. KLC1-ALK: a novel fusion in lung cancer identified using a formalin-fixed paraffin-embedded tissue only. PLoS One. 2012;7:e31323.

[25] Shaw AT, Yeap BY, Mino-Kenudson M, et al. Clinical features and outcome of patients with non-small cell lung cancer who harbor EML4-ALK. J Clin Oncol 2009;27:4247—53.

[26] Shaw AT, Yeap BY, Solomon BJ, et al. Effect of crizotinib on overall survival in patients with advanced non-small-cell lung cancer harbouring ALK gene rearrangement: a retrospective analysis. Lancet Oncol. 2011;12:1004—12.

[27] Hembrough T, Thyparambil S, Liao WL, et al. Selected reaction monitoring (SRM) analysis of epidermal growth factor receptor (EGFR in formalin fixed tumor tissue. Clin Proteomics

2012;9:5.

[28] Hobor S, Van Emburgh BO, Crowley E, et al. TGFα and amphiregulin paracrine network promotes resistance to EGFR blockade in colorectal cancer cells. Clin Cancer Res 2014;20:6429—38.

[29] Oda K, Matsuoka Y, Funahashi A, et al. A comprehensive pathway map of epidermal growth factor receptor signaling. Mol Syst Biol 2005;1:2005.0010.

[30] Normanno N, De Luca A, Bianco C, et al. Epidermal growth factor receptor (EGFR) signaling in cancer. Gene 2006;366:2—16.

[31] Sharma SV, Bell DW, Settleman J, et al. Epidermal growth factor receptor mutations in lung cancer. Nat Rev Cancer 2007;7:169—81.

[32] Pao W, Girard N. New driver mutations in non-small-cell lung cancer. Lancet Oncol 2011;12:175—80.

[33] Wu JY, Wu SG, Yang CH, et al. Lung cancer with epidermal growth factor receptor exon 20 mutations is associated with poor gefitinib treatment response. Clin Cancer Res 2008;14:4877—82.

[34] Balak MN, Gong Y, Riely GJ, et al. Novel D761Y and common secondary T790M mutations in epidermal growth factor receptor-mutant lung adenocarcinomas with acquired resistance to kinase inhibitors. Clin Cancer Res 2006;12:6494—501.

[35] Stewart EL, Tan SZ, Liu G, et al. Known and putative mechanisms of resistance to EGFR targeted therapies in NSCLC patients with EGFR mutations—a review. Transl Lung Cancer Res 2015;4:67—81.

[36] Shiau CJ, Babwah JP, da Cunha Santos G, et al. Sample features associated with success rates in population-based EGFR mutation testing. J Thorac Oncol 2014;9:947—56.

[37] Tsao MS, Sakurada A, Cutz JC, et al. Erlotinib in lung cancer— molecular and clinical predictors of outcome. N Engl J Med 2005;353:133—44.

[38] Yatabe Y, Kosaka T, Takahasthi T, et al. EGFR mutation is specific for terminal respiratory unit type adenocarcinoma. Am J Surg Pathol 2005;29:633—9.

[39] Shiao TH, Chang YL, Yu CJ, et al. Epidermal growth factor receptor mutations in small cell lung cancer: a brief report. J Thorac Oncol 2011;6:195—8.

[40] Tatematsu A, Shimizu J, Murakami Y, et al. Epidermal growth factor receptor mutations in small cell lung cancer. Clin Cancer Res 2008;14:6092—6.

[41] Marchetti A, Martella C, Felicioni L, et al. EGFR mutations in non-small cell lung cancer: analysis of a large series of cases and development of a rapid and sensitive method for diagnostic screening with potential implications on pharmacologic treatment. J Clin Oncol 2005;23:857—65.

[42] Qiong Z, Na WY, Bo W, et al. Alterations of a spectrum of driver genes in female Chinese patients with advanced or metastatic squamous cell carcinoma of the lung. Lung Cancer 2015;87:117—21.

[43] Kenmotsu H, Serizawa M, Koh Y, et al. Prospective genetic profiling of squamous cell lung cancer and adenosquamous carcinoma in Japanese patients by multitarget assays. BMC Cancer 2014;14:786.

[44] Vincenten J, Smit EF, Vos W, et al. Negative NKX2-1 (TTF-1) as temporary surrogate marker for treatment selection during EGFR-mutation analysis in patients with non-small-cell lung cancer. J Thorac Oncol 2012;7:1522—7.

[45] Chung KP, Huang YT, Chang YL, et al. Clinical significance of thyroid transcription factor-1 in advanced lung adenocarcinoma under epidermal growth factor receptor tyrosine kinase inhibitor treatment. Chest 2012;141:420—8.

[46] Thunnissen E, Boers E, Heideman DA, et al. Correlation of immunohistochemical staining p63 and TTF-1 with EGFR and K-ras mutational spectrum and diagnostic reproducibility in non small cell lung carcinoma. Virchows Arch 2012; 461:629—38.

[47] Pao W, Miller VA, Politi KA, et al. Acquired resistance of lung adenocarcinoma to gefitinib or erlotinib is associated with a second mutation in the EGFR kinase domain. PLoS Med 2005;2: e73.

[48] Oxnard GR, Arcila ME, Sima CS, et al. Acquired resistance to EGFR tyrosine kinase inhibitors in EGFR-mutant lung cancer: distinct natural history of patients with tumors harboring the T790M mutation. Clin Cancer Res 2011;17: 1616—22.

[49] Yoshikawa S, Kukimoto-Niino M, Parker L, et al. Structural basis for the altered drug sensitivities of the non-small cell lung cancer-associated mutants of human epidermal growth factor receptor. Oncogene 2013;32:27—38.

[50] Jänne PA, Yang JC, Kim DW, et al. AZD9291 in EGFR inhibitor-resistant non-small-cell lung cancer. N Engl J Med 2015;372:1689—99.

[51] Kim DW, Lee DH, Kang JH, et al. Clinical activity and safety of HM61713, an EGFR-mutant selective inhibitor, in advanced non-small cell lung cancer (NSCLC) patients (pts) with EGFR mutations who had received EGFR tyrosine kinase inhibitors (TKIs). J Clin Oncol 2014;32 Abstract 8009

[52] Sequist LV, Soria JC, Goldman JW, et al. Rociletinib in EGFR-mutated non-small-cell lung cancer. N Engl J Med. 2015;372:1700—9.

[53] Engelman JA, Zejnullahu K, Mitsudomi T, et al. MET amplification leads to gefitinib resistance in lung cancer by activating ERBB3 signaling. Science 2007;316:1039—43.

[54] Brugger W, Thomas M. EGFR-TKI resistant non-small cell lung cancer (NSCLC): new developments and implications for future treatment. Lung Cancer 2012;77:2—8.

[55] Soh J, Okumura N, Lockwood WW, et al. Oncogene mutations, copy number gains, and mutant allele specific imbalance (MASI) frequently occur together in tumor cells. PLoS One 2009;4:e7464.

[56] Shaw AT, Engelman JA. ALK in lung cancer: past, present, and future. J Clin Oncol 2013;31:1105—11.

[57] Choi YL, Takeuchi K, Soda M, et al. Identification of novel isoforms of the EML4-ALK transforming gene in non-small cell lung cancer. Cancer Res 2008;68:4971—6.

[58] Perner S, Wagner PL, Demichelis F, et al. EML4-ALK fusion lung cancer: a rare acquired event. Neoplasia 2008;10: 298—302.

[59] Takeuchi K, Choi YL, Togashi Y, et al. KIF5B-ALK, a novel fusion oncokinase identified by an immunohistochemistry-based diagnostic system for ALK-positive lung cancer. Clin Cancer Res 2009;15:3143—9.

[60] Rikova K, Guo A, Zeng Q, et al. Global survey of phophotyrosine signaling identifies oncogenic kinases in lung cancer. Cell 2007;131:1190—203.

[61] Shaw AT, Yeap BY, Mino-Kenudson M, et al. Clinical features and outcome of patients with non-small-cell lung cancer who harbor EML4-ALK. J Clin Oncol 2009;27:4247—53.

[62] Wong DW, Leung EL, So KK, et al. The EML4-ALK fusion gene is involved in various histologic types of lung cancers from non-smokers with wild-type EGFR and KRAS. Cancer 2009;115:1723—33.

[63] McDermott U, Iafrate AJ, Gray NS, et al. Genomic alterations of anaplastic lymphoma kinase may sensitize tumors to anaplastic lymphoma kinase inhibitors. Cancer Res 2008;68:3389—95.

[64] Choi YL, Soda M, Yamashita Y, et al. EML4-ALK mutations in lung cancer that confer resistance to ALK inhibitors. N Engl J Med 2010;363:1734—9.

[65] Katayama R, Khan TM, Benes C, et al. Therapeutic strategies to overcome crizotinib resistance in non-small cell lung cancers harboring the fusion oncogene EML4-ALK. Proc Natl Acad Sci USA 2011;108:7535—40.

[66] Kataama R, Shaw AT, Khan TM, et al. Mechanisms of acquired crizotinib resistance in ALK-rearranged lung cancers. Sci Transl Med 2012;4:120ra17.

[67] Camidge DR, Doebele RC. Treating ALK-positive lung cancer— early successes and future challenges. Nat Rev Clin Oncol 2012;9:268—77.

[68] Doebele RC, Pilling AB, Aisner DL, et al. Mechanisms of resistance to crizotinib in patients with ALK gene rearranged non-small cell lung cancer. Clin Cancer Res 2012;18:1472—82.

[69] Heuckmann JM, Hölzel M, Sos ML, et al. ALK mutations conferring differential resistance to structurally diverse ALK inhibitors. Clin Cancer Res 2011;17:7394—401.

[70] Friboulet L, Li N, Katayama R, et al. The ALK inhibitor ceritinib overcomes crizotinib resistance in non-small cell lung cancer.

Cancer Discov 2014;4:662—73.

[71] Sasaki T, Koivunen J, Ogino A, et al. A novel ALK secondary mutation and EGFR signaling cause resistance to ALK kinase inhibitors. Cancer Res 2011;71:6051—60.

[72] Vincent MD, Kuruvilla MS, Leighl NB, et al. Biomarkers that currently affect clinical practice: EGFR, ALK, MET, KRAS. Curr Oncol 2012;19:S33—44.

[73] Raparia K, Villa C, DeCamp MM, et al. Molecular profiling in non-small cell lung cancer—a step toward personalized medicine. Arch Pathol Lab Med 2013;137:481—91.

[74] Shepherd FA, Domerg C, Hainaut P, et al. Pooled analysis of the prognostic and predictive effects of KRAS mutation status and KRAS mutation subtype in early-staged resected non-small-cell lung cancer in four trials of adjuvant chemotherapy. J Clin Oncol 2013;31:2173—81.

[75] Martin P, Leighl NB, Tsao M-S, et al. KRAS mutations as prognostic and predictive markers in non-small cell lung cancer. J Thorac Oncol 2013;8:530—42.

[76] Yoshida A, Kohno T, Tsuta K, et al. ROS1-rearranged lung cancer: a clinicopathologic and molecular study of 15 surgical cases. Am J Surg Pathol 2013;37:554—62.

[77] Bergethon K, Shaw AT, Ou SH, et al. ROS1 rearrangements define a unique molecular class of lung cancers. J Clin Oncol 2012;30:863—70.

[78] Davies KD, Le AT, Theodoro MF, et al. Identifying and targeting ROS1 gene fusions in non-small cell lung cancer. Clin Cancer Res 2012;18:4570—9.

[79] Shaw AT, Ou SH, Bang YJ, et al. Crizotinib in ROS1-rearranged non-small cell lung cancer. N Eng J Med 2014;371:1963—71.

[80] Awad MM, Katayama R, McTigue M, et al. Acquired resistance to crizotinib from a mutation in CD74-ROS1. N Engl J Med 2013;368:2395—401.

[81] Marchetti A, Felicioni L, Malatesta S, et al. Clinical features and outcome of patients with non—small-cell lung cancer harboring BRAF mutations. J Clin Oncol 2011;29:3574—9.

[82] Paik PK, Arcila ME, Fara M, et al. Clinical characteristics of patients with lung adenocarcinomas harboring BRAF mutations. J Clin Oncol 2011;29:2046—51.

[83] Sasaki H, Kawano O, Endo K, et al. Uncommon V599E BRAF mutations in Japanese patients with lung cancer. J Surg Res 2006;133:203—6.

[84] Peters S, Michielin O, Zimmermann S. Dramatic response induced by vemurafenib in a BRAF V600E-mutated lung adenocarcinoma. J Clin Oncol 2013;31:e341—4.

[85] Trejo CL, Juan J, Vicent S, et al. MEK1/2 inhibition elicits regression of autochthonous lung tumors induced by KRASG12D or BRAFV600E. Cancer Res 2012;72:3048—59.

[86] Zhu CQ, da Cunha Santos G, Ding K, et al. Role of KRAS and EGFR as biomarkers of response to erlotinib in National Cancer Institute of Canada Clinical Trials Group Study BR.21. J Clin Oncol 2008;26:4268—75.

[87] Jänne PA, Borras AM, Kuang Y, et al. A rapid and sensitive enzymatic method for epidermal growth factor receptor mutation screening. Clin Cancer Res 2006;12:751—8.

[88] Liu X, Lu Y, Zhu G, et al. The diagnostic accuracy of pleural effusion and plasma samples versus tumor tissue for detection of EGFR mutation in patients with advanced non-small cell lung cancer: comparison of methodologies. J Clin Pathol 2013;66:1065—9.

[89] Srinivasan M, Sedmak D, Jewell S. Effect of fixatives and tissue processing on the content and integrity of nucleic acids. Am J Pathol 2002;161:1961—71.

[90] Akbari M, Hansen MD, Halgunset J, et al. Low copy number DNA template can render polymerase chain reaction error prone in a sequence-dependent manner. J Mol Diagn 2005;7:36—9.

[91] Williams C, Ponten F, Moberg C, et al. A high frequency of sequence alterations is due to formalin fixation of archival specimens. Am J Pathol 1999;155:1467—71.

[92] Marchetti A, Felicioni L, Buttitta F. Assessing EGFR mutations. N Engl J Med 2006;354:526—7.

[93] Metzker ML. Sequencing technologies—the next generation. Nat Rev Genet 2010;11:31—46.

[94] Altimari A, de Biase D, De Maglio G, et al. 454 next generation-sequencing outperforms allele-specific PCR, Sanger sequencing, and pyrosequencing for routine KRAS mutation analysis of formalin-fixed, paraffin-embedded samples. Onco Targets Ther 2013;6:1057—64.

[95] Tuononen K, Mäki-Nevala S, Sarhadi VK, et al. Comparison of targeted next-generation sequencing (NGS) and real-time PCR in the detection of EGFR, KRAS, and BRAF mutations on formalin-fixed, paraffin-embedded tumor material of non-small cell lung carcinoma-superiority of NGS. Genes Chromosomes Cancer 2013;52:503—11.

[96] Querings S, Altmüller J, Ansén S, et al. Benchmarking of mutation diagnostics in clinical lung cancer specimens. PLoS One 2011;6:e19601.

[97] Moskalev EA, Stöhr R, Rieker R, et al. Increased detection rates of EGFR and KRAS mutations in NSCLC specimens with low tumour cell content by 454 deep sequencing. Virchows Arch 2013;462:409—19.

[98] Marchetti A, Del Grammastro M, Filice G, et al. Complex mutations & subpopulations of deletions at exon 19 of EGFR in NSCLC revealed by next generation sequencing: potential clinical implications. PLoS One 2012;7:e42164.

[99] Buttitta F, Felicioni L, Del Grammastro M, et al. Effective assessment of EGFR mutation status in bronchoalveolar lavage and pleural fluids by next-generation sequencing. Clin Cancer Res 2013;19:691—8.

[100] de Biase D, Visani M, Malapelle U, et al. Next-generation sequencing of lung cancer EGFR exons 18-21 allows effective molecular diagnosis of small routine samples (cytology and biopsy). PLoS One 2013;8(12):e83607.

[101] Warth A, Penzel R, Brandt R, et al. Optimized algorithm for Sanger sequencing-based EGFR mutation analyses in NSCLC biopsies. Virchows Arch 2012;460:407—14.

[102] Margulies M, Egholm M, Altman WE, et al. Genome sequencing in microfabricated high-density picolitre reactors. Nature 2005;437:376—80.

[103] MacConaill LE. Existing and emerging technologies for tumor genomic profiling. J Clin Oncol 2013;31:1815—24.

[104] Pan Q, Pao W, Ladanyi M. Rapid polymerase chain reaction-based detection of epidermal growth factor receptor gene mutations in lung adenocarcinomas. J Mol Diagn 2005;7:396—403.

[105] Kamel-Reid S, Chong G, Ionescu DN, et al. EGFR tyrosine kinase mutation testing in the treatment of non-small-cell lung cancer. Curr Oncol 2012;19:e67—74.

[106] Molina-Vila MA, Bertran-Alamillo J, Reguart N, et al. A sensitive method for detecting EGFR mutations in non-small cell lung cancer samples with few tumor cells. J Thorac Oncol 2008;3:1224—35.

[107] Yatabe Y, Hida T, Horio Y, et al. A rapid sensitive assay to detect EGFR mutation in small biopsy specimens from lung cancer. J Mol Diagn 2006;8:335—41.

[108] Kawada I, Soejima K, Watanabe H, et al. An alternative method for screening EGFR mutation using RFLP in non-small cell lung cancer patients. J Thorac Oncol 2008;3:1096—103.

[109] Do H, Krypuy M, Mitchell PL, et al. High resolution melting analysis for rapid and sensitive EGFR and KRAS mutation detection in formalin fixed paraffin embedded biopsies. BMC Cancer 2008;8:142.

[110] Sueoka N, Sato A, Eguchi H, et al. Mutation profile of EGFR gene detected by denaturing high-performance liquid chromatography in Japanese lung cancer patients. J Cancer Res Clin Oncol 2007;133:93—102.

[111] Fukui T, Ohe Y, Tsuta K, et al. Prospective study of the accuracy of EGFR mutational analysis by high-resolution melting analysis in small samples obtained from patients with non-small cell lung cancer. Clin Cancer Res 2008;14:4751—7.

[112] Yu J, Kane S, Wu J, et al. Mutation-specific antibodies for the detection of EGFR mutations in non-small-cell lung cancer. Clin Cancer Res 2009;15:3023—8.

[113] Kato Y, Peled N, Wynes MW, et al. Novel epidermal growth factor receptor mutation-specific antibodies for non-small cell lung cancer: immunohistochemistry as a possible screening method for epidermal growth factor receptor mutations. J Thorac Oncol 2010;5:1551—8.

[114] Kozu Y, Tsuta K, Kohno T, et al. The usefulness of mutation-specific antibodies in detecting epidermal growth factor receptor mutations and in predicting response to tyrosine kinase inhibitor therapy in lung adenocarcinoma. Lung Cancer 2011;73:45–50.

[115] Allo G, Bandarchi B, Yanagawa N, et al. Epidermal growth factor receptor mutation-specific immunohistochemical antibodies in lung adenocarcinoma. Histopathology 2014;64:826–39.

[116] Camidge DR, Kono SA, Flacco A, et al. Optimizing the detection of lung cancer patients harboring anaplastic lymphoma kinase (ALK) gene rearrangements potentially suitable for ALK inhibitor treatment. Clin Cancer Res 2010;16:5581–90.

[117] Tsao MS, Hirsch FR, Yatabe Y, editors. IASLC ATLAS of ALK testing in lung cancer. International Association for the Study of Lung Cancer (IASLC) Press; 2013.

[118] Cutz JC, Craddock KJ, Torlakovic E, et al. Canadian anaplastic lymphoma kinase study: a model for multicenter standardization and optimization of ALK testing in lung cancer. J Thorac Oncol 2014;9:1255–63.

[119] Wynes MW, Sholl LM, Dietel M, et al. An international interpretation study using the ALK IHC antibody D5F3 and a sensitive detection kit demonstrates high concordance between ALK IHC and ALK FISH and between evaluators. J Thorac Oncol 2014;9:631–8.

[120] Mino-Kenudson M, Chirieac LR, Law K, et al. A novel, highlight sensitive antibody allows for the courtine detection of ALK-rearranged lung adenocarcinomas by standard immunohistochemistry. Clin Cancer Res 2010;16:1561–71.

[121] Schrump DS, Altorki NK, Hencheke CL, et al. Non-small cell lung cancer. In: DeVita VT, Hellman S, Rosenberg SA, editors. Cancer: principles and practices. Philadelphia, PA: Lippincott Williams & Wilkins; 2005. p. 753–810.

[122] Rivera MP, Mehta AC. Initial diagnosis of lung cancer: ACCP evidence-based clinical practice guidelines (ed 2). Chest. 2007;132:S131–48.

[123] da Cunha Santos G, Shepherd FA, Tsao MS. EGFR mutations and lung cancer. Annu Rev Pathol. 2011;6:49–69.

[124] Ellis PM, Verma S, Sehdev S, et al. Challenges to implementation of an epidermal growth factor receptor testing strategy for non-small-cell lung cancer in a publicly funded health system. J Thorac Oncol 2013;8:1136–41.

[125] Kim L, Tsao MS. Tumor tissue sampling for lung cancer management in the era of personalised therapy: what is good enough for molecular testing? Eur Resp J 2014;44:1011–22.

[126] Pirker R, Herth FJ, Kerr KM, et al. Consensus for EGFR mutation testing in non-small cell lung cancer: results from a European workshop. J Thorac Oncol 2010;5:1706–13.

[127] Savic S, Tapia C, Grilli B, et al. Comprehensive epidermal growth factor receptor gene analysis from cytological specimens of non-small-cell lung cancers. Br J Cancer 2008;98:154–60.

[128] Salto-Tellez M, Tsao MS, Shih JY, et al. Clinical and testing protocols for the analysis of epidermal growth factor receptor mutations in East Asian patients with non-small cell lung cancer: a combined clinical-molecular pathological approach. J Thorac Oncol 2011;6:1663–9.

[129] Hagiwara K, Kobayashi K. Importance of the cytological samples for the epidermal growth factor receptor gene mutation test for non-small cell lung cancer. Cancer Sci 2013;104:291–7.

[130] Hlinkova K, Babal P, Berzinec P, et al. Evaluation of 2-year experience with EGFR mutation analysis of small diagnostic samples. Diagn Mol Pathol 2013;22:70–5.

[131] Billah S, Stewart J, Staerkel G, et al. EGFR and KRAS mutations in lung carcinoma: molecular testing by using cytology specimens. Cancer Cytopathol 2011;119:111–17.

[132] Chowdhuri SR, Xi L, Pham TH-T, et al. EGFR and KRAS mutation analysis in cytologic samples of lung adenocarcinoma enabled by laser capture microdissection. Mod Pathol 2012;25:548–55.

[133] Gillespie JW, Best CJ, Bichsel VE, et al. Evaluation of non-formalin tissue fixation for molecular profiling studies. Am J Pathol 2002;160:449–57.

[134] Wilson IG. Inhibition and facilitation of nucleic acid amplification. Appl Environ Microbiol 1997;63:3741–51.

[135] Munfus-McCray D, Harada S, Adams C, et al. EGFR and KRAS mutations in metastatic lung adenocarcinoma. Hum Pathol 2011;42:1447–53.

[136] Han H-S, Eom D-W, Kim JH, et al. EGFR mutation status in primary lung adenocarcinomas and corresponding metastatic lesions: discordance in pleural metastases. Clin Lung Cancer 2011;12:380–6.

[137] Arai J, Tsuchiya T, Oikawa M, et al. Clinical and molecular analysis of synchronous double lung cancers. Lung Cancer 2012;77:281–7.

[138] Sakurada A, Lara-Guerra H, Liu N, et al. Tissue heterogeneity of EGFR mutation in lung adenocarcinoma. J Thorac Oncol 2008;3:527–9.

[139] Han HS, Lim SN, An JY, et al. Detection of EGFR mutation status in lung adenocarcinoma specimens with different proportions of tumor cells using two methods of differential sensitivity. J Thorac Oncol 2012;7:355–64.

[140] Taniguchi K, Okami J, Kodama K, et al. Intratumor heterogeneity of epidermal growth factor receptor mutations in lung cancer and its correlation to the response to gefitinib. Cancer Sci 2008;99:929–35.

[141] Bai H, Wang Z, Wang Y, et al. Detection and clinical significance of intratumoral EGFR mutational heterogeneity in Chinese patients with advanced non-small cell lung cancer. PLoS One 2013;8:e54170.

[142] Cristofanilli M, Budd GT, Ellis MJ, et al. Circulating tumour cells, disease progression, and survival in metastatic breast cancer. N Engl J Med 2004;351:781–91.

[143] Pachmann K, Camara O, Kavallaris A, et al. Monitoring the response of circulating epithelial tumour cells to adjuvant chemotherapy in breast cancer allows detection of patients at risk of early relapse. J Clin Oncol. 2008;26:1208–15.

[144] Hosokawa M, Kenmotsu H, Koh Y, et al. Size-based isolation of circulating tumor cells in lung cancer patients using a microcavity array system. PLoS One 2013;8(6):e67466.

[145] Krebs MG, Hou JM, Sloane R, et al. Analysis of circulating tumor cells in patients with non-small cell lung cancer using epithelial marker-dependent and-independent approaches. J Thorac Oncol 2012;7:306–15.

[146] Punnoose EA, Atwal S, Liu W, et al. Evaluation of circulating tumour cells and circulating tumour DNA in non–small cell lung cancer: association with clinical endpoints in a phase II clinical trial of pertuzumab and erlotinib. Clin Cancer Res 2012;18:2391–401.

[147] Costa DB. Identification of somatic genomic alteration in circulating tumors cells: Another step forward in non-small-cell lung cancer? J Clin Oncol 2013;31:2236–9.

[148] Maheswaran S, Sequist LV, Nagrath S, et al. Detection of mutations in EGFR in circulating lung cancer cells. N Engl J Med 2008;359:366–77.

[149] Pailler E, Adam J, Barthélémy A, et al. Detection of circulating tumour cells harboring a unique ALK rearrangement in ALK-positive non-small-cell lung cancer. J Clin Oncol 2013;31:2273–81.

[150] Diehl F, Li M, Dressman D, et al. Detection and quantification of mutations in the plasma of patients with colorectal tumors. Proc Natl Acad Sci USA. 2005;102:16368–73.

[151] Diehl F, Schmidt K, Choti MA, et al. Circulating mutant DNA to assess tumor dynamics. Nat Med 2008;14:985–90.

[152] Gormally E, Caboux E, Vineis P, et al. Circulating free DNA in plasma or serum as biomarker of carcinogenesis: practical aspects and biological significance. Mutat Res 2007;635:105–17.

[153] Schwarzenbach H, Hoon DS, Pantel K. Cell-free nucleic acids as biomarkers in cancer patients. Nat Rev Cancer 2011;11:426–37.

[154] Bettegowda C, Sausen M, Leary RJ, et al. Detection of circulating tumor DNA in early- and late-stage human malignancies. Sci Transl Med 2014;6:224ra24.

[155] Forshew T, Murtaza M, Parkinson C, et al. Noninvasive identification and monitoring cancer mutations by targeted deep

sequencing of plasma DNA. Sci Transl Med 2012;4:136ra68.

[156] Newman AM, Bratman SV, To J, et al. An ultrasensitive method for quantitating circulating tumor DNA with broad patient coverage. Nat Med 2014;20:548−54.

[157] Oxnard GR, Paweletz CP, Kuang Y, et al. Noninvasive detection of response and resistance in EGFR-mutant lung cancer using quantitative next-generation genotyping of cell-free plasma DNA. Clin Cancer Res 2014;20:1698−705.

[158] Sordella R, Bell DW, Haber DA, et al. Gefitinib-sensitizing EGFR mutation in lung cancer activated anti-apoptotic pathways. Science 2004;305:1163−7.

[159] Pirker R, Pereira JR, von Pawel J, et al. EGFR expression as a predictor of survival for first-line chemotherapy plus cetuximab in patients with advanced non-small-cell lung cancer: analysis of data from the phase 3 FLEX study. Lancet Oncol 2012;13:33−42.

[160] Kwak EL, Sordella R, Bell DW, et al. Irreverisble inhibitors of the EGF receptor may circumvent acquired resistance to gefitinib. Proc Natl Acad Sci USA 2005;102:7665−70.

[161] Godin-Heymann N, Ulkus L, Brannigan BW, et al. The T790M "gatekeeper" mutation in EGFR mediates resistance to low concentrations of an irreversible EGFR inhibitor. Mol Cancer Ther 2008;7:874−9.

[162] Sequist LV. Second-generation epidermal growth factor receptor tyrosine kinase inhibitors in non-small cell lung cancer. Oncologist. 2007;12:325−30.

[163] Miller VA, Hirsh V, Cadranel J, et al. Afatinib versus placebo for patients with advanced, metastatic non-small-cell lung cancer after failure of erlotinib, gefitinib, or both, and one or two lines of chemotherapy (LUXLung 1): a phase 2b/3 randomised trial. Lancet Oncol. 2012;13:528−38.

[164] Katakami N, Atagi S, Goto K, et al. LUX-Lung 4: a phase II trial of afatinib in patients with advanced non-small-cell lung cancer who progressed during prior treatment with erlotinib, gefitinib, or both. J Clin Oncol. 2013;31:3335−41.

[165] Schuler MH, Yang CH, Park K, et al. Continuation of afatinib beyond progression: results of a randomized, open-label, phase III trial of afatinib plus paclitaxel (P) versus investigator's choice chemotherapy (CT) in patients (pts) with metastatic non-small cell lung cancer (NSCLC) progressed on erlotinib/gefitinib (E/G) and afatinib—LUX-Lung 5 (LL5). J Clin Oncol 2014;32 Abstract 8019

[166] Yang JC, Wu Y-L, Schuler M, et al. Afatinib versus cisplatin-based chemotherapy for EGFR mutation-positive lung adenocarcinoma (LUX-Lung 3 and LUX-Lung 6): analysis of overall survival data from two randomised, phase 3 trials. Lancet Oncol 2015;16:141−51.

[167] Janjigian YY, Smit EF, Groen HJ, et al. Dual inhibition of EGFR with afatinib and cetuximab in kinase inhibitor-resistant EGFR-mutant lung cancer with and without T790M mutations. Cancer Discov 2014;4:1036−45.

[168] Wu YL, Zhou C, Hu CP, et al. Afatinib versus cisplatin plus gemcitabine for first-line treatment of Asian patients with advanced non-small-cell lung cancer harbouring EGFR mutations (LUX-Lung 6): an open-label, randomised phase 3 trial. Lancet Oncol 2014;15:213−22.

[169] Yang JC, Shih JY, Su WC, et al. Afatinib for patients with lung adenocarcinoma and epidermal growth factor receptor mutations (LUX-Lung 2): a phase 2 trial. Lancet Oncol 2012;13:539−48.

[170] Reckamp KL, Giaccone G, Camidge DR, et al. A phase 2 trial of dacomitinib (PF-00299804), an oral, irreversible pan-HER (human epidermal growth factor receptor) inhibitor, in patients with advanced non-small cell lung cancer after failure of prior chemotherapy and erlotinib. Cancer 2014;120:1145−54.

[171] Ellis PM, Shepherd FA, Millward M, et al. Dacomitinib compared with placebo in pretreated patients with advanced or metastatic non-small-cell lung cancer (NCIC CTG BR.26): a

double-blind, randomised, phase 3 trial. Lancet Oncol 2014;15:1379−88.

[172] Ramalingam SS, Jänne PA, Mok T, et al. Dacomitinib versus erlotinib in patients with advanced-stage, previously treated non-small-cell lung cancer (ARCHER 1009): a randomised, double-blind, phase 3 trial. Lancet Oncol 2014;15:1369−78.

[173] Jänne PA, Ou SH, Kim DW, et al. Dacomitinib as first-line treatment in patients with clinically or molecularly selected advanced non-small-cell lung cancer: a multicentre, open-label, phase 2 trial. Lancet Oncol 2014;15:1433−14141.

[174] Mok T, Nakagawa K, Rosell R, et al. Phase III randomized open label study (ARCHER 1050) of first-line dacomitinib versus gefitinib for advanced non-small cell lung cancer (NSCLC) in patients with epidermal growth factor receptor activating mutation(s). J Clin Oncol 2013;31:TPS8123.

[175] Cross DA, Ashton SE, Ghiorghiu S, et al. AZD9291, an irreversible EGFR TKI, overcomes T790M-mediated resistance to EGFR inhibitors in lung cancer. Cancer Discov 2014;4:1046−61.

[176] Wheeler DL, Dunn EF, Harari PM. Understanding resistance to EGFR inhibitors—impact on future treatment strategies. Nat Rev Clin Oncol. 2010;7:493−501.

[177] Cui JJ, Tran-Dubé M, Shen H, et al. Structure based drug design of crizotinib (PF-02341066), a potent and selective dual inhibitor of mesenchymal epithelial transition factor (c-MET) kinase and anaplastic lymphoma kinase (ALK). J Med Chem 2011;54:6342−63.

[178] Camidge DR, Bang YJ, Kwak EL, et al. Activity and safety of crizotinib in patients with ALK-positive non-small-cell lung cancer: updated results from phase 1 study. Lancet Oncol 2012;13:1011−19.

[179] Kim D-W, Ahn M-J, Shi Y, et al. Results of a global phase II study with crizotinib in advanced ALK-positive non-small cell lung cancer. J Clin Oncol 2012;30:488s.

[180] Shaw AT, Kim DW, Nakagawa K, et al. Crizotinib versus chemotherapy in advanced ALK-positive lung cancer. N Engl J Med 2013;368:2385−94.

[181] Solomon BJ, Mok T, Kim DW, et al. First-line crizotinib versus chemotherapy in ALK-positive lung cancer: results of a phase III study (PROFILE 1014). N Engl J Med 2014;371:2167−77.

[182] Shaw AT, Kim DW, Mehra R, et al. Ceritinib in ALK-rearranged non-small-cell lung cancer. N Engl J Med 2014;370:1189−97.

[183] Seto T, Kiura K, Nishio M, et al. CH5424802 (RO5424802) for patients with ALK-rearranged advanced non-small-cell lung cancer (AF-001JP study): a single-arm, open-label, phase 1−2 study. Lancet Oncol 2013;14:590−8.

[184] Gadgeel SM, Gandhi L, Riely GJ, et al. Safety and activity of alectinib against systemic disease and brain metastases in patients with crizotinib-resistant ALK-rearranged non-small-cell lung cancer (AF-002JG): results from the dose-finding portion of a phase 1/2 study. Lancet Oncol 2014;15:1119−28.

[185] Gettinger SN, Bazhenova L, Salgia R, et al. ALK inhibitor AP26113 in patients with advanced malignancies, including ALK + non-small cell lung cancer (NSCLC): updated efficacy and safety data. Ann Oncol 2014;25:1292.

[186] Lee JO, Kim TM, Lee SH, et al. Anaplastic lymphoma kinase translocation: a predictive biomarker of pemetrexed in patients with non-small cell lung cancer. J Thorac Oncol 2011;6:1474−80.

[187] Felip E, Carcereny E, Barlesi F, et al. Phase II activity of the Hsp90 inhibitor AUY922 in patients with ALK-rearranged (ALK +) or EGFR-mutated advanced non-small cell lung cancer. Ann Oncol 2012;23:438.

[188] Jänne PA, Shaw AT, Pereira JR, et al. Selumetinib plus docetaxel for KRAS-mutant advanced non-small-cell lung cancer: a randomised, multicentre, placebo-controlled, phase 2 study. Lancet Oncol 2013;14:38−47.

24

结直肠癌的分子检测

J.S. Thomas 和 Chanjuan Shi

Department of Pathology, Microbiology, and Immunology,
Vanderbilt University Medical Center, Nashville, TN, United States

前言

结直肠癌是全球最常被诊断的恶性肿瘤之一，并持续成为影响全球公共卫生的主要问题。尽管结直肠癌的检测和治疗仍在持续发展，但美国结直肠癌的发生率和肿瘤致死率仍居第三位[1-2]。结直肠癌可为散发性或家族性/遗传性，长期以来被认为是具有共同致病因素、临床特征及预后的单一疾病过程。结直肠癌发生的经典基因模式是经腺瘤到腺癌的演变[3]，该模式显示了结直肠细胞的癌变是结直肠癌黏膜细胞内的多种癌基因、抑癌基因突变积累的多步骤过程。然而，近年来随着分子检测技术的发展与应用，同时结合对结直肠癌早期病灶及疾病遗传模式的全面分析，现已明确结直肠癌是一种由基因以及表观遗传改变不断积累导致的复杂的异质性疾病[4]。基于结直肠癌发生过程中全球不同的分子事件，目前存在的三种不同的分子途径均能导致结直肠癌的发生发展：①传统肿瘤抑制通路或染色体不稳定性（chromosomal instability, CIN）通路；②锯齿状病变通路或者 CpG 岛甲基化修饰（CpG island methylator phenotype, CIMP）；③微卫星不稳定性（microsatellite instability, MSI）通路[3,5-7]。在结直肠癌中，同一分子途径可以出现不同的基因突变或改变。综合外显子测序研究显示每个结直肠癌病例平均具有 76 种基因突变[8]，导致疾病复杂性增加。

近年来，分子诊断在结直肠癌的诊断和管理中的作用越来越重要。结直肠癌患者复发及随后死亡的风险与初诊时疾病的分期密切相关[9]。因此，我们目前正致力于研究特定的分子改变和分子标志物以支持早期诊断并制定有效的治疗方案。目前，在结直肠癌中与标准治疗相关的分子检测包括：识别遗传性结直肠癌综合征，检测相关分子生物标记以预测患者的预后及抗表皮生长因子受体（EGFR）治疗的疗效，同时检测 MSI 状态。随着肿瘤个体化用药的持续发展，更多的分子检测将会被推荐用于结直肠癌患者的临床决策中。

结直肠癌的遗传学途径

传统肿瘤抑制通路或 CIN 通路

CIN 是结直肠癌中最常见的基因不稳定类型。CIN 表现为大部分或全部染色体的快速获得或丢失，通常导致大量染色体或核型异常[10,11]。CIN 常导致高频率的异倍体（染色体数目的不平衡）、基因组扩增和杂合性缺失[10]。约 60% 结直肠癌的发生发展依赖传统肿瘤抑制通路，其中包括家族性腺瘤性息肉病（familial adenomatous polyposis, FAP）导致的结直肠癌[12]。无论肿瘤的分期和治疗方式如何，由 CIN 引起的结直肠癌预后都较差[13,14]。

在 CIN 肿瘤中，特定癌基因与肿瘤抑制基因的突变积累和总染色体异常导致了几年甚至几十年内结直肠癌发生发展的通路活化。传统肿瘤抑制通路或 CIN 通路由腺瘤性结肠息肉病基因 APC（adenomatous polyposis coli）、β- 连环蛋白、Wnt 信号通路失活引发，典型的一个例子是肿瘤抑制基因 APC 的一个拷贝突变。随后发生的二次事件使等位基因缺失或额外突变导致 APC 第二个等位基因失活。APC 基因的这些改变导致了异常隐窝腺体和早期腺瘤的不典型增生。其他遗传事件的连续累积促进了结直肠癌的发展和演进,其中包括癌基因 K-RAS 和抑癌基因 DCC、SMAD4 和 TP53 的突变。

MSI 通路

约 15% 的结直肠癌存在 MSI[15]。微卫星是 DNA 短串联重复序列,长度为 1~6 个碱基,且广泛分布于人类基因组中[16]。微卫星更容易发生突变累积,主要原因是 DNA 聚合酶与微卫星序列模式的无效结合[17]。错配修复(mismatch repair, MMR)系统主要由五个基因(MSH2, MLH1, MSH3, MSH6 和 PSM2)组成,这五个基因编码的蛋白对修复 DNA 聚合酶错过的 DNA 序列错配失误以及保持基因组的完整性都非常重要[16]。由于微卫星位于调节细胞生长和凋亡的关键基因编码区中,错配修复功能的丧失可能使这些编码区扩增或缩短从而导致移码突变并能营造细胞无限增殖及肿瘤发生的环境[18]。例如,据报道 90% 伴 MSI 的结直肠癌具有 TGF-βRII 基因的移码突变[19]。MMR 系统的失活可以由 MMR 基 因(MSH2, MLH1, MSH6 和 PSM2)的 胚系突变引起,如 Lynch 综合征(遗传性非息肉病性结直肠癌, hereditary nonpolyposis colorectal cancer, HNPCC)、散发性 MSI 结直肠癌中 MLH1 的异常甲基化[9,13]。MSH3 和 MSH6 这两个 MMR 基因本身就包含微卫星编码区域,该区域在高水平 MSI(MSI-high, MSI-H)的 CRC 中可能出现突变[12]。与微卫星稳定(microsatellite-stable, MSS)的 CRC 相比,在所有疾病阶段中 MSI 相关的 CRC 显示出更好的预后,尽管它们对一些化疗方案具有抗性[4,16]。

锯齿状病变通路或 CIMP 通路

DNA 甲基化是调节基因表达的表观遗传学修饰,在正常胚胎发育、X 染色体功能失活以及基因组印迹中有着重要地位[20,21]。正常哺乳动物基因组在非启动子区域具有甲基化的 CpG 岛。然而,在正常细胞中约半数 CpG 岛位于转录起始位点周围的启动子区域且未发生甲基化[21,22]。在转录激活因子存在的情况下,这些包含未甲基化 CpG 岛的基因将进行正常转录。CIMP 通路是指发生在肿瘤抑制基因启动子区域的广泛 CpG 岛甲基化[13]。在癌细胞中,这些启动子区域的 CpG 岛超甲基化导致肿瘤抑制基因的转录沉默和基因功能丧失,从而导致肿瘤进展[16]。约 35% 结直肠癌存在 CpG 岛甲基化表型(CpG island methylator phenotype, CIMP+)。

通过 CIMP 途径产生的肿瘤从无蒂锯齿状腺瘤(sessile serrated adenomas, SSA)开始发展,该腺瘤通常包含 BRAF 基因的活化突变[23,24](图 24.1)。SSA 更容易使富含 CpG 岛的一系列基因发生启动子区域的超甲基化。根据超甲基化沉默的基因,可以将发生的肿瘤分为微卫星稳定型(约占 60%CIMP 阳性结直肠癌)或 MSI-H(约占 40%CIMP 阳性结直肠癌)。大多数散发性 MSI-H CRC 由 hMLH1 基因启动子的 CpG 岛超甲基化引起的表观沉默导致。研究表明, SSA 中 hMLH1 蛋白功能的丧失会导致其他基因的突变快速累积,如转化生长因子 -β(transforming growth factor-β, TGFβ)和 BAX,从而促使肿瘤进展[12]。hMLH1 高甲基化 SSA 的形态学特征是细胞发育不良,然后恶性转化快速发展。除 hMLH1 外, CpG 岛超甲基化也可发生在其他肿瘤抑制基因中,从而导致 CIMP+MSS 结直肠癌。

遗传性结直肠癌综合征

几种遗传性结肠癌和息肉病综合征的特征是其与结直肠癌发生的高风险相关。总的来说,这些综合征所引起的结直肠癌所占的比例少于 10%。遗传性结直肠癌综合征的分类主要基于是否将结肠息肉作为主要疾病特征和是否存在已知的致病性基因突变,详见表 24.1[25,26]。

Lynch 综合征

Lynch 综合征是最常见的遗传性结直肠癌综合征,占所有 CRC 的 2%~7%[7,27]。它是常染色体显性遗传病,使结直肠癌、子宫内膜癌和其他肿瘤发生的风险增高(表 24.1)[28]。Lynch 综合征由 MMR 基因中的任一基因发生胚系突变导致,包括 MSH2、MLH1、MSH6 和 PSM2 基因。MMR 功能的丧失可通过 MSI 通路导致 CRC 的发生发展。90%Lynch 综合征患者是由 MLH1 或 MSH2 基因突变所致[18,21]。肿瘤发生的二次打击理论表明,任一 MMR 基因的一个拷贝胚系突变代表首次打击,余下的野生型等位基因的失活代表第二次打击。此外,在 Lynch 综合征家族亚型中发现了一个新的机制,包括不伴 MMR 基因突变的 MSH2 启动子高甲基化和上皮细胞黏附分子(epithelial cell adhesion molecule, EPCAM)基因 3′ 端的胚系缺失[21,29,30]。

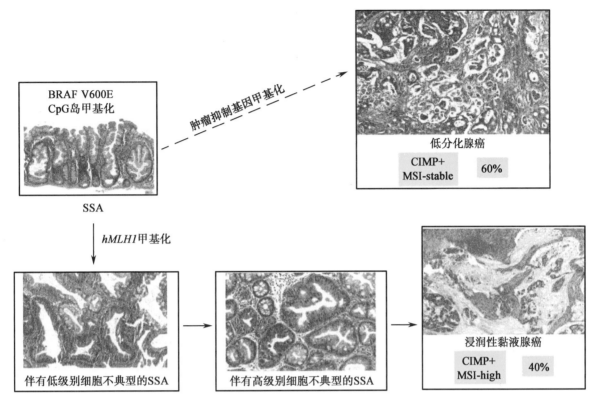

图 24.1 具有 BRAF V600E 活化突变及异常 CpG 岛超甲基化的无蒂锯齿状腺瘤（sessile serrated adenoma，SSA）的发展与结直肠癌发生的锯齿状通路或 CIMP 通路相关。根据超甲基化沉默的不同基因，CIMP + CRC 可以分为 MSS 或 MSI-H。肿瘤抑制基因的缺失导致 MSS CRC 发生（约占 60%CIMP+ CRC），典型形态学表现为经 SSA 发展为低分化腺癌。缺少 *hMLH1* 高甲基化导致 MSI-H CRC（约占 40%CIMP-CRC），其形态学上表现为细胞不典型性增加（图：伴有低级别细胞不典型的 SSA，伴有高级别细胞不典型的 SSA），然后恶性转化快速进展（图：浸润性黏液腺癌）。

表 24.1 遗传性结直肠癌综合征

综合征	遗传性	基因	相关癌症
非息肉型			
Lynch 综合征	常染色体显性遗传	*MLH1*	结肠
		MLH2	子宫内膜
		MSH6	胃
		PMS2	卵巢
		EpCAM	肝胆道
			上泌尿道
			胰腺
			小肠
			中枢神经系统（胶质母细胞瘤）

续表

综合征	遗传性	基因	相关癌症
腺瘤性息肉病			
FAP	常染色体显性遗传	*APC*	结肠
			十二指肠
			胃
			胰腺
			甲状腺
			肝（肝母细胞瘤）
			中枢神经系统（髓母细胞瘤）
AFAP	常染色体显性遗传	*APC*	结肠
			十二指肠
MAP	常染色体隐性遗传	*MUTYH*	结肠
			十二指肠
PPAP	常染色体显性遗传	*POLE*	结肠
		POLD1	子宫内膜（带有 POLD1 突变）
HMPS	常染色体显性遗传	*GREM1*	结肠
错构瘤性息肉病			
PJS	常染色体显性遗传	*STK11*	乳腺
			结肠
			胰腺
			胃
			卵巢
			肺
			小肠
			子宫/宫颈
			睾丸
JPS	常染色体显性遗传	*SMAD4*	结肠
		BMPR1A	胃
		ENG	胰腺
			小肠

FAP，家族性腺瘤性息肉病；AFAP，衰减型家族性腺瘤性息肉病；MAP，MUTYH 相关性息肉病；PPAP，聚合酶校对相关性息肉病；HMPS，遗传性混合性息肉病综合征；PJS，Peutz-Jeghers 综合征；JPS，青少年息肉病综合征；CNS，中枢神经系统。

在临床实践中使用阿姆斯特丹标准和修订的贝塞斯达指南来评价个体发生 Lynch 综合征的风险，如表 24.2 所示，推荐对 CRC 患者进行 MSI 检测[31]。诊断 Lynch 综合征需要通过 MSI 分子检测或免疫组织化学（immunohistochemical, IHC）技术来评估患者组织样品中的缺陷 MMR 蛋白，随后通常需要进一步检测以区分散发性与遗传性 MSI-H CRC。不幸的是，修订的贝塞斯达标准仅能作为筛查 Lynch 综合征的工具，并不足以鉴定所有受累患者[12]。目前的国家综合癌症网络（National Comprehensive Cancer Network, NCCN）指南建议，对所有切除的结直肠癌标本或未满 70 岁被确诊为 CRC 的患者或 70 岁以上并满足 Bethesda 指南标准的患者进行分子或 IHC 检测以评价患者 MSI 状态。如果其中一个筛查（MSI 或 IHC）结果为阳性，通常继续进行金标准胚系突变检测以证实遗传性 MSI-H CRC。

表 24.2 针对结直肠癌 MSI 检测的修正 Bethesda 指南

50 岁以前确诊为 CRC 的患者
存在同时性或异时性多发性结直肠癌或具有其他 Lynch 相关肿瘤 [a] 的任意年龄患者
在癌组织中存在 MSI-H 表型特点(组织学表现为存在肿瘤周围淋巴细胞浸润、克罗恩病样淋巴细胞反应、黏液或印戒细胞癌样分化或髓样生长方式)且小于 60 岁的结直肠癌患者
一个或多个直系亲属被诊断为 Lynch 相关肿瘤 [a],且其中一例确诊年龄小于 50 岁
两个或两个以上一级或二级亲属在任何年龄内被诊断为 Lynch 相关肿瘤 [a] 的 CRC 患者

[a] Lynch 相关的肿瘤包括子宫内膜癌、小肠癌、胃癌、卵巢癌、胰腺癌、胆管癌、输尿管癌或肾盂癌、脑肿瘤、皮脂腺腺瘤和角化棘皮瘤。

MSI,微卫星不稳定;CRC,结直肠癌。

家族性腺瘤性息肉病

家族性腺瘤性息肉病(familial adenomatous polyposis, FAP)是最常见的息肉病综合征,约与 0.5% 结直肠癌患者相关[13,32]。尽管高达 25%FAP 结直肠癌患者由新生的胚系突变引起,然而在遗传方式上,FAP 依旧表现为常染色体显性遗传[17]。FAP 的特征为出现数百乃至数千个腺瘤性息肉,且患者发展为结直肠癌的终生风险为 100%,而其发展成结直肠癌的中位年龄为 36 岁。典型的 FAP 通常表现为出现 100 个以上的结肠息肉、常染色体显性遗传、并发其他肿瘤(表 24.1)及结肠外表现,如先天性视网膜色素上皮肥大、骨瘤、多生牙、韧带样纤维瘤病和小肠腺瘤。衰减型家族性腺瘤性息肉病(attenuated FAP, AFAP)是该疾病相对温和的亚型,其临床表现为形成的腺瘤数量小于 100 个,而腺瘤较为扁平。AFAP 的特征是患者一生发生结直肠癌的风险高达 69%[33]。

FAP 和 AFAP 是由染色体 5q21 编码的肿瘤抑制基因 *APC* 发生胚系突变所致。FAP/AFAP 发展为 CRC 的机制遵循传统的肿瘤抑制通路(CIN)。*APC* 基因的特殊突变与特异表型相关[32,33]。迄今,据报道 *APC* 基因存在 3 000 种以上的独特致病性突变,但并非所有突变均导致 FAP 或 AFAP (COSMIC—http://cancer.sanger.ac.uk/cosmic)[34]。

其他遗传性胃肠息肉病综合征

除 FAP 和 AFAP 外,还存在其他三种遗传性腺瘤性息肉病综合征(表 24.1):①MUTYH 相关性息肉病(MUTYH-associated polyposis, MAP);②聚合酶校对功能相关性息肉病(polymerase proofreading associated polyposis, PPAP);③遗传性混合性息肉病综合征(hereditary mixed polyposis syndrome, HMPS)。MAP 以常染色体隐性的方式进行遗传。然而 MAP 确切的发病率尚不清楚,该病占所有 CRC 的 0.5%~1%[13,21]。MAP 患者 70 岁前发展为 CRC 的累积风险率高达 80%[35]。*MUTYH* 是氧化性 DNA 损伤的碱基切除修复基因,其发生双等位基因胚系突变时会导致 MAP[28,31]。对于具有 10 个以上腺瘤性息肉的患者,尤其是具有隐性遗传 CRC 家族史且 APC 突变检测阴性的患者被推荐进行 MAP 检测[31,32]。PPAP 以常染色体显性方式遗传,其特征为存在多种结直肠腺瘤且早期发展为 CRC[36]。PPAP 的发生与 *POLE* 和 *POLD1* 基因校正结构域中的胚系突变相关,这两种基因编码的蛋白为具有核酸外切酶活性的 DNA 聚合酶[37,38]。HMPS 以常染色体显性方式遗传,并且呈现多种混合形态的息肉,包括锯齿状息肉、Peutz-Jeghers 息肉、幼年息肉和传统性腺瘤,HMPS 可发展为不伴结肠外特征的 CRC[39]。HMPS 的发生与 SCG5 基因 3′ 末端的一个 40Kbp 的复制子和导致 *GREM1* 表达上调的 *GREM1* 位点上游相关[39]。

两个主要的遗传性错构瘤性息肉病综合征也已经被证实,分别为 Peutz-Jeghers 综合征(Peutz-Jeghers syndrome, PJS)和青少年息肉病综合征(juvenile polyposis syndrome, JPS)。PJS 和 JPS 都以常染色体显性方式遗传,并且可以增加 CRC、胰腺和其他胃肠肿瘤发生的风险(表 24.1)[40]。PJS 患者发生 CRC 的终生风险率为 39%,而 JPS 患者为 10%~38%[21,41]。PJS 与 *STK11* 基因的胚系突变或缺失相关,*STK11* 是调节 *TP53* 介导的细胞凋亡的丝氨酸 - 苏氨酸激酶[32]。JPS 与 *SMADH4*、*BMPR1A* 和 *ENG* 基因的突变相关,而这些基因都与 TGF-β/SMAD 通路相关[21,32]。

结直肠癌靶向治疗的生物标志物

表皮生长因子受体(EGFR)信号通路在多种肿瘤的发生及演进过程中起着重要的作用,其中包括结直肠癌,在该肿瘤中 EGFR 成为了临床用药的重要靶点。表皮生长因子受体的激活导致了其

C 末端酪氨酸残基发生磷酸化,该位点连接一些细胞内蛋白并激活一系列下游信号通路,包括 RAS-RAF-MAP 激酶信号通路和 PI3K-AKT 下游的雷帕霉素(mTOR)信号通路(图 24.2)[12]。PI3K-AKT-mTOR 信号通路也可能被 K-RAS 激活。这些信号通路参与肿瘤细胞的增殖、侵袭、迁移和凋亡抑制。

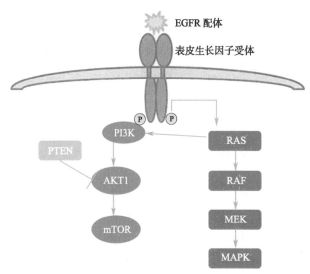

图 24.2 表皮生长因子受体(EGFR)信号通路。与其配体结合后,EGFR 活化并进一步引起 RAS-RAF-MAPK 信号通路和 PI3K-AKT1-mTOR 信号通路的激活,最终引起肿瘤细胞增殖、侵袭、迁移和细胞凋亡的抑制。结直肠癌中这些信号通路内相关基因的突变检测可以预测患者的预后及评估患者对抗 EGFR 单抗治疗的效果。

EGFR

EGFR 在高达 85% 的结直肠癌中表达上调。在一些结直肠癌中存在 EGFR 基因拷贝数增加,EGFR 过表达可以通过 IHC 进行检测[42,43]。然而,EGFR 表达水平与抗 EGFR 单抗药物治疗效果之间并没有明显的相关性,如西妥昔单抗(cetuximab)、帕尼单抗(panitumumab)等[44]。与肺癌不同,EGFR 在结直肠癌中很少发生突变,并且该基因的突变并不能用于预测疗效[45]。尽管如此,许多临床试验已经证明抗 EGFR 单抗药物(anti-EGFR MoAb)可有效治疗一些转移性结直肠癌[46]。抗 EGFR 单抗抗体在抑制 EGFR 下游信号通路中具有重要作用,并且可以通过抗体依赖性细胞介导的细胞毒作用达到治疗效果。K-RAS 等下游基因突变和 EGFR 配体表达水平的改变都会影响结直肠癌患者对抗 EGFR 治疗的敏感性[47]。因此,关注 EGFR 下游信号通路分子靶

点已经被证实有利于预测结直肠癌对靶向治疗的反应性。

KRAS 和 NRAS

KRAS 是一种小分子 G 蛋白,是 EGFR 的信号转导器和下游整合器,并且是 EGFR 信号通路中不可或缺的成员。KRAS 突变导致了 RAS 蛋白的持续激活,从而激活独立于 EGFR 信号通路的 RAS/ 促分裂素原活化蛋白(mitogenactivated protein,MAP)激酶信号通路。在 40%~50% 散发性结直肠癌中检测到 KRAS 突变位于第 12、13 或 61 位密码子,其中约 90% 的突变发生在第 12 和 13 位密码子[48](表 24.3)。在 1%~6% 结直肠癌中检测到 KRAS 基因 4 号外显子的第 146 位密码子发生突变[49,50]。NRAS 是 RAS 家族的一员,研究显示在 1%~6% 结直肠癌中存在 NRAS 突变[51]。这些突变可以持续激活下游信号通路。在 MSS、散发性 MSI-H 和 HNPCC 结直肠癌中已证实存在 KRAS 突变[12,52]。然而,散发性 MSI-H 肿瘤 KRAS 突变率较低,BRAF 突变率相对较高,这两种突变在单一肿瘤中相互排斥。

通常 KRAS 突变在结直肠癌中并不具有重要的预后价值[13,53]。然而,在随机化临床实验中,KRAS 突变与抗 -EGFR 单抗治疗的敏感性低相关。只有 KRAS 野生型的肿瘤显示对这些靶向药物的敏感性。对大量随机和非随机化的临床实验进行回顾分析表明 KRAS 突变的结直肠癌患者不应接受抗 EGFR 单抗药物治疗[48,54-56]。同样地,NRAS 突变也对抗 EGFR 单抗药物治疗不敏感[57]。因此,在制定结直肠癌治疗方案时越来越多学者推荐进行 KRAS 和 NRAS 突变检测。目前,NCCN 指南推荐对所有转移性结直肠癌患者的肿瘤组织进行 KRAS 和 NRAS 基因型检测,如果存在 KRAS 或 NRAS 突变则不建议使用抗 EGFR 单抗进行靶向治疗。

BRAF

BRAF 是一种丝氨酸 / 苏氨酸蛋白激酶,并且是 MAP 激酶信号通路中 KRAS 的直接下游效应分子。5%~22% 结直肠癌中具有 BRAF 突变(表 24.3),最常见的突变形式为 V600E[51,53,58]。突变型 BRAF 在散发性 MSI-H 结直肠癌中的检出率高于 MSS 结直肠癌[59,60],而在 HNPCC 中则不存在 BRAF 突变[60]。在结直肠癌中 BRAF 突变可作为一个分子标志物用于抗 EGFR 单抗治疗的预后和预测评估且该作用仍

在持续发展,但目前 BRAF 突变检测的临床价值在于区分散发性 MSI-H 结直肠癌与 HNPCC。

一些研究表明 BRAF 突变与结直肠癌更强的侵袭表型和更短的生存期相关[58,59,61,62]。然而,也有一些研究表明 BRAF 突变的预后价值与肿瘤的 MSI 状态相关,即具有 BRAF 突变并伴有低水平 MSI(MSI-low, MSI-L)或 MSS 的结直肠癌预后较差,而伴有 MSI-H 的结直肠癌与 BRAF 野生型肿瘤相比结果显示两者预后没有明显差异[59,60]。BRAF 也可以用于预测抗 EGFR 治疗的效果。一项回顾性研究表明转移性结直肠癌患者在 BRAF 野生型的情况下才显示对抗 EGFR 单抗治疗的敏感性[61]。目前的 NCCN 指南提出当 KRAS 检测显示 KRAS 野生型时,应进行 BRAF 突变检测;然而,尽管 BRAF 突变分析有利于帮助判断预后,但目前尚未应用于临床治疗决策中。

目前小分子 BRAF 抑制剂作为结直肠癌治疗的潜在药物正在被研究,因为这些抑制剂在治疗 BRAF 突变型黑素瘤中已经显示出较好的疗效。BRAF 抑制剂被作为 BRAF 突变结直肠癌的标准治疗药物或新的靶向治疗药物,BRAF 抑制剂在临床前模型中的抗肿瘤效果增强,如威罗菲尼(vemurafenib)[63]。然而,V600E 突变结直肠癌患者对抑制剂反应有限,这可能是由 EGFR 负反馈的快速激活导致[64]。随着更多开展靶向 BRAF 抑制剂的临床研究,将会出现结直肠癌 BRAF 突变分析的新建议。

PIK3A

1A 类 PI3K 是由两个亚基组成的异二聚体蛋白:p85 调节亚基和 p110 催化亚基。其存在三种催化异构体,分别由基因 *PIK3CA*、*PIK3CB* 和 *PIK3CD* 编码。I 类 PI3K 被 G 蛋白偶联受体、受体酪氨酸激酶(如 KRAS 和 EGFR)和某些癌基因蛋白(如 RAS)活化。在结直肠癌中 PIK3CA 突变是 PI3K 信号通路中最常见的遗传学改变,检出率为 10%~30%,突变位点主要在外显子 9(占 60%~65%)和外显子 20(占 20%~25%)[65,66](表 24.3)。尽管有一些研究不支持 *PIK3CA* 突变与结直肠癌预后相关,但仍有多项研究表明 *PIK3CA* 突变的结直肠癌患者与不良预后相关[67,68]。

PIK3CA 突变对抗 EGFR 单抗治疗的临床疗效影响目前正在研究中,然而大多数早期临床研究出现了矛盾的结果,并不能单独评估单个 *PIK3CA* 突变。目前已知外显子 9 突变是 RAS 依赖性的功能突变,而外显子 20 的突变则不具有这种特点[13]。最近的研究表明,*PIK3CA* 外显子 20 突变的结直肠癌可能与抗 EGFR 治疗无效相关,而在 KRAS 野生型、*PIK3CA* 外显子 9 突变的 KRAS 野生型结直肠癌中抗 EGFR 治疗则有效[51]。*PIK3CA* 突变的结直肠癌可能存在 KRAS 或 BRAF 突变,因此使用 *PIK3CA* 作为单个分子标记以检测其对结直肠癌患者抗 EGFR 治疗的反应几乎没有临床价值。

PTEN

PTEN 是 PI3K/AKT 通路中的一个肿瘤抑制基因,可以负向调节 PI3K-AKT-mTOR 信号通路[69]。在 20%~40% 结直肠癌中,PTEN 基因的突变、缺失或启动子甲基化使 PTEN 表达缺失,从而导致 PI3K-AKT-mTOR 信号通路持续激活[12](表 24.3)。PTEN 失活的结直肠癌也可以同时具有 *KRAS*、*BRAF* 或 *PIK3CA* 突变。除了作为 EGFR 通路的下游分子外,PTEN 的缺失已经在体外被证实对西妥昔单抗治疗具有耐药性[70]。此外,KRAS 野生型转移性结直肠癌患者如果同时存在 PTEN 的表达缺失,则抗 EGFR 治疗效果较差并且患者生存期更短[71-73]。

分子技术、临床效能和检测局限

目前,散发性 CRC 分子诊断评价指标通常包含八个基因,即 MMR 蛋白家族:*MLH1*、*MSH2*、*MSH6* 和 *PMS2* 以及 *KRAS*、*BRAF*、*PIK3CA* 和 *PTEN*,这些基因可以确定 MSI 状态、预后评估及进行治疗干预。目前的遗传性结肠癌综合征的分子评估包括对 MMR 基因以及其他五个基因的胚系改变进行检测,这五个基因为 *APC*、*MUTYH*、*STK11*、*BMPR1A* 和 *SMAD4*。随着新的靶向治疗方案逐渐进入临床实践,越来越多分子生物标志物的突变检测将会被推荐用于 CRC。随着各种分子技术及对不同肿瘤内的单个遗传突变检测的应用不断增加,许多公司和学术医疗中心通过各种不同的平台提供相关临床分子的检测。目前可以对单个 CRC 患者样本的多个基因进行综合、同时分析。然而,个别机构基于其现有技术,采用不同的方法来满足当前 CRC 临床检测建议和指南要求。

表 24.3 结直肠癌 EGFR 信号通路中的基因突变

基因	突变频率（%）	突变位点	预后不良的标志物	抗 EGFR 治疗的耐药性
EGFR	0.3	外显子 18	不明	不明
KRAS	36~40	密码子 12, 13[a] 密码子 61 密码子 117[b] 密码子 146	没有,仍有争议	是
NRAS	1~6	密码子 12 密码子 61	不确定,需要验证	是,大多研究报告过
BRAF	5~22	V600E[a] 其他[b]	是,在 MSS 肿瘤中	不确定,部分研究报告过
PIK3CA	10~30	外显子 9[a] 外显子 20 外显子 1, 2[b]	不确定,部分研究建议	不确定,与外显子 20 一起报道过
PTEN	5~14（在 MSI-H 结直肠癌中较高）	外显子 6 外显子 7	不确定,需要验证	不确定,需要验证
AKT1	1~6	外显子 4	不确定,需要验证	不确定,需要验证

[a] 最常见的突变。

[b] 稀少的突变。

EGFR,表皮生长因子受体;MSI-H,微卫星不稳定性高;MSS,微卫星稳定。

来源: Modified from Walther A, Houlston R, Tomlinson I. Association between instability and prognosis in colorectal cancer: a meta-analysis. Gut 2008; 57: 941-50 and Forbes, S.A. et al, COSMIC: exploring the world's knowledge of somatic mutations in human cancer Nucl. Acids Res. 2015; 43(D1): D805-D811(COSMIC).

遗传性 CRC 综合征的分子检测

遗传性结肠癌综合征相关的基因已经被证实,并且诊断这些综合征的分子检测方法也已被应用[40,74,75]。尽管患有同样疾病的不同家族可能具有不同和明显的基因突变,但遗传性疾病通常由单个基因突变导致。因此除了 Lynch 综合征,其他每个遗传性结肠癌综合征均使用相同的基因检测方法,通常是对外周血样品的 DNA 进行检测。尽管先前其他的一些方法可能被用于检测和定位突变,但 DNA 测序(Sanger 测序)才是初次鉴定突变的标准方法[76]。一旦在索引患者中证实致病性突变,应对家族成员使用不同的方法检测以确定是否存在该特异性突变(特异性突变检测)。根据综合征的表现,在索引患者中发现致病性突变的可能性为 50%~90%[76]。

DNA 的半自动 Sanger 测序存在局限性,比如不能检测到大片段的缺失、低产出和高成本等,但是该方法已经在临床基因检测中应用多年,并且仍然被认为是检测突变的金标准。DNA 测序方法发展迅速,并且 DNA 编码区的全外显子测序技术已经被应用于临床[77]。最初的 DNA 筛选方法用于定位特定基因,与 Sanger 测序结合可以提高突变检测的效能及增加突变被检测的可能性。这些筛选方法包括构象敏感凝胶电泳、单链构象多态性和变性梯度凝胶电泳[76]。测序可能不能检测基因内大片段的缺失或重排,这类改变通常需要应用 DNA 印迹杂交分析或多重连接依赖的探针扩增(multiplex ligation-dependent probe amplification, MLPA）技术进行检测。如果使用 MLPA 作为最初的检测方法,则 DNA 印迹或定量聚合酶链反应(PCR）则通常用于确定突变[78]。染色体核型分析和荧光原位杂交主要用于检测由基因大片段缺失和重排导致的染色体数量改变。蛋白质截短子检测也可以通过凝胶电泳技术证实蛋白质截短子的存在,而截短子的产生通常由基因的无义或移码突变引起。

对于具有 10 个以上的腺瘤患者应进行基因检测以确定是否具有 APC 基因突变导致的遗传性疾病,因为临床上需要在这些患者中区分 FAP、AFAP 或 MAP[79,80]。在 APC 基因中鉴定的大多数致病性突变是无义或移码突变,从而导致产生终止密码子和蛋白质截短子,其中 95% 的突变可以通过测序鉴定[81]。经典 FAP 的突变通常发生在外显子 5 和外显子 15（密码子 169~1393）的 5′ 端之间，与 AFAP 相关突变通常见于 1595 密码子以外基因的 5′ 或 3′ 末端[21,78]。APC 突变检测的金标准是直接 DNA 测序。对 FAP/AFAP 可疑的患者，测序之前可以先进行蛋白质截短子检测。如果其他检测方法均不成功，则可以进行 APC 连锁检测。该方法在多个受累家族成员中将 APC 基因附近或内部的多个 DNA 标记物与疾病表型相关联。目前用于关联性检测的 DNA 标记物，适用于 90%~95% 的 FAP 家族，精确度达到 98% 以上[74]。

在 FAP 或 AFAP 可疑且不能确定是否存在 APC 突变的患者中，应进行 MAP 检测，因为 10%~20% 的这些患者应用 MAP 检测可以发现 MUTYH 突变[80,82]。对 MAP 可疑患者在测序前应先进行 MUTYH 突变的特异性检测，因为 80% 受累患者具有一到两种特异性突变：Y165C 和 G382D[80,83]。一旦出现其中一个突变，则需要进行测序以鉴定 MUTYH 第二个等位基因是否存在失活性突变，因为必须具有两个等位基因突变才会引起基因失活并导致 MAP[76]。如果 MUTYH 突变特异性检测没有发现这两个常见突变，同时临床仍然怀疑 MAP，则应对 MUTYH 基因不常见的突变进行测序。

Lynch 综合征的 MSI 检测和诊断

MSI 检测是通过 PCR 技术和（或）IHC 染色分析 MMR 蛋白的表达。为诊断 MSI-H 结直肠癌，最常见的 IHC 染色法利用商品化抗体对组织中 MLH1、MSH2、MSH6 和 PMS2 的表达进行检测（图 24.3），该方法的灵敏度为 90%~95%，特异性达到 100%[7]。此外，双抗体面板（MSH6 和 PMS2）已被证明与四个蛋白抗体面板[84]具有相似的灵敏度，因为 MLH1 和 MSH2 的缺失往往分别导致 MSH6 和 PMS2 的同时缺失。四种蛋白的完整表达说明其表达 MMR 蛋白，但不能完全排除 Lynch 综合征。5%~8%Lynch 综合征家族中出现错义突变，尤其是 MLH1，其可能导致保留抗原性的无功能蛋白[12]。一些少见的 MMR 蛋白质缺陷也可以出现相似的 IHC 结果。此外，利用 IHC 标记 MMR 蛋白可能具有异质性，从而减弱

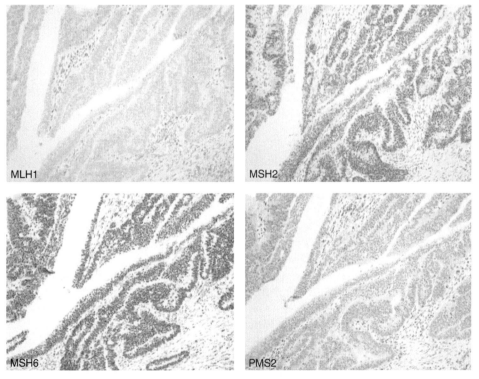

图 24.3　通过免疫组织化学技术检测 MSI。使用商品化抗体进行 IHC 染色，检测组织中 MLH1、MSH2、MSH6 和 PMS2 蛋白的表达情况，从而判断结直肠癌的 MSI 状态。MMR 蛋白免疫组织化学图像在原图基础上放大 200×。如图 MSH2 和 MSH6 所示，完整的 MMR 蛋白表达或阳性结果以结肠上皮细胞核的暗棕色来表示。如图 MLH1 和 PMS2 所示，MMR 蛋白表达的缺失或阴性结果以结肠上皮细胞内的细胞核无染色来表示。该例结直肠癌患者组织中的 MMR 蛋白的 IHC 表达模式（具有 MSH2 和 MSH6 蛋白的完整表达，MLH1 和 PMS2 蛋白表达缺失）被报道为 MLH1 和 PMS2 蛋白异常表达。结合患者病史、肿瘤的形态学特征和任何其他检测的结果，这种 MMR 蛋白表达模式将与 MSI-H 结直肠癌或 Lynch 综合征相关。

检测的灵敏度。同时，应强调临床治疗后 MMR 蛋白表达的检测，因为新辅助治疗可能减少蛋白表达，导致 IHC 出现假阳性[85]。MLH1 表达的缺失可能是启动子甲基化（如散发性 MSI-H CRC）或 Lynch 综合征所致。因此 MSH2/MSH6 表达的缺失几乎总是提示 Lynch 综合征[84]。

MSI 的分子检测依赖于对人类基因组内已知的含有微卫星的基因位点的评估。由于微卫星的大小在不同个体之间的差异较大，因此通常从 FFPE 组织块中分别提取正常组织和癌组织的 DNA 用于 MSI 检测。对选定的微卫星进行 PCR 扩增后，比较正常组织和癌组织中 PCR 产物的大小。与正常组织相比，当从癌组织获得的 PCR 产物存在任

何长度的变化时，认为存在 MSI。最初，用于鉴定 HNPCC 患者的 Bethesda 指南提出了利用五个单核苷酸和双核苷酸微卫星标记物组合用于 MSI 的 PCR 检测[86]。如果存在两个或更多微卫星标记物的不稳定，则将肿瘤分类为 MSI-H；如果仅存在一个微卫星标志物不稳定（对其他位点进行额外检测以明确分类），则分类为 MSI-L；如果不存在微卫星不稳定，则归类为 MSS。修订的 Bethesda 指南推荐对只有一个双核苷酸标记物存在突变的 MSI-L 病例使用第二组单核苷酸标记物，因为单核苷酸标记物比双核苷酸或三核苷酸标记物更敏感[87]。目前，基于荧光多重 PCR 的方法通过扩增 5~7 个微卫星标记物对 MSI 进行检测（图 24.4）。许多分子诊断

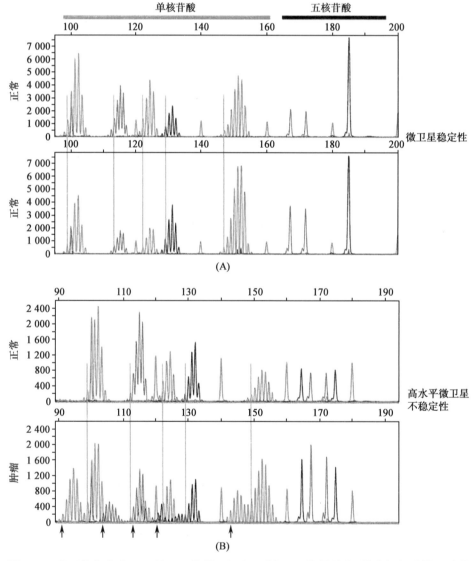

图 24.4　基于荧光多重 PCR 的 MSI 检测。（A）一例 MSS 的样品中，肿瘤组织及其配对的正常组织具有相同的色谱分析结果；（B）一例 MSI-H 的样品中，色谱分析结果显示，与配对的正常组织样品相比，肿瘤组织中五个单核苷酸微卫星位点均发生缺失（黑色箭头）。这个五核苷酸位点被认为是样本的识别标记。

实验室利用包含五个单核苷酸标记物（即 BAT-25、BAT-26、MON0-27、NR-21 和 NR-24）的商品化试剂盒检测 MSI，用包含两个五核苷酸标记物（Penta C 和 Penta D）的试剂盒进行样品鉴定以确保肿瘤和正常组织中的 DNA 样品来自同一患者。荧光标记的 PCR 产物通过毛细管电泳实验确定产物大小。比较每种标记物在正常组织和肿瘤组织中的基因表型特点，从而将肿瘤分为 MSI-H、MSI-L 或 MSS（图 24.4）。PCR 检测的灵敏度与 IHC 相似。而当肿瘤细胞数量较少时可能会造成 PCR 的一些假阴性结果，因此对于高度怀疑 MSI 的病例，通过 PCR 检测 MSI 的结果显示阴性时，应用 IHC 方法再次检测，反之亦然。

使用诊断性基因芯片等进行 MSI 检测的其他方法正在不断地发展，并且可能具有一定的临床应用潜能，但是尚未广泛应用。其中一项基于 64 个基因表达信号的研究正在进行，这些基因都是来自全基因组表达谱数据中与 MSI 相关的基因[88]。该项检测在结直肠癌患者的 MSI 鉴定中具有较高的准确度（灵敏为 90.3%~94.3%，总体准确度为 84.8%~90.6%），并且可用于未能被传统 PCR 或 IHC 方法识别的 MSI 鉴定[88]。利用 miRNA 表达谱，通过基于点阵锁核酸的寡核苷酸基因微阵列来确定组织的 MSI 状态也正在研究中[89]。

被鉴定为 MSI-H 的结直肠癌需要进一步检测以区分散发性和遗传性结直肠癌。在 MSI-H 或 MLH1 表达缺失的结直肠癌中进一步分析 BRAF V600E 这一热点体细胞突变，该突变见于散发性 MSI-H 结直肠癌，而不存在于 HNPCC 相关结直肠癌中[90]。因此，在对 MSI-H 结直肠癌患者进行 HNPCC 胚系基因检测之前，进行 BRAF 突变分析是一种经济有效的验证散发性结直肠癌的方法，因为这些患者并不需要进行更多的检测[12]。许多方法可用于检测 BRAF 突变，包括利用最近研发的 BRAF V600E 突变特异性抗体进行组织 IHC 染色[91]。如果 BRAF 为野生型，则使用甲基化特异 MLPA 或甲基化特异 PCR 进行 hMLH1 启动子的甲基化分析，因为在 HNPCC 中，hMLH1 启动子很少发生甲基化。

在 BRAF 野生型和缺乏 hMLH1 启动子甲基化的 MSI-H 结直肠癌中需要进行胚系突变分析，因为这些患者 Lynch 综合征的可能性很大。MMR 基因可能包含病理性突变，包括产生蛋白质截短子的无义突变或移码突变，错义突变则导致产生功能障碍蛋白及大片段的缺失。对特定基因的外显子及内含子-外显子交界序列进行分析，可以检测小片段的插入或缺失及错义突变。大片段的缺失可以使用 MLPA 或其他方法检测。

检测结直肠中特异性基因突变的分子技术

结直肠癌中的基因突变大部分为点突变（单个碱基替换），包括在散发性结直肠癌、遗传性结直肠癌综合征中发现的基因突变和用于结直肠癌预后与治疗反应的分子标志。多种技术可用于基因突变的分子检测，包括 Sanger DNA 测序、等位基因特异性 PCR、实时荧光定量 PCR（RT-PCR）熔解曲线、焦磷酸测序、单碱基延伸以及质谱分析法等。这些方法拥有不同的敏感性，并具有各自的缺点。例如，这些方法有的耗时（如 Sanger 测序），有的工作强度大且成本高，并且读取长度有限制（如焦磷酸测序），有的缺乏多元化和高通量处理的能力。因此，分子诊断领域新的检测技术在不断发展，且利用多种基因和多重检测分析技术已经改善了对结直肠癌患者的诊断和治疗。

标准 DNA 测序法（Sanger 测序）可用于检测目标基因的突变，但灵敏度较低，一般要求样本中癌细胞的比例大于 25%[12]。目前已发展更敏感的技术且被广泛应用于检测点突变，包括等位基因特异性 PCR、定量 PCR 熔解曲线分析以及焦磷酸测序等。由于这些技术的多重性和高通量检测能力有限，因此是临床上确定点突变是否存在的最有效的方法，如在 MSI-H 结直肠癌患者中使用等位基因特异性 PCR 来检测 BRAF 基因的突变。最近，多基因检测技术已经发展到利用不同检测技术同时检测多个突变，其中包括单核苷酸延伸检测、基于质谱的检测技术和 SNaPSHOT 技术平台（life Technologies）。这些方法通过对目标基因进行多重 PCR 扩增，使不同的基因产生不同的 PCR 产物且其可检测的大小也不同。随后为诊断单核苷酸多态性（SNP），利用荧光标记 ddNTP 的寡核苷酸引物进行多重单碱基延伸。在基于质谱分析的检测中，基因型是由延伸产物的单碱基差异决定的，而延伸产物通过质荷比来区分。在 SNaPSHOT 技术平台中，毛细管电泳技术可以从大小上区分产物，而基因型则由单碱基延伸过程中荧光标记的核苷酸的颜色决定（图 24.5）。

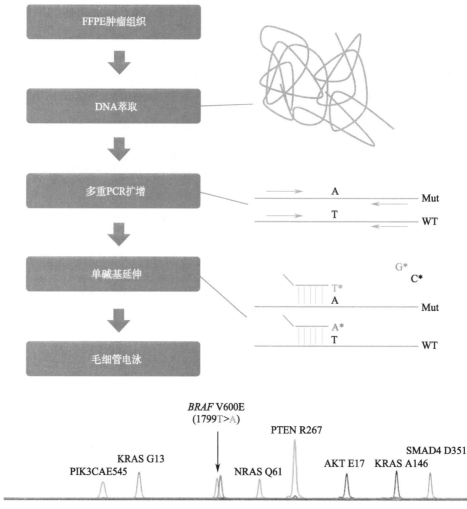

图 24.5 使用多重单碱基延伸(SNaPshot 检测平台,美国生命技术公司)检测点突变或 SNP。从 FFPE 肿瘤组织中提取 DNA。多重 PCR 技术用于扩增多个位点,这些位点的特异突变或 SNP 可能对肿瘤的诊断、治疗和预后具有意义。在每个感兴趣的位点,突变(Mut)或野生(WT)等位基因可能被扩增,利用一个寡核苷酸引物作为单碱基延伸的模板,该引物直接与一个已知突变热点或 SNP 的上游结合。随后使用荧光标记的双脱氧核苷酸(ddNTP)进行多重单碱基引物延伸。通过毛细管电泳分析标记的引物延伸产物;荧光峰的颜色和相对大小决定了在单碱基延伸期间添加的核苷酸和每个位点的最终基因型。图例显示了 *BRAF* V600E 突变(1799T>A,黑色箭头)的检测。

基于结直肠癌患者预后和治疗反应的已知分子标记物,基因表达谱分层的多重技术平台已经发展用于鉴别Ⅱ期结直肠癌患者,因为这些患者更可能发展为复发性疾病且有可能成为辅助性化疗的候选者[12]。虽然这些检测还没有被列入标准治疗方案中或被广泛应用,但由于单独的临床病理特征无法有效地识别高风险的Ⅱ期结直肠癌患者,而这些高风险的Ⅱ期患者有可能可以像Ⅲ期转移性结直肠癌患者那样通过辅助性化疗改善生存[12,92,93],因此临床上急需这些检测。这些检测包括 ColoPrint 检测(Agendia, Irvine, CA),它是由 18 个基因组成的寡核苷酸微阵列基因表达谱,使用来自全基因组寡核苷酸阵列的基因表达谱数据[94,95];Oncotype DX 结肠癌检测(Genomic Health 公司,雷德伍德城,加拿大),这是一种定量多基因 RT-PCR 技术,它基于Ⅱ期结直肠癌患者的七个与复发相关的基因和六个与治疗效果相关基因的表达水平对复发风险和治疗效果进行评估[96]。

与传统的 Sanger 测序相比,新一代测序技术(next-generation sequencing technologies, NGS)以更低的成本、更快的速度、更高的灵敏度和更低的失误率使核酸的高通量大规模平行测序成为可能,目前该技术逐渐被临床实验室用于分子检测[97,98]。NGS 可以实现三个层次的分析,包括靶点基因组检测、外显子测序和全基因组测序。多个 NGS 平台已经具备对百万 DNA 片段进行大规模平行测序的能力。这些平台在序列读取长度、整体测序能力、运行时间、检测质量以及数据的准确性等方面存在差异[98]。NGS 分析需要从患者样本中提取基因组 DNA,并通过 PCR 扩增或杂交捕获的方法富集靶基因子集[99]。因此,现在可以使用比 Sanger 耗费更低的方法对结直肠癌相关的全部基因进行测序。然而,值得注意的是 NGS 的数据分析非常复杂,它需要输入重要的生物信息并进行大量的注释和变异分类。最近,为适应 NGS 的临床应用,已经建立了标准和专业的应用指南,以帮助临床实验室建立 NGS 方法和技术平台、监测 NGS 检测及解释通过检测发现的变异体[77]。

随着特定的公司和学术机构对各种 NGS 检测技术的应用,多种 CRC 相关的多基因组已经投入临床应用,其中包括 FDA 批准用于单基因伴随诊断检测的基因。这些多基因组包括遗传性结肠癌子集,如 Colonext(Ambry 遗传学)和 Coloseq(华盛顿大学)[100,101]。结直肠癌个体化诊断和治疗的 NGS 基因集正在发展,该技术应用于抗 EGFR 治疗反应、化疗以及其他靶向治疗相关的基因标志物,包括 Molecular Intelligence for CRC(CARIS Life Sciences)和 FoundationOne pan-cancer test(FoundationMedicine)正用于评估转移性结直肠癌患者。在 Cragun 等[101] 最近的一项研究中对 586 例接受了 ColoNext 遗传性结直肠癌检测的患者进行研究,发现普遍存在临床上有意义突变和各种意义尚不明确的变异。其中 61 例患者(10.4%)出现了与致病性突变或可能的致病性变异一致的基因改变,42 例患者(7.2%)被认为具有可能起作用的突变。此外,118 例患者(20.1%)至少存在一个不确定意义的突变,其中 14 例患者除了具有一个致病性突变外,至少还存在一个意义不确定的突变。在 42 例具有一个可能起作用的致病性突变的患者中,根据现有的临床及家族史,大多数患者(30 例,71%)明显符合 NCCN 指南中关于综合征检测、筛选或诊断的要求。因此,目前对 CRC 的 NGS 多基因检测的真正临床用途可能在于构建一个关于基因和突变的综合信息库,从而直接指导病人未来的靶向治疗。

分子诊断在结直肠癌诊断和治疗中的作用越来越重要,可应用于临床的分子技术也在迅速增加。目前针对 CRC 分子检测的标准化建议可能会随着目前正在使用的分子技术所获得的大量信息而迅速发展,而我们对于疾病分子作用机制的认识将会进一步发展,同时结直肠癌新的靶向治疗方法也将快速发展。

(焦红丽 译,梁莉 校)

参考文献

[1] Siegel R, Desantis C, Jemal A. Colorectal cancer statistics. CA Cancer J Clin 2014;64:104–17.

[2] Siegel R, Ma J, Zou Z, Jemal A. Cancer statistics. CA Cancer J Clin 2014;64:9–29 214.

[3] Vogelstein B, Fearon ER, Hamilton SR, et al. Genetic alterations during colorectal-tumor development. N Engl J Med 1988;319:525–32.

[4] Coppede F, Lopomo A, Spisni R, Migliore L. Genetic and epigenetic biomarkers for diagnosis, prognosis and treatment of colorectal cancer. World J Gastroenterol 2014;20:943–56.

[5] Ogino S, Goel A. Molecular classification and correlates in colorectal cancer. J Mol Diagn 2008;10:13–27.

[6] Ahnen DJ. The American College of Gastroenterology Emily Couric Lecture–the adenoma-carcinoma sequence revisited: has the era of genetic tailoring finally arrived? Am J Gastroenterol 2011;106:190–8.

[7] Boland CR, Goel A. Microsatellite instability in colorectal cancer. Gastroenterology 2010;138:2073–87.

[8] Wood LD, Parsons DW, Jones S, et al. The genomic landscapes of human breast and colorectal cancers. Science 2007;318:1108–13.

[9] Tsang AH, Cheng KH, Wong AS, et al. Current and future molecular diagnostics in colorectal cancer and colorectal adenoma. World J Gastroenterol 2014;20:3847–57.

[10] Pino MS, Chung DC. The chromosomal instability pathway in colon cancer. Gastroenterology 2010;138:2059–72.

[11] Rajagopalan H, Nowak MA, Vogelstein B, Lengauer C. The significance of unstable chromosomes in colorectal cancer. Nature Rev Cancer 2003;3:695–701.

[12] Shi C, Washington K. Molecular testing in colorectal cancer: Diagnosis of Lynch syndrome and personalized cancer medicine. Am J Clin Pathol 2012;137:847–59.

[13] Legolvan MP, Taliano RJ, Resnick MB. Application of molecular techniques in the diagnosis, prognosis and management of patients with colorectal cancer: a practical approach. Hum Pathol 2012;43:1157–68.

[14] Walther A, Houlston R, Tomlinson I. Association between instability and prognosis in colorectal cancer: a meta-analysis. Gut 2008;57:941–50.

[15] Pritchard CC, Grady WM. Colorectal cancer molecular biology moves into clinical practice. Gut 2010;60:116–29.

[16] Armaghany T, Wilson JD, Chu Q, Mills G. Genetic altera-tions in colorectal cancer. Gastrointest Cancer Res 2012;5:19–27.

[17] Fearon ER. Molecular genetics of colorectal cancer. Annu Rev Pathol 2010;6:479–507.

[18] Umar A, Risinger JI, Hawk ET, Barrett JC. Testing guidelines for hereditary non-polyposis colorectal cancer. Nature Rev Cancer 2004;4:153–8.

[19] Narayan S, Roy D. Role of APC and DNA mismatch repair genes in the development of colorectal cancers. Mol Cancer 2003;2:41.

[20] Daniel FI, Cherubini K, Yurgel LS, de Figueiredo MA, Salum FG. The role of epigenetic transcription repression and DNA methyltransferases in cancer. Cancer 2010;117:677–87.

[21] Kim ER, Kim YH. Clinical application of genetics in manage-ment of colorectal cancer. Intest Res 2014;12:184–93.

[22] Jones PA, Baylin SB. The fundamental role of epigenetic events in cancer. Nature Rev Genet 2002;3:415–28.

[23] East JE, Saunders BP, Jass JR. Sporadic and syndromic hyper-plastic polyps and serrated adenomas of the colon: classifica-tion, molecular genetics, natural history, and clinical management. Gastroenterol Clin North Am 2008;37:25–46.

[24] Grady WM, Carethers JM. Genomic and epigenetic instability

in colorectal cancer pathogenesis. Gastroenterology 2008;135:1079—99.

[25] Rustgi AK. The genetics of hereditary colon cancer. Genes Dev 2007;21:2525—38.

[26] Lipton L, Tomlinson I. The genetics of FAP and FAP-like syndromes. Fam Cancer 2006;5:221—6.

[27] Heinen CD. Genotype to phenotype: analyzing the effects of inherited mutations in colorectal cancer families. Mutat Res 2009;693:32—45.

[28] Bogaert J, Prenen H. Molecular genetics of colorectal cancer. Ann Gastroenterol 2014;27:9—14.

[29] Kovacs ME, Papp J, Szentirmay Z, Otto S, Olah E. Deletions removing the last exon of TACSTD1 constitute a distinct class of mutations predisposing to Lynch syndrome. Hum Mutat 2009;30:197—203.

[30] Ligtenberg MJ, Kuiper RP, Chan TL, et al. Heritable somatic methylation and inactivation of MSH2 in families with Lynch syndrome due to deletion of the 3′ exons of TACSTD1. Nature Genet 2009;41:112—17.

[31] Jasperson KW, Tuohy TM, Neklason DW, Burt RW. Hereditary and familial colon cancer. Gastroenterology 2010;138:2044—58.

[32] Gala M, Chung DC. Hereditary colon cancer syndromes. Semin Oncol 2011;38:490—9.

[33] Galiatsatos P, Foulkes WD. Familial adenomatous polyposis. Am J Gastroenterol 2006;101:385—98.

[34] Forbes SA, Beare D, Gunasekaran P, et al. COSMIC: exploring the 'world's knowledge of somatic mutations in human cancer. Nucleic Acids Res 2015;43:D805—11.

[35] Goodenberger M, Lindor NM. Lynch syndrome and MYH-associated polyposis: review and testing strategy. J Clin Gastroenterol 2011;45:488—500.

[36] Briggs S, Tomlinson I. Germline and somatic polymerase epsilon and delta mutations define a new class of hypermutated colorectal and endometrial cancers. J Pathol 2013;230:148—53.

[37] Seshagiri S. The burden of faulty proofreading in colon cancer. Nature Genet 2013;45:121—2.

[38] Palles C, Cazier JB, Howarth KM, et al. Germline mutations affecting the proofreading domains of POLE and POLD1 predispose to colorectal adenomas and carcinomas. Nature Genet 2012;45:136—44.

[39] Jaeger E, Leedham S, Lewis A, et al. Hereditary mixed polyposis syndrome is caused by a 40-kb upstream duplication that leads to increased and ectopic expression of the BMP antagonist GREM1. Nature Genet 2012;44:699—703.

[40] Schreibman IR, Baker M, Amos C, McGarrity TJ. The hamartomatous polyposis syndromes: a clinical and molecular review. Am J Gastroenterol 2005;100:476—90.

[41] Johns LE, Houlston RS. A systematic review and meta-analysis of familial colorectal cancer risk. Am J Gastroenterol 2001;96:2992—3003.

[42] Moroni M, Veronese S, Benvenuti S, et al. Gene copy number for epidermal growth factor receptor (EGFR) and clinical response to antiEGFR treatment in colorectal cancer: a cohort study. Lancet Oncol 2005;6:279—86.

[43] Shia J, Klimstra DS, Li AR, et al. Epidermal growth factor receptor expression and gene amplification in colorectal carcinoma: an immunohistochemical and chromogenic in situ hybridization study. Mod Pathol 2005;18:1350—6.

[44] Dienstmann R, Vilar E, Tabernero J. Molecular predictors of response to chemotherapy in colorectal cancer. Cancer J 2011;17:114—26.

[45] Tsuchihashi Z, Khambata-Ford S, Hanna N, Janne PA. Responsiveness to cetuximab without mutations in EGFR. N Engl J Med 2005;353:208—9.

[46] Cunningham D, Humblet Y, Siena S, et al. Cetuximab monotherapy and cetuximab plus irinotecan in irinotecan-refractory metastatic colorectal cancer. N Engl J Med 2004;351:337—45.

[47] Khambata-Ford S, Garrett CR, Meropol NJ, et al. Expression of epiregulin and amphiregulin and K-ras mutation status predict disease control in metastatic colorectal cancer patients treated with cetuximab. J Clin Oncol 2007;25:3230—7.

[48] Karapetis CS, Khambata-Ford S, Jonker DJ, et al. K-ras mutations and benefit from cetuximab in advanced colorectal cancer. N Engl J Med 2008;359:1757—65.

[49] Loupakis F, Ruzzo A, Cremolini C, et al. KRAS codon 61, 146 and BRAF mutations predict resistance to cetuximab plus irinotecan in KRAS codon 12 and 13 wild-type metastatic colorectal cancer. Br J Cancer 2009;101:715—21.

[50] Smith G, Bounds R, Wolf H, Steele RJ, Carey FA, Wolf CR. Activating K-Ras mutations out with 'hotspot' codons in sporadic colorectal tumours - implications for personalised cancer medicine. Br J Cancer 2010;102:693—703.

[51] De Roock W, Claes B, Bernasconi D, et al. Effects of KRAS, BRAF, NRAS, and PIK3CA mutations on the efficacy of cetuximab plus chemotherapy in chemotherapy-refractory metastatic colorectal cancer: a retrospective consortium analysis. Lancet Oncol 2010;11:753—62.

[52] Oliveira C, Velho S, Moutinho C, et al. KRAS and BRAF oncogenic mutations in MSS colorectal carcinoma progression. Oncogene 2007;26:158—63.

[53] Roth AD, Tejpar S, Delorenzi M, et al. Prognostic role of KRAS and BRAF in stage II and III resected colon cancer: results of the translational study on the PETACC-3, EORTC 40993, SAKK 60-00 trial. J Clin Oncol 2009;28:466—74.

[54] Jimeno A, Messersmith WA, Hirsch FR, Franklin WA, Eckhardt SG. KRAS mutations and sensitivity to epidermal growth factor receptor inhibitors in colorectal cancer: practical application of patient selection. J Clin Oncol 2009;27:1130—6.

[55] Amado RG, Wolf M, Peeters M, et al. Wild-type KRAS is required for panitumumab efficacy in patients with metastatic colorectal cancer. J Clin Oncol 2008;26:1626—34.

[56] Lievre A, Bachet JB, Le Corre D, et al. KRAS mutation status is predictive of response to cetuximab therapy in colorectal cancer. Cancer Res 2006;66:3992—5.

[57] Douillard JY, Oliner KS, Siena S, et al. Panitumumab-FOLFOX4 treatment and RAS mutations in colorectal cancer. N Engl J Med 2013;369:1023—34.

[58] Richman SD, Seymour MT, Chambers P, et al. KRAS and BRAF mutations in advanced colorectal cancer are associated with poor prognosis but do not preclude benefit from oxaliplatin or irinotecan: results from the MRC FOCUS trial. J Clin Oncol 2009;27:5931—7.

[59] Samowitz WS, Albertsen H, Herrick J, et al. Evaluation of a large, population-based sample supports a CpG island methylator phenotype in colon cancer. Gastroenterology 2005;129:837—45.

[60] Deng G, Bell I, Crawley S, et al. BRAF mutation is frequently present in sporadic colorectal cancer with methylated hMLH1, but not in hereditary nonpolyposis colorectal cancer. Clin Cancer Res 2004;10:191—5.

[61] Di Nicolantonio F, Martini M, Molinari F, et al. Wild-type BRAF is required for response to panitumumab or cetuximab in metastatic colorectal cancer. J Clin Oncol 2008;26:5705—12.

[62] Yokota T, Ura T, Shibata N, et al. BRAF mutation is a powerful prognostic factor in advanced and recurrent colorectal cancer. Br J Cancer 2011;104:856—62.

[63] Yang H, Higgins B, Kolinsky K, et al. Antitumor activity of BRAF inhibitor vemurafenib in preclinical models of BRAF-mutant colorectal cancer. Cancer Res 2011;72:779—89.

[64] Prahallad A, Sun C, Huang S, et al. Unresponsiveness of colon cancer to BRAF(V600E) inhibition through feedback activation of EGFR. Nature 2012;483:100—3.

[65] Zhao L, Vogt PK. Hot-spot mutations in p110alpha of phosphatidylinositol 3-kinase (pI3K): Differential interactions with the regulatory subunit p85 and with RAS. Cell Cycle 2009;9:596—600.

[66] Velho S, Oliveira C, Ferreira A, et al. The prevalence of PIK3CA mutations in gastric and colon cancer. Eur J Cancer 2005;41:1649—54.

[67] Kato S, Iida S, Higuchi T, et al. PIK3CA mutation is predictive of poor survival in patients with colorectal cancer. Int J Cancer 2007;121:1771—8.

[68] Barault L, Veyrie N, Jooste V, et al. Mutations in the RAS-MAPK, PI(3)K (phosphatidylinositol-3-OH kinase) signaling network correlate with poor survival in a population-based series of colon cancers. Int J Cancer 2008;122:2255—9.

[69] McCubrey JA, Steelman LS, Kempf CR, et al. Therapeutic resistance resulting from mutations in Raf/MEK/ERK and PI3K/PTEN/Akt/mTOR signaling pathways. J Cell Physiol

2011;226:2762−81.

[70] Jhawer M, Goel S, Wilson AJ, et al. PIK3CA mutation/PTEN expression status predicts response of colon cancer cells to the epidermal growth factor receptor inhibitor cetuximab. Cancer Res 2008;68:1953−61.

[71] Frattini M, Saletti P, Romagnani E, et al. PTEN loss of expression predicts cetuximab efficacy in metastatic colorectal cancer patients. Br J Cancer 2007;97:1139−45.

[72] Bardelli A, Siena S. Molecular mechanisms of resistance to cetuximab and panitumumab in colorectal cancer. J Clin Oncol 2010;28:1254−61.

[73] Negri FV, Bozzetti C, Lagrasta CA, et al. PTEN status in advanced colorectal cancer treated with cetuximab. Br J Cancer 2009;102:162−4.

[74] Grady WM. Genetic testing for high-risk colon cancer patients. Gastroenterology 2003;124:1574−94.

[75] Lindor NM. Recognition of genetic syndromes in families with suspected hereditary colon cancer syndromes. Clin Gastroenterol Hepatol 2004;2:366−75.

[76] Burt R, Neklason DW. Genetic testing for inherited colon cancer. Gastroenterology 2005;128:1696−716.

[77] Rehm HL, Bale SJ, Bayrak-Toydemir P, et al. ACMG clinical laboratory standards for next-generation sequencing. Genet Med 2013;15:733−47.

[78] Hegde M, Ferber M, Mao R, Samowitz W, Ganguly A. ACMG technical standards and guidelines for genetic testing for inherited colorectal cancer (Lynch syndrome, familial adenomatous polyposis, and MYH-associated polyposis). Genet Med 2013;16:101−16.

[79] Burt RW, Leppert MF, Slattery ML, et al. Genetic testing and phenotype in a large kindred with attenuated familial adenomatous polyposis. Gastroenterology 2004;127:444−51.

[80] Wang L, Baudhuin LM, Boardman LA, et al. MYH mutations in patients with attenuated and classic polyposis and with young-onset colorectal cancer without polyps. Gastroenterology 2004;127:9−16.

[81] Giardiello FM, Brensinger JD, Petersen GM. AGA technical review on hereditary colorectal cancer and genetic testing. Gastroenterology 2001;121:198−213.

[82] Venesio T, Molatore S, Cattaneo F, Arrigoni A, Risio M, Ranzani GN. High frequency of MYH gene mutations in a subset of patients with familial adenomatous polyposis. Gastroenterology 2004;126:1681−5.

[83] Gismondi V, Meta M, Bonelli L, et al. Prevalence of the Y165C, G382D and 1395delGGA germline mutations of the MYH gene in Italian patients with adenomatous polyposis coli and colorectal adenomas. Int J Cancer 2004;109:680−4.

[84] Shia J, Tang LH, Vakiani E, et al. Immunohistochemistry as first-line screening for detecting colorectal cancer patients at risk for hereditary nonpolyposis colorectal cancer syndrome: a 2-antibody panel may be as predictive as a 4-antibody panel. Am J Surg Pathol 2009;33:1639−45.

[85] Vilkin A, Halpern M, Morgenstern S, et al. How reliable is immunohistochemical staining for DNA mismatch repair proteins performed after neoadjuvant chemoradiation? Hum Pathol 2014;45:2029−36.

[86] Boland CR, Thibodeau SN, Hamilton SR, et al. A National Cancer Institute Workshop on Microsatellite Instability for cancer detection and familial predisposition: development of international criteria for the determination of microsatellite instability in colorectal cancer. Cancer Res 1998;58:5248−57.

[87] Umar A, Boland CR, Terdiman JP, et al. Revised Bethesda Guidelines for hereditary nonpolyposis colorectal cancer (Lynch syndrome) and microsatellite instability. J Natl Cancer Inst 2004;96:261−8.

[88] Tian S, Roepman P, Popovici V, et al. A robust genomic signature for the detection of colorectal cancer patients with microsatellite instability phenotype and high mutation frequency. J Pathol 2012;228:586−95.

[89] Schepeler T, Reinert JT, Ostenfeld MS, et al. Diagnostic and prognostic microRNAs in stage II colon cancer. Cancer Res 2008;68:6416−24.

[90] Domingo E, Niessen RC, Oliveira C, et al. BRAF-V600E is not involved in the colorectal tumorigenesis of HNPCC in patients with functional MLH1 and MSH2 genes. Oncogene 2005;24:3995−8.

[91] Day F, Muranyi A, Singh S, et al. A mutant BRAF V600E-specific immunohistochemical assay: correlation with molecular mutation status and clinical outcome in colorectal cancer. Target Oncol 2015;10:99−109.

[92] Benson 3rd AB, Schrag D, Somerfield MR, et al. American Society of Clinical Oncology recommendations on adjuvant chemotherapy for stage II colon cancer. J Clin Oncol 2004;22:3408−19.

[93] O'Connor ES, Greenblatt DY, LoConte NK, et al. Adjuvant chemotherapy for stage II colon cancer with poor prognostic features. J Clin Oncol 2011;29:3381−8.

[94] Salazar R, Roepman P, Capella G, et al. Gene expression signature to improve prognosis prediction of stage II and III colorectal cancer. J Clin Oncol 2007;29:17−24.

[95] Maak M, Simon I, Nitsche U, et al. Independent validation of a prognostic genomic signature (ColoPrint) for patients with stage II colon cancer. Ann Surg 2013;257:1053−8.

[96] Gray RG, Quirke P, Handley K, et al. Validation study of a quantitative multigene reverse transcriptase-polymerase chain reaction assay for assessment of recurrence risk in patients with stage II colon cancer. J Clin Oncol 2011;29:4611−19.

[97] Metzker ML. Sequencing technologies − the next generation. Nature Rev Genet 2009;11:31−46.

[98] Deeb KK, Sram JP, Gao H, Fakih MG. Multigene assays in metastatic colorectal cancer. J Natl Compr Canc Netw 2013;11: S9−17.

[99] Mamanova L, Coffey AJ, Scott CE, et al. Target-enrichment strategies for next-generation sequencing. Nat Methods 2010;7:111−18.

[100] LaDuca H, Stuenkel AJ, Dolinsky JS, et al. Utilization of multigene panels in hereditary cancer predisposition testing: analysis of more than 2,000 patients. Genet Med 2014;16:830−7.

[101] Cragun D, Radford C, Dolinsky JS, Caldwell M, Chao E, Pal T. Panel-based testing for inherited colorectal cancer: a descriptive study of clinical testing performed by a US laboratory. Clin Genet 2014;86:510−20.

25

黑色素瘤的分子病理学和分子检测

A.A. Hedayat[1], S. Yan[1] 和 G.J. Tsongalis[2]

[1]Department of Pathology, Dartmouth-Hitchcock Medical Center, Lebanon, NH, United States
[2]Laboratory for Clinical Genomics and Advanced Technology (CGAT), Department of Pathology and Laboratory Medicine, Dartmouth-Hitchcock Medical Center and Norris Cotton Cancer Center, Geisel School of Medicine at Dartmouth, Hanover, NH, United States

前言

皮肤黑色素瘤来源于黑色素细胞,而黑色素细胞是定位于表皮和皮肤附属器中的神经嵴来源细胞。黑色素细胞的主要功能是合成黑色素分布于角质细胞中,从而保护皮肤免受紫外线和太阳辐射的影响[1]。很多富含黑色素的肿瘤显示多形性核及樱桃红巨核仁,可能见于多种癌症,但这里讨论的是黑色素瘤这一大类肿瘤。因此,黑色素瘤并不是一种单一的肿瘤,而是遗传学上具有异质性的一组肿瘤,其异质性体现在细胞起源、发病年龄、临床和组织学表现、转移模式、种族分布、紫外线辐射致病性、胚系变异倾向性、突变过程以及体细胞突变模式等方面[2]。Bastian 及其同事们评估了 37 例黑色素瘤病例,并阐明了不同黑色素瘤亚型的独特演化过程[2]。此外,紫外线已被证实是导致色素痣形成并进展为黑色素瘤的主要因素[3]。

黑色素瘤的发病率正在逐年上升。2014 年,美国约有 76 100 人被诊断为黑色素瘤,其中男性为43 890 例。预计死亡人数为 9 710 例,占美国所有肿瘤相关死亡人数的 1.7%[4]。目前,识别黑色素瘤高危患者、实施预防措施、早期筛查和诊断以及早期治疗仍然是黑色素瘤治疗的关键。全基因组测序的实施、系统生物学和相关技术如微阵列平台、IHC及 FISH 的应用使评估不同突变的肿瘤和识别关键信号分子与信号通路成为现实。这些方法也有助于形成黑色素瘤发病机制的新概念。

本章致力于阐述黑色素瘤分子诊断的最新方法及黑色素痣细胞系统的增殖紊乱,因此并非是一篇全面涵盖的论述,因为这些内容在其他的文献及出版物中已经进行了详细的介绍。

黑色素瘤相关疾病和综合征

黑色素瘤与其他许多疾病和综合征相关,包括鳞状细胞癌和基底细胞癌[5,6]、着色性干皮病[6]、眼黑色素瘤[7]、白化病[8-12]、视网膜母细胞瘤[13-16]、Li-Fraumeni 综合征[17]、胰腺癌[18-20]、慢性炎症性脱髓鞘多发性神经病[20,21]、间皮瘤[22]、脑膜瘤[23]、肾细胞癌[24,25]、LEOPARD 综合征[26]、Birt-Hogg-Dubé综合征[27-29]、家族性良性天疱疮[30]、多发性基底细胞痣综合征[31]、考登病[32]、神经纤维瘤病[33,34]、贝 - 威综合征[35]、林奇综合征、肺类癌[36]、软组织肉瘤[37-39]、胃肠道间质瘤[40]、甲状腺癌[41,42]、Merkel细胞癌[43]、蕈样霉菌病[44,45]、其他白血病和淋巴瘤[46-54]、Castleman 病[55]、系统性肥大细胞增多症[56]、支气管源性囊肿[57]、畸胎瘤[58]、表皮囊肿[59]、斑痣性错构瘤病[60]、特纳综合征[61,62]、唐氏综合征、帕金森病、进行性神经性腓骨肌萎缩症、视网膜母细胞瘤、皮肌炎、持久性色素异常性红斑、结节病、瘀滞性皮炎、慢性损伤(或溃疡)和淋巴水肿、烧伤瘢痕、剖宫产术后瘢痕[63]、文身[64-67]、创伤(甲下黑色素瘤)[68,69]、外阴硬化性苔藓[70,71]、单纯型大疱性表皮松解症[72]、Marjolin 溃疡[41]、人乳头状瘤感染相关性疣状表皮发育不良(human papillomavirus, HPV16)[73,74]和人类免疫缺陷病毒（human immunodeficiency virus，HIV）感染[75,76]。与这些综合征相关的基因可能代表黑色素瘤出现的概率或与黑色素瘤相互排斥。因此，目前尚不清楚这些基因是否为黑色素瘤发生的致病因素。

普遍认为约 10% 黑色素瘤具有遗传性，并具有黑色素瘤相关胚系突变的确切家族史。家族遗传性黑色素瘤通常以常染色体显性遗传的方式遗传给后代。阳性家族史会使家族成员罹患黑色素瘤的风险增加两倍[42,77]。在过去的二十年里，我们在发现和拓展黑色素肿瘤体细胞驱动突变谱方面取得了巨大的进步。这些基因能激活癌基因或使肿瘤抑癌基因失活从而导致黑色素瘤发生。

黑色素瘤的分子分析

对黑色素瘤使用分子检测使我们对黑色素瘤的组织发生有了突破性的认识。基因突变是包括恶性黑色素瘤（malignant melanoma，MM）在内的恶性肿瘤细胞的重要标志。以下的突变与黑色素瘤相关，共分为两类：①与黑色素细胞病变起始事件相关的基因；②与黑色素细胞病变进展事件相关的基因。

黑色素瘤的启动事件：癌基因

以下的致癌事件几乎存在于所有黑色素细胞病变中，并被认为是起始癌基因（图 25.1）：

ROS 原癌基因 1，受体酪氨酸激酶（*ROS1*）。*ROS1* 是一个融合突变激酶，能影响丝裂原活化蛋白激酶（mitogen kinase-activated protein kinase，MAPK）、磷脂酰肌醇 3- 激酶（phosphoinositides 3-kinase，PI3K）和信号传导与转录激活因子 3（signal transducer and activator of transcription 3，STAT3）。Wiesner 及其同事报道在 73 例 Spitz 痣中有 13 例（26%）存在 *ROS1* 融合突变，同时该突变在 34 例非典型 Spitz 肿瘤中存在 3 例（8%），在 33 例 Spitzoid 黑素瘤中也存在 3 例（9%）[78]。

RET 原癌基因（*RET*）。*RET* 是一个融合突变激酶，能影响 MAPK、PI3K 和 STAT3 信号通路。Wiesner 及其同事报道在 75 例 Spitz 痣中有 2 例（3%），在 32 例非典型 Spitz 肿瘤中有 1 例（3%），在 33 例 Spitzoid 黑素瘤中也有 1 例（3%）发生 *RET* 融合突变[78]。

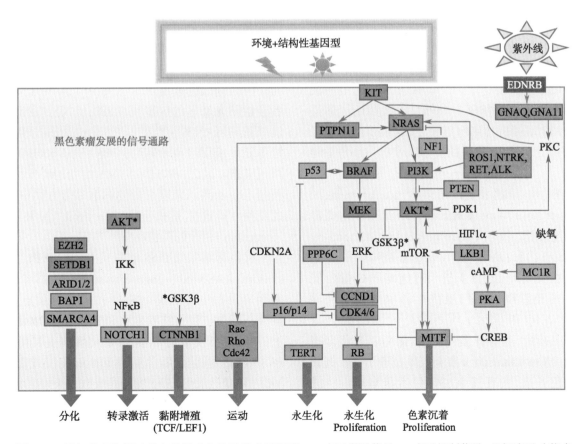

图 25.1 黑色素瘤发展过程中受影响和涉及的主要通路。→表示激活信号；⊥表示抑制信号；蓝框表示功能丧失性蛋白；橘红框表示功能获得性蛋白。

神经营养酪氨酸激酶受体，1型（neurotrophic tyrosine kinase, receptor, type 1, NTRK1）。NTRK1 是一个融合突变激酶，影响 MAPK、PI3K 和 STAT3 信号通路。Wiesner 及其同事报道在 75 例 Spitz 痣中有 8 例（10.7%）具有 NTRK1 基因融合突变，同时 32 例非典型 Spitz 肿瘤中有 8 例（25%），而 32 例 Spitzoid 黑素瘤中也有 8 例（25%）[78, 79]。

间变性淋巴瘤受体酪氨酸激酶（anaplastic lymphoma receptor tyrosine kinase, ALK）。ALK 是一个融合突变激酶，影响 MAPK、PI3K 和 STAT3 信号通路。Wiesner 及其同事报道在 75 例 Spitz 痣中有 8 例（10.7%）发生 ALK 融合突变，同时 32 例非典型 Spitz 肿瘤中有 5 例（15.6%），而 33 例 Spitzoid 黑素瘤中有 1 例（3%）[78]。

V-kit Hardy-Zuckerman 4 猫源性肉瘤病毒癌基因同源物（V-kit Hardy-Zuckerman 4 feline sarcoma viral oncogene homolog, KIT）。KIT 是一种细胞表面受体酪氨酸激酶，发生扩增突变后可影响 PI3K、MAPK 和 STAT3 信号通路。Curtin 及其同事检测了 102 例原发黑色素瘤，发现 KIT 基因突变和（或）拷贝数增加发生在 39% 的黏膜黑色素瘤、36% 的肢端黑色素瘤和 28% 的慢性日光损伤性皮肤黑色素瘤中，但在没有慢性日光损伤的皮肤黑色素瘤中未发现 KIT 基因改变（0）。在 79% 具有 KIT 基因突变的肿瘤和 53% 具有 KIT 基因拷贝数增加的肿瘤中发现 KIT 蛋白表达增高[79]。传统 Sanger 测序法通常用于检测 KIT 基因多个外显子区域以评估是否具有 KIT 基因的体细胞点突变，这主要是由于在外显子 9、11、13、17 发现的突变中没有一个是主导突变[80]。

鸟嘌呤核苷酸连接蛋白，q 多肽（guanine nucleotide binding protein, q polypeptide, GNAQ）和鸟嘌呤核苷酸连接蛋白 α11（guanine nucleotide binding protein alpha 11, GNA11）。GNAQ 基因和 GNA11 基因发生点突变时，该突变基因通过编码 G 蛋白偶联受体 α 亚基影响蛋白激酶 C 和 MAPK 信号通路[80]。GNAQ 和 GNA11 基因常见的体细胞突变被报道在蓝痣、蓝痣样黑色素瘤、葡萄膜黑色素瘤中[81, 82]。Van Raamsdonk 及其同事报道了 186 例葡萄膜黑色素瘤，发现其中 83% 患者具有 GNAQ 或 GNA11 基因的体细胞突变[81, 82]。涉及这两个基因的信号通路的持续性激活可能是导致葡萄膜黑色素瘤发展的主要原因[83]。

B-Raf 是一个原癌基因，编码丝氨酸 / 苏氨酸激酶。BRAF 基因编码位于表皮生长因子下游的一种丝氨酸 / 苏氨酸蛋白激酶，该激酶是小分子 G 蛋白的 RAS 家族成员。40%~60% 黑色素瘤具有 BRAF 基因突变[84, 85]。BRAF 突变是一个点突变，且能影响 MAPK 通路的激酶融合。BRAF 是 RAF 激酶家族的成员之一，在 ERK/MAPK 通路中发挥作用，该信号通路级联反应调节细胞增殖、分化和生存。BRAF 突变发生于获得性黑色素细胞痣、Spitz 肿瘤、肢端黑色素瘤、非累积性日光损伤性皮肤病和累积性日光损伤性皮肤病中[85-87]。RAS/RAF/MEK/ERK 信号通路与黑色素瘤的诱导和持续发展相关，尤其是 BRAF 突变，该突变发生在约 44% 黑色素瘤病例中[86]。致瘤的 BRAF 通路通过激活其下游的肿瘤演进相关基因从而导致黑色素瘤的发展。BRAF 也可以诱导自分泌血管内皮生长因子，促进血管生成以及肿瘤细胞的存活及生长[86-88]。

最常见的 BRAF 基因突变 p.V600E（第 1 799 个核苷酸 T 突变为 A，即第 600 个密码子编码的谷氨酸突变为缬氨酸）导致激酶活性升高[89]。2003 年，Pollock 及其同事检测了显微切割黑色素瘤和痣样本中 BRAF 的突变情况。研究表明虽然 BRAF 突变在黑色素细胞病变发展过程中具有重要作用，但在黑色素瘤的演进中却是非必需的[90]。BRAF V600E 突变与来自良性痣的病变相关，并且常见于年轻患者间歇性阳光暴露的区域[3]。此外，BRAF V600E 突变与中间级别黑色素瘤发生相关，并且常见于老年患者慢性阳光暴露的区域[3]。2011 年，美国食品药品监督管理局批准将维罗非尼（vemurafenib）用于治疗不能手术切除或者转移性 BRAF p.V600E 突变的黑色素瘤。因此，BRAF p.V600E 突变的临床检测已被列入晚期黑色素瘤患者的标准诊疗方案中，并据此预测维罗非尼、达拉菲尼（dabrafenib）和曲美替尼（trametinib）治疗的药物反应[89, 91-93]。

神经母细胞瘤 RAS 病毒癌基因同源物（neuroblastoma RAS viral oncogene homolog, NRAS）。NRAS 基因容易发生影响 MAPK 和 PI3K 通路的点突变，且该基因参与调节细胞生长和分化[94]。BRAF 基因上游的 NRAS 突变通常与 BRAF 基因突变相互排斥。BRAF 基因可能通过常见的 V600E 突变或上游的 NRAS 突变激活。NRAS 突变是导致先天性巨大色素痣的主要突变[95]，同时也出现在结节性黑色素瘤和慢性日光损伤导致的黑色素瘤中[88]。

Harvey 大鼠肉瘤病毒癌基因同源物（Harvey rat sarcoma viral oncogene homolog, HRAS）。HRAS

基因突变也可以影响 MAPK 和 PI3K 通路。在外显子 3 的 Q61 区域，赖氨酸替代谷氨酰胺是 *HRAS* 基因最常见的突变类型[96-98]。van Dijk 及其同事报道 *HRAS* 突变出现在 29% Spitz 痣、14% 非典型 Spitz 痣和 7% 疑似黑色素瘤的 Spitzoid 肿瘤中[97]。然而，这些突变很少出现在黑色素瘤中[97]。据报道形态学上伴真皮深层组织硬化的巨大 Spitz 痣携带 *HRAS* 突变。但是，只有约 20%Spitz 痣携带这种突变[96]。

由于 Spitz 黑色素瘤几乎不携带 *HRAS* 突变，因此 *HRAS* 突变分析可能是一个能有效鉴别 Spitz 痣和 Spitz 黑色素瘤的方法，并能预测未知恶性潜能的 Spitz 肿瘤的生物学行为[97,98]。但是，*BRAF*、*NRAS* 和 *HRAS* 的突变分析可能不能用于区分儿童的 Spitz 黑色素瘤和 Spitz 痣[96,97,99]。

与黑色素细胞病变进展相关的基因功能丧失性突变

神经纤维瘤蛋白 1（neurofibromin 1，*NF1*）。*NF1* 缺失将影响 MAPK 通路。Nissan 等报道 *NF1* 缺失常见于皮肤黑色素瘤中，并且与 RAS 活化、MEK 依赖和 RAF 抑制剂抵抗相关[100]。此外，在缺乏 *BRAF* 或 *NRAS* 突变的黑色素瘤中以及在部分 *RAS/BRAF* 突变的黑色素瘤中也报道了 *NF1* 缺失。Wiesner 及其同事对 15 例促结缔组织增生型黑色素瘤（desmoplastic melanomas，DM）和 20 例非促结缔组织增生型黑色素瘤（non-DM）进行了测序，发现在 93% DM 和 20% non-DM 中出现了 *NF1* 突变[101]。治疗上，伴 *NF1* 突变的黑色素瘤对靶向 *BRAF* 治疗更抵抗[100]。

BRCA1 相关蛋白 1（BRCA1-associated protein 1，*BAP1*）。*BAP1* 是一个肿瘤抑制基因，参与染色质调节和转录调控。*BAP1* 是由位于染色体 3p21.1 上的肿瘤抑制基因编码的核蛋白[102]。据报道，体细胞 *BAP1* 突变能够促进皮肤黑色素肿瘤（包括上皮非典型 Spitz 肿瘤和黑色素瘤）、葡萄膜黑色素瘤、间皮瘤、肾透明细胞癌以及其他一些肿瘤的进展[102-104]。

BAP1 遗传性肿瘤易感综合征首次报道于 2011 年[104]。它是由 *BAP1* 基因胚系突变失活导致的常染色体显性遗传肿瘤综合征。受累患者罹患间皮瘤和葡萄膜黑色素瘤的风险增加[103]。已有研究表明，*BRAF* 突变合并 *BAP1* 核表达缺失是小部分具有不同特点的非典型 Spitz 肿瘤的特征，尽管它们的临床预后意义尚未明确[22]。利用 IHC 或者染色体微阵列分析技术，如单核苷酸多态性分析或比较基因组杂交技术阵列分析等评估黑色素细胞病变中 BAP1 蛋白的表达，可以快速且经济有效地识别 *BAP1* 缺失的黑色素细胞病变[104]。

细胞周期蛋白依赖性激酶抑制剂 2（cyclin-dependent kinase inhibitor 2，*CDKN2A*）。*CDKN2A* 是首个被发现的家族性黑色素瘤基因，在大部分高密度黑色素瘤易感家族中被发现且该基因导致该疾病发生[105-107]。*CDKN2A* 基因位于染色体 9p21 区域，编码两个肿瘤抑制剂蛋白——p14^{CDKN2A} 和 p16^{CDKN2A}[108]。p16^{CDKN2A} 能抑制 CDK4 的活性，引起 RB 磷酸化从而导致癌细胞永生化和增殖[2,109]。p14^{CDKN2A} 可抑制下游 MDM2 蛋白的致癌活化，MDM2 蛋白能与 p53 直接作用从而阻止 p53 介导的蛋白活性并可靶向 P53 蛋白使其快速降解[109]。Fargnoli 及其同事进行了一项 Meta- 分析研究，结果表明 *MC1R* 基因的多个变异体增加了 *CDKN2A* 突变黑色素瘤发生的风险[110]。据报道，*CDKN2A* 基因缺失几乎是唯一一与侵袭性黑色素瘤相关的变异[3]。

非特异性黑色素细胞相关基因

SWI/SNF 相关，基质相关，肌动蛋白依赖染色体调控因子，亚家族 a，成员 4（SWI/SNF-related, matrix-associated, actin-dependent regulator of chromatin, subfamily a, member 4，*SMARCA4*）。*SMARCA4* 也称 *BRG1*。*BRG1* 缺失能通过影响染色质重塑途径导致黑色素瘤细胞变异。Lin 及其同事利用 IHC 染色的方法评估了 48 例发育不良痣、90 例原发性黑色素瘤和 47 例转移性黑色素瘤的 BRG1 表达[111]。这项研究结果表明与发育不良痣相比，BRG1 在原发性皮肤黑素瘤和转移性黑素瘤中的表达显著升高[111]。BRG1 对黑色素瘤细胞增殖和正常黑色素细胞发育至关重要[112]。2012 年，Zhang 及其同事对多种标志物进行评估以区分黑素瘤与发育不良痣[113]。这项研究表明 BRG1 是其中一个最适宜用于协助临床鉴别黑色素瘤和发育不良痣的标志物[113]。此外，据报道 SWI/SNF 主要与侵袭性黑色素瘤相关[3]。

来自 10 号染色体缺失的磷酸酶及张力蛋白同源物（phosphatase and tensin homologue，*PTEN*）。据报道，*PTEN* 是黑色素瘤中重要的肿瘤抑制基因。PTEN 作为脂质磷酸酶，抑制 PI3K 的作用[114]。PTEN 减少细胞内由 PI3K 激活产生的磷脂酰肌醇，在细胞信号传导中起关键作用。PI3K 激活导致 AKT 构象改变，活化的 AKT 进一步磷酸化丝氨酸 / 苏氨酸激酶 mTOR，导致调节细胞分裂、凋亡、色素沉着和增殖的靶蛋白合成增加[115,116]。据报道,在黑色素瘤中,AKT 和(或)MAPK 通路的激活促进 κB 激酶效应物抑制剂的降解,随后释放 NF-κB,被释放的 NF-κB 可能移动到细胞核内并激活转录。此外,AKT 可以通过促进多种促凋亡蛋白磷酸化和失活来抑制细胞凋亡并促进 NF-κB 的活化,如细胞死亡的 Bcl-2 拮抗剂和 MDM2[117]。PTEN 基因失活主要由包含 DNA 超甲基化的表观遗传学机制导致,其中低于 10% 涉及体细胞突变[118]。BRAF-MAPK 通路改变通常与 PTEN-AKT 损伤相关[119]。Shain 及其同事曾报道在高侵袭性黑色素瘤病例中发现了 PTEN 和 TP53 缺失[3]。

肿瘤蛋白 p53(tumor protein p53,TP53)。TP53 通过 p53 功能缺失性突变影响 p53 通路活性(更多信息见 CDKN2A)。

富于 A-T 的相互作用域(ARID1A、ARID1B 和 ARID2)基因。缺失突变的 ARID1A、ARID1B 和 ARID2 基因能影响染色质重塑并导致细胞分化。

丝氨酸 / 苏氨酸 - 蛋白磷酸酶 6 催化剂(serine/threonine-protein phosphatase 6 catalytic,PPP6C)。PPP6C 基因编码 PPP6C 酶的亚基,该基因突变可影响细胞周期调控并抑制 CCND1 活性(更多信息见 CCND1 和图 25.1)。

与黑色素细胞病变进展相关基因的功能获得性突变

细胞周期蛋白依赖性激酶 4(cyclin-dependent kinase 4,CDK4)。CDK4 使 RB 磷酸化从而导致 G1 到 S 期转换(更多信息见 CDKN2A)。

小眼畸形相关转录因子(microphthalmia-associated transcription factor,MITF)。MITF 是一种螺旋 - 环 - 螺旋亮氨酸拉链蛋白,对黑色素细胞的发育和分化十分重要,并被认为是黑色素细胞生物学的主要调节因子[2]。MITF 由 cAMP、MAPK(KIT/NRAS)和 CDKN2A 通路激活。Garraway 及其同事报道 MITF 扩增与化疗抵抗和总生存率降低相关[120]。相反,MITF 活性降低则增加黑素瘤细胞对化疗药物的敏感性[120]。

MITF 可以同时作为细胞增殖的诱导剂和抑制剂。高水平的 MITF 通过诱导 p16[CDKN2A] 和 p21 引起 G1 细胞周期停滞和细胞分化[121,122]。MITF 低表达与凋亡易感性相关,而中等水平的 MITF 则促进细胞增殖[120-122]。因此,黑色素瘤细胞被认为能使 MITF 水平维持在中等水平,从而促进肿瘤发生。另外,在伴 BRAF[V600E] 突变的黑色素瘤细胞中,MEK

的组成型激活与 MITF 的泛素依赖性降解相关[123]。

MEK1 和 MEK2。MEK1 和 MEK2 突变导致其功能增强,且该突变与 MAPK 通路相关[2]。Fernandes 及其同事通过组织芯片检测了 16 例原发性肢端黑色素瘤中 RAS-RAF-MEK-ERK 级联反应的组成,从而对原发性肢端黑色素瘤发病机制中的 MAPK 通路进行评估[124]。结果表明,每个浸润较深的病例表现为 RAS 缺失和 MEK2、ERK1 及 ERK2 的表达(图 25.1)[124]。

连环素 β1(catenin beta 1,CTNNB1)。CTNNB1 基因编码 β- 连环蛋白(β-catenin)。该基因突变主要影响 WNT 信号通路[2]。糖原合酶激酶 -3(glycogen synthase kinase-3,GSK-3)是一种广泛表达的丝氨酸 / 苏氨酸蛋白激酶。CTNNB1 突变导致 β-catenin 蛋白稳定和转录增加[125]。Wnt/β-catenin 信号通路在胚胎发育和成人稳态中都具有重要的作用。Wnt/β-catenin 信号通路的异常活化可能导致发育畸形,并与包括黑色素瘤在内的许多恶性肿瘤相关。因此许多研究致力于开发靶向 Wnt/β-catenin 通路的抗肿瘤药物[126]。

细胞周期蛋白 D1(cyclin D1,CCND1)。该基因功能获得性突变将影响 RB 通路。1996 年,Maelandsmo 及其同事报道 CCND1 过表达通过 RB 信号通路使 pRB 功能性失活,从而导致散发性黑色素瘤发展[127]。

蛋白磷酸酶 6,催化亚基(protein phosphatase 6,catalytic subunit,PPP6C)。更多信息见 CDKN2A 和图 25.1。

zeste2 多梳蛋白抑制复合体 2 亚基的增强子(en-h-ancer of zeste 2 polycomb repressive complex 2 subunit,EZH2)。EZH2 可发生功能获得性突变,引起染色质重塑从而导致细胞分化(图 25.1)。

Ras 相关的 C3 肉毒杆菌毒素底物 1(ras-related C3 botulinum toxin substrate 1,RAC1)。RAC1 易发生点突变。RAC1 参与细胞黏附、迁移、侵袭和运动。它与 NRAS 相关并被其激活(图 25.1)。

端粒酶反转录酶(telomerase reverse transcriptase,TERT)。据报道 TERT 启动子突变和扩增会影响端粒酶延长[128],且与快速生长的黑色素瘤相关[129]。同时 TERT 启动子突变是黑色素瘤形成过程中最早的继发性分子变化,发生在交界性病灶和原位黑色素瘤中[3]。Griewank 及其同事对 410 例黑素瘤进行研究,结果显示紫外线诱导的 TERT 启动子突变是最常见的遗传学改变之一[128]。此外,该项研究表明在非肢端皮肤黑色素瘤中,TERT 启动子突变是不良预后的独立因素[128]。Shain 及其同事证实

获得性 *TERT* 突变的黑色素瘤前体细胞在发展为黑色素瘤期间需要其他的突变[3]。

细胞周期蛋白依赖性激酶 4（cyclin-dependent kinase 4，*CDK4*）。*CDK4* 容易发生功能获得性扩增从而影响 RB（更多信息见 CDKN2A）。

微环境变化和黑色素瘤

缺氧是晚期恶性肿瘤形成的有利条件，并为黑色素瘤发展和演进提供了适宜环境[130]。Notch1 已被证明是黑色素瘤中 AKT 和缺氧的关键效应分子[131]。此外，生理性组织缺氧、HIF1α 活化和 KIT 的刺激也是黑色素合成的促进因子（图 25.1）[132]。Notch 信号通路已被证实是黑色素瘤潜在的治疗靶点[131]。

黑色素瘤的分子检测

目前，黑色素瘤诊断的金标准是组织病理学。大部分黑色素细胞病变可通过苏木精-伊红（Hematoxylin and Eosin，HE）染色进行诊断。但是，当面临一个有争议的病变或当一小部分病变存在矛盾时，可通过其他可行的辅助研究协助明确诊断。

免疫组织化学

黑色素瘤的组织学特点与其他一些恶性肿瘤相似，如淋巴瘤、低分化癌、肉瘤等[133]。IHC 是区分黑色素瘤和其他相似肿瘤的有效方法。如果要对黑色素瘤诊断的 IHC 标志物进行全面且深入地了解，可参考文献[134]。

S100。在皮肤黑色素瘤（S100 阴性黑色素瘤除外）中，S100 在肿瘤的细胞核和细胞质中均表达（图 25.2），且其敏感性高达 97%~100%[135]。然而，S100 的特异性较低（75%~87%），因为在其他一些细胞中也表达 S100，如神经鞘细胞、肌上皮细胞、朗格汉斯细胞和真皮树突状细胞等[134,136]。鉴于 S100 在皮肤瘢痕组织的梭形细胞中也有表达，这可能会成为诊断的一个陷阱，尤其是诊断促结缔组织增生性黑色素瘤时[134]。因此，除了 S100 外，还应使用其他一些特异性标记物以区分黑色素瘤与其他恶性肿瘤。

HMB45。HMB45 是表达在细胞质中的标记物（图 25.2），与 S100 相比，它的特异性比敏感性更高。据报道，HMB45 在皮肤黑色素瘤中表达的敏感度为 69%~93%[134]。免疫阳性率在原发性黑色素瘤中最高。然而，在转移性黑素瘤中 HMB45 表达下降。由于转移性黑色素瘤中 HMB45 敏感度下降，因此怀疑该疾病时必须使用其他标记物以辅助诊断[134]。Uguen 及其同事证明 HMB45 有助于区分黑色素瘤与良性痣[137]。良性痣在病变浅表部分显示 HMB45 阳性，但在深部显示为阴性。当 HMB45 在最浅层细胞着色时，则认为 HMB45 染色阳性。当在肿瘤的浅表面和深部都出现同样的阳性染色时，认为 HMB45 染色为阴性。研究发现，HMB45 染色呈梯度缺乏的现象在黑色素瘤中更为常见[137]。

MART-1 及 Melan-A。T 细胞识别的黑色素瘤抗原-1（melanoma antigen recognized by T cell-1，MART-1）和 Melan-A（图 25.2）是被 T 细胞识别的黑色素分化的胞浆蛋白[135]。该胞浆蛋白抗体的两个克隆是 M2-7C10（也称为 MART-1）和 A103（也称为 Melan-A）[138]。MART-1/Melan A 在皮肤黑色素瘤中的敏感性和特异性分别为 75%~92% 和 95%~100%[134]。与 HMB45 类似，相比原发性黑色素瘤，MART-1/Melan A 在转移性黑色素瘤中敏感度下降[139]；相反，与 HMB45 相比，MART-1/Melan A 的染色更弥漫且着色更强，因此 MART-1/Melan A 可成为更好地识别转移性黑色素瘤的标记物[134,138]。MART1/Melan-A 也有助于区分原位和侵袭性黑色素瘤并可测量浸润深度[140]。MART1/Melan-A 的另一个应用是鉴别神经黑色素细胞痣与神经纤维瘤，前者呈阳性，后者则相反[141]。

SOX-10（SRY-related HMG-box 10，SOX10）。SOX-10 是神经嵴发育、维持施万细胞及黑色素细胞的关键转录因子[142]。它在黑色素细胞（图 25.2）和乳腺肌上皮细胞的细胞核中表达。SOX10 已被证实是多种类型转移性黑色素瘤的敏感且特异的标志。与 S100 相比，在神经嵴起源的软组织肿瘤中，SOX10 特异性更高[143]。有文献提出，SOX10 可以辅助甚至替代传统的免疫组化染色，如 S100。

酪氨酸酶（Tyrosinase）。酪氨酸酶（也称为 T311）是黑色素合成第一步中将酪氨酸羟化的蛋白质[134,135]，对黑色素的形成具有重要的作用。该抗体显示弥漫的胞浆强染色。此外，酪氨酸酶在反向成熟的痣或黑色素瘤基底层细胞中表达减少，但在皮肤黑色素瘤中为弥漫阳性。此外，它能有效评估伴有广泛坏死的黑色素瘤[144]。酪氨酸酶在黑色素瘤中的特异性为 97%~100%[134,145]，但在转移性病变或随着临床分期的增加其敏感性降低（79%~93%）[134,139,146]。

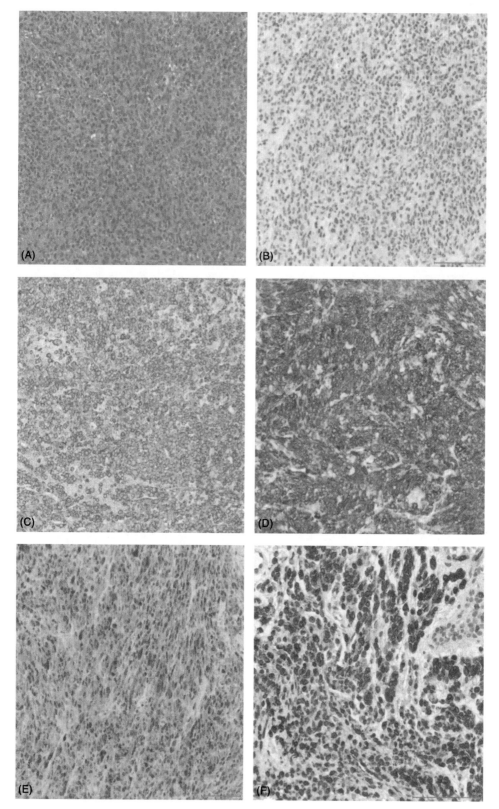

图 25.2　对同一黑色素瘤病例进行多种免疫组化染色。（A）转移性黑色素瘤的 HE 染色；（B）SOX10；（C）HMB45；（D）S100；（E）MIFT；（F）Melan-A。

MITF。*MITF*（也称 *MI*，*WS2*，*CMM8*，*WS2A*，*bHLHe32*）编码染色体 3p14.1 上的一个转录因子，其对黑色素细胞的发育和存活具有重要的作用[147]。这种核表达标志物主要用于诊断黑色素瘤和其他黑色素细胞肿瘤（图 25.2）。据报道其免疫染色的敏感性和特异性分别为 81%~100% 和 88%[134, 146, 147]。在梭形细胞瘤中 MITF 的特异性更低[134]。此外，MITF 染色在 S100 阴性黑色素瘤中呈现可靠阳性[148]。MART-1/Melan-A 的一个重要局限是它可能过高地估计日光损伤皮肤中的黑色素细胞数量。此时，表现核染色的 MITF 对表皮内黑色素细胞的评估更为准确。因此，在这种情况下应用 MITF 检测有助于诊断[149]。

Ki67。Ki67 可用于测定增殖指数，还可用于良性痣与转移性黑色素瘤的鉴别。据报道，Ki67 增殖指数在良性痣中低于 5%，而在黑色素瘤中达到 13%~30%[134, 150, 151]。此外，Ki67 免疫阳性率在 Spitz 肿瘤和非典型痣中明显增加[152-156]。黑色素瘤中的 Ki67 增殖指数与肿瘤的核分裂象、浸润深度、肿瘤垂直生长期、血管浸润和肿瘤转移潜能相关。Ki67 作为总体生存期的一个独立预后指标，其意义不明确[157-160]。

BAP1。Koopmans 及其同事报道在明显转移（2 级）的葡萄膜黑色素瘤中，编码 BRCA 相关蛋白 1 的基因 BAP1 发生失活性体细胞突变[161, 162]。BAP1 免疫染色定位于核内，应在 HE 染色的背景下解释 BAP1 染色的结果。例如，在 Spitz 肿瘤和上皮样大细胞的复合痣中 BAP1 阴性表达[163]。此外，当在肿瘤中确认 BAP1 突变时，BAP1 胚系突变的可能性增加，因此需要进行可能的遗传学咨询并对其家族进行进一步检测[105]。这很重要，因为 BAP1 缺失可能发生在葡萄膜黑色素瘤进展为侵袭性和转移性表型的过程中[162]。

p16。p16 是位于染色体 9p21 中的肿瘤抑制基因，通过磷酸化视网膜母细胞瘤蛋白抑制细胞周期蛋白依赖性激酶（参见 CDKN2A 和图 25.1）。Gerami 及其同事在 2013 年证实在非典型 Spitz 黑色素细胞肿瘤中，9p21 的纯合性缺失与临床上该肿瘤的侵袭性行为和死亡密切相关[164]。IHC 染色显示 p16 核表达缺失与黑色素瘤患者的不良预后相关[165-167]。

pHH3。磷酸组蛋白 H3（phosphohistone H3，pHH3）是与有丝分裂过程密切相关的组蛋白，其 IHC 抗体用于标记包括早前期的各个阶段的有丝分裂象[168-170]。有丝分裂率是厚度不超过 1mm 的黑色素瘤患者的重要预后指标，并且是美国癌症联合委员会指南的一部分。pHH3 的 IHC 检测是病理学家和皮肤病理学家确认有丝分裂象的有效工具[171]。

序列比较基因组杂交

比较基因组杂交（comparative genomic hybridization，CGH）是一种用于检测整个基因组拷贝数变化的分子检测方法[172-174]。从组织样品中分离 DNA，在与芯片上基因组 DNA 克隆或探针杂交前用荧光染料标记，然后用软件将杂交信号数字化并进行分析，结果显示出拷贝数变化区域的虚拟核型。据一个报道称该技术的局限在于如果肿瘤中拷贝数很低，那么该改变有可能不能被诊断。这可能会限制 CGH 在小部分肿瘤亚型中检测肿瘤细胞异质性的能力[175]。

良性痣常显示最小甚至无拷贝数变异，而黑色素瘤则有大量拷贝数改变[3, 172, 176-178]。例如，黑色素瘤具有染色体的扩增（1q、6p、7、8q、17q 和 20q）和缺失（6q、8p、9p 和 10q）。当处理组织学上有争议的诊断或不明确的诊断时，应用序列比较基因杂交技术（aCGH）可能有助于明确诊断，当存在拷贝数变化时支持黑色素瘤的诊断，而当缺少拷贝数改变时则支持良性病变。

尽管应用 aCGH 技术有望在黑色素瘤中发现基因拷贝数变化，但是在具有明显组织学特征的转移性黑色素瘤中偶尔会出现无异常的结果，这可能与检测的敏感度或内在原因有关[80]。CGH 的另一个局限是所需的 DNA 量在整个基因组中其分辨下限为 400kb[179]。因此，如果提取的 DNA 质量不好或总量不足，或样品组织不具有畸变的黑色素细胞时，CGH 结果可能呈假阴性。此外，如果一个较大的样品经分割后仍包含许多其他细胞，如淋巴细胞、基质细胞和痣黑色素细胞，那么分离的 DNA 可能因浓度过低导致显示的异常黑色素细胞拷贝数畸变结果并不可靠和准确。在转移性黑色素瘤中很少出现 CGH 阴性[80]。

CGH 检测的另一个局限在于对杂合性缺失与纯合性缺失的鉴别。例如，在黑色素瘤和非典型 Spitz 痣中都可以检测到 9p21 的单拷贝丢失。然而，编码 CDKN2A 的 9p21 发生的纯合性缺失是黑色素瘤的特异性特征，并与黑色素细胞病灶的侵袭性行为相关[164, 180]。由于单拷贝数异常并不能证明恶性肿瘤，而 CGH 技术也不能区分 9p21 的纯合与杂合性缺失,因此,当临床有指征时,应采用荧光原位杂交(FISH)进一步确定 9p21 是纯合性还是杂合性缺失。

据报道 Spitz 痣具有多种染色体缺失[78,177,181,182]。因此,应在结合患者年龄、临床表现、特异拷贝数变化、光镜下的形态特征以及 IHC 特点的基础上仔细检查每个患者[80]。

单核苷酸多态性序列

在两个等位基因的特定基因组位点上,单个核苷酸变异引起的 DNA 序列多态性,成为单核苷酸多态性。它们是 DNA 变异体的主要组成部分。人类基因组中存在大约 1 000 万种 SNP[183]。制造商通常随机地将 SNP 的两个等位基因分配为 A 和 B。由于每个个体都继承了两位父母中每个 SNP 位点的一个拷贝,因此后代个体在 SNP 位点的基因型是 AA、AB 或 BB。与仅有几个特异性探针的 FISH 技术相比,Oncoscan SNP 序列拥有的探针超过 22 万个且覆盖所有染色体。此外,它还提供了拷贝数变化和杂合性缺失(losses of heterozygosity,LOH)的信息。当一个等位基因缺失且发挥正常功能的等位基因丢失时,黑色素细胞病灶表现为 LOH。使用 SNP 序列分析技术可以帮助识别黑色素细胞病变中出现的等位基因失衡模式,并且可能具有预后和诊断的价值。

黑色素瘤相关基因的研究正在快速发展。当黑色素细胞病变可疑且诊断模糊时,SNP 测序非常有效。为了进一步描述这些病变的行为,当出现拷贝数改变或拷贝数平衡的杂合性缺失时应进行 SNP 测序。在良性痣中,拷贝数通常很少或没有变化。相反,在黑色素瘤中,则可看到拷贝数改变和(或)拷贝数中性丢失[3,172,176-178]。图 25.3 显示先天性良性黑色素细胞痣,其 SNP 芯片结果显示未发现染色体畸变。相反,图 25.4 显示转移性黑色素瘤具有多个染色体拷贝数变化及 LOH。

荧光原位杂交(FISH)

Gerami 及其同事介绍了诊断黑色素细胞病变相关的 FISH 技术[184]。在该研究中,他们使用各种 FISH 探针确定了鉴别良性与恶性病变的临界值,使其检测的灵敏度高达 85%,特异性高达 95%。与覆盖所有染色体的超过 22 万个探针的 SNP 测序相比,FISH 检测仅针对几个单独的染色体和染色体的特定区域。特异性荧光标记的寡核苷酸探针与它们

互补的 DNA 序列结合,因此被标记的区域可以在荧光显微镜下观察。

目前存在六个可用的探针专门用于检测黑色素细胞病灶,具体如下所示[178,185,186]:

1. Ras 反应元件结合蛋白 1(ras-responsive element-binding protein 1,RREB1)

2. 成髓细胞瘤(myeloblastosis,MYB)

3. 细胞周期蛋白 D1 或染色体 11q13(cyclin D1 or chromosome 11q13,CCND1)[203]

4. 6 号染色体着丝粒计数探针(centromeric enumeration probe control forchromosome 6,CEP6)

5. 9p21(CDKN2A)(用于诊断传统和 Spitz 黑色素瘤[181,187])

6. 8q24(用于诊断结节性无黑色素瘤和痣样黑色素瘤[188,203])

FISH 检测要求每个病例至少分析 30 个病变的黑色素细胞。Gerami 及其同事在 2009 年提出诊断阳性病变需要满足以下一个条件[178]:

1. 相对于 CEP6,6p25(RREB1)的扩增率超过 55%。

2. 6p25(RREB1)的扩增率超过 29%。

3. 相对于 CEP6,6q23(MYB)的丢失率大于 42%。

4. 11q13(CCND1)的扩增率大于 38%。

阴性的 FISH 检测结果不能直接排除黑色素瘤的诊断。因为黑色素瘤具有其他拷贝数的变化,而这些变化并不是新的 FISH 探针特异靶向的[187]。因此该检测方法作为一线诊断工具,其灵敏度优于其他分子检测方法,如 SNP 序列分析和 aCGH。此外,并非所有黑色素瘤都具有拷贝数变化,这可能是黑色素瘤出现 FISH 检测阴性的另一个原因,因此,应结合其形态学特点进行综合考虑。FISH 阳性病灶的其中一个陷阱是多倍体,例如一些 Spitz 痣可为四倍体[188,189]。因此,对 FISH 结果应合理解读。FISH 结果假阳性的另一个可能的错误解释是由于仅选择病变中不同病灶处的大核细胞,而不是计数特定区域中的所有细胞核[80]。

透明细胞肉瘤(clear cell sarcoma,CCS)以前称为软组织转移性黑色素瘤,是一种罕见的恶性软组织肿瘤,其形态类似皮肤转移性黑色素瘤[190]。据报道 CSS 细胞可以产生黑色素,并可延伸至皮下和真皮[191]。然而,在超过 90%CCS 病例中可以观察到染色体的相互易位 t(12;22)(q13;q12)[192]。这种易位导致 12q13 上的活化转录因子基因(activating transcription factor gene,ATF1)和 22q12 上的尤文肉瘤

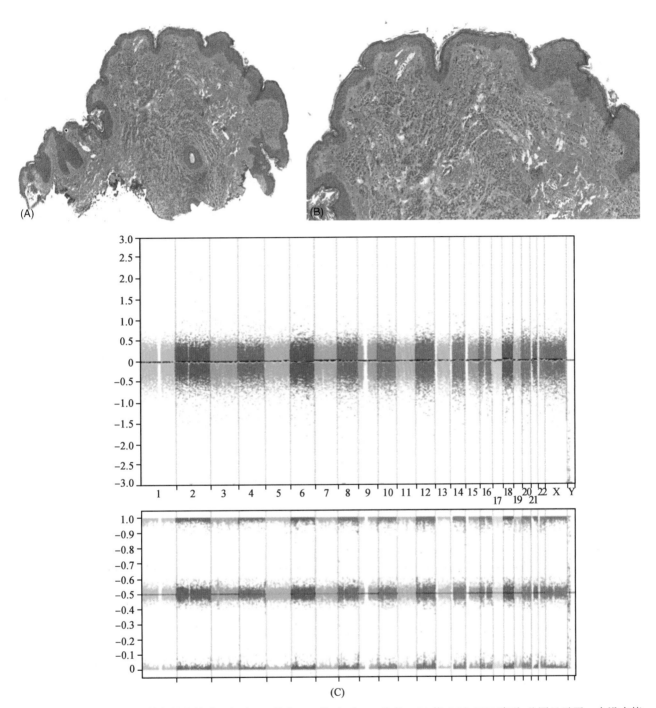

图 25.3 具有一些先天性特征的良性痣。（A）HE 染色，20 倍；（B）HE 染色，100 倍；（C）SNP 阵列，此图显示了一个没有拷贝数变化或拷贝数中性丢失的正常二倍体 SNP 阵列。

癌基因 R1（ewing's sarcoma onco-gene R1, *EWSR1*）发生融合[192, 193]。鉴别 MM 和 CCS 是十分重要的，因为二者的治疗方案完全不同。通过 FISH 技术检测 EWS 的基因重排可以区分 MM 和 CCS[194]。此外，*BRAF* 突变存在的情况下可以诊断 MM[195]。因此，分子诊断技术，如染色体分析、反转录酶聚合酶链反应和 FISH 等，是鉴别 CCS 与皮肤或黏膜黑色素瘤的关键。

新一代靶向测序

新一代测序（next-generation sequencing, NGS）或大规模平行测序已经成为评估许多基因体细胞突变和选择靶向治疗的关键技术[196, 197]。最近，黑色素瘤新突变的发现及其对治疗反应的影响使体细胞突变分析成为了黑色素瘤常规诊治的重要部分。与传统的 Sanger 测序相比，NGS 可以

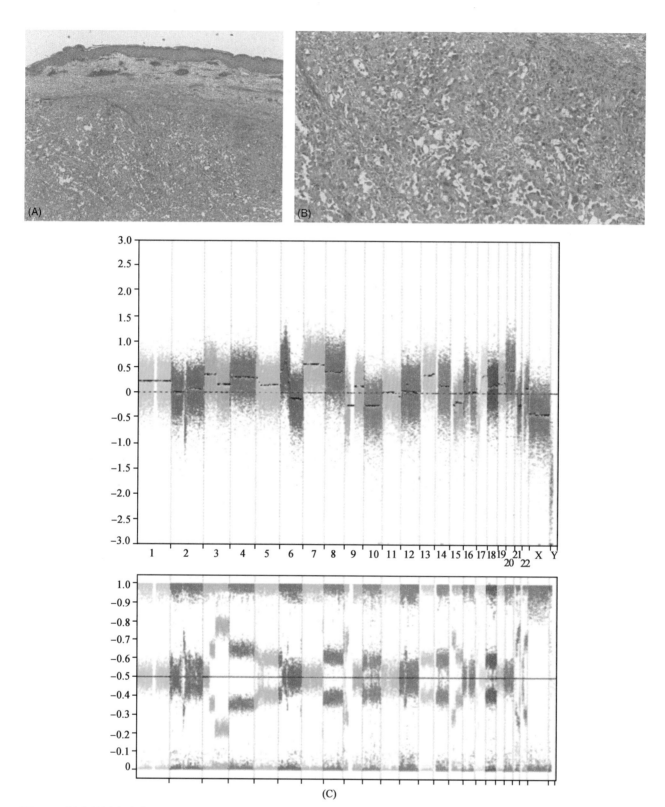

图 25.4 转移性黑色素瘤。（A）HE 染色，40 倍；（B）HE 染色 200 倍；（C）SNP 阵列，该结果显示存在多个染色体拷贝数改变和 LOH。

同时对数千至数百万个 DNA 片段进行测序,这会带来更高的总体工作效率并具有对多个患者样品中的多个基因进行同时检测的能力。NGS 测序的相关细节可以从我们对 50 个癌症热点基因集的研究中了解[198]。

分子检测现已成为晚期黑色素瘤患者的常规检测。2015 年,Siroy 及其同事利用人类全肿瘤NGS 集测序对 699 例晚期黑色素瘤患者的 46 个基因的热点区域进行临床研究[199]。结果表明最常见的突变包括 $BRAF^{V600E}$(占 36%)、$NRAS$(占 21%)、$TP53$(占 16%)、$BRAF^{Non-V600}$(占 6%)和 KIT(占4%)。此外,这项研究还表明 $BRAF^{V600E}$ 和 KIT 突变与黑色素瘤亚型显著相关,而 $BRAF^{V600E}$ 和 $TP53$ 突变与皮肤原发性肿瘤的发病部位显著相关[199]。

NGS 技术有助于确定靶向治疗的重要遗传学突变。一直以来,肿瘤治疗的目标是减轻患者的肿瘤负担与姑息治疗,治疗对延长生存期几乎没有作用。晚期黑色素瘤患者的系统治疗一直集中在抑制细胞生长的化疗上,如达卡巴嗪或其他烷化剂,如替莫唑胺、福莫司汀或紫杉烷[200]。化疗仍然是晚期黑色素瘤的标准治疗方案,但并不能延长患者的生存期[200-202]。因此,内科医生应重点考虑如何将化疗药物整合到临床实践中。同时,针对肿瘤的免疫疗法,如 IFN-α 和 IL-2,对提高整体生存率仍没有明显的效果[201]。

新的研究促进了对不同机制活化的新药物的开发,如伊曲单抗、尼莫单抗和彭博罗珠单抗(免疫疗法)以及伏马拉芬、达布他滨和曲美他尼(靶向治疗)等。治疗方案的选择和药物方案的实施等细节已经超出本文论述的范围,若想了解最新治疗药物的更多信息,对于晚期黑色素瘤治疗的新选择和新机遇,可以参照 Michielin 和 Hoeller 发表的最新文献和其他资料[202]。

结论

黑色素瘤的发病机制和组织发生一直是分子病理学研究的热门内容。基因和获得性变异的积累可导致不可控制的细胞增殖和黑色素合成。多种关键的信号分子和通路与复杂的疾病过程相关,例如PTEN/AKT,CDKN2A 和 MAPK。有学者认为其他一些信号通路以及黑色素瘤由环境因素和紫外线辐射导致。换言之,突变的数量和紫外线辐射的量与黑色素瘤的发展密切相关。快速发展的分子病理学

能对黑色素细胞病灶进行更好的诊断和治疗,但填补知识的缺口仍有很长的路要走。

(焦红丽　译,梁莉　校)

参考文献

[1] Noonan FP, Zaidi MR, Wolnicka-Glubisz A, et al. Melanoma induction by ultraviolet A but not ultraviolet B radiation requires melanin pigment. Nat Commun 2012;3:884.

[2] Bastian BC. The molecular pathology of melanoma: an integrated taxonomy of melanocytic neoplasia. Annu Rev Pathol Mech Dis 2014;9:239−71.

[3] Shain AH, Yeh I, Kovalyshyn I, et al. The genetic evolution of melanoma from precursor lesions. N Engl J Med 2015;373: 1926−36.

[4] Gandhi SA, Kampp J. Skin cancer epidemiology, detection, and management. Med Clin North Am 2015;99:1323−35.

[5] Cornejo KM, Deng AC. Malignant melanoma within squamous cell carcinoma and basal cell carcinoma. Am J Dermatopathol 2013;35:226−34.

[6] Kraemer KH. The role of sunlight and DNA repair in melanoma and nonmelanoma skin cancer. Arch Dermatol 1994;130:1018.

[7] Hurst EA. Ocular melanoma. Arch Dermatol 2003;139:1067.

[8] Stern JB, Peck GL, Haupt HM, Hollingsworth HC, Beckerman T. Malignant melanoma in xeroderma pigmentosum: search for a precursor lesion. J Am Acad Dermatol 1993;28:591−4.

[9] Binesh F, Akhavan A, Navabii H. Nevoid malignant melanoma in an albino woman. Case Rep 2010;2010 bcr0820103262.

[10] George AO, Ogunbiyi AO, Daramola OO, Campbell OB. Albinism among Nigerians with malignant melanoma. Trop Doct 2005;35:55−6.

[11] Young TE. Malignant melanoma in an albino; report of a case. Am Med Assoc Arch Pathol 1957;64:186−91.

[12] Kennedy BJ, Zelickson AS. Melanoma in an albino. JAMA 1963;186:839−41.

[13] Bataille V, Hiles R, Bishop JAN. Retinoblastoma, melanoma and the atypical mole syndrome. Br J Dermatol 1995;132:134−8.

[14] Albert LS, Sober AJ, Rhodes AR. Cutaneous melanoma and bilateral retinoblastoma. J Am Acad Dermatol 1990;23:1001−4.

[15] Eng C, Li FP, Abramson DH, et al. Mortality from second tumors among long-term survivors of retinoblastoma. J Natl Cancer Inst 1993;85:1121−8.

[16] Kleinerman RA. Risk of new cancers after radiotherapy in long-term survivors of retinoblastoma: an extended follow-up. J Clin Oncol 2005;23:2272−9.

[17] Curiel-Lewandrowski C, Speetzen LS, Cranmer L, Warneke JA, Loescher LJ. Multiple primary cutaneous melanomas in Li−Fraumeni Syndrome. Arch Dermatol 2011;147:248.

[18] Schenk M, Severson RK, Pawlish KS. The risk of subsequent primary carcinoma of the pancreas in patients with cutaneous malignant melanoma. Cancer 1998;82:1672−6.

[19] Parker JF. Pancreatic carcinoma surveillance in patients with familial melanoma. Arch Dermatol 2003;139:1019.

[20] Rutter JL, Bromley CM, Goldstein AM, et al. Heterogeneity of risk for melanoma and pancreatic and digestive malignancies. Cancer 2004;101:2809−16.

[21] Dbouk MB, Nafissi S, Ghorbani A. Chronic inflammatory demyelinating polyneuropathy following malignant melanoma. Neurosciences 2012;17:167−70.

[22] Cheung M, Talarchek J, Schindeler K, et al. Further evidence for germline BAP1 mutations predisposing to melanoma and malignant mesothelioma. Cancer Genet 2013;206:206−10.

[23] Nielsen K, Ingvar C, Masback A, et al. Melanoma and nonmelanoma skin cancer in patients with multiple tumours-evidence for new syndromes in a population-based study. Br J Dermatol 2004;150:531−6.

[24] Matin RN, Szlosarek P, McGregor JM, Cerio R, Harwood CA. Synchronous melanoma and renal carcinoma: a clinicopathological study of five cases. Clin Exp Dermatol 2012;38:47−9.

[25] Dhandha M, Chu MB, Richart JM. Coexistent metastatic melanoma of the kidney with unknown primary and renal cell carci-

noma. Case Rep 2012;2012 bcr2012007286

[26] Cheng Y-P, Chiu H-Y, Hsiao T-L, et al. Scalp melanoma in a woman with LEOPARD syndrome: possible implication of PTPN11 signaling in melanoma pathogenesis. J Am Acad Dermatol 2013;69:e186−7.

[27] Mota-Burgos A, Acosta EH, Márquez FV, Mendiola M, Herrera-Ceballos E. Birt-Hogg-Dubé syndrome in a patient with melanoma and a novel mutation in the FCLN gene. Int J Dermatol 2013;52:323−6.

[28] Fontcuberta IC, Salomão DR, Quiram PA, Pulido JS. Choroidal melanoma and lid fibrofoliculomas in Birt-Hogg-Dubé Syndrome. Ophthalmic Genet 2011;32:143−6.

[29] Cocciolone RA, Crotty KA, Andrews L, Haass NK, Moloney FJ. Multiple desmoplastic melanomas in Birt-Hogg-Dubé Syndrome and a proposed signaling link between folliculin, the mTOR pathway, and melanoma susceptibility. Arch Dermatol 2010;146.

[30] Mohr MR, Erdag G, Shada AL, et al. Two patients with Hailey-Hailey Disease, multiple primary melanomas, and other cancers. Arch Dermatol 2011;147:211.

[31] Gregoriou S, Kazakos C, Belyaeva H, et al. Hypomelanotic nail melanoma in a patient with Gorlin Syndrome. J Cutan Med Surg 2012;16:143−4.

[32] Greene SL, Thomas 3rd JR, Doyle JA. Cowden's disease with associated malignant melanoma. Int J Dermatol 1984;23:466−7.

[33] Duve S, Rakoski J. Cutaneous melanoma in a patient with neurofibromatosis: a case report and review of the literature. Br J Dermatol 1994;131:290−4.

[34] Stokkel MPM, Kroon BBR, Van Der Sande JJ, Neering H. Malignant cutaneous melanoma associated with neurofibromatosis in two sisters from a family with familial atypical multiple mole melanoma syndrome: case reports and review of the literature. Cancer 1993;72:2370−5.

[35] Buckley C, Thomas V, Crow J, et al. Cancer family syndrome associated with multiple malignant melanomas and a malignant fibrous histiocytoma. Br J Dermatol 1992;126:83−5.

[36] Rajaratnam R, Marsden JR, Marzouk J, Hero I. Pulmonary carcinoid associated with melanoma: two cases and a review of the literature. Br J Dermatol 2007;156:738−41.

[37] Berking C, Brady MS. Cutaneous melanoma in patients with sarcoma. Cancer 1997;79:843−8.

[38] Gupta R, Kathiah R, Prakash G, Venkatasubramaniam B. Metachronous pleomorphic liposarcoma and melanoma: a rare case report. Indian J Pathol Microbiol 2011;54:196.

[39] De Giorgi V, Santi R, Grazzini M, et al. Synchronous angiosarcoma, melanoma and morphea of the breast skin 14 years after radiotherapy for mammary carcinoma. Acta Derm Venereol 2010;90:283−6.

[40] Matin RN, Gonzalez D, Thompson L, et al. KIT and BRAF mutational status in a patient with a synchronous lentigo maligna melanoma and a gastrointestinal stromal tumor. Am J Clin Dermatol 2012;13:64−5.

[41] Gan BS, Colcleugh RG, Scilley CG, Craig ID. Melanoma arising in a chronic (Marjolin's) ulcer. J Am Acad Dermatol 1995;32:1058−9.

[42] Ford D, Bliss JM, Swerdlow AJ, et al. Risk of cutaneous melanoma associated with a family history of the disease. Int J Cancer 1995;62:377−81.

[43] Forman SB, Vidmar DA, Ferringer TC. Collision tumor composed of Merkel cell carcinoma and lentigo maligna melanoma. J Cutan Pathol 2008;35:203−6.

[44] Evans AV, Scarisbrick JJ, Child FJ, et al. Cutaneous malignant melanoma in association with mycosis fungoides. J Am Acad Dermatol 2004;50:701−5.

[45] Flindt-Hansen H, Brandrup F. Malignant melanoma associated with mycosis fungoides. Dermatology 1984;169:167−8.

[46] Koeppel MC, Grego F, Andrac L, Berbis P. Primary cutaneous large B-cell lymphoma of the legs and malignant melanoma: coincidence or association? Br J Dermatol 1998;139:751−2.

[47] McKenna DB, Doherty VR, McLaren KM, Hunter JAA. Malignant melanoma and lymphoproliferative malignancy: is there a shared aetiology? Br J Dermatol 2000;143:171−3.

[48] Goggins WB, Finkelstein DM, Tsao H. Evidence for an association between cutaneous melanoma and non-Hodgkin lymphoma. Cancer 2001;91:874−80.

[49] Tsao H, Kwitkiwski K, Sober AJ. A single-institution case series of patients with cutaneous melanoma and non-Hodgkin's lymphoma. J Am Acad Dermatol 2002;46:55−61.

[50] Wu Y-H, Kim GH, Wagner JD, Hood AF, Chuang T-Y. The association between malignant melanoma and noncutaneous malignancies. Int J Dermatol 2006;45:529−34.

[51] Dueber JC, Coffin CM. Collision of chronic lymphocytic leukemia/small lymphocytic lymphoma and melanoma. Blood 2013;121:4819.

[52] Vlaskamp M, de Wolff-Rouendaal D, Jansen PM, Luyten GPM. Concomitant choroidal melanoma and non-Hodgkin lymphoma in two adult patients: case report. Case Rep Ophthalmol 2012;3:209−13.

[53] Cantor AS, Moschos S, Jukic DM. A principal case of multiple lymphoid collision tumors involving both B-cell chronic lymphocytic leukemia and metastatic malignant melanoma. Dermatol Online J 2010;16:6.

[54] Addada J, Anoop P, Swansbury JG, et al. Synchronous mantle cell lymphoma, chronic lymphocytic leukaemia and melanoma in a single lymph node. Acta Haematol 2010;123:194−6.

[55] Shahani L. Castleman's disease in a patient with melanoma: the role of VEGF. Case Rep 2012;2012 bcr0720114519

[56] Todd P, Garioch J, Seywright M, Rademaker M, Thomson J. Malignant melanoma and systemic mastocytosis—a possible association? Clin Exp Dermatol 1991;16:455−7.

[57] Tanita M. Malignant melanoma arising from cutaneous bronchogenic cyst of the scapular area*1. J Am Acad Dermatol 2002;46:S19−21.

[58] Hyun HS, Mun ST. Primary malignant melanoma arising in a cystic teratoma. Obstet Gynecol Sci 2013;56:201.

[59] Bajoghli A, Agarwal S, Goldberg L, Mirzabeigi M. Melanoma arising from an epidermal inclusion cyst. J Am Acad Dermatol 2013;68:e6−7.

[60] Shields CL. Phacomatosis pigmentovascularis of cesioflammea type in 7 patients. Arch Ophthalmol 2011;129:746.

[61] Zvulunov A, Wyatt DT, Laud PW, Esterly NB. Influence of genetic and environmental factors on melanocytic nevi: a lesson from Turner's syndrome. Br J Dermatol 1998;138:993−7.

[62] Gibbs P, Brady BM, Gonzalez R, Robinson WA. Nevi and melanoma: lessons from Turner's Syndrome. Dermatology 2001;202:1−3.

[63] Brandt JS, Fishman S, Magro CM. Cutaneous melanoma arising from a cesarean delivery skin scar. J Perinatol 2012;32:807−9.

[64] Kircik L, Armus S, Broek H. Malignant melanoma in a tattoo. Int J Dermatol 1993;32:297−8.

[65] Singh RS, Hafeez Diwan A, Prieto VG. Potential diagnostic pitfalls in melanoma arising in a cutaneous tattoo. Histopathology 2007;51:283−5.

[66] Nolan KA, Kling M, Birge M, et al. Melanoma arising in a tattoo: case report and review of the literature. Cutis 2013;92:227−30.

[67] Varga E, Korom I, Varga J, et al. Melanoma and melanocytic nevi in decorative tattoos: three case reports. J Cutan Pathol 2011;38:994−8.

[68] Mohrle M, Hafner HM. Is subungual melanoma related to trauma? Dermatology 2002;204:259−61.

[69] Rangwala S, Hunt C, Modi G, Krishnan B, Orengo I. Amelanotic subungual melanoma after trauma: an unusual clinical presentation. Dermatol Online J 2011;17:8.

[70] Hassanein AM, Mrstik ME, Hardt NS, Morgan LA, Wilkinson EJ. Malignant melanoma associated with lichen sclerosus in the vulva of a 10-year-old. Pediatr Dermatol 2004;21:473−6.

[71] Rosamilia LL, Schwartz JL, Lowe L, et al. Vulvar melanoma in a 10-year-old girl in association with lichen sclerosus. J Am Acad Dermatol 2006;54:S52−3.

[72] Hocker TL, Fox MC, Kozlow JH, et al. Malignant melanoma arising in the setting of epidermolysis bullosa simplex. JAMA Dermatol 2013;149:1195.

[73] Takamiyagi A, Asato T, Nakashima Y, Nonaka S. Association of human papillomavirus type 16 with malignant melanoma. Am J Dermatopathol 1998;20:69−73.

[74] Rohwedder A, Philips B, Malfetano J, Kredentser D, Carlson JA. Vulvar malignant melanoma associated with human papillomavirus DNA. Am J Dermatopathol 2002;24:230−40.

[75] van Ginkel CJW, Lim Sang RT, Blaauwgeers JLG, et al. Multiple primary malignant melanomas in an HIV-positive man. J Am Acad Dermatol 1991;24:284−5.

[76] Tindall B, Finlayson R, Mutimer K, et al. Malignant melanoma associated with human immunodeficiency virus infection in three homosexual men. J Am Acad Dermatol 1989; 20:587−91.

[77] Gandini S, Sera F, Cattaruzza MS, et al. Meta-analysis of risk factors for cutaneous melanoma: III. Family history, actinic damage and phenotypic factors. Eur J Cancer 2005;41:2040−59.

[78] Wiesner T, He J, Yelensky R, et al. Kinase fusions are frequent in Spitz tumours and spitzoid melanomas. Nat Commun 2014;5:3116.

[79] Curtin JA, Busam K, Pinkel D, Bastian BC. Somatic activation of KIT in distinct subtypes of melanoma. J Clin Oncol 2006;24:4340−6.

[80] Gerami P, Busam KJ. Cytogenetic and mutational analyses of melanocytic tumors. Dermatol Clin 2012;30:555−66.

[81] Van Raamsdonk CD, Bezrookove V, Green G, et al. Frequent somatic mutations of GNAQ in uveal melanoma and blue naevi. Nature 2008;457:599−602.

[82] Van Raamsdonk CD, Griewank KG, Crosby MB, et al. Mutations in GNA11 in uveal melanoma. N Engl J Med 2010;363:2191−9.

[83] Banerji U, Affolter A, Judson I, Marais R, Workman P. BRAF and NRAS mutations in melanoma: potential relationships to clinical response to HSP90 inhibitors. Mol Cancer Ther 2008;7:737−9.

[84] Millington GW. Mutations of the BRAF gene in human cancer, by Davies et al. (Nature 2002; 417: 949-54). Clin Exp Dermatol 2013;38:222−3.

[85] Chapman PB, Hauschild A, Robert C, et al. Improved survival with vemurafenib in melanoma with BRAF V600E mutation. N Engl J Med 2011;364:2507−16.

[86] Dhomen N, Marais R. BRAF signaling and targeted therapies in melanoma. Hematol Oncol Clin North Am 2009;23:529−45.

[87] Wellbrock C, Hurlstone A. BRAF as therapeutic target in melanoma. Biochem Pharmacol 2010;80:561−7.

[88] Lee JH, Choi JW, Kim YS. Frequencies of BRAF and NRAS mutations are different in histological types and sites of origin of cutaneous melanoma: a meta-analysis. Br J Dermatol 2011;164:776−84.

[89] Wan PT, Garnett MJ, Roe SM, et al. Mechanism of activation of the RAF-ERK signaling pathway by oncogenic mutations of B-RAF. Cell 2004;116:855−67.

[90] Pollock PM, Harper UL, Hansen KS, et al. High frequency of BRAF mutations in nevi. Nat Genet 2003;33:19−20.

[91] Sosman JA, Kim KB, Schuchter L, et al. Survival in BRAF V600-mutant advanced melanoma treated with vemurafenib. N Engl J Med 2012;366:707−14.

[92] Hauschild A, Grob JJ, Demidov LV, et al. Dabrafenib in BRAF-mutated metastatic melanoma: a multicentre, open-label, phase 3 randomised controlled trial. Lancet 2012;380:358−65.

[93] Flaherty KT, Robert C, Hersey P, et al. Improved survival with MEK inhibition in BRAF-mutated melanoma. N Engl J Med 2012;367:107−14.

[94] Jakob JA, Bassett Jr. RL, Ng CS, et al. NRAS mutation status is an independent prognostic factor in metastatic melanoma. Cancer 2012;118:4014−23.

[95] Bauer J, Curtin JA, Pinkel D, Bastian BC. Congenital melanocytic nevi frequently harbor NRAS mutations but no BRAF mutations. J Invest Dermatol 2007;127:179−82.

[96] van Engen-van Grunsven AC, van Dijk MC, Ruiter DJ, et al. HRAS-mutated Spitz tumors: a subtype of Spitz tumors with distinct features. Am J Surg Pathol 2010;34:1436−41.

[97] van Dijk MC, Bernsen MR, Ruiter DJ. Analysis of mutations in B-RAF, N-RAS, and H-RAS genes in the differential diagnosis of Spitz nevus and spitzoid melanoma. Am J Surg Pathol 2005;29:1145−51.

[98] Busam KJ. Molecular pathology of melanocytic tumors. Semin Diagn Pathol 2013;30:362−74.

[99] Gill M, Cohen J, Renwick N, et al. Genetic similarities between Spitz nevus and Spitzoid melanoma in children. Cancer 2004;101:2636−40.

[100] Nissan MH, Pratilas CA, Jones AM, et al. Loss of NF1 in cutaneous melanoma is associated with RAS activation and MEK dependence. Cancer Res 2014;74:2340−50.

[101] Wiesner T, Kiuru M, Scott SN, et al. NF1 mutations are common in desmoplastic melanoma. Am J Surg Pathol 2015;39:1357−62.

[102] Bott M, Brevet M, Taylor BS, et al. The nuclear deubiquitinase BAP1 is commonly inactivated by somatic mutations and 3p21.1 losses in malignant pleural mesothelioma. Nat Genet 2011;43:668−72.

[103] Testa JR, Cheung M, Pei J, et al. Germline BAP1 mutations predispose to malignant mesothelioma. Nat Genet 2011;43:1022−5.

[104] Shah AA, Bourne TD, Murali R. BAP1 protein loss by immunohistochemistry: a potentially useful tool for prognostic prediction in patients with uveal melanoma. Pathology 2013;45:651−6.

[105] Murali R, Wiesner T, Scolyer RA. Tumours associated with BAP1 mutations. Pathology 2013;45:116−26.

[106] Hussussian CJ, Struewing JP, Goldstein AM, et al. Germline p16 mutations in familial melanoma. Nat Genet 1994;8:15−21.

[107] Kamb A, Shattuck-Eidens D, Eeles R, et al. Analysis of the p16 gene (CDKN2) as a candidate for the chromosome 9p melanoma susceptibility locus. Nat Genet 1994;8:22−6.

[108] Pomerantz J, Schreiber-Agus N, Liegeois NJ, et al. The Ink4a tumor suppressor gene product, p19Arf, interacts with MDM2 and neutralizes MDM2's inhibition of p53. Cell 1998; 92:713−23.

[109] Zhang Y, Xiong Y, Yarbrough WG. ARF promotes MDM2 degradation and stabilizes p53: ARF-INK4a locus deletion impairs both the Rb and p53 tumor suppression pathways. Cell 1998;92:725−34.

[110] Fargnoli MC, Gandini S, Peris K, Maisonneuve P, Raimondi S. MC1R variants increase melanoma risk in families with CDKN2A mutations: a meta-analysis. Eur J Cancer 2010;46:1413−20.

[111] Lin H, Wong RP, Martinka M, Li G. BRG1 expression is increased in human cutaneous melanoma. Br J Dermatol 2010;163:502−10.

[112] Laurette P, Strub T, Koludrovic D, et al. Transcription factor MITF and remodeller BRG1 define chromatin organisation at regulatory elements in melanoma cells. eLife 2015;4:e06857.

[113] Zhang G, Li G. Novel multiple markers to distinguish melanoma from dysplastic nevi. PLoS One 2012;7:e45037.

[114] Maehama T, Dixon JE. The tumor suppressor, PTEN/MMAC1, dephosphorylates the lipid second messenger, phosphatidylinositol 3,4,5-trisphosphate. J Biol Chem 1998;273:13375−8.

[115] Wu H, Goel V, Haluska FG. PTEN signaling pathways in melanoma. Oncogene 2003;22:3113−22.

[116] Li J, Yen C, Liaw D, et al. PTEN, a putative protein tyrosine phosphatase gene mutated in human brain, breast, and prostate cancer. Science 1997;275:1943−7.

[117] Plas DR, Thompson CB. Akt-dependent transformation: there is more to growth than just surviving. Oncogene 2005;24:7435−42.

[118] Mirmohammadsadegh A, Marini A, Nambiar S, et al. Epigenetic silencing of the PTEN gene in melanoma. Cancer Res 2006;66:6546−52.

[119] Tsao H, Goel V, Wu H, Yang G, Haluska FG. Genetic interaction between NRAS and BRAF mutations and PTEN/MMAC1 inactivation in melanoma. J Invest Dermatol 2004;122:337−41.

[120] Garraway LA, Widlund HR, Rubin MA, et al. Integrative genomic analyses identify MITF as a lineage survival oncogene amplified in malignant melanoma. Nature 2005;436:117−22.

[121] Carreira S, Goodall J, Aksan I, et al. Mitf cooperates with Rb1 and activates p21Cip1 expression to regulate cell cycle progression. Nature 2005;433:764−9.

[122] Loercher AE, Tank EM, Delston RB, Harbour JW. MITF links differentiation with cell cycle arrest in melanocytes by transcriptional activation of INK4A. J Cell Biol 2005;168:35−40.

[123] Wellbrock C, Marais R. Elevated expression of MITF counter-

acts B-RAF-stimulated melanocyte and melanoma cell proliferation. J Cell Biol 2005;170:703—8.

[124] Fernandes JD, Hsieh R, de Freitas LA, et al. MAP kinase pathways: molecular roads to primary acral lentiginous melanoma. Am J Dermatopathol 2015;37:892—7.

[125] Worm J, Christensen C, Gronbaek K, Tulchinsky E, Guldberg P. Genetic and epigenetic alterations of the APC gene in malignant melanoma. Oncogene 2004;23:5215—26.

[126] Zhang X, Hao J. Development of anticancer agents targeting the Wnt/beta-catenin signaling. Am J Cancer Res 2015;5: 2344—60.

[127] Maelandsmo GM, Florenes VA, Hovig E, et al. Involvement of the pRb/p16/cdk4/cyclin D1 pathway in the tumorigenesis of sporadic malignant melanomas. Br J Cancer 1996;73:909—16.

[128] Griewank KG, Murali R, Puig-Butille JA, et al. TERT promoter mutation status as an independent prognostic factor in cutaneous melanoma. J Natl Cancer Inst 2014;106.

[129] Nagore E, Heidenreich B, Requena C, et al. TERT promoter mutations associate with fast growing melanoma. Pigment Cell Melanoma Res 2015;29:236—8.

[130] Michaylira CZ, Nakagawa H. Hypoxic microenvironment as a cradle for melanoma development and progression. Cancer Biol Ther 2006;5:476—9.

[131] Bedogni B, Warneke JA, Nickoloff BJ, Giaccia AJ, Powell MB. Notch1 is an effector of Akt and hypoxia in melanoma development. J Clin Invest 2008;118:3660—70.

[132] Bedogni B, Powell MB. Skin hypoxia: a promoting environmental factor in melanomagenesis. Cell Cycle 2006;5:1258—61.

[133] Banerjee SS, Harris M. Morphological and immunophenotypic variations in malignant melanoma. Histopathology 2000;36:387—402.

[134] Ohsie SJ, Sarantopoulos GP, Cochran AJ, Binder SW. Immunohistochemical characteristics of melanoma. J Cutan Pathol 2008;35:433—44.

[135] Dabbs DJ. Diagnostic immunohistochemistry. Philadelphia: Churchill Livingstone; 2002.

[136] McKee PH, Calonje E, Granter SR. Pathology of the skin with clinical correlations. 3rd ed. Philadelphia: Elsevier Mosby; 2005.

[137] Uguen A, Talagas M, Costa S, et al. A p16-Ki-67-HMB45 immunohistochemistry scoring system as an ancillary diagnostic tool in the diagnosis of melanoma. Diagn Pathol 2015;10:195.

[138] Fetsch PA, Marincola FM, Abati A. The new melanoma markers: MART-1 and Melan-A (the NIH experience). Am J Surg Pathol 1999;23:607—10.

[139] Orchard GE. Comparison of immunohistochemical labelling of melanocyte differentiation antibodies Melan-A, tyrosinase and HMB 45 with NKIC3 and S100 protein in the evaluation of benign nevi and malignant melanoma. Histochem J 2000;32:475—81.

[140] Drabeni M, Lopez-Vilaro L, Barranco C, et al. Differences in tumor thickness between hematoxylin and eosin and Melan-A immunohistochemically stained primary cutaneous melanomas. Am J Dermatopathol 2013;35:56—63.

[141] Chen Y, Klonowski PW, Lind AC, Lu D. Differentiating neurotized melanocytic nevi from neurofibromas using Melan-A (MART-1) immunohistochemical stain. Arch Pathol Lab Med 2012;136:810—15.

[142] Nonaka D, Chiriboga L, Rubin BP. Sox10: a pan-schwannian and melanocytic marker. Am J Surg Pathol 2008;32:1291—8.

[143] Karamchandani JR, Nielsen TO, van de Rijn M, West RB. Sox10 and S100 in the diagnosis of soft-tissue neoplasms. Appl Immunohistochem Mol Morphol 2012;20:445—50.

[144] Nonaka D, Laser J, Tucker R, Melamed J. Immunohistochemical evaluation of necrotic malignant melanomas. Am J Clin Pathol 2007;127:787—91.

[145] Busam KJ, Kucukgol D, Sato E, et al. Immunohistochemical analysis of novel monoclonal antibody PNL2 and comparison with other melanocyte differentiation markers. Am J Surg Pathol 2005;29:400—6.

[146] Busam KJ, Iversen K, Coplan KC, Jungbluth AA. Analysis of microphthalmia transcription factor expression in normal tissues and tumors, and comparison of its expression with S-100 protein, gp100, and tyrosinase in desmoplastic malignant melanoma. Am J Surg Pathol 2001;25:197—204.

[147] King R, Googe PB, Weilbaecher KN, Mihm Jr. MC, Fisher DE. Microphthalmia transcription factor expression in cutaneous benign, malignant melanocytic, and nonmelanocytic tumors. Am J Surg Pathol 2001;25:51—7.

[148] Miettinen M, Fernandez M, Franssila K, et al. Microphthalmia transcription factor in the immunohistochemical diagnosis of metastatic melanoma: comparison with four other melanoma markers. Am J Surg Pathol 2001;25:205—11.

[149] Nybakken GE, Sargen M, Abraham R, et al. MITF accurately highlights epidermal melanocytes in atypical intraepidermal melanocytic proliferations. Am J Dermatopathol 2013;35:25—9.

[150] Tran TA, Ross JS, Carlson JA, Mihm Jr. MC. Mitotic cyclins and cyclin-dependent kinases in melanocytic lesions. Hum Pathol 1998;29:1085—90.

[151] Chorny JA, Barr RJ, Kyshtoobayeva A, Jakowatz J, Reed RJ. Ki-67 and p53 expression in minimal deviation melanomas as compared with other nevomelanocytic lesions. Mod Pathol 2003;16:525—9.

[152] Vogt T, Zipperer KH, Vogt A, et al. p53-protein and Ki-67-antigen expression are both reliable biomarkers of prognosis in thick stage I nodular melanomas of the skin. Histopathology 1997;30:57—63.

[153] Hazan C, Melzer K, Panageas KS, et al. Evaluation of the proliferation marker MIB-1 in the prognosis of cutaneous malignant melanoma. Cancer 2002;95:634—40.

[154] Henrique R, Azevedo R, Bento MJ, et al. Prognostic value of Ki-67 expression in localized cutaneous malignant melanoma. J Am Acad Dermatol 2000;43:991—1000.

[155] Moretti S, Spallanzani A, Chiarugi A, Fabiani M, Pinzi C. Correlation of Ki-67 expression in cutaneous primary melanoma with prognosis in a prospective study: different correlation according to thickness. J Am Acad Dermatol 2001; 44:188—92.

[156] Kanter-Lewensohn L, Hedblad MA, Wejde J, Larsson O. Immunohistochemical markers for distinguishing Spitz nevi from malignant melanomas. Mod Pathol 1997;10:917—20.

[157] Gimotty PA, Van Belle P, Elder DE, et al. Biologic and prognostic significance of dermal Ki67 expression, mitoses, and tumorigenicity in thin invasive cutaneous melanoma. J Clin Oncol 2005;23:8048—56.

[158] Boni R, Doguoglu A, Burg G, Muller B, Dummer R. MIB-1 immunoreactivity correlates with metastatic dissemination in primary thick cutaneous melanoma. J Am Acad Dermatol 1996;35:416—18.

[159] Ladstein RG, Bachmann IM, Straume O, Akslen LA. Ki-67 expression is superior to mitotic count and novel proliferation markers PHH3, MCM4 and mitosin as a prognostic factor in thick cutaneous melanoma. BMC Cancer 2010;10:140.

[160] Niezabitowski A, Czajecki K, Rys J, et al. Prognostic evaluation of cutaneous malignant melanoma: a clinicopathologic and immunohistochemical study. J Surg Oncol 1999;70: 150—60.

[161] Harbour JW, Onken MD, Roberson ED, et al. Frequent mutation of BAP1 in metastasizing uveal melanomas. Science 2010;330:1410—13.

[162] Koopmans AE, Verdijk RM, Brouwer RW, et al. Clinical significance of immunohistochemistry for detection of BAP1 mutations in uveal melanoma. Mod Pathol 2014;27:1321—30.

[163] Busam KJ, Wanna M, Wiesner T. Multiple epithelioid Spitz nevi or tumors with loss of BAP1 expression: a clue to a hereditary tumor syndrome. JAMA Dermatol 2013; 149:335—9.

[164] Gerami P, Scolyer RA, Xu X, et al. Risk assessment for atypical spitzoid melanocytic neoplasms using FISH to identify chromosomal copy number aberrations. Am J Surg Pathol 2013; 37:676—84.

[165] Straume O, Sviland L, Akslen LA. Loss of nuclear p16 protein expression correlates with increased tumor cell proliferation (Ki-67) and poor prognosis in patients with vertical growth phase melanoma. Clin Cancer Res 2000;6:1845—53.

[166] Piras F, Perra MT, Murtas D, et al. Combinations of apoptosis and cell-cycle control biomarkers predict the outcome of human melanoma. Oncol Rep 2008;20:271−7.

[167] Straume O, Akslen LA. Alterations and prognostic significance of p16 and p53 protein expression in subgroups of cutaneous melanoma. Int J Cancer 1997;74:535−9.

[168] Shibata K, Ajiro K. Cell cycle-dependent suppressive effect of histone H1 on mitosis-specific H3 phosphorylation. J Biol Chem 1993;268:18431−4.

[169] Hendzel MJ, Wei Y, Mancini MA, et al. Mitosis-specific phosphorylation of histone H3 initiates primarily within pericentromeric heterochromatin during G2 and spreads in an ordered fashion coincident with mitotic chromosome condensation. Chromosoma 1997;106:348−60.

[170] Schimming TT, Grabellus F, Roner M, et al. pHH3 immunostaining improves interobserver agreement of mitotic index in thin melanomas. Am J Dermatopathol 2012;34:266−9.

[171] Ottmann K, Tronnier M, Mitteldorf C. Detection of mitotic figures in thin melanomas—immunohistochemistry does not replace the careful search for mitotic figures in hematoxylineosin stain. J Am Acad Dermatol 2015;73:637−44.

[172] Bastian BC, LeBoit PE, Pinkel D. Mutations and copy number increase of HRAS in Spitz nevi with distinctive histopathological features. Am J Pathol 2000;157:967−72.

[173] Bastian BC, Olshen AB, LeBoit PE, Pinkel D. Classifying melanocytic tumors based on DNA copy number changes. Am J Pathol 2003;163:1765−70.

[174] Kallioniemi A, Kallioniemi OP, Sudar D, et al. Comparative genomic hybridization for molecular cytogenetic analysis of solid tumors. Science 1992;258:818−21.

[175] Gerami P, Zembowicz A. Update on fluorescence in situ hybridization in melanoma: state of the art. Arch Pathol Lab Med 2011;135:830−7.

[176] Bauer J, Bastian BC. Distinguishing melanocytic nevi from melanoma by DNA copy number changes: comparative genomic hybridization as a research and diagnostic tool. Dermatol Ther 2006;19:40−9.

[177] Bastian BC, Wesselmann U, Pinkel D, Leboit PE. Molecular cytogenetic analysis of Spitz nevi shows clear differences to melanoma. J Invest Dermatol 1999;113:1065−9.

[178] Gerami P, Wass A, Mafee M, et al. Fluorescence in situ hybridization for distinguishing nevoid melanomas from mitotically active nevi. Am J Surg Pathol 2009;33:1783−8.

[179] Miller DT, Adam MP, Aradhya S, et al. Consensus statement: chromosomal microarray is a first-tier clinical diagnostic test for individuals with developmental disabilities or congenital anomalies. Am J Hum Genet 2010;86:749−64.

[180] Gammon B, Beilfuss B, Guitart J, Gerami P. Enhanced detection of spitzoid melanomas using fluorescence in situ hybridization with 9p21 as an adjunctive probe. Am J Surg Pathol 2012;36:81−8.

[181] Gerami P, Yelamos O, Lee CY, et al. Multiple cutaneous melanomas and clinically atypical moles in a patient with a novel germline BAP1 mutation. JAMA Dermatol 2015;151:1235−9.

[182] Wiesner T, Obenauf AC, Murali R, et al. Germline mutations in BAP1 predispose to melanocytic tumors. Nat Genet 2011;43:1018−21.

[183] Kruglyak L, Nickerson DA. Variation is the spice of life. Nat Genet 2001;27:234−6.

[184] Gerami P, Jewell SS, Morrison LE, et al. Fluorescence in situ hybridization (FISH) as an ancillary diagnostic tool in the diagnosis of melanoma. Am J Surg Pathol 2009;33:1146−56.

[185] North JP, Garrido MC, Kolaitis NA, et al. Fluorescence in situ hybridization as an ancillary tool in the diagnosis of ambiguous melanocytic neoplasms: a review of 804 cases. Am J Surg Pathol 2014;38:824−31.

[186] Gerami P, Li G, Pouryazdanparast P, et al. A highly specific and discriminatory FISH assay for distinguishing between benign and malignant melanocytic neoplasms. Am J Surg Pathol 2012;36:808−17.

[187] Fang Y, Dusza S, Jhanwar S, Busam KJ. Fluorescence in situ hybridization (FISH) analysis of melanocytic nevi and melanomas: sensitivity, specificity, and lack of association with sentinel node status. Int J Surg Pathol 2012;20:434−40.

[188] Isaac AK, Lertsburapa T, Pathria Mundi J, et al. Polyploidy in spitz nevi: a not uncommon karyotypic abnormality identifiable by fluorescence in situ hybridization. Am J Dermatopathol 2010;32:144−8.

[189] Boone SL, Busam KJ, Marghoob AA, et al. Two cases of multiple spitz nevi: correlating clinical, histologic, and fluorescence in situ hybridization findings. Arch Dermatol 2011;147:227−31.

[190] Enzinger FM. Clear-cell sarcoma of tendons and aponeuroses. An analysis of 21 cases. Cancer 1965;18:1163−74.

[191] Chung EB, Enzinger FM. Malignant melanoma of soft parts. A reassessment of clear cell sarcoma. Am J Surg Pathol 1983;7:405−13.

[192] Langezaal SM, Graadt van Roggen JF, Cleton-Jansen AM, Baelde JJ, Hogendoorn PC. Malignant melanoma is genetically distinct from clear cell sarcoma of tendons and aponeurosis (malignant melanoma of soft parts). Br J Cancer 2001;84:535−8.

[193] Wang WL, Mayordomo E, Zhang W, et al. Detection and characterization of EWSR1/ATF1 and EWSR1/CREB1 chimeric transcripts in clear cell sarcoma (melanoma of soft parts). Mod Pathol 2009;22:1201−9.

[194] Patel RM, Downs-Kelly E, Weiss SW, et al. Dual-color, breakapart fluorescence in situ hybridization for EWS gene rearrangement distinguishes clear cell sarcoma of soft tissue from malignant melanoma. Mod Pathol 2005;18:1585−90.

[195] Hocar O, Le Cesne A, Berissi S, et al. Clear cell sarcoma (malignant melanoma) of soft parts: a clinicopathologic study of 52 cases. Dermatol Res Pract 2012;2012:984096.

[196] Jeck WR, Parker J, Carson CC, et al. Targeted next generation sequencing identifies clinically actionable mutations in patients with melanoma. Pigment Cell Melanoma Res 2014;27:653−63.

[197] Meyerson M, Gabriel S, Getz G. Advances in understanding cancer genomes through second-generation sequencing. Nat Rev Genet 2010;11:685−96.

[198] Tsongalis GJ, Peterson JD, de Abreu FB, et al. Routine use of the Ion Torrent AmpliSeq Cancer Hotspot Panel for identification of clinically actionable somatic mutations. Clin Chem Lab Med 2014;52:707−14.

[199] Siroy AE, Boland GM, Milton DR, et al. Beyond BRAF(V600): clinical mutation panel testing by next-generation sequencing in advanced melanoma. J Invest Dermatol 2015;135:508−15.

[200] Eggermont AM, Robert C. New drugs in melanoma: it's a whole new world. Eur J Cancer 2011;47:2150−7.

[201] Garbe C, Terheyden P, Keilholz U, Kolbl O, Hauschild A. Treatment of melanoma. Deutsches Arzteblatt Int 2008;105:845−51.

[202] Michielin O, Hoeller C. Gaining momentum: new options and opportunities for the treatment of advanced melanoma. Cancer Treat Rev 2015;41:660−70.

[203] Gerami P, Jewell SS, Pouryazdanparast P, et al. Copy number gains in 11q13 and 8q24 are highly linked to prognosis in cutaneous malignant melanoma. J Mol Diagn 2011;13:352−8.

26

胶质母细胞瘤的分子检测

D.G. Trembath

Division of Neuropathology, Department of Pathology and Laboratory Medicine,
The University of North Carolina at Chapel Hill, Chapel Hill, NC, United States

分子靶标

表皮生长因子受体

表皮生长因子受体（epidermal growth factor receptor, EGFR）基因位于染色体臂 7p12, 编码长为 170kD 的跨膜转运蛋白，它可以传递来自胞外分子如表皮生长因子（epidermal growth factor, EGF）、转化生长因子 -α（transforming growth factor-α, TGF-α）等的信号，从而激活下游信号分子如 PI3K 和 AKT（蛋白激酶 B）（图 26.1）[2]。

EGFR 是胶质母细胞瘤中最常见的扩增基因，常与结构异常相关，包括表达以缺少细胞外侧结构域为特征的突变蛋白 EGFRvⅢ。30%~40% 的胶质母细胞瘤呈现 *EGFR* 扩增，其中大约一半呈现 *EGFRvⅢ* 突变[3-5]。与其他类型的胶质母细胞瘤患者相比，呈现 *EGFR* 扩增的胶质母细胞瘤患者的总生存率较低[6]。

O⁶- 甲基鸟嘌呤甲基转移酶

O⁶- 甲基鸟嘌呤甲基转移酶（O⁶-Methylguanine methyltransferase, MGMT）是一种脱甲基化酶，它可以去除鸟苷酸 O⁶ 位的甲基团，诱导对烷基化化疗药物的抗药性[7]。最初研究表明 MGMT 的失活与肿瘤消退有关，同时可以延长胶质母细胞瘤患者的总生存率和无病生存率[8]。进一步研究显示 MGMT 启动子上特异启动位点的甲基化可以降低其蛋白表达水平，这与肿瘤无进展和总体生存率的提高有关[7]。现在看来，无论怎样的治疗方案，MGMT 启动子（图 26.2）的甲基化都有助于提高生存率[10]。

异柠檬酸脱氢酶

在 NADPH 的产生过程中，异柠檬酸脱氢酶（isocitrate dehydrogenase, IDH）可以催化异柠檬酸氧化脱羧作用，形成 α 酮戊二酸（图 26.3）[12]。NADPH 在脂肪酸、胆固醇的合成以及药物经由细胞色素酶 P450 的氧化代谢中，以及由中性粒细胞的一氧化氮和活性氧的产生过程中发挥重要作用。

三种异柠檬酸脱氢酶存在于人类基因组，其中 *IDH1* 和 *IDH2* 拥有约 70% 的同源序列。*IDH1* 在脂代谢中发挥重要作用，它可以通过催化 α- 酮戊二酸脱氢酶到乙酰辅酶 α 的还原性羧化作用，促进缺氧条件下的糖原生成，从而促进脂肪的生物合成。*IDH1* 是人脑内 NADPH 的主要来源，对氧化应激损伤有保护性作用[12]。

2008 年，神经胶质瘤基因测序作为 TCGA 项目的一部分，揭示了胶质母细胞瘤中 *IDH1* 基因上的重复错义突变[13]。另有研究表明，在 WHO 分级为Ⅱ/Ⅲ级的星形胶质母细胞瘤、少突胶质母细胞瘤和少突星形胶质瘤中出现 *IDH1* 和 *IDH2* 突变的比例高[14]。*IDH* 突变也出现在其他的恶性肿瘤中如急性白血病、肝内胆管细胞癌、软骨细胞瘤和黑色素瘤中。在恶性神经胶质瘤中，突变 IDH 蛋白在肿瘤细胞中的表达恒定，而且这种蛋白突变看来是脑肿瘤形成中的一个早期事件[14]。IDH 突变主要是杂合性错义突变，*IDH1* 和 *IDH2* 中的突变发生在一种特异性精氨酸残基上的酶激活位点上——其中最常见的就是 R132H（占大约 85% 的 *IDH1* 突变，表 26.1）。

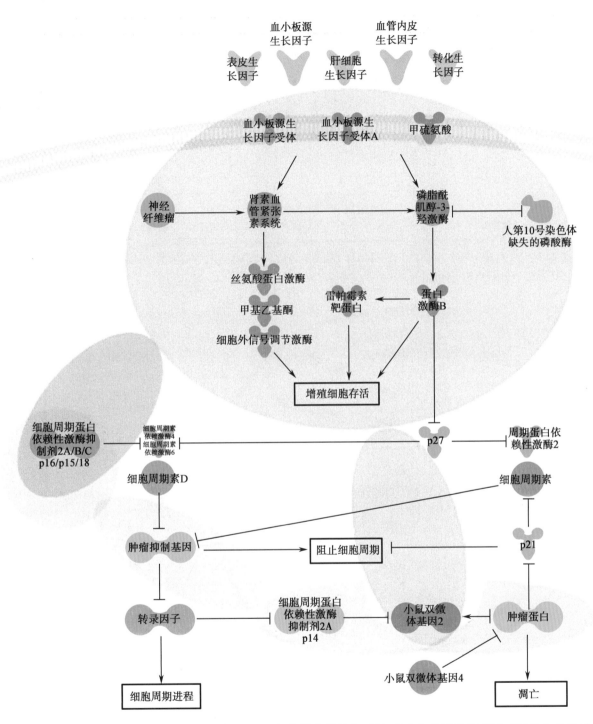

图 26.1 表皮生长因子受体（EGFR）通路。EGFR 与信号分子结合，例如表皮生长因子（EGF）或转化生长因子（TGF）。这种结合引发自身磷酸化，因而激活下游信号通路传导，由此来调控细胞的增殖、分化和存活[1]。

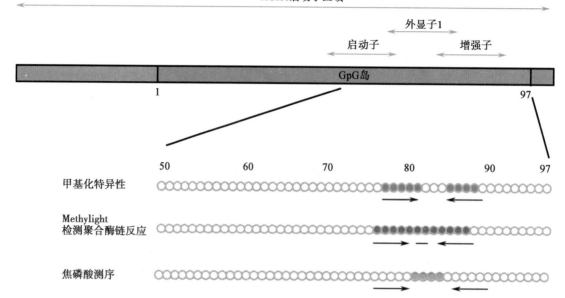

图 26.2　O^6- 甲基鸟嘌呤甲基转移酶（MGMT）启动子区域。MGMT 启动子区域图，显示了可用于进行甲基化特异性 PCR（MSP）、MethyLight 检测以及焦磷酸测序的基因位点[9]。

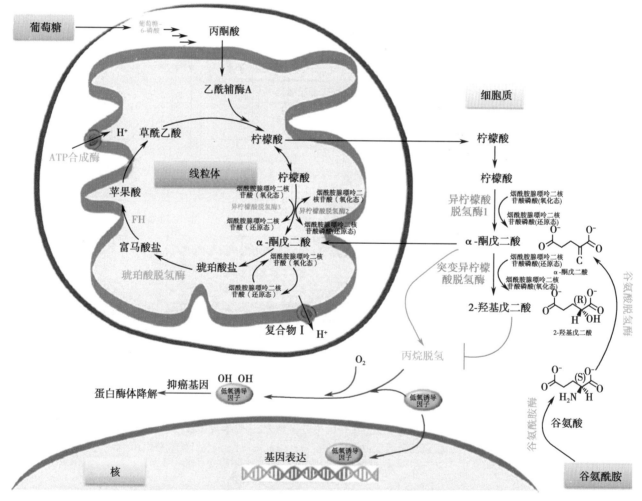

图 26.3　异柠檬酸脱氢酶（IDH）和 *IDH* 突变的代谢机制。正常情况下，*IDH1* 可以催化异柠檬酸形成 α 酮戊二酸，并在此过程中产生 NADPH。但当 *IDH1* 发生突变后，初始反应仍照常进行，但是 α 酮戊二酸被 2- 羟戊二酸所代替，而 2- 羟戊二酸会消耗 NADPH（使细胞易被氧化应激损伤）。有假说认为 2- 羟戊二酸的蓄积可能导致 HIF-1α 的蓄积，从而使细胞有癌变倾向[11]。

表 26.1　在神经胶质瘤中 IDH1 和 IDH2 突变[12]

基因	突变	氨基酸转变	频率（%）
IDH1	c. 395G>A	R132H	83.5~88.9
	c. 394C>T	R132 C	3.9~4.1
	c. 394C>A	R132S	1.5~2.4
	c. 394C>G	R132G	0.6~1.3
	c. 395G>T	R132L	0.3~4.1
IDH2	c. 515G>A	R172K	2.4~2.7
	c. 515G>T	R172M	0.8~1.8
	c. 514A>T	R172W	0.0~0.7
	c. 514A>G	R172G	0.0~1.2

染色体臂 1p/19q 缺失

少突星形胶质瘤是广泛分布的分化良好低度恶性的神经胶质瘤，多发于成年人的大脑半球。少突星形胶质瘤的经典型组织学形态是荷包蛋样改变，即经福尔马林固定后，肿瘤细胞的细胞核被透明细胞质所包围。少突星形胶质瘤是第一种有着典型基因型改变的神经胶质瘤——染色体臂 1p 和 19q 缺失。特征性的染色体臂 1p 和 19q 共同缺失发生在 50%~90% 的病例中，特别是存在上述典型组织学改变的病例中[15-17]。除了具有诊断价值，染色体臂 1p 和 19q 缺失与延长生存时间以及对丙卡巴肼、CCNU［1-（2-氯乙基）-3- 环己基 -1- 亚硝基脲］、长春新碱（PCV）和替莫唑胺等化疗以及放疗方案的敏感性有关[18,19]。

在胶质母细胞瘤中，最普遍的是 10 号染色体的杂合性丢失（loss of heterozygosity, LOH）[20,21]。虽然在胶质母细胞瘤中染色体臂 1p 和 19q 缺失并不常见，但是有一种胶质母细胞瘤变体会以少突胶质细胞样形态为主。对胶质母细胞瘤的患者，我们经常会检测染色体臂 1p 和 19q 是否缺失，来评估相对于普通型胶质母细胞瘤而言，其是否有对化疗方案更敏感的可能性。染色体臂 1p 的杂合性缺失以相似的频率（12%~15%）[2]出现在原发性和继发性胶质母细胞瘤中。染色体 19p 的杂合性缺失可见于 20%~25% 的胶质母细胞瘤，在原发性胶质母细胞瘤中较继发性多见[22-25]。

分子检测技术

表皮生长因子受体

检测 EGFR 扩增的经典方法是依靠细胞遗传学，特别是荧光原位杂交技术（FISH）。原位杂交技术是定位和检测细胞中、保存的组织切片中或偶尔整个样本中特定的 DNA 或 RNA 序列[26]。目标序列通过与核酸探针序列互补配对来定位[26]。这些检测可以在福尔马林固定石蜡包埋的组织或者在培养的细胞中进行。对石蜡包埋组织的检测可以在显微镜分析观察肿瘤的性质后再进行。

FISH 检测需要对待测组织进行预处理如使用异硫氰酸盐浸透组织，再加酸水解，然后用蛋白酶处理[27]。DNA 探针可以通过克隆和扩增获得，而单链 cDNA 探针则通过反转录 PCR（RT-PCR）来获得。探针与荧光标签偶联，通常是罗丹明或荧光素。如今，大部分的探针是通过从合适的酵母菌、细菌或 P1 人工染色体中选择性克隆所需要的基因 / 片段，或通过 PCR 扩增所需要的序列。杂交严格性是通过一些调节因素来控制的，如 pH、盐和甲酰胺浓度、温度，这些可以使探针与非特异性序列杂交的发生最小化。FISH 荧光信号的解读需要有经验的人员。FISH 信号可因样本的大小、形状而变化，样品的广泛变性可引起荧光信号丢失。样本不能被覆盖，也不能不充分地复染，因为这些都会影响信号的准确计量。除了经典的细胞遗传学的标配设备，还需要配有油镜的荧光显微镜以及相应探针所需要的激发和发射滤镜。

检测 EGFRvⅢ 的存在与否主要是用 EGFRvⅢ 的特异性抗体进行免疫组织化学染色，或用 RT-PCR 法来检测重新排列的 RNA 转录[4,28,29]。免疫组化染色通常使用的是石蜡包埋组织，采用自制或购买的抗体。抗体可以是多克隆的，也可以是单克隆的[30]。对于已经固定的组织通常使用两种抗体：一抗可以识别待测抗原（如 EGFRvⅢ），另一种是二抗，它可以与荧光染料、生物素或酶等偶联，与显色底物反应后产生可视化的结果[30]。抗原修复常用热诱导抗原决定其修复技术。简要地说就是根据待测抗原的不同来选择加热方法，在不同缓冲液中，将组织暴露于不同温度中，从而修复提取抗原[30]。在当今的实验室中，标记抗原的检测法多使用：亲和素与生物素、链霉亲和素与生物素以及其他的复合物等，再用酪胺等试剂进行信号放大。

O⁶- 甲基鸟嘌呤甲基转移酶

有多种检测 MGMT 启动子甲基化的方法，至今没有形成标准化的检测方法[31]。然而，不管用什么方法，都有一个重要的起始步骤——DNA 经亚硫酸盐转化，它使未甲基化的胞嘧啶转变为尿嘧啶，而甲基化的胞嘧啶保持不变[9]。这种 DNA 转化是所有后续检测的基础,而且用适当的控制组来确定转化是否完全很重要。

最常用的方法是甲基化特异性 PCR(methylation-specfic PCR, MSP)。在这项技术中,亚硫酸盐处理过的 DNA 用甲基化特异性引物来扩增。这些引物仅结合经亚硫酸盐转化的甲基化或非甲基化的 DNA 产物(图 26.2)。PCR 产物可能常分布在 *MGMT* 启动子上的 CpG 位点。PCR 产物可以通过凝胶电泳技术或实时荧光定量 PCR 来量化检测。举一个后者的例子,比如基于 TaqMan PCR 原理的荧光定量法(MethyLight 检测),需要设计针对甲基化 *MGMT* 序列的引物以及一条低聚体的探针,在 Taq 聚合酶 5′-3′ 核酸外切酶活性降解后,探针发出荧光[9]。

基因测序是另一种分析 *MGMT* 启动子甲基化的方法。在亚硫酸盐处理后进行焦磷酸测序,是为 *MGMT* 启动子上的多位点进行的一种半定量检测(图 26.4)。

焦磷酸测序是实时检测在 DNA 合成过程中,核酸成功并入时所释放的无机焦磷酸[32]。无机焦磷酸经 ATP 硫酸化酶作用转变为 ATP,再用产荧光素酶的光子来检测这些 ATP 的数量。在此过程中产生的荧光即为此序列在裂解色谱图中的信号峰。ATP 和未结合的核苷酸会被三磷酸腺苷酶降解,随后测序反应会继续进行。这里序列信号的强弱相当于序列中碱基数目的大小。焦磷酸测序有着半定量的优势,可以标准化,但是同时也有争议,即应该在哪个水平设置 *MGMT* 启动子是否甲基化的阈值。

联合亚硫酸氢钠限制性内切酶分析法(combined bisulfite restriction analysis, COBRA)依赖于 DNA 在亚硫酸盐反转处理后,经 PCR 扩增,再由 *Taqα1* 与 *BstUI* 核酸内切酶消化而得到的纯化 PCR 产物。有限数目的 CpG 位点甲基化可以通过去核消化和对比片段百分比来检测[33]。

异柠檬酸脱氢酶

IDH 突变最初是用免疫组织化学法结合基因测序来检测的[34,35]。现在已经研制出针对 *IDH1* R132H 突变的单克隆抗体。*IDH1* 抗体的运用与其他的抗体技术类似。将未染色的切片切下、晾干、预处理,然后孵育已选择的抗体。孵育后是标准信号的放大,洗涤和用合适的染料复染,如 3,3- 二氨基联苯胺(3,3-diaminobenzidine, DAB)和苏木精。

来自肿瘤的DNA

给予酸性亚硫酸盐处理:
未甲基化的: C→U(T)
甲基化的: ᵐC→C

Pyrosequencing
未乙酰化的O⁶-甲基鸟嘌呤甲基转移酶

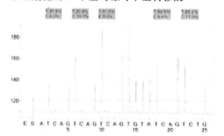

乙酰化的O⁶-甲基鸟嘌呤甲基转移酶

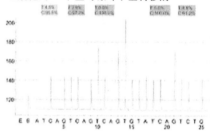

部分乙酰化的O⁶-甲基鸟嘌呤甲基转移酶

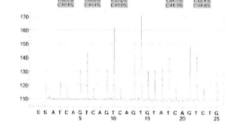

图 26.4　用焦磷酸测序的方法检测 O⁶- 甲基鸟嘌呤转甲基酶启动子的甲基化程度。第一张图显示非甲基化 MGMT 启动子(阈值设定为 <20%),中间一张图是甲基化的 MGMT 启动子(阈值设定为 >80%),最后一张图是部分甲基化的 MGMT 启动子[9]。

检测 *IDH1* 突变可以使用经典的 Sanger 测序、焦磷酸测序或多重等位基因特异 PCR。以上所有检测的第一步是大体切割组织以增加纳入的肿瘤细胞数量。然后进行 DNA 提取,选用恰当的引物做 PCR,引物包括 *IDH1* 中密码子 132,或是包括 *IDH2* 中的密码子 172。此后,可以使用商业测序盒,PCR 产物可用商业测序仪器进行分析,然后做基因测序分析判断是否存在基因突变。

1p/19q

为了评估染色体臂 1p 和 19q 的缺失情况（图 26.5），经典方法包括 FISH 和 LOH。然而，这两种方法各有利弊。

在 FISH 法中，荧光标记的 DNA 探针与待测肿瘤细胞核结合。对于少突胶质母细胞瘤和其他染色体臂 1p/19q 缺失的肿瘤来说，有商品化探针专门针对 1p36/1p25 和 19q13/19p13[37]。技术上，FISH 法使用经典的实验方法。石蜡包埋组织切片后用二甲苯和乙醇脱蜡。经水冲洗后，用柠檬酸盐缓冲剂处理恢复分子靶标，然后用高温、酶消化、探针混合处理，最后过夜使标本变性。第二天，将切片用缓冲液冲洗后复染，一般用 DAB 复染，然后用荧光显微镜观察荧光强度[38]。

最常见的替代 FISH 法来检测染色体臂 1p/19q 缺失的就是基于 PCR 的杂合性丢失（LOH）分析法。该分析借助于微卫星 DNA 重复序列，因为在不同的微卫星中，重复序列的个数有所不同。通过观察来自每个等位基因的 PCR 产物在琼脂糖和聚丙烯酰胺上不同的迁移速度，发现两个等位基因（母方和父方）上的微卫星中重复序列数量不同时，那么就认为该微卫星的信息是完整的。当患者的肿瘤组织与信息完整的正常组织微卫星对比，若显示只有一种 PCR 产物，那么意味着其中一个等位基因已经丢失[37]。

进行 LOH 分析法，需要准备成对的肿瘤和正常对照组织（或种系 DNA 样本），后者可以取自患者血液的 DNA。微卫星标记是从染色体臂 1p 和 19q 中选取的。常用的微卫星标记是 D1S1184、D1S1592、D19S4311 和 D19S718。分别设计针对每个微卫星的引物，用经典的 PCR 法检测。一般来说，PCR 产物分析是在聚丙烯酰胺凝胶上进行的，谱带强度是由溴化乙啶染色判定的。如今，有很多商品化的单核苷酸多态（SNP）芯片可以与 PCR 产物杂交，检测缺失的微卫星序列。

临床应用

当 *EGFR* 在胶质母细胞瘤中的研究日益增多时，关于它临床应用价值的讨论也更为激烈。一项 Meta 分析显示无论 *EGFR* 扩增和 *EGFRvⅢ* 突变是否存在，都不能提供判断胶质母细胞瘤患者预后的明确价值[39]。然而，有大量的研究探索靶向作用于 *EGFR* 分子的治疗方案。酪氨酸激酶抑制剂（tyrosine kinase inhibitors，TKI）在其他的肿瘤中有效，如非小细胞肺癌（non-small cell lung cancer，NSLC）[40]。虽然在临床前期实验中，TKI 在转染 EGFR 的细胞系中可以抑制肿瘤细胞生长、血管生成、细胞存活以及增殖，但是这些结果还没有得到临床试验的验证[29,41]。

同样，靶向作用于 *EGFR* 的抗体虽然在其他的

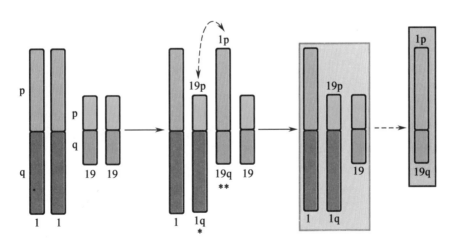

图 26.5 整臂易位导致染色体臂 1p/19q 缺失。这两种衍生的染色体被认为是由于染色体臂 1p 和 19q 之间的异位产生的，产生的染色体用（*）表示，对应 der（1；19）（p10；q10）以及染色体用（**）表示，对应 der（1；19）（q10；p10）。在橙色方框内的染色体 der（1；19）（p10；q10）丢失后，剩下了灰色方框内的异常染色体构型。来源：*Pinkham MB, Telford N, Whitfield GA, Colaco RJ, O'Neill F, McBain CA. FISHing tips: what every clinician should know about 1p19q analysis in gliomas using fluorescence in situ hybridisation. ClinOncol 2015; 27: 445-453*[36]

肿瘤中有效,但在胶质母细胞瘤治疗中并无效果。用具有 *EGFR* 扩增的胶质母细胞瘤细胞给小鼠进行移植瘤,经西妥昔单抗治疗后,肿瘤细胞增殖降低,小鼠的总生存率提高。然而,患者根据胶质母细胞瘤细胞的 *EGFR* 扩增度分级后,Ⅱ期临床试验结果显示并没有延长生存期[42,43]。还有其他方法使用了抗体结合毒素类或结合放射性同位素作为辅助治疗。^{125}I-Mab425 是放射性同位素标记的抗体,在Ⅱ期临床试验中,当它与替莫唑胺联用时显示生存获益,即中位生存期增加了 6 个月[44]。

基于 *EGFR* 的治疗方案中一个有前景的领域是应用疫苗靶向作用于表达 *EGFRvⅢ* 的细胞。一些已经被测试过的疫苗是基于 *EGFRvⅢ* 经框内缺失突变而产生的特殊氨基酸链,并化学偶联 KLH 血蓝蛋白(rindopepimut),目的在于使机体产生对 *EGFRvⅢ*+ 肿瘤细胞的特异免疫反应[45]。在Ⅱ期临床试验中,切除了 *EGFRvⅢ* 阳性的胶质母细胞瘤的患者对 Rindopepimut 有良好耐受,且其无病生存率以及总生存率都有所改善[46,47]。追踪研究进一步证实了最初发现的其对于无病生存率以及总生存率的改善,相应的Ⅲ期双盲临床试验正在进行中。

O^6- 甲基鸟嘌呤甲基转移酶

MGMT 的临床应用价值在于它对胶质细胞瘤的预后判断和预测价值。首先被发现的是 *MGMT* 的疾病预测价值,即与高表达 *MGMT* 的患者相比,低表达 *MGMT* 的患者经过替莫唑胺治疗后,有更高的无病生存率以及总生存率。*MGMT* 的表达水平与 *MGMT* 启动子的甲基化水平有关[7]。近期,长期生存分析显示伴有 *MGMT* 启动子甲基化的患者对比非甲基化的患者,有更高的生存率[10]。

异柠檬酸脱氢酶

在神经胶质瘤中, *IDH* 突变已经被证实有诊断和预测预后价值。神经胶质瘤经典的定性和分类是按照世界卫生组织(WHO)指南的组织学标准进行的。不幸的是,由于组织形态学评估中有其固有的主观性,这些传统方式也带来了诊断中的一些困境。*IDH* 突变出现在大量的神经胶质瘤中,特别是 WHO 分级Ⅱ/Ⅲ级的神经胶质瘤,所以无论呈现出何种组织形态学改变,*IDH* 突变的出现都强烈提示神经胶质瘤诊断。*IDH* 突变也有判断预后的价值。*IDH1/2* 突变常见于更年轻的患者,与无 *IDH* 突变的患者相比,无论是在低度还是高度恶性的神经胶

质瘤中,都是一个提示预后较好的指标[48,49]。与有着相同组织学类型的无 *IDH* 突变肿瘤相比,*IDH* 突变通常与较好的预后相关,特别是在胶质母细胞瘤以及间变型星形细胞瘤中[50-53]。

染色体臂 1p/19q 缺失

染色体臂 1p/19q 缺失在少突胶质母细胞瘤中的临床应用价值是毋庸置疑的。另外在胶质母细胞瘤表现出任何少突胶质细胞形态特征时,临床医师也经常会要求检测这些缺失改变。已经证实,染色体臂 1p/19q 缺失与患者总体生存率以及对化放疗的敏感性有关。然而,在胶质母细胞瘤的流行病学研究中却没有得到始终如一的相同结果,由于该肿瘤预后不乐观,肿瘤科医生常常会检测染色体臂 1p/19q 缺失,以期为患者寻求更为有效的治疗方案。

研究的局限性

手术获得的肿瘤组织的量、类型以及其如何在实验室中制备,往往是神经胶质瘤以及其他肿瘤分子生物学检测的主要局限性所在。要想成功地通过基因测序来评估是否存在 *MGMT* 启动子甲基化以及 *IDH1* 或 *IDH2* 基因突变,样本中至少要包含 20%~30% 的肿瘤细胞。在多数情况下,通过手工刮取肿瘤组织,分离周围正常的脑组织,使得被正常组织的干扰降到最低,可以克服这一局限性。

能够获得的组织类型也会限制可以进行的研究检测方法。石蜡包埋组织可以用于 DNA 的提取,但是不足以提取可用的 RNA。一些细胞遗传学研究(如 FISH)可以在石蜡包埋上进行,但是其他的研究则不适用。因此,要求临床医师和病理学医师协同合作,在做活检前就确定需要什么类型的组织并准备进行检测。

对于检测 *MGMT* 启动子甲基化,其关键步骤在于成功地将肿瘤 DNA 进行亚硫酸盐转化。所有检测都应该设立合适的空白对照组,来确保这一转化尽可能完整。对于 *IDH1* 或 *IDH2* 基因突变,它的局限性主要在于可获得的组织类型和用来检测有无基因突变的技术方法。*IDH* R132H 基因突变可以用免疫组织化学法检测,也可以用基因测序法检测。前者只是检测是否存在 R132H 突变,而后者既可以展示最常见的突变类型,也可以展示较为少见的其他突变类型(频率百分比详见表 26.1)。

用 FISH 方法检测染色体臂 1p/19q 缺失的优势在于该检测只需要很少的肿瘤细胞核（60~100），因此，FISH 可以在很小的活检组织中进行。FISH 的劣势在于制备未染色的切片时，肿瘤细胞可能丢失。而且，该方法还需要非肿瘤性脑组织来作为阴性空白对照。另外，实验室对于是否存在染色体臂 1p/19q 缺失的临界值判定存在差异。FISH 探针在大小方面也有所局限，不能用来分析染色体臂 1p 和 19q 的所有区域，只可以分析少数代表性的区域。

LOH 分析法的局限性主要在于肿瘤组织被正常组织二次污染，而这可能会使 PCR 的结果偏移。基于 PCR 技术的 LOH 分析法由于需要使用更为精密的仪器，因此比 FISH 检测的价格昂贵。

（张志远　译，苏东明　校）

参考文献

[1] Crespo I, Vital AL, Gonzalez-Tablas M, et al. Molecular and genomic alterations in glioblastoma multiforme. Am J Pathol 2015;185:1820−33.

[2] Louis DN, Ohgaki H, Wiestler OD, Cavenne WK, editors. WHO classification of tumors of the central nervous system. Lyon: IARC; 2007.

[3] Low SY, Ho YK, Too HP, Yap CT, Ng WH. MicroRNA as potential modulators in chemoresistant high-grade gliomas. J Clin Neurosci 2014;21:395−400.

[4] Ekstrand AJ, Sugawa N, James CD, Collins VP. Amplified and rearranged epidermal growth factor receptor genes in human glioblastomas reveal deletions of sequences encoding portions of the N- and/or C-terminal tails. Proc Natl Acad Sci USA 1992;89:4309−13.

[5] Appin CL, Brat DJ. Molecular pathways in gliomagenesis and their relevance to neuropathologic diagnosis. Adv Anat Pathol 2015;22:50−8.

[6] Taylor TE, Furnari FB, Cavenee WK. Targeting EGFR for treatment of glioblastoma: molecular basis to overcome resistance. Curr Cancer Drug Targets 2012;12:197−209.

[7] Hegi ME, Diserens AC, Gorlia T, et al. MGMT gene silencing and benefit from temozolomide in glioblastoma. N Engl J Med 2005;352:997−1003.

[8] Esteller M, Garcia-Foncillas J, Andion E, et al. Inactivation of the DNA-repair gene MGMT and the clinical response of gliomas to alkylating agents. N Engl J Med 2000;343:1350−4.

[9] Cankovic M, Nikiforova MN, Snuderl M, et al. The role of MGMT testing in clinical practice: a report of the association for molecular pathology. J Mol Diagn 2013;15:539−55.

[10] Reifenberger G, Weber RG, Riehmer V, et al. Molecular characterization of long-term survivors of glioblastoma using genome- and transcriptome-wide profiling. Int J Cancer 2014;135:1822−31.

[11] Dang L, Jin S, Su SM. IDH mutations in glioma and acute myeloid leukemia. Trends Mol Med 2010;16:387−97.

[12] Waitkus MS, Diplas BH, Yan H. Isocitrate dehydrogenase mutations in gliomas. Neuro Oncol 2016;18:16−26.

[13] Parsons DW, Jones S, Zhang X, et al. An integrated genomic analysis of human glioblastoma multiforme. Science 2008;321:1807−12.

[14] Yan H, Parsons DW, Jin G, et al. IDH1 and IDH2 mutations in gliomas. N Engl J Med 2009;360:765−73.

[15] Perry A, Fuller CE, Banerjee R, Brat DJ, Scheithauer BW. Ancillary FISH analysis for 1p and 19q status: preliminary observations in 287 gliomas and oligodendroglioma mimics. Front Biosci 2003;8:a1−9.

[16] Burger PC, Minn AY, Smith JS, et al. Losses of chromosomal arms 1p and 19q in the diagnosis of oligodendroglioma. A study of paraffin-embedded sections. Mod Pathol 2001;14:842−53.

[17] Aldape K, Burger PC, Perry A. Clinicopathologic aspects of 1p/19q loss and the diagnosis of oligodendroglioma. Arch Pathol Lab Med 2007;131:242−51.

[18] Smith JS, Perry A, Borell TJ, et al. Alterations of chromosome arms 1p and 19q as predictors of survival in oligodendrogliomas, astrocytomas, and mixed oligoastrocytomas. J Clin Oncol 2000;18:636−45.

[19] Cairncross JG, Ueki K, Zlatescu MC, et al. Specific genetic predictors of chemotherapeutic response and survival in patients with anaplastic oligodendrogliomas. J Natl Cancer Inst 1998;90:1473−9.

[20] Fults D, Pedone C. Deletion mapping of the long arm of chromosome 10 in glioblastoma multiforme. Genes Chromosomes Cancer 1993;7:173−7.

[21] Fults D, Pedone CA, Thompson GE, et al. Microsatellite deletion mapping on chromosome 10q and mutation analysis of MMAC1, FAS, and MXI1 in human glioblastoma multiforme. Int J Oncol 1998;12:905−10.

[22] von Deimling A, Bender B, Jahnke R, et al. Loci associated with malignant progression in astrocytomas: a candidate on chromosome 19q. Cancer Res 1994;54:1397−401.

[23] von Deimling A, Louis DN, von Ammon K, Petersen I, Wiestler OD, Seizinger BR. Evidence for a tumor suppressor gene on chromosome 19q associated with human astrocytomas, oligodendrogliomas, and mixed gliomas. Cancer Res 1992;52:4277−9.

[24] von Deimling A, Nagel J, Bender B, et al. Deletion mapping of chromosome 19 in human gliomas. Int J Cancer 1994;57:676−80.

[25] Nakamura M, Yang F, Fujisawa H, Yonekawa Y, Kleihues P, Ohgaki H. Loss of heterozygosity on chromosome 19 in secondary glioblastomas. J Neuropathol Exp Neurol 2000;59:539−43.

[26] Meyer M, Reimand J, Lan X, et al. Single cell-derived clonal analysis of human glioblastoma links functional and genomic heterogeneity. Proc Natl Acad Sci USA 2015;112:851−6.

[27] McNicol AM, Farquharson MA. In situ hybridization and its diagnostic applications in pathology. J Pathol 1997;182:250−61.

[28] Aldape KD, Ballman K, Furth A, et al. Immunohistochemical detection of EGFRvIII in high malignancy grade astrocytomas and evaluation of prognostic significance. J Neuropathol Exp Neurol 2004;63:700−7.

[29] Gan HK, Kaye AH, Luwor RB. The EGFRvIII variant in glioblastoma multiforme. J Clin Neurosci 2009;16:748−54.

[30] Coleman WB, Tsongalis GJ, editors. Molecular diagnostics for the clinical laboratorian. 2nd ed. Totowa, N.J: Humana Press; 2006.

[31] Weller M, Stupp R, Reifenberger G, et al. MGMT promoter methylation in malignant gliomas: ready for personalized medicine? Nat Rev Neurol 2010;6:39−51.

[32] Ronaghi M, Shokralla S, Gharizadeh B. Pyrosequencing for discovery and analysis of DNA sequence variations. Pharmacogenomics 2007;8:1437−41.

[33] Mikeska T, Bock C, El-Maarri O, et al. Optimization of quantitative MGMT promoter methylation analysis using pyrosequencing and combined bisulfite restriction analysis. J Mol Diagn 2007;9:368−81.

[34] Capper D, Zentgraf H, Balss J, Hartmann C, von Deimling A. Monoclonal antibody specific for IDH1 R132H mutation. Acta Neuropathol 2009;118:599−601.

[35] Capper D, Weissert S, Balss J, et al. Characterization of R132H mutation-specific IDH1 antibody binding in brain tumors. Brain Pathol 2010;20:245−54.

[36] Pinkham MB, Telford N, Whitfield GA, Colaco RJ, O'Neill F, McBain CA. FISHing tips: what every clinician should know about 1p19q analysis in gliomas using fluorescence in situ hybridisation. Clin Oncol 2015;27:445−53.

[37] Horbinski C. Something old and something new about molecular diagnostics in gliomas. Surg Pathol Clin 2012;5:919−39.

[38] Jha P, Sarkar C, Pathak P, et al. Detection of allelic status of 1p and 19q by microsatellite-based PCR versus FISH: limitations

and advantages in application to patient management. Diagn Mol Pathol 2011;20:40−7.

[39] Chen JR, Xu HZ, Yao Y, Qin ZY. Prognostic value of epidermal growth factor receptor amplification and EGFRvIII in glioblastoma: meta-analysis. Acta Neurol Scand 2015;132:310−22.

[40] Liang W, Wu X, Fang W, et al. Network meta-analysis of erlotinib, gefitinib, afatinib and icotinib in patients with advanced non-small-cell lung cancer harboring EGFR mutations. PLoS One 2014;9:e85245.

[41] Padfield E, Ellis HP, Kurian KM. Current therapeutic advances targeting EGFR and EGFRvIII in glioblastoma. Front Oncol 2015;5:5.

[42] Eller JL, Longo SL, Hicklin DJ, Canute GW. Activity of anti-epidermal growth factor receptor monoclonal antibody C225 against glioblastoma multiforme. Neurosurgery 2002;51:1005−13.

[43] Neyns B, Sadones J, Joosens E, et al. Stratified phase II trial of cetuximab in patients with recurrent high-grade glioma. Ann Oncol 2009;20:1596−603.

[44] Li L, Quang TS, Gracely EJ, et al. A Phase II study of anti-epidermal growth factor receptor radioimmunotherapy in the treatment of glioblastoma multiforme. J Neurosurg 2010;113:192−8.

[45] Schuster J, Lai RK, Recht LD, et al. A phase II, multicenter trial of rindopepimut (CDX-110) in newly diagnosed glioblastoma: the ACT III study. Neuro Oncol 2015;17:854−61.

[46] Sampson JH, Heimberger AB, Archer GE, et al. Immunologic escape after prolonged progression-free survival with epidermal growth factor receptor variant III peptide vaccination in patients with newly diagnosed glioblastoma. J Clin Oncol 2010;28:4722−9.

[47] Sampson JH, Aldape KD, Archer GE, et al. Greater chemotherapy-induced lymphopenia enhances tumor-specific immune responses that eliminate EGFRvIII-expressing tumor cells in patients with glioblastoma. Neuro Oncol 2011;13:324−33.

[48] Balss J, Meyer J, Mueller W, Korshunov A, Hartmann C, von Deimling A. Analysis of the IDH1 codon 132 mutation in brain tumors. Acta Neuropathol 2008;116:597−602.

[49] Lai A, Kharbanda S, Pope WB, et al. Evidence for sequenced molecular evolution of IDH1 mutant glioblastoma from a distinct cell of origin. J Clin Oncol 2011;29:4482−90.

[50] Killela PJ, Pirozzi CJ, Healy P, et al. Mutations in IDH1, IDH2, and in the TERT promoter define clinically distinct subgroups of adult malignant gliomas. Oncotarget 2014;5:1515−25.

[51] Sanson M, Marie Y, Paris S, et al. Isocitrate dehydrogenase 1 codon 132 mutation is an important prognostic biomarker in gliomas. J Clin Oncol 2009;27:4150−4.

[52] Jiao Y, Killela PJ, Reitman ZJ, et al. Frequent ATRX, CIC, FUBP1 and IDH1 mutations refine the classification of malignant gliomas. Oncotarget 2012;3:709−22.

[53] Juratli TA, Kirsch M, Geiger K, et al. The prognostic value of IDH mutations and MGMT promoter status in secondary high-grade gliomas. J Neurooncol 2012;110:325−33.

27

胰腺癌的分子检测

M.J. Bartel[1], S. Chakraborty[2] 和 M. Raimondo[1]

[1]Division of Gastroenterology & Hepatology, Mayo Clinic, Jacksonville, FL, United States
[2]Division of Gastroenterology & Hepatology, Mayo Clinic, Rochester, MN, United States

前言

胰腺导管腺癌（pancreatic ductal adenocarcinoma, PDAC）是一种具有高死亡率的恶性肿瘤。目前的治疗手段只能治愈病变局限于胰腺内的 PDAC 患者。随着肿瘤细胞侵犯、累及邻近的血管或淋巴结，并进展为不可切除的局部侵袭病灶及远处转移的终末期疾病，治愈的机会减少。因此，针对 PDAC 的早期检测对其治疗具有重要意义。能够应用于胰腺癌诊断的生物标志物不仅要有极高的灵敏度、特异性和准确性，而且需要其能够区分 PDAC 与其他胰腺疾病，如慢性胰腺炎、黏液性囊性肿瘤（mucinous cystic neoplasms, MCN）和导管内乳头状黏液性肿瘤（intraductal papillary mucinous neoplasms, IPMN）等。虽然这些胰腺疾病也会导致某些生物标志物表达升高，并可能增加 PDAC 的发病风险，但这些恶性程度较低的胰腺疾病并不需要侵入式的检查和手术。此外，虽然慢性胰腺炎、MCN 和 IPMN 的分子遗传学改变已经研究得较为清楚，但这些胰腺疾病如何影响了 PDAC 的发生、发展尚未完全阐明。因此，我们需要更为准确的分子标志物用于 PDAC 的早期诊断。例如，大多数 PDAC 起源于癌前病变 - 胰腺上皮内瘤变（pancreatic intraepithelial neoplasia, PanIN），基于其形态学异常和基因突变累计，又进一步分为 PanIN-1a、PanIN-1b、PanIN-2 和 PanIN-3。由此，Plectin-1 已经作为 PDAC 早期阶段——PanIN-3 的标志物[1]。

随着分子生物学技术的不断发展，在过去三十年中，研究者一直致力于寻找合适的 PDAC 诊断标志物。人们在早期经常利用 ELISA 法和 Western blots 免疫印迹法。随后，PCR 法等基因水平的检测手段也被应用于检测分子遗传学变异。最新的色谱分析方法、基因芯片和蛋白质芯片可以广泛地应用于研究诊断标志物包括全基因组筛选。近来还发现在 PDAC 中存在显著的表观遗传学改变，如 DNA 甲基化状态、组蛋白翻译后修饰和微小 RNA 表达水平的改变等，因此，表观遗传学分析同样可能应用于 PDAC 的早期诊断，这引起了人们极大的关注。

几项研究表明，应用一组生物标志物提高了 PDAC 诊断的敏感性、特异性和准确性，同时能够区别慢性胰腺炎、IPMN 等非恶性胰腺疾病[2-4]。这也可能反映了 PDAC 存在显著的异质性。提示尽管解剖学位置可能相似，但同一位置发生的癌症可能具有完全不同的分子生物学背景。这些通过不同分子机制发生的癌症需要不同的生物标志物用于其诊断[5]。

血清中的 PDAC 生物标志物

糖类抗原 19-9（carbohydrate antigen 19-9, CA19-9）是目前将 PDAC 与其他疾病区分开的最为准确和研究最为广泛的血清学标志物。一份基于 2 000 多名 PDAC 患者的系统性综述发现，CA19-9 用于诊断有临床症状的 PDAC 患者的中位敏感性为 79%，特异性为 82%[6]，其准确性超过了其他大部分 PDAC 生物标志物。但是，除 PDAC 外，某些疾病，如多种原因诱发的阻塞性黄疸也能够引起包括 CA19-9 在内的 PDAC 生物标志物表达水平升高。显然,没有任何一种 PDAC 诊断的单项检查优于 CA19-9。为进一步提高 CA19-9 用于预测 PDAC 的准确性,研究者试图同时运用多种生物标志物联合 CA19-9 明确 PDAC 的诊断。例如,同时检测患者血清中 CA19-9 与 α-1 糜蛋白酶(alpha-1 chymotrypsin, AACT)、血小板反应蛋白 -1(thrombospondin-1, THBS1)和触珠蛋白(haptoglobin, HPT)水平,用于诊断 PDAC 的准确率显著高于单独检测 CA19-9。将这 4 种生物标志物联合用于诊断,ROC 曲线在健康人群中的曲线下面积(area under curve, AUC)为 0.99,准确率接近 100%;而仅使用 CA19-9 诊断,在健康人群中尚存在一定误差(AUC 0.89)。在没有 PDAC 的糖尿病(AUC 0.90 vs 0.85)、胰腺囊肿(AUC 0.90 vs 0.81)、CP(AUC 0.90 vs 0.79)、其他原因的阻塞性黄疸(AUC 0.74 vs. 0.68)和其他胰腺疾病患者(AUC 0.92 vs 0.81)中,联合诊断的准确率均高于单独使用 CA19-9[7]。另一项类似研究也表明,CA19-9 水平的检测在单独区分良性胰腺疾病和 PDAC 时的 AUC 仅有 0.80,但与 CA125 和 LAMC2 同时用于诊断 PDAC 时可将 AUC 提高至 0.87。在早期的 PDAC 诊断中,该组合也优于单独使用 CA19-9,从良性肿瘤(AUC 0.76 vs 0.69)和慢性胰腺炎(AUC 0.74 vs 0.59)中区分早期 PDAC 的准确性均有所增加[8]。此外,将 CA19-9 与其他的血清生物标志物[9],包括将 microRNA 的水平[10,11]等联合起来诊断 PDAC,诊断的准确率和特异性将得到明显改善。

但是,目前针对 PDAC 新型生物标志物的研究仍然存在一定问题,其中最主要的缺陷在于,为分析血液中的 PDAC 生物标志物而进行血液样本采集时,患者大多已经发病。而难以得知的是,通过分析恶性肿瘤患者血液样本得到的血清标志物在癌前阶段是否依旧高表达。在一项研究中,研究者检测了患者发生 PDAC 前的 0 至 12 个月间以及 PDAC 发生后血清 ICAM-1 和 TIMP-1 的水平,证实了虽然这两种蛋白在 PDAC 癌症患者的血清中显著升高,但在同样患者癌前的血清样品中却没有观察到差异[12]。因此,前瞻性研究(如收集患者未发病时的血清样品用以对比之后发生了癌症的血清样品)能够对监测包括 PDAC 在内的癌症发生、发展过程提供有力的诊断标志物。在一项包括了前列腺癌、肺癌、结直肠癌和卵巢癌前指标筛查的临床试验(Prostate Lung Colorectal and Ovarian Cancer Screening Trial, PLCO)中,研究人员在患者诊断 PDAC 之前的 1~12 个月、>12 个月或者 >24 个月,均留存了血清样品并分别检测了血清中潜在的 67 种 PDAC 生物标志物,结果发现大部分指标在健康人群和 PDAC 患者中的差异较小。但 CA19-9 应用于区分 PDAC 与非 PDAC 患者的敏感性较好,显著优于其他标志物。进一步联合 CA19-9、CEA 和 Cyfra 21-1 三项指标共同预测 PDAC 时,将指标特异性设置为 95%,诊断在 1 年内发展为 PDAC 样本和 1 年后发展为 PDAC 样本的敏感性分别为 32% 和 30%,较单独应用 CA19-9 的诊断敏感性显著提高(分别为 26% 和 17%)[13]。

在类似 PDAC 这种患病率为 40/100 000 的罕见疾病中(http://seer.cancer.gov/statfacts/html/pancreas.html),如果应用一种特异性仅为 90% 的检测方法可能会造成近 1 000 万个假阳性结果。而将特异性提高到 99.9% 时假阳性数目降低到可接受的 10 万例,此时敏感性能够达到 99.99%。但是,鉴于 PDAC 本身的时空异质性,想要获得一种单一的、可以在所有患者和癌症的任何阶段(临床前期,可治愈期和癌前期)中应用的生物标志物是非常困难的。另一个问题是,虽然这些血清标志物在 PDAC 患者中的平均水平可能高于健康人群,但在几乎所有研究中,标志物的检测阈值在 PDAC 患者个体和健康人群之间仍然存在着一定的重叠,这也显著影响了检测的可靠性。数学模型显示,假设我们有 40 个表达水平之间没有相关性的生物标志物(相关系数为 0),并限制每个标志物具有至少 32% 的敏感性和 95% 的特异性,如果至少需要 7 个生物标志物高于检测阈值,该检测组合区分 PDAC 与非 PDAC 样品的敏感性和特异性可以达到 99%。如果相关系数为 0.05 或 0.15,该检测组合的敏感性则分别降低到 94% 和 85%。因此,如果理论上有足够数量的不同的生物标志物用于诊断组合,研究者可以得到接近 100% 的敏感性。上述研究表明,生物标志物本身的特征并非应用于 PDAC 诊断的关键因素,重要的是多种标志物、甚至单个标志物的诊断敏感性较低时,其相互组合仍然可以得到高敏感性的诊断结果。因此,我们可以得出这样的结论,即一个包含了不同特定生物标志物的组合,将蛋白质、miRNA、mRNA、遗传变异物质和代谢产物等有效组合在一起,可能对尚未出现 PDAC 临床症状的患者做出较为准确的预测[14]。

胰液中的 PDAC 生物标志物

除了在血清中寻找 PDAC 的诊断标志物之外,关于胰液中(pancreatic juice, PJ)潜在的 PDAC 诊断标志物也是当下研究的热点。每天大约有 1.5L 的胰液排入小肠,相比血液样品,胰液直接由胰腺经过胰腺导管分泌,其中的分泌型胰腺蛋白和脱落细胞可能包含了更多种类、更高浓度的 PDAC 潜在生物标志物[15,16]。但是将其应用于 PDAC 的诊断仍然存在一定问题,与血液等样本相似,胰液中某些生物标志物往往难以准确区分胰腺恶性肿瘤与良性疾病。如在 61% 的 PDAC 患者胰液中检出了 K-ras 突变,但是在 10% 的慢性胰腺炎患者中 K-ras 突变同样存在[17]。

在静脉内注射促胰液分泌素后,就可以进行胰液收集了。以往胰液收集中最大的限制是收集时需要首先通过内镜逆行胰腺胆管造影(Endoscopic Retrograde Cholangio-Pancreatography, ERCP)技术行胰管穿刺置管术。由于这种方法是有创的,存在较大的医疗风险和一定的副作用,因而其难以作为常规方式用于生物标志物的筛选。因此,对于依靠胰管穿刺置管术分析胰液的研究结果也必须谨慎对待。研究的最终目的仍然是希望找到一种能够依靠微创方法获得、并有效识别 PDAC 的诊断标志物。Raimondo 等报道了在静脉内注射促胰液分泌素后无需胰管穿刺置管,而是通过检测胰腺的外分泌功能来收集胰液[18],这也是未来胰液样品检测的发展方向。

此外,还有一些研究评估了在 ERCP 术中不使用促胰液分泌素,而是通过收集胆汁检测其中潜在的 PDAC 生物标志物。但有趣的是,在这些研究中并没有通过鼻十二指肠置管来获得胰液或胆汁样品。Farina 等在一项对胆管狭窄的研究中评估了胆汁中潜在的 PDAC 蛋白标志物。研究者使用液相色谱 - 串联质谱法分析了来自 41 名患者的样本,并通过免疫印迹法和 ELISA 法进行了二次验证。这 41 名患者中,23 位患有 PDAC,10 位患有良性狭窄,8 位患有慢性胰腺炎。研究者利用 ROC 曲线分析得到,胆道癌胚抗原细胞黏附分子6(biliary carcinoembryonic cell adhesion molecule 6, CEAM6)在区分良、恶性胆道狭窄方面的敏感性和特异性分别为 93% 和 83%,曲线下面积(AUC)为 0.92。然而,将胆汁中 CEAM6 的水平和血清中 CA19-9 的水平联合起来诊断 PDAC,仅轻微的增加了诊断准确率[19]。在另一项研究中,Zabron 等检测了来自 16 例胰胆管恶性肿瘤(包括 8 例 PDAC)和 22 例良性疾病(胆总管结石和慢性胰腺炎)患者胆汁中中性粒细胞明胶酶相关脂质转运蛋白(neutrophil gelatinase-associated lipocalin, NGAL)的水平,发现 NGAL 的水平在胰胆管恶性肿瘤患者的胆汁中显著升高。利用 ROC 曲线计算出的 NGAL 用于区分恶性与良性胰胆管病变的敏感性、特异性、真阳性率和真阴性率分别为 94%、55%、60% 和 94%,AUC 为 0.76。而将胆汁 NGAL 和血清 CA19-9 的水平联合应用于诊断时,可分别将 PDAC 诊断的敏感性、特异性、真阳性率和真阴性率提高到 85%、82%、79% 和 87%[20]。

以往由 ERCP 术获得的胰液中的胰腺导管脱落细胞经常被用于研究诊断 PDAC 的标志物。但是脱落细胞中的生物标志物研究并未取得较好的成果。虽然有缺点,研究人员还是通过增加胰液的收集体积,或增加刷检细胞学,并将细胞学技术与已知的基因变异检测相结合,使得 PDAC 诊断的准确率得到了一定程度的增加。Iiboshi 和 Mikata 在 ERCP 术中放置了鼻胰管引流,每次手术能够收集胰液 5~6 倍体积。在 Iiboshi 的研究中,14 例 PDAC 患者脱落细胞的检查结果均呈阳性,其应用于检测 PDAC 的敏感性、特异性和准确性分别为 100%、83% 和 95%。但这一研究并未能明确 PDAC 这种疾病进展的不同阶段[21]。Mikata 等通过 40 例 PDAC 患者和 20 例良性胰腺疾病患者的研究证实,在胰液样品中通过脱落细胞检查诊断 PDAC 的敏感性、特异性、真阳性率、真阴性率和准确性分别为 80%、100%、100%、71% 和 87%[22]。一项对 127 例 PDAC 患者和 74 例良性胰腺狭窄患者的胰液分析也证实,增添细胞刷检较之单独的胰液检测,能够将 PDAC 诊断的敏感性从 21% 提高到 62%[23]。在 90 例胰腺肿瘤患者中,通过将胰液细胞学检查和内镜下超声引导细针穿刺(endoscopic ultrasound fine needle aspiration, EUS-FNA)术进行结合,可以使得诊断 PDAC 的敏感性、特异性、真阳性率、真阴性率和准确性较单独的 EUS-FNA 术均显著提高（从 86%、100%、100%、70% 和 89% 提高到 92%、100%、100%、92% 和 96%）。值得注意的是，这 90 位患者中有 29 例被诊断为 1 期和 2 期的 PDAC，提示了这一方法在 PDAC 早期诊断中的价值[24]。此外，人端粒酶反转录酶（human telomerase reverse transcriptase，hTERT）是已知的在胰腺癌中会被活化的人端粒酶催化亚基。Nakashima 等研究了 hTERT 在 97 例胰腺切除术患者（48 例 PDAC、43 例 IPMN 和 6 例慢性胰腺炎患者）胰液样本中的表达水平，并将 hTERT 的免疫组化染色与细胞学检查相结合，从而把诊断 PDAC 的敏感性、特异性、真阳性率、真阴性率和准确性分别从单独做细胞学检查时的 47%、89%、93%、35% 和 57% 提高到了 92%、75%、92%、75% 和 88%[25, 26]。

此外，基因突变在 PDAC 发生、发展中的作用已经得到了充分的研究，包括胰液在内的多种生物样本中，常见的 K-ras、CDKN2A、SMAD4 和 BRCA 突变已经被证实在诊断 PDAC 中具有重要的应用价值。其中 K-ras 是研究最为广泛的基因，几乎 90% 的 PDAC 组织样本中都检测到了 K-ras 基因突变。但值得注意的是，在 Liu 等一篇囊括了 7 项胰液 K-ras 基因突变研究的 Meta 分析中，单独根据 K-ras 突变状态诊断 PDAC 的敏感性、特异性、阳性和阴性似然比以及诊断优势比分别为 57%、84%、2.87、0.55 和 6.05。因此单独利用胰液中的 K-ras 突变检测不足以准确诊断 PDAC[27]。胰液中 K-ras 基因突变的数量是否能够用于区分 PDAC 和胰腺良性疾病也得到了进一步的证实。Shi 等发现，一种突变丰度超过 0.5% 的 K-ras 突变出现在 16/17 例（94%）PDAC 患者和 1/9 例（11%）慢性胰腺炎患者之中，其敏感性和特异性分别为 94% 和 89%。其中需要强调的是，10 例未检出这种特异性 K-ras 突变的 PDAC 患者，并未被纳入最终统计中[28]。此外 Eshleman 等研究了 194 例具有 PDAC 家族史或遗传易感性的患者胰液中的 K-ras 突变情况，包括了 30 例 PDAC 患者以及 30 例胰腺囊肿患者、胰腺炎患者或正常胰腺对照人群。在 47% 的 PDAC 患者、21% 有可能进展为 PDAC 的患者和 6% 的对照人群中出现了 3 种或 3 种以上的 K-ras 突变。据此研究人员推测，检测到的 K-ras 突变很大一部分程度可能是由胰腺

导管上皮内瘤变（PanIN）的病灶引起的。然而，目前为止关于 PanIN 的处理尚未被纳入任何临床指南，而 PanIN 的临床结局也尚未明了。综上所述，K-ras 仍然不能够单独作为 PDAC 的诊断标志物[29]。

除了已知的这些基因突变以外，更多具有差异性的 PDAC 基因表达谱近年来也多见报道。然而，这些基因都难以作为胰液样品中应用于 PDAC 诊断的可靠标志物。Oliveira-Cunha 等证实，胰液中的生物标志物的 mRNA 表达水平在 PDAC 患者的组织与胰液中常常不具有相关性，这一因素使得将这些生物标志物应用于 PDAC 的诊断更为困难。在该项研究中，30 个候选基因中只有 ANXA1 的 mRNA 表达水平在 PDAC 患者的组织和胰液中具有相关性。但值得注意的是，这 30 种检测基因在 PDAC 患者和慢性胰腺炎患者之间表现出了相似的表达水平[30]。有研究表明 S100A6 的 mRNA 水平在 PDAC 患者和 PanIN 患者组织中的表达均明显升高[31]。而胰液中 S100A6 的 mRNA 表达水平在 PDAC 患者尤其是 4 期的 PDAC 患者以及 IPMN 患者中的表达水平均高于慢性胰腺炎患者。通过 ROC 曲线分析其在区分 PDAC 与慢性胰腺炎时的统计学差异时发现，AUC 达到了 0.864[32]。

此外，DNA 甲基化水平也已被作为 PDAC 潜在的生物标志物。在 Tan 等和 Omura 等分别独立发表的里程碑式的研究成果中，分别从胰腺癌细胞系、PDAC 患者胰腺组织和正常胰腺组织中得到了基因的甲基化表达谱。在共计 807 个基因中，Tan 等发现了 23 个基因在 PDAC 患者中易发生超甲基化和去甲基化[33]。Omura 等共研究分析了 606 个基因的启动子区和 CpG 岛的甲基化情况，发现其中 MDFI、hsa-miR-9-1、ZNF415、CNTNAP2 和 ELOVL4 均发生了高水平的甲基化[34]。

作为 PDAC 诊断标志物的来源之一，胰液样本中的 DNA 异常甲基化水平也受到了广泛关注。Matsubayashi 等评估了 PDAC 患者、IPMN 患者、慢性胰腺炎患者以及具有 PDAC 家族史的正常人胰液中 17 个基因的异常甲基化水平，并使用 1% 作为判读阈值对其中 6 个基因的甲基化水平进行定量，即 Cyclin D2、FOXE1、NPTX2、ppENK、p16 和 TFPI2。研究数据显示，82%（9/11）的胰腺肿瘤患者都具有 2 个或 2 个以上甲基化水平 >1% 的

基因,而 64 名未检出肿瘤的健康个体的异常甲基化水平均较低。将该结果用于预测 PDAC 的敏感性和特异性分别达到了 82% 和 100%。但是将该结果用于 PDAC 诊断仍然存在较大缺陷,在慢性胰腺炎患者的胰液样本中,上述基因的甲基化水平甚至更高[35]。

有研究表明在 PDAC 患者的组织中 SARP2 经常出现甲基化水平的异常,而在正常胰腺组织中则检测不到。因此,Watanabe 等研究了在胰液中分泌型凋亡相关蛋白 -2(secreted apoptosis-related protein-2,SARP2)的基因甲基化水平。从 33 例 PDAC 患者、20 例 IPMN 患者、19 例慢性胰腺炎患者和 10 例正常对照中收集的胰液可以发现,在 26/33 例(79%)PDAC 患者、17/20 例(85%)IPMN 患者和 1/19 例(5%)慢性胰腺炎患者的胰液样本中可以检测到甲基化的 SARP2,而 10 个正常对照中则没有检测到甲基化的 SARP2。虽然甲基化 SARP2 的浓度在不同样本之间似乎也存在着显著差异,但其病理意义仍然有待进一步研究[36]。

众所周知,黏蛋白(MUC)对癌症的发生、发展过程有着十分重要的作用。Yokoyama 等在最近的一项研究中分析了 45 例 PDAC 和 IPMN 患者中 MUC 基因的甲基化水平。利用甲基化特异性电泳检测胰液中 MUC1、MUC2 和 MUC4 的甲基化水平,用于鉴别诊断 PDAC 的敏感性和特异性分别为 80% 和 87%,鉴别诊断肠型 IPMN 的敏感性和特异性分别为 88% 和 100%,鉴别诊断胃型 IPMN 的敏感性和特异性分别为 77% 和 88%[37]。此外,还有一些其他研究也发现了与 IPMN、胰腺黏液性囊性肿瘤(mucinous cystic tumor of pancreas,MCN)以及 PDAC 相关的几种基因的异常甲基化,但它们作为诊断标志物的表现却不尽如人意[38-43]。

除基因水平的检测外,胰液样本中蛋白质类的生物标志物也受到了广泛关注。色谱技术是研究这类标志物最理想的选择。Gronborg 等通过层析色谱 - 串联质谱技术进行了 3 个 PDAC 患者胰液中的蛋白质组分析,包括了 CEA、MUC1、HIP/PAP 在内的 170 种蛋白。结果显示,包括 PAP-2 在内的 23 种蛋白在 3 例 PDAC 患者中均有表达。但是该项实验中缺乏对照组,限制了研究结论的推广[44]。Chen 等使用同位素亲和标记(isotope-code

affinity tag,ICAT)的质谱技术检测了 PDAC 患者和正常对照者的胰液,发现有 30 种蛋白的表达水平在 PDAC 患者中上调了至少 2 倍。在这些蛋白中,进一步通过免疫印迹法证实了如胰岛素样生长因子结合蛋白 -2(insulin-like growth factor binding protein 2,IGFBP-2)在胰液和胰腺组织中的高表达[15]。随后,Chen 等所在课题组在另一项研究中使用类似的方法对比了来自 1 名慢性胰腺炎患者和 10 名正常对照者的胰液,发现在慢性胰腺炎患者的胰液中有 27 种蛋白的表达量尤为丰富。最终通过两项研究结果的对比分析,鉴定出了仅在 PDAC 患者胰液中发生改变的 21 种蛋白[15,45]。

Park 等通过双向电泳联合 MALDI-TOF 质谱分析,发现了 26 种相较于慢性胰腺炎和正常对照、在 PDAC 中上调的蛋白。通过免疫组化法进一步证实了其中 3 种蛋白,胰石蛋白 1-α(REG1alpha)、布雷菲德菌素 A- 抑制性鸟嘌呤 - 交换蛋白 2(BIG2)和过氧化物还原酶 6(peroxiredoxin 6,PRDX6)在 PDAC 组织中高表达。此外,REG1alpha 同样可以作为血清中的生物标志物,其用于诊断 PDAC 的敏感性和特异性分别达到了 83% 和 81%,但该指标在慢性胰腺炎患者的血清中也有低水平的表达[46]。Gao 等通过比较性双向电泳法,发现与慢性胰腺炎和正常对照相比,丝氨酸蛋白酶 2(PRSS2)前蛋白和胰脂肪酶相关蛋白 -1(pancreatic lipase-related protein-1,PLRP1)的水平在 PDAC 患者中上调,而糜蛋白酶原 B(chymotrypsinogen B,CTRB)的前体蛋白和弹性蛋白酶 3B(elastase 3B,ELA3B)的前体蛋白则在 PDAC 患者中下调[16]。

除了寻找 PDAC 患者中的生物标志物作为诊断依据外,能否区分出 PDAC 的癌前病变同样是该生物标志物是否能够用于 PDAC 诊断的关键。基于此前提,研究者对 PanIN 和 IPMN 患者样本中的生物标志物进行了研究。Chen 等发现,与 5 名正常对照相比,在 3 名 3 级 PanIN 患者的胰液中有 20 种蛋白的表达水平升高了 2~10 倍。在这些蛋白中,研究者进一步在 25 名 2 级 PanIN、3 级 PanIN 和 IPMN 患者的胰液中,以及 8 名 2~4 期 PDAC 患者的胰液中,利用 ELISA 对渐变蛋白 -2 前体蛋白(anterior gradient-2,AGR2)的表达水平进行了评估。研究结果显示,AGR2 在区分 3 级 PanIN 与非恶性疾病时的敏感性和特异性分别为

67% 和 90%[47]。针对 IPMN 的前期病变，Shirai 利用表面增强激光解吸法和电离检测器（surface-enhanced laser desorption and ionization time-of-flight，SELDI-TOF）质谱分析技术研究了来自 33 例 IPMN 患者、54 例 PDAC 患者和 31 例慢性胰腺炎患者的胰液。质谱检测结果显示，来自 IPMN 的胰液在 6240Da 处出现了较 PDAC 和慢性胰腺炎更为显著的蛋白质峰。进一步的深入研究将其靶定为胰腺分泌蛋白酶抑制剂（pancreatic secretory trypsin inhibitor，PSTI）。在此基础上使用 25 000ng/ml 的 PSTI 诊断阈值用于诊断 IPMN，其敏感性、特异性、真阳性率和真阴性率分别为 48%、98%、89% 和 83%[48]。

为了寻找胰液中特异性的蛋白标志物，Rosty 等通过 SELDI 质谱和蛋白质芯片技术在疾病显著进展阶段的 10/15 例（67%）PDAC 患者中，发现了肝癌 - 肠 - 胰腺 / 胰腺炎相关蛋白 I（hepatocarcinoma-intestine-pancreas/pancreatitis-associated protein I，HIP/PAP-I）。ELISA 检测结果也证实，在 28 例 PDAC 患者和 15 例正常对照者的胰液中，PDAC 患者胰液中 HIP/PAP-I 的表达水平显著升高。该研究用于诊断 PDAC 的敏感性和特异性分别为 75% 和 87%[49]。Tian 等通过差异凝胶电泳法（difference gel electrophoresis，DIGE）和串联质谱技术，通过对比 9 例 PDAC 患者和 9 例未检出癌症对照者的胰液，在 PDAC 患者中发现了 14 种表达水平上调的蛋白，包括基质金属蛋白酶 -9（matrix metalloproteinase-9，MMP-9）、癌基因 DJ1（DJ-1）和 α-1B- 糖蛋白前体（alpha-1B-glycoprotein，A1BG），并进一步通过 Western 技术验证了上述结果，但上述指标在 PDAC 诊断中的准确度仍需要进一步研究[50]。Kaur 等检测了来自 58 例 PDAC 患者、24 例慢性胰腺炎患者和 23 例无胰腺疾病人群胰液样本中 NGAL、巨噬细胞抑制因子 1（macrophage inhibitory cytokine 1，MIC-1）和 CA19-9 的表达水平。虽然 NGAL 在区分 PDAC 和正常对照方面的敏感性和特异性最高可以达到 79% 和 83%，但其水平在 PDAC 患者与慢性胰腺炎患者中的差异较小，只有 MIC-1 的表达水平在 PDAC 和慢性胰腺炎之间存在显著差异[51]。

在胰液样本检查中，应注意是否存在胆汁阻塞这一因素。Zhou 等通过双向电泳法和 MALDI-TOF 质谱技术，检测了 5 例 PDAC 患者、6 例良性胰腺疾病患者和 3 例胆石症患者的胰液蛋白质组成，发现胆道梗阻显著影响了胰液的蛋白质成分[52]。同样，Yan 等的研究发现，在胰液中只有甲状腺素转运蛋白与 PDAC 息息相关，而并非以往认为的载脂蛋白 A1 或载脂蛋白 E。此时胰液中载脂蛋白 A1 和载脂蛋白 E 在 PDAC 与正常对照之间的差异可能主要由胆道梗阻引起[53]。

此外，一类调控基因的微小 RNA（microRNA）表达水平包括 PDAC 在内的多种癌症中均会发生改变[54,55]。Sadakari 等分析研究了 16 例 PDAC 患者（主要是 3 期和 4 期的 PDAC）和 5 例慢性胰腺炎患者胰液中 miR-21 和 miR-155 的表达水平（已有研究表明它们在 PDAC 中高表达）。实时反转录 PCR 结果显示，与正常对照相比，两种 microRNA 的表达水平在 PDAC 患者的胰液中均显著升高[56]。Wang 等的一项研究结果同样值得特别关注：研究人员通过芯片技术分析了来自 PDAC 患者胰液中的 microRNA 改变。在对 50 例 PDAC 患者、19 例慢性胰腺炎患者和 19 例正常对照者的胰液 microRNA 表达变化水平的研究中证实，miR-205、miR-210、miR-492、miR-1427 和血清 CA19-9 的水平用于联合预测 PDAC 的敏感性和特异性分别为 91% 和 100%[57]。此外，Habbe 等发现在 10 例 IPMN 患者胰液中 miR-21（平均上调 11.6 倍）和 miR-155（平均上调 12.1 倍）的表达水平明显高于正常对照。但是这项研究结果表明，类似于慢性胰腺炎，IPMN 患者胰液中的 microRNA 表达谱与 PDAC 类似，单纯利用 microRNA 难以区分 IPMN 和 PDAC。因此，尽管研究者认为异常的 microRNA 表达可能与早期胰腺癌的发生、发展有关，但显而易见的是，microRNA 并不能作为有效区分 IPMN 与 PDAC 的生物标志物[58]。

除了蛋白水平、遗传水平和表观遗传水平的生物标志物外，一些不为人熟知的胰液中的恶性肿瘤标志物也有人进行了研究报道。Noh 等检测了 38 例 PDAC 患者、39 例慢性胰腺炎患者和 41 例正常对照者胰液中的白细胞介素 -8（interleukin-8，IL8）、白介素 -6（IL6）、转化生长因子 -β1（transforming growth facter-beta1，TGF-β1）和细胞间黏附分子 -1（intercellular adhesion molecule 1，ICAM-1）的水平。多变量分析研究显示，在这些细胞因子中只有 IL8 可以作为潜在的诊断性标志物。通过 ROS 曲线分析，IL8 水平用于区分 PDAC 与正常胰腺和慢性胰腺炎的曲线下面积分别为 0.9 和 0.67[18]。此外,研究者通过对比 35 例 PDAC 患者、30 例慢性胰腺炎患者和 35 例正常对照者的胰液,发现铬、硒和钼等重金属含量在 PDAC 患者中有所升高,这一结果的准确性仍需进一步研究[59]。

表 27.1 总结了已报道的 PDAC 患者胰液和胆汁样本中表达差异最显著的蛋白、miRNA 和 DNA 甲基化水平。为了便于对比,表 27.2 总结了已报道的 PDAC 患者血清和血浆中表达差异最显著的蛋白、miRNA 和 DNA 甲基化水平。

表 27.1　与良性胰腺疾病或正常对照者相比,在 PDAC 患者的胰液和胆汁中表达差异最显著的(A)蛋白质、(B)microRNA和(C)甲基化的 DNA。大多数生物标志物是通过蛋白质组学和芯片技术发现的

A——在 PDAC 患者胰液或胆汁中有表达差异的蛋白质	B——在 PDAC 患者的胰液和胆汁中有表达差异的 microRNA
14-3-3 蛋白质 σ	miR-18a
α-1B 糖蛋白前体(A1BG)	miR-21
膜联蛋白 A4(ANXA4)	miR-31
渐变蛋白前体同系物 2(AGR2)	miR-93
渐变蛋白 -2 前体(AGR2)蛋白	miR-155
β2 微球蛋白	miR-196a
布雷菲德菌素 A- 抑制性鸟嘌呤 - 交换蛋白 2(BIG2)	miR-205
碳水化合物抗原(CA19-9)	miR-210
癌胚抗原(CEA)	miR-216(下调)
癌胚抗原细胞黏附分子 6(CEAM6)	miR-217(下调)
糜蛋白酶原 B(CTRB)前体	miR-221
胶原蛋白 α-1(Ⅳ)链(COL6A1)	miR-224
弹性蛋白酶 3B(ELA3B)	miR-492
肝癌 - 肠 - 胰腺 / 胰腺炎相关蛋白 Ⅰ(HIP/PAP-Ⅰ)	miR-1427
胰岛素样生长因子结合蛋白 2(IGFBP-2)	**C——在 PDAC 患者的胰液和胆汁中有表达差异的甲基化 DNA**
胰石蛋白 -1-β 前体	
胰石蛋白 -1-α(REG1alpha)	分泌型凋亡相关蛋白 -2(SARP2)
巨噬细胞抑制因子 1(MIC-1)	类接触蛋白相关蛋白 2(CNTNAP2)
基质金属蛋白酶 -9(MMP-9)	细胞周期蛋白 D2
黏蛋白 1(MUC1)	细胞周期蛋白依赖性激酶抑制剂 2A(p16)
中性粒细胞明胶酶相关脂质转运蛋白(NGAL)	FOXE1(叉头框 E1)
嗅质蛋白 4(OLFM4)	黏蛋白 1(MUC1)
癌基因 DJ1(DJ-1)	黏蛋白 2(MUC2)
胰腺弹性蛋白酶 3B(CEL3B)	黏蛋白 4(MUC4)
胰脂肪酶相关蛋白 -1(PLRP1)	MyoD 家族抑制剂(MDFI)
胰腺分泌蛋白酶抑制剂(PSTI)	神经穿透素 Ⅱ(NPTX2)
胰腺炎相关蛋白 2(PAP-2)	前脑啡肽(ppENK)
过氧化物还原酶 6(PRDX6)	组织因子途径抑制剂 2(TFPI2)
S100A10	锌指蛋白 415(ZNF415)
S100A8	
S100A9	
丝氨酸蛋白酶 2(PRSS2)	
Syncollin(SYNC)	
甲状腺素转运蛋白(TTR)	

表 27.2 与良性胰腺疾病或正常对照相比，在 PDAC 患者的血清和血浆中表达差异最显著的（A）蛋白质、（B）microRNA 和（C）甲基化的 DNA。大多数生物标志物是通过蛋白质组学和芯片技术发现的

A——在 PDAC 患者血清或血浆中有表达差异的蛋白质	胰石蛋白 3α（REG3A）
活化白细胞黏附分子（ALCAM）	S100A6
接合体相关蛋白复合物 2，α1（AP2A1）	S100P
肾上腺髓质素（ASM）	分泌磷蛋白 1（SPP1）
α-1 糜蛋白酶（AACT）	丝氨酸蛋白酶抑制剂（SPINK1）
膜联蛋白 A1（ANXA1）	SNAIL
膜联蛋白 A2（ANXA2）	Spark-like 1（SPARCL1）
渐变蛋白 -2 前体蛋白（AGR2）	Syncollin（SYNC）
基础免疫球蛋白（BSG）	腱生蛋白 C（TNC）
钙结合蛋白 1（CALD1）	血小板反应蛋白 -1（THBS1）
糖类抗原 19-9（CA19-9）	血小板反应蛋白 -2（THBS2）
癌胚抗原（CEA）	基质金属蛋白酶 1 组织抑制剂（TIMP-1）
癌胚抗原相关细胞黏附分子 1（CEACAM1）	三叶草因子 1（TFF1）
癌胚抗原相关细胞黏附分子 5（CEACAM5）	UL16 结合蛋白 2（ULBP2）
胶原蛋白 α-1（Ⅳ）链（COL6A1）	**B——在 PDAC 患者血清或血浆中有表达差异的 microRNA**
细胞角蛋白 21-1	miR-10
细胞角蛋白 -18（CK18）	miR-18a
肌束蛋白 - 肌动蛋白结合蛋白 1（FSCN1）	miR-20a
热休克蛋白 27（Hsp 27）	miR-21
热休克蛋白 70（HSP 70）	miR-24
造血细胞激酶（Hck）	miR-25
胰岛素样生长因子结合蛋白 -2（IGFBP-2）	miR-99a
胰岛素样生长因子结合蛋白 4（IGFBP4）	miR-100a
细胞间黏附分子 1（ICAM-1）	miR-155
L1 细胞黏附分子（L1CAM）	miR-191
层粘连蛋白，γ2（LAMC2）	miR-196a
脂质运载蛋白 2（LCN2）	miR-200a
巨噬细胞抑制细胞因子 1（MIC-1）	miR-200b
基质金属蛋白酶 7（MMP7）	miR-210
基质金属肽酶 9（MMP-9）	miR-216
基质金属肽酶 11（MMP11）	miR-217
Menkes 蛋白（ATP7A，MNK）	**C——在 PDAC 患者的胰液和胆汁中有表达差异的甲基化 DNA**
间皮素（MSLN）	
黏蛋白 4（MUC4）	细胞周期蛋白依赖性激酶抑制剂 1C（P57）
黏蛋白 5AC（MUC5AC）	磷脂酰肌醇 3（GPC3）
神经纤毛蛋白 1（NRP1）	HIN
嗅质蛋白 4（OLFM4）	Hippel-Lindau 综合征（VHL）
骨保护素（OPG）	HSHLTF1
纤溶酶原激活因子	HUM
网蛋白 -1	人 MyoD1（MYF3）
聚合免疫球蛋白受体（pIgR）	黏蛋白 2（MUC2）
增殖诱导配体（APRIL）	血清剥夺反应因子（SRBC）
胰石蛋白 1α（REG1alpha）	TMS

这些标记物中的大多数是通过蛋白质谱或微阵列分析获得。

粪便中的 PDAC 生物标志物

考虑到每天有约 1.5L 的胰液排入肠道,而其中一部分随粪便排出体外,因此,研究者推测粪便中可能检出胰腺特异性的生物标志物[60-63]。Tobi 等分析了粪便样本中的 Adnab-9 单克隆抗体是否能够作为 PDAC 标志物。Adnab-9 单克隆抗体已被证明是结肠癌的潜在标志物之一。研究者最初为了进行结肠癌筛查,分析了来自美国的 1 132 例粪便样本和 249 例来自中国的粪便样本。其中,15 名中国患者在进行粪便检测后的 2.3 年检出了胰腺癌。值得注意的是,其中 12 名(80%)患者的粪便样本能够结合 Adnab-9 蛋白,提示其中 Adnab-9 单克隆抗体可能可以作为胰腺癌潜在的筛选标志物。但限于样本数量,该研究中 Adnab-9 单克隆抗体应用于 PDAC 的诊断敏感性仅为 67%~80%,特异性仅为 87%~91%[64]。

在 PDAC 的组织样本中,K-ras 和 p53 具有较高的突变率。在一项早期研究中,Lu 等将 K-ras 和 p53 突变作为 PDAC 的诊断标志物。研究人员收集了 PDAC 手术患者和 60 例良性对照(慢性胰腺炎、胰腺腺瘤和胰腺内分泌肿瘤)患者的粪便样本。但是 K-ras 和 p53 的突变率在 PDAC 患者与良性胰腺疾病患者粪便样本中的差异并不显著。在 PDAC 患者中检出了 66/75 例(88%)K-ras 突变,对照组中检出了 24/47 例(52%)K-ras 突变。类似地,在 23/62 例(37%)PDAC 患者检出了 p53 突变,而 4/21 例(19%)慢性胰腺炎患者中也能够检出 p53 突变。在这项研究中,研究人员还在 47% PDAC 患者和 13% 对照人群的胰液样本中检出了 p53 突变[63]。除基因突变指标外,Kisiel 等分析了粪便样本中可以作为 PDAC 潜在生物标志物的表观遗传学改变。研究人员检测了 PDAC 组织样本中表达升高的 4 种靶基因,EYA4、MDFI、UCHL1 和 BMP3 的甲基化程度。在 58 例 PDAC 患者(1 期:5%,2 期:35%,3 期:26%,4 期:33%)和 65 例年龄、性别相匹配的健康对照人群的粪便样本中,BMP3 甲基化水平应用于 PDAC 诊断的准确性最高,其敏感性为 51%,特异性为 90%。而联合两种 K-ras 突变和 BMP3 甲基化时,诊断 PDAC 的敏感性达到了 52%~79%。当特异性达到 90% 时,该指标的诊断敏感性为 67%[61]。

Link 等则专注于研究 PDAC 患者粪便样品中的 microRNA 表达水平。研究人员在 15 例 PDAC 患者(其中 11 例为 4 期的 PDAC)、15 例慢性胰腺炎患者和 15 例健康对照者的粪便样本中,检测了 7 种已知的在 PDAC 肿瘤组织中下调的 microRNA(miR-21、miR-143、miR-155、miR-196a、miR-210、miR-216a 和 miR-375)。研究结果显示,与正常对照和慢性胰腺炎患者相比,PDAC 患者粪便中 miR-143、miR-155、miR-196a 和 miR-216a 的浓度更低。尽管此研究没有准确统计将该指标应用于 PDAC 诊断的敏感性和特异性,该结果仍然提示 miR-143 与 miR-155、miR-196a、miR-216a 联合检测能够有效鉴别这三种不同的疾病[62]。

综上所述,作为一种行之有效的结直肠肿瘤筛查方法,粪便检查已得到了广泛的认可。上述研究结果已初步证实了利用粪便样本作为筛查 PDAC 生物标志物来源之一的可靠性,合理组合粪便样本中的生物标志物能够增加 PDAC 的诊断准确率,达到与血清或胰液样本相接近的水平。

尿液中的 PDAC 生物标志物

尿液因其易于获取、无创等便利因素,成为了许多检测中的常用样本。尽管尿液检测有多种优点,但是与血清或胰液相比,很少有人研究 PDAC 患者尿液样本中是否也存在特异性的生物标志物。Weeks 等对 PDAC 患者、慢性胰腺炎患者和健康对照者的尿样进行了双向区分凝胶电泳,检出了 127 种具有表达差异的热点蛋白。进一步通过 MALDI-TOF 质谱技术鉴定了其中的 101 种蛋白,包括膜联蛋白 A2、凝溶胶蛋白和 CD59 等。但由于技术上的难度,该项研究未能使用如免疫印迹法等进行进一步验证,其是否能够应用于 PDAC 诊断仍需进一步评估[65]。

唾液中的 PDAC 生物标志物

唾液中的癌症生物标志物的标本收集同样非常简便。Zhang 等对来自 PDAC 患者的唾液进行了基因芯片分析,检测出了多种表达上调的 mRNA。联合其中 4 种(K-ras、MBD3L2、ACRV1、DPM)用于鉴别 30 例 PDAC 患者、30 例慢性胰腺炎患者和 30 例健康对照,通过 ROC 曲线分析得出:将该指标用于诊断 PDAC 的敏感性和特异性分别为 90% 和 95%。本研究初步证实了在唾液中检测 PDAC 生物标志物的可行性[66]。

基质金属蛋白酶(urinary levels of matrix metalloproteases，uMMP）及其内源性抑制剂——组织金属蛋白酶抑制剂（urinary levels of tissue inhibitor of metalloproteases，uTIMP），已被证实了在 PDAC 组织中显著高表达。Roy 等利用 ELISA 法分析了 51 例 PDAC 患者、28 例胰腺神经内分泌肿瘤患者和 60 例健康对照者尿液样本中的 uMMP-2 及 uTIMP 水平。使用多变量逻辑回归算法对患者的年龄、性别、uMMP-2 和 uTIMP-1 水平进行统计分析，发现 uMMP-2 和 uTIMP-1 的水平在 PDAC 患者和健康对照之间存在着显著差异。通过 ROC 曲线进行的统计学分析显示，uMMP-2 和 uTIMP-1 检测组合的敏感性和特异性分别为 91% 和 75%[67]。在一项最近的研究中，Davis 等对 32 例 PDAC 患者（大多数为 2 期）、25 例慢性胰腺囊性肿瘤患者和 32 例健康对照进行了尿液代谢组学的研究，利用其中有差异的生物标志物联合诊断 PDAC 时具有较高的准确性，并在更大型的队列研究中得到了进一步证实[68]。

结论

在过去的二十年中，PDAC 的诊断标志物研究已经取得了长足的进步，但仍然存在一些问题，包括：①由于 PDAC 的异质性，使得单个生物标志物在诊断方面的应用较为困难；②PDAC 与已知的一些癌前病变（即慢性胰腺炎、MCN 和 IPMN）之间具有密切的分子生物学关联。因此，与单一的生物标志物相比，利用多种生物标志物组合诊断 PDAC，将具有更好的准确性。此外，由于大部分研究中入组的患者几乎都是晚期的、难以治愈的 PDAC 患者，因此，为了找到行之有效的 PDAC 侵犯最早期诊断的标志物，可将所有癌前阶段的胰腺疾病类型作为对照，同时使用多种生物标志物联合诊断。

（丁颖　译，张智弘　校）

参考文献

[1] Bausch D, Thomas S, Mino-Kenudson M, Fernandez-del CC, Bauer TW, Williams M, et al. Plectin-1 as a novel biomarker for pancreatic cancer. Clin Cancer Res 2011;17:302-9.

[2] Brand RE, Nolen BM, Zeh HJ, Allen PJ, Eloubeidi MA, Goldberg M, et al. Serum biomarker panels for the detection of pancreatic cancer. Clin Cancer Res 2011;17:805-16.

[3] Firpo MA, Gay DZ, Granger SR, Scaife CL, DiSario JA, Boucher KM, et al. Improved diagnosis of pancreatic adenocarcinoma using haptoglobin and serum amyloid A in a panel screen. World J Surg 2009;33:716-22.

[4] Zhou W, Sokoll LJ, Bruzek DJ, Zhang L, Velculescu VE, Goldin SB, et al. Identifying markers for pancreatic cancer by gene expression analysis. Cancer Epidemiol Biomarkers Prev 1998;7:109-12.

[5] Jones S, Zhang X, Parsons DW, Lin JC, Leary RJ, Angenendt P, et al. Core signaling pathways in human pancreatic cancers revealed by global genomic analyses. Science 2008;321:1801-6.

[6] Goonetilleke KS, Siriwardena AK. Systematic review of carbohydrate antigen (CA 19-9) as a biochemical marker in the diagnosis of pancreatic cancer. Eur J Surg Oncol 2007;33:266-70.

[7] Nie S, Lo A, Wu J, Zhu J, Tan Z, Simeone DM, et al. Glycoprotein biomarker panel for pancreatic cancer discovered by quantitative proteomics analysis. J Proteome Res 2014;13:1873-84.

[8] Chan A, Prassas I, Dimitromanolakis A, Brand RE, Serra S, Diamandis EP, et al. Validation of biomarkers that complement CA19.9 in detecting early pancreatic cancer. Clin Cancer Res 2014;20:5787-95.

[9] Makawita S, Dimitromanolakis A, Soosaipillai A, Soleas I, Chan A, Gallinger S, et al. Validation of four candidate pancreatic cancer serological biomarkers that improve the performance of CA19.9. BMC Cancer 2013;13:404.

[10] Schultz NA, Dehlendorff C, Jensen BV, Bjerregaard JK, Nielsen KR, Bojesen SE, et al. MicroRNA biomarkers in whole blood for detection of pancreatic cancer. JAMA 2014;311:392-404.

[11] Wang WS, Liu LX, Li GP, Chen Y, Li CY, Jin DY, et al. Combined serum CA19-9 and miR-27a-3p in peripheral blood mononuclear cells to diagnose pancreatic cancer. Cancer Prev Res 2013;6:331-8.

[12] Jenkinson C, Elliott V, Menon U, Apostolidou S, Fourkala OE, Gentry-Maharaj A, et al. Evaluation in pre-diagnosis samples discounts ICAM-1 and TIMP-1 as biomarkers for earlier diagnosis of pancreatic cancer. J Proteomics 2014;113C:400-2.

[13] Nolen BM, Brand RE, Prosser D, Velikokhatnaya L, Allen PJ, Zeh HJ, et al. Prediagnostic serum biomarkers as early detection tools for pancreatic cancer in a large prospective cohort study. PLoS One 2014;9:e94928.

[14] Firpo MA, Boucher KM, Mulvihill SJ. Prospects for developing an accurate diagnostic biomarker panel for low prevalence cancers. Theor Biol Med Model 2014;11:34.

[15] Chen R, Pan S, Yi EC, Donohoe S, Bronner MP, Potter JD, et al. Quantitative proteomic profiling of pancreatic cancer juice. Proteomics 2006;6:3871-9.

[16] Gao J, Zhu F, Lv S, Li Z, Ling Z, Gong Y, et al. Identification of pancreatic juice proteins as biomarkers of pancreatic cancer. Oncol Rep 2010;23:1683-92.

[17] Costentin L, Pages P, Bouisson M, Berthelemy P, Buscail L, Escourrou J, et al. Frequent deletions of tumor suppressor genes in pure pancreatic juice from patients with tumoral or nontumoral pancreatic diseases. Pancreatology 2002;2:17-25.

[18] Noh KW, Pungpapong S, Wallace MB, Woodward TA, Raimondo M. Do cytokine concentrations in pancreatic juice predict the presence of pancreatic diseases? Clin Gastroenterol Hepatol 2006;4:782-9.

[19] Farina A, Dumonceau JM, Antinori P, Annessi-Ramseyer I, Frossard JL, Hochstrasser DF, et al. Bile carcinoembryonic cell adhesion molecule 6 (CEAM6) as a biomarker of malignant biliary stenoses. Biochim Biophys Acta 2014;1844:1018-25.

[20] Zabron AA, Horneffer-van der Sluis VM, Wadsworth CA, Laird F, Gierula M, Thillainayagam AV, et al. Elevated levels of neutrophil gelatinase-associated lipocalin in bile from patients with malignant pancreatobiliary disease. Am J Gastroenterol 2011;106:1711-17.

[21] Iiboshi T, Hanada K, Fukuda T, Yonehara S, Sasaki T, Chayama K. Value of cytodiagnosis using endoscopic nasopancreatic drainage for early diagnosis of pancreatic cancer: establishing a new method for the early detection of pancreatic carcinoma in situ. Pancreas 2012;41:523-9.

[22] Mikata R, Ishihara T, Tada M, Tawada K, Saito M, Kurosawa J, et al. Clinical usefulness of repeated pancreatic juice cytology via endoscopic naso-pancreatic drainage tube in patients with pancreatic cancer. J Gastroenterol 2013;48:866-73.

[23] Yamaguchi T, Shirai Y, Nakamura N, Sudo K, Nakamura K, Hironaka S, et al. Usefulness of brush cytology combined with pancreatic juice cytology in the diagnosis of pancreatic cancer: significance of pancreatic juice cytology after brushing. Pancreas 2012;41:1225-9.

[24] Matsumoto K, Takeda Y, Harada K, Horie Y, Yashima K,

Murawaki Y. Effect of pancreatic juice cytology and/or endoscopic ultrasound-guided fine-needle aspiration biopsy for pancreatic tumor. J Gastroenterol Hepatol 2014;29:223—7.

[25] Nakashima A, Murakami Y, Uemura K, Hayashidani Y, Sudo T, Hashimoto Y, et al. Usefulness of human telomerase reverse transcriptase in pancreatic juice as a biomarker of pancreatic malignancy. Pancreas 2009;38:527—33.

[26] Suehara N, Mizumoto K, Tanaka M, Niiyama H, Yokohata K, Tominaga Y, et al. Telomerase activity in pancreatic juice differentiates ductal carcinoma from adenoma and pancreatitis. Clin Cancer Res 1997;3:2479—83.

[27] Liu SL, Chen G, Zhao YP, Wu WM, Zhang TP. Diagnostic accuracy of K-ras mutation for pancreatic carcinoma: a meta-analysis. Hepatobiliary Pancreat Dis Int 2013;12:458—64.

[28] Shi C, Fukushima N, Abe T, Bian Y, Hua L, Wendelburg BJ, et al. Sensitive and quantitative detection of KRAS2 gene mutations in pancreatic duct juice differentiates patients with pancreatic cancer from chronic pancreatitis, potential for early detection. Cancer Biol Ther 2008;7:353—60.

[29] Eshleman JR, Norris AL, Sadakari Y, Debeljak M, Borges M, Harrington C, et al. KRAS and guanine nucleotide-binding protein mutations in pancreatic juice collected from the duodenum of patients at high risk for neoplasia undergoing endoscopic ultrasound. Clin Gastroenterol Hepatol 2015;13:963—9.

[30] Oliveira-Cunha M, Byers RJ, Siriwardena AK. Poly(A) RT-PCR measurement of diagnostic genes in pancreatic juice in pancreatic cancer. Br J Cancer 2011;104:514—19.

[31] Ohuchida K, Mizumoto K, Ishikawa N, Fujii K, Konomi H, Nagai E, et al. The role of S100A6 in pancreatic cancer development and its clinical implication as a diagnostic marker and therapeutic target. Clin Cancer Res 2005;11:7785—93.

[32] Ohuchida K, Mizumoto K, Yu J, Yamaguchi H, Konomi H, Nagai E, et al. S100A6 is increased in a stepwise manner during pancreatic carcinogenesis: clinical value of expression analysis in 98 pancreatic juice samples. Cancer Epidemiol Biomarkers Prev 2007;16:649—54.

[33] Tan AC, Jimeno A, Lin SH, Wheelhouse J, Chan F, Solomon A, et al. Characterizing DNA methylation patterns in pancreatic cancer genome. Mol Oncol 2009;3:425—38.

[34] Omura N, Li CP, Li A, Hong SM, Walter K, Jimeno A, et al. Genome-wide profiling of methylated promoters in pancreatic adenocarcinoma. Cancer Biol Ther 2008;7:1146—56.

[35] Matsubayashi H, Canto M, Sato N, Klein A, Abe T, Yamashita K, et al. DNA methylation alterations in the pancreatic juice of patients with suspected pancreatic disease. Cancer Res 2006;66:1208—17.

[36] Watanabe H, Okada G, Ohtsubo K, Yao F, Jiang PH, Mouri H, et al. Aberrant methylation of secreted apoptosis-related protein 2 (SARP2) in pure pancreatic juice in diagnosis of pancreatic neoplasms. Pancreas 2006;32:382—9.

[37] Yokoyama S, Kitamoto S, Higashi M, Goto Y, Hara T, Ikebe D, et al. Diagnosis of pancreatic neoplasms using a novel method of DNA methylation analysis of mucin expression in pancreatic juice. PloS One 2014;9:e93760.

[38] Sato N, Ueki T, Fukushima N, Iacobuzio-Donahue CA, Yeo CJ, Cameron JL, et al. Aberrant methylation of CpG islands in intraductal papillary mucinous neoplasms of the pancreas. Gastroenterology 2002;123:365—72.

[39] Hong SM, Kelly D, Griffith M, Omura N, Li A, Li CP, et al. Multiple genes are hypermethylated in intraductal papillary mucinous neoplasms of the pancreas. Modern Pathology 2008;21:1499—507.

[40] Kim SG, Wu TT, Lee JH, Yun YK, Issa JP, Hamilton SR, et al. Comparison of epigenetic and genetic alterations in mucinous cystic neoplasm and serous microcystic adenoma of pancreas. Mod Pathol 2003;16:1086—94.

[41] Fukushima N, Sato N, Ueki T, Rosty C, Walter KM, Wilentz RE, et al. Aberrant methylation of preproenkephalin and p16 genes in pancreatic intraepithelial neoplasia and pancreatic ductal adenocarcinoma. Am J Pathol 2002;160:1573—81.

[42] Sato N, Fukushima N, Hruban RH, Goggins M. CpG island methylation profile of pancreatic intraepithelial neoplasia. Mod Pathol 2008;21:238—44.

[43] Sato N, Fukushima N, Matsubayashi H, Iacobuzio-Donahue CA, Yeo CJ, Goggins M. Aberrant methylation of Reprimo correlates with genetic instability and predicts poor prognosis in pancreatic ductal adenocarcinoma. Cancer 2006;107:251—7.

[44] Gronborg M, Bunkenborg J, Kristiansen TZ, Jensen ON, Yeo CJ, Hruban RH, et al. Comprehensive proteomic analysis of human pancreatic juice. J Proteome Res 2004;3:1042—55.

[45] Chen R, Pan S, Cooke K, Moyes KW, Bronner MP, Goodlett DR, et al. Comparison of pancreas juice proteins from cancer versus pancreatitis using quantitative proteomic analysis. Pancreas 2007;34:70—9.

[46] Park JY, Kim SA, Chung JW, Bang S, Park SW, Paik YK, et al. Proteomic analysis of pancreatic juice for the identification of biomarkers of pancreatic cancer. J Cancer Res Clin Oncol 2011;137:1229—38.

[47] Chen R, Pan S, Duan X, Nelson BH, Sahota RA, de Rham S, et al. Elevated level of anterior gradient-2 in pancreatic juice from patients with pre-malignant pancreatic neoplasia. Mol Cancer 2010;9:149.

[48] Shirai Y, Sogawa K, Yamaguchi T, Sudo K, Nakagawa A, Sakai Y, et al. Protein profiling in pancreatic juice for detection of intraductal papillary mucinous neoplasm of the pancreas. Hepatogastroenterology 2008;55:1824—9.

[49] Rosty C, Christa L, Kuzdzal S, Baldwin WM, Zahurak ML, Carnot F, et al. Identification of hepatocarcinoma-intestine-pancreas/pancreatitis-associated protein I as a biomarker for pancreatic ductal adenocarcinoma by protein biochip technology. Cancer Res 2002;62:1868—75.

[50] Tian M, Cui YZ, Song GH, Zong MJ, Zhou XY, Chen Y, et al. Proteomic analysis identifies MMP-9, DJ-1 and A1BG as overexpressed proteins in pancreatic juice from pancreatic ductal adenocarcinoma patients. BMC Cancer 2008;8:241.

[51] Kaur S, Baine MJ, Guha S, Ochi N, Chakraborty S, Mallya K, et al. Neutrophil gelatinase-associated lipocalin, macrophage inhibitory cytokine 1, and carbohydrate antigen 19-9 in pancreatic juice: pathobiologic implications in diagnosing benign and malignant disease of the pancreas. Pancreas 2013;42:494—501.

[52] Zhou L, Lu Z, Yang A, Deng R, Mai C, Sang X, et al. Comparative proteomic analysis of human pancreatic juice: methodological study. Proteomics 2007;7:1345—55.

[53] Yan L, Tonack S, Smith R, Dodd S, Jenkins RE, Kitteringham N, et al. Confounding effect of obstructive jaundice in the interpretation of proteomic plasma profiling data for pancreatic cancer. J Proteome Res 2009;8:142—8.

[54] Szafranska AE, Davison TS, John J, Cannon T, Sipos B, Maghnouj A, et al. MicroRNA expression alterations are linked to tumorigenesis and non-neoplastic processes in pancreatic ductal adenocarcinoma. Oncogene 2007;26:4442—52.

[55] Wang J, Chen J, Chang P, LeBlanc A, Li D, Abbruzzesse JL, et al. MicroRNAs in plasma of pancreatic ductal adenocarcinoma patients as novel blood-based biomarkers of disease. Cancer Prev Res 2009;2:807—13.

[56] Sadakari Y, Ohtsuka T, Ohuchida K, Tsutsumi K, Takahata S, Nakamura M, et al. MicroRNA expression analyses in preoperative pancreatic juice samples of pancreatic ductal adenocarcinoma. J OP 2010;11:587—92.

[57] Wang J, Raimondo M, Guha S, Chen J, Diao L, Dong X, et al. Circulating microRNAs in pancreatic juice as candidate biomarkers of pancreatic cancer. J Cancer 2014;5:696—705.

[58] Habbe N, Koorstra JB, Mendell JT, Offerhaus GJ, Ryu JK, Feldmann G, et al. MicroRNA miR-155 is a biomarker of early pancreatic neoplasia. Cancer Biol Ther 2009;8:340—6.

[59] Carrigan PE, Hentz JG, Gordon G, Morgan JL, Raimondo M, Anbar AD, et al. Distinctive heavy metal composition of pancreatic juice in patients with pancreatic carcinoma. Cancer Epidemiol Biomarkers Prev 2007;16:2656—63.

[60] Haug U, Wente MN, Seiler CM, Jesenofsky R, Brenner H. Stool testing for the early detection of pancreatic cancer: rationale and current evidence. Expert Rev Mol Diagn 2008;8:753—9.

[61] Kisiel JB, Yab TC, Taylor WR, Chari ST, Petersen GM, Mahoney DW, et al. Stool DNA testing for the detection of pancreatic cancer: assessment of methylation marker candidates. Cancer 2012;118:2623—31.

[62] Link A, Becker V, Goel A, Wex T, Malfertheiner P. Feasibility of fecal microRNAs as novel biomarkers for pancreatic cancer.

PloS One 2012;7:e42933.

[63] Lu X, Xu T, Qian J, Wen X, Wu D. Detecting K-ras and p53 gene mutation from stool and pancreatic juice for diagnosis of early pancreatic cancer. Chin Med J 2002;115:1632−6.

[64] Tobi M, Kim M, Weinstein DH, Rambus MA, Hatfield J, Adsay NV, et al. Prospective markers for early diagnosis and prognosis of sporadic pancreatic ductal adenocarcinoma. Dig Dis Sci 2013;58:744−50.

[65] Weeks ME, Hariharan D, Petronijevic L, Radon TP, Whiteman HJ, Kocher HM, et al. Analysis of the urine proteome in patients with pancreatic ductal adenocarcinoma. Proteomics Clin Appl 2008;2:1047−57.

[66] Zhang L, Farrell JJ, Zhou H, Elashoff D, Akin D, Park NH, et al. Salivary transcriptomic biomarkers for detection of resectable pancreatic cancer. Gastroenterology 2010;138:949−57.

[67] Roy R, Zurakowski D, Wischhusen J, Frauenhoffer C, Hooshmand S, Kulke M, et al. Urinary TIMP-1 and MMP-2 levels detect the presence of pancreatic malignancies. Br J Cancer 2014;111:1772−9.

[68] Davis VW, Schiller DE, Eurich D, Bathe OF, Sawyer MB. Pancreatic ductal adenocarcinoma is associated with a distinct urinary metabolomic signature. Ann Surg Oncol 2013;20: S415−23.

28

妇科恶性肿瘤的分子检测

S.E. Kerr

Department of Laboratory Medicine and Pathology, College of Medicine,
Mayo Clinic, Rochester, MN, United States

前言

妇科特异肿瘤的诊断传统上属于解剖病理学的范畴。然而,随着对女性恶性肿瘤遗传学知识的深入了解,妇科病理学者越来越多地应用分子检测协助镜下诊断。此外,分子检测还有助于对一些妇科恶性肿瘤进行预防和早期诊断,其中一个典型的代表是通过检测人乳头状瘤病毒(human papilloma virus,HPV)来筛查宫颈癌[1-3],且分子检测最终有助于诊断子宫内膜癌和卵巢癌。最后,妇科恶性肿瘤的治疗传统上一直采用以铂类为基础的药物"一刀切"方案。然而,分子数据逐渐被认为有助于对组织学和分子分型的妇科肿瘤进行个性化治疗[4,5]。本章将探讨目前应用于妇科恶性肿瘤诊断中的分子技术,并简述妇科恶性肿瘤的筛查、预后和治疗在未来的快速发展。

HPV 和宫颈癌

背景

目前 HPV 被公认为是子宫颈癌特有的首个致病因素。但 HPV 相关宫颈癌的形态学和临床表现与其他恶性肿瘤存在重叠,例如子宫内膜癌[6,7],且出现在转移部位的宫颈癌可能不具有明显的形态学特征。此外,良性病变如脂溢性角化病、生殖器疣、鳞状上皮萎缩、不成熟鳞状上皮化生以及输卵管子宫内膜化生也可显示与宫颈癌前驱病变(高级别上皮内瘤变,high-grade squamous intraepithelial lesion,HSIL)和原位腺癌相似的形态[8-11]。在这种情况下,

高危型 HPV 病毒整合的生物标志物和(或)直接检测 HPV DNA 与(或)RNA 均有助于明确诊断。本节将描述外科病理学中的分子检测应用。

分子机制和传统检测的概述

总的来说,宫颈癌是全世界第二常见的妇科恶性肿瘤[12]。在第三世界国家中,子宫颈癌是最常见的妇科恶性肿瘤;而在发达国家中,由于成功实行了宫颈癌前驱病变的筛查,其发病率已下降至第十位[12,13]。子宫颈癌及其前驱病变的诊断传统上依赖 HPV 导致的病毒性细胞致病效应,包括鳞状上皮不成熟和排列紊乱、核深染并增大、不规则核膜、核分裂增多/异常核分裂象和异常胞浆空泡化(挖空细胞)[9]。转移性病变的诊断则需要与宫颈原发肿瘤进行形态学比较。

分子靶标

宫颈癌辅助诊断中最常应用的两个分子靶点是 p16(CDKN2A)蛋白和 HPV DNA 和(或)RNA。简单地说,E6 与 E7 HPV DNA、mRNA 和蛋白在人类相关的 HPV 中相对保守[14]。这些蛋白可以控制宿主细胞。E6 通过编码泛素化途径引起 p53(TP53)降解,从而阻碍正常的 DNA 损伤修复和(或)凋亡。E7 与视网膜母细胞瘤家族蛋白结合,释放与 Rb结合的 E2F 转录因子,从而驱动细胞周期。p16 是 HPV 的非特异性生物标志,因为为了(并未成功)阻断细胞周期进展,HPV 感染细胞会上调 CDKN2A 的表达[15-16]。在大部分关于 HPV 与宫颈癌关系的早期研究中,保守的 L1 DNA 区域(编码病毒衣壳元件)被用于靶向检测大部分 HPV 亚型[12]。

分子检测技术

CDKN2A 的上调可以通过免疫组织化学（immunohistochemistry, IHC）在 FFPE 组织中检测 p16 蛋白来诊断。在临床外科病理学实验室中，通常在 FFPE 组织中应用 CISH 检测 HPV DNA 和（或）E6/E7 RNA 来进行 HPV 分型（图 28.1）。通常将其分为低危型（6 型和 11 型，见于生殖道湿疣）和高危型（16,18,31,33,35,39,45,51,52,56,58,59,67,68，见于宫颈癌）HPV。在流行病学研究中，以 MY09/11 和 GP5/6 为引物对保守 L1 DNA 区域进行 PCR 扩增已经成为 HPV 检测的金标准，这是因为其具有高敏感性（HPVL1 PCR 在宫颈癌中的阳性率高达 99%）[12]。但是在临床实验室中，这种方法由于在性活跃人群中 HPV 携带者普遍存在而没有被广泛应用[17,18]。

临床应用

下肛门生殖器鳞状上皮（lower anogenital squamous terminology, LAST）标准化项目指南推荐在以下情况中对肛门生殖器活检标本进行 p16 检测[9]：①病理医生考虑上皮内瘤变Ⅱ级（中级别不典型增生或 INⅡ）的诊断。在这种情况下，INⅡ病变的形态学改变通常包括低危型和高危型 HPV 感染的混合病灶。p16 染色阳性则支持诊断 HSIL 而不是低级别鳞状上皮内瘤变（low-grade squamous intraepithelial lesion, LSIL）。②良性病变（例如不成熟鳞状上皮化生或萎缩）和 HSIL 的形态学鉴别诊断。若 p16 染色阳性则支持诊断 HSIL。③p16 可用于纠正专家们对活检小标本形态解读时的不一致。p16 阳性结果的判定需要病变组织中弥漫大片的 p16 染色。如果斑片状染色则判为阴性。

LAST 指南并不推荐利用 HPV 原位杂交和 PCR 检测诊断 HSIL。在常规外科病理学实践中，HPV 原位杂交诊断在以下一些情况中有效。第一种情况是，疣状病变如脂溢性角化病、创伤性皮赘（软垂疣）和罕见的表皮痣，它们在形态学上都与肛门生殖器尖锐湿疣高度相似[10,11]。一些情况下尖锐湿疣的诊断可能带来深远的社会影响（例如，在遭受性虐待可疑的儿童中[19,20]，或在某些宗教团

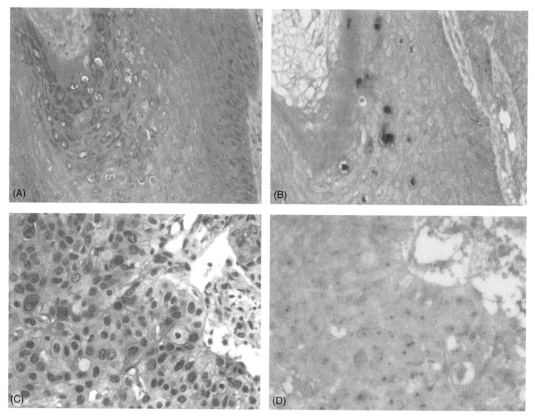

图 28.1　HPV DNA 原位杂交显色（chromogenic in situ hybridization, CISH）。（A）外阴尖锐湿疣（H&E, 400×）和（B）HPV DNA 家族 6、11 CISH（400×）。可观察到在低危型 HPV 感染中，一个游离 HPV 拷贝的 HPV CISH 典型表现为均质核染色；（C）骶骨宫颈鳞状细胞癌复发（H&E, 600×）和（D）HPV DNA 家族 16、18 显色原位杂交 CISH（600×）。可观察到 HPV 典型的分离核探针信号已经在宿主基因组中被整合。

体中）。此时证实 HPV 相关病灶最好的方法是通过形态学和二次分子检测,如 HPV ISH。第二种情况是,当肿瘤为高分化肿瘤且没有前驱病变（HSIL/AIS 或非典型性复杂性子宫内膜增生）作为参考时,形态学上难以区分宫颈和子宫内膜的高分化腺

癌。IHC 染色有助于诊断[7],但在一些肿瘤中该染色会导致一些误解。此时,HPV 原位杂交阳性可明确诊断宫颈癌（图 28.2）。最后,转移性 HPV 相关肿瘤的诊断是一个挑战,因为鉴别诊断需包括其他原发部位肿瘤。

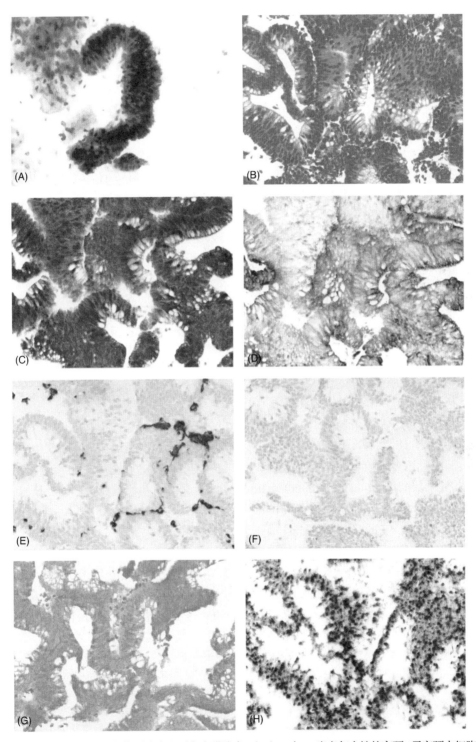

图 28.2　利用 IHC 和 HPV 染色鉴别诊断宫颈腺癌和子宫内膜腺癌。（A）一个 51 岁老年女性的宫颈 / 子宫颈内细胞学筛查（Pap）显示非典型性腺细胞和鳞状细胞（巴氏染色液基细胞学,600×）。同时巴氏检验 HPV 为阴性;（B）分段子宫内膜和宫颈诊刮术的病人均为高分化腺癌（H&E,400×）;（C）p16 IHC 染色阳性（400×）;（D）多克隆癌胚抗原 IHC 染色阳性（400×）;（E）vimentin IHC 染色阴性（400×）;（F）雌激素受体 IHC 染色阴性（400×）;（G）HPV DNA CISH 阴性（400×）;（H）HPV E6/E7 RNA CISH 阳性（400×）。

分子检测的局限性

虽然女大学生高危疾病的患病率很低[21],但其肛门生殖道 HPV 携带者比例约为 50%[17]。高敏的 HPV 检测技术对高危疾病特异性不高。在肛门生殖道活检标本中,p16 IHC 检测对于宫颈癌的诊断可能更具特异性,但在专家诊断的 LSIL 中,约 30% 病例 p16 IHC 呈阳性[9],因此应结合具体情况解释 HPV 和分子标志检测结果。

未来展望

尽管宫颈癌筛查已成功实施,但目前高敏感性、低特异性的筛查方法在一些女性中往往导致临床意义不明显的病灶的过度治疗。而阴道镜检查和宫颈切除术的成本和相关的发病率也是不容忽视的[22-25]。这种情况下,显然还需要发展更特异的生物标志物用于管理那些如不经治疗将发展为浸润性癌的高危宫颈病变。

妊娠滋养细胞疾病

背景

妊娠滋养细胞疾病(gestational trophoblastic disease, GTD)是起源于异常胎盘组织、呈瘤样生长的恶性肿瘤。遗传学上,在每 100 个妊娠中会出现 1 个 GTD,但是许多妇女在不妊娠的情况下却罹患临床上具有重要意义的 GTD[26-28]。GTD 分为完全性水泡状葡萄胎、部分性葡萄胎和恶性肿瘤(绒毛膜癌,上皮样滋养细胞肿瘤,epithelioidtrophoblastic tumor, ETT) 和胎盘部位滋养细胞肿瘤(placenta site trophoblastic tumor, PSTT)。部分性葡萄胎在每 100 个妊娠中约发生 1 次[27],而完全性葡萄胎则为每 1 000 次妊娠中出现 1 次[28]。而 ETT 和 PSTT 则非常罕见[29,30]。绒毛膜癌是进展最快的恶性 GTD,通常发生在葡萄胎妊娠之后,但偶尔也可发生在成熟胎盘中[31]。葡萄胎妊娠后,绒毛膜癌的发病率在不同人群中似乎存在差异,但在完全性葡萄胎中的发病率(3%~4%)高于部分性葡萄胎的发病率(1%)[27,28]。

除了极罕见的病例外,GTD 似乎由过多的父系遗传(产生雄性征的)物质驱动,少数情况下也可由母系遗传物参与[26]。图 28.3 列举了导致 GTD 的最常见的怀孕类型。完全性葡萄胎(图 28.4)是异常胎盘组织过度生长所致,而该胎盘由一个(多

个的情况非常罕见)精子与一个空的卵子受精后复制产生的双雄二倍体受精导致。胚胎尚未形成,但是胎盘快速生长,可能导致妊娠女性死于局部生长或转移,如没有及时诊断或将发展为绒毛膜癌(图 28.5)。部分性葡萄胎(图 28.6)与完全性葡萄胎一样也是异常胎盘的过度生长,发生在一个具有正常单倍体母系染色体组的卵子与两个精子(多个的情况非常罕见)受精后形成的双雄三倍体中。除了部分性葡萄胎的异常胚胎组织外,还常见异常胎儿。与大部分葡萄胎妊娠的雄激素机制相反,一些完全性葡萄胎是双亲性的,可能来源于正常的二倍体。在这些女性中有些发现了常染色体隐性遗传的 NLRP7 基因突变[32]。所谓的家族性葡萄胎指的是携带两个有毒的 NLRP7 基因突变的女性不能正常妊娠,通常流产或葡萄胎妊娠。这些女性发生 GTD 的机制尚未明确。据报道相对正常人群,NLRP7 基因突变携带者更容易流产,但仍可有正常的孩子[33]。

葡萄胎妊娠的发病机制

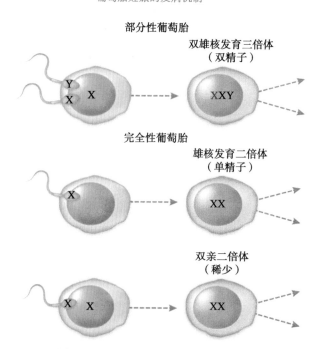

部分性葡萄胎
双雄核发育三倍体(双精子)

完全性葡萄胎
雄核发育二倍体(单精子)

双亲二倍体(稀少)

图 28.3　葡萄胎妊娠的发病机制。部分性葡萄胎通常被认为是两个精子与一个正常卵子的受精结果,偶尔也有导致父系复制染色体组超过母系染色体组的其他机制(如三雄核发育四倍体)。完全性葡萄胎通常被认为是一个精子与一个空卵受精形成的染色体组复制的结果;但完全性葡萄胎也可能是双精子二倍体、四雄四倍体或双亲二倍体。双亲二倍体的完全性葡萄胎应警惕是否为家族性葡萄胎妊娠综合征,由 NLRP7 基因的双等位基因母系突变引起(常染色体隐性遗传)。

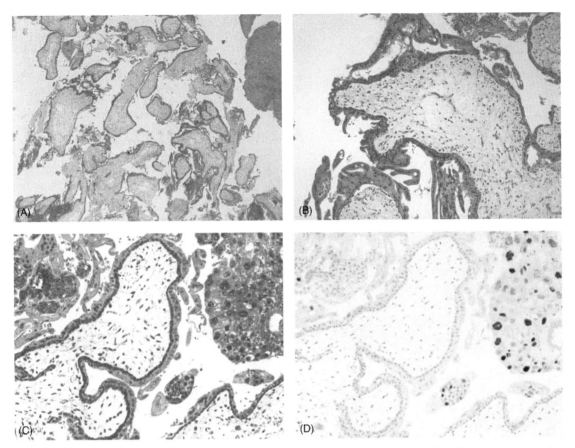

图 28.4 完全性葡萄胎。（A）低倍镜下,完全性葡萄胎显示异常增大和不规则的绒毛膜绒毛（H&E,20×）；（B）和（C）绒毛周围滋养层细胞非典型增生,绒毛间质外周纤维素增生,可见典型的流产或无胚胎血管（H&E,分别为 100× 和 200×）；（D）IHC 检测 p57 蛋白（p57 IHC,200×）,该蛋白来自父系印迹 *CDKN1C* 基因,在绒毛间质和细胞滋养层中表达缺失,但会在中间滋养层中表达。

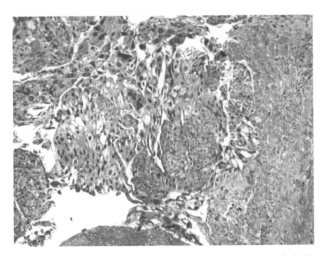

图 28.5 绒毛膜癌（H&E,100×）。绒毛膜癌显示与完全性葡萄胎非典型性滋养细胞相似的特点,以单核滋养细胞和合体滋养细胞的双相增生为特征。缺乏不成熟绒毛膜绒毛才能诊断绒毛膜癌。绒毛膜癌偶尔来源于成熟的胎盘。

早期产前检查可以发现并治疗大部分 GTD。即使是进展和侵袭最快的人类恶性肿瘤——绒毛膜癌,在晚期并发症发生前诊断也可治愈[33]。通常建议女性在再次怀孕前要治愈 GTD,因为血清 β-HCG 水平是治疗时及治疗后监测的主要指标[34]。不幸的是,无论是临床上还是形态学上葡萄胎都与稽留流产存在重叠,因此临床和病理学诊断并不容易（图 28.7）。传统的做法是,对仅仅怀疑为葡萄胎妊娠致流产的妇女提示注意监测目前已变得无法接受,尤其是在今后生殖窗口变小的女性频繁地尝试妊娠时。因此,分子检测就成为准确诊断 GTD 和基于不同风险等级将患者分类管理的部分标准。

分子靶点

GTD 分子诊断利用了两个重要的原则:父系和染色体倍性。正如图 28.1 所列举,非葡萄胎、部分性葡萄胎和完全性葡萄胎的分子差异通常可通过其中一个或两个原则解释。例如,约 85% 三倍体都是双雄核三倍体,其余的是双雌核三倍体,无发生随后复发和部分性葡萄胎的风险[26]。在形态学可疑的情况下,仅检测到三倍体就可以明确部分性葡萄胎的诊断。但是常见的诊断问题是染色体倍性并不能

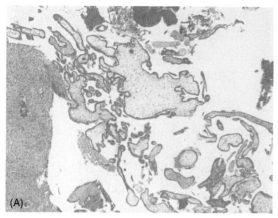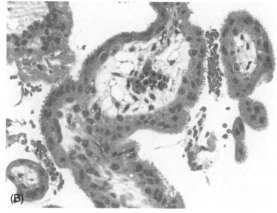

图 28.6 部分性葡萄胎。（A）部分性葡萄胎显示一些与完全性葡萄胎相似的特征,包括绒毛的异常增大和绒毛形态的不规则（H&E,20×）。部分性葡萄胎的绒毛可能呈更典型的扇贝状,而滋养细胞增生不明显;（B）可见胎儿或其他胚胎发育的证据（H&E,400×,显示胎儿血管中的有核红细胞）。

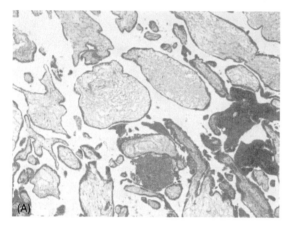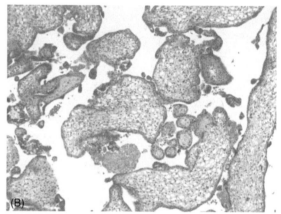

图 28.7 水肿的非葡萄胎妊娠。所有成熟胎盘胎儿死亡后都会出现绒毛水肿,且胎儿死亡时间越久绒毛水肿越显著。（A）绒毛增大（H&E,40×）;（B）此外,单个染色体异常可出现绒毛水肿和结构异常（H&E,100×,21 三体早期妊娠胎盘）。

区分正常妊娠和完全性葡萄胎,尤其是在早期妊娠形态学差别不明显时[35]。确诊任一父母系印迹或基因型的技术均可用于鉴别双雄核二倍体的完全性葡萄胎与正常双亲二倍体[36]。

分子检测技术

p57 IHC。由于 GTD 复发和绒毛膜癌的最高风险发生于完全性葡萄胎后,因此及时并准确地诊断完全性葡萄胎至关重要。p57 IHC 是一种快速且准确地利用印迹概念的技术[36]。然而值得注意的是由 *CDKN1C* 基因位点编码的 p57 蛋白在葡萄胎妊娠的机制中并没有特异作用,仅作为一个母体 DNA 贡献的简便标志物。由于 *CDNK1C* 通常为父系印迹,因此缺乏母系 p57 蛋白表达可作为诊断父系来源的完全性葡萄胎妊娠的标志。在胎盘组织发展过程中,父系 *CDNK1C* 印迹可见于绒毛间质和细胞滋养层细胞,但在中间滋养细胞中不表达。因此,中间滋养细胞可作为一个很好的抗原内对照（图 28.4）。然而可想而知,这种方法（*CDKN1C* 异常印迹、11 号染色体的单倍体或单亲二倍体,双亲完全性葡萄胎等）会产生很多可导致假阴性或假阳性的陷阱[36]。

基于流式细胞术、数字图像分析和 FISH 的倍体分析。倍体分析有助于诊断部分性葡萄胎,该葡萄胎通常为三倍体。在对 FFPE 组织中进行倍体分析时,流式细胞术和数字图像分析（digital image analysis, DIA）很大程度上已经被荧光原位杂交（fluorescence in situ hybridization, FISH）技术取代[37]（图 28.8）。流式细胞术通过检测与每个细胞 DNA 双链结合的荧光染料信号数量从而检测妊娠倍体,并与正常二倍体细胞进行比较。同样,DIA 利用 Fuelgen DNA 染料与胎盘组织的 FFPE 切片结合。染色后的切片会发光,仪器通过检测切片上的光量,并用对照二倍体细胞切片所产生的光量来进行校准,然后确定倍

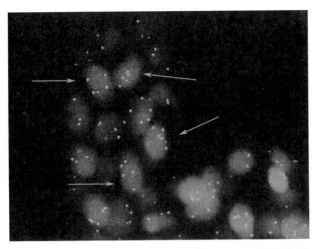

图 28.8 多通道 FISH 显示不完全性葡萄胎的三倍体染色体组。着丝粒探针结合 X 染色体（绿色），Y 染色体（红色）和 18 号染色体（浅绿色）。箭头指示有 XXY，+18 信号的细胞。所有其他检测的 FISH 探针（13、15、16、21、22）也显示三个拷贝，提示三倍体性。鉴别双雄核二倍体的部分性葡萄胎和双雌核非葡萄胎三倍体妊娠必须结合形态学和（或）基因型分析。

体。事实上任何可检测拷贝数的 FISH 检测都可用于分析胎盘组织的倍体。例如，用于检测乳腺癌中 *ERBB2* 扩增的一个简单的 HER2 FISH 检测也可用于检测三倍体[38]。在单染色体三体中，单基因位点探针会产生假阳性结果，所以使用多染色体探针将增加三倍体检测的特异性。一些临床可行的 FISH 分析可在早期妊娠中检测最常见的染色体获得和缺失，了解除整体倍性外的其他异常[37]。

基因型。基因分型已经成为葡萄胎妊娠分子诊断的金标准，因为它可以同时了解倍体情况和遗传物质的亲本来源[36]。在很多情况下，一个简单的检测可结合这两个因素鉴别完全性葡萄胎、部分性葡萄胎和非葡萄胎。短串联重复序列（short tandem repeat, STR, 也称为微卫星重复）是进行基因分型检测的最简单方法，这项技术还被广泛应用于其他检测，例如亲子鉴定、骨髓移植、法医和临床样本鉴定、双胞胎纯合性鉴定和产前标本中母体细胞污染的检测。每个 STR 经 PCR 扩增，然后通过毛细管电泳分析扩增产物的片段大小。测量多重高度多态基因位点可用于确定可能存在的染色体组数量和每个单倍体的亲本来源。完全性葡萄胎预期显示双倍的父系标记（通常是完全相同的）而无母系标记。部分性葡萄胎在每个标记中显示两个父系遗传（通常是不相同的）和一个母系遗传；非葡萄胎妊娠在每个标记中则特征性显示双亲遗传。基因分型也可鉴定一个恶性肿瘤是否为 GTD[39]（图 28.9）。

临床应用

结合临床、形态学和分子检测数据对葡萄胎妊娠进行检测是最优的方法。除形态学外，对何时使用或是否使用辅助检查的问题尚未建立相关的指南。总体来说，有经验的外科病理学医生可以区分形态学上明显正常和不正常的妊娠标本。因为在疑难病例中，即使是胎盘和妇科病理的专家也不能很好地区分葡萄胎和非葡萄胎妊娠[35]，因此当出现模棱两可的形态或临床怀疑 GTD 时，应考虑应用辅助检查技术。大部分推荐的实验室规程都运用形态学和 p57IHC 对完全性葡萄胎进行快速分类诊断，当形态学异常而 p57 表达正常时再进行基因分型或倍体分析。

检测局限性

如果分子检测、形态学与临床数据不能正确结合起来，那么在早期妊娠流产中的很多异常会导致错误假设。例如，家族性葡萄胎妊娠的完全性葡萄胎为双亲二倍体，其分子检测结果正常。同时，倍性分析不能盲目应用于部分性葡萄胎，因为约 15% 三倍体和大部分四倍体都可见于非葡萄胎妊娠中，它们没有多余的父系遗传。基因分型检测技术本身也具有一些问题。理想状态下，可用 STR 检测比较纯母系、父系和胎盘 DNA，但是采集双亲血液样本并不方便。这些测试通常从 FFPE 蜡块中切下胎盘组织和母体蜕膜组织进行比较，这个过程需要熟练的实验室技术人员制备样品并对总被污染的标本进行解读，污染是由子宫内膜刮除标本中母体和胎盘组织的混合导致。

未来展望

比较基因组杂交技术和非侵袭性产前筛查有可能在产前确定倍性和基因型，在诊断葡萄胎妊娠上早于先前可行的检测方法。随着这些检测的发展，很多葡萄胎妊娠有可能在外科病理医生检查妊娠物之前就被发现，因此病理医生将对产前诊断起着同等重要的确认和支持作用。

子宫内膜间质肉瘤

背景

当形态学受到挑战时，仅少数妇科间质肿瘤具有可靠的染色体易位用于诊断，例如子宫内膜间质肉瘤（endometrial stromal sarcoma, ESS）[40]、炎症

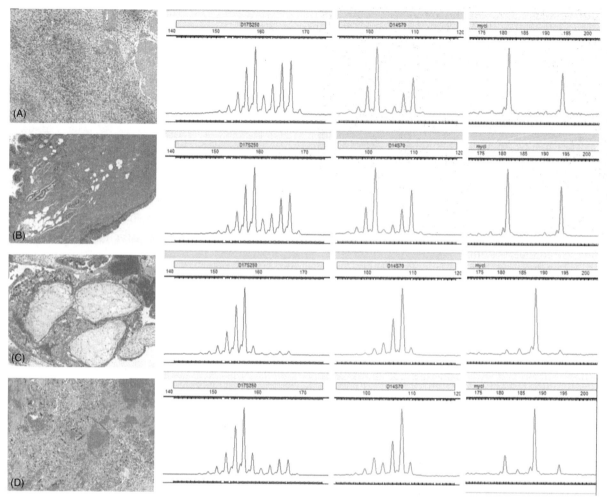

图 28.9 GTD 诊断中的基因分型。一个年轻女性患者在卵巢畸胎瘤中出现绒毛膜癌成分,最初被诊断为混合型生殖细胞肿瘤。该患者 4 年前曾罹患葡萄胎妊娠。从(A)正常卵巢;(B)畸胎瘤;(C)先前的葡萄胎妊娠和(D)绒毛膜癌中提取 DNA 进行基因型分析。葡萄胎妊娠和绒毛膜癌显示匹配的等位基因型,并与正常卵巢和畸胎瘤不同,证明卵巢中发生的妊娠绒毛膜癌来源于先前的葡萄胎妊娠。葡萄胎妊娠和绒毛膜癌在所有等位基因中均为纯合子,提示完全性葡萄胎为典型的单精受精机制。绒毛膜癌电泳图谱中显示的微小母系污染峰是由绒毛膜癌中的炎细胞造成的(即使是很小的母亲蜕膜污染峰也能在葡萄胎妊娠的电泳图谱中显示)。

性肌纤维母细胞瘤(inflammatory myofibroblastic tumor, IMT)[41]、侵袭性血管黏液瘤[42]和罕见的血管周上皮样细胞(perivascular epithelioid cell, PEC)肿瘤[43]。ESS 是罕见的起源于子宫内膜间质的恶性肿瘤,在所有子宫恶性肿瘤中比例少于 1%[44]。通常情况下,典型病例显示与正常子宫内膜间质相似的形态,单凭形态学就可明确诊断。IHC(结蛋白、钙结合蛋白、SMA、CD10、ALK、HMB45)有助于鉴别 ESS 和平滑肌肿瘤、PEComa 和 IMT,但在这些肿瘤中有些免疫表型存在重叠,尤其是单纯平滑肌肿瘤与伴平滑肌分化的 ESS 之间[45,46]。CD10 是 ESS 最有效的阳性标记,但 CD10 在其他肿瘤中也可不同程度地表达,且一些 ESS 的 CD10 为阴性。更具挑战性的是在子宫切除标本中 ESS 最初

被漏诊(常常诊断为平滑肌瘤)或失去记录,而病人出现了意外位置如腹膜、肝脏或肺脏的转移。众所周知复发可以发生在原发瘤切除后的几年甚至是数十年后[47-49]。这些情况下,分子检测有助于证实 ESS 可疑的患者。此外,一些基因重排也有相对的预后价值[50]。

分子靶点

ESS 最常见的重排发生在 7 号染色体短臂和 17 号染色体长臂,t(7;17)(p15;q21),导致 JAZF1 和 JJAZ1 发生融合[51]。其他已报道的基因易位包括不同的基因,如 YWHAE, PHF1, EPC1, NUTM2A/B, SUZ12, MEAF6, ZC3H7B, BCOR, MBTD1, CXorf67。大约 60% ESS 具有 JAZF1, YWHAE 或 PHF1 重排[40,48]。

分子检测技术

目前很多技术可用于检测染色体易位。双色分离 FISH 技术可检测大部分常见的基因重排,如 *JAZF1*, *YWHAE* 和 *PHF1*(图 28.10)。反转录 PCR 也可用于扩增基因融合的转录本,但是诊断所有常见的重排需要一个多重检测方法。

临床应用

大部分 ESS 可由外科病理医生通过观察大体和显微镜下形态学改变而做出诊断。在形态学难以诊断的病例中,分子检测可用于确诊可疑患者(特异性极高),但是目前的方法在仅使用分子检测的情况下缺乏敏感性。当基于形态学在子宫外区域发现 ESS 可疑病例时,分子检测尤为有效,尤其在临床没有 ESS 病史的情况下[46-48]。此外,一些数据显示伴 *YWHAE* 易位的高级别 ESS 预后不良,意味着分子检测甚至可能用于预后判断,尤其是当肿瘤分级不明确时[40,50]。

检测局限性

不幸的是,大部分 ESS 通常不具有任一常见的复发性易位,因此目前可用的检测在原发肿瘤诊断中并没有太大作用。此外,良性子宫内膜间质结节也可存在 *JAZF1* 重排[45,51]。该信息在诊断为子宫内膜间质肿瘤的子宫内膜活检标本或切除的子宫标本中尤为重要[49,52]。在确定侵袭性有挑战性时(如果不是不可能),*JAZF1* 基因易位并不能作为恶性的依据。

未来展望

NGS 技术(基于 DNA 和基于 RNA)可通过不断扩大各种易位的网络来增加 ESS 分子检测的敏感性,其中的易位可通过一个简单检测诊断。随着 NGS 的成本下降,外科病理医生会越来越多地应用这些技术对不常见的妇科间叶性肿瘤做出更准确、更有助于预后的诊断。

成人型颗粒细胞瘤

背景

成人型颗粒细胞瘤(adult granulosa cell tumor, GCT)被认为是起源于发育中的卵巢滤泡、黄体或持续的滤泡囊肿中的颗粒细胞组织肿瘤。GCT 细

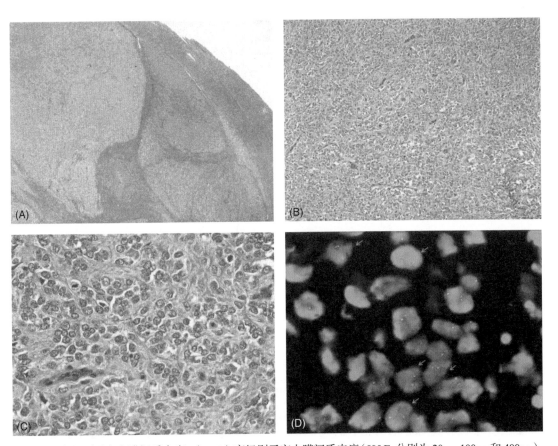

图 28.10　高级别子宫内膜间质肉瘤。(A~C)高级别子宫内膜间质肉瘤(H&E,分别为 20×, 100× 和 400×);(D)双色分离 FISH 技术证实了 17p13.3 YWHAE 位点的重排(3′ 探针红色, 5′ 探针绿色,融合为黄色)。

胞形态通常类似于相应的良性组织,但是经历了机制不明的肿瘤转化和肿瘤发生后可形成一个具有恶性潜能的肿瘤。GCT 是最常见的卵巢性索 - 间质肿瘤,可发生于广泛年龄段的成年女性[53,54]。形态学典型的肿瘤诊断没有困难,但当形态学与其他肿瘤存在重叠时诊断具有挑战性,如良性卵巢纤维瘤。与 ESS 相似,GCT 常常在首次出现后数年复发[53,54]且在转移病灶中偶尔会带来重大的诊断挑战。

分子靶标

　　GCT 的全 RNA 转录组测序显示,在几乎所有具有经典形态学改变的 GCT 中,存在 FOXL2, c.402C>G

(p.C134W)的单个热点突变[55]。幼年型 GCT、纤维瘤和卵泡膜细胞瘤也被罕见报道存在 FOXL2 突变,但是其他肿瘤尚未显示这些位点的突变。在非 GCT 的肿瘤中是否存在 FOXL2 突变仍存在争议,因为这些肿瘤在形态学上与幼年型 GCT、纤维瘤相重叠,容易引起对诊断金标准的质疑[56,57]。据报道 FOXL2 突变在卵巢上皮性肿瘤的颗粒细胞增生中很罕见,意味着这些肿瘤可能是混合性上皮 - 性索间质肿瘤[58]。

分子技术

　　在 FFPE 组织中检测 DNA 点突变的任一分子检测技术都可用于检测 FOXL2 热点突变。图 28.11 列举了一个焦磷酸测序的例子。

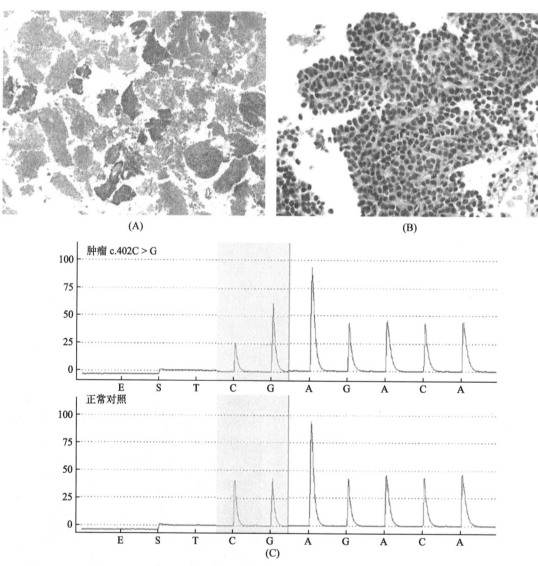

图 28.11　成人颗粒细胞肿瘤。(A)和(B)腹膜后肿块,粗针穿刺活检(H&E,分别为 40× 和 400×)。绝经后的女性,切除了梗死的卵巢肿块,五年后行子宫切除术和双侧输卵管 - 卵巢切除术,术后出现腹膜后肿块;(C)从腹膜后肿瘤组织中提取 DNA 经焦磷酸测序后发现 FOXL2 c.402C>G 突变,证实了转移性成人颗粒细胞瘤的诊断。以前梗死的卵巢肿块可能是原发灶。

临床应用

几乎所有具有经典形态学的 GCT 都存在 c.402C>GFOXL2 突变,但是对于有经验的外科病理医生来说诊断这些肿瘤并不困难。形态学变异型 GCT(弥漫 GCT,黄素化 GCT)与纤维卵泡膜细胞瘤和其他性索间质肿瘤的形态存在重叠,因此这种情况下分子检测有助于这些病例的诊断。当 GCT 在卵巢外复发而其他可用信息(形态学,IHC)又相对不特异时,FOXL2 基因检测将非常有助于证实诊断。

检测局限性

值得注意的是病理专家定义的形态学变异型 GCT 的 FOXL2 突变率远低于经典型 GCT,从而回避了这些肿瘤的诊断金标准问题[55-57,59-61]。在更好地理解这些形态学变异型 GCT 前,FOXL2 突变的阴性结果并不能排除 GCT 的诊断,但是阳性结果有助于专家达成诊断共识并可能具有预后意义[60,61]。FOXL2 蛋白的 IHC 检测是可行的,但是它在 GCT 和其他各种性索 - 间质肿瘤中均可表达[62]。

未来展望

FOXL2 是成人型颗粒细胞瘤的早期启动事件,这一发现对进一步细化这一类肿瘤的形态学分类至关重要。另外,在目前分类为成人型 GCT 且 FOXL2 阴性的恶性肿瘤中,尚未发现存在具有重要预后意义的驱动因子。此外,这些恶性肿瘤驱动因子的发现有助于实现靶向治疗,而在目前卵巢上皮肿瘤的治疗标准中缺乏可用的特异性治疗。

子宫内膜癌中林奇综合征的筛查

背景

在美国,每年约有 5 万名女性被诊断为子宫内膜癌,其中 1 万名死于该病。终生发病率为在约每 37 名女性中有 1 名发病[63]。虽然主要危险因素与雌激素过多相关(雌激素治疗、肥胖),但 3%~7% 的病例被认为存在遗传倾向[64-68]。最常见的遗传倾向是胚系错配修复缺陷,也称林奇综合征。虽然原型林奇综合征是结直肠腺癌,但是超过一半的林奇综合征女性患者首先表现为子宫内膜癌[64,66,68]。卵巢癌不常见于林奇综合征肿瘤中。由于超过半数具有林奇综合征和子宫内膜癌的女性患者并没有暗示林奇综合征的个人或家族史[64,66,68,69],因此对子宫内膜腺癌实行林奇综合征的 MMR 缺陷筛查逐渐被接受。通过适当的癌症筛查和预防性措施,受累女性的诊断可以降低渊源者和受累家族成员的发病率和死亡率[70,71]。

分子机制和传统检测概述

微卫星不稳定性,即缩短或延长的小片段 DNA 重复序列,是 DNA 合成中修复随机突变的 MMR 酶不稳定的结果[72,73]。由此导致的突变率增加被认为是子宫内膜癌发生的主要驱动力,因为 25%~30% 的子宫内膜癌显示 MSI[64,66,74,75]。MMR 蛋白可被认为是肿瘤抑制剂,其缺陷由破坏性点突变、插入与缺失、启动子甲基化和基因重排导致。这些改变可发生在胚系中,如林奇综合征或散发病例。大部分伴 MSI、MMR 基因胚系突变的子宫内膜癌仅见于 2%~4% 的子宫内膜癌中[64,65,68,69]。大部分这样的子宫内膜癌为子宫内膜样型,但是其他组织学形态也有报道。使子宫内膜癌女性患者罹患林奇综合征的风险增加的因素包括:肿瘤位于子宫下段、去分化、子宫内膜样与透明细胞混合型、同时发生卵巢癌(尤其是透明细胞癌)以及详细的肿瘤特征包括肿瘤内淋巴细胞浸润和黏液样分化[76,77]。

分子靶点

肿瘤中首个用于筛查 MSI 的检测可靶向各种各样的微卫星类型,包括二核苷酸和五核苷酸 DNA 重复序列[72],但是当前靶向单核苷酸重复序列的方法在人群中通常显示非多态性[78-80]。子宫内膜癌中最常发生改变的 MMR 蛋白为 MLH1,MSH6,MSH2 和 PMS2。与结直肠癌相似,MSH2 和 MLH1 的胚系突变通常与子宫内膜癌发生年轻化相关。最后,大部分微卫星高度不稳定(microsatellite instability high, MSI-H)的子宫内膜癌为散发病例,并由甲基化通路驱动,该通路中 MLH1 基因启动子的甲基化导致了 MLH1 表达缺失[75]。

分子检测

利用 PCR 对散布于基因组中的 MSI 进行扩增可诊断 MSI。单核苷酸重复序列被认为比较好,是因为这些区域对 MMR 缺陷的敏感性高且该位点具有相对非多态性的特点,同时在微卫星不稳定肿瘤中单核苷酸重复序列更容易解释,这是因为在 MMR 缺陷中这些区域一致倾向缩短(而不是延长)[78-80]。使用正常对照是为了预防假阳性结果,如果一个病人显示胚系的微卫星长度多态性变异则可发生假阳性。微卫星长度变异可通过电泳对扩增产物进行检测。MSI-H肿瘤定义为超过20%检测标志显示不稳定性（例如，5个标记中存在2个不稳定）（图28.12）。此外，IHC可用来检测MMR蛋白的表达缺失（图28.13）。用PCR的方法检测MLH1启动子高甲基化时，通常需要先用二硫酸盐处理癌症细胞的DNA；所使用的引物一方面针对野生型DNA，同时也要使用针对二硫酸盐处理MLH1启动子中甲基化DNA后所改变的基因序列的引物。通过使用靶向 MLH1 启动子甲基化的引物，研究人员可以检测扩增片段长度和荧光颜色的差异。

临床应用

临床指南很快发展到建议所有子宫内膜癌女性患者以某种方式接受林奇综合征筛查。应对所有子宫内膜癌或卵巢癌女性患者实行临床筛查（采集详细的家族史和个人史）。有些筛查倡导者建议所有子宫内膜癌女性患者都应该接受林奇综合征筛查，但是在资源有限的情况下，以60岁或70岁作为阈值上限也是合理的。由于MMR IHC 和 MSI PCR假阴性都较少见，因此同时使用这两种方法筛查最灵敏，但是单一方法也可接受。IHC 的优点在于可以识别最可能受累的基因，这样就可以快速鉴定具有 MLH1 启动子甲基化的散发型女性患者，从而接受甲基化检测。MMR IHC 结果提示林奇综合征的女性可进一步接受遗传学咨询和胚系突变检测（图28.14）。在经普遍筛查后识别的林奇综合征可疑的女性患者中，较多患者并未发现胚系突变，提示在一些肿瘤中存在其他体细胞改变[64, 66, 68, 81]。专家建议对确诊林奇综合征的女性患者进行强化的结肠癌筛查。这些患者可以考虑每年做一次经阴道超声检查和（或）子宫内膜活检、尿细胞学、预防性子宫切除和卵巢切除[70, 82, 83]。潜在受累的家族成员

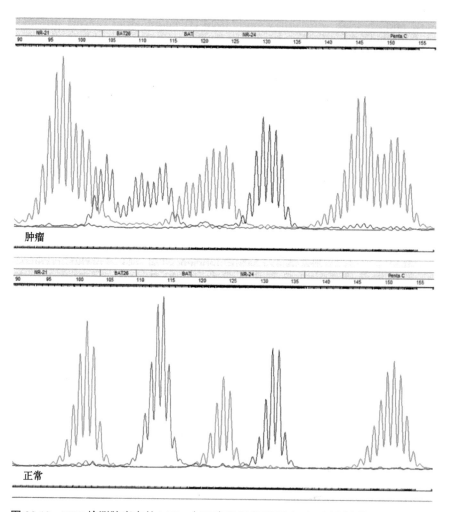

图 28.12 PCR 检测肿瘤中的 MSI。与正常组织（下图）相比，电泳图谱显示肿瘤（上图）的五个单核苷酸重复序列标志缩短。当20%或更多的检测标志显示不稳定性时，肿瘤被认为属于 MSI-H。

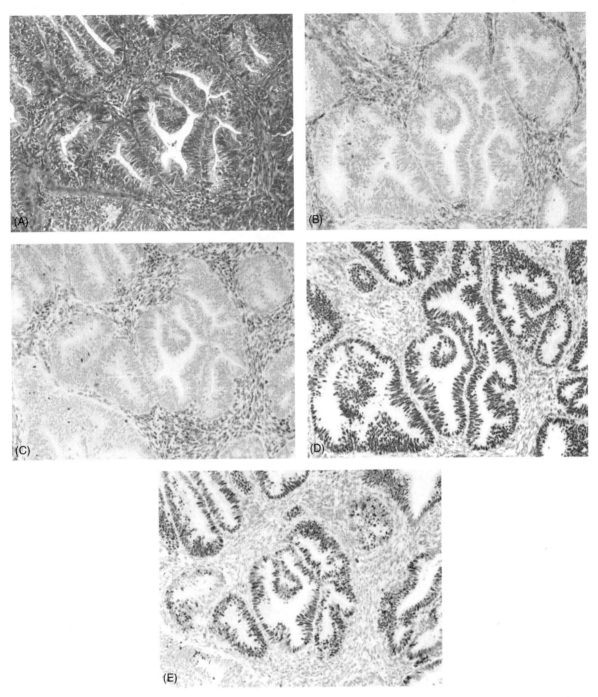

图 28.13   子宫内膜癌中的错配修复 IHC。（A）子宫内膜癌（H&E, 200×）显示（B）MLH1 和（C）PMS2 的表达缺失;（D）MSH2 和（E）MSH6 的正常表达。这种 MMR 蛋白表达模式最常见于肿瘤中 MLH1 基因启动子的体细胞超甲基化,也可见于 MLH1 胚系突变的林奇综合征女性患者。

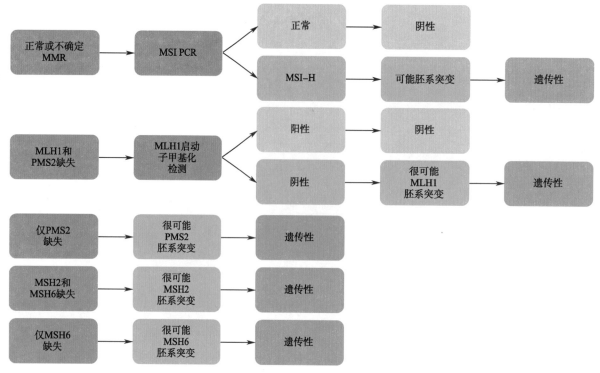

图 28.14 对子宫内膜癌进行林奇综合征筛查的例子。这个例子首先对所有子宫内膜癌患者进行 MLH1、PSM2、MSH2 和 MSH6 的 MMR IHC 检测。反射检测,如 MSI PCR 或 *MLH1* 启动子甲基化检测,根据 MMR 结果开展。推荐遗传学咨询,同时视情况考虑胚系突变检测。

也可进行家族突变的检测,如果证实确实受累则进行预防性筛查和外科手术。据报道增加结肠镜检查的频率可降低林奇综合征患者的结肠癌发病率,证明了利用包含普遍肿瘤筛查等方法来识别这些病人是合理的[84-86]。

检测局限性

相对结肠癌肿瘤患者,子宫内膜癌患者的微卫星片段长度改变更细微[87],尤其是 MSH6 携带者,他们潜在导致了 MSI PCR 结果的假阴性。相反,MMR IHC 在一些林奇综合征患者的肿瘤中是正常的[64],这通常由胚系错义突变导致,而该突变与功能失调蛋白的正常表达相关。约超过半数 MMR IHC 模式支持的林奇综合征女性患者在目前的检测中没有发现胚系突变[64,66,68]。这些女性中有些存在罕见的突变(例如,基因倒位或深的内含子突变[81,88,89]),但大部分患者可能存在不常见的体细胞突变从而导致了相关的疾病[81]。

未来展望

近来,双等位基因 MMR 基因突变已用于解释一些具有异常 MMR IHC 模式的、提示为 Lynch 综合征的子宫内膜癌和结肠癌[81]。这些病人中有

些具有 *POLE* 体细胞或胚系突变。*POLE* 是一种 DNA 聚合酶[74,81,90]。当 *POLE* 在其核酸外切酶区域发生突变时,将导致超突变肿瘤的发生。如果发生继发性双等位基因 MMR 突变将导致肿瘤 MSI 状态。NGS 可在一个检测中同时诊断 MSI、*POLE* 和 MMR 基因缺陷。目前尚不明确这些检测是否有利于初次肿瘤筛查,但当 *MLH1* 启动子甲基化和(或)胚系 MMR 基因检测不能解释 MSI 和(或)MMR IHC 的阳性结果时,应该使用这些检测。

妇科癌症分子检测的展望

癌症基因组图集已经对子宫内膜癌[74]、癌肉瘤和卵巢高级别浆液性癌[91]进行了广泛基因组测序、表达和拷贝数差异分析。这些研究提示了有利于预测预后和治疗的肿瘤分类(除了组织学差异)新方法。虽然分子分类常常与传统的组织病理学分类高度重叠,但这些研究证实了一些不同的分子亚型可用于预测预后良好或不良的癌症,这点仅靠组织学无法实现。所有常见的妇科恶性肿瘤在未来很有可能会结合病理学观察和分子检测以更好地改善肿瘤分类、预后和管理。

(吴正蓉 译,梁莉 校)

参考文献

[1] Castle PE, Stoler MH, Wright Jr. TC, Sharma A, Wright TL, Behrens CM. Performance of carcinogenic human papillomavirus (HPV) testing and HPV16 or HPV18 genotyping for cervical cancer screening of women aged 25 years and older: a subanalysis of the ATHENA study. Lancet Oncol 2011;12:880—90.

[2] Stoler MH, Wright Jr. TC, Cuzick J, Dockter J, Reid JL, Getman D, et al. APTIMA HPV assay performance in women with atypical squamous cells of undetermined significance cytology results. Am J Obstet Gynecol 2013;208 144.e1—8.

[3] Wright Jr. TC, Stoler MH, Sharma A, Zhang G, Behrens C, Wright TL. Evaluation of HPV-16 and HPV-18 genotyping for the triage of women with high-risk HPV + cytology-negative results. Am J Clin Pathol 2011;136:578—86.

[4] Kurman RJ, Shih Ie M. Molecular pathogenesis and extraovarian origin of epithelial ovarian cancer—shifting the paradigm. Hum Pathol 2011;42:918—31.

[5] Lalwani N, Prasad SR, Vikram R, Shanbhogue AK, Huettner PC, Fasih N. Histologic, molecular, and cytogenetic features of ovarian cancers: implications for diagnosis and treatment. Radiographics 2011;31:625—46.

[6] Kong CS, Beck AH, Longacre TA. A panel of 3 markers including p16, ProExC, or HPV ISH is optimal for distinguishing between primary endometrial and endocervical adenocarcinomas. Am J Surg Pathol 2010;34:915—26.

[7] Jones MW, Onisko A, Dabbs DJ, Elishaev E, Chiosea S, Bhargava R. Immunohistochemistry and HPV in situ hybridization in pathologic distinction between endocervical and endometrial adenocarcinoma: a comparative tissue microarray study of 76 tumors. Int J Gynecol Cancer 2013;23:380—4.

[8] Cameron RI, Maxwell P, Jenkins D, McCluggage WG. Immunohistochemical staining with MIB1, bcl2 and p16 assists in the distinction of cervical glandular intraepithelial neoplasia from tubo-endometrial metaplasia, endometriosis and microglandular hyperplasia. Histopathology 2002;41:313—21.

[9] Darragh TM, Colgan TJ, Thomas Cox J, Heller DS, Henry MR, Luff RD, et al. The lower anogenital squamous terminology standardization project for HPV-associated lesions: background and consensus recommendations from the College of American Pathologists and the American Society for Colposcopy and Cervical Pathology. Int J Gynecol Pathol 2013;32:76--115.

[10] Shimizu A, Kato M, Ishikawa O. Pigmented condyloma acuminatum. J Dermatol 2014;41:337—9.

[11] Reutter JC, Geisinger KR, Laudadio J. Vulvar seborrheic keratosis: is there a relationship to human papillomavirus? J Low Genit Tract Dis 2014;18:190—4.

[12] Bosch FX, Manos MM, Munoz N, Sherman M, Jansen AM, Peto J, et al. Prevalence of human papillomavirus in cervical cancer: a worldwide perspective. International biological study on cervical cancer (IBSCC) Study Group. J Natl Cancer Inst 1995;87:796—802.

[13] Peirson L, Fitzpatrick-Lewis D, Ciliska D, Warren R. Screening for cervical cancer: a systematic review and meta-analysis. Syst Rev 2013;2:35.

[14] Stoler MH. Human papillomaviruses and cervical neoplasia: a model for carcinogenesis. Int J Gynecol Pathol 2000;19:16—28.

[15] Doorbar J. The papillomavirus life cycle. J Clin Virol 2005;32: S7—15.

[16] Doorbar J. Papillomavirus life cycle organization and biomarker selection. Dis Markers 2007;23:297—313.

[17] Giuliano AR, Harris R, Sedjo RL, Baldwin S, Roe D, Papenfuss MR, et al. Incidence, prevalence, and clearance of type-specific human papillomavirus infections: The Young Women's Health Study. J Infect Dis. 2002;186:462—9.

[18] Syrjanen K. Mechanisms and predictors of high-risk human papillomavirus (HPV) clearance in the uterine cervix. Eur J Gynaecol Oncol 2007;28:337—51.

[19] Percinoto AC, Danelon M, Crivelini MM, Cunha RF, Percinoto C. Condyloma acuminata in the tongue and palate of a sexually abused child: a case report. BMC Res Notes 2014;7:467.

[20] Varma S, Lathrop E, Haddad LB. Pediatric condyloma acuminata. J Pediatr Adolesc Gynecol 2013;26:e121—2.

[21] Wright Jr. TC, Stoler MH, Behrens CM, Apple R, Derion T, Wright TL. The ATHENA human papillomavirus study: design, methods, and baseline results. Am J Obstet Gynecol 2012;206 46.e1—e11.

[22] Acharya G, Kjeldberg I, Hansen SM, Sorheim N, Jacobsen BK, Maltau JM. Pregnancy outcome after loop electrosurgical excision procedure for the management of cervical intraepithelial neoplasia. Arch Gynecol Obstet 2005;272:109—12.

[23] Kietpeerakool C, Srisomboon J, Khobjai A, Chandacham A, Tucksinsook U. Complications of loop electrosurgical excision procedure for cervical neoplasia: a prospective study. J Med Assoc Thai 2006;89:583—7.

[24] Crane JM. Pregnancy outcome after loop electrosurgical excision procedure: a systematic review. Obstet Gynecol 2003;102:1058—62.

[25] Liu Y, Qiu HF, Tang Y, Chen J, Lv J. Pregnancy outcome after the treatment of loop electrosurgical excision procedure or cold-knife conization for cervical intraepithelial neoplasia. Gynecol Obstet Invest 2014;77:240—4.

[26] Lindor NM, Ney JA, Gaffey TA, Jenkins RB, Thibodeau SN, Dewald GW. A genetic review of complete and partial hydatidiform moles and nonmolar triploidy. Mayo Clin Proc 1992;67:791—9.

[27] Matsui H, Iizuka Y, Sekiya S. Incidence of invasive mole and choriocarcinoma following partial hydatidiform mole. Int J Gynaecol Obstet 1996;53:63—4.

[28] Palmer JR. Advances in the epidemiology of gestational trophoblastic disease. J Reprod Med 1994;39:155—62.

[29] Hyman DM, Bakios L, Gualtiere G, Carr C, Grisham RN, Makker V, et al. Placental site trophoblastic tumor: analysis of presentation, treatment, and outcome. Gynecol Oncol 2013;129:58—62.

[30] Davis MR, Howitt BE, Quade BJ, Crum CP, Horowitz NS, Goldstein DP, et al. Epithelioid trophoblastic tumor: a single institution case series at the New England Trophoblastic Disease Center. Gynecol Oncol 2015;137:456—61.

[31] Kanehira K, Starostik P, Kasznica J, Khoury T. Primary intraplacental gestational choriocarcinoma: histologic and genetic analyses. Int J Gynecol Pathol 2013;32:71—5.

[32] Nguyen NM, Slim R. Genetics and epigenetics of recurrent hydatidiform moles: basic science and genetic counselling. Curr Obstet Gynecol Rep 2014;3:55—64.

[33] Ulker V, Gurkan H, Tozkir H, Karaman V, Ozgur H, Numanoglu C, et al. Novel NLRP7 mutations in familial recurrent hydatidiform mole: are NLRP7 mutations a risk for recurrent reproductive wastage? Eur J Obstet Gynecol Reprod Biol 2013;170:188—92.

[34] Seckl MJ, Sebire NJ, Fisher RA, Golfier F, Massuger L, Sessa C. Gestational trophoblastic disease: ESMO Clinical Practice Guidelines for diagnosis, treatment and follow-up. Ann Oncol 2013;24:vi39—50.

[35] Gupta M, Vang R, Yemelyanova AV, Kurman RJ, Li FR, Maambo EC, et al. Diagnostic reproducibility of hydatidiform moles: ancillary techniques (p57 immunohistochemistry and molecular genotyping) improve morphologic diagnosis for both recently trained and experienced gynecologic pathologists. Am J Surg Pathol 2012;36:1747—60.

[36] Banet N, DeScipio C, Murphy KM, Beierl K, Adams E, Vang R, et al. Characteristics of hydatidiform moles: analysis of a prospective series with p57 immunohistochemistry and molecular genotyping. Mod Pathol 2014;27:238—54.

[37] Kipp BR, Ketterling RP, Oberg TN, Cousin MA, Plagge AM, Wiktor AE, et al. Comparison of fluorescence in situ hybridization, p57 immunostaining, flow cytometry, and digital image analysis for diagnosing molar and nonmolar products of conception. Am J Clin Pathol 2010;133:196—204.

[38] LeGallo RD, Stelow EB, Ramirez NC, Atkins KA. Diagnosis of hydatidiform moles using p57 immunohistochemistry and HER2 fluorescent in situ hybridization. Am J Clin Pathol 2008;129:749—55.

[39] Zhao J, Xiang Y, Wan XR, Feng FZ, Cui QC, Yang XY.

Molecular genetic analyses of choriocarcinoma. Placenta 2009;30:816—20.

[40] Lee CH, Nucci MR. Endometrial stromal sarcoma—the new genetic paradigm. Histopathology 2014;29:12594.

[41] Parra-Herran C, Quick CM, Howitt BE, Dal Cin P, Quade BJ, Nucci MR. Inflammatory myofibroblastic tumor of the uterus: clinical and pathologic review of 10 cases including a subset with aggressive clinical course. Am J Surg Pathol 2015;39:157—68.

[42] Medeiros F, Erickson-Johnson MR, Keeney GL, Clayton AC, Nascimento AG, Wang X, et al. Frequency and characterization of HMGA2 and HMGA1 rearrangements in mesenchymal tumors of the lower genital tract. Genes Chromosomes Cancer 2007;46:981—90.

[43] Agaram NP, Sung YS, Zhang L, Chen CL, Chen HW, Singer S, et al. Dichotomy of Genetic abnormalities in PEComas with therapeutic implications. Am J Surg Pathol 2015;25:25.

[44] D'Angelo E, Prat J. Uterine sarcomas: a review. Gynecol Oncol 2010;116:131—9.

[45] Oliva E, de Leval L, Soslow RA, Herens C. High frequency of JAZF1-JJAZ1 gene fusion in endometrial stromal tumors with smooth muscle differentiation by interphase FISH detection. Am J Surg Pathol 2007;31:1277—84.

[46] Stewart CJ, Leung YC, Murch A, Peverall J. Evaluation of fluorescence in-situ hybridization in monomorphic endometrial stromal neoplasms and their histological mimics: a review of 49 cases. Histopathology 2014;65:473—82.

[47] Aubry MC, Myers JL, Colby TV, Leslie KO, Tazelaar HD. Endometrial stromal sarcoma metastatic to the lung: a detailed analysis of 16 patients. Am J Surg Pathol 2002;26:440—9.

[48] Oliva E, Clement PB, Young RH. Endometrial stromal tumors: an update on a group of tumors with a protean phenotype. Adv Anat Pathol 2000;7:257—81.

[49] Kho KA, Lin KY, Hechanova ML, Richardson DL. Risk of occult uterine sarcoma in women undergoing hysterectomy for benign indications. Obstet Gynecol 2015;125:4S.

[50] Lee CH, Marino-Enriquez A, Ou W, Zhu M, Ali RH, Chiang S, et al. The clinicopathologic features of YWHAE-FAM22 endometrial stromal sarcomas: a histologically high-grade and clinically aggressive tumor. Am J Surg Pathol 2012;36:641—53.

[51] Koontz JI, Soreng AL, Nucci M, Kuo FC, Pauwels P, van Den Berghe H, et al. Frequent fusion of the JAZF1 and JJAZ1 genes in endometrial stromal tumors. Proc Natl Acad Sci USA 2001;98:6348—53.

[52] Singh SS, Scott S, Bougie O, Leyland N, Wolfman W, Allaire C, et al. Technical update on tissue morcellation during gynaecologic surgery: its uses, complications, and risks of unsuspected malignancy. J Obstet Gynaecol Can 2015;37:68—81.

[53] Ud Din N, Kayani N. Recurrence of adult granulosa cell tumor of the ovary: experience at a tertiary care center. Ann Diagn Pathol 2014;18:125—58.

[54] Bryk S, Farkkila A, Butzow R, Leminen A, Heikinheimo M, Anttonen M, et al. Clinical characteristics and survival of patients with an adult-type ovarian granulosa cell tumor: a 56-year single-center experience. Int J Gynecol Cancer 2015;25:33—41.

[55] Shah SP, Kobel M, Senz J, Morin RD, Clarke BA, Wiegand KC, et al. Mutation of FOXL2 in granulosa-cell tumors of the ovary. N Engl J Med 2009;360:2719—29.

[56] McCluggage WG, Singh N, Kommoss S, Huntsman DG, Gilks CB. Ovarian cellular fibromas lack FOXL2 mutations: a useful diagnostic adjunct in the distinction from diffuse adult granulosa cell tumor. Am J Surg Pathol 2013;37:1450—6.

[57] Kommoss S, Gilks CB, Penzel R, Herpel E, Mackenzie R, Huntsman D, et al. A current perspective on the pathological assessment of FOXL2 in adult-type granulosa cell tumours of the ovary. Histopathology 2014;64:380—8.

[58] Singh N, Gilks CB, Huntsman DG, Smith JH, Coutts M, Ganesan R, et al. Adult granulosa cell tumour-like areas occurring in ovarian epithelial neoplasms: report of a case series with investigation of FOXL2 mutation status. Histopathology 2014;64:626—32.

[59] Rosario R, Wilson M, Cheng WT, Payne K, Cohen PA, Fong P, et al. Adult granulosa cell tumours (GCT): clinicopathological outcomes including FOXL2 mutational status and expression.

[60] Maillet D, Goulvent T, Rimokh R, Vacher-Lavenu MC, Pautier P, Alexandre J, et al. Impact of a second opinion using expression and molecular analysis of FOXL2 for sex cord-stromal tumors. A study of the GINECO group & the TMRO network. Gynecol Oncol 2014;132:181—7.

[61] D'Angelo E, Mozos A, Nakayama D, Espinosa I, Catasus L, Munoz J, et al. Prognostic significance of FOXL2 mutation and mRNA expression in adult and juvenile granulosa cell tumors of the ovary. Mod Pathol 2011;24:1360—7.

[62] Al-Agha OM, Huwait HF, Chow C, Yang W, Senz J, Kalloger SE, et al. FOXL2 is a sensitive and specific marker for sex cord-stromal tumors of the ovary. Am J Surg Pathol 2011;35:484—94.

[63] Calin GA, Ferracin M, Cimmino A, Di Leva G, Shimizu M, Wojcik SE, et al. A microRNA signature associated with prognosis and progression in chronic lymphocytic leukemia. N Engl J Med 2005;353:1793—801.

[64] Hampel H, Frankel W, Panescu J, Lockman J, Sotamaa K, Fix D, et al. Screening for Lynch syndrome (hereditary nonpolyposis colorectal cancer) among endometrial cancer patients. Cancer Res 2006;66:7810—17.

[65] Svampane L, Strumfa I, Berzina D, Svampans M, Miklasevics E, Gardovskis J. Epidemiological analysis of hereditary endometrial cancer in a large study population. Arch Gynecol Obstet 2014;289:1093—9.

[66] Mills AM, Liou S, Ford JM, Berek JS, Pai RK, Longacre TA. Lynch syndrome screening should be considered for all patients with newly diagnosed endometrial cancer. Am J Surg Pathol 2014;38:1501—9.

[67] Batte BA, Bruegl AS, Daniels MS, Ring KL, Dempsey KM, Djordjevic B, et al. Consequences of universal MSI/IHC in screening ENDOMETRIAL cancer patients for Lynch syndrome. Gynecol Oncol 2014;134:319—25.

[68] Bruegl AS, Djordjevic B, Batte B, Daniels M, Fellman B, Urbauer D, et al. Evaluation of clinical criteria for the identification of Lynch syndrome among unselected patients with endometrial cancer. Cancer Prev Res 2014;7:686—97.

[69] Ferguson SE, Aronson M, Pollett A, Eiriksson LR, Oza AM, Gallinger S, et al. Performance characteristics of screening strategies for Lynch syndrome in unselected women with newly diagnosed endometrial cancer who have undergone universal germline mutation testing. Cancer 2014;120:3932—9.

[70] McCann GA, Eisenhauer EL. Hereditary cancer syndromes with high risk of endometrial and ovarian cancer: surgical options for personalized care. J Surg Oncol 2015;111:118—24.

[71] Ketabi Z, Gerdes AM, Mosgaard B, Ladelund S, Bernstein I. The results of gynecologic surveillance in families with hereditary nonpolyposis colorectal cancer. Gynecol Oncol 2014;133:526—30.

[72] Thibodeau SN, Bren G, Schaid D. Microsatellite instability in cancer of the proximal colon. Science 1993;260:816—19.

[73] Kim H, Jen J, Vogelstein B, Hamilton SR. Clinical and pathological characteristics of sporadic colorectal carcinomas with DNA replication errors in microsatellite sequences. Am J Pathol 1994;145:148—56.

[74] Kandoth C, Schultz N, Cherniack AD, Akbani R, Liu Y, Shen H, et al. Integrated genomic characterization of endometrial carcinoma. Nature 2013;497:67—73.

[75] Bruegl AS, Djordjevic B, Urbauer DL, Westin SN, Soliman PT, Lu KH, et al. Utility of MLH1 methylation analysis in the clinical evaluation of Lynch syndrome in women with endometrial cancer. Curr Pharm Des 2014;20:1655—63.

[76] Ryan P, Mulligan AM, Aronson M, Ferguson SE, Bapat B, Semotiuk K, et al. Comparison of clinical schemas and morphologic features in predicting Lynch syndrome in mutation-positive patients with endometrial cancer encountered in the context of familial gastrointestinal cancer registries. Cancer 2012;118:681—8.

[77] Rabban JT, Calkins SM, Karnezis AN, Grenert JP, Blanco A, Crawford B, et al. Association of tumor morphology with mismatch-repair protein status in older endometrial cancer patients: implications for universal versus selective screening strategies for Lynch syndrome. Am J Surg Pathol 2014;38:793—800.

Gynecol Oncol 2013;131:325—9.

[78] Ferreira AM, Westers H, Sousa S, Wu Y, Niessen RC, Olderode-Berends M, et al. Mononucleotide precedes dinucleotide repeat instability during colorectal tumour development in Lynch syndrome patients. J Pathol 2009;219:96−102.

[79] Sinn DH, Chang DK, Kim YH, Rhee PL, Kim JJ, Kim DS, et al. Effectiveness of each Bethesda marker in defining microsatellite instability when screening for Lynch syndrome. Hepatogastroenterology 2009;56:672−6.

[80] Pagin A, Zerimech F, Leclerc J, Wacrenier A, Lejeune S, Descarpentries C, et al. Evaluation of a new panel of six mononucleotide repeat markers for the detection of DNA mismatch repair-deficient tumours. Br J Cancer 2013;108:2079−87.

[81] Haraldsdottir S, Hampel H, Tomsic J, Frankel WL, Pearlman R, de la Chapelle A, et al. Colon and endometrial cancers with mismatch repair deficiency can arise from somatic, rather than germline, mutations. Gastroenterology 2014;147:1308−16.

[82] Helder-Woolderink JM, De Bock GH, Sijmons RH, Hollema H, Mourits MJ. The additional value of endometrial sampling in the early detection of endometrial cancer in women with Lynch syndrome. Gynecol Oncol 2013;131:304−8.

[83] Win AK, Lindor NM, Winship I, Tucker KM, Buchanan DD, Young JP, et al. Risks of colorectal and other cancers after endometrial cancer for women with Lynch syndrome. J Natl Cancer Inst 2013;105:274−9.

[84] Nebgen DR, Lu KH, Rimes S, Keeler E, Broaddus R, Munsell MF, et al. Combined colonoscopy and endometrial biopsy cancer screening results in women with Lynch syndrome. Gynecol Oncol 2014;135:85−9.

[85] Haanstra JF, Vasen HF, Sanduleanu S, van der Wouden EJ, Koornstra JJ, Kleibeuker JH, et al. Quality colonoscopy and risk of interval cancer in Lynch syndrome. Int J Colorectal Dis 2013;28:1643−9.

[86] de Vos tot Nederveen Cappel WH, Jarvinen HJ, Lynch PM, Engel C, Mecklin JP, Vasen HF. Colorectal surveillance in Lynch syndrome families. Fam Cancer 2013;12:261−5.

[87] Kuismanen SA, Moisio AL, Schweizer P, Truninger K, Salovaara R, Arola J, et al. Endometrial and colorectal tumors from patients with hereditary nonpolyposis colon cancer display different patterns of microsatellite instability. Am J Pathol 2002;160:1953−8.

[88] van der Klift H, Wijnen J, Wagner A, Verkuilen P, Tops C, Otway R, et al. Molecular characterization of the spectrum of genomic deletions in the mismatch repair genes MSH2, MLH1, MSH6, and PMS2 responsible for hereditary nonpolyposis colorectal cancer (HNPCC). Genes Chromosomes Cancer 2005;44:123−38.

[89] Wagner A, van der Klift H, Franken P, Wijnen J, Breukel C, Bezrookove V, et al. A 10-Mb paracentric inversion of chromosome arm 2p inactivates MSH2 and is responsible for hereditary nonpolyposis colorectal cancer in a North-American kindred. Genes Chromosomes Cancer 2002;35:49−57.

[90] Konstantinopoulos PA, Matulonis UA. POLE mutations as an alternative pathway for microsatellite instability in endometrial cancer: implications for Lynch syndrome testing. Cancer 2015;121:331−4.

[91] Cancer Genome Atlas Research Network. Integrated genomic analyses of ovarian carcinoma. Nature 2011;474:609−15.

29

肾癌新兴遗传观

K. Willoughby 和 H.A. Drabkin

Department of Medicine, Division of Hematology/Oncology, Medical University of
South Carolina, Charleston, SC, United States

前言

肾细胞癌（renal cell carcinoma，RCC）代表了一组起源于肾小管上皮细胞的疾病，该组疾病一直对已有的治疗方法具有抵抗性。随着国际发病率的增加，肾细胞癌的主要社会经济影响力也持续增加。2014 年，美国新增的肾恶性肿瘤病例超过 63 000 个，其中约 13 860 人死于该病[1]。RCC 具有三种主要的组织病理学亚型，其中透明细胞 RCC（clear-cell RCC，ccRCC）是最主要的组织学亚型，在已报道的病例中占 70%~75%。相反，乳头状（papillary RCC，pRCC）和嫌色性 RCC 分别占 10%~15% 和 5%[2]。其余组织学亚型更罕见，包括多房囊性肾透明细胞癌、集合管癌、黏液小管状癌、梭形细胞癌、髓样癌、Xp11 易位 RCC、肾神经母细胞瘤、未分化RCC 和近年报道的新亚型[3-5]。

组织学是病人最主要的风险分级依据，在临床诊治中发挥着重要的作用。相对其他少见的组织学亚型，肾透明细胞癌的预后更差[6]。与其他恶性疾病一样，不同的组织学亚型具有不同的预后，因此有学者认为肾细胞癌的发生具有不同的分子机制，而这些分子机制有助于挖掘更有效的靶向治疗。遗传性 RCC 模型的研究不但证实了遗传学的重要性，而且有助于深入理解体细胞突变及癌症发展和传播的相互作用。在所有 RCC 中，遗传性 RCC 占 3%~5%[7]。现有的 10 种癌症易感综合征中存在 12 种相关的胚系突变[7-11]（表 29.1）。近几年，我们在家族性肾癌的研究中发现了一些突变基因，这些基因对研究散发性肾癌的发生十分重要。家族性视网膜及中枢神经系统血管瘤病（Von Hipple-Lindau，VHL）就是在这种情形下被发现的第一种疾病，其遗传学改变是我们理解肾细胞癌分子机制的基础。

表 29.1　肾癌综合征相关的分子靶点和检测技术[7-14]

基因	蛋白	疾病 / 综合征	组织学
VHL	pVHL	VHL 病	透明细胞
MET	c-MET	遗传性乳头状肾细胞癌	1 型乳头
BAP-1	BRCA 相关蛋白	BAP1 突变病	透明细胞
FLCN	卵巢滤泡激素	Birt-Hogg-Dube 综合征	嗜酸细胞，嫌色细胞
TSC1	错构瘤蛋白	结节性硬化综合征	血管平滑肌脂肪瘤
TSC2	薯球蛋白		
FH	延胡索酸水合酶	遗传性平滑肌瘤病肾细胞癌	2 型乳头
t（3；8）（p14.2）（q24.1） t（3；6）（q12；q15） t（1；3）（q32-q41；q13q21）	TRC8	3 号染色体易位的家族性透明细胞肾癌	透明细胞

续表

基因	蛋白	疾病／综合征	组织学
t（2；3）（q35；q21）	DIRC2		
其他 3 号染色体易位			
PTEN	PTEN	PTEN 错构瘤综合征	透明细胞
SDHB	琥珀酸脱氢酶 B,	SDH 相关肾癌	透明细胞,嫌色细
SDHC	C,D 亚基		胞,嗜酸细胞瘤
SDHD			

分子靶点和检测技术

VHL 病

VHL 是一种常染色体显性肿瘤综合征,相关病人易患颅神经轴和视网膜的血管母细胞瘤、胰腺及肾囊肿、胰腺神经内分泌肿瘤、内淋巴囊瘤、嗜铬细胞瘤和 ccRCC[15]。VHL 综合征最早在 1860 年被法国报道。然而,该综合征的遗传特点直到 30 年后才被 von Hipple 发现,随后 Lindau 做出了大量贡献。受累患者的表型具有显著差异,现在我们已经知道这归因于靶基因突变的异质性。20 世纪 90 年代初期对 3p25~26 区域突变基因的定位和识别极大地深化了对家族性和散发性肾癌的理解[15]。

VHL 基因是一个经典的肿瘤抑制基因,只有双突变体才能导致肿瘤发生。它编码 E3 连接酶的底物识别组件,该组件主要靶向缺氧诱导因子 1α（hypoxia-inducible factor-1α, HIF1α）和缺氧诱导因子 2α（hypoxiainducible factor-2α, HIF2α）[16]。HIF1α 和 HIF2α 是调节缺氧反应基因的转录因子,包括血管内皮生长因子（vascular endothelial growth factor, VEGF）、血小板衍生生长因子（platelet-derived growth factor, PDGF）、TGFα（一种表皮生长因子受体的配体）、葡萄糖转运蛋白、GLUT1 和碳酸酐酶 IX[17]。在正常状态下,由 VHL、延伸因子 B/C 和 Cul2 相互作用形成的 VHL 复合物靶向 HIF1α 和 HIF2α 进行泛素化,随后该复合物被蛋白酶介导降解[16]。然而,在缺氧和缺乏脯氨酰羟化酶对 HIF 进行修饰时,复合体不能与 HIF 结合,使下游依赖 HIF 的基因大量转录[18]。与延伸因子 C/B 和 Cul2 结合的 α 域或与 HIF 结合的 β 域发生突变时 VHL 蛋白失活,促使 HIF 靶基因持续表达,从而导致细胞增殖和血管生成[19]。此外,非 HIF 靶向的 VHL5 可调控微管、促使整合素成熟[20-22]、活化 NF-κB[23] 及稳定 P53 等[24],这些功能可能也会促使 RCC 发生。

VHL 改变是遗传性肿瘤基因的典型代表,在散发性肾癌中通常表现为体细胞突变。Nickerson 等发现约 82.4%ccRCC 病人存在 VHL 体细胞突变[25],同时发现约 8.3% 肿瘤存在 VHL 启动子位点的超甲基化和沉默。总的来说,约 91%ccRCC 存在遗传或表观遗传导致的基因改变,这些改变已通过大量基因序列研究证实[26,27]。

其他增加了肾癌发病风险的遗传易感综合征也为肾癌的靶向治疗提供了靶点信息。遗传性 pRCC（Ⅰ型乳头）以 7q31 区域 MET 基因的激活突变为特征,据报道在散发病例中突变率为 4%~10%[28]。结节性硬化症的改变包括 TSC1 和 TSC2,近来有研究证实其改变存在于约 5%ccRCC 中,并有望用于预测病人对 mTOR 抑制剂的敏感性[29]。相反,其他常见胚系靶点的体细胞突变在肾癌中很少见,包括 FLCN、FH 和 FDHB[30]。同样,其他癌症中常见的基因改变,如 RAS、BRAF、TP53、RB、CDKN2A、PIK3CA、PTEN、EGFR 和 ERBB2,很少在遗传学上直接影响肾癌的发生。

染色质重塑／组蛋白修饰：SETD2、JARID1C（KDM-5C）、UTX、MLL2

新一代测序和高密度单核苷酸多态性阵列等基因组技术的发展使进一步检测体细胞突变成为可能。那些以前我们不能证实的生物机制和基因通路目前正在本质上改变我们了解肾癌的方式,并为新的分类系统和治疗创造了新方法。在首次对 RCC 进行大规模测序的一个研究中,Dalgliesh 等对来自 101 例肾癌的 3 544 个基因外显子进行了检测[31]。除 NF2 改变外,还发现了与染色质重塑和组蛋白甲基化相关的基因发生了失活突变,如 SETD2、JARID1C（即 KDM5C）、UTX（即

KMD6A）、*MLL2* 等。*SETD2* 是组蛋白 H3 赖氨酸 36 甲基转移酶，*JARID1C* 是组蛋白 H3 赖氨酸 4 脱甲基酶，*UTX* 是组蛋白 H3 赖氨酸 27 脱甲基酶，*MLL2* 是组蛋白 H3 赖氨酸 4 甲基转移酶。组蛋白 H3 赖氨酸残基的甲基化可调节染色质结构，并参与转录调控。在一些调控组蛋白 H3 表观遗传学的基因周围存在一些基因群，它们为肾癌的发生发展提供了新的靶点通路。然而在已报道的病例中，这些突变所占的比例少于 15%，这意味着仍存在未被发现的基因改变。

染色质重构／组蛋白修饰：*PBRM1*

Varela 等利用 ccRCC 的蛋白编码外显子测序和正常配对组织证实了另一个靶点基因：*PBRM1*[32]。*PBRM1* 基因定位于 3p21 并编码 BAF180 蛋白[33]，该蛋白是多溴 BRG-1 相关因子复合体（PBAF，SWI/SNF-B）的靶向染色质亚单位。PBAF 复合体在核小体重建中被活化。通常，紧密缠绕核小体的 DNA 是难以进行转录的。某种程度上，这是由于未修饰的组蛋白赖氨酸残基与 DNA 磷酸糖骨架相互作用太紧密。然而，赖氨酸残基转录后修饰，如乙酰化和甲基化等可以减弱这种相互作用，从而为接近转录因子提供更开放的构象。核小体重塑复合物的功能是调节 DNA 和组蛋白的相互作用并调控转录。SWI/SNF 复合体由多个亚基组成。BAF180 存在多个布罗莫结构域，这些结构域与组蛋白尾部乙酰化的赖氨酸残基相结合。在这项对肾癌的研究中，多达 41% 的样本可检测到 *PBRM1* 截断突变[32]。大部分突变伴随 VHL 改变，并且几乎全部受检的 *PBRM1* 突变肿瘤都存在缺氧基因表达信号。SWI/SNF 复合体参与正常细胞对缺氧的反应，功能失调的复合体则使细胞抵抗细胞周期阻滞。最初的报道显示 *PBRM1* 突变与疾病晚期阶段、高 Fuhrman 分级及总生存率低相关[34]。然而，近来很多研究提示无论处在何种疾病阶段，这些突变所占的比例无差异，且对生存也没有影响[35,36]。

染色质重构／组蛋白修饰：*BAP1*

Peña-Llopis 及其同事在全基因组及外显子测序后进行肿瘤移植分析，它们利用这种方法证实了几个假定的肿瘤抑制基因。BRCA1 相关蛋白 1（BRCA1-associated protein-1，*BAP1*）的突变检出率为 14%[35]，它编码一种核蛋白，该核蛋白在羟基末端具有一个泛素化水解酶区域，据报道该区域靶向组蛋白 H2A。在这个研究中约 53% 的肾癌存在 *PBRM1* 突变，但只有 4/21 例 *BAP1* 突变肿瘤同时存在 *PBRM1* 缺失，这些结果显示 *PBRM1* 和 *BAP1* 是相互排斥的驱动突变。由于这两个基因都定位于 3 号染色体短臂（3p21）且为肿瘤抑制基因的典型，研究者提出 *VHL* 突变之后的 3p 丢失代表着肿瘤发生的初始事件。这使剩余的 *PBRM1* 或 *BAP1* 等位基因更容易缺失，且这些基因获得进一步突变将决定 ccRCC 的发展进程。

BAP1 和 *PBRM1* 突变的肿瘤在表型上存在区别[36]。与 *PBRM1* 突变肿瘤相比，*BAP1* 突变肿瘤显示较高的肿瘤分级和 mTOR 活性[36]。与存在 VHL 疾病的患者相似，在 Cre 介导的 *VHL* 和 *BAP1* 联合缺失的小鼠中发现了渐进发展的非典型囊肿，这个发现进一步明确了 *BAP1* 的重要作用[37]。研究者提出由于在小鼠中 *BAP1* 和 *VHL* 定位于不同的染色体，因此缺乏同线性是 VHL 小鼠模型不发生 RCC 的原因。

其他涉及全基因组和外显子组测序的突变研究

最近，为进一步实现肾癌诊治的规范化，癌症基因组图谱研究网络（Cancer Genome Atlas Research Network，TCGA）对 400 多例已被组织学证实为 ccRCC 的数据进行了公布，并分析了案例的临床特征、病理学特点、基因组改变、DNA 甲基化谱、RNA 及蛋白组学特征[26]，结果显示病灶缺乏体细胞拷贝数改变（somatic copy number alterations，SCNA）。但是，在全部染色体和染色体臂中却发现存在 SCNA，其中最显著的是染色体 3p 的频繁缺失（91%）。这与预测的结果一致，因为 *PBRM1*，*BAP1*，*SETD2* 和 *VHL* 均定位于该区域。其他经鉴定的重要染色体改变包括：染色体 14q 的缺失（45%）和 5q 的扩增（67%）。全外显子组测序证实了 19 个基因存在高频突变，其中 8 个被鉴定为显著突变基因（significantly mutated genes，SMG）：*VHL*，*PBRM1*，*SETD2*，*KDM5D*，*PTEN*，*BAP1*，*mTOR* 和 *TP53*。在这些分类为 SMG 的基因中，*BAP1* 与预后不良相关。通过研究 DNA 甲基化谱，研究者还阐明了另一个新的靶点：泛醌细胞色素 c 还原酶铰链蛋白（ubiquinol-cytochrome c reductase hinge protein，UQCRH）。该基因的超甲基化存在于约 36% 的病人中，且伴随着与疾病高分期和高分级相关的启动子甲基化增加。然而，目前该基因的功能尚未明确。

Sato 等对一个包含 100 例 ccRCC 患者的日本人群进行研究,该项研究利用全基因组及外显子测序对基于芯片的基因表达、DNA 甲基化、基因拷贝数和免疫组化进行分析,其研究结果出版的时间与 TCGA 发表的时间十分相近[27]。相对背景突变,他们发现了 28 个突变更显著的基因。在所有高度突变的基因中,VHL、PBRM1、BAP1 和 SETD2 均定位于 3P25 与 3P21 之间的 3P 区域,该区域为 LOH 的常在区域。其他重要的被发现的靶点包括:TCEB1,它是延伸因子 C 的编码基因(VHL 复合体的基本组成成分);TET2,编码 α- 酮戊二酸依赖的氧合酶,催化 DNA 脱甲基化的关键步骤;Kelch 样环氧氯丙烷相关蛋白 -1 是 cullin-RING 泛素连接酶复合物的关键组成成分,在氧化应激反应中靶向核因子 E2 相关因子(NRF2);PI3K/AKT/mTORC1 信号通路中的 mTOR,PTEN,PIK3CA,MTORC1,PIK3CG,RPS6KA2,TSC1,TSC2 及其他基因表达存在约 26% 的报道病例中。

PI3K/AKT/mTORC1 信号通路

mTOR 通路在 RCC 中倾向突变激活(图 29.1)。尽管 mTOR 突变只存在 5%~6% 的 ccRCC 患者中,但这条通路累积的突变显然更频繁[27]。mTOR 基因编码一个丝氨酸 / 苏氨酸蛋白激酶,该酶不但是磷脂酰肌醇 3 激酶家族成员而且是 mTORC1 和

mTORC2 复合体的催化亚单位。体外试验发现 mTOR 突变增加 mTORC1 活性但对 mTORC2 却无同样的效果[38]。该蛋白突变通常集中在激酶和 FAT 这两个结构域,促使细胞对西罗莫司衍生物更敏感[39]。两个 FAT 结构域在激酶结构域的侧面,并与抑制剂 Deptor 结合。mTORC1 通路内最靠近 mTOR 的突变也已经被证实。PIK3CA 基因,编码 PI3K 的催化亚单位 p110,在 2%~5% 的 ccRCC 中存在突变[26,27]。PI3K 催化磷脂酰肌醇 -3,4,5- 三磷酸盐(phosphatidylinositol-3,4,5-triphosphate,PIP3)形成,而 PIP3 是由肿瘤抑制基因 PTEN 下调的脂质第二信使。目前已证实 1%~5% 的 ccRCC 存在 PTEN 突变[26,27]。PI3K 的激活突变和 PTEN 的失活突变都导致胞膜 PIP3 水平的增加,从而与 AKT 结合并迁移至胞膜。AKT 通过双磷酸化机制激活后使多个底物发生磷酸化,TSC2 便是其中一个底物。TSC2 和 TSC1 形成复合体,这个复合体具有抑制肿瘤的作用[29]。TSC1/TSC2 复合体在家族遗传性结节硬化症中是失活的,导致了大部分受累病人发生肾血管平滑肌脂肪瘤,而 Eker 鼠模型中 TSC2 突变导致 ccRCC[40]。TSC1/TSC2 复合体作为一个 GTP 酶激活蛋白,与大脑中丰富的 RAS 类似物(Rheb)结合从而水解 GTP。处在 GTP 连接状态的 Rheb 能结合并激活 mTORC1。据报道约 4%ccRCC 存在 TSC1 突变[29],而癌症基因组图谱仅发现了 4 例 Rheb 突变[26]。因此,TSC1/TSC2 复合

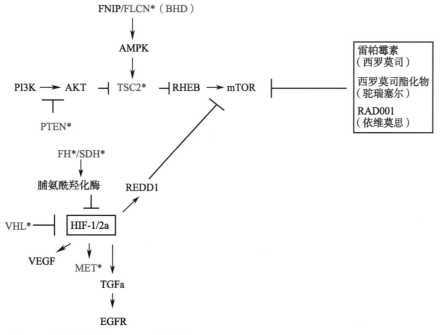

图 29.1　肾癌相关的 mTOR 通路模式

体、*mTOR* 和 *Rheb* 突变是 mTORC1 通路激活机制的代表。总的来说,识别 *mTOR* 活化的肿瘤具有重要的临床意义,因为这些肿瘤可能对 mTORC1 抑制剂特别敏感[29]。

除了上述 mTORC1 调控机制外,另一个蛋白 - 发育及 DNA 损伤反应调节基因 1(regulated in development and DNA damage response 1, REDD1)参与了对缺氧反应的调节。在 ccRCC 中,由 HIF1α 和 HIF2α 直接诱导的 REDD1 足以抑制 mTORC1[41,42]。约 90%ccRCC 存在 VHL 改变,且 HIF1α 和 HIF2α 的表达也常常上调,因此在大部分 ccRCC 患者中 REDD1 的活性增强[29]。然而,基于这些研究,ccRCC 中 mTORC1 活性将降低,除非 *TSC1/TSC2* 复合体或 *PTEN* 具有失活逃逸突变。我们已证实这些突变确实存在,但发生频率较低,因此可以肯定的是尚存在我们没发现的其他激活 mTORC1 的机制。

瘤内异质性

过去几年我们进行了大规模的测序研究,这些研究大大加深了我们对 ccRCC 突变的认识,并发现了新的潜在治疗靶点。如 Gerlinger 等在 2012 年所描述,瘤内异质性增加了一层基因组景观图[43]。基于对多个原发灶和转移灶样本的研究,我们发现它们在基因表达信号、等位基因失衡和体细胞突变上存在显著的差异。该研究将体细胞突变分为普遍的、共存的或特异的。普遍的突变见于所有被分析的亚克隆,而共存的和特异的突变见于较远的亚克隆,因此通过克隆排序,在肿瘤区域内形成一个分支系统发育树[43]。简言之,单一样本不足以代表这些异质性肿瘤的突变谱,意味着在选择治疗方法时应将这些发现考虑在内。

RCC 的代谢

遗传性癌症综合征是发现癌症发生通路的路标,我们据此发现了代谢和 RCC 之间的紧密联系。琥珀酸脱氢酶(succinate dehydrogenase, SDH)相关肾癌和遗传性平滑肌瘤病肾细胞癌(hereditary leiomyomatosis renal cell carcinoma, HLRCC)都是遗传性肿瘤综合征,这些综合征都存在柠檬酸循环相关酶基因的胚系突变(图 29.2)[44]。SDH 是由四个多肽组成的复合物,它催化琥珀酸转化成延胡索酸盐。在 SDH 相关肾癌综合征中,编码 SDH 亚

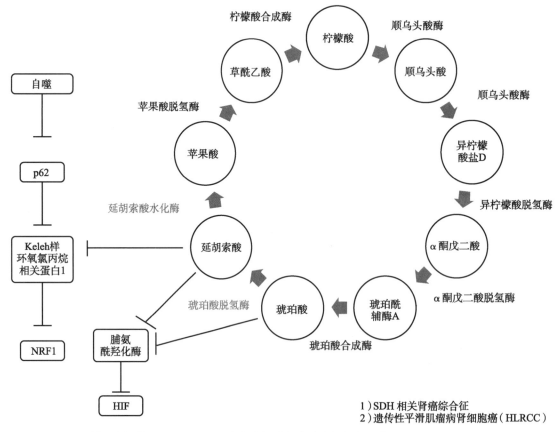

1)SDH 相关肾癌综合征
2)遗传性平滑肌瘤病肾细胞癌(HLRCC)

图 29.2　Kerbs 循环中间体,Keapl/NRF1 通路和脯氨酸羟化酶之间的相互作用

单位的基因发生突变。延胡索酸水合酶（fumarate hydratase，FH）催化延胡索酸盐转化为苹果酸，其编码基因的胚系突变导致HLRCC，而HLRCC患者容易发生2型pRCC。*FH*和*SDH*是肿瘤抑制基因[45]，其功能失活突变分别导致延胡索酸盐和琥珀酸盐的累积[44]。琥珀酸盐和延胡索酸盐水平的增加抑制了含酶的HIFα脯氨酰羟化酶结构域（prolyl hydroxylase domain，PHD），这些酶负责HIF的羟基化，并与VHL连接[44,46-48]。α-酮戊二酸作为上游的媒介，同时也是PHD的底物，其水平增加将竞争性抑制琥珀酸盐和延胡索酸盐，并将PHD和HIF1α恢复至正常活化水平[47]。然而，过多累积的延胡索酸盐和琥珀酸盐也会与其他蛋白发生相互作用，如Keap1[49]。Keap1是靶向NRF2的E3泛素连接酶组件，NRF2是抗氧化反应的主要调节因子。正常状态下NRF2通过绑定Keap1而锚定在胞质内。随着Keap1琥珀酸酯化，复合体解离，NRF2在细胞核中积聚，导致抗氧化和抗炎反应[50]。

自噬：*SQSTM1*和*NRF2*

自噬是一种蛋白降解机制，负责处理受损的细胞器和清除聚合的蛋白质。在此过程中，核膜吞噬细胞质基质形成自噬体，然后自噬体和溶酶体融合并导致蛋白质降解。值得注意的是，文献报道自噬诱导药物对VHL缺陷细胞有选择性毒性[51]。Sequestosome 1（p62）是一个骨架蛋白，也是自噬体的主要组成和靶点。当自噬受损时，p62积聚且Keap1失活，从而导致NRF2入核引起氧化还原反应相关的转录[52]。p62水平提高对正常细胞存在毒性，同时促进肿瘤发生[53]。定位于染色体5q35的*SQSTM1*基因被报道是拷贝数增加的靶点，存在约70%RCC中[26,27,54,55]。p62蛋白和各种参与NRF2、NF-κB和mTOR通路的蛋白相互作用[55,56]。因此，随着更多细节的出现，识别p62过表达的RCC患者可能对未来的治疗产生一定的影响[57]。

临床应用

基因表达谱分析使人们对肾癌及其透明细胞亚型的异质性有了深刻的认识。一些研究团队利用基因表达谱提出肾透明细胞癌的新分类方法[54,58]。Brannon等证实，肾透明细胞癌存在两种或以上的分子亚型[58]。2011年，该研究团队开展的一项荟萃分析证实肾透明细胞癌除ccA和ccB两种亚型外，还存在第三种不同的亚型，该亚型以野生型VHL和透明细胞乳头状的组织学形态为特征[59]。ccA和ccB的临床预后差异显著，ccA亚型患者中位生存期约为103个月，而ccB亚型患者仅为24个月[60]。由肿瘤基因组图谱报道的RNA表达谱显示四种含有mRNA和miRNA表达数据集的稳定亚型，这与Brannon等提出的新分型相一致[26]。经证实mRNA图谱的m1分型与ccA亚型具有同样的预后优势，而且这些患者染色质重构系统相关的基因突变频率更高。m3型与ccB型相似，以*CDKN2A*和*PTEN*突变为特征，而m4型患者*BAP1*和*mTOR*突变率更高。

经基因芯片分析所获得的基因表达谱为预后和治疗提供了重要信息，但费用昂贵，难以大规模推广。因此，我们推荐对ccRCC进行突变检测以明确其驱动突变，该检测应至少包括*VHL*、*PBMR1*、*BAP1*、*SETD2*、*mTORC*、*NF2*。随着高通量测序技术平台的有效性不断提高，靶向特异表观遗传学改变的药物被研发，包含大多数高频突变基因的RCC芯片应该为改善预后提供最合理的方法。提前鉴定这些基因突变的信息有助于为患者提供有价值的预后信息，并预测患者对可行治疗的反应性，如mTOR信号通路活化患者可应用mTOR抑制剂进行治疗[61,62]。相反，*NF2*基因突变因缺乏缺氧基因表达信号而对VEGF抑制剂治疗不敏感，而VEGF抑制剂是目前治疗转移性肾癌患者的标准一线药物[63]。急性淋巴细胞白血病由于存在*UTX*（组蛋白H3赖氨酸27去甲基化酶基因）突变，从而对组蛋白去甲基酶抑制剂（GSKJ4）治疗敏感[64]，但在具有同样基因突变的肾癌中却没有类似的报道。其他药物，如EZH2抑制剂，可能对*EZH2*高表达[33,65]或*SWI/SNF*复合体功能缺失突变的肿瘤具有选择毒性，证实对多梳PRC2复合物出现表观遗传拮抗[33,66]。由于表观遗传修饰的复杂性，所有的治疗方法均应经过详细的测试。随着对肾细胞癌基因表达的深入认识，新的靶向治疗药物不断问世，为每个患者提供适宜的靶向治疗将成为可能。

分子检测的局限性

适用于肾细胞癌的分子检测指南尚未发布。目前广泛应用的技术包括对IX碳酸酐酶、GLUT及HIF1α等缺氧反应蛋白进行检测的组织学和免疫组化技术。随着近期大量分子靶点被发现，单独进行这些检测存在一定的局限性且意义不明。全基因组 RNA 表达分析可对 ccRCC 进一步分型，TCGA 研究者[26]及 Brannon 等[58,59]已经发表了与预后相关的分型方法[67]，但这些分子分型方法仍需进一步验证。因此，目前我们尚不推荐在临床试验以外普遍使用该技术。对 BAP1、PBRM1 等单一标志物进行分子检测能提供预后相关信息[68]，且该方法是目前较为节省的方法。最后，我们想再次强调 Gerlinger 等的研究成果[43]，该研究让我们认识到肾癌发生发展的过程存在高度异质性和复杂性，提醒我们任一生物样本任一时间的分子检测只代表一块更大的谜团。

（吴正蓉　许贤林　译，梁莉　校）

参考文献

[1] Siegel R, Ma J, Zou Z, Jemal A. Cancer statistics, 2014. CA Cancer J Clin 2014;64:9–29.

[2] Soung Sullivan P, Rao J, Cheng L, Cote RJ. Classical pathology versus molecular pathology in renal cell carcinoma. Curr Urol Rep 2007;8:5–11.

[3] Srigley JR, Delahunt B, Eble JN, Egevad L, Epstein JI, Grignon D, et al. The International Society of Urological Pathology (ISUP) Vancouver classification of renal neoplasia. Am J Surg Pathol 2013;37:1469–89.

[4] Lopez-Beltran A, Scarpelli M, Montironi R, Kirkali Z. WHO classification of the renal tumors of the adults. Eur Urol 2004;49:798–805 2006.

[5] Delahunt B. Urologic pathology: SY25-1 prognostic factors in renal cancer. Pathology 2014;46:S44.

[6] Lohse CM, Cheville JC. A review of prognostic pathologic features and algorithms for patients treated surgically for renal cell carcinoma. Clin Lab Med 2005;25:433–64.

[7] Haas NB, Nathanson KL. Hereditary kidney cancer syndromes. Adv Chronic Kidney Dis 2014;21:81–90.

[8] Bodmer D, Eleveld M, Kater-Baats E, Janssen I, Janssen B, Weterman M, et al. Disruption of a novel MFS transporter gene, DIRC2, by a familial renal cell carcinoma-associated t(2;3)(q35;q21). Hum Mol Genet 2002;11:641–9.

[9] Bodmer D, Janssen I, Jonkers Y, van den Berg E, Dijkhuizen T, Debiec-Rychter M, et al. Molecular cytogenetic analysis of clustered sporadic and familial renal cell carcinoma-associated 3q13 approximately q22 breakpoints. Cancer Genet Cytogenet 2002; 136:95–100.

[10] Bonne AC, Bodmer D, Schoenmakers EF, van Ravenswaaij CM, Hoogerbrugge N, van Kessel AG. Chromosome 3 translocations and familial renal cell cancer. Curr Mol Med 2004;4:849–54.

[11] Eleveld MJ, Bodmer D, Merkx G, Siepman A, Sprenger SH, Weterman MA, et al. Molecular analysis of a familial case of renal cell cancer and a t(3;6)(q12;q15). Genes, Chromosomes Cancer 2001;31:23–32.

[12] Foster RE, Abdulrahman M, Morris MR, Prigmore E, Gribble S, Ng B, et al. Characterization of a 3;6 translocation associated with renal cell carcinoma. Genes Chromosomes Cancer 2007; 46:311–17.

[13] Kanayama H, Lui WO, Takahashi M, Naroda T, Kedra D, Wong FK, et al. Association of a novel constitutional translocation t(1q;3q) with familial renal cell carcinoma. J Med Genet 2001;38:165–70.

[14] Gemmill RM, West JD, Boldog F, Tanaka N, Robinson LJ, Smith DI, et al. The hereditary renal cell carcinoma 3;8 translocation fuses FHIT to a patched-related gene, TRC8. Proc Natl Acad Sci USA 1998;95:9572–7.

[15] Bausch B, Jilg C, Glasker S, Vortmeyer A, Lutzen N, Anton A,

[16] Shen C, Kaelin Jr. WG. The VHL/HIF axis in clear cell renal carcinoma. Semin Cancer Biol 2013;23:18–25.

[17] Lawrentschuk N, Lee FT, Jones G, Rigopoulos A, Mountain A, O'Keefe G, et al. Investigation of hypoxia and carbonic anhydrase IX expression in a renal cell carcinoma xenograft model with oxygen tension measurements and (1)(2)(4)I-cG250 PET/CT. Urol Oncol 2011;29:411–20.

[18] Brugarolas J. Molecular genetics of clear-cell renal cell carcinoma. J Clin Oncol 2014;32:1968–76.

[19] Linehan WM, Bratslavsky G, Pinto PA, Schmidt LS, Neckers L, Bottaro DP, et al. Molecular diagnosis and therapy of kidney cancer. Annu Rev Med 2010;61:329–43.

[20] Hergovich A, Lisztwan J, Barry R, Ballschmieter P, Krek W. Regulation of microtubule stability by the von Hippel-Lindau tumour suppressor protein pVHL. Nat Cell Biol 2003;5:64–70.

[21] Esteban-Barragan MA, Avila P, Alvarez-Tejado M, Gutierrez MD, Garcia-Pardo A, Sanchez-Madrid F, et al. Role of the von Hippel-Lindau tumor suppressor gene in the formation of beta1-integrin fibrillar adhesions. Cancer Res 2002;62:2929–36.

[22] Ji Q, Burk RD. Downregulation of integrins by von Hippel-Lindau (VHL) tumor suppressor protein is independent of VHL-directed hypoxia-inducible factor alpha degradation. Biochem Cell Biol 2008;86:227–34.

[23] Yang H, Minamishima YA, Yan Q, Schlisio S, Ebert BL, Zhang X, et al. pVHL acts as an adaptor to promote the inhibitory phosphorylation of the NF-kappaB agonist Card9 by CK2. Mol Cell 2007;28:15–27.

[24] Roe JS, Kim H, Lee SM, Kim ST, Cho EJ, Youn HD. p53 stabilization and transactivation by a von Hippel-Lindau protein. Mol Cell 2006;22:395–405.

[25] Nickerson ML, Jaeger E, Shi Y, Durocher JA, Mahurkar S, Zaridze D, et al. Improved identification of von Hippel-Lindau gene alterations in clear cell renal tumors. Clin Cancer Res 2008;14:4726–34.

[26] Cancer Genome Atlas Research Network. Comprehensive molecular characterization of clear cell renal cell carcinoma. Nature 2013;499:43–9.

[27] Sato Y, Yoshizato T, Shiraishi Y, Maekawa S, Okuno Y, Kamura T, et al. Integrated molecular analysis of clear-cell renal cell carcinoma. Nat Genet 2013;45:860–7.

[28] Schmidt L, Duh FM, Chen F, Kishida T, Glenn G, Choyke P, et al. Germline and somatic mutations in the tyrosine kinase domain of the MET proto-oncogene in papillary renal carcinomas. Nat Genet 1997;16:68–73.

[29] Kucejova B, Pena-Llopis S, Yamasaki T, Sivanand S, Tran TA, Alexander S, et al. Interplay between pVHL and mTORC1 pathways in clear-cell renal cell carcinoma. Mol Cancer Res 2011; 9:1255–65.

[30] Kiuru M, Lehtonen R, Arola J, Salovaara R, Jarvinen H, Aittomaki K, et al. Few FH mutations in sporadic counterparts of tumor types observed in hereditary leiomyomatosis and renal cell cancer families. Cancer Res 2002;62:4554–7.

[31] Dalgliesh GL, Furge K, Greenman C, Chen L, Bignell G, Butler A, et al. Systematic sequencing of renal carcinoma reveals inactivation of histone modifying genes. Nature 2010;463:360–3.

[32] Varela I, Tarpey P, Raine K, Huang D, Ong CK, Stephens P, et al. Exome sequencing identifies frequent mutation of the SWI/SNF complex gene PBRM1 in renal carcinoma. Nature 2011;469:539–42.

[33] Brugarolas J. PBRM1 and BAP1 as novel targets for renal cell carcinoma. Cancer J 2013;19:324–32.

[34] Pawlowski R, Muhl SM, Sulser T, Krek W, Moch H, Schraml P. Loss of PBRM1 expression is associated with renal cell carcinoma progression. Int J Cancer 2013;132:E11–17.

[35] Peña-Llopis S, Vega-Rubin-de-Celis S, Liao A, Leng N, Pavia-Jimenez A, Wang S, et al. BAP1 loss defines a new class of renal cell carcinoma. Nat Genet 2012;44:751–9.

[36] Kapur P, Pena-Llopis S, Christie A, Zhrebker L, Pavia-Jimenez A, Rathmell WK, et al. Effects on survival of BAP1 and PBRM1 mutations in sporadic clear-cell renal-cell carcinoma: a retrospective analysis with independent validation. Lancet Oncol 2013;14:159–67.

[37] Wang SS, Gu YF, Wolff N, Stefanius K, Christie A, Dey A, et al. Bap1 is essential for kidney function and cooperates with Vhl in renal tumorigenesis. Proc Natl Acad Sci USA 2014;111: 16538–43.

[38] Vogelstein B, Papadopoulos N, Velculescu VE, Zhou S, Diaz Jr. LA, Kinzler KW. Cancer genome landscapes. Science 2013;339: 1546–58.

[39] Voss MH, Hakimi AA, Pham CG, Brannon AR, Chen YB, Cunha LF, et al. Tumor genetic analyses of patients with metastatic renal cell carcinoma and extended benefit from mTOR inhibitor therapy. Clin Cancer Res 2014;20:1955–64.

[40] Yeung RS, Xiao GH, Jin F, Lee WC, Testa JR, Knudson AG. Predisposition to renal carcinoma in the Eker rat is determined by germ-line mutation of the tuberous sclerosis 2 (TSC2) gene. Proc Natl Acad Sci USA 1994;91:11413–16.

[41] Brugarolas J, Lei K, Hurley RL, Manning BD, Reiling JH, Hafen E, et al. Regulation of mTOR function in response to hypoxia by REDD1 and the TSC1/TSC2 tumor suppressor complex. Genes Dev 2004;18:2893–904.

[42] Vadysirisack DD, Ellisen LW. mTOR activity under hypoxia. Methods Mol Biol 2012;821:45–58.

[43] Gerlinger M, Rowan AJ, Horswell S, Larkin J, Endesfelder D, Gronroos E, et al. Intratumor heterogeneity and branched evolution revealed by multiregion sequencing. N Engl J Med 2012; 366:883–92.

[44] Pollard PJ, Briere JJ, Alam NA, Barwell J, Barclay E, Wortham NC, et al. Accumulation of Krebs cycle intermediates and overexpression of HIF1alpha in tumours which result from germline FH and SDH mutations. Hum Mol Genet 2005;14:2231–9.

[45] Gottlieb E, Tomlinson IP. Mitochondrial tumour suppressors: a genetic and biochemical update. Nat Rev Cancer 2005;5:857–66.

[46] Selak MA, Armour SM, MacKenzie ED, Boulahbel H, Watson DG, Mansfield KD, et al. Succinate links TCA cycle dysfunction to oncogenesis by inhibiting HIF-alpha prolyl hydroxylase. Cancer Cell 2005;7:77–85.

[47] MacKenzie ED, Selak MA, Tennant DA, Payne LJ, Crosby S, Frederiksen CM, et al. Cell-permeating alpha-ketoglutarate derivatives alleviate pseudohypoxia in succinate dehydrogenase-deficient cells. Mol Cell Biol 2007;27:3282–9.

[48] Isaacs JS, Jung YJ, Mole DR, Lee S, Torres-Cabala C, Chung YL, et al. HIF overexpression correlates with biallelic loss of fumarate hydratase in renal cancer: novel role of fumarate in regulation of HIF stability. Cancer Cell 2005;8:143–53.

[49] Adam J, Hatipoglu E, O'Flaherty L, Ternette N, Sahgal N, Lockstone H, et al. Renal cyst formation in Fh1-deficient mice is independent of the Hif/Phd pathway: roles for fumarate in KEAP1 succination and Nrf2 signaling. Cancer Cell 2011;20:524–37.

[50] Kinch L, Grishin NV, Brugarolas J. Succination of Keap1 and activation of Nrf2-dependent antioxidant pathways in FH-deficient papillary renal cell carcinoma type 2. Cancer Cell 2011;20:418–20.

[51] Turcotte S, Chan DA, Sutphin PD, Hay MP, Denny WA, Giaccia AJ. A molecule targeting VHL-deficient renal cell carcinoma that induces autophagy. Cancer Cell 2008;14:90–102.

[52] Komatsu M, Kurokawa H, Waguri S, Taguchi K, Kobayashi A, Ichimura Y, et al. The selective autophagy substrate p62 activates the stress responsive transcription factor Nrf2 through inactivation of Keap1. Nat Cell Biol 2010;12:213–23.

[53] Mathew R, Karp CM, Beaudoin B, Vuong N, Chen G, Chen HY, et al. Autophagy suppresses tumorigenesis through elimination of p62. Cell 2009;137:1062–75.

[54] Beroukhim R, Brunet JP, Di Napoli A, Mertz KD, Seeley A, Pires MM, et al. Patterns of gene expression and copy-number alterations in von-Hippel Lindau disease-associated and sporadic clear cell carcinoma of the kidney. Cancer Res 2009;69: 4674–81.

[55] Li L, Shen C, Nakamura E, Ando K, Signoretti S, Beroukhim R, et al. SQSTM1 is a pathogenic target of 5q copy number gains in kidney cancer. Cancer Cell 2013;24:738–50.

[56] Duran A, Linares JF, Galvez AS, Wikenheiser K, Flores JM, Diaz-Meco MT, et al. The signaling adaptor p62 is an important NF-kappaB mediator in tumorigenesis. Cancer Cell 2008;13: 343–54.

[57] Bray K, Mathew R, Lau A, Kamphorst JJ, Fan J, Chen J, et al. Autophagy suppresses RIP kinase-dependent necrosis enabling survival to mTOR inhibition. PLoS One 2012;7:e41831.

[58] Brannon AR, Reddy A, Seiler M, Arreola A, Moore DT, Pruthi RS, et al. Molecular stratification of clear cell renal cell carcinoma by consensus clustering reveals distinct subtypes and survival patterns. Genes Cancer 2010;1:152–63.

[59] Brannon AR, Haake SM, Hacker KE, Pruthi RS, Wallen EM, Nielsen ME, et al. Meta-analysis of clear cell renal cell carcinoma gene expression defines a variant subgroup and identifies gender influences on tumor biology. Eur Urol 2012;61:258–68.

[60] Banks RE, Tirukonda P, Taylor C, Hornigold N, Astuti D, Cohen D, et al. Genetic and epigenetic analysis of von Hippel-Lindau (VHL) gene alterations and relationship with clinical variables in sporadic renal cancer. Cancer Res 2006;66:2000–11.

[61] Conti A, Santoni M, Amantini C, Burattini L, Berardi R, Santoni G, et al. Progress of molecular targeted therapies for advanced renal cell carcinoma. BioMed Res Int 2013;2013:419176.

[62] Calvo E, Grunwald V, Bellmunt J. Controversies in renal cell carcinoma: treatment choice after progression on vascular endothelial growth factor-targeted therapy. Eur J Cancer 2014; 50:1321–9.

[63] Hwang C, Heath EI. The Judgment of Paris: treatment dilemmas in advanced renal cell carcinoma. J Clin Oncol 2014;32: 729–34.

[64] Ntziachristos P, Tsirigos A, Welstead GG, Trimarchi T, Bakogianni S, Xu L, et al. Contrasting roles of histone 3 lysine 27 demethylases in acute lymphoblastic leukaemia. Nature 2014;514:513–17.

[65] Wagener N, Macher-Goeppinger S, Pritsch M, Husing J, Hoppe-Seyler K, Schirmacher P, et al. Enhancer of zeste homolog 2 (EZH2) expression is an independent prognostic factor in renal cell carcinoma. BMC Cancer 2010;10:524.

[66] Wilson BG, Wang X, Shen X, McKenna ES, Lemieux ME, Cho YJ, et al. Epigenetic antagonism between polycomb and SWI/SNF complexes during oncogenic transformation. Cancer Cell 2010;18:316–28.

[67] Eckel-Passow JE, Igel DA, Serie DJ, Joseph RW, Ho TH, Cheville JC, et al. Assessing the clinical use of clear cell renal cell carcinoma molecular subtypes identified by RNA expression analysis. Urol Oncol 2015;33:e17–23.

[68] Joseph RW, Kapur P, Serie DJ, Eckel-Passow JE, Parasramka M, Ho T, et al. Loss of BAP1 protein expression is an independent marker of poor prognosis in patients with low-risk clear cell renal cell carcinoma. Cancer 2014;120:1059–67.

30

甲状腺癌的分子检测

S.J. Hsiao[1] 和 Y.E. Nikiforov[2]

[1]Department of Pathology & Cell Biology, Columbia University Medical Center, New York, NY, United States

[2]Division of Molecular & Genomic Pathology, Department of Pathology, University of Pittsburgh School of Medicine, Pittsburgh, PA, United States

前言

甲状腺癌是最常见的内分泌肿瘤之一,美国每年的发病率约为 12.2 例 /10 万人[1]。女性患甲状腺癌的概率大约是男性的 3 倍[1]。甲状腺癌发展的危险因素包括环境因素和遗传因素,前者包括接触辐射和低碘饮食,后者包括易患甲状腺癌的遗传性综合征(如 MEN2A/2B 或 Cowden 综合征),或甲状腺癌家族史阳性者。事实上,尽管甲状腺癌易感基因尚未完全被确定,但这些危险因素使患甲状腺癌的一级相对风险增加 4~10 倍[2,3]。

甲状腺癌通常表现为甲状腺结节,很少伴有吞咽困难、声音嘶哑或疼痛等症状。大多数甲状腺结节(年龄在 60 岁以上的患者高达 50%)是偶然发现的,并且只有约 5% 为恶性[4-7]。大多数甲状腺癌是分化良好的肿瘤,并且死亡率低,尤其是 I 期或 II 期患者(存活率大于 98%)[8]。尽管死亡率低且保持相对稳定,在过去四十年中甲状腺癌的发病率一直在增加[9-11]。甲状腺癌的发病率在不断增加,特别是微小肿瘤(亚厘米)不断被检出。这可能主要是由于甲状腺超声检测甲状腺结节技术的改进,但检测技术的改进不能完全解释甲状腺癌发病率的增加,因为据报道,各种大小的肿瘤的发病率都有所增加[9,12]。甲状腺癌的增加主要为甲状腺乳头状癌,特别是 RAS 突变阳性滤泡变异的甲状腺乳头状癌[12]。

甲状腺癌发病率的提高增加了对临床管理的挑战。通过积极监测,可甄别低风险疾病的患者以及具有更高风险因素患高侵袭性和高死亡率疾病的患者,可以指导临床治疗和管理。分子诊断越来越多地被应用到甲状腺癌患者的临床常规管理中。

甲状腺癌诊断中的分子靶点

在过去的几十年里,许多实验室证实了大多数甲状腺癌的分子机制。最近肿瘤基因组图谱(The Cancer Genome Atlas, TCGA)计划对 496 例甲状腺乳头状癌进行了测序,在 96.5% 的病例中初步确认了已被证实的或潜在的致癌驱动基因突变[13]。

与其他大多数实体癌相比,甲状腺乳头状癌的总体突变频率非常低[13]。在大多数分化良好的滤泡性甲状腺肿瘤中,单个早期致癌基因足以引发肿瘤发生,而侵袭性强或分化差的肿瘤通常具有多个驱动基因的突变。很多基因在甲状腺癌发展中起重要作用,包括丝分裂原活化蛋白激酶(mitogen-activated protein kinase, MAPK)和磷脂酰肌醇 -3 激酶(phosphatidylinositol-3 kinase, PI3K)通路。BRAF 或 RAS 基因的突变或 RET/PTC 及 TRK 基因的重排经常会引起甲状腺癌中 MAPK 通路的失调[14-17]。PI3K 通路失调控可能是由于 PIK3CA 和 AKT1 基因的激活突变或 PTEN 基因的灭活突变导致的。另一方面,某些分子改变通常只存在于良性结节中,有助于肿瘤与良性疾病的鉴别(图 30.1 和表 30.1)。

40%~45% 的甲状腺乳头状癌中会发生 BRAF 基因(一种在 MAPK 通路中起作用的丝氨酸苏氨酸激

酶）突变[16,18]。在 95% 以上的病例中，*BRAF* 基因的激活是由 V600E 突变引起的，而其他激活 *BRAF* 的突变（如 K601E 突变和框内小片段的插入或缺失）则见于其余病例[17,19-21]。通常，*BRAF* V600E 突变见于典型的甲状腺乳头状癌和甲状腺乳头状癌的高细胞变异[14,22,23]。然而，*BRAF* K601E 突变常见于甲状腺乳头状癌的滤泡变异[24]。*BRAF* 活化也可通过染色体重排发生。在与辐射暴露有关的甲状腺乳头状癌中可以检测到 *AKAP9-BRAF* 的融合，而这在散发性乳头状癌中很少被检测到[25]。最近有人报道了其他几种 *BRAF* 基因的融合形式（例如，*SND1-BRAF* 和 *MKRN1-BRAF*）[13]。

其他在甲状腺病变中经常被发现的突变基因是 *RAS* 基因（*NRAS*、*HRAS* 和 *KRAS*）。RAS 蛋白信号位于 MAPK 和 PI3K 两个通路上。*RAS* 基因的激活突变通常发生在 12,13 和 61 密码子处。*NRAS* 突变是最常见的突变，其次是 *HRAS* 突变，最后是 *KRAS* 突变。据报道，良性滤泡性腺瘤和滤泡性癌中均有 *RAS* 突变[26-28]。*KRAS* 密码子 12 或 13 突变的甲状腺结节可能比 *NRAS* 密码子 61 突变的甲状腺结节具有更低的患癌风险[29]。*RAS* 突变也见于甲状腺乳头状癌，通常是甲状腺乳头状癌的滤泡变异，一些散发

性甲状腺髓样癌中也存在 *RAS* 突变[14,30,31]。

在家族性和散发性甲状腺髓样癌中，常伴有基因突变。*RET* 是甲状腺 C 细胞上表达的酪氨酸激酶

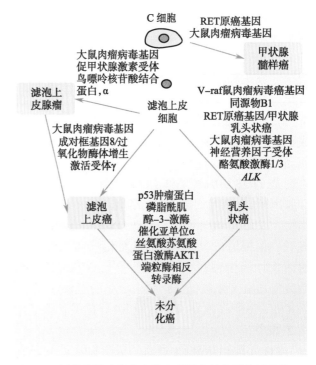

图 30.1　甲状腺肿瘤发生和肿瘤进展中的主要分子事件

表 30.1　甲状腺肿瘤突变的发生率

甲状腺乳头状癌	滤泡状腺瘤	滤泡癌	低分化癌	间变性癌	髓样癌
BRAF V600E（40%~45%）	*RAS*（20%~30%）	*RAS*（40%）	*RAS*（20%~30%）	*TP53*（70%~80%）	*RET*（60%~70%）
RET/PTC（10%）	*PAX8/PPARG*（5%~10%）	*PAX8/PPARG*（30%~35%）	*TP53*（20%~30%）	*RAS*（30%~40%）	*RAS*（5%~10%）
RAS（20%）	*PTEN*（40%）	*PIK3CA*（<10%）	*BRAF*（10%~15%）	*BRAF*（20%~30%）	
NTRK1/3（5%）	*TSHR*（50%~80%）[a]	*PTEN*（<10%）	*TERT*（30%~40%）	*PIK3CA*（10%~20%）	
ALK（1%~2%）	*GNAS*（3%~6%）[a]	*TERT*（15%~30%）	*CTNNB1*（<10%）	*PTEN*（10%~20%）	
TERT（10%~20%）				*AKT1*（10%~20%）	
				TERT（30%~40%）	
				CTNNB1（10%）	

[a] 功能亢进腺瘤的发病率。

受体。RET 通常通过酪氨酸激酶区的突变（最常见的是 M918T 突变）或细胞外区的半胱氨酸残基的突变来激活。M918T 突变与散发性甲状腺髓样癌或 MEN2B 综合征中出现的髓样癌有关[32-36]。在家族性甲状腺髓样癌和 MEN2A 综合征中发生半胱氨酸残基突变，使得突变的 RET 蛋白能够与另一个突变的 RET 蛋白不依赖配体而形成二聚体[37,38]。

　　低分化和间变性甲状腺癌通常被认为是由高分化癌症的去分化引起的（图 30.1）。在许多情况下，在这些肿瘤中能同时观察到分化的和未分化的成分，并且这些成分存 RAS 或 BRAF 突变。然而，低分化和间变性肿瘤通常也会有其他突变，最常见的是 TP53、PIK3CA 和 AKT1。TP53 是一种肿瘤抑制因子，在细胞周期调控和细胞凋亡中发挥重要作用。TP53 中最常见的突变是 DNA 结合域内的点突变。据报道，20%~30% 的低分化癌和 70%~80% 的间变性癌中存在 TP53 突变[39-43]。PIK3CA 的激活突变通常发生在低分化和未分化的甲状腺癌中，而 AKT1 突变在晚期、转移性和去分化甲状腺癌中更常见[44-46]。

　　PTEN 是 PI3K/AKT 通路的负调节因子，可能在滤泡性甲状腺癌和滤泡性腺瘤中发生突变[45,47-50]。除 PTEN 外，其他在良性病变中发生改变的基因包括 TSHR 和 GNAS。TSHR 是一种由 G 蛋白介导其功能的膜受体。在 50%~80% 的高功能性结节中可见其激活突变[51,52]。GNAS 是异源三聚体 G 蛋白复合物的 α 亚基，在 3%~6% 的高功能性结节中会发生突变[53-55]。TSHR 和 GNAS 突变主要发生在良性高功能性结节中，很少见于滤泡性癌。滤泡性癌也可能表现为热结节[50]。

　　最后，人们最近在甲状腺肿瘤中发现了其他新的突变。端粒酶（telomerase，TERT）启动子突变、c.1-124C>T（C228T）和 c.1-146C>T（C250T）已在包括甲状腺癌在内的不同肿瘤中被发现，并被认为可增加启动子活性[56,57]。这些 TERT 启动子突变存在于滤泡细胞来源的甲状腺癌中（但不存在于髓样癌中），并且在低分化和间变性癌中发生频率最高[58-61]。癌症基因组图谱研究确定了三种新的显著突变基因 EIF1AX、PPM1D 和 CHEK2[13]。现发现 EIF1AX 突变与其他已知的驱动突变相互排斥，而 PPM1D 和 CHEK2 突变与驱动突变共同发生[13]。这些基因在甲状腺肿瘤发生中的作用尚未被明确。

　　除基因突变外，染色体重排在甲状腺癌中也很重要。在乳头状甲状腺癌中，RET/PTC1（RET 与 CCDC6 融合）和 RET/PTC3（RET 与 NCOA4 融合）是最常见的重排形式，20 年前为 20% 到 30%，目前在大约 10% 的病例中可见[62,63]，比例有所降低[12]。PAX8/PPARG 重排是滤泡癌中的常见事件，在 30%~40% 的这些肿瘤中可被发现[64-66]。这种重排也可见于乳头状甲状腺癌的滤泡变异和滤泡性腺瘤[64-68]。在高达 5% 的乳头状甲状腺癌中可见 NTRK 基因（NTRK1 和 NTRK3）的重排。现已确认了几种与 NTRK1 融合的基因（TPM3，TPR 和 TFG）以及一种与 NTRK3 融合的基因[69-73]。其他融合形式，例如在大约 2% 的乳头状癌中发现存在 ALK 融合，并且在间变性，特别是低分化的甲状腺癌中发生频率更高[74]。

分子检测技术

　　检测点突变、小的插入/缺失和染色体重排等方法可用于甲状腺癌的分子诊断。与所有检测方法一样，在选择分子诊断检测时需要高灵敏度和特异性。然而，甲状腺细针穿刺活检（FNA）中可用于特定甲状腺样本检测的组织数量有限。因此，仅需要少量 DNA 或 RNA 作为标本的分子检测技术是最合适的。在甲状腺检测中还可利用福尔马林固定的石蜡包埋（formalin-fixed paraffin-embedded，FFPE）组织和新鲜/冷冻组织等其他样品类型。

　　人们可通过实时 PCR、测序（Sanger 和二代）或单碱基（引物）延伸检测等多种检测方法观察甲状腺癌中重要癌基因热点区域的复发突变，如 RAS 基因的 12/13 或 61 密码子，BRAF 基因的 600 或 601 密码子。

　　实时 PCR 主要通过荧光标记探针（TaqMan 或 FRET 探针）的杂交来定量检测 PCR 产物。TaqMan（Applied Biosystems 公司）检测通过 Taq 聚合酶和等位基因特异性 TaqMan 探针的 5′ 核酸酶活性来检测突变。在检测过程中，需要使用等位基因特异性探针（对野生型或突变型序列特异）对感兴趣的 DNA 区域进行扩增。这些可与 DNA 杂交的探针在 5′ 端标记有荧光报告基团、而在 3′ 端标记有荧光淬灭基团。当 Taq 聚合酶延伸 DNA 并到达探针时，杂交的等位基因特异性探针充当 Taq 聚合酶的 5′ 核酸酶活性的底物，并释放 5′ 荧光基团。从 3′ 荧光淬灭基团中分离的 5′ 荧光基团发射荧光并被检测。发射的荧光与扩增产物的量成比例。其他实时

PCR 分析如 LightCycler 实时 PCR（罗氏公司）采用的是 FRET 探针。在该测定中,需要两个探针:一个探针在 3′ 末端标记了供体荧光基团,另一个探针在 5′ 末端标记了受体荧光基团。当我们感兴趣的区域被扩增,并且当两个探针与靶标结合紧密时,可通过荧光共振能量转移发射荧光。之后产生的 PCR 后熔解曲线可以确定探针和靶序列之间是否存在任何错配。

单碱基（引物）延伸测定法是另一种常用于检测点突变的方法。在 PCR 对目标区域进行扩增后,此方法使用的探针 3′ 末端是待测核苷酸上游的单碱基。探针通过单个双脱氧核苷酸碱基延伸测定被掺入的碱基。在 SNaPshot（Life Technologies）检测中,掺入的碱基通过荧光标记,但在 MassARRAY 系统（Sequenom）中,掺入的碱基未被标记,其检测使用质谱法。这些检测非常灵敏并且可以进行多重检测,并在单个反应中检测多个热点。

最后,测序分析在检测热点突变和罕见突变方面都是有用的,例如,肿瘤抑制因子中的失活突变可以在基因的不同位置发生。目前 Sanger 法测序和二代测序（NGS）技术都被广泛使用。NGS 可以通过高通量、大规模平行测序,以经济有效的方式同时分析许多基因。常用的 NGS 技术包括 Ion Torrent（Life Technologies）和 Illumina 平台。这两种技术都基于合成测序的方法。Ion Torrent 平台是通过离子传感器检测氢离子的释放来检测掺入的核苷酸;Illumina 平台是用荧光标记的方法检测被掺入的核苷酸。因为 NGS 技术可以对大多数肿瘤基因同时测序,并且仅需要少量 DNA,故特别适用于甲状腺癌。

人们可以使用反转录 PCR（RT-PCR）、荧光原位杂交（FISH）或 RNA 测序的技术检测 RET/PTC1, RET/PTC3 和 PAX8/PPARG 等染色体重排。在 RT-PCR 中,RNA 通过反转录酶转录成 cDNA,然后使用对融合基因产物特异的引物扩增 cDNA。在实时 PCR 扩增过程中,使用内部探针会进一步提高特异性。RT-PCR 最适合使用新鲜或冷冻的甲状腺组织。在 FFPE 标本中,RNA 经常被降解,这会限制检测的灵敏度。FISH 检测可以用于新鲜、冷冻或 FFPE 组织。在 FISH 实验中,荧光标记的探针与 DNA 杂交并通过显微镜观察。人们可以针对每个融合基因设计探针,每个基因用不同颜色的探针标记,并且通过颜色的重叠检测基因融合。探针分离的设计策略也可用于检测可能的融合基因易

位。分离式探针设计用于已知的融合基因,例如,如果 RET 发生易位,将分离并产生分裂信号。最后,基于 NGS 的 RNA 分析越来越多地被用于检测基因融合。将 RNA 反转录为 cDNA,并连接适配器,获得短序列读码并用于检测融合基因,测量基因表达水平。靶向 RNA NGS 组可用于检测已知的融合并测量基因表达水平,并且对于核酸量较少的 FNA 样品也是理想的测定方法。或者,可以对总 RNA 进行 RNA 测序,其除了检测已知的融合外,还能发现新的融合体。然而,这种方法通常需要大量的 RNA。

临床应用

通过超声检查和 FNA 活检可以将大多数甲状腺结节分类为良性或恶性。然而,20%~30% 的结节在细胞学上是不确定的[75, 76]。这些不确定的结节属于意义不明的非典型病例或意义不明的滤泡病变（atypia of undetermined significance or follicular lesion of undetermined significance, AUS/FLUS）（Bethesda Ⅲ 类）、滤泡性肿瘤或疑似滤泡性肿瘤（follicular neoplasm or suspicious for a follicular neoplasm, FN/SFN）（Bethesda Ⅳ 类）和疑似恶性肿瘤（suspicious for malignancy, SUSP）（Bethesda Ⅴ 类),恶性肿瘤的风险范围从 5%~15% 到 50%~75%[75, 77]。针对不确定的甲状腺结节进行分子检测可以帮助我们诊断或排除癌症,并可以指导适当的临床管理（如主动监测与手术）。分子诊断还可以获得预测肿瘤侵袭性的预后信息以及治疗的潜在靶标。

甲状腺结节的分子检测已被证明可用作临床诊断工具。BRAF V600E 突变是一种在甲状腺恶性肿瘤中高特异性的突变,已证明可以提高 FNA 活检的敏感性[78-80]。人们通过使用多基因联合检测来提高灵敏度和特异性。在三项前瞻性研究中,由最常见突变基因 [BRAF, KRAS, HRAS, NRAS, PAX8/PPARG, RET/PTC1, RET/PTC3（和 TRK 重排）] 组成的多基因检测组套对甲状腺癌具有高度特异性[81, 83]。最近报道了一种甲状腺 NGS 多基因检测组套[84]。该组套包括针对 13 个基因的点突变和小缺失（BRAF, KRAS, HRAS, NRAS, RET, GNAS, TSHR, CTNNB1, TP53, AKT1, PTEN, PIK3CA 和 TERT）的突变分析,以及 42 种重排检测,涉及 RET, BRAF, PPARG, NTRK1, NTRK3, ALK 和 THADA 等基因。基于检测结果的癌症风险预测主

要根据突变的热点、等位基因频率以及考虑特定变异体的体细胞与生殖细胞的特性。在 FN/SFN 细胞学不确定的甲状腺结节中，该方法对癌症检测具有较高的灵敏度（90%）、特异性（93%）、阳性预测值（83%）和阴性预测值（96%）[84]。

除了帮助建立诊断之外，分子检测已被用于指导甲状腺结节患者的临床管理。对于诊断不明的甲状腺结节患者，医生可给予多次甲状腺结节细针穿刺活检（AUS/FLUS 结节）、并进行甲状腺腺叶切除术（FN/SFN 结节）或甲状腺次全切除术或腺叶切除术（SUSP 结节）。大多数在诊断性腺叶切除术中获取的结节是良性的，但也有 10%~40% 的病例是恶性的[85-87]。如果发现肿瘤的大小超过 1cm，患者通常会接受甲状腺全切除术。多基因检测已被证明具有较高的阴性预测价值，因此可用于排除恶性肿瘤[84]。对突变呈阴性的患者可以避免不必要的手术。多基因检测也被证明具有高特异性和阳性预测价值[81-84]。有专家推荐将基因突变或基因融合检测［在良性和恶性病变中可能发现突变的基因除外（如 RAS 或 TSHR）］的结果用于决定是否应该对患者实施前瞻性全甲状腺切除术的指征。这样的话，医生就不必先切除部分腺叶用于病理诊断，然后再实施全甲状腺切除了。通过检测甲状腺中 7 个基因的突变可以将可能的两步手术减少 2.5 倍[88]。在一系列儿童（倾向于不确定结节的频率较高）病例中也观察到了类似的结果[89]。

通过甲状腺结节的分子检测也可获得预后信息。预后信息可以用作初次手术术前估计是否需要进行更广泛的切除，包括中央室淋巴结清扫和术后的密切临床随访。BRAF V600E 突变与癌症复发或疾病的持续性有关（25%BRAF V600E 突变阳性的肿瘤 vs 13%BRAF 突变阴性的肿瘤），且死亡风险虽小但显著增加（5%BRAF V600E 突变阳性的肿瘤 vs 1%BRAF 突变阴性的肿瘤），但单独检测 BRAF V600E 缺乏足够的特异性来指导甲状腺癌患者接受更积极的治疗[90,91]。虽然甲状腺 FNA 活检中 BRAF V600E 突变的检测已被用作高度准确的肿瘤诊断标志物，但它与其他突变联合检测用以预测侵袭性肿瘤的行为时才具备高特异性[87]。

TP53 突变和 TERT 启动子突变是另外两种有价值的预后分子标志物。TERT 启动子突变和较小程度的 TP53 突变发生在一些高分化癌中，但在低分化和间变性甲状腺癌中出现的频率更高[39,40,58-61]。TP53 突变，通常出现在肿瘤发生的晚期，在肿瘤去分化中起到重要的作用，因此检测到 TP53 突变可能预示为侵袭性肿瘤。TERT 启动子突变可以作为高分化甲状腺癌中疾病复发、远处转移以及疾病相关死亡率的独立预测标志[61]。同时携带 TERT 和 BRAF V600E 突变的肿瘤可能是高分化乳头状癌中最具侵袭性的一种[58,60]。

侵袭性肿瘤的另一个特征是存在多个突变。绝大多数甲状腺癌都会发生单个突变，在放射性碘难治性、低分化和间变性甲状腺癌中发现早期驱动基因（如 BRAF 或 RAS）的突变以及 PIK3CA、AKT1 或 TP53 等基因的突变，被认为是一个晚期事件[44,45,92]。能够同时检测多个基因的 NGS 检测组套是这类分析的理想选择。

最后，分子诊断可能有助于指导治疗，特别是局部晚期和不能手术的肿瘤或那些对放射性碘治疗无效的远处转移的肿瘤。目前 FDA 批准的药物包括索拉非尼和乐伐替尼（多酪氨酸激酶抑制剂），用于治疗局部复发或转移性进展期分化型甲状腺癌，以及凡德他尼和卡博替尼，是具有抗 RET 活性的酪氨酸激酶抑制剂，用于治疗甲状腺髓样癌。人们正在研究许多主要针对 MAPK 和 PI3K/AKT 信号通路的疗法。特异性靶向治疗包括可以使用 BRAF 抑制剂威罗非尼和达拉非尼以及克唑替尼，或其他 ALK 抑制剂用于 STRN-ALK 或其他 ALK 融合阳性的晚期甲状腺癌患者的治疗[74,93,94]。此外，目前正在研究的其他疗法包括使用 PPARG 激动剂治疗 PAX8-PPARG 融合阳性的甲状腺癌和使用 NTRK 抑制剂治疗 NTRK1 或 NTRK3 融合的甲状腺癌。

检测的局限性

甲状腺标本分子检测的局限性包括样本的局限性以及技术的局限性。因为样本数量有限以及难以评估样本的充分性，使得甲状腺 FNA 活检的检测具有挑战性。甲状腺 FNA 活检可以从残余组织和前两次 FNA 的针头清洗中获得足够的组织并用于分子检测[82,83]。虽然这些组织通常可以代表细胞学检查中使用的组织，但确定甲状腺细胞百分比（与其他细胞相比例如淋巴细胞）可以确保足够的样本量以及减少假阴性的风险。这可以通过测量在甲状腺上皮细胞中的基因表达水平（例如 KRT7，KRT19，TPO，TG 或 TTF1）与管家基因（例如 GAPDH 或 PGK1）的表达水平并将结果进行比较来完成。

检测的其他限制源于所用检测方法的灵敏度。许多技术可用于检测点突变和染色体重排,例如Sanger测序、实时 PCR、RT-PCR 和 NGS。这些检测的分析灵敏度范围为 5%~20%。虽然基于 NGS的检测具有非常高的灵敏度,并且比单独测定每个基因更具成本效益,但 NGS 需要专业的设备和专业知识。NGS 生成的信息复杂,对分析和报告解读有专门的要求。但是,这些信息可以通过生物信息学工具(如 SeqReporter)[95]进行管理。使用生物信息学工具可以降低分析和报告的难度,并且可以实现与常规检测差不多的报告和周转时间。

甲状腺结节检测的另一个限制是它旨在解决体细胞突变,但鉴定种系突变可能具有重要意义。例如,RET 基因种系突变对甲状旁腺的术中管理、其他肿瘤的监测和管理以及对家庭成员的筛查和预防性甲状腺切除术都有影响[32]。根据临床特征或家族史,医生通常会建议患者去做遗传咨询和种系突变检测。然而,在某些情况下,存在特定突变是患有家族性癌症患者的特征。在 MEN2A 中,90% 的突变发生在 RET 基因 634 密码子上[35-37]。检测这种突变可以是种系突变检测的另一项指标。

(朱峰 译,苏东明 校)

参考文献

[1] Howlader N, Noone AM, Krapcho M, et al. SEER cancer statistics review, 1975–2010. Bethesda, MD: National Cancer Institute; 2013<http://seer.cancer.gov/csr/1975_2010/>, based on November 2012 SEER data submission, posted to the SEER web site, April 2013.

[2] Frich L, Glattre E, Akslen LA. Familial occurrence of nonmedullary thyroid cancer: a population-based study of 5673 first-degree relatives of thyroid cancer patients from Norway. Cancer Epidemiol Biomarkers Prev 2001;10:113–17.

[3] Hemminki K, Eng C, Chen B. Familial risks for nonmedullary thyroid cancer. J Clin Endocrinol Metab 2005;90:5747–53.

[4] Guth S, Theune U, Aberle J, Galach A, Bamberger CM. Very high prevalence of thyroid nodules detected by high frequency (13 MHz) ultrasound examination. Eur J Clin Invest 2009;39:699–706.

[5] Mazzaferri EL. Thyroid cancer in thyroid nodules: finding a needle in the haystack. Am J Med 1992;93:359–62.

[6] Mazzaferri EL. Management of a solitary thyroid nodule. N Engl J Med 1993;328:553–9.

[7] Brito JP, Yarur AJ, Prokop LJ, McIver B, Murad MH, Montori V. Prevalence of thyroid cancer in multinodular goiter versus single nodule: a systematic review and meta-analysis. Thyroid 2013;23:449–55.

[8] Motomura T, Nikiforov YE, Namba H, et al. Ret rearrangements in Japanese pediatric and adult papillary thyroid cancers. Thyroid 1998;8:485–9.

[9] Albores-Saavedra J, Henson DE, Glazer E, Schwartz AM. Changing patterns in the incidence and survival of thyroid cancer with follicular phenotype—papillary, follicular, and anaplastic: a morphological and epidemiological study. Endocr Pathol 2007;18:1–7.

[10] Burgess JR, Tucker P. Incidence trends for papillary thyroid carcinoma and their correlation with thyroid surgery and thy-roid fine-needle aspirate cytology. Thyroid 2006;16:47–53.

[11] Davies L, Welch HG. Increasing incidence of thyroid cancer in the United States, 1973–2002. JAMA 2006;295:2164–7.

[12] Jung CK, Little MP, Lubin JH, et al. The increase in thyroid cancer incidence during the last four decades is accompanied by a high frequency of BRAF mutations and a sharp increase in RAS mutations. J Clin Endocrinol Metab 2014;99:E276–85.

[13] Cancer Genome Atlas Research Network. Integrated genomic characterization of papillary thyroid carcinoma. Cell 2014;159:676–90.

[14] Adeniran AJ, Zhu Z, Gandhi M, et al. Correlation between genetic alterations and microscopic features, clinical manifestations, and prognostic characteristics of thyroid papillary carcinomas. Am J Surg Pathol 2006;30:216–22.

[15] Frattini M, Ferrario C, Bressan P, et al. Alternative mutations of BRAF, RET and NTRK1 are associated with similar but distinct gene expression patterns in papillary thyroid cancer. Oncogene 2004;23:7436–40.

[16] Kimura ET, Nikiforova MN, Zhu Z, Knauf JA, Nikiforov YE, Fagin JA. High prevalence of BRAF mutations in thyroid cancer: genetic evidence for constitutive activation of the RET/PTC-RAS-BRAF signaling pathway in papillary thyroid carcinoma. Cancer Res 2003;63:1454–7.

[17] Soares P, Trovisco V, Rocha AS, et al. BRAF mutations and RET/PTC rearrangements are alternative events in the etiopathogenesis of PTC. Oncogene 2003;22:4578–80.

[18] Cohen Y, Xing M, Mambo E, et al. BRAF mutation in papillary thyroid carcinoma. J Natl Cancer Inst 2003;95:625–7.

[19] Chiosea S, Nikiforova M, Zuo H, et al. A novel complex BRAF mutation detected in a solid variant of papillary thyroid carcinoma. Endocr Pathol 2009;20:122–6.

[20] Ciampi R, Nikiforov YE. Alterations of the BRAF gene in thyroid tumors. Endocr Pathol 2005;16:163–72.

[21] Hou P, Liu D, Xing M. Functional characterization of the T1799-1801del and A1799-1816ins BRAF mutations in papillary thyroid cancer. Cell Cycle 2007;6:377–9.

[22] Nikiforova MN, Kimura ET, Gandhi M, et al. BRAF mutations in thyroid tumors are restricted to papillary carcinomas and anaplastic or poorly differentiated carcinomas arising from papillary carcinomas. J Clin Endocrinol Metab 2003;88:5399–404.

[23] Xing M. BRAF mutation in thyroid cancer. Endocr Relat Cancer 2005;12:245–62.

[24] Trovisco V, Soares P, Preto A, et al. Type and prevalence of BRAF mutations are closely associated with papillary thyroid carcinoma histotype and patients' age but not with tumour aggressiveness. Virchows Arch 2005;446:589–95.

[25] Ciampi R, Knauf JA, Kerler R, et al. Oncogenic AKAP9-BRAF fusion is a novel mechanism of MAPK pathway activation in thyroid cancer. J Clin Invest 2005;115:94–101.

[26] Lemoine NR, Mayall ES, Wyllie FS, et al. High frequency of ras oncogene activation in all stages of human thyroid tumorigenesis. Oncogene 1989;4:159–64.

[27] Namba H, Rubin SA, Fagin JA. Point mutations of ras oncogenes are an early event in thyroid tumorigenesis. Mol Endocrinol 1990;4:1474–9.

[28] Suarez HG, du Villard JA, Severino M, et al. Presence of mutations in all three ras genes in human thyroid tumors. Oncogene 1990;5:565–70.

[29] Radkay LA, Chiosea SI, Seethala RR, et al. Thyroid nodules with KRAS mutations are different from nodules with NRAS and HRAS mutations with regard to cytopathologic and histopathologic outcome characteristics. Cancer Cytopathol 2014;122:873–82.

[30] Zhu Z, Gandhi M, Nikiforova MN, Fischer AH, Nikiforov YE. Molecular profile and clinical-pathologic features of the follicular variant of papillary thyroid carcinoma. An unusually high prevalence of ras mutations. Am J Clin Pathol 2003;120:71–7.

[31] Agrawal N, Jiao Y, Sausen M, et al. Exomic sequencing of medullary thyroid cancer reveals dominant and mutually exclusive oncogenic mutations in RET and RAS. J Clin Endocrinol Metab 2013;98:E364–9.

[32] Kloos RT, Eng C, Evans DB, et al. Medullary thyroid cancer: management guidelines of the American Thyroid Association.

Thyroid 2009;19:565—612.

[33] Eng C, Smith DP, Mulligan LM, et al. Point mutation within the tyrosine kinase domain of the RET proto-oncogene in multiple endocrine neoplasia type 2B and related sporadic tumours. Hum Mol Genet 1994;3:237—41.

[34] Hofstra RM, Landsvater RM, Ceccherini I, et al. A mutation in the RET proto-oncogene associated with multiple endocrine neoplasia type 2B and sporadic medullary thyroid carcinoma. Nature 1994;367:375—6.

[35] Elisei R, Romei C, Cosci B, et al. RET genetic screening in patients with medullary thyroid cancer and their relatives: experience with 807 individuals at one center. J Clin Endocrinol Metab 2007;92:4725—9.

[36] de Groot JW, Links TP, Plukker JT, Lips CJ, Hofstra RM. RET as a diagnostic and therapeutic target in sporadic and hereditary endocrine tumors. Endocr Rev 2006;27: 535—60.

[37] Hansford JR, Mulligan LM. Multiple endocrine neoplasia type 2 and RET: from neoplasia to neurogenesis. J Med Genet 2000;37: 817—27.

[38] Mulligan LM, Marsh DJ, Robinson BG, et al. Genotype–phenotype correlation in multiple endocrine neoplasia type 2: report of the International RET Mutation Consortium. J Intern Med 1995;238:343—6.

[39] Fagin JA, Matsuo K, Karmakar A, Chen DL, Tang SH, Koeffler HP. High prevalence of mutations of the p53 gene in poorly differentiated human thyroid carcinomas. J Clin Invest 1993;91: 179—84.

[40] Donghi R, Longoni A, Pilotti S, Michieli P, Della Porta G, Pierotti MA. Gene p53 mutations are restricted to poorly differentiated and undifferentiated carcinomas of the thyroid gland. J Clin Invest 1993;91:1753—60.

[41] Dobashi Y, Sugimura H, Sakamoto A, et al. Stepwise participation of p53 gene mutation during dedifferentiation of human thyroid carcinomas. Diagn Mol Pathol 1994;3:9—14.

[42] Ho YS, Tseng SC, Chin TY, Hsieh LL, Lin JD. p53 gene mutation in thyroid carcinoma. Cancer Lett 1996;103:57—63.

[43] Takeuchi Y, Daa T, Kashima K, Yokoyama S, Nakayama I, Noguchi S. Mutations of p53 in thyroid carcinoma with an insular component. Thyroid 1999;9:377—81.

[44] Garcia-Rostan G, Costa AM, Pereira-Castro I, et al. Mutation of the PIK3CA gene in anaplastic thyroid cancer. Cancer Res 2005;65:10199—207.

[45] Hou P, Liu D, Shan Y, et al. Genetic alterations and their relationship in the phosphatidylinositol 3-kinase/Akt pathway in thyroid cancer. Clin Cancer Res 2007;13:1161—70.

[46] Ricarte-Filho JC, Ryder M, Chitale DA, et al. Mutational profile of advanced primary and metastatic radioactive iodine-refractory thyroid cancers reveals distinct pathogenetic roles for BRAF, PIK3CA, and AKT1. Cancer Res 2009;69: 4885—93.

[47] Dahia PL, Marsh DJ, Zheng Z, et al. Somatic deletions and mutations in the Cowden disease gene, PTEN, in sporadic thyroid tumors. Cancer Res 1997;57:4710—13.

[48] Gustafson S, Zbuk KM, Scacheri C, Eng C. Cowden syndrome. Semin Oncol 2007;34:428—34.

[49] Wang Y, Hou P, Yu H, et al. High prevalence and mutual exclusivity of genetic alterations in the phosphatidylinositol-3-kinase/akt pathway in thyroid tumors. J Clin Endocrinol Metab 2007;92:2387—90.

[50] Nikiforova MN, Wald AI, Roy S, Durso MB, Nikiforov YE. Targeted next-generation sequencing panel (ThyroSeq) for detection of mutations in thyroid cancer. J Clin Endocrinol Metab 2013;98:E1852—60.

[51] Garcia-Jimenez C, Santisteban P. TSH signalling and cancer. Arq Bras Endocrinol Metabol 2007;51:654—71.

[52] Nishihara E, Amino N, Maekawa K, et al. Prevalence of TSH receptor and Gsalpha mutations in 45 autonomously functioning thyroid nodules in Japan. Endocr J 2009;56:791—8.

[53] Fuhrer D, Holzapfel HP, Wonerow P, Scherbaum WA, Paschke R. Somatic mutations in the thyrotropin receptor gene and not in the Gs alpha protein gene in 31 toxic thyroid nodules. J Clin Endocrinol Metab 1997;82:3885—91.

[54] Trulzsch B, Krohn K, Wonerow P, et al. Detection of thyroid-stimulating hormone receptor and Gsalpha mutations: in 75 toxic thyroid nodules by denaturing gradient gel electrophoresis. J Mol Med 2001;78:684—91.

[55] Parma J, Duprez L, Van Sande J, et al. Diversity and prevalence of somatic mutations in the thyrotropin receptor and Gs alpha genes as a cause of toxic thyroid adenomas. J Clin Endocrinol Metab 1997;82:2695—701.

[56] Horn S, Figl A, Rachakonda PS, et al. TERT promoter mutations in familial and sporadic melanoma. Science 2013;339: 959—61.

[57] Huang FW, Hodis E, Xu MJ, Kryukov GV, Chin L, Garraway LA. Highly recurrent TERT promoter mutations in human melanoma. Science 2013;339:957—9.

[58] Landa I, Ganly I, Chan TA, et al. Frequent somatic TERT promoter mutations in thyroid cancer: higher prevalence in advanced forms of the disease. J Clin Endocrinol Metab 2013;98:E1562—6.

[59] Liu T, Wang N, Cao J, et al. The age- and shorter telomere-dependent TERT promoter mutation in follicular thyroid cell-derived carcinomas. Oncogene 2014;33:4978—84.

[60] Liu X, Bishop J, Shan Y, et al. Highly prevalent TERT promoter mutations in aggressive thyroid cancers. Endocr Relat Cancer 2013;20:603—10.

[61] Melo M, Rocha AG, Vinagre J, et al. TERT promoter mutations are a major indicator of poor outcome in differentiated thyroid carcinomas. J Clin Endocrinol Metab 2014;99:E754—65.

[62] Nikiforov YE. RET/PTC rearrangement—a link between Hashimoto's thyroiditis and thyroid cancer...or not. J Clin Endocrinol Metab 2006;91:2040—2.

[63] Zhu Z, Ciampi R, Nikiforova MN, Gandhi M, Nikiforov YE. Prevalence of RET/PTC rearrangements in thyroid papillary carcinomas: effects of the detection methods and genetic heterogeneity. J Clin Endocrinol Metab 2006;91:3603—10.

[64] Dwight T, Thoppe SR, Foukakis T, et al. Involvement of the PAX8/peroxisome proliferator-activated receptor gamma rearrangement in follicular thyroid tumors. J Clin Endocrinol Metab 2003;88:4440—5.

[65] French CA, Alexander EK, Cibas ES, et al. Genetic and biological subgroups of low-stage follicular thyroid cancer. Am J Pathol 2003;162:1053—60.

[66] Nikiforova MN, Lynch RA, Biddinger PW, et al. RAS point mutations and PAX8-PPAR gamma rearrangement in thyroid tumors: evidence for distinct molecular pathways in thyroid follicular carcinoma. J Clin Endocrinol Metab 2003;88:2318—26.

[67] Marques AR, Espadinha C, Catarino AL, et al. Expression of PAX8-PPAR gamma 1 rearrangements in both follicular thyroid carcinomas and adenomas. J Clin Endocrinol Metab 2002;87: 3947—52.

[68] Nikiforova MN, Biddinger PW, Caudill CM, Kroll TG, Nikiforov YE. PAX8-PPARgamma rearrangement in thyroid tumors: RT-PCR and immunohistochemical analyses. Am J Surg Pathol 2002;26:1016—23.

[69] Greco A, Pierotti MA, Bongarzone I, Pagliardini S, Lanzi C, Della Porta G. TRK-T1 is a novel oncogene formed by the fusion of TPR and TRK genes in human papillary thyroid carcinomas. Oncogene 1992;7:237—42.

[70] Greco A, Mariani C, Miranda C, et al. The DNA rearrangement that generates the TRK-T3 oncogene involves a novel gene on chromosome 3 whose product has a potential coiled-coil domain. Mol Cell Biol 1995;15:6118—27.

[71] Martin-Zanca D, Hughes SH, Barbacid M. A human oncogene formed by the fusion of truncated tropomyosin and protein tyrosine kinase sequences. Nature 1986;319:743—8.

[72] Radice P, Sozzi G, Miozzo M, et al. The human tropomyosin gene involved in the generation of the TRK oncogene maps to chromosome 1q31. Oncogene 1991;6:2145—8.

[73] Leeman-Neill RJ, Kelly LM, Liu P, et al. ETV6-NTRK3 is a common chromosomal rearrangement in radiation-associated thyroid cancer. Cancer 2014;120:799—807.

[74] Kelly LM, Barila G, Liu P, et al. Identification of the transforming STRN-ALK fusion as a potential therapeutic target in the aggressive forms of thyroid cancer. Proc Natl Acad Sci USA 2014;111:4233—8.

[75] Baloch ZW, LiVolsi VA, Asa SL, et al. Diagnostic terminology and morphologic criteria for cytologic diagnosis of thyroid lesions: a synopsis of the National Cancer Institute Thyroid Fine-Needle Aspiration State of the Science Conference. Diagn Cytopathol 2008;36:425—37.

[76] Ohori NP, Schoedel KE. Variability in the atypia of undetermined significance/follicular lesion of undetermined significance diagnosis in the Bethesda system for reporting thyroid cytopathology: sources and recommendations. Acta Cytol 2011;55:492—8.

[77] Ali SZ, Cibas ES. The Bethesda system for reporting thyroid cytopathology. New York, NY: Springer; 2010.

[78] Kim SW, Lee JI, Kim JW, et al. BRAFV600E mutation analysis in fine-needle aspiration cytology specimens for evaluation of thyroid nodule: a large series in a BRAFV600E-prevalent population. J Clin Endocrinol Metab 2010;95:3693—700.

[79] Zatelli MC, Trasforini G, Leoni S, et al. BRAF V600E mutation analysis increases diagnostic accuracy for papillary thyroid carcinoma in fine-needle aspiration biopsies. Eur J Endocrinol 2009;161:467—73.

[80] Marchetti I, Lessi F, Mazzanti CM, et al. A morpho-molecular diagnosis of papillary thyroid carcinoma: BRAF V600E detection as an important tool in preoperative evaluation of fine-needle aspirates. Thyroid 2009;19:837—42.

[81] Cantara S, Capezzone M, Marchisotta S, et al. Impact of proto-oncogene mutation detection in cytological specimens from thyroid nodules improves the diagnostic accuracy of cytology. J Clin Endocrinol Metab 2010;95:1365—9.

[82] Nikiforov YE, Ohori NP, Hodak SP, et al. Impact of mutational testing on the diagnosis and management of patients with cytologically indeterminate thyroid nodules: a prospective analysis of 1056 FNA samples. J Clin Endocrinol Metab 2011;96:3390—7.

[83] Nikiforov YE, Steward DL, Robinson-Smith TM, et al. Molecular testing for mutations in improving the fine-needle aspiration diagnosis of thyroid nodules. J Clin Endocrinol Metab 2009;94:2092—8.

[84] Nikiforov YE, Carty SE, Chiosea SI, et al. Highly accurate diagnosis of cancer in thyroid nodules with follicular neoplasm/suspicious for a follicular neoplasm cytology by ThyroSeq v2 next-generation sequencing assay. Cancer 2014;120:3627—34.

[85] Alexander EK, Kennedy GC, Baloch ZW, et al. Preoperative diagnosis of benign thyroid nodules with indeterminate cytology. N Engl J Med 2012;367:705—15.

[86] Buryk MA, Monaco SE, Witchel SF, et al. Preoperative cytology with molecular analysis to help guide surgery for pediatric thyroid nodules. Int J Pediatr Otorhinolaryngol 2013;77:1697—700.

[87] Xing M, Clark D, Guan H, et al. BRAF mutation testing of thyroid fine-needle aspiration biopsy specimens for preoperative risk stratification in papillary thyroid cancer. J Clin Oncol 2009;27(18):2977—82.

[88] Yip L, Wharry L, Armstrong M, et al. A clinical algorithm for fine-needle aspiration molecular testing effectively guides the appropriate extent of initial thyroidectomy. Ann Surg 2014;260:163—8.

[89] Monaco SE, Pantanowitz L, Khalbuss WE, et al. Cytomorphological and molecular genetic findings in pediatric thyroid fine-needle aspiration. Cancer Cytopathol 2012;120:342—50.

[90] Tufano RP, Teixeira GV, Bishop J, Carson KA, Xing M. BRAF mutation in papillary thyroid cancer and its value in tailoring initial treatment: a systematic review and meta-analysis. Medicine 2012;91:274—86.

[91] Xing M, Alzahrani AS, Carson KA, et al. Association between BRAF V600E mutation and mortality in patients with papillary thyroid cancer. JAMA 2013;309:1493—501.

[92] Liu Z, Hou P, Ji M, et al. Highly prevalent genetic alterations in receptor tyrosine kinases and phosphatidylinositol 3-kinase/akt and mitogen-activated protein kinase pathways in anaplastic and follicular thyroid cancers. J Clin Endocrinol Metab 2008;93:3106—16.

[93] Perot G, Soubeyran I, Ribeiro A, et al. Identification of a recurrent STRN/ALK fusion in thyroid carcinomas. PLoS One 2014;9:e87170.

[94] Demeure MJ, Aziz M, Rosenberg R, Gurley SD, Bussey KJ, Carpten JD. Whole-genome sequencing of an aggressive BRAF wild-type papillary thyroid cancer identified EML4-ALK translocation as a therapeutic target. World J Surg 2014;38:1296—305.

[95] Roy S, Durso MB, Wald A, Nikiforov YE, Nikiforova MN. SeqReporter: automating next-generation sequencing result interpretation and reporting workflow in a clinical laboratory. J Mol Diagn 2014;16:11—22.

31

儿科恶性肿瘤的分子检测

K.R. Crooks[1] 和 K.W. Rao[2,3,†]

[1]Department of Pathology, University of Colorado, Anschutz Medical Campus, Aurora, CO, United States
[2]Departments of Pediatrics, Pathology and Laboratory Medicine, and Genetics, University of North Carolina School of Medicine, Chapel Hill, NC, United States
[3]Cytogenetics Laboratory, McLendon Clinical Laboratories, UNC Hospitals, Chapel Hill, NC, United States

前言

儿科恶性肿瘤尽管十分罕见,但仍然是婴儿期后儿童死亡的主要原因[1]。长期以来,人们认为儿科恶性肿瘤在发病率、治疗和结果上都与成人肿瘤大相径庭。儿童期特有的分裂和分化的细胞有可能出现恶性转化的生长和发育。本章我们将介绍主要发生于儿童的三种最常见的恶性肿瘤:视网膜母细胞瘤(retinoblastoma, RB)、Wilms瘤(Wilms tumor, WT, 肾母细胞瘤)和神经母细胞瘤(neuroblastoma, NB),并分别讨论他们的分子基因检测。

视网膜母细胞瘤

背景

RB是起源于视网膜不成熟细胞的眼内肿瘤,而视网膜是眼背部的一层薄膜。尽管RB是最常见的儿童眼内肿瘤,约占所有儿童恶性肿瘤的3%,但它仍然非常罕见,且在世界范围内发病率稳定,约占出生人数的1/15 000[2]。由于肿瘤起源于发育中的细胞,因此几乎所有病例都在5岁前发病[2,3]。RB是一种侵袭性肿瘤,可沿着视神经快速播散至脑内,所以早期发现和治疗(包括激光消融和摘除术)是非常重要的。一旦出现眼外肿瘤,生存率会显著下降。

RB可发生于单侧或双侧。单侧发生的病例大部分为散发性,但也有约10%为遗传性[4]。所有双侧RB均被认为是遗传性。大部分遗传病例的胚系突变都是新发的,其余病例则是从父母中遗传的常染色体显性[5]。遗传疾病的外显率尽管不相同但通常较高,在某些情况下一些病例接近95%,而那些具有胚系突变的患者在整个生存期发生其他恶性肿瘤的风险增高[5,6]。三侧性RB是指双侧RB与松果体母细胞瘤同时出现,是儿童期最常见的眼外肿瘤,同时这类病人成年后有可能罹患其他恶性肿瘤,尤其是肺癌、膀胱癌、骨肉瘤和软组织肉瘤[7,8]。由于散发性RB发生上述或其他恶性肿瘤的风险没有增加,因此鉴别遗传性与散发性病例对于医疗管理和咨询极为重要。

分子靶标

RB主要的基因位点是13号染色体上的视网膜母细胞瘤1基因(retinoblastoma1 gene, RB1)[9]。约98%RB由该位点的遗传变异导致[10]。该基因的蛋白产物,pRB,是一个与细胞周期调控相关的经典的肿瘤抑制因子。正如Kundson双打击假说所预测,RB起源于RB1的双等位基因功能缺失突变[5]。在散发病例中这两个突变为体细胞突变,而在遗传病例中则为一个胚系突变和一个体细胞突变。引起pRB缺失或失活的分子改变多种多样,包括细胞遗传学可见的缺失、更小的缺失和多类型的序列变异(例如无义、移码、错义、剪接和启动子变异)[11]。重要的是胚系突变的外显率与遗传变异的本质相关。完全外显率几乎见于提前终止突变或大缺失的病例中,而不完全外显率和表现度不一致见于具有特定错义、剪接或启动子突变的家族中[4,12]。约2%RB病例经全面 *RB1* 检测为阴性,在这些病例中约半数被证实在肿瘤发生中存在 *MYCN* 癌基因扩增;但在RB中 *MYCN* 扩增的临床意义尚未明确[10]。

分子检测技术

适合诊断 *RB* 基因检测的方法取决于是否存在胚系 *RB1* 突变。家族性和双侧病例将优先鉴定是否存在假定的胚系突变,典型的是外周血样本的检测。单侧散发病例可首先通过检测肿瘤组织来鉴定是否存在两个 *RB1* 突变。然后再检测外周血样本,以识别这两个突变是否存在一个胚系突变。只有眼球摘除术才能获得肿瘤组织。获取RB标本很少见,主要原因是一般临床检查就能确定诊断,并且也担心摘取术中会引起肿瘤播散。

基因检测通常是以反馈性方式进行,从检测点突变、小的缺失和插入等序列分析开始,这些基因变异约占 *RB1* 突变的75%。迄今,已报道了1 500个这样的突变,遍布178kb基因的全部27个外显子[4]。Sanger测序和二代测序的临床序列分析现在已经商业化。最常见突变的靶标分析也已经出现,但灵敏度较低,一般为25%。

如果序列分析结果阴性,最常利用多重连接探针扩增(multiplex ligation dependent probe amplification, MLPA)进行缺失/复制分析,以识别单外显子或多外显子缺失以及导致约15%致病突变的全基因缺失,其中约半数为包括RB1位点、细胞遗传学可识别的大片段重排,并且大部分与13q14缺失综合征相关(OMIM #613884),该综合征的特征是畸形、轻至中度智力障碍及生长迟缓。延伸到远端13q32区的更大的缺失与脑部、泌尿生殖道以及胃肠道等主要的畸形相关。某些情况下,对先天性畸形进行核型或染色体微阵列分析(chromosomal microarray analysis, CMA)可以在肿瘤出现之前发现基因缺失和RB易感性[13]。FISH可检测更小的亚微观的全基因缺失,但是该技术在很大程度上已经被高通量MLPA取代。FISH分析仍能有效检测罕见的由亚微观的平衡易位或插入导致的RB1中断(5%)。如果序列分析和缺失/复制检测均为阴性,甲基化分析可发现其余约10%的 *RB1* 启动子区超甲基化,该甲基化将导致基因沉默。总的来说,这些方法可发现超过95%的致病性 *RB1* 突变[14]。

临床应用

RB1 基因检测的首要目标是确定患者是否具有RB遗传易感性,以适当地对他们进行 *RB* 和其他恶性肿瘤的筛查。学者建议为RB风险幼儿(例如已知携带一个遗传性 *RB1* 突变的患者或突变未明的单侧RB幸存者)制定一个全面的监测方案[15],通常为每3~4周在全麻的情况下对其进行眼科检查直到3岁,或在8~12个月内检查显示没有肿瘤活性。一旦达到能够合作的年龄,幼儿需要接受无麻醉的扩大眼科检查,检查间隔随着新发肿瘤风险降低而缩短,通常是9岁前每6个月检查一次。

在单侧RB患者中确定肿瘤中2个 *RB1* 突变及其在外周血样本中的缺失,能将胚系突变风险从约15%降低为少于1%,并可避免患者进行全面RB筛查,尽管他们被推荐进行反复散瞳检查。由于大部分RB患者并没有胚系突变,因此 *RB1* 基因检测大大减少了他们的医疗保险费用,避免了密切的肿瘤监测[16]。

分子检测的局限性

虽然 *RB1* 基因检测在临床上对大部分病例有用,但在一些情况中并非有效。首先,据报道 *RB1* 基因检测灵敏度高达95%,但仍有漏诊,因此 *RB* 突变的阴性结果并不能排除遗传性RB。其次,在单侧RB患者的肿瘤中鉴定两个 *RB1* 基因突变的必要性尚不确定。目前的治疗旨在保留眼球,因此所有患者均不会进行眼球摘除术,且摘取的肿瘤标本有可能无法进行检测。同样地,对于散发、单侧RB患者,这种检测既不能在肿瘤中发现两个 *RB1* 突变,也不能提供胚系突变信息。尽管这些患者罹患先天遗传RB的风险很低,但仍需要全面筛查。最后,遗传性RB患者以及他们的亲属的复发风险在某种程度上取决于胚系突变的特征。尽管不断发现某些等位基因与外显率降低和/或可变表达率相关的证据,人们目前尚不能根据所识别的突变类型来修改临床治疗或风险评估方案;主要原因是缺乏足够的数据来支持。

Wilms 瘤

背景

在所有诊断的儿童肿瘤中,肾脏肿瘤约占7%,其中WT(Wilms tumor)或肾母细胞瘤是最常见的，占 15 岁以下儿童肾脏肿瘤患者的 95%[17]。WT 被认为来源于肾胚基，是异常存在的胚胎胚基细胞集合。这些细胞通常在妊娠 36 周以后消失，且表现为具有多种潜在结果的前驱病变。这些细胞大部分在儿童早期自然消退，有些则保持稳定，只有很少一部分会增殖并发生肿瘤。肾源性残余发生在约 1% 新生儿、40% 单侧 WT 患者、90% 双侧 WT 患者中[18, 19]。

　　在大部分病例中，WT 通常是发生在先前健康的孩子中的独立疾病。也有约 5% 病例发生在先天综合征的孩子中，而这些先天综合征与 WT 患病风险增加相关[20, 21]。虽然有报道称 WT 与各种孟德尔疾病和体细胞染色体异常有关，能被多项研究明确证明可增加 WT 风险的情况寥寥无几。已知 WT 罹患风险最高的综合征包括 Wills 瘤 - 无虹膜 - 泌尿生殖器 - 智力发育迟缓综合征（Wilms tumor-aniridia-genitourinary abnormalities-mental retardation，WAGR）、Denys-Drash 综合征（Denys-Drash syndrome，DDS）、Beckwith-Wiedemann 综合征（Beckwith-Wiedemann syndrome，BWS）、Perlman 综合征和 Fanconi 贫血（Fanconi anemia，FA）亚型 D2 和 N。另外 1%~2% 为家族性，发生在有一个或多个亲属罹患 WT 但没有 WT 相关综合征的儿童中[22]。

分子靶标

　　WT 分子检测的靶标多种多样，包括导致肿瘤易感性的胚系和马赛克突变，以及癌细胞获得性体细胞突变。

　　WT1。Wilms 肿瘤 1 基因，*WT1*，可编码一个作为增强子或抑制剂的转录因子，是肾脏正常发育必需的[23, 24]。约 20%WT 患者存在 *WT1* 突变或缺失[25]，其中大部分为非综合征散发性病例的体细胞突变，包括缺失、插入、错义和剪切位点突变。约 5% 病例具有 *WT1* 的胚系突变，包括先天性综合征病例和无其他特征的遗传性 WT 病例[20, 25]。

　　WT1- 易感性相关综合征包括 WAGR（OMIM #194072）和 DDS（OMIM #194080）。这两个综合征均以连续的泌尿生殖道畸形和 WT 易感性为特点。在这些病例中，基因型和表型密切相关。WAGR 在临床上较为严重，就像其名字一样，该综合征会引起 WT 易感性、无虹膜、泌尿生殖道畸形如生殖器模糊、睾丸未下降或是男性尿道下裂和女性内生殖道或尿道畸形，以及不同程度的智力障

碍。WAGR 由包含 *WT1* 和 *PAX6* 基因的 11p13 缺失引起。WAGR 病人的 WT 罹患风险一直很高，介于 45%~60%[26, 27]。相反，DDS 与 46，XY 个体的外生殖道雄性化不足相关，表现为从模糊到正常女性外观，而受累的 46，XX 个体仍然有正常女性生殖道。DDS 患者罹患 WT（90%）和早发型肾脏衰竭的风险非常高[28, 29]。DDS 最常与 *WT1* 基因的 8 或 9 号外显子的错义突变相关[28]。Frasier 综合征（OMIM #136680）是一种等位基因疾病，同样地，与男性外生殖道雄性化不足相关，但罹患 WT 和肾脏衰竭的风险较低。Frasier 综合征由 IVS9 的剪接突变导致[30]。除了综合征的病例，在 WT 患者中也发现了 *WT1* 胚系突变且不伴其他特征[31]。这些突变包括错义、移码、无义和剪接，它们分布于整个基因中[32]。

　　11p15 位点。所有的证据集中在一起显示 11p15 上的一个或多个基因影响了 WT 罹患风险。据报道 11p15 的体细胞突变存在小部分散发性 WT 中[33]，而 11p15 染色体结构异常则与综合征和非综合征的 WT 相关[31, 33]。

　　11p15 异常相关综合征，BWS，是以生长过度和多种恶性肿瘤发生率增高为特征，其中 WT 最常见，其患病风险约为 9%[34]。BWS 的基因异常非常复杂，如果全面介绍将超出本章范围。简单来说，11p15 上的 BWS 重要区域包括了两个印迹中心，IC1 和 IC2，它们在母系和父系的等位基因中具有不同的甲基化。这些印迹中心调控五个基因的双亲特异性表达，在 IC1 上，IGF2 为父系表达而 H19 为母系表达；在 IC2 上，KCNQ1OT1 为父系表达，而 CDKN1C 和 KCNQ1 均为母系表达。总的来说，IC1 的母系超甲基化，IC2 的母系低甲基化，CDKN1C 的母系等位基因突变，BWS 关键区的父系单亲二倍体和影响 BWS 关键区的细胞遗传学异常共同导致了约 80%BWS[34]。有趣的是，约 3%WT 儿童发现存在 11p15 构成缺陷，但并无过度生长[33]。

　　其他 WT 易感综合征。另外一些遗传病也显示与 WT 罹患风险增加相关。那些 WT 罹患风险最高的综合征包括 Perlman 综合征、婴儿期常致死的严重的常染色体隐性遗传过度生长综合征，以及两个 FA 遗传互补群：FANCD1 和 FANCN。WT 罹患风险较低的综合征包括罕见的过度生长状态、Simpson Golabi Behmel 综合征和 Bohring Opitz 综合征、癌症易感状态、Bloom 综合征和 Li-Fraumeni

综合征。这些综合征相关的基因和各自的 WT 罹患风险详见表 31.1。

表 31.1　与 WT 风险增加相关的先天性综合征

综合征	位点	估计 WT 风险	遗传[a]
DDS	WT1	90%[28]	AD
WAGR	11p13;WT1 和 PAX6	45%~60%[27]	AD
FA,N	PALB2	38%[35]	AR
FA,D1	BRCA2	30%[35]	AR
Perlman 综合征	DIS3L2	30%[35]	AR
BWS	11p15.5	9%[34]	N/A[b]
Simpson-Golabi-Behmel 综合征	GPC3	6%[35]	XLR
Bloom 综合征	BLM	3%[35]	AR
Frasier 综合征	WT1	<1%	AD

[a]AD,常染色体显性;AR,常染色体隐性;XLR,X 连锁隐性;

[b] 只有百分之几的 BWS 病例,如那些有 CDKN1C 突变或涉及 11p15.5 细胞遗传学异常的患者一样是可遗传的,他们通常以 AD 方式遗传。

获得性细胞遗传学异常。肿瘤特异性周期性细胞遗传学异常已被发现,其中一些具有预后意义,其中最常见的是 1q 的获得与染色体 1p 和 16q 的杂合性缺失,它们是预后不良的标志物[36,37]。

分子技术

WT 基因检测部分取决于患者是否具有尚未识别的 WT 易感综合征。任一出现明显孤立性 WT 的患者都应被评估是否具有这些综合征之一的轻微临床表现。有一些综合征如 WAGR,自然不可能发生在那些健康和正常发育的儿童中,但是其他一些综合征,尤其是女性 DDS 患者难以识别诊断。一项研究显示约 17% 表现为 WT 的患者在临床上被诊断为 WT 相关综合征[38]。如果临床高度怀疑,需要对其外周血样本进行基因检测。

对 WAGR 可疑患者利用 FISH 检测 11p15.5 上的相关缺失是最常见的诊断方法,但是也可以采用染色体微阵列。尽管其报道的缺失大小差别很大,且大部分太小以致不能被常规细胞遗传学分析检测。对于 DDS,WT1 相关区域的序列分析在临床上可通过 Sanger 测序、大规模平行测序和针对更常

见突变的基因型评估进行检测。对于散发性 WT 病例,通过 Sanger 测序和大规模平行测序可以对其进行 WT1 编码区的全序列分析。

BWS 遗传学评估最常以分层方式进行。由于大部分病例均由甲基化缺陷导致,因此常首先对 11p15.5 上的两个印迹中心的甲基化进行敏感的 MLPA 分析。这个检测将识别出约 50%IC2 低甲基化和约 5%IC1 超甲基化。父系单亲二倍体占额外约 20% 的病例,在 IC2 低甲基化和 IC1 超甲基化均可被检测的情况下,可怀疑该诊断并可通过高度信息化的短串联重复序列(short tandem repeat,STR)标记进行验证性检测。甲基化检测正常的患者,可进行 CDKN1C 编码区的序列分析。这些基因的致病突变在约 5% 散发性 BWS 中被识别,但在具有阳性家族史的病例中则高达 40%[39]。常规核型分析可在小部分患者中(1%~2%)发现包含 11p15.5 的相关细胞遗传学重排[40,41]。

Perlman 综合征由 DIS3L2 的双等位基因突变导致,临床上可利用序列分析和缺失/复制检测进行诊断[42]。

对于 FA、FANCD2 和 FANCN,最初通过染色体断裂分析进行诊断。在这个检测中,将培养的淋巴细胞暴露于 DNA 交联或烷化剂中,如双环氧丁烷或丝裂霉素 C,然后 DNA 异常(如染色体和染色单体的断裂、径向形成、碎片)的数量被量化并与正常对照比较。FA 患者的细胞具有 DNA 修复缺陷,因此异常 DNA 数量增多便可诊断为 FA。一旦确诊为 FA,就可进一步鉴定特殊亚群。通常通过大规模平行测序来完成,该检测可同时分析所有 FA 相关基因,在很大程度上取代了以往的互补群分析。

无论是活检标本还是切除的肿瘤标本,基因检测最常通过培养细胞的核型分析来鉴定数量上和结构上的染色体异常。CMA 是鉴定更小的不平衡结构异常和 LOH 的实用工具。

临床应用

WT 基因检测用于评估患者及其亲属的复发风险,判断其余肿瘤的监测是否适当并提示预后。

大部分 WT 病例为单侧(约 90%)和散发(约 98%),治疗后患者复发和发生其他恶性肿瘤的风险降低。鉴别这些患者和少数 WT 易感综合征可使前者避免不必要的全面肿瘤监测。基因检测可能是区分临床上具有不同健康风险的相似综合征的最好方法,如 DDS 和 Frasier 综合征。甚至在诊断相同

的患者中,致病突变的确切性质将会对临床产生深远的影响。例如,在 BWS 中,据报道 WT 整体风险通常约为 5%,但是至今未报道 WT 与 BWS、IC2 孤立低甲基化及 CDKN1C 突变相关。

不论患者是否有遗传易感综合征,肿瘤细胞核型分析都能鉴定是否存在重要的周期性细胞遗传学异常,这有助于准确预测预后。WT 的核型通常是复杂的,具有多个数量和结构异常。图 31.1 显示了一个 WT 样本的核型,其具有多个常见的复发异常,包括等臂染色体 1q 和 16p,染色体 1、7 和 8 的一个额外拷贝的获得。由于 1q 的扩增和 16q 的丢失与不良预后相关,因此这些患者可能需要进行积极治疗。此外,鉴定 1p 或 16q 上的肿瘤特异性 LOH 的 CMA 可用于预后分层。

检测局限性

WT 基因检测的主要局限是我们并没有完全理解 WT 患病风险的基础和肿瘤发生的遗传学机制。在一项研究中,据报道 52 个 WT 患者具有提示先天性综合征的相关畸形,但基因检测仅在 14 个患者(约 27%)中发现已知的综合征易感基因的致病突变[20]。另一个问题是当许多相关的症状都是以表现度不一致和外显率降低为特点时,很难计算它们的风险度。在特定基因内发现的大量独特变异使得解释更复杂,尤其是在非综合征性家族病例的 WT1 变异中。尽管这些是目前活跃的研究领域,但个人

易感综合征的低发病率使得很难获得足够有力的数据集进行前瞻性研究。

肿瘤特异性获得性遗传异常的解释也有相似的局限。虽然发现了少量预后不良因子,但仍有很多复发性变异的临床意义尚不明确。此外,在制片良好的情况下,核型分析一般限于大于约 5Mb 的不平衡,而就像大多数实体瘤,WT 中期染色体涂片常导致染色体过短,这将进一步增加检测局限。因此,很多异常可能都因太细微以致不能观察。

神经母细胞瘤

背景

神经母细胞瘤(neuroblastoma,NB)是起源于胚胎神经嵴细胞的实体肿瘤。它占全部儿童恶性肿瘤的 8%~10%,占儿童恶性肿瘤相关死亡的 15%。NB 是婴幼儿最常见的恶性肿瘤,大部分发生在出生至 4 岁间。虽然 NB 也可见于年长儿童和青壮年,但只有不到 5% 的 NB 发生在 10 岁以后。NB 的特点是临床表现和结果均具有异质性。肿瘤可发生于不同部位,包括肾上腺(最常见部位)、纵隔、结缔组织、皮下、软组织、腹膜后、中枢和自主神经系统以及其他部位。结局包括肿瘤自然消退到侵袭性转移和死亡[2,44]。

NB 诊断常依赖组织活检和组织病理学,或者是骨髓中发现 NB 细胞、特异性血清和尿液分析物

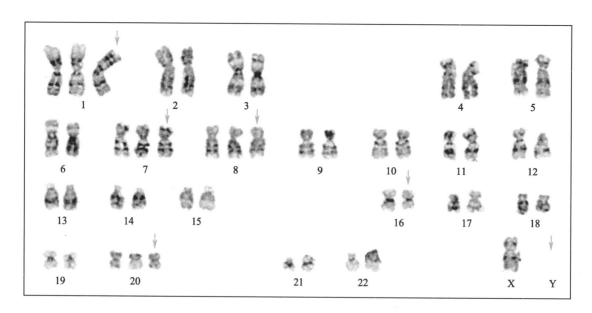

图 31.1　WT 男性儿童患者的肿瘤细胞的 49,X,-Y,11,i(1)(q10),17,18,i(16)(p10),120 核型。蓝色箭头显示细胞遗传学异常。涉及 1q 和 16p 的结构性异常以及 8 号染色体三体,是复发异常[43]。1q 获得和 16q 丢失是不良预后因子[36]。

水平升高[45]。NB 诊断分期主要考虑肿瘤是否具有局限性，包括至关重要的结构、是否越过中线以及是否出现淋巴结和远处转移[46]。诊断时的年龄一直以来都被认为是一个重要的预后因素，因为婴幼儿的预后要优于在 1~2 岁以上才诊断的儿童。对于年龄低于 18 个月的患者，目前的治疗试验正在检验降低毒性的治疗方案的疗效[47]。

治疗方案一般基于风险分类，这是由儿童肿瘤协会（Children's Oncology Group, COG）等协作群体进行的大型临床试验并结合多个试验的数据分析决定的。国际神经母细胞瘤风险协会（International Neuroblastoma Risk Group, INRG）项目风险分类结合了分期、年龄、组织学类型和肿瘤的遗传学特征，在治疗前将患者分成极低、低、中等和高风险类别[48]。在一个 COG 研究（ANBL00B1）中，诊断时年龄少于 6 个月且具有小的局限的肾上腺肿瘤的患者，其中 81% 不经任何治疗便发生了自然消退。中风险患者只需要进行化疗，而高风险患者则需手术、化疗、干细胞移植、免疫治疗和（或）其他生物制剂治疗[49-51]。

分子靶标与检测技术

NB 的基因检测分为两类：①检测易感基因的胚系突变；②检测肿瘤组织中可能具有预后意义或影响治疗方案的体细胞改变。

1%~2%NB 病例被认为是常染色体显性遗传的、未知外显率的家族性疾病。普遍被认为是 NB 易感基因的是 *Phox2b* 和 *ALK* 这两个基因。家族性 NB 患者常表现为多发性肿瘤并可能具有其他交感神经系统紊乱的家族史，例如先天性巨结肠症（hirschsprung disease, HSCR）、先天性中枢性低通气综合征（congenital central hypoventilation syndrome, CCHS）或 1 型神经纤维瘤病（neurofibromatosis type 1, NF1）。*Phox2b*（位于 4p12-13）的胚系突变可以发生在 NB、HSCR 或 CCHS 患者中。遗传性 NB 病例的谱系分析在一些病人中发现了癌基因 *ALK* 酪氨酸激酶结构域的胚系突变。*ALK* 参与神经系统的发育。一些临床实验室利用新一代测序或其他测序方法提供 *Phox2b* 和 *ALK* 的胚系突变检测。约 12% 高风险 NB 肿瘤具有 *ALK* 体细胞突变。Pugh 等 2013 年发表的论文中结合全外显子组和全基因组测序描述了高风险 NB 肿瘤的遗传学全景，他们鉴定了五个可能的 NB 易感胚系突变基因：*ALK*、*CHEK2*、*PINK1*、*TP53* 和 *BARD1*。相对之前的报道，这些胚系突变在 NB 的发病机制中发挥着

更大的作用。同时作者还在这些肿瘤中鉴定了五个相对高表达的体细胞突变基因：*ALK*、*PTPN11*、*ATRX*、*MYCN* 和 *NRAS*，并揭示了它们参与 NB 发展的生物学证据[52-54]。

NB 肿瘤的体细胞基因检测传统上解决了细胞遗传学标记的问题。自 20 世纪 90 年代中期以来对 *MYCNA* 状态的研究一直在进行，并发现了其与高风险疾病密切相关[55]。在对 INRG 群体的 8 800 个 NB 病例的研究中，16%NB 肿瘤存在 MYCNA，但是大部分转移肿瘤没有 MYCNA[48]。倍性状态也是一个评估结果的独立因子，很多缺乏 MYCNA 的侵袭性 NB 肿瘤都有二倍体（2N）或四倍体（4N）核型。超二倍体或几乎三倍体的 NB 肿瘤核型一般预后较好[56]。最近，在缺乏 MYCNA 的患者中发现了节段性染色体异常（segmental chromosomeabnormalities, SCA），它是不良预后的因子。SCA 是染色体区域的丢失、获得或重排。在缺乏 MYCNA 的肿瘤中，特异的 SCA 已被证实具有预后意义。缺乏 MYCNA 的肿瘤中，17q 的获得，1p 的缺失和 11q 的缺失是最常见的 SCA，任一异常的出现均预示着高复发风险和不良预后。少见但也呈周期性出现的 SCA 包括 3p 和 4p 的删除、1q 和 2p 的获得[57]。

在非研究情况下，核型和 FISH 分析最常用于鉴别肿瘤的二倍体、三倍体、MYCNA 和 SCA 基因型。MYCNA 常用 FISH 来检测，检测结合靶向 *MYCN* 基因的一种颜色的探针和靶向 2 号染色体的长臂或染色体着丝粒区的另一种颜色的探针（图 31.2）。MYCNA 阳性结果定义为在同一个细胞中比对照信号，MYCN 信号增加 4 倍以上；而 MYCN 信号和对照信号之间较低的差别则定义为 MYCN 获得。尽管其他研究显示 MYCN 获得与不良预后相关，但 INRG 研究没有与 MYCN 状态相关的足够数据证实这个结论[48]。临床实验室常使用 11q23 删除的核型或 11q23 区域内 FISH 探针的丢失来确定 11q 的 SCA。同样地，可通过靶向相关区域的 FISH 探针检测 1p 丢失或 17q 获得。根据 INRG 队列研究的结果，Schleiermacher 等[57]报道 SCA 具有评估临床预后的意义。同时，他们对 SCA 的定义中还包括了这些染色体区域中的杂合性丢失（loss of heterozygosity, LOH）；也提示 SNP 芯片等全基因组分析技术也许是更有效和全面的临床评估方法，并且该技术也在临床实验室中被用于 NB 肿瘤分类[49]。

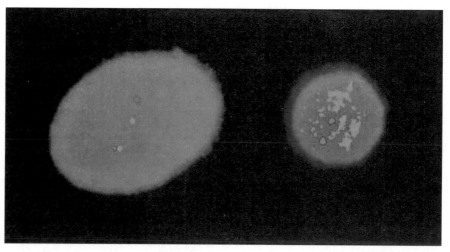

图31.2 MYCN扩增。NB肿瘤的两个中期细胞核用靶向2号染色体MYCN（绿色）和着丝粒区（橙色）的Abbott/Vysis LSI探针检测。左边的核是正常的，有MYCN（2 p24）和2号染色体特异性着丝粒α卫星序列的两个拷贝。右边的核有100个以上的MYVC拷贝和2个着丝粒信号拷贝。这种程度的MYCN扩增见于一些高风险NB肿瘤。

据报道*ALK*是NB最常见的突变基因,因此开展了小分子酪氨酸激酶抑制剂克唑替尼的临床试验。7%~10%的NB肿瘤存在*ALK*酪氨酸激酶域的激活突变,而其中三个氨基酸结构域的突变约占这些突变的86%。鉴于不同的突变对治疗的敏感性程度不同,临床试验正在使用不同剂量的克唑替尼进行实验。通过肿瘤组织测序检测这些突变主要在临床研究中开展。最初的试验集中在难治性或复发的患者[58,59]。

临床应用

临床胚系检测的应用局限于小部分携带NB易感胚系突变的NB肿瘤。总的来说,据估计约2%NB肿瘤属于这一范畴,其中大部分突变发生在*ALK*基因,此外估计2%的NB肿瘤中有6%发生在*PHOX2B*基因[60]。但至少一个测序研究提出了我们是否低估了遗传性NB的发病率的疑问,该研究发现了可能与NB肿瘤易感性相关的五个候选基因[52]。由于NB是儿童和婴幼儿最常见的肿瘤之一,因此我们一直在尝试开展婴幼儿的NB普查,但是结果不尽人意。尿液中儿茶酚胺水平增高是NB的一个重要标记。日本开展了一项针对6个月无症状婴幼儿的普查,导致该群体中婴幼儿的NB发病率显著提高;但这些肿瘤具有预后良好的生物学标志。另外两个德国和魁北克的研究也显示了相似的结果,总的来说,由于没有发现高风险肿瘤,因此人口普查并没有影响死亡率。由于遗传突变可能更有效,因此使用类似的筛查方法监测NB风险增加的患者[61-63]。

在2001年开展的COG ANBL00B1生物研究中,超过95%被招募的低风险NB患者具有3年无事件生存期（event free survival, EFS）。中风险患者3年EFS为80%~95%。治疗策略部分基于肿瘤生物学,包括一些遗传学特征。然而,只有40%~50%高风险患者具有3年EFS,尽管这是一个令人失望的统计数字,但与生物治疗方法发展前的病人的相似数据相比,已是一个显著的提高。在改善低风险和中风险患者的工作中,目前主要集中在不改变良好预后的基础上减轻治疗毒性[49]。接受最毒治疗剂量的患者,通常是接受高剂量化疗和（或）放疗的高风险患者,已被证实存在一些晚期效应,包括听力丧失、肾脏损害和其他器官系统功能障碍。一些NB幸存者还发生了第二种恶性肿瘤包括骨髓增生异常综合征、急性髓性白血病和一些实体肿瘤[64,65]。在临床效用方面,基于肿瘤生物学的治疗对低风险和中风险患者的效果较好,但是对高风险患者采用高强度治疗收效甚微,且与治疗相关的疾病的风险却增加了。

分子检测的局限

目前分子检测的主要局限似乎与肿瘤的异质性、已知驱动突变的缺乏和高风险NB肿瘤中少量的反复出现的体细胞突变相关。低风险和中度风险患者已取得很好的治疗效果,但是为40%~50%高风险患者寻找靶向治疗的目标尚无进展。

（吴正蓉　译,梁莉　校）

参考文献

[1] Ward E, DeSantis C, Robbins A, Kohler B, Jemal A. Childhood and adolescent cancer statistics, 2014. CA Cancer J Clin 2014; 64:83–103.

[2] Ries LAG, Smith MA, Gurney JG, Linet M, Tamra T, Young JL, Bunin GR, editors. Cancer incidence and survival among children and adolescents: United States SEER program 1975–1995. Bethesda, MD: National Cancer Institute, SEER Program. NIH Pub. No. 99–4649; 1999.

[3] Wong JR, Tucker MA, Kleinerman RA, Devesa SS. Retinoblastoma incidence patterns in the US Surveillance, Epidemiology, and End Results program. JAMA Ophthalmol 2014;132:478–83.

[4] Dommering CJ, Mol BM, Moll AC, et al. RB1 mutation spectrum in a comprehensive nationwide cohort of retinoblastoma patients. J Med Genet 2014;51:366–74.

[5] Knudson Jr. AG. Mutation and cancer: statistical study of retinoblastoma. Proc Natl Acad Sci USA 1971;68:820–3.

[6] Matsunaga E. Hereditary retinoblastoma: penetrance, expressivity and age of onset. Hum Genet 1976;33:1–15.

[7] Marees T, Moll AC, Imhof SM, de Boer MR, Ringens PJ, van Leeuwen FE. Risk of second malignancies in survivors of retinoblastoma: more than 40 years of follow-up. J Natl Cancer Inst 2008;100:1771–9.

[8] Blach LE, McCormick B, Abramson DH, Ellsworth RM. Trilateral retinoblastoma-incidence and outcome: a decade of experience. Int J Radiat Oncol Biol Phys 1994;29:729–33.

[9] Dunn JM, Phillips RA, Becker AJ, Gallie BL. Identification of germline and somatic mutations affecting the retinoblastoma gene. Science 1988;241:1797–800.

[10] Rushlow DE, Mol BM, Kennett JY, et al. Characterisation of retinoblastomas without RB1 mutations: genomic, gene expression, and clinical studies. Lancet Oncol 2013;14:327–34.

[11] Richter S, Vandezande K, Chen N, et al. Sensitive and efficient detection of RB1 gene mutations enhances care for families with retinoblastoma. Am J Hum Genet 2003;72:253–69.

[12] Otterson GA, Modi S, Nguyen K, Coxon AB, Kaye FJ. Temperature-sensitive RB mutations linked to incomplete penetrance of familial retinoblastoma in 12 families. Am J Hum Genet 1999;65:1040–6.

[13] Jones K, Minassian BA. Genetic testing in infantile spasms identifies a chromosome 13q deletion and retinoblastoma. Pediatr Neurol 2014;50:522–4.

[14] Price EA, Price K, Kolkiewicz K, et al. Spectrum of RB1 mutations identified in 403 retinoblastoma patients. J Med Genet 2014;51:208–14.

[15] Valenzuela A, Chan HS, Héon E, Gallie BL. A language for retinoblastoma: guidelines and standard operating procedures. In: Reynolds J, Olistsky S, editors. Pediatric retina. Springer; 2011. p. 205–34.

[16] Dhar SU, Chintagumpala M, Noll C, Chévez-Barrios P, Paysse EA, Plon SE. Outcomes of integrating genetics in management of patients with retinoblastoma. Arch Ophthalmol 2011;129:1428–34.

[17] Breslow N, Olshan A, Beckwith JB, Green DM. Epidemiology of Wilms tumor. Med Pediatr Oncol 1993;21:172–81.

[18] Beckwith JB, Kiviat NB, Bonadio JF. Nephrogenic rests, nephroblastomatosis, and the pathogenesis of Wilms' tumor. Pediatr Pathol 1990;10:1–36.

[19] Breslow NE, Beckwith JB, Perlman EJ, Reeve AE. Age distributions, birth weights, nephrogenic rests, and heterogeneity in the pathogenesis of Wilms tumor. Pediatr Blood Cancer 2006; 47:260–7.

[20] Dumoucel S, Gauthier-Villars M, Stoppa-Lyonnet D, et al. Malformations, genetic abnormalities, and Wilms tumor. Pediatr Blood Cancer 2014;61:140–4.

[21] Szychot E, Brodkiewicz A, Pritchard-Jones K. Review of current approaches to the management of Wilms' tumor. Int J Clin Rev 2012;10:07.

[22] Breslow N, Olson J, Moksness J, Beckwith JB, Grundy P. Familial Wilms' tumor: a descriptive study. Med Pediatr Oncol 1996;27:398–403.

[23] Ellisen LW. Regulation of gene expression by WT1 in development and tumorigenesis. Int J Hematol 2002;76:110–16.

[24] Kreidberg JA, Sariola H, Loring JM, et al. WT-1 is required for early kidney development. Cell 1993;74:679–91.

[25] Huff V. Wilms tumor genetics. Am J Med Genet 1998;79:260–7.

[26] Muto R, Yamamori S, Ohashi H, Osawa M. Prediction by FISH analysis of the occurrence of Wilms tumor in aniridia patients. Am J Med Genet 2002;108:285–9.

[27] Fischbach BV, Trout KL, Lewis J, Luis CA, Sika M. WAGR syndrome: a clinical review of 54 cases. Pediatrics 2005; 116:984–8.

[28] Pelletier J, Bruening W, Kashtan CE, et al. Germline mutations in the Wilms' tumor suppressor gene are associated with abnormal urogenital development in Denys-Drash syndrome. Cell 1991;67:437–47.

[29] Breslow NE, Collins AJ, Ritchey ML, Grigoriev YA, Peterson SM, Green DM. End stage renal disease in patients with Wilms tumor: results from the National Wilms Tumor Study Group and the United States Renal Data System. J Urol 2005;174:1972–5.

[30] Barbaux S, Niaudet P, Gubler M, et al. Donor splice-site mutations in WT1 are responsible for Frasier syndrome. Nat Genet 1997;17:467–70.

[31] Little SE, Hanks SP, King-Underwood L, et al. Frequency and heritability of WT1 mutations in nonsyndromic Wilms' tumor patients: a UK Children's Cancer Study Group Study. J Clin Oncol 2004;22:4140–6.

[32] Lehnhardt A, Karnatz C, Ahlenstiel-Grunow T, et al. Clinical and molecular characterization of patients with heterozygous mutations in Wilms tumor suppressor gene 1. Clin J Am Soc Nephrol 2015;10:825–31.

[33] Scott RH, Douglas J, Baskcomb L, et al. Constitutional 11p15 abnormalities, including heritable imprinting center mutations, cause nonsyndromic Wilms tumor. Nat Genet 2008;40:1329–34.

[34] Tan TY, Amor DJ. Tumour surveillance in Beckwith-Wiedemann syndrome and hemihyperplasia: a critical review of the evidence and suggested guidelines for local practice. J Paediatr Child Health 2006;42:486–90.

[35] Scott RH, Rahman N. Genetic predisposition to Wilms tumour. In: Pritchard-Jones K, Dome J, editors. Renal tumors of childhood: biology and therapy. Springer; 2014. p. 19–38.

[36] Gratias EJ, Jennings LJ, Anderson JR, Dome JS, Grundy P, Perlman EJ. Gain of 1q is associated with inferior event-free and overall survival in patients with favorable histology Wilms tumor: a report from the Children's Oncology Group. Cancer 2013;119:3887–94.

[37] Grundy PE, Telzerow PE, Breslow N, Moksness J, Huff V, Paterson MC. Loss of heterozygosity for chromosomes 16q and 1p in Wilms' tumors predicts an adverse outcome. Cancer Res 1994;54:2331–3.

[38] Merks JH, Caron HN, Hennekam R. High incidence of malformation syndromes in a series of 1,073 children with cancer. Am J Med Genet A 2005;134:132–43.

[39] Lam WW, Hatada I, Ohishi S, et al. Analysis of germline CDKN1C (p57KIP2) mutations in familial and sporadic Beckwith-Wiedemann syndrome (BWS) provides a novel genotype-phenotype correlation. J Med Genet 1999;36:518–23.

[40] Cooper WN, Luharia A, Evans GA, et al. Molecular subtypes and phenotypic expression of Beckwith–Wiedemann syndrome. Eur J Hum Genet 2005;13:1025–32.

[41] Hoovers JM, Kalikin LM, Johnson LA, et al. Multiple genetic loci defined with 11p15 by Beckwith-Wiedemann syndrome rearrangement breakpoints and subchromosomal transferable fragments. Proc Natl Acad Sci USA 1995;92:12456–60.

[42] Astuti D, Morris MR, Cooper WN, et al. Germline mutations in DIS3L2 cause the Perlman syndrome of overgrowth and Wilms tumor susceptibility. Nat Genet 2012;44:277–84.

[43] Sheng WW, Soukup S, Bove K, Gotwals B, Lampkin B. Chromosome analysis of 31 Wilms' tumors. Cancer Res 1990;50:2786–93.

[44] London WB, Castleberry RP, Matthay KK, et al. Evidence for an age cutoff greater than 365 days for neuroblastoma risk group stratification in the Children's Oncology Group. J Clin Oncol 2005;23:6459–65.

[45] Irwin MS, Park JR. Neuroblastoma: paradigm for precision medicine. Pediatr Clin N Am 2015;62:225−56.

[46] Brodeur GM, Pritchard J, Berthold F, et al. Revisions of the international criteria for neuroblastoma diagnosis, staging, and response to treatment. J Clin Oncol 1993;11:1466−77.

[47] Park JR, Eggert A, Caron H. Neuroblastoma: biology, prognosis, and treatment. Hematol Oncol Clin North Am 2010;24: 65−86.

[48] Ambros PF, Ambros IM, Brodeur GM, et al. International consensus for neuroblastoma molecular diagnostics: report from the International Neuroblastoma Risk Group (INRG) Biology Committee. Br J Cancer 2009;100:1471−82.

[49] Park JR, Bagatell R, London WB, et al. Children's Oncology Group's 2013 blueprint for research: neuroblastoma. Pediatr Blood Cancer 2013;60:985−93.

[50] Alvarado CS, London WB, Look AT, et al. Natural history and biology of stage A neuroblastoma: a Pediatric Oncology Group study. J Pediatr Hematol Oncol 2000;22:197−205.

[51] Simon T, Spitz R, Faldum A, et al. New definition of low-risk neuroblastoma using stage, age, and 1p and MYCN status. J Pediatr Hematol Oncol 2004;26:791−6.

[52] Pugh TJ, Morozova O, Attiyeh EF, et al. The genetic landscape of high-risk neuroblastoma. Nat Genet 2013;45:279−84.

[53] Mosse YP, Laudenslager M, Khazi D, et al. Germline PHOX2B mutation in hereditary neuroblastoma. Am J Hum Genet 2004;75:727−30.

[54] Mosse YP, Laudenslager M, Longo L, et al. Identification of ALK as a major familial neuroblastoma predisposition gene. Nature 2008;455:930−5.

[55] Brodeur GM, Seeger RC, Schwab M, et al. Amplification of N-myc in untreated human neuroblastomas correlates with advanced disease stage. Science 1984;224:1121−4.

[56] Look AT, Hayes FA, Shuster JJ, et al. Clinical relevance of tumor cell ploidy and N-myc gene amplification in childhood neuroblastoma: a Pediatric Oncology Group study. J Clin Oncol 1991;9:581−91.

[57] Schleiermacher G, Mosseri V, London WB, et al. Segmental chromosomal alterations have prognostic impact in neuroblastoma: a report from the INRG project. Br J Cancer 2012;107:1418−22.

[58] Carpenter EL, Mosse YP. Targeting ALK in neuroblastoma—preclinical and clinical advancements. Nat Rev Clin Oncol 2012;9:391−9.

[59] Bresler SC, Wood AC, Haglund EA, et al. Differential inhibitor sensitivity of anaplastic lymphoma kinase variants found in neuroblastoma. Sci Transl Med 2011;3:108ra114.

[60] Barone G, Anderson J, Pearson AD, et al. New strategies in neuroblastoma: therapeutic targeting of MYCN and ALK. Clin Cancer Res 2013;19:5814−21.

[61] Yamamoto K, Ohta S, Ito E, et al. Marginal decrease in mortality and marked increase in incidence as a result of neuroblastoma screening at 6 months of age: cohort study in seven prefectures in Japan. J Clin Oncol 2002;20:1209−14.

[62] Schilling FH, Spix C, Berthold F, et al. Neuroblastoma screening at one year of age. N Engl J Med 2002;346:1047−53.

[63] Woods WG, Gao RN, Shuster JJ, et al. Screening of infants and mortality due to neuroblastoma. N Engl J Med 2002;346:1041−6.

[64] Federico SM, Allewelt HB, Spunt SL, et al. Subsequent malignant neoplasms in pediatric patients initially diagnosed with neuroblastoma. J Pediatr Hematol Oncol 2015;37:e6−e12.

[65] Cohen LE, Gordon JH, Popovsky EY, et al. Late effects in children treated with intensive multimodal therapy for high-risk neuroblastoma: high incidence of endocrine and growth problems. Bone Marrow Transplant 2014;49:502−8.

血液病理学的分子检测

32

慢性粒细胞白血病的分子检测

N.A. Brown 和 B.L. Betz

Department of Pathology, University of Michigan, Ann Arbor, MI, United States

前言

慢性粒细胞白血病(chronic myelogenous leukemia, CML)是一种骨髓增殖性肿瘤,已成为分子诊断、靶向治疗和疾病监测的范例。该疾病的特征是具有 *BCR-ABL1* 融合基因,该融合基因由染色体9和22易位导致[1]。这种融合引起 ABL1 酪氨酸激酶的组成型激活,从而导致不依赖生长因子的骨髓增生[2]。

每10万人中,有1~2个人罹患 CML,该病平均发病年龄约为50岁[3,4]。CML 的自然进程可分为三个阶段:慢性期持续4~5年,以粒细胞及其前体细胞显著增生为特征,尤其是中幼粒细胞和分叶核中性粒细胞。嗜碱性粒细胞、嗜酸性粒细胞和血小板增多也很常见,但是原始细胞计数通常小于2%。加速期的特征如下:①治疗无效的白细胞增加、脾大及血小板增多;②治疗无效的血小板减少症;③克隆性细胞遗传学演变;④外周血嗜碱性粒细胞≥20%;⑤血液或骨髓的原始粒细胞占10%~19%。急变期是发展最快的阶段,表现为髓样或淋巴样表型的急性白血病(原始细胞>20%)。

伊马替尼(STI571)和其他具有抗 *BCR-ABL1* 活性的酪氨酸激酶抑制剂(tyrosine kinase inhibitors, TKI)的发展已经彻底改变了 CML 患者的治疗[5,6]。干扰素与 STI571(IRIS)比较试验的国际随机研究结果在2003年发表后,伊马替尼迅速取代干扰素-α成为治疗标准[7]。自2003年以来,其他 TKI,如达沙替尼和尼洛替尼也获得 FDA 批准用于治疗 CML。分子检测与这些治疗同时发展,已成为 CML 诊断、监测及特效治疗筛选的标准。

慢性粒细胞白血病的分子生物学

在诊断时,约95%的 CML 病例出现特征性 t(9;22)(q34;q11.2)相互易位形成费城染色体[der(22q)],并使 *BCR* 基因的5′端和 *ABL1* 基因的3′端融合[8](图32.1)。其余的病例具有细胞遗传学上隐匿的 *BCR-ABL1* 融合或除9和22之外其他染色体上的变异如 *BCR-ABL1* 易位。尽管 *BCR-ABL1* 存在于所有 CML 病例中,但是该融合并不是 CML 特异的,也可见于许多原发性 B 淋巴母细胞白血病/淋巴瘤(de novo B lymphoblastic leukemia/lymphoma, B-ALL)病例中[9]。

产生 *BCR-ABL1* 融合转录本的特异染色体断裂点可以发生变化[10,11](图32.2)。*ABL1* 的断裂点几乎总是位于第二外显子的5′端(上游),导致 *ABL1* 外显子2(先前称为 a2)与其中一个可能的 *BCR* 外显子并置在一起。5′端至外显子3(a3)的不同 *ABL1* 断裂点已被描述,但这些断裂点数量很少。*BCR* 断裂点最常见于跨越外显子12~16(先前称为 b1~b5)的主要断裂点区域(major breakpoint region, M-bcr)。在 M-bcr 中,绝大多数易位发生在外显子13(e13以前被称为 b2)或外显子14(e14以前被称为 b3)。这些 *BCR* b2 或 b3 断裂点与 *ABL1* a2 并置在一起产生了 e13a2(b2a2)或 e14a2(b3a2)融合转录本和210kDa 的 *BCR-ABL1* 蛋白(p210)。这种 p210 蛋白存在绝大多数 CML 病例中(约98%),同时也存在于约50%成人和20%t(9;22)-阳性的儿科 B-ALL 病例中[9,10]。更短的融合蛋白(p190)由小断裂点区域(minor breakpoint region, m-bcr)的断裂和导致 e1a2 的

BCR 外显子 1（e1）与 *ABL1* 外显子 2（a2）并置所致。这种融合在 CML 中罕见（约 1%），但发生在约 50% 成人和 80%t（9；22）- 阳性的儿科 B-ALL 患者中[9]。被称为微断裂点（micro breakpoint region，µ-bcr）的 *BCR* 基因 3′ 末端很少包含在融合内。该区域中的断裂导致 *BCR* 外显子 19（exon19，e19）与 *ABL1* 外显子 2（a2）融合并得到一种更大的蛋白质产物（p230）。此事件通常与成熟粒细胞占主导的 CML 变异型相关[13]。其他极罕见的变异型已被证实，但在临床实践中很少发生[14]。

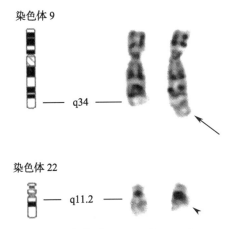

图 32.1 中期细胞遗传学。CML 以 9q34 和 22q11.2 相互易位而产生的两个衍生染色体为特征。衍生染色体 22［der（22q）］被称为费城染色体（用三角表示），包含 *BCR* 基因 5′ 端和 *ABL1* 基因 3′ 端的融合。图中同时展示了衍生染色体 9（箭头表示）。*Source：Image courtesy of Diane Roulston.*

分子方法

传统的实验室方法如形态学、血液学检测和常规细胞遗传学仍然是诊断和监测 CML 的重要工具。然而，几种分子技术已经提高了检测和监测 CML 的灵敏性和精确度，并为靶向治疗决策提供了更多信息。

荧光原位杂交

荧光原位杂交（FISH）检测采用荧光标记探针来检测 *BCR* 和 *ABL1* 基因位点。我们通常使用双色双融合方法，该方法可以检测包括细胞遗传学上的隐蔽易位在内的所有 *BCR-ABL1* 融合体，具有极好的敏感性和特异性（图 32.3）。双融合设计还显著降低了由于探针信号的随机共定位而导致的假阳性风险[15]。使用这种方法的检测极限是在正常细胞背景下 200 个正常细胞中检出 1%~2% 的 CML 细胞，当计数 500 个细胞时可提高约 0.5%。尽管具

有高于常规核型分析的敏感性，但由于缺乏标准化反应条件，FISH 被认为是监测 CML 治疗反应的辅助方法。此外，我们需要使用敏感性更高的方法来有效地监测微小残留病灶，以发现进行激酶抑制剂治疗的患者的早期复发迹象。因此，相比疾病监测，FISH 在 CML 的初始诊断中更有用。

反转录聚合酶链反应

在反转录聚合酶链反应（reverse transcription polymerase chain reaction，RT-PCR）中，将从细胞中提取的 RNA 反转录成 cDNA，然后进行 PCR 扩增。内含子序列在 RNA 转录本中被剪接，这种方法能够检测基因融合，尽管特定的内含子具有特异的断裂点。RT-PCR 通常用来检测 M-bcr 和 m-bcr 重排，这些重排占 *BCR-ABL1* 重排的大部分，RT-PCR 还可以根据需要进行定性或定量分析。

定性分析能在快速周转时间内灵敏地检测 *BCR-ABL1*，因而非常适用于初诊。为确保提取 RNA 的完整性并评估是否存在 RT-PCR 抑制剂，该检测应始终包含对另一种 mRNA 的对照 RT-PCR，如 GAPDH 或 ABL1。定性 RT-PCR 可以用简单、嵌套或多重的方法进行。尽管多重技术可能降低个体反应的敏感性，但这种效应不太可能与诊断相关。定性检测还可以用来鉴定罕见的变异断裂点，例如位于 *BCR* µ-bcr 或 *ABL1* 外显子 3（a3）的断裂点，这些断裂点不适合利用定量 PCR 进行监测。

使用实时 RT-PCR 进行定量 RT-PCR 已经成为 CML 治疗后监测的首选[16]。这种方法敏感、可重复且可快速量化 *BCR-ABL1* 融合转录本。*BCR-ABL1* 可在跨越多个数量级的大范围值上进行定量，据报道实时 RT-PCR 的检测下限为每 100 000 个细胞背景检出 1 个 CML 细胞[17]。常用的化学方法包括 Taqman 和 FRET 探针方法，对每个 PCR 循环后累积的扩增产物进行检测[18,19]。定量基于这样一个事实，即反应产物达到特定荧光阈值（C_t）时 PCR 循环数与模板拷贝数的对数成反比。精确定量需要已知浓度的标准品产生的标准曲线（图 32.4A）。基于该曲线，可以确定患者样品中未知的拷贝数。*BCR-ABL* 转录本数量对比一种内部参照转录本（通常是 *ABL1*）进行标准化，并以 *BCR-ABL1/ABL1* 比率在报告中显示出来。除了校准标准外，每次运行都需要定量对照（通常包括高和低阳性对照），并且应当密切监测以确保该方法具有足够的检测效能和可靠的定量结果。

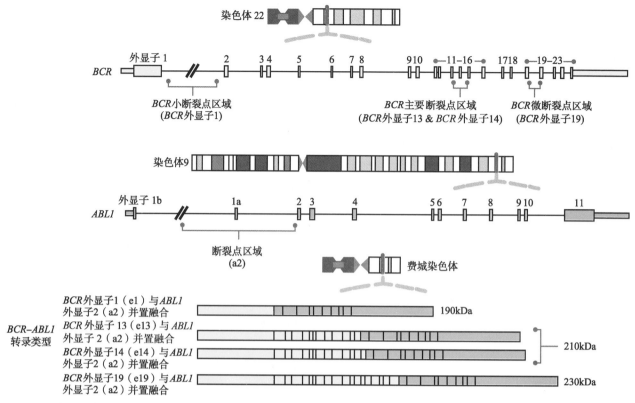

图 32.2   t（9；22）（q34；q11）易位和相关 BCR-ABL1 融合产物。染色体 9 和 22 的易位引起 BCR 和 ABL1 基因并置在一起，从而导致细胞遗传学上可识别的费城染色体出现。ABL1 外显子 2 上游的大断裂点区域与几个 BCR 断裂点区域之一联接。在 CML 中，M-bcr（主要）断裂点区域是最常见的（约 98% 病例），并且导致 BCR 外显子 13 或 14 与 ABL1 外显子 2 并置在一起，产生 e13a2 或 e14a2 转录本和 210kDa BCR-ABL1 融合蛋白（p210）。该转录也存在于 B-ALL/LBL 中。BCR 小断裂点区域（m-bcr）与 ABL1 外显子 2 的融合产生了 e1a2 转录本和 190kDa 蛋白（p190）。该转录与 B-ALL/LBL 相关,很少见于 CML 中。微断裂点区域（μ-bcr）罕见，BCR 外显子 19 与 ABL1 外显子 2 并置在一起从而产生 e19a2 转录本和 230kDa（p230）蛋白。Source：Reprinted with kind permission of[12] Behdad A，Betz BL，Lim MS，Bailey NG. Molecular testing in hematologic malignancies.In：Yousef GM，Jothy，editors. Molecular testing in cancer. New York，NY：Springer Science1Business Media；2014. pp.135-68.

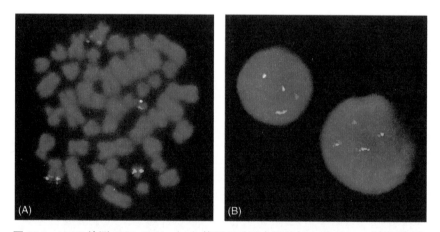

图 32.3   FISH 检测 BCR-ABL1。（A）使用双重融合探针的中期 FISH。绿色荧光探针跨越染色体 22q11.2 上 BCR 基因断裂点区域,红色探针跨越染色体 9q34 上 ABL1 断裂点区域。t（9；22）（q34；q11.2）相互易位导致在两个衍生染色体上出现共定位的绿色/红色融合信号：der（22q）上的 BCR-ABL1 融合信号和 der（9q）上的 ABL1-BCR 融合信号；（B）使用相同双融合探针的间期 FISH。两个融合信号表明两个细胞都具有易位。Source：Images courtesy of Diane Roulston.

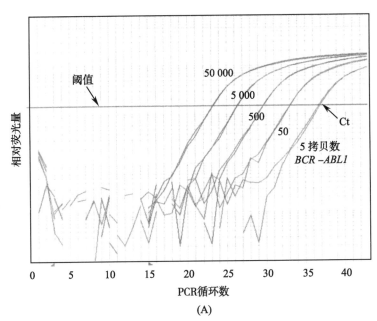

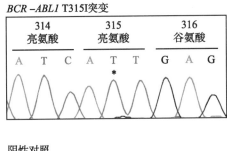

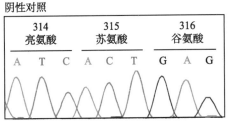

(A)   (B)

图 32.4 BCR-ABL1 的 PCR 检测。（A）定量 BCR-ABL1 检测。实时 RT-PCR 是检测和定量 BCR-ABL1 转录的敏感方法，可检测 BCR-ABL1 水平为 4~6 对数范围内的 BCR-ABL1 转录本。利用 PCR 产物特异的荧光探针可以在每个 PCR 循环中检测扩增产物。累积荧光 log（10）值与 PCR 循环数对比作图，其中累积荧光 log（10）值为 X 值，PCR 循环数为 y 轴。对于给定的样品，当荧光呈指数式增长并超过阈值时，PCR 循环数被记录。这个点称为定量或循环阈值（C_t），其与样品中 PCR 靶标的量成反比（即 C_t 值越低，靶标的量约高）。在标准曲线中使用已知量的校准标准品来计算测试样品中的目标量。图示为用于 BCR-ABL1 定量的校准标准品的实时 RT-PCR 图。图中可见每个 PCR 循环中扩增产物的量增加了 2 倍。预计产生低于 1 个循环数的 C_t 值的样品拥有两倍高的靶标浓度。靶标浓度相差 10 倍（如图所示）的样本预计相隔了 3.3 个循环（$2^{3.3}=10$）。图中显示具有 500 和 50 个 BCR-ABL1 拷贝的校准样品产生的 C_t 值分别为 29.7 和 33.0；（B）ABL1 激酶突变试验。BCR-ABL1 的 ABL1 激酶结构域内的各种替换突变可导致对 TKI 治疗不同程度的抵抗。当对具有 BCR-ABL1 转录本的区域进行多种突变检测时，Sanger 测序是首选的方法。测序跟踪显示核苷酸 C-T 转换导致氨基酸 315（T315I）处苏氨酸（Thr）转变成异亮氨酸（Ile）。野生型测序跟踪用于参照。*Source：Reprinted with kind permission of Behdad A，Betz BL，Lim MS，Bailey NG. Molecular testing in hematologic malignancies. In：Yousef GM，Jothy，editors. Molecular testing in cancer. New York，NY：SpringerScience1Business Media；2014. pp.135-68.*

ABL1 突变分析

　　ABL1 激酶结构域中的替代突变是导致对激酶抑制剂治疗快速耐受的常见机制。应对 *ABL1* 激酶结构域进行测序（图 32.4B），以确定大量不同的突变，这些突变导致对不同激酶抑制剂治疗产生不同耐药性[16]。在测序前通常使用巢式 PCR 对来自易位 *ABL1* 的激酶区进行扩增，从而减少了对天然野生型 *ABL1* 等位基因不必要的测序。使用 BCR 上游引物和 ABL1 下游引物进行第一个 PCR 反应，产生了含有 *ABL1* 激酶结构域的 *BCR-ABL1* 产物。一个或多个附加的 PCR 反应已被用于进一步扩增易位 *ABL1* 的激酶结构域以获得足够的拷贝数，随后使用标准 Sanger 测序对该扩增产物进行测序，从而确定是否存在特异性耐药突变。

测试的指示及结果

初步诊断

　　怀疑 CML 通常基于临床特征和病理发现。然而，在很多情况下，如类白血病反应或其他骨髓增殖性肿瘤等其临床特征和病理发现类似 CML。因此，CML 的确诊需要证实 *BCR-ABL1* 融合[1]。此外，许多非 CML 骨髓增殖性肿瘤的诊断需要排除 *BCR-ABL1*。常规细胞遗传学可用于检测约 95% 病例中的 t（9；22）或变异易位。细胞遗传学评估还能检测其他染色体异常，并提供今后用于确定患者是否经历细胞遗传学进化和疾病进展的基线。然而，约 5%*BCR-ABL1* 融合体在细胞遗传学中是隐匿的，需要应用分子生物学方法检测。与中期细胞遗传学检测相比，FISH 和 RT-PCR 对检测 BCR-ABL1 融合体具有更好的敏感性和更短的检测周转时间。虽然 FISH 基本上可检测所有 BCR-ABL1 融合体，但是 RT-PCR 仅能识别引物靶向的特定融合，且不能检测具有罕见断裂点的 BCR-ABL1。RT-PCR 可以缩短周转时间并具有更低的检测限制，尽管在诊断时通常不需要很高的灵敏度。定量 RT-PCR 检测应在诊断时和开始治疗前进行，以确保可量化 BCR-ABL1 转录物的存在，并获得 BCR-ABL1/ABL1 比率的基线[19]。能进行断裂点分析的定性 RT-PCR 可用于识别罕见的 BCR-ABL1 断裂点，该断裂点不宜用定量 RT-PCR 进行监测。

疾病监测

诊断后，CML 患者开始 TKI 治疗，如甲磺酸伊马替尼或更新的药物。这种治疗达到的缓解程度可以根据监测疾病反应的参数敏感性进行分级。缓解最早期的表现在于血细胞计数、脾脏大小正常化，这些意味着血液学完全缓解。细胞遗传学反应分级基于剩余 t(9;22) 阳性细胞的百分比，主要完全反应定义为 0t(9;22) 阳性细胞，主要部分反应为 1%~34%，轻微反应为 35%~94%，无反应为 95% 或更高[15]。然而，TKI 治疗的应用使该模式相关性减少。虽然 FISH 比中期细胞遗传学检测更敏感，但由于其分析灵敏度有限，因此很少用于疾病监测。

定量 RT-PCR 已经成为 CML 治疗后监测的首选方法[13]。一旦确诊 CML，应开始 TKI 治疗，且每 3 个月应用定量 RT-PCR 监测 BCR-ABL1 转录物[20]。一直以来，RT-PCR 检测平台、对照基因和结果报告的广泛变化使得实验室间定量 RT-PCR 检测结果的比较变得困难。然而，随着最新的指南和国际范围(International Scale, IS)的广泛应用，不同实验室间 RT-PCR 检测的一致性、质量和可比性显著提高[21]。IS 最初来源于 IRIS 试验中的 30 个初次诊断而未经治疗的慢性期 CML 患者[22]。这组患者的中位 BCR-ABL1 基线水平被认为代表 100%IS 值。IRIS 研究首次在 BCR-ABL1 值减少 3 个对数的患者中获得了更有利的结果，该 BCR-ABL1 值的减少被定义为主要分子反应(major molecular response, MMR)。因此，BCR-ABL1 转录物减少 3 个对数和实现 MMR 等同于 0.1% 的 IS 值。完全分子反应定义为对数值减少 4.5。最近的数据还指出在 TKI 治疗开始 3 个月和 6 个月后实现 BCR-ABL1 水平

1 个对数减少(10%IS)具有良好预后意义，这被称为这些时间点的反应里程碑[23]。为了将这些结果转化为 IS 值，实验室必须建立其个性定量 BCR-ABL1 的换算因子，这可以通过检测商业的参考材料或与 IS- 校准的参考实验室交换样品来实现。

治疗耐药性

如果 TKI 治疗 3 个月后没有获得相应的初始反应，或在治疗后 BCR-ABL1 转录物增加 1 个对数，或存在血液学或细胞遗传学复发等疾病进展的其他证据，则可怀疑存在 TKI 抗性[24]。虽然 TKI 耐药是多因素的，但约一半至四分之三的患者被指出其 ABL1 激酶结构域内的点突变与耐药性相关[25]。跨越整个激酶结构域的大量突变都已有描述。ABL1 激酶结构域测序提供了一种公正方法来检测所有突变，甚至检测复发前的突变[26](图 32.4)。个别突变显示对 TKI 耐药性和预后的一系列影响，其中一些突变赋予对某些 TKI 的抗性，但保留对其他 TKI 的易感性。其他突变导致中等 TKI 抗性，该问题可以通过更高剂量来克服。此外，每个具有不同突变的克隆组可存在一个以上的抗性克隆。最常见和危害较大的突变之一是异亮氨酸取代 315 位苏氨酸 (T315I)，其导致患者对包括伊马替尼、达沙替尼和尼洛替尼在内的多种 TKI 耐受[20]。最近已研制出新的 TKI，有望成为靶向 T315I 突变的治疗方法[27]。识别 ABL1 突变有助于选择适当的、患者特异性的 TKI，该突变具有对抗特异性抗药突变的活性。对所有可用 TKI 具有抗性的患者可考虑进行造血干细胞移植或临床试验。

结论

CML 是一种骨髓增生性肿瘤，已成为靶向分子治疗、分子诊断和疾病监测的范例。该疾病的特征是 BCR-ABL1 融合，该融合可通过多种技术检测。虽然常规形态学、血液学和细胞遗传学仍然是重要的诊断工具，但 FISH 和 RT-PCR 检测 BCR-ABL1 融合的灵敏度已有所提高。TKI 治疗已经彻底改变了 CML 的治疗方式，定量 RT-PCR 已成为治疗后监测患者的治疗标准。最后，使用测序鉴定 ABL1 激酶结构域突变有助于为一线治疗难以治愈的患者选择适当的、患者特异性的 TKI。

（杨磊 译，梁莉 校）

参考文献

[1] Swerdlow SH, International Agency for Research on Cancer, World Health Organization. WHO classification of tumours of haematopoietic and lymphoid tissues. 4th ed. Lyon, France: International Agency for Research on Cancer; 2008.

[2] Ren R. Mechanisms of BCR-ABL in the pathogenesis of chronic myelogenous leukaemia. Nat Rev Cancer 2005;5:172−83.

[3] Jemal A, Tiwari RC, Murray T, Ghafoor A, Samuels A, Ward E, et al. Cancer statistics, 2004. CA Cancer J Clin 2004;54:8−29.

[4] Redaelli A, Bell C, Casagrande J, Stephens J, Botteman M, Laskin B, et al. Clinical and epidemiologic burden of chronic myelogenous leukemia. Expert Rev Anticancer Ther 2004; 4:85−96.

[5] Druker BJ, Tamura S, Buchdunger E, Ohno S, Segal GM, Fanning S, et al. Effects of a selective inhibitor of the Abl tyrosine kinase on the growth of Bcr-Abl positive cells. Nat Med 1996; 2:561−6.

[6] Deininger M, Buchdunger E, Druker BJ. The development of imatinib as a therapeutic agent for chronic myeloid leukemia. Blood 2005;105:2640−53.

[7] O'Brien SG, Guilhot F, Larson RA, Gathmann I, Baccarani M, Cervantes F, et al. Imatinib compared with interferon and low-dose cytarabine for newly diagnosed chronic-phase chronic myeloid leukemia. N Engl J Med 2003;348:994−1004.

[8] Rowley JD. Letter: a new consistent chromosomal abnormality in chronic myelogenous leukaemia identified by quinacrine fluorescence and Giemsa staining. Nature 1973;243: 290−3.

[9] Faderl S, Kantarjian HM, Talpaz M, Estrov Z. Clinical significance of cytogenetic abnormalities in adult acute lymphoblastic leukemia. Blood 1998;91:3995−4019.

[10] Deininger MWN, Goldman JM, Melo JV. The molecular biology of chronic myeloid leukemia. Blood 2000;96:3343−56.

[11] Kurzrock R, Gutterman JU, Talpaz M. The molecular genetics of Philadelphia chromosome−positive leukemias. N Engl J Med 1988;319:990−8.

[12] Behdad A, Betz BL, Lim MS, Bailey NG. Molecular testing in hematologic malignancies. In: Yousef GM, Jothy S, editors. Molecular testing in cancer. New York, NY: Springer Science + Business Media; 2014. p. 135−68.

[13] Pane F, Frigeri F, Sindona M, Luciano L, Ferrara F, Cimino R, et al. Neutrophilic-chronic myeloid leukemia: a distinct disease with a specific molecular marker (BCR/ABL with C3/A2 junction). Blood 1996;88:2410−14.

[14] Barnes DJ, Melo JV. Cytogenetic and molecular genetic aspects of chronic myeloid leukaemia. Acta Haematol 2002;108:180−202.

[15] Kaeda J, Chase A, Goldman JM. Cytogenetic and molecular monitoring of residual disease in chronic myeloid leukaemia. Acta Haematol 2002;107:64−75.

[16] Hughes T, Deininger M, Hochhaus A, Branford S, Radich J, Kaeda J, et al. Monitoring CML patients responding to treatment with tyrosine kinase inhibitors: review and recommendations for harmonizing current methodology for detecting BCR-ABL transcripts and kinase domain mutations and for expressing results. Blood 2006;108:28−37.

[17] Luu MH, Press RD. BCR-ABL PCR testing in chronic myelogenous leukemia: molecular diagnosis for targeted cancer therapy and monitoring. Expert Rev Mol Diagn 2013;13:749−62.

[18] Eder M, Battmer K, Kafert S, Stucki A, Ganser A, Hertenstein B. Monitoring of BCR-ABL expression using real-time RT-PCR in CML after bone marrow or peripheral blood stem cell transplantation. Leukemia 1999;13:1383−9.

[19] Emig M, Saussele S, Wittor H, Weisser A, Reiter A, Willer A, et al. Accurate and rapid analysis of residual disease in patients with CML using specific fluorescent hybridization probes for real time quantitative RT-PCR. Leukemia 1999;13:1825−32.

[20] Baccarani M, Pileri S, Steegmann J-L, Muller M, Soverini S, Dreyling M, et al. Chronic myeloid leukemia: ESMO Clinical Practice Guidelines for diagnosis, treatment and follow-up. Ann Oncol 2012;23:vii72−7.

[21] Zhen C, Wang YL. Molecular monitoring of chronic myeloid leukemia: international standardization of BCR-ABL1 quantitation. J Mol Diagn 2013;15:556−64.

[22] Hughes TP, Kaeda J, Branford S, Rudzki Z, Hochhaus A, Hensley ML, et al. Frequency of major molecular responses to imatinib or interferon alfa plus cytarabine in newly diagnosed chronic myeloid leukemia. N Engl J Med 2003;349:1423−32.

[23] Marin D, Ibrahim AR, Lucas C, Gerrard G, Wang L, Szydlo RM, et al. Assessment of BCR-ABL1 transcript levels at 3 months is the only requirement for predicting outcome for patients with chronic myeloid leukemia treated with tyrosine kinase inhibitors. J Clin Oncol 2012 Jan 20;30(3):232−8.

[24] Saglio G, Fava C. Practical monitoring of chronic myelogenous leukemia: when to change treatment. J Natl Compr Canc Netw 2012;10:121−9.

[25] Milojkovic D, Apperley J. Mechanisms of resistance to imatinib and second-generation tyrosine inhibitors in chronic myeloid leukemia. Clin Cancer Res 2009;15:7519−27.

[26] Soverini S, Hochhaus A, Nicolini FE, Gruber F, Lange T, Saglio G, et al. BCR-ABL kinase domain mutation analysis in chronic myeloid leukemia patients treated with tyrosine kinase inhibitors: recommendations from an expert panel on behalf of European Leukemia Net. Blood 2011;118:1208−15.

[27] Cortes JE, Kantarjian H, Shah NP, Bixby D, Mauro MJ, Flinn I, et al. Ponatinib in refractory Philadelphia chromosome−positive leukemias. N Engl J Med 2012;367:2075−88.

33

急性髓系白血病的分子检测

A. Behdad[1] 和 B.L. Betz[2]

[1]Division of Hematopathology, Northwestern University, Feinberg School of Medicine, Northwestern Memorial Hospital, Chicago, IL, United States

[2]Department of Pathology, University of Michigan, Ann Arbor, MI, United States

前言

急性髓系白血病（acute myeloid leukemia, AML）是成人中最常见的白血病类型。美国癌症协会预测 2014 年成人中将有 18 860 例新发 AML 病例，其中 104 60 例死于该病[1]。AML 是一种临床异质性疾病，在不同的患者中其预后和治疗反应不同。早期主要基于白血病细胞的形态学和免疫化学特征对 AML 进行分类。在整合遗传信息前，应用最广泛的分类是法国-美国-英国（French-American-British, FAB）分类，该分类主要以白血病细胞发展来的细胞类型及其成熟度为依据。因此，除少数病例外，FAB 的大部分分组并没有表现出明显的预后差异[2]。

随着我们对肿瘤遗传基础的深化认识，CML 的诊断和治疗已经发生了彻底的改变。与其他任何肿瘤相比，AML 的诊断分类更多地基于遗传学检测的结果。基于遗传的分类有助于将不同 AML 亚型的预后分为好、中和差，这是决定靶向治疗模式和强度的依据。一个典型的例子是急性早幼粒细胞白血病（acute promyelocytic leukemia, APL），其主要的治疗药物是全反式维 A 酸（all-trans retinoic acid, ATRA），该药能特异且有效地靶向潜在的致病畸变和 PML-RARA 融合基因产物。

AML 是由造血祖细胞的体细胞基因改变导致的，该基因影响了细胞增殖、自我更新和分化的正常机制[3]。AML 很少在遗传突变的背景中发生。与 AML 相关的遗传基因包括：CEBPA、SRP72、DDX41、RUNX1 和 GATA2。白血病的发生被认为是多步骤的，这是因为在小鼠模型中单基因突变不足以诱导 AML[4,5]。通过对遗传性胚系突变家族进行研究，Gilliland 和 Griffin 提出了 AML 发病机制的双击模型，该模型将 AML 相关的基因变异分为两类[6]。在 1 类突变中，与造血祖细胞增殖和存活相关的信号通路被激活。相反，2 类突变影响了与造血分化相关的转录因子。其中，1 类突变基因包括受体酪氨酸激酶（FLT3、KIT）及其下游信号基因（NRAS、KRAS）；2 类突变包括基因融合体，如 t（8；21）RUNX1/RUNX1T1、inv（16）CBFB/MYH11、NPM1、CEBPA 和 RUNX1 基因[7]。在白血病的发生中，1 类突变通常处在后期，2 类突变处在早期，且由于 2 类突变在疾病进展中是稳定的，因此被认为是疾病的起始突变。此外，2 类突变通常不共存，且每一个突变都具有特异的临床病理特征，这表明每一个突变代表一个不同的种类[8]。这些发现为世界卫生组织的 AML 分类提供了理论依据（表 33.1）。

表 33.1 基于重现性细胞遗传学和分子异常的 AML 分类[9]

异常	受影响的基因
t（8；21）（q22；q22）	RUNX1-RUNX1T1
inv（16）（p13.1q22）ort（16；16）（p13.1；q22）	CBFB-MYH11
t（15；17）（q22；q12）	PML-RARA
t（9；11）（p22；q23）	MLLT3-KMT2A（MLL）

续表

异常	受影响的基因
t(6;9)(p23;q34)	*DEK-NUP214*
inv(3)(q21q26.2)or t(3;3)(q21;q26.2)	*GATA2, MECOM(EVI1)*
t(1;22)(p13;q13)	*RBM15-MKL1*
AML 伴有 *NPM1* 突变	*NPM1*
AML 伴有 *CEBPA* 双等位基因突变	*CEBPA*

AML 的诊断

诊断 AML 的第一步是进行肿瘤的形态学评价以确定白血病的存在。大部分病例的诊断需要具有至少 20% 的骨髓原始细胞和单核细胞祖细胞。例外的是伴随 t(8;21)、inv(16)/t(16;16) 和 t(15;17) 等细胞学遗传改变的 AML,只要存在以上细胞遗传学异常便可以明确诊断。白血病细胞的某些形态学特征(例如 Auer 小体)可作为髓系诊断的依据。然而,白血病细胞的免疫表型分析通常需要区分 AML 和淋巴细胞白血病。这通常可以通过流式细胞仪来实现,也可使用其他辅助技术,如细胞化学、免疫组织化学等。诊断 AML 后,进一步的分类需要细胞遗传学和(或)分子诊断信息。从技术的角度来看,诊断标本中存在至少 20% 的肿瘤细胞是有利的,因为其有助于使用常规的细胞遗传学和分子诊断方法,这些方法的分析敏感性相对较低(例如核型分析、FISH 和双脱氧测序法)。

适宜诊断的标本包括血液和骨髓穿刺液。当怀疑 AML 的诊断,特别是如果进行骨髓活检,则将各种专用标本发送到血液学、流式细胞术、细胞遗传学和分子诊断实验室。检测的顺序在不同的实验室中可以不同。所有的病例应进行常规流式细胞仪、免疫表型和细胞遗传学分析。在目前的临床诊断中,基因突变的分子诊断检测通常只在缺乏重现性细胞遗传学异常的 AML 病例上进行,对核心结合因子 AML 病例(core-binding factor AML, CBF-AML)的 *KIT* 突变检测则例外。尽管细胞遗传学和许多分子检测(例如 *FLT3、NPM1、CEBPA、KIT* 的突变检测)的意义主要与缓解后治疗决策相关,但是只有在疾病负荷升高至足以诊断相关遗传学畸变的时候才会对诊断标本进行相关的检测。

AML 的细胞遗传学异常

细胞遗传核型分析仍然是 AML 最强大的预后因子,并为疾病分类和治疗方法提供了框架(表 33.2)。WHO 分类认定了几个基于细胞遗传异常的诊断[9]。我们将在这里讨论这些异常的染色体,因为它们与 AML 患者当前的临床诊治相关。

表 33.2 基于细胞遗传学和分子异常的 AML 危险分层[10-13]

风险类别	细胞遗传学	基因突变
良好	t(15;17)	正常细胞遗传学,无 *FLT3-ITD* 和 *NPM1* 或双等位基因 *CEBPA* 突变
	t(8;21)	
	inv(16)/t(16;16)	
中间	t(9;11)	t(8;21) 或 inv(16)/t(16;16)伴 *KIT* 突变
	正常细胞遗传学	
	仅 +8	
	其他核型	
差	复杂细胞遗传学(≥3 个异常)	正常细胞遗传学伴 *FLT3-ITD* 突变
	inv(3)/t(3;3)	
	t(6;9)	
	11q23 异常,除外 t(9;11)	
	t(9;22)	
	−5, del(5q)	
	−7, del(7q)	

核心结合因子 AML

CBF 是转录因子复合物,在造血中起关键作用[14]。CBF 复合物包括两个亚基:RUNX1(AML1,CBFA2)和 CBFB。CBF 的破坏可导致各种造血肿瘤,例如骨髓增生异常综合征(myelodysplastic syndrome, MDS)、急性淋巴细胞白血病(acute lymphoblastic leukemia, ALL)和 AML[15]。CBF-AML 由易位导致,该易位使 CBF 功能被破坏,从而导致 AML 最常见的细胞遗传学亚型产生。两种染色体异常与 CBF-AML 相关:①(8;21)易位产生 *RUNX1-RUNX1T1(AML1-ETO)* 基因融合体;②染色体 16[inv(16)或 t(16;16)]发生倒转或易位,导致 *CBFB-MYH11* 融合基因的产生。伴 t(8;21)或 inv(16)/t(16;16)改变的 AML 患者预后好,且对化疗更敏感[16]。

传统的细胞遗传学分析可能无法诊断小部分携带 t(8;21) 或 inv(16)/t(16;16) 改变的 AML 患者[17]。在这种情况下，一旦形态学怀疑 CBF-AML，可以通过 FISH 或反转录酶 - 聚合酶链式反应（RT-PCR）对这些异常进行检测。这些检测对伴 inv(16)/t(16;16) 改变的 AML 患者尤其重要，因为核型分析可能难以发现。CBF-AML 可伴随其他染色体异常或基因突变。一些动物实验证实：RUNX1-RUNX1T1 和 CBFB-MYH11 虽然重要但不足以诱发白血病发生，白血病的发生仍需要其他遗传或表观遗传事件的协同作用[18]。影响 KIT、FLT3 或 RAS 的基因获得性突变经常出现在 CBF-AML 中。

急性早幼粒细胞白血病

APL 是形态学和遗传学上独特的亚型，约占 AML 的 12%。在利用细胞遗传学信息进行分类前，临床通过出血倾向怀疑 APL，并通过其独特的细胞形态学特征进行诊断（图 33.1A）。20 世纪 70 年代中期，特征性 t(15;17) 染色体重排首次被发现，随后在 20 世纪 90 年代，特异的染色体断裂点和相关的基因也被识别（图 33.1B）[19-21]。

（15;17）易位产生了 PML-RARA 融合基因，该融合基因阻止骨髓祖细胞分化，从而导致早幼粒细胞扩增[22]。RARA（维 A 酸受体 α）和 PML（早幼粒细胞白血病）基因产物对正常造血具有重要的作用[23, 24]。与 t(15;17) 相关的染色体 17 断裂点总是发生在 RARA 基因的内含子 2 内。染色体 15 的三个特异断裂点均发生在 PML 基因内：内含子 6（bcr1；55% 的病例），外显子 6（bcr2；5%）和内含子 3（bcr3；40%）。因此，存在三种可能的 PML-RARA 亚型，包括长型（L 或 bcr1），变异型（V 或 bcr2）和短型（S 或 bcr3）。之所以称为变异型（bcr2），是因为外显子 6 的不同断裂点位置均导致不同大小的 RT-PCR 扩增产物。小部分 APL 患者携带变异易位，该变异易位融合 RARA 和另一个基因，包括 NPM1、NUMA、FIP1L1、BCOR、ZBTB16（PLZF）、PRKAR1A 和 STAT5B[10, 25]。WHO 分类将具有这些变异易位的疾病称为伴 RARA 变异易位的 AML[9]。

APL 的几个临床特征使其能与其他 AML 相区别，突显了快速、准确诊断的重要性。尽管 APL 经治疗可高度治愈，但该疾病大部分的死亡发生在初次诊断后的几天内，死亡主要因为凝血功能障碍。为减少早期死亡率，必须尽快进行包括 ATRA 在内的 APL 特异性治疗。ATRA 与另一种二线药物联合治疗几乎能完全缓解所有 APL 患者。在 APL 中发现并利用 ATRA 是癌症治疗的一个历史性进程，这是靶向治疗高度有效的首个例子[26, 27]。临床常常基于临床表现、形态学改变和流式细胞学检测怀疑 APL，但明确诊断需要进行 PML-RARA 融合检测。传统的核型分析不能为这些患者的最佳处理提供充裕的短期周转时间。此外，在大部分伴随 PML-RARA 的 APL 患者中，核型分析无法检测经典的染色体倒转 t(15;17)。很多患者通过其他机制导致 PML-RARA 融合，例如隐性微插入、复杂易位等。然而，大部分病例可通过 FISH 和 RT-PCR 对 PML-RARA 融合进行检测。利用标准探针对隐性微插入病例进行 FISH 检测有可能呈阴性，但这些病例通常可通过 RT-PCR 检测[28, 29]。这些发现强调了通过多种方法对可疑病例进行检测的重要性。紧急情况下，可利用 FISH、RT-PCR 等分子检测方法进行快速确认或排除诊断。特别地，一些伴随 RARA 变异易位（PLZF-RARA 和 STAT5B-RARA）的 AML 患者预后不良，且对 ATRA 治疗具有抵抗性[30, 31]。

对残留病灶的早期复发监测在 APL 的治疗后管理中十分重要。RT-PCR 是诊断 PML-RARA 最敏感的方法，利用阴性 RT-PCR 检测实现分子学缓解是继巩固治疗后的又一个治疗里程碑。在两次连续检测中发现的 PML-RARA 患者需要进行干预治疗预防复发，这两次检测包括了对骨髓样品的检测。相反，连续阴性 RT-PCR 结果与缓解、长期存活及可能治愈相关。

其他细胞遗传学异常

其他几种重现性细胞遗传学异常包括在 WHO 分类中[9]。这些异常包括 KMT2A(MLL) 重排、t(6;9)(p23;q34)、inv(3)(q21q26.2)、t(3;3)(q21;q26.2) 和 t(1;22)(p13;q13)。超过 60 个 KMT2A(MLL) 易位伙伴基因已经被鉴定，且普遍与侵袭性白血病和不良预后相关。例外的是最常见的 KMT2A(MLL) 重排 t(9;11)/MLLT3-KMT2A(MLL)，与中等风险疾病相关[9, 32-34]。常规核型分析无法检测所有的 KMT2A(MLL) 易位，此时 FISH 检测有效[35]。AML 伴 t(6;9) 和 inv(3)/t(3;3) 都与不良预后相关。AML 伴 inv(3)/t(3;3) 可以是原发疾病，也可继发于先前的 MDS。AML 伴 t(1;22) 是非常罕见的，主要发生在小于 3 岁的儿童中，并与急性巨核细胞白血病相关。

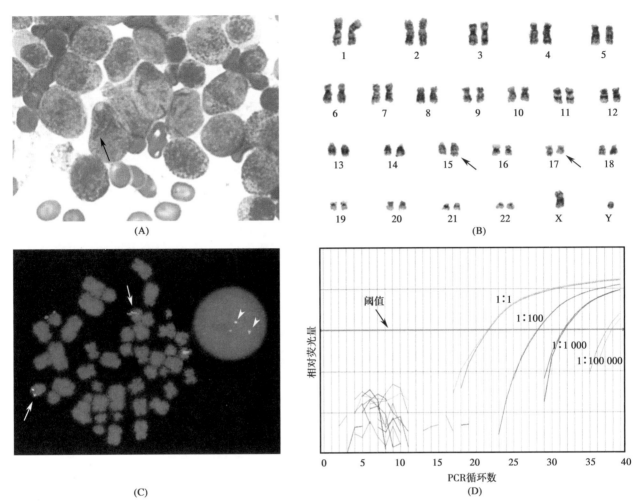

图33.1 AML的诊断。(A)在血液或骨髓穿刺液中发现白血病原始细胞是建立AML诊断的第一步。特异的形态学特征是一些AML亚型的特点,例如APL的Auer小体(如箭头所示)。然而,AML的进一步分类则需要其他辅助技术;(B)细胞遗传学分析提供了疾病分类和预后的框架。核型分析可在45%AML患者中检测到重现性遗传改变。APL以 *PML-RARA* 融合基因为特点,该融合基因通常是由于染色体15和17之间相互易位所致(箭头)。一些基因融合为隐性微插入,在核型分析中不能检测,此时需要进行FISH或RT-PCR鉴定;(C)双色双融合FISH检测对持续存在的特异易位伙伴基因有效,如 *PML-RARA*。该检测使用了PML特异的红色FISH探针和RARA特异的绿色探针,且每种探针均覆盖各自的断点区域。当存在 *PML-RARA* 基因融合时,可观察到红色和绿色的共定位。如图所示,FISH检测可在中期染色体或间期细胞核上进行(中期核分裂象的染色体上的箭头和间期核上的箭头提示融合的探针)。这两组中期染色体或间期细胞核的共定位探针提示由相互易位导致的重排染色体[der(15)and der(17)]及der(15)上的功能性 *PML-RARA* 融合。独立的红色和绿色分别代表剩余正常的 *PML* 和 *RARA* 等位基因;(D)实时RT-PCR具有高度敏感性,可对治疗后的疾病进行早期复发的监测。在PML基因内存在三个交替断点区域与 *RARA* 内含子2的保守断裂点融合。根据PML的断裂点可将PML-RARA融合基因转录物分为长(bcr1)、变异(bcr2)或短(bcr3)亚型。RT-PCR用于检测每种融合转录产物的类型,通过利用PCR产物特异的荧光探针检测每个PCR循环周期的扩增产物。累积的荧光与PCR循环数相对应。对于给定的样品,当累积荧光达到指数增长及阈值(C_t)时记录PCR循环数。这个点被称为量化或阈值,与融合转录物的数量成反比(C_t值越高融合转录越低)。图示 *PML-RARA* bcr1转录物的实时RT-PCR图,该图显示在10万个正常细胞背景中最少可检测1个白血病细胞。

AML 的基因突变

约半数 AML 患者缺乏染色体异常，它们被归类至细胞遗传学正常的 AML（cytogenetically normal AML, CN-AML）[36]。这是一个具有异质性的类别，可以根据核苷酸水平基因突变进一步分层。NPM1、FLT3-ITD 和 CEBPA 是目前已被临床应用和检测的三个基因，它们是 CN-AML 患者管理的标准。KIT 突变检测也与 CBF-AML 相关。以上四个基因突变的存在与否对预后及指导缓解后治疗均具有重要的意义。最新的 WHO 分类将伴 NPM1 或 CEBPA 的 AML 作为临时实体，以突显这些突变在致病和临床上的重要性[9]。

AML 突变基因列表正在迅速膨胀，尤其是随着越来越多大规模平行测序用于评估大基因面板，其中大部分突变是 AML 发病的基础，包括与转录表观遗传调控相关的几个基因的频发突变。将大量新信息转换成临床可用的信息仍然是一个挑战，且疾病异质性使这项工作的实现变得更困难。然而，这是一个活跃的研究领域，我们期待随着预后分层和治疗的精简化，更多与临床相关的突变被发现。

为便于读者回顾本章节的内容，我们将 AML 的突变基因分为两类：①已确认的且在临床已展开运用的基因突变；②目前正在研究的且不久有可能应用于临床的基因突变（表 33.3）。

具有明确临床用途的基因突变

NPM1 突变。核磷蛋白（NPM1）突变是 AML 最常见的遗传学异常，存在于约 30%AML 和 50%CN-AML 中[37,38]。NPM1 是一种核仁磷蛋白，在细胞核和胞质之间穿梭，并通过核膜调控前核糖体颗粒的转运[39,40]。NPM1 突变在 AML 中首次被发现，随后观察到突变的 NPM1 蛋白异常定位于细胞质，而不是正常定位于细胞核[41]。对白血病祖细胞胞浆内的 NPM1 进行遗传性评估，从而发现聚集在 NPM1 基因外显子 12 的一系列移码突变。如图 33.2A 所示，几乎所有的这些突变均导致四个核苷酸插入，从而引起翻译阅读框改变。功能上，核定位信号丢失和新的核输出信号出现均导致该蛋白异常的细胞质定位。

临床上，缺乏 FLT3-ITD 突变的 NPM1 突变与更好的总生存率、无病生存率和治疗反应相关[37,38,43]。该基因型患者具有低风险，因此通常不是同种异体干细胞移植的候选者[11]。值得注意的是，在 CN-AML 患者中应同时检测 NPM1 和 FLT3-ITD，因为只有在

表 33.3   AML 重现基因突变

名称	生理功能	CN-AML 中发生频率	预后
当前临床实践中的突变			
NPM1	核细胞质穿梭磷蛋白	50%	良好
FLT3-ITD	受体酪氨酸激酶	25%~30%	不良
CEBPA	转录因子	10%~15%	良好
KIT	受体酪氨酸激酶	30% 的 CBFAML	不良
研究中的突变			
FLT3-TK	受体酪氨酸激酶	5%~10%	不确定
RUNX1	转录因子	10%~15%	不良
IDH1/IDH2	表观遗传修饰因子	15%~30%	不确定
DNMT3A	表观遗传修饰因子	20%~30%	不确定
TET2	表观遗传修饰因子	10%	不确定
ASXL1	染色质修饰剂	5%~10%	不良
KMT2A（MLL）-PTD	表观遗传修饰因子	5%~10%	不确定
WT1	转录因子	10%~15%	不确定
TP53	细胞周期调节剂	2%~5%	不良
RAS	膜相关信号	10%	中间
PHF6	染色质修饰剂	<5%	不良

ITD, 内部串联重复；TK, 酪氨酸激酶；PTD, 部分串联重复。

缺乏 FLT3-ITD 时 NPM1 才具有良好的预后。

一个简单的 PCR 片段大小测定可实现对 NPM1 灵敏且可靠的检测,该方法可检测由 4bp 插入产生的大的扩增产物[44]。对外显子 12 中的受累区域进行 PCR 扩增,通过毛细管电泳对扩增产物进行分析(图 33.2B 和 C),这种方法是有效的,因为它将检测所有被报道的 NPM1 突变,据报道该突变具有超过 50 种变异体。在这种方法的检测下,毛细管片段大小测定可以对低至约 2% 突变等位基因具有分析敏感性,这已足够诊断白血病祖细胞大于 20% 的标本。实时 PCR 检测利用突变特异的引物

可以实现低至 10^{-5} 的精确灵敏度[45,46]。然而,该技术仅能检测引物靶向的特异的 NPM1 突变,因此更适合用于对治疗后微小残留病灶的检测。

FLT3 突变。FMS 样酪氨酸激酶 3(FMS-like tyrosine kinase 3,FLT3)突变是 AML 中第二常见的突变,在所有患者中占 25%~30%[47]。FLT3 是参与调节造血祖细胞增殖的受体酪氨酸激酶。在 AML 中存在两种 FLT3 激活突变:①在 20%~25% 患者中发生的内部串联重复突变(FLT3-internal tandem duplication,FLT3-ITD);②在 5%~10% 患者中发生的酪氨酸激酶结构域突变(FLT3-tyrosine kinase

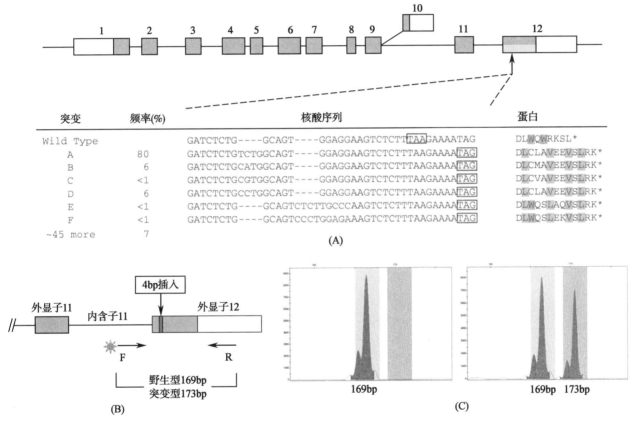

图 33.2 NPM1 突变的分子检测。NPM1 基因由 12 个外显子组成,这些外显子主要编码三个选择性剪接体,其中最常见的不包括外显子 10。在 AML 中发现的不同突变已超过 50 种,所有的突变导致 4bp 插入到外显子 12 中。三种最常见的突变(A、B 和 D 型)占 90%~95%。野生型 NPM1 具有两个色氨酸残基(W,粉红色阴影),这两个残基对正常的核定位具有重要作用。所有突变均可导致移码突变,导致其中一个或两个色氨酸残基被破坏,从而产生新的富含亮氨酸的核输出信号(绿色阴影)。同时,这些突变通过异常定位于细胞质来破坏野生型 NPM1 的功能;(B)可通过一个简单的 PCR 片段大小测定方法对 NPM1 突变进行检测,该方法可检测由插入突变产生的大的扩增产物。在突变区域两侧设计上下游引物,从而产生一个已知大小的 PCR 扩增产物(在这个例子中为 169bp)。其中一个引物被荧光标记,因此扩增产物可通过毛细管电泳进行检测和评估;(C)毛细管电泳图显示了突变阴性(左图)和阳性(右图)病例。突变扩增峰的出现表示阳性,该峰比野生型扩增峰大 4bp。值得注意的是,在内含子 11 中的重复 T 核苷酸可导致 PCR 聚合酶在扩增期间的不稳定性,因此在电泳图中可看到肩峰。此外,多聚胸腺嘧啶脱氧核苷酸的轨迹在正常人群中也存在多态性,长度为 12~14 个核苷酸。这种变化不影响检测 4bp 插入突变的灵敏度或特异性,但在解释检测结果时必须考虑。图 A 改编自出版的参考文献。*Panel A is adapted from published Refs. [41] Falini B, Mecucci C, Tiacci E, Alcalay M, Rosati R, Pasqualucci L, et al. Cytoplasmic nucleophosmin in acute myelogenous leukemia with a normal karyotype. N Engl J Med 2005; 352: 254—66; [42] Thiede C, Koch S, Creutzig E, Steudel C, Illmer T, Schaich M, et al. Prevalence and prognostic impact of NPM1 mutations in 1485 adult patients with acute myeloid leukemia (AML). Blood 2006;107:4011—20.*

domain mutations, *FLT3*-TKD）[48]。这两种突变均可导致 FLT3 受体发生非配体依赖性的组成型激活。ITD 突变是 *FLT3* 基因外显子 14 或 15 发生重复插入所致[49]。这些突变一般为编码区突变，长度从3bp 到几百 bp 不等[50]。*FLT3*-TKD 突变通常是影响外显子 20 中编码天冬氨酸密码子 835 的错义突变，很少出现氨基酸 I836 缺失[51]。

FLT3-ITD 突变的预后意义已经确立。这种突变始终与 CN-AML 的不良预后相关[47,52,53]。当与 *NPM1* 或 *CEBPA* 突变同时存在时，*FLT3-ITD* 似乎具有不良的预后影响，而独立存在的 *NPM1* 或 *CEBPA* 突变与预后良好相关[12]。就治疗标准而言，可以从两个方面解释检测 *FLT3-ITD* 突变的重要性。首先，伴 *FLT3-ITD* 突变的 AML 患者可能从造血干细胞移植中受益[12]。此外，目前有几个临床试验正在检测非特异性酪氨酸激酶抑制剂（tyrosine kinase inhibitors, TKI）及 *FLT3*-TKD 特异性 TKI 在 *FLT3* 突变 AML 患者中的实用性[54]。与 *FLT3*-ITD 相反，由于临床数据的矛盾性，*FLT3*-TKD 突变的预后影响尚未明确[51,55,56]。因此，*FLT3*-TKD 检测尚未被列入至当前的国际综合癌症网络（National Comprehensive Cancer Network, NCCN）指南中[11]。

与 *NPM1* 检测相同，检测不同大小的 *FLT3*-ITD 突变可通过测定 PCR 片段大小有效地进行，该方法可检测出提示复制的较大的扩增产物（图 33.3）。这种方法能可靠地检测所有大小的 ITD。其他的技术，例如基于新一代测序的方法难以检测较大的复制产物。*FLT3*-TKD 突变的并行检测可通过多种方法，此外还需要检测外显子 20 的 PCR 扩增产物，该外显子 D835 突变位点对 EcoRV 的消化有抵抗性[57]。野生型 D835 序列具有一个 EcoRV 限制性酶切位点，突变时该位点消失导致产生更大的扩增产物，该产物可通过毛细管电泳检测。

尽管发生于白血病早期阶段，但 *FLT3*-ITD 突变可能在复发时丢失，反之亦然[58,59]。这些观察结果表明，*ITD* 突变可能是继发事件，在诊断时被发现存在于白血病细胞的亚克隆中或在疾病进展期间获得。同时由于目前检测方法的分析敏感度有限，因此在后续的检测中，*FLT3*-ITD 突变不是一个理想的微小残留病灶标志物。在对诊断标本的测试解读中需要注意的是 *FLT3*-ITD 突变的相对水平。一些研究表明，与低水平突变相比，高水平（双等位基因）*FLT3*-ITD 突变的预后更差[47,52]。虽然片段分析检测通常不以定量的方式使用，但如果突变峰值的振幅高于野生型，则可诊断为高水平 *FLT3*-ITD 突变（图 33.3D）。

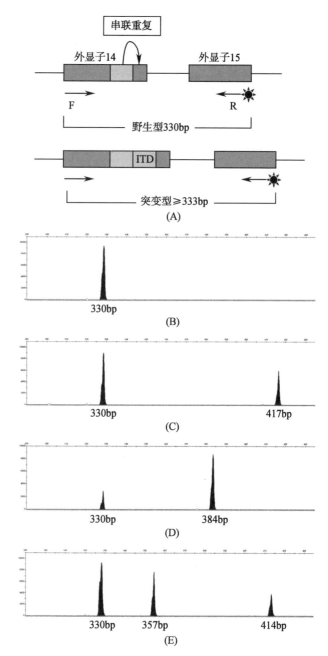

图 33.3　*FLT3*-ITD 突变的分子检测。（A）*FLT3* 不同大小片段的重复和串联插入导致 ITD 突变，ITD 大小从 3bp 到数百 bp 不等，最常见于外显子 14，也可影响外显子 15。尽管存在多样性，但 *FLT3*-ITD 是读码框内的突变，因为是它们导致 *FLT3* 激酶组成型激活的功能获得性突变。*FLT3*-ITD 检测通常利用 PCR 片段大小测定方法，该方法利用突变区域两侧的引物来检测较大的突变体。利用荧光标记其中一个引物，因此可通过毛细管电泳检测和评估；（B）毛细管电泳图显示仅有 330bp 野生型扩增产物存在，提示阴性结果；（C）*FLT3*-ITD 阳性结果显示额外扩增的 417bp 扩增产物同时存在 87bp 的 ITD 突变；（D）高水平（双等位基因）ITD 突变与更差的预后相关，因为图中显示突变峰的振幅比野生型更高；（E）在约 15%ITD 阳性病例中可检测到多个 ITD 突变。在不同等位基因水平上存在多个 ITD 峰，这表明这些突变具有克隆异质性。

CEBPA 突变。CCAAT/增强子结合蛋白 α（CEBPA）是转录因子的碱性亮氨酸拉链（bZIP）家族成员，在骨髓祖细胞分化中起重要作用[60]。CEBPA 突变存在于 8%~15%AML 中，最常见于 CN-AML[12,61,62]。AML 可以携带一或两个 CEBPA 突变。大部分携带两个突变的病例具有一个等位基因的 N 末端移码突变和另一个等位基因的框内 C 末端突变（图 33.4A）。这种突变模式导致促分化 p42 异构体功能缺失，同时促进小部分促增殖的 p30 异构体

表达[61]。许多研究已经证实，在 CN-AML 中只有 CEBPA 双重突变与良好的预后相关[63-65]。从实用性来看，CEBPA 基因检测可以局限于缺乏 NPM1 和 FLT3-ITD 突变的 CN-AML 患者，因为只有在这些病例中 CEBPA 才与预后相关。

FLT3 和 NPM1 在特定的基因区域内存在类型相似的基因突变群。与 FLT3 和 NPM1 不同，CEBPA 突变高度可变且跨越整个编码区。因此，检测这些基因突变的方法应该具有检测整个编码

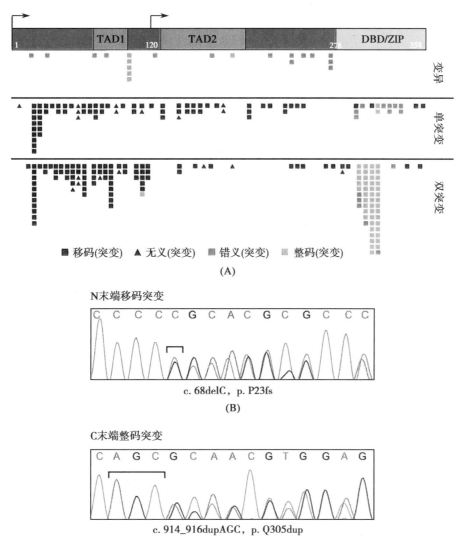

图 33.4 CEBPA 突变的分子检测。（A）CEBPA 突变的分布。该图显示了与 CEBPA 蛋白质和功能区域相关的突变和变异区域。箭头指示氨基酸（aa）1 和 120 处的两个翻译起始位点。为便于解释，CEBPA 编码区被分为三个区域：N- 末端（aa 1-120），中央区（aa 121-277）和 C- 末端（aa 278-358）。大部分 CEBPA 双突变阳性患者在 N 末端区域具有截短突变或无义突变，并在 C- 末端区域具有框内插入 / 缺失或错义突变（下图）。CEBPA 单突变患者的突变分布在整个编码区，其中主要分布于中央区（中图）。N 末端和中央区的错义和框内突变通常归类至意义未明的变异型（上图）。TAD1，反式激活域 1（aa 70-97）；TAD2，反式激活域 2（aa 127-200）；DBD/ZIP，DNA 结合和二聚化结构域（aa 278-358）。（B）由于 CEBPA 突变高度可变且跨越整个编码区，因此测序是检测其突变的首选方法。图示为 N 末端移码突变和 C 末端框内突变的 Sanger 测序。每个图中的括号分别表示删除和重复的核苷酸序列。图 A 和 B 转载于参考文献：*Behdad A，Weigelin HC，Elenitoba-Johnson KS，Betz BL. A clinical grade sequencing-based assay for CEBPA mutation testing：report of a large series of myeloid neoplasms. J Mol Diagn* 2015；17：76-84[66]。

区的能力,这样才能对大范围核苷酸改变进行检测。大部分 *CEBPA* 突变是受长度影响的插入和缺失,因此通常利用片段测定方法进行检测[67]。由于特定类型的核苷酸改变与临床相关,因此 PCR 阳性的患者仍需要通过基于测序的分析进一步描述其特征。由于存在良性受长度影响的多态性和仅存在替代突变的病例,在基于片段测定的方法中出现了一些让人困惑的问题。尽管 Sanger 测序更繁琐,但目前仍是检测 *CEBPA* 的首选方法(图 33.4B)[66]。*CEBPA* 作为基于大规模 NGS 基因组测序的一部分,因该序列 GC 含量高从而导致检测更困难。为克服这个困难,其他试剂,如 DMSO 常用于 Sanger 检测。Sanger 测序具有分析敏感度较低(约 10% 突变)的缺点,但在白血病祖细胞含量大于 20% 的诊断标本中,这种局限性已减少。

KIT 突变。*KIT* 受体酪氨酸激酶的激活突变通常发生在 CBF-AML 患者中[AML 伴 t(8;21)或 inv(16)/t(16;16)],在这些亚型中该突变约占 30%[68-70]。*KIT* 突变主要是外显子 8 中受小片段影响的突变,该区域影响细胞外结构域;或者是外显子 17D816 和 N822 区域内的点突变,该区域影响酪氨酸激酶结构域。考虑到各种突变,*KIT* 外显子 8 和 17 的 Sanger 测序依然是目前应用最广泛的方法(图 33.5)。

CBF-AML 通常复发率低、预后良好。然而,一些研究已经表明 *KIT* 突变的 CBF-AML 患者,尤其是伴随 t(8;21)的 D816 突变成年患者与复发高风险相关[68,71-73]。目前 NCCN 指南已经将伴随 *KIT* 突变的 t(8;21)和 inv(16)/t(16;16)AML 定义为中等风险疾病[11]。然而,值得注意的是 *KIT* 突变在伴 inv(16)或 t(16;16)的 AML 和儿科 CBF 白血病中的预后影响不如伴 t(8;21)的 AML 成人患者清楚。此外,尚未明确的是小频率的 *KIT* 突变与 D816 突变是否具有相同的预后意义。

正在研究中的 *AML* 基因

基因组测序的最新进展使 AML 中越来越多的基因突变被识别。其中一些突变与转录的表观遗传调控相关,这些突变构成第三类 AML 突变[74]。在本节中,我们讨论的基因突变没有纳入目前的检测指南,但这些基因的临床相关性越来越高,因此通常被纳入多基因检测面板中。

RUNX1。Runt 相关转录因子 1(*RUNX1*)在造血分化中起关键作用,事实上它是造血必需的[75]。除了以 t(8;21)*RUNX1-RUNX1T1* 染色体易位的形式存在于 CBF-AML 中,*RUNX1* 在 10%~15% 的 CN-AML 中表现为复发性基因突变[76-78]。*RUNX1* 突变也可见于伴有骨髓发育不良相关的 MDS 和 AML 中[79,80]。在 AML 发病过程中,*RUNX1* 突变

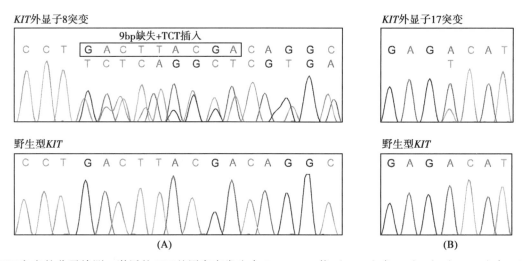

图 33.5 *KIT* 突变的分子检测。激活的 *KIT* 基因突变发生在 CBF-AML 伴 t(8;21)或 inv(16)/t(16;16)中。*KIT* 突变大多发生在外显子 8 或 17 中,通常能通过 Sanger 测序检测到。(A)外显子 8 突变主要是较小的读框插入/缺失,影响 419 号密码子。图示 *KIT* 外显子 8 中 c.1248_1256delinsTCT(p.T417_D419delinsL)突变的 Sanger 测序结果。这是一个 9bp 缺失(GACTTACGA),伴有三个核苷酸(TCT)插入,导致框架内氨基酸 T417-D419 删除和 L(Leu)氨基酸取代。序列色谱图中的重叠峰表示突变。下图示野生型序列图以供参考。(B)外显子 17 突变通常是密码子 816 或 822 处的取代突变。图示为 c.2447A.T(p.D816V)取代突变。*KIT* 突变的存在,特别是在 AML 伴 t(8;21)的第 816 位密码子处,与这种原本有利风险性疾病的更高复发风险相关。

被认为是起始事件,因为它们通常存在于缺乏重现性基因融合、*NPM1* 和双重 *CEBPA* 突变的患者中。此外,*RUNX1* 突变与不良预后相关[78,81,82]。随着 *RUNX1* 突变在 AML 的发病和预后中的新作用被发现,伴 *RUNX1* 突变的 AML 可能被认为是一种独特的临床病理实体。由于 *RUNX1* 突变高度可变(替代、插入和缺失)且跨越整个编码区,因此进行 *RUNX1* 突变检测时需要对基因的重要部分进行测序[81]。

IDH1 和 *IDH2*。异柠檬酸脱氢酶基因 *IDH1* 和 *IDH2* 的突变首先在胶质瘤中被发现,随后在 AML 中被描述[83,84]。累计高达 15%~30% 的 AML 患者具有 *IDH1* 和 *IDH2* 突变,其中最常见于 CN-AML[85]。AML 中所有的 *IDH* 突变都是替换突变,这些突变影响 *IDH1* 的 R132、IDH2 的 R140 和 R172 这三个密码子。在功能上,这些突变影响 IDH 酶的活性位点,导致高水平的 2- 羟基戊二酸(2HG)累积[83,86]。*IDH1* 和 *IDH2* 突变以相互排斥的方式发生,暗示其功能重叠。

大部分研究表明 AML 中的 *IDH1* 和 *IDH2* 突变与不良预后相关,而在胶质瘤中则相反[85,87-89]。尤其是在 *NPM1* 突变型、FLT3 野生型的 CN-AML 中,*IDH1* 突变的出现提示预后更差[88]。近来一个研究对整合基因谱的预后相关性进行研究证实伴 *IDH2* 突变的 AML 患者的总生存率提高,在伴 *IDH1* 或 *IDH2* 突变的 *NPM1* 突变 AML 患者中也存在同样的情况[90]。此外,*IDH* 突变是目前兴起的选择性抑制剂和临床试验的靶点。目前很多临床检验科提供靶向 *IDH1* 和 *IDH2* 的检测可同时在 AML 和胶质瘤中进行。由于存在跨越三个受累外显子的多种不同替换突变,因此首选基于测序的方法。

DNMT3A。使用大规模平行 DNA 测序首次在 AML 中鉴定 DNA(胞嘧啶 -5)- 甲基转移酶 3α(*DNMT3A*)基因的体细胞突变[91,92]。这些突变存在于约 20% 的 AML 患者中,其中在 CN-AML 中最常见。*DNMT3A* 调控的 DNA 甲基化是一个重要的表观遗传修饰,在调节基因表达中起关键作用。很多研究证实 *DNMT3A* 突变与不良预后相关[91-94]。然而,在最近的一个大规模研究中却没有这样的结论[90]。最常见的 *DNMT3A* 突变是发生在精氨酸残基 882(R882)的取代突变,其约占所有突变的 60%。其余的突变散布在大部分 *DNMT3A* 编码区,包括框内和移码突变[92]。由于突变在这个大基因中的广泛分布,检测需要覆盖大多数编码外显子。这通常作为 NGS 检测基因组的一部分来完成。一些中心使用高分辨率熔解和(或)Sanger 测序检测靶向突变,可检测外显子 23 中的 R882 位点。

KMT2A(*MLL*)。*KMT2A*(*MLL*)基因内的染色体易位在这一章节的前面已经有所提及。该基因的另一种重现性遗传改变是部分串联重复(partial tandem duplication, PTD),这是由外显子 5-11 或 5-12 之间的一个基因组区域的基因内复制导致。*KMT2A*(*MLL*)-PTD 存在于 5%~10% 的 CN-AML 中[95,96]。虽然早期研究显示 *KMT2A*(*MLL*)-PTD 的预后存在矛盾[95-97],但越来越多的证据表明无论是否存在 *FLT3*-ITD 突变,*KMT2A*(*MLL*)-PTD 均与预后不良相关[90]。

ASXL1。*ASXL1* 基因在不同的骨髓肿瘤中均被报道过,包括 AML 和 MDS。*ASXL1* 基因属于 trithorax 和 polycomb(enhancer of trithorax and polycomb, ETP)家族的增强子,通过染色体结合活性发挥转录调控因子的作用。*ASXL1* 突变存在 5%~10%AML 患者中,其中老年患者更常见[98,99]。几乎所有被报道的 *ASXL1* 突变均为位于外显子 12 的移码突变或无义截断突变,且在大部分研究中提示该突变与预后不良相关[90,98,99]。

WT1。Wilms 瘤 1(Wilms tumor 1, *WT1*)基因突变存在于 10%~15% 的 CN-AML 中[100,101]。*WT1* 基因位于染色体条带 11p13,编码一个强有效的转录因子,该因子可作为一个肿瘤抑制基因或癌基因。*WT1* 的胚系突变首次在 WAGR 综合征患者中被发现,该综合征以 Wilms 肿瘤、无虹膜症、泌尿生殖器畸形和智力低下为特征。*WT1* 突变与 AML 之间的联系是在具有继发性 AML 的 WAGR 患者中建立的。许多研究发现 CN-AML 患者的 *WT1* 体细胞突变的预后存在矛盾[100,101,103]。大部分 *WT1* 突变是外显子 7 的移码插入和缺失突变,但其余外显子可出现多种突变[103]。

TET2。10-11- 易位 2(*TET2*)基因突变已经在 MDS 和 AML 中被证实。TET2 是将 5- 甲基胞嘧啶转化为 5- 羟甲基胞嘧啶的酶,因此与调控 DNA 去甲基化相关。AML 的 *TET2* 突变是失活的,且与造血干细胞更新增加和骨髓增生相关[104,105]。*TET2* 突变的预后作用尚存在争议。

TP53。肿瘤抑制基因 TP53 在细胞周期调控中具有重要作用,因此在大部分肿瘤中均有报道。总的来说,AML 的 *TP53* 突变率较低(2%~5%)[106]。

然而, *TP53* 突变与复杂核型的 AML 显著相关, 在该类病例中约占 75% 且与预后不良相关[107-109]。

RAS。致癌基因 RAS 家族含有几种众所周知的膜相关信号蛋白, 该蛋白在调节增殖、分化和凋亡中起着关键作用。致癌的 *KRAS* 和 *NRAS* 突变存在约 20% 的肿瘤中, 其中包括约 10% 的 CN-AML。它们在 AML 患者中的预后价值尚未明确[12,110,111]。

基因表达谱。在 AML 患者中, 特异性基因的相对表达已经用于预测预后。大部分研究已经证实 *BAALC*(brain and acute leukemia, cytoplasmic, 脑和急性白血病, 细胞质)、*MN1*(meningioma 1, 脑膜瘤 1)、*ERG*(v-ets 红细胞增多症病毒 E26 癌基因同源物, avian) 和 *EVI1*(ecotropic viral integration site 1, 嗜病毒整合位点 1) 的过表达与不良预后相关[112-115]。在这些基因中, *BAALC* 研究最为广泛, 且在 CN-AML 中被证实是独立的阴性预后指标[113,116]。在更广泛的范围内, 利用基因组学对 AML 进行分类的研究已经进行了十多年[117-119], 尽管其长期作为研究工具, 在 AML 中基因表达分析尚未被用于分类、预后或指导治疗的临床实践中。

微小残留病灶(MRD)的检测

低水平残留病灶的检测和监视需要高分析灵敏度的定量技术。流式细胞仪被广泛应用于 AML 的 MRD 监测, 但相对流式细胞仪, 分子技术具有提供更高灵敏度的潜能。尤其是在疾病发生发展的整个过程中, 2 类突变(重现性基因融合, *NPM1*, *CEBPA*)的稳定性使其成为 MRD 监测的优良标志物。以 APL(*PML-RARA*)和 CBF-AML(*RUNX1-RUNX1T1* 和 *CBFB-MYH11*)为例, 利用 RT-PCR 对融合转录本进行连续监测, 已作为一个早期复发的标志物[120-122]。在这种情况下, 复发的外显子与外显子的融合能促进分子检测, 为每一个融合转录本设计 RT-PCR 检测。然而, 在 CN-AML 中利用分子检测监测 MRD 更困难, 目前分子检测并没有广泛应用于此。主要的限制因素是利用敏感性 PCR 技术检测的基因突变存在高度异质性。这种情况在 CEBPA 中尤其明显, 数百种不同的突变限制了突变特异 PCR 技术的临床应用。在 *NPM1* 中, 几种突变特异的 PCR 技术能靶向最常见的突变, 该方法已被证实在临床试验中有效[46]。在 CN-AML 和其他亚型中, *FLT3* 突变存在高频性, 使其成为 MRD 监测的一个有吸引力的候选者。然而, 克隆演进和缺乏足够敏感的检测平台限制了 *FLT3* 突变在 MRD 监测上的应用。

新视野

基因突变不是孤立发生的, 一个新发 AML 患者平均携带 13 个突变, 其中 5 个是频发突变基因[123]。每一个基因的预后和预测价值常常依赖其他的突变。这种模式的一个典型例子是在存在 *FLT3-ITD* 突变的情况下, *NPM1* 和 *CEBPA* 突变没有预后意义。这强调了进行全面突变分析的重要性, 而随着与临床相关的基因不断增加, 单基因检测变得繁琐又昂贵。高通量测序(high-throughput sequencing, NGS)以前仅作为发现突变的研究工具, 现正致力于临床应用检测。Patel 等在最近的一项研究中通过综合突变分析和细胞遗传学数据为 AML 设计了一种新的风险分层方案[90]。该研究中的整合分类有助于 AML 更好地分层, 将更多有异质性的、中度风险的患者分为预后好和预后不良组。这项研究提供一个典型的例子, 即整合遗传信息如何有助于患者的管理。

除了能为 AML 的综合基因检测提供广阔的平台, NGS 还提高了分析灵敏度并具有定量分析变异等位基因频率的潜能。对 AML 进行遗传异质性和克隆演进检测是当前研究的活跃领域, 目前已经证实大部分 AML 在疾病进程中会获得额外突变[124,125]。检测并追踪治疗抵抗的亚克隆有助于改善长期预后[126]。

研究 microRNA 在 AML 发病中的作用是另一个活跃的研究领域。microRNA 属于长链非编码 RNA, 参与基因表达的转录后调控, 在包括正常造血的许多细胞过程中起着核心作用[127]。近来, 在 AML 中发现了多种 microRNA 的异常表达, microRNA 的表达特征已经用于辨别不同的 AML 亚型且能提供预后价值[128,129]。

AML 的诊断越来越基于潜在的遗传特征。细胞遗传学分析仍然是 AML 分类的基础, 对多个基因突变的评估已成为诊断管理、预后分层和不同治疗方法的标准。基因组技术使我们对 AML 的分子发病机制有了深入的了解, 在综合突变面板中, 这些新信息被积极评估且有望改善患者的预后。随着解释算法、测序基础设施和生物信息学渠道(bioinformatics pipelines)被进一步改善, 扩展的靶向测序检测已经在一些中心实施并将得到广泛应用。随着分子检测在疾病监测、包括 microRNA

在内的新兴技术和新靶向治疗的应用等方面不断增加,分子实验室在 AML 的治疗中将发挥更大的作用。

（杨磊　译,梁莉　校）

参考文献

[1] American Cancer Society. Leukemia: acute myeloid (myelogenous) overview. 2014 [cited 3/31/2015]. Available from: www.cancer.org

[2] Haferlach T, Schoch C, Loffler H, Gassmann W, Kern W, Schnittger S, et al. Morphologic dysplasia in de novo acute myeloid leukemia (AML) is related to unfavorable cytogenetics but has no independent prognostic relevance under the conditions of intensive induction therapy: results of a multiparameter analysis from the German AML Cooperative Group studies. J Clin Oncol 2003;21:256−65.

[3] Frohling S, Scholl C, Gilliland DG, Levine RL. Genetics of myeloid malignancies: pathogenetic and clinical implications. J Clin Oncol 2005;23(26):6285−95.

[4] Pabst T, Eyholzer M, Haefliger S, Schardt J, Mueller BU. Somatic CEBPA mutations are a frequent second event in families with germline CEBPA mutations and familial acute myeloid leukemia. J Clin Oncol 2008;26:5088−93.

[5] Preudhomme C, Renneville A, Bourdon V, Philippe N, Roche-Lestienne C, Boissel N, et al. High frequency of RUNX1 biallelic alteration in acute myeloid leukemia secondary to familial platelet disorder. Blood 2009;113:5583−7.

[6] Gilliland DG, Griffin JD. The roles of FLT3 in hematopoiesis and leukemia. Blood 2002;100:1532−42.

[7] Takahashi S. Current findings for recurring mutations in acute myeloid leukemia. J Hematol Oncol 2011;4:36.

[8] Betz BL, Hess JL. Acute myeloid leukemia diagnosis in the 21st century. Arch Pathol Lab Med 2010;134:1427−33.

[9] Swerdlow SHN, Jaffe E, Pileri S, Stein H, Thiele J, Vardiman J, editors. WHO classification of tumours of the haematopoietic and lymphoid tissues. 4 ed. Lyon, France: IARC; 2008.

[10] Grimwade D, Mrozek K. Diagnostic and prognostic value of cytogenetics in acute myeloid leukemia. Hematol Oncol Clin North Am 2011;25:1135−61.

[11] Acute myeloid leukemia. NCCN clinical practice guidelines in oncology (NCCN Guidelines®). Version 1.2015 ed. National Comprehensive Cancer Network; 2015.

[12] Schlenk RF, Dohner K, Krauter J, Frohling S, Corbacioglu A, Bullinger L, et al. Mutations and treatment outcome in cytogenetically normal acute myeloid leukemia. N Engl J Med 2008;358:1909−18.

[13] Mrozek K, Marcucci G, Nicolet D, Maharry KS, Becker H, Whitman SP, et al. Prognostic significance of the European LeukemiaNet standardized system for reporting cytogenetic and molecular alterations in adults with acute myeloid leukemia. J Clin Oncol 2012;30:4515−23.

[14] Goyama S, Mulloy JC. Molecular pathogenesis of core binding factor leukemia: current knowledge and future prospects. Int J Hematol 2011;94:126−33.

[15] Speck NA, Gilliland DG. Core-binding factors in haematopoiesis and leukaemia. Nat Rev Cancer 2002;2:502−13.

[16] Byrd JC, Mrozek K, Dodge RK, Carroll AJ, Edwards CG, Arthur DC, et al. Pretreatment cytogenetic abnormalities are predictive of induction success, cumulative incidence of relapse, and overall survival in adult patients with de novo acute myeloid leukemia: results from Cancer and Leukemia Group B (CALGB 8461). Blood 2002;100:4325−36.

[17] Mrozek K, Prior TW, Edwards C, Marcucci G, Carroll AJ, Snyder PJ, et al. Comparison of cytogenetic and molecular genetic detection of t(8;21) and inv(16) in a prospective series of adults with de novo acute myeloid leukemia: a Cancer and Leukemia Group B Study. J Clin Oncol 2001;19:2482−92.

[18] Mrozek K, Marcucci G, Paschka P, Bloomfield CD. Advances in molecular genetics and treatment of core-binding factor acute

[19] Rowley JD, Golomb HM, Dougherty C. 15/17 translocation, a consistent chromosomal change in acute promyelocytic leukaemia. Lancet 1977;1:549−50.

[20] de The H, Chomienne C, Lanotte M, Degos L, Dejean A. The t(15;17) translocation of acute promyelocytic leukaemia fuses the retinoic acid receptor alpha gene to a novel transcribed locus. Nature 1990;347:558−61.

[21] Borrow J, Goddard AD, Sheer D, Solomon E. Molecular analysis of acute promyelocytic leukemia breakpoint cluster region on chromosome 17. Science 1990;249:1577−80.

[22] Brown D, Kogan S, Lagasse E, Weissman I, Alcalay M, Pelicci PG, et al. A PMLRARalpha transgene initiates murine acute promyelocytic leukemia. Proc Natl Acad Sci USA 1997;94:2551−6.

[23] Tsai S, Collins SJ. A dominant negative retinoic acid receptor blocks neutrophil differentiation at the promyelocyte stage. Proc Natl Acad Sci USA 1993;90(15):7153−7.

[24] Wang ZG, Delva L, Gaboli M, Rivi R, Giorgio M, Cordon-Cardo C, et al. Role of PML in cell growth and the retinoic acid pathway. Science 1998;279:1547−51.

[25] Grimwade D, Biondi A, Mozziconacci MJ, Hagemeijer A, Berger R, Neat M, et al. Characterization of acute promyelocytic leukemia cases lacking the classic t(15;17): results of the European Working Party. Groupe Francais de Cytogenetique Hematologique, Groupe de Francais d'Hematologie Cellulaire, UK Cancer Cytogenetics Group and BIOMED 1 European Community-Concerted Action "Molecular Cytogenetic Diagnosis in Haematological Malignancies". Blood 2000;96:1297−308.

[26] Warrell Jr. RP, Frankel SR, Miller Jr. WH, Scheinberg DA, Itri LM, Hittelman WN, et al. Differentiation therapy of acute promyelocytic leukemia with tretinoin (all-trans-retinoic acid). N Engl J Med 1991;324:1385−93.

[27] Degos L, Wang ZY. All trans retinoic acid in acute promyelocytic leukemia. Oncogene 2001;20:7140−5.

[28] Campbell LJ, Oei P, Brookwell R, Shortt J, Eaddy N, Ng A, et al. FISH detection of PML-RARA fusion in ins(15;17) acute promyelocytic leukaemia depends on probe size. BioMed Res Int 2013;2013:164501.

[29] Kim MJ, Cho SY, Kim MH, Lee JJ, Kang SY, Cho EH, et al. FISH-negative cryptic PML-RARA rearrangement detected by long-distance polymerase chain reaction and sequencing analyses: a case study and review of the literature. Cancer Genet Cytogenet 2010;203:278−83.

[30] Dong S, Tweardy DJ. Interactions of STAT5b-RARalpha, a novel acute promyelocytic leukemia fusion protein, with retinoic acid receptor and STAT3 signaling pathways. Blood 2002;99:2637−46.

[31] Licht JD, Chomienne C, Goy A, Chen A, Scott AA, Head DR, et al. Clinical and molecular characterization of a rare syndrome of acute promyelocytic leukemia associated with translocation (11;17). Blood 1995;85(4):1083−94.

[32] De Braekeleer M, Morel F, Le Bris MJ, Herry A, Douet-Guilbert N. The MLL gene and translocations involving chromosomal band 11q23 in acute leukemia. Anticancer Res 2005;25:1931−44.

[33] Meyer C, Hofmann J, Burmeister T, Groger D, Park TS, Emerenciano M, et al. The MLL recombinome of acute leukemias in 2013. Leukemia 2013;27:2165−76.

[34] Hess JL. MLL: a histone methyltransferase disrupted in leukemia. Trends Mol Med 2004;10:500−7.

[35] Shih LY, Liang DC, Fu JF, Wu JH, Wang PN, Lin TL, et al. Characterization of fusion partner genes in 114 patients with de novo acute myeloid leukemia and MLL rearrangement. Leukemia 2006;20:218−23.

[36] Mrozek K, Heerema NA, Bloomfield CD. Cytogenetics in acute leukemia. Blood Rev 2004;18:115−36.

[37] Verhaak RG, Goudswaard CS, van Putten W, Bijl MA, Sanders MA, Hugens W, et al. Mutations in nucleophosmin (NPM1) in acute myeloid leukemia (AML): association with other gene abnormalities and previously established gene expression signatures and their favorable prognostic significance. Blood 2005;106:3747−54.

[38] Schnittger S, Schoch C, Kern W, Mecucci C, Tschulik C,

Martelli MF, et al. Nucleophosmin gene mutations are predictors of favorable prognosis in acute myelogenous leukemia with a normal karyotype. Blood 2005;106:3733−9.

[39] Falini B, Nicoletti I, Bolli N, Martelli MP, Liso A, Gorello P, et al. Translocations and mutations involving the nucleophosmin (NPM1) gene in lymphomas and leukemias. Haematologica 2007;92:519−32.

[40] Borer RA, Lehner CF, Eppenberger HM, Nigg EA. Major nucleolar proteins shuttle between nucleus and cytoplasm. Cell 1989;56:379−90.

[41] Falini B, Mecucci C, Tiacci E, Alcalay M, Rosati R, Pasqualucci L, et al. Cytoplasmic nucleophosmin in acute myelogenous leukemia with a normal karyotype. N Engl J Med 2005;352: 254−66.

[42] Thiede C, Koch S, Creutzig E, Steudel C, Illmer T, Schaich M, et al. Prevalence and prognostic impact of NPM1 mutations in 1485 adult patients with acute myeloid leukemia (AML). Blood 2006;107:4011−20.

[43] Haferlach C, Mecucci C, Schnittger S, Kohlmann A, Mancini M, Cuneo A, et al. AML with mutated NPM1 carrying a normal or aberrant karyotype show overlapping biologic, pathologic, immunophenotypic, and prognostic features. Blood 2009;114: 3024−32.

[44] Szankasi P, Jama M, Bahler DW. A new DNA-based test for detection of nucleophosmin exon 12 mutations by capillary electrophoresis. J Mol Diagn 2008;10(3):236−41.

[45] Schnittger S, Kern W, Tschulik C, Weiss T, Dicker F, Falini B, et al. Minimal residual disease levels assessed by NPM1 mutation-specific RQ-PCR provide important prognostic information in AML. Blood 2009;114:2220−31.

[46] Kronke J, Schlenk RF, Jensen KO, Tschurtz F, Corbacioglu A, Gaidzik VI, et al. Monitoring of minimal residual disease in NPM1-mutated acute myeloid leukemia: a study from the German-Austrian acute myeloid leukemia study group. J Clin Oncol 2011;29:2709−16.

[47] Thiede C, Steudel C, Mohr B, Schaich M, Schakel U, Platzbecker U, et al. Analysis of FLT3-activating mutations in 979 patients with acute myelogenous leukemia: association with FAB subtypes and identification of subgroups with poor prognosis. Blood 2002;99:4326−35.

[48] Stirewalt DL, Radich JP. The role of FLT3 in haematopoietic malignancies. Nat Rev Cancer 2003;3:650−65.

[49] Schnittger S, Schoch C, Dugas M, Kern W, Staib P, Wuchter C, et al. Analysis of FLT3 length mutations in 1003 patients with acute myeloid leukemia: correlation to cytogenetics, FAB subtype, and prognosis in the AMLCG study and usefulness as a marker for the detection of minimal residual disease. Blood 2002;100:59−66.

[50] Gale RE, Green C, Allen C, Mead AJ, Burnett AK, Hills RK, et al. The impact of FLT3 internal tandem duplication mutant level, number, size, and interaction with NPM1 mutations in a large cohort of young adult patients with acute myeloid leukemia. Blood 2008;111:2776−84.

[51] Bacher U, Haferlach C, Kern W, Haferlach T, Schnittger S. Prognostic relevance of FLT3-TKD mutations in AML: the combination matters—an analysis of 3082 patients. Blood 2008;111:2527−37.

[52] Whitman SP, Archer KJ, Feng L, Baldus C, Becknell B, Carlson BD, et al. Absence of the wild-type allele predicts poor prognosis in adult de novo acute myeloid leukemia with normal cytogenetics and the internal tandem duplication of FLT3: a cancer and leukemia group B study. Cancer Res 2001;61:7233−9.

[53] Kottaridis PD, Gale RE, Frew ME, Harrison G, Langabeer SE, Belton AA, et al. The presence of a FLT3 internal tandem duplication in patients with acute myeloid leukemia (AML) adds important prognostic information to cytogenetic risk group and response to the first cycle of chemotherapy: analysis of 854 patients from the United Kingdom Medical Research Council AML 10 and 12 trials. Blood 2001;98:1752−9.

[54] Leung AY, Man CH, Kwong YL. FLT3 inhibition: a moving and evolving target in acute myeloid leukaemia. Leukemia 2013;27:260−8.

[55] Frohling S, Schlenk RF, Breitruck J, Benner A, Kreitmeier S, Tobis K, et al. Prognostic significance of activating FLT3 muta-

tions in younger adults (16 to 60 years) with acute myeloid leukemia and normal cytogenetics: a study of the AML Study Group Ulm. Blood 2002;100:4372−80.

[56] Mead AJ, Linch DC, Hills RK, Wheatley K, Burnett AK, Gale RE. FLT3 tyrosine kinase domain mutations are biologically distinct from and have a significantly more favorable prognosis than FLT3 internal tandem duplications in patients with acute myeloid leukemia. Blood 2007;110:1262−70.

[57] Murphy KM, Levis M, Hafez MJ, Geiger T, Cooper LC, Smith BD, et al. Detection of FLT3 internal tandem duplication and D835 mutations by a multiplex polymerase chain reaction and capillary electrophoresis assay. J Mol Diagn 2003;5:96−102.

[58] Shih LY, Huang CF, Wu JH, Lin TL, Dunn P, Wang PN, et al. Internal tandem duplication of FLT3 in relapsed acute myeloid leukemia: a comparative analysis of bone marrow samples from 108 adult patients at diagnosis and relapse. Blood 2002;100:2387−92.

[59] Levis M, Murphy KM, Pham R, Kim KT, Stine A, Li L, et al. Internal tandem duplications of the FLT3 gene are present in leukemia stem cells. Blood 2005;106:673−80.

[60] Nerlov C. CEBPalpha mutations in acute myeloid leukaemias. Nat Rev Cancer 2004;4:394−400.

[61] Pabst T, Mueller BU, Zhang P, Radomska HS, Narravula S, Schnittger S, et al. Dominant-negative mutations of CEBPA, encoding CCAAT/enhancer binding protein-alpha (C/EBPalpha), in acute myeloid leukemia. Nat Genet 2001;27:263−70.

[62] Frohling S, Schlenk RF, Stolze I, Bihlmayr J, Benner A, Kreitmeier S, et al. CEBPA mutations in younger adults with acute myeloid leukemia and normal cytogenetics: prognostic relevance and analysis of cooperating mutations. J Clin Oncol 2004;22:624−33.

[63] Green CL, Koo KK, Hills RK, Burnett AK, Linch DC, Gale RE. Prognostic significance of CEBPA mutations in a large cohort of younger adult patients with acute myeloid leukemia: impact of double CEBPA mutations and the interaction with FLT3 and NPM1 mutations. J Clin Oncol 2010;28:2739−47.

[64] Dufour A, Schneider F, Metzeler KH, Hoster E, Schneider S, Zellmeier E, et al. Acute myeloid leukemia with biallelic CEBPA gene mutations and normal karyotype represents a distinct genetic entity associated with a favorable clinical outcome. J Clin Oncol 2010;28:570−7.

[65] Fasan A, Haferlach C, Alpermann T, Jeromin S, Grossmann V, Eder C, et al. The role of different genetic subtypes of CEBPA mutated AML. Leukemia 2014;28:794−803.

[66] Behdad A, Weigelin HC, Elenitoba-Johnson KS, Betz BL. A clinical grade sequencing-based assay for CEBPA mutation testing: report of a large series of myeloid neoplasms. J Mol Diagn 2015;17:76−84.

[67] Fuster O, Barragan E, Bolufer P, Such E, Valencia A, Ibanez M, et al. Fragment length analysis screening for detection of CEBPA mutations in intermediate-risk karyotype acute myeloid leukemia. Ann Hematol 2012;91:1−7.

[68] Boissel N, Leroy H, Brethon B, Philippe N, de Botton S, Auvrignon A, et al. Incidence and prognostic impact of c-Kit, FLT3, and Ras gene mutations in core binding factor acute myeloid leukemia (CBF-AML). Leukemia 2006;20:965−70.

[69] Goemans BF, Zwaan CM, Miller M, Zimmermann M, Harlow A, Meshinchi S, et al. Mutations in KIT and RAS are frequent events in pediatric core-binding factor acute myeloid leukemia. Leukemia 2005;19:1536−42.

[70] Paschka P, Du J, Schlenk RF, Gaidzik VI, Bullinger L, Corbacioglu A, et al. Secondary genetic lesions in acute myeloid leukemia with inv(16) or t(16;16): a study of the German-Austrian AML Study Group (AMLSG). Blood 2013;121:170−7.

[71] Paschka P, Marcucci G, Ruppert AS, Mrozek K, Chen H, Kittles RA, et al. Adverse prognostic significance of KIT mutations in adult acute myeloid leukemia with inv(16) and t(8;21): a Cancer and Leukemia Group B study. J Clin Oncol 2006;24: 3904−11.

[72] Park SH, Chi HS, Min SK, Park BG, Jang S, Park CJ. Prognostic impact of c-KIT mutations in core binding factor acute myeloid leukemia. Leuk Res 2011;35:1376−83.

[73] Qin YZ, Zhu HH, Jiang Q, Jiang H, Zhang LP, Xu LP, et al. Prevalence and prognostic significance of c-KIT mutations in

core binding factor acute myeloid leukemia: a comprehensive large-scale study from a single Chinese center. Leuk Res 2014;38:1435−40.

[74] Meyer SC, Levine RL. Translational implications of somatic genomics in acute myeloid leukaemia. Lancet Oncol 2014;15: e382−94.

[75] Ito Y. Oncogenic potential of the RUNX gene family: 'overview'. Oncogene 2004;23:4198−208.

[76] Preudhomme C, Warot-Loze D, Roumier C, Grardel-Duflos N, Garand R, Lai JL, et al. High incidence of biallelic point mutations in the Runt domain of the AML1/PEBP2 alpha B gene in Mo acute myeloid leukemia and in myeloid malignancies with acquired trisomy 21. Blood 2000;96:2862−9.

[77] Langabeer SE, Gale RE, Rollinson SJ, Morgan GJ, Linch DC. Mutations of the AML1 gene in acute myeloid leukemia of FAB types M0 and M7. Genes Chromosomes Cancer 2002;34:24−32.

[78] Tang JL, Hou HA, Chen CY, Liu CY, Chou WC, Tseng MH, et al. AML1/RUNX1 mutations in 470 adult patients with de novo acute myeloid leukemia: prognostic implication and interaction with other gene alterations. Blood 2009;114:5352−61.

[79] Christiansen DH, Andersen MK, Pedersen-Bjergaard J. Mutations of AML1 are common in therapy-related myelodysplasia following therapy with alkylating agents and are significantly associated with deletion or loss of chromosome arm 7q and with subsequent leukemic transformation. Blood 2004;104:1474−81.

[80] Harada H, Harada Y, Niimi H, Kyo T, Kimura A, Inaba T. High incidence of somatic mutations in the AML1/RUNX1 gene in myelodysplastic syndrome and low blast percentage myeloid leukemia with myelodysplasia. Blood 2004;103:2316−24.

[81] Schnittger S, Dicker F, Kern W, Wendland N, Sundermann J, Alpermann T, et al. RUNX1 mutations are frequent in de novo AML with noncomplex karyotype and confer an unfavorable prognosis. Blood 2011;117:2348−57.

[82] Mendler JH, Maharry K, Radmacher MD, Mrozek K, Becker H, Metzeler KH, et al. RUNX1 mutations are associated with poor outcome in younger and older patients with cytogenetically normal acute myeloid leukemia and with distinct gene and microRNA expression signatures. J Clin Oncol 2012;30:3109−18.

[83] Mardis ER, Ding L, Dooling DJ, Larson DE, McLellan MD, Chen K, et al. Recurring mutations found by sequencing an acute myeloid leukemia genome. N Engl J Med 2009;361:1058−66.

[84] Yan H, Parsons DW, Jin G, McLendon R, Rasheed BA, Yuan W, et al. IDH1 and IDH2 mutations in gliomas. N Engl J Med 2009;360:765−73.

[85] Marcucci G, Maharry K, Wu YZ, Radmacher MD, Mrozek K, Margeson D, et al. IDH1 and IDH2 gene mutations identify novel molecular subsets within de novo cytogenetically normal acute myeloid leukemia: a Cancer and Leukemia Group B study. J Clin Oncol 2010;28:2348−55.

[86] Ward PS, Patel J, Wise DR, Abdel-Wahab O, Bennett BD, Coller HA, et al. The common feature of leukemia-associated IDH1 and IDH2 mutations is a neomorphic enzyme activity converting alpha-ketoglutarate to 2-hydroxyglutarate. Cancer Cell 2010;17(3):225−34.

[87] Paschka P, Schlenk RF, Gaidzik VI, Habdank M, Kronke J, Bullinger L, et al. IDH1 and IDH2 mutations are frequent genetic alterations in acute myeloid leukemia and confer adverse prognosis in cytogenetically normal acute myeloid leukemia with NPM1 mutation without FLT3 internal tandem duplication. J Clin Oncol 2010;28:3636−43.

[88] Boissel N, Nibourel O, Renneville A, Gardin C, Reman O, Contentin N, et al. Prognostic impact of isocitrate dehydrogenase enzyme isoforms 1 and 2 mutations in acute myeloid leukemia: a study by the Acute Leukemia French Association group. J Clin Oncol 2010;28:3717−23.

[89] Wagner K, Damm F, Gohring G, Gorlich K, Heuser M, Schafer I, et al. Impact of IDH1 R132 mutations and an IDH1 single nucleotide polymorphism in cytogenetically normal acute

myeloid leukemia: SNP rs11554137 is an adverse prognostic factor. J Clin Oncol 2010;28:2356−64.

[90] Patel JP, Gonen M, Figueroa ME, Fernandez H, Sun Z, Racevskis J, et al. Prognostic relevance of integrated genetic profiling in acute myeloid leukemia. N Engl J Med 2012;366:1079−89.

[91] Yan XJ, Xu J, Gu ZH, Pan CM, Lu G, Shen Y, et al. Exome sequencing identifies somatic mutations of DNA methyltransferase gene DNMT3A in acute monocytic leukemia. Nature Genet 2011;43:309−15.

[92] Ley TJ, Ding L, Walter MJ, McLellan MD, Lamprecht T, Larson DE, et al. DNMT3A mutations in acute myeloid leukemia. N Engl J Med 2010;363:2424−33.

[93] Renneville A, Boissel N, Nibourel O, Berthon C, Helevaut N, Gardin C, et al. Prognostic significance of DNA methyltransferase 3A mutations in cytogenetically normal acute myeloid leukemia: a study by the Acute Leukemia French Association. Leukemia 2012;26:1247−54.

[94] Thol F, Damm F, Ludeking A, Winschel C, Wagner K, Morgan M, et al. Incidence and prognostic influence of DNMT3A mutations in acute myeloid leukemia. J Clin Oncol 2011;29:2889−96.

[95] Dohner K, Tobis K, Ulrich R, Frohling S, Benner A, Schlenk RF, et al. Prognostic significance of partial tandem duplications of the MLL gene in adult patients 16 to 60 years old with acute myeloid leukemia and normal cytogenetics: a study of the Acute Myeloid Leukemia Study Group Ulm. J Clin Oncol 2002;20:3254−61.

[96] Steudel C, Wermke M, Schaich M, Schakel U, Illmer T, Ehninger G, et al. Comparative analysis of MLL partial tandem duplication and FLT3 internal tandem duplication mutations in 956 adult patients with acute myeloid leukemia. Genes Chromosomes Cancer 2003;37:237−51.

[97] Caligiuri MA, Strout MP, Lawrence D, Arthur DC, Baer MR, Yu F, et al. Rearrangement of ALL1 (MLL) in acute myeloid leukemia with normal cytogenetics. Cancer Res 1998;58 (1):55−9.

[98] Metzeler KH, Becker H, Maharry K, Radmacher MD, Kohlschmidt J, Mrozek K, et al. ASXL1 mutations identify a high-risk subgroup of older patients with primary cytogenetically normal AML within the ELN favorable genetic category. Blood 2011;118:6920−9.

[99] Pratcorona M, Abbas S, Sanders MA, Koenders JE, Kavelaars FG, Erpelinck-Verschueren CA, et al. Acquired mutations in ASXL1 in acute myeloid leukemia: prevalence and prognostic value. Haematologica 2012;97:388−92.

[100] Paschka P, Marcucci G, Ruppert AS, Whitman SP, Mrozek K, Maharry K, et al. Wilms' tumor 1 gene mutations independently predict poor outcome in adults with cytogenetically normal acute myeloid leukemia: a cancer and leukemia group B study. J Clin Oncol 2008;26:4595−602.

[101] Virappane P, Gale R, Hills R, Kakkas I, Summers K, Stevens J, et al. Mutation of the Wilms' tumor 1 gene is a poor prognostic factor associated with chemotherapy resistance in normal karyotype acute myeloid leukemia: the United Kingdom Medical Research Council Adult Leukaemia Working Party. J Clin Oncol 2008;26:5429−35.

[102] King-Underwood L, Renshaw J, Pritchard-Jones K. Mutations in the Wilms' tumor gene WT1 in leukemias. Blood 1996;87:2171−9.

[103] Gaidzik VI, Schlenk RF, Moschny S, Becker A, Bullinger L, Corbacioglu A, et al. Prognostic impact of WT1 mutations in cytogenetically normal acute myeloid leukemia: a study of the German-Austrian AML Study Group. Blood 2009;113:4505−11.

[104] Weissmann V, Alpermann T, Grossmann V, Kowarsch A, Nadarajah N, Eder C, et al. Landscape of TET2 mutations in acute myeloid leukemia. Leukemia 2012;26:934−42.

[105] Moran-Crusio K, Reavie L, Shih A, Abdel-Wahab O, Ndiaye-Lobry D, Lobry C, et al. Tet2 loss leads to increased hematopoietic stem cell self-renewal and myeloid transformation. Cancer Cell 2011;20:11−24.

[106] Fenaux P, Preudhomme C, Quiquandon I, Jonveaux P, Lai JL, Vanrumbeke M, et al. Mutations of the P53 gene in acute myeloid leukaemia. Br J Haematol 1992;80:178−83.

[107] Bowen D, Groves MJ, Burnett AK, Patel Y, Allen C, Green C,

et al. TP53 gene mutation is frequent in patients with acute myeloid leukemia and complex karyotype, and is associated with very poor prognosis. Leukemia 2009;23:203−6.

[108] Rucker FG, Schlenk RF, Bullinger L, Kayser S, Teleanu V, Kett H, et al. TP53 alterations in acute myeloid leukemia with complex karyotype correlate with specific copy number alterations, monosomal karyotype, and dismal outcome. Blood 2012;119:2114−21.

[109] Haferlach C, Dicker F, Herholz H, Schnittger S, Kern W, Haferlach T. Mutations of the TP53 gene in acute myeloid leukemia are strongly associated with a complex aberrant karyotype. Leukemia 2008;22:1539−41.

[110] Bowen DT, Frew ME, Hills R, Gale RE, Wheatley K, Groves MJ, et al. RAS mutation in acute myeloid leukemia is associated with distinct cytogenetic subgroups but does not influence outcome in patients younger than 60 years. Blood 2005;106:2113−19.

[111] Bacher U, Haferlach T, Schoch C, Kern W, Schnittger S. Implications of NRAS mutations in AML: a study of 2502 patients. Blood 2006;107:3847−53.

[112] Heuser M, Argiropoulos B, Kuchenbauer F, Yung E, Piper J, Fung S, et al. MN1 overexpression induces acute myeloid leukemia in mice and predicts ATRA resistance in patients with AML. Blood 2007;110:1639−47.

[113] Langer C, Radmacher MD, Ruppert AS, Whitman SP, Paschka P, Mrozek K, et al. High BAALC expression associates with other molecular prognostic markers, poor outcome, and a distinct gene-expression signature in cytogenetically normal patients younger than 60 years with acute myeloid leukemia: a Cancer and Leukemia Group B (CALGB) study. Blood 2008;111:5371−9.

[114] Lugthart S, van Drunen E, van Norden Y, van Hoven A, Erpelinck CA, Valk PJ, et al. High EVI1 levels predict adverse outcome in acute myeloid leukemia: prevalence of EVI1 overexpression and chromosome 3q26 abnormalities underestimated. Blood 2008;111:4329−37.

[115] Metzeler KH, Dufour A, Benthaus T, Hummel M, Sauerland MC, Heinecke A, et al. ERG expression is an independent prognostic factor and allows refined risk stratification in cytogenetically normal acute myeloid leukemia: a comprehensive analysis of ERG, MN1, and BAALC transcript levels using oligonucleotide microarrays. J Clin Oncol 2009;27:5031−8.

[116] Baldus CD, Tanner SM, Ruppert AS, Whitman SP, Archer KJ, Marcucci G, et al. BAALC expression predicts clinical outcome of de novo acute myeloid leukemia patients with normal cytogenetics: a Cancer and Leukemia Group B Study. Blood 2003;102:1613−18.

[117] Golub TR, Slonim DK, Tamayo P, Huard C, Gaasenbeek M,

Mesirov JP, et al. Molecular classification of cancer: class discovery and class prediction by gene expression monitoring. Science 1999;286:531−7.

[118] Haferlach T, Kohlmann A, Schnittger S, Dugas M, Hiddemann W, Kern W, et al. Global approach to the diagnosis of leukemia using gene expression profiling. Blood 2005;106:1189−98.

[119] Haferlach T, Kohlmann A, Wieczorek L, Basso G, Kronnie GT, Bene MC, et al. Clinical utility of microarray-based gene expression profiling in the diagnosis and subclassification of leukemia: report from the International Microarray Innovations in Leukemia Study Group. J Clin Oncol 2010;28:2529−37.

[120] Duployez N, Willekens C, Marceau-Renaut A, Boudry-Labis E, Preudhomme C. Prognosis and monitoring of core-binding factor acute myeloid leukemia: current and emerging factors. Expert Rev Hematol 2015;8:43−56.

[121] Grimwade D, Jovanovic JV, Hills RK, Nugent EA, Patel Y, Flora R, et al. Prospective minimal residual disease monitoring to predict relapse of acute promyelocytic leukemia and to direct pre-emptive arsenic trioxide therapy. J Clin Oncol 2009;27:3650−8.

[122] Yin JA, O'Brien MA, Hills RK, Daly SB, Wheatley K, Burnett AK. Minimal residual disease monitoring by quantitative RT-PCR in core binding factor AML allows risk stratification and predicts relapse: results of the United Kingdom MRC AML-15 trial. Blood 2012;120:2826−35.

[123] Cancer Genome Atlas Research Network. Genomic and epigenomic landscapes of adult de novo acute myeloid leukemia. N Engl J Med 2013;368:2059−74.

[124] Ding L, Ley TJ, Larson DE, Miller CA, Koboldt DC, Welch JS, et al. Clonal evolution in relapsed acute myeloid leukaemia revealed by whole-genome sequencing. Nature 2012;481:506−10.

[125] Welch JS, Ley TJ, Link DC, Miller CA, Larson DE, Koboldt DC, et al. The origin and evolution of mutations in acute myeloid leukemia. Cell 2012;150:264−78.

[126] Jan M, Majeti R. Clonal evolution of acute leukemia genomes. Oncogene 2013;32:135−40.

[127] Vasilatou D, Papageorgiou S, Pappa V, Papageorgiou E, Dervenoulas J. The role of microRNAs in normal and malignant hematopoiesis. Eur J Haematol 2010;84:1−16.

[128] Marcucci G, Haferlach T, Dohner H. Molecular genetics of adult acute myeloid leukemia: prognostic and therapeutic implications. J Clin Oncol 2011;29:475−86.

[129] Marcucci G, Mrozek K, Radmacher MD, Garzon R, Bloomfield CD. The prognostic and functional role of microRNAs in acute myeloid leukemia. Blood 2011;117:1121−9.

34

骨髓增殖性肿瘤的分子检测

L.V. Furtado[1] 和 B.L. Betz[2]

[1]Department of Pathology, University of Chicago, Chicago, IL, United States
[2]Department of Pathology, University of Michigan, Ann Arbor, MI, United States

前言

骨髓增殖性肿瘤（myeloproliferative neoplasms, MPN），以前称为骨髓增生异常，是获得性克隆性造血系统恶性肿瘤，其特征是一种或多种髓系细胞［粒细胞、红细胞和（或）血小板］的异常和过度增殖，而在细胞成熟方面没有显著改变[1]。世界卫生组织（WHO）2008 分类将这组异质性疾病归类至费城染色体（BCR-ABL1）- 阳性 MPN，这类分子特征的疾病还包括慢性粒细胞白血病、费城染色体（BCR-ABL1）- 阴性 MPN、真性红细胞增多症（polycythemia vera, PV）、原发性血小板增多症（essential thrombocythemia, ET）和原发性骨髓纤维化（primary myelofibrosis, PMF）。

PV 和 ET 的主要特征是红细胞和血小板生成增多，容易导致血栓形成或出血。PV 和 ET 患者也可出现全身症状，如盗汗、发热、皮肤瘙痒、肝脾大[2]。这些疾病容易形成迁延的慢性病程。作为长期后遗症，一些患者发展为迅速的骨髓纤维化期，该期表现为血细胞减少和髓外造血不足，这些特征在临床和形态学上与 PMF 难以区分[3]。PMF 以进行性骨髓纤维化和巨核细胞及粒系细胞不同程度增生为特征[4]。与 PV 和 ET 相比，PMF 患者往往表现出更严重的疾病相关症状和更快速的疾病进展，这显著影响了他们的生活质量[5]。由于慢性期的长期后遗症或继发于肿瘤细胞减灭治疗（如烷化剂或放射性磷），MPN 也可发展为骨髓增生异常综合征（myelodysplastic syndrome, MDS）或转化为急性髓性白血病（acute myeloid leukemia, AML）[6-9]。文献报道的白血病转化风险：PMF 约为 20%，PV 约为 4.5%，严格 WHO 分类的 ET 病例 <1%[10-12]。

大部分 MPN 病例为散发性，每 10 万人中约有 5 人发病，在美国每年约有 1.5 万新发病例[13,14]。MPN 通常在五十至六十岁时被诊断，但也可在更年轻的个体中发生，尤其当存在家族倾向时[15]。相对正常人群，MPN 的所有亚型患者的预期寿命均降低[16]，其中 PMF 患者的生存率最低[17]。

MPN 的分子发病机制

JAK2 V617F 突变

2005 年，几个独立团队在 Janus 激酶 2（Janus Kinase 2, JAK2）基因上发现了单个体细胞活化突变，该突变定位于染色体 9p24 且该位点突变在 PV、ET 和 PMF 中具有高发生率[18-21]。JAK2 是细胞质酪氨酸激酶蛋白，能介导不同细胞因子受体下游的信号传导，这些细胞因子与促红细胞生成素受体信号和造血作用相关[22,23]。该蛋白由 1 132 个氨基酸组成，具有四个功能结构域：①FERM 结构域；②SH2 结构域；③假激酶（JH2）结构域；④酪氨酸激酶结构域[24]。JH2 结构域负向调控 JAK 功能[25]。

JAK2 外显子 14（核苷酸 1849）中的 G-T 替换突变导致缬氨酸替代了苯丙氨酸，该氨基酸替换发生于 JAK2 蛋白 JH2 假激酶结构域中的第 617 位氨基酸。因此，JAK2 V617F 突变导致 JAK-STAT、PI3K 和 AKT 途径的组成型激活，同时也激活了促分裂原活化蛋白激酶和细胞外信号调节激酶[18-20,26]。因此，携带 JAK2 V617F 突变的造血细胞显示细胞因子超敏反应和细胞因子非依赖性生长[27]。JAK2 V617F 突变在 MPN 发病机制中的作用已在体内外通过小鼠模型验证,该小鼠模型具有该突变驱动的骨髓增殖表型[28,29]。

约 95%PV、55%ET 和 65%PMF 病例发现了 JAK2 V617F 突变[18,20,21]。大部分 PV 和 PMF 患者具有双等位基因 JAK2 V617F 突变,引起包括 9P 在内的染色体有丝分裂重组,从而导致单亲二倍体(uniparental disomy,UPD)产生[18-21],但这种情况在 ET 患者中并不常见[30]。一些证据表明疾病晚期阶段的一些 MPN 并发症,如骨髓纤维化、血栓形成倾向和总生存期,与循环克隆性粒细胞中突变等位基因的总体比例相关[31-35]。其他血液肿瘤(如嗜酸性粒细胞增多综合征、慢性粒单核细胞白血病、慢性粒细胞白血病、骨髓增生异常综合征,急性淋巴细胞白血病或 AML)也可能存在小部分病例携带 JAK2 V617F 突变[36-41]。

JAK2 12 外显子突变

约 95%PV 患者具有 JAK2 V617F 突变,但是直到 2007 年,缺乏该突变的患者的分子基础尚未清楚,此时报道了大部分患者中影响 JAK2 外显子 12 的突变[42-45]。外显子 12 突变聚集在 JAK2 的特殊区域,该区域与 V617F 定位的 JH2 假激酶区域相邻。尽管存在差异,外显子 12 突变引起促红细胞生成素信号的相似组成型激活,从而导致骨髓增生表型,这已通过体外分析和小鼠模型实验证实[42]。

与一些 MPN 患者的 V617F 突变不同,JAK2 外显子 12 突变仅限于 PV 病例。在核苷酸水平,目前已经报道了至少 37 种不同的 JAK2 外显子 12 突变。尽管存在多样性,所有外显子 12 的突变都聚集在外显子的一段 36 个核苷酸的片段内,跨越密码子 536~547[42,45,47]。主要的突变为小至 3~9 个核苷酸(通常为 6bp)的框内缺失。罕见的是导致 K539L 的替换突变和长度为 33bp 的框内重复突变。关于蛋白质,大部分 JAK2 外显子 12 突变属于以下三种主要类型:①包含 E543 的缺失;②包含 K539 的氨基酸替换或缺失突变;③发生在 V536 至 F547 区域的 10~12 个氨基酸重复突变[45]。

在不同比例的外周血粒细胞、单核细胞和血小板中可以检测到外显子 12 突变,但该突变很少存在于淋巴细胞中[45,48]。大部分外显子 12 杂合突变患者罕见报道双等位基因突变[42,45,48-50],这与 V617F 阳性的 PV 患者相反,该患者的双等位基因突变发生频繁且突变负荷更高[48,50]。外显子 12 突变的患者通常以红细胞增多症为主要特征,但没有与 V617F 阳性 PV 患者一样具有同时升高的巨核细胞或粒系细胞[42,49,51]。因此,以前有一些患者被诊断为特发性红细胞增多症。JAK2 外显子 12 和 V617F 突变是相互排斥的。其他的 JAK2 变异已经在外显子 13、14(V617F 突变例外)和 15 中被报道,但是目前它们的生物学和临床意义尚未明确[52]。

MPL 突变

2006 年,在对伴 ET 和 PMF 的 JAK2 V617F 阴性患者的基因改变进行研究时,发现了骨髓增殖白血病病毒癌基因(myeloproliferative leukemia virus oncogene,MPL)的突变[53,54]。定位于染色体 1p34 的 MPL 基因具有 12 个外显子且编码促血小板生成素受体。与 ET 和 PMF 相关的 MPL 突变是功能获得性突变,在促血小板生成素无法与结构活化的 JAK-STAT 信号通路结合的情况下,导致受体活化[42,53]。在 ET 和 PMF 患者中已报道了 5 个重现性 MPL 突变,这些突变均聚集在外显子 10(近膜结构域)中,并影响两个氨基酸(W515 和 S505)。其中,大部分被报道的 MPL 突变是 W515L 和 W515K,而 W515A、W515R 和 S505N 突变很少被报道[53,55-59]。尤其是在 ET 和 PMF 中,S505N 突变被报道存在胚系和获得性(散发)突变两种形式[55,59,60]。一些研究已证实存在两个并发的 MPL 突变的患者,包括 W515L+W515K 或 W515L+S505N[53,57,61,62],但这些结果的致病影响仍有待研究。位于外显子 10 外的少部分 MPL 突变也已经被报道,但其生物学和临床意义尚未明确[63,64]。

MPL 突变存在于髓系和淋巴系祖细胞内[65]。MPL 突变标本中,等位基因突变负荷通常大于 50%,这表明其等位基因突变(或杂合性丢失)较普遍[55,56,58]。然而,在 MPN 患者中,更低水平(5% 或更少)的突变也已经被报道[55,56,58,66]。在 ET 和 PMF 中,MPL 突变率分别为 3% 和 10%[67,68],但在 PV 中没有报道[53]。显然,MPL 和 JAK2 突变不存在相互排斥,偶尔可共存[53,55]。

在临床上,与 JAK2 V617F 突变患者相比,MPL 突变患者更具贫血倾向性,发病时年龄更大、血小板计数更高且动脉血栓发生的风险更高[55,69,70]。MPL 突变似乎对出血、静脉血栓形成及发展为骨髓纤维化没有显著的影响,似乎也不影响患者存活。然而,在 PMF 患者中,*MPL* 突变与更严重的表型、更大的年龄、女性和更低的血红蛋白水平相关[55,69]。

CALR 突变

2013 年,两个独立研究团队在 *JAK2/MPL* 野生型的 ET 和 PMF 患者中发现了 *CALR* 体细胞突变[71,72]。*CALR* 位于染色体 19p13.2 上,具有 9 个外显子,这些外显子编码与内质网相关的钙结合蛋白钙网蛋白。CALR 蛋白由三个结构域组成:N- 结构域(残基 1~180)、P- 结构域(残基 181~290)和 C- 结构域(残基 291~400)。目前为止,被报道的 *CALR* 移码插入或缺失突变超过 36 种,所有突变均集中在外显子 9 内[71,72]。其中,1 型突变(52bp 缺失,L367fs * 46)和 2 型突变(5bp TTGTC 插入,K385fs * 47)占所有 *CALR* 突变的 80% 以上。在 ET 和 PMF 中 *CALR* 突变的检出率为 20%~30%。在小部分 *JAK2* V617F 阴性的病例中,*CALR* 突变发生率在 ET 中为 49%~71%,在 PMF 中为 56%~88%[71-75]。尽管有学者认为 *CALR* 突变与 *JAK2* 和 *MPL* 突变相互排斥,但据报道小部分 ET 和 PMF 患者可同时具有 *JAK2* V617F 和 *CALR* 突变[74,76]。尽管在一位 PMF 患者中报道了 *CALR* 2 型突变的等位基因负荷较低(2%),但大部分患者携带杂合突变且等位负荷高达 40%~50%[77-79]。*CALR* 纯合突变在极少病例中被报道,且几乎只存在于 2 类突变中。由于克隆演进,能被检测的 *CALR* 突变已不止一类。*CALR* 突变主要在 MPN 病例中被报道,而在 MDS 和不典型慢性粒细胞白血病中很少被报道[72,80]。值得注意的是,胚系多态性(框内缺失)被报道存在于健康人群中[71,72]。

临床上,相比 *JAK2* 突变患者,*CALR* 突变的 ET 和 PMF 患者倾向于表现为更低的血红蛋白水平、更低的白细胞计数、更高的血小板计数和更低的血栓形成风险[71-73,77]。尽管只有在 PMF 中可观察到更好的总生存率,但在表现上,*CALR* 突变与男性和更年轻化相关[73,74,77]。总的来说,相比 *JAK2* 突变患者,散发性 *CALR* 突变患者的临床进展更具惰性[71,81]。然而,新出现的证据表明钙调蛋白突变在 PMF 中的预后价值可能仅限于 1 型 *CALR* 变异[75,82]。此外,在 *CALR* 突变的 PMF 中,同时存在的 *ASXL1* 突变与预后不良相关[83]。

其他遗传学改变

除了常见的 *JAK2*、*MPL* 和 *CALR* 突变,在 MPN[84]中还报道了 *TET2*、*ASXLI*、*IDH1/2*、*CBL*、*LNK*、*NRAS*、*SF3B1*、*DNMT3A* 和 *EZH2* 基因的一些其他的频发突变[84]。研究这些突变与 MPN 发病机制之间的相关性是目前活跃的一个研究领域。

少数 MPN 患者存在核型异常,最常见的是 PV 中染色体 9 的获得,其与 *JAK2* V617F 的拷贝数增加相关[18-21]。在所有 MPN 亚型中已经注意到存在染色体 8 的获得、1q 的部分三体及 13q 和 20q 的中间缺失。获得的 UPD 1p,4q,7q,9p 和 11q 通常分别与 *MPL*,*TET2*,*EZH2*,*JAK2* 和 *CBL* 突变的纯合性相关[85]。

在 MPN 患者样本[86,87]和各种 MPN 细胞系[88,89]中也报道了表达失调的 miRNA 谱,差异 miRNA 表达不但存在于 MPN 患者和健康志愿者中,也存在于三种 MPN 亚型中(PV、ET 和 PMF)。

MPN 的分子检测

检测适应证

对任何 MPN 可疑的病人进行诊断检查时,分子检测已经成为其管理标准,其主要目的是在病人患有不能解释的红细胞增多症、血小板增多症或中性粒细胞增多症时,支持克隆性 MPN 诊断并排除继发性或反应性改变。然而,分子检测不能对 MPN 进行分类,因为 *JAK2* V617F、*CALR* 和 *MPL* 突变不是 MPN 特异的。例外是 *JAK2* 外显子 12 突变,该突变仅在 PV 中被报道。此外,其他血液肿瘤(例如 MDS、慢性粒单核细胞白血病、AML 和急性淋巴细胞白血病)中 *JAK2* V617F、*CALR* 和 *MPL* 的突变率较低[73-41]。因此,任一上述基因的检测均不能保证 MPN 的诊断。同样,缺乏 *JAK2*、*CALR* 或 *MPL* 突变也不能排除 ET 和 PMF 的诊断,因为在这些患者中三阴性表型占 10%~15%[74,90]。因此,在对 MPN 可疑的病人进行诊断时,分子检测是骨髓形态学和其他临床及实验数据的辅助检测而不是替代检测。

在常规临床实践中,关于 *JAK2*、*CALR* 和 *MPL* 突变的后续检测是否有效,目前尚未明确。*JAK2* V617F 等位基因负荷的定量监测在一些临床实验患者中正在进行[91]。利用可用的 JAK 抑制剂治疗后,等位基因负荷有所减少,但等位基因负荷与临床反应性之间无一致相关性。

检测算法

由于在所有 MPN 亚型中 *JAK2* V617F 突变具

有高频性,因此有人建议在怀疑MPN时应首先进行JAK2 V617F突变筛查。当男性出现大于18.5g/dl(>52%)的异常血红蛋白(红细胞比容)或女性出现大于16.5g/dl(>48%)的异常血红蛋白以及血清红细胞生成素水平低于正常值时,其为PV可疑患者,当其JAK2 V617F检测结果阴性时,推荐对JAK2外显子12进行突变分析[47,92]。大部分(>98%)PV病例存在JAK2突变。因此,JAK2 V617F和外显子12突变检测是排除PV可疑病例的重要辅助诊断[44]。与之相反,对PV可疑病例并不常规进行CALR和MPL突变筛查。同样,骨髓检查在PV诊断中不是必需的,在一定的临床条件下,JAK2突变的缺失实际上排除了这种诊断。值得注意的是,在两名JAK2 V617F阴性的PV患者中曾经报道了1型CALR缺失突变,使CALR突变与PV表型之间存在相关性的可能性提高[93]。

ET和PMF的分子检测也应从评估JAK2 V617F开始,随后对JAK2 V617F阴性的患者进行CALR突变分析。在WHO分类系统的未来修订中CALR突变筛查有望正式纳入MPN的诊断中[94]。MPL突变筛查应当保留在JAK2 V617F和CALR突变阴性的患者中[94]。对ET或PMF可疑患者,JAK2外显子12突变检测不作为分子检测算法的一部分,因为这些突变仅限于PV病例[42]。重要的是ET和PMF的诊断是基于骨髓形态学、实验室检测值和临床病史的综合评估。JAK2 V617F、CALR或MPL突变支持ET或PMF的诊断,但不是必要的或特异的。这些突变的缺乏不能排除ET或PMF的诊断,因为约10%的PMF和13%的ET为三阴性[74,90]。

随着基于新一代测序的多基因组检测技术的出现,同时筛选上述基因和许多其他基因的致病突变已经成为可能。随着这些技术的快速进步、成本降低和这些平台的可用性增加,在MPN分子分析中,不久以后这些技术将替代循序渐进的分子分析方法。

分析前注意事项

外周血和骨髓穿刺标本均适用于JAK2、CALR和MPL突变分析。当采用敏感的分子检测时,外周血中JAK2 V617F突变等位基因负荷的定性和定量评估与骨髓穿刺标本相同[95,96]。这是因为粒细胞(携带突变)是构成这些标本的主要细胞群。血液和骨髓标本应保存在抗凝管。这些分子检测的首选抗凝剂是乙二胺四乙酸(EDTA,紫色盖)。应避免使用肝素抗凝管,因为肝素可抑制PCR聚合酶从而导致检测失败。血液和骨髓标本可在常温下运输。血液标本在分离细胞成分前不应冻结,因为这会导致溶血,从而干扰DNA扩增。大多数临床实验室会对MPN相关基因进行DNA分析,因为在这些灵敏的方法中,与RNA相比,DNA突变检测的临床灵敏度预计不会有大的不同。对于DNA提取,血液和骨髓标本的保存时间应小于5天。由于DNA的广泛降解,在加工过程中经过酸脱钙的骨髓活检标本通常不适合用于PCR检测。

应对外周血所有白细胞MPN相关的突变进行充分的分子分析,因为该细胞群主要由粒细胞组成。粒细胞分离在日常基础上增加了时间、劳动力和成本,而且这种方法提高的分析灵敏度不如敏感的PCR方法提高的显著[97]。

MPN检测的分子方法

一些方法已经用于检测JAK2、CALR和MPL突变,每一种方法均具有不同的分析和诊断敏感性。目前,对于这些分析,尚没有食品和药物管理局(Food and Drug Administration, FDA)通过的测试,也没有相应的标准化检测平台。选择检测方法时应考虑每种疾病相关基因的类型、范围、分布、频率和等位基因突变负荷,以及财务和实践环节,例如实验室基础设施、工作流程和专业知识。

JAK2 V617F 突变分析

V617F突变等位基因负荷在MPN患者(0.1%和100%)中变化很大,通常达到低于10%~25%的水平[35,98]。临床JAK2检测的分析灵敏度应至少为1%,以确保可以检测超过90%的JAK2 V617F突变[99-101]。目前用于JAK2 V617F突变的检测方法包括:Sanger测序、焦磷酸测序、限制性片段长度多态性分析、扩增耐受突变系统、等位基因竞争性阻滞PCR和高分辨熔解技术[26,36,39,102-104]。目前已报道的用于V617F检测的大多数技术,例如高分辨熔解技术、焦磷酸测序和Sanger测序,通常敏感性不足5%~15%的突变等位基因频率,且有可能产生假阴性结果。例如,使用Sanger测序可在65%PV、23%ET和30%PMF病例中检测到JAK2 V617F突变[21]。而使用更灵敏的方法重新评估则能显示更高的JAK2 V617F突变检出率:PV为95%~97%,PMF约为65%,ET约为55%,从而证实这些缺乏分析敏感性的技术似乎不适合于临床诊断检测。

目前，等位基因特异性定量PCR（qPCR）是检测V617F最常用的方法（图34.1）。该方法的优点在于以下几点：特异性和分析敏感性高（低至0.1%突变等位基因）；便于直接解释结果；在封闭联通管内提供快速周转时间；在大部分临床实验室容易开展且适用于定量检测。然而，利用敏感性低于0.1%突变等位基因的方法进行检测时可以产生假阳性结果，因为在健康个体的外周血中已报道了类似低水平的*JAK2* V617F突变[101]。此外，使用极其敏感的技术需要面对的另一个重要问题是实验室内扩增产物污染造成的假阳性结果。此外，除通过设计特异引物检测典型c.1849G>T突变外，等位基因特异性PCR不能检测罕见的V617F突变，而且寡核苷酸结合位点变异对引物杂交具有负面影响，从而可能导致假阴性结果。

JAK2 V617F定量检测的临床应用在常规临床实践中尚未得到验证。定量检测已被用于指导过继

性免疫治疗，例如对已接受同种异体干细胞移植的患者进行供体淋巴细胞输注[105]。目前，一些JAK2激酶抑制剂已对临床不同进展阶段的MPN患者进行治疗管理。例如，卢索替尼是一种口服的JAK1和JAK2抑制剂，已被美国FDA批准用于治疗骨髓纤维化患者。目前对治疗后*JAK2* V617F水平的连续监测存在争议，在几个新JAK抑制剂的临床实验中，*JAK2* V617F的定量检测被认为是一个终点。随着新的JAK2特异性抑制剂和其他新药物用于治疗，使用定量检测监测疾病反应的相关性可能会增加。值得注意的是，目前没有可用于定量JAK2检测的参考标准。因此，JAK2定量检测不是标准化的，而且不同实验室的检测结果可能不能进行比较。

JAK2 外显子12突变分析

检测*JAK2* 外显子12突变的方法必须具有足够的分析灵敏度，能对低水平（15%）等位基因突变的受累患者进行检测，同时应具有诊断该外显子不

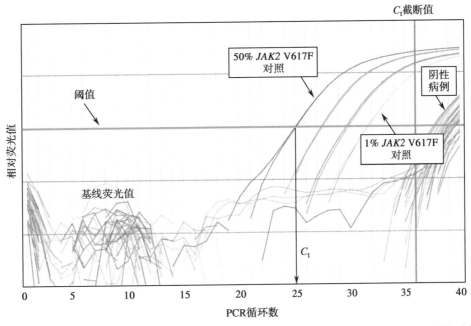

图34.1　*JAK2* V617F突变检测。等位基因特异性实时PCR在*JAK2* c.1849G>T（V617F）替代突变的检测中是有效且被广泛应用的。等位基因特异性PCR对特异等位基因的靶点进行选择性扩增。在*JAK2* V617F患者中，通过在引物3′末端设计与突变碱基（T）匹配的PCR引物来实现G>T核苷酸突变的检测。在引物3′端的-2或-3处设计有意的错配，通过降低错配扩增产物的效率来使特异性最大化。在已知阴性结果产生可检测的错配PCR产物之前，检测的灵敏性局限于扩增循环数。在每个PCR循环中使用荧光报告探针或染料检测实时PCR的扩增产物。以log（10）值（y轴）表示累积荧光，以x轴表示PCR循环数。对于特定的样品，当荧光以指数方式增加至超过基线信号以上的阈值线时，该PCR循环数称为循环阈值（C_t）。C_t值与样品中的PCR靶标总数成反比（在特定的样品中，更高的C_t值表示更少的靶标）。图示为*JAK2* c.1849G>T（V617F）突变的等位基因特异性检测的实时PCR图。在这个例子中，C_t值低于36的标本被认为是突变阳性。为准确区分野生型和突变型，在临床前验证中将36作为PCR的C_t截断值，尽管在这个验证中将临床相关检测极限维持在0.1%突变等位基因。值得注意的是在每个PCR循环中将PCR扩增产物的量增加2倍，因此，低于靶标2倍浓度的标本将会比荧光阈值高一个循环，产生高出1个循环的CT值。实时PCR的这些固有特征使这些方法能用于定量检测。

同突变的能力。

Sanger 测序已被广泛应用于 *JAK2* 外显子 12 突变分析。然而，这种方法相对昂贵、费力且分析敏感度差（约 15%）。其他方法，如等位基因特异 PCR[42]、实时定量 PCR[106]、定量磁珠法[107]、膜片钳法[108]等可以实现低分析敏感度（0.1%~2%），但不能检测多种可能存在的外显子 12 突变，从而可能导致假阴性结果。一些 *JAK2* 外显子 12 的检测已经结合突变筛查方法和 Sanger 测序验证方法，前者可检测低至 5%~10% 的等位突变基因（图 34.2A）。这种方法的局限性在于可能出现模棱两可的熔解曲线，尤其是在具有直接测序不能证实的低等位突变基因负荷的病例中[109]。因此，使用敏感的筛选方法检测外显子 12 突变是十分重要的，这些筛选方法可提供直接的解释并可作为可靠的独立检测，尤其是在突变水平达到检测方法极限的患者中。因此，我们的研究团队最近报道了多重

片段检测的方法，该方法结合了长度突变分析和等位基因特异 PCR 分析，前者可检测缺失和重复突变，后者可检测 K539L 替换突变（图 34.2B）[109]。该方法检测了几乎所有与 PV 相关的 *JAK2* 外显子 12 突变，具有超过直接测序和高分辨率熔解技术的高分析灵敏度（1%~2%）。值得注意的是，由于大于 1% 的等位基因突变负荷增加了 *JAK2* 突变的诊断确切性，因此精确的分析灵敏度不是外显子 12 突变分析的关键因素[101]。

MPL 突变分析

与 *JAK2* 外显子 12 突变筛查类似，检测 *MPL* 突变的方法必须具有足够的分析灵敏度，并且能够检测发生在 *MPL* 外显子 10 的多种临床相关核苷酸改变。由于 MPN 患者的突变低于 15% 突变等位基因，因此 Sanger 测序对 *MPL* 突变不够敏感[55,56,58]。因为检测任何水平的 *MPL* 突变对可疑的 ET 或

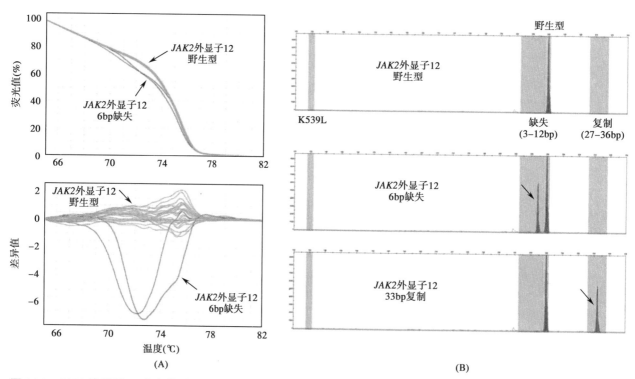

(A)　　　　　　　　　　　　　　　　(B)

图 34.2　*JAK2* 外显子 12 突变检测。（A）高分辨率熔解（high-resolution melting，HRM）曲线分析。HRM 是一个有效的检测方法，能检测聚集在特定区域的各种不同突变，例如真性红细胞增多症的 *JAK2* 外显子 12 突变。在存在荧光报告分子的情况下，利用 PCR 进行靶向区域扩增。扩增后，随着温度升高，双链 PCR 产物溶解（变性），此时，发射荧光的衰减被检测。荧光对温度作图产生一条特征性熔解曲线（顶图）。突变改变了溶解曲线，这是因为突变的异源双链核酸分子与野生型片段不相配。野生型对照减去样品曲线得到的差异图能突出熔解曲线的差异（底部图）；（B）多重片段长度测定分析。大部分 *JAK2* 外显子 12 突变是 3~12bp，受小片段影响的缺失，27~36bp 的复制或导到 K539L 的替换突变。这些突变的敏感检测可以通过结合 PCR 片段大小分析和等位基因特异性 PCR 检测来实现，前者可以检测缺失和重复突变，后者可以检测 K539L 突变。PCR 产物通过毛细管电泳来区分扩增产物的大小。上图显示了仅有 WT *JAK2* 外显子 12 扩增的阴性病例（上）和具有 6bp 缺失突变（中）及 33bp 重复突变（下）的病例。粉色分析条代表预期的突变片段大小的位置。箭头指示突变片段。

PMF 是十分重要的,有利于确定正确的治疗决策,所以能检测低水平突变等位基因频率的敏感性检测方法应被用于 *MPL* 突变分析。一些方法已用于 *MPL* 检测,例如高分辨率熔解曲线[53,57]、qPCR[61,110]、基于锁定核酸修饰探针的磁珠检测(bead-based assay with locked nucleic acid modified probes)[111]、扩增耐受突变系统[112]、焦磷酸测序[113]和单等位基因特异 PCR[55],这些检测方法均具有低分析敏感性(0.1%~3%)。然而,大部分以前报道的突变分析不包括 S505N 突变[53,61,110-112],但该突变在 *MPL* 突变阳性病例中有着相当大的比例(10.3%)[62]。我们证实了存在一种等位基因特异 PCR 检测能够以高分析灵敏度(约 2.5%)检测几乎所有与 PMF 和 ET(W515L,W515K,W515A 和 S505N)相关的 *MPL* 外显子 10 突变,该方法在大部分临床实验室中容易开展(图 34.3)[62]。

CALR 突变分析

据报道,有几种方法可用于检测 *CALR* 突变,包括 PCR 检测后进行 Sanger 测序[71-73,77]、片段长度测定[71]、高分辨率熔解曲线分析[114]和 NGS。

Sanger 测序是 *CALR* 突变分析的金标准。这种方法能检测各种不同的核苷酸改变,并能确定 DNA 序列的确切改变,还可以从致病性移码突变中辨别出框内长度变异(胚系多态性)。然而,在低 *CALR* 突变率(<15%)的情况下直接测序不够敏感[79]。片段分析(图 34.4A)可以实现更高的分析灵敏度(2%~5%),然而,为了能从突变中准确区分受长度影响的多态性,应对直接测序结果中与特异性 *CALR* 插入和缺失相对应的不同扩增片段进行验证。在具有低突变等位基因负荷的样品中,通过片段分析确定的突变不能通过替代方法验证,例如 Sanger 测序。NGS 是 *CALR* 突变筛选的可行方法(图 34.4B)。它具有比 Sanger 测序更高的分析灵敏度(5%~10% 突变等位基因频率),并可在诊断检测中同时筛查多个 MPN 相关基因。

检测解释和报告

与其他分子病理学检测一样,MPN 分子检测的报告应包括分析前(如样本类型、检测指征),分析中(如测试方法、分析结果和检测局限性)和分析后(如解释性评论)信息[115]。通过基于测序的方法鉴定的突变应该使用标准的人类基因组变异学会(Human Genome Variation Society, HGVS)核苷酸和氨基酸命名法(HGVS, http://www.hgvs.org/mutnomen)进行报告。为进行定量分析,应报告等位基因频率,但术语杂合和纯合不应用于分别描述等位基因负荷小于 50% 和 ≥50% 的病例,因为通过传统的 qPCR 方法不能确定相位突变[116]。*CALR* 框内受长度影响的多态性不应被报告,以避免临床

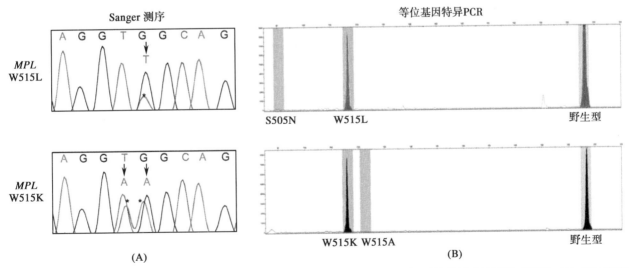

图 34.3 *MPL* 突变检测。(A)Sanger 测序可以检测 *MPL* 中各种核苷酸替换突变,尽管其敏感性局限于低至 10%~15% 突变等位基因。DNA 序列色谱图中的重叠峰表明存在突变。图示具有 c.1544 G>T(W515L)和 c.1543_1544delinsAA(W515K)突变的病例。突变峰用星号强调;(B)等位基因特异性 PCR。靶向各种 *MPL* 替换突变的等位基因特异 PCR 引物可用于多重 PCR 分析,然后进行毛细管电泳检测。同时需设计用于扩增野生型 MPL 产物的引物作为对照。这种技术能够检测低至 2% 突变等位基因负荷的突变,或者更低。Sanger 测序对两个病例进行检测发现了一致的等位基因特异性 PCR 结果。预期的突变特异 PCR 产物的大小位置用粉色条表示。

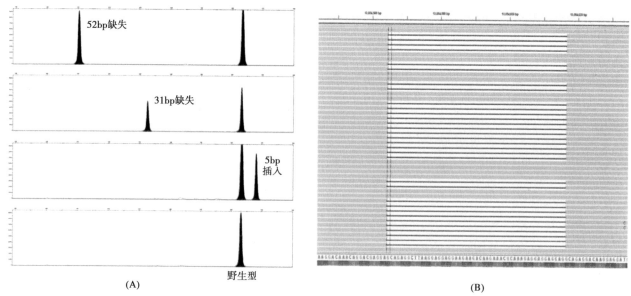

图 34.4   *CALR* 突变检测。（A）毛细管长度测定。在 ET 和 PMF 中已经鉴定了超过 36 种不同的 *CALR* 突变。尽管存在多样性，但所有的突变均为聚集在该基因外显子 9 中的受长度影响的插入或缺失突变。这些突变的检测可以通过 PCR 片段大小测定来完成，该方法使用靶向突变区两侧的 PCR 引物。扩增产物通过毛细管电泳来检测和评估。图示为具有 52bp 缺失、31bp 缺失和 5bp 插入突变的病例。将野生型 *CALR* 作为阴性对照，从而进行参考；（B）NGS。同时产生数十万个序列读数，然后作图并水平对齐参考基因组中的特定靶区域（序列显示在底部）。软件辅助分析有助于检测突变。每个读数内的野生型序列以灰色表示，而提示缺失的消失碱基用连续空白表示。与该核苷酸位置的总读数相比，突变频率与显示突变序列的读数相关。图示显示 *CALR* 52bp 缺失病例的 NGS 结果。

团队的混乱和潜在的误解。然而，检测到的 *CALR* 突变类型信息应纳入临床报告，因为越来越多的证据表明这两种变异类型对疾病预后有不同的影响[75]。

未来展望

在过去十年中，随着 MPN 突变蓝图的发展，这些肿瘤的分子诊断也被彻底改变了。展望未来，NGS 具有广泛应用的巨大潜能，它可以发现新的 MPN 相关基因并对这些异质性肿瘤进行新的临床相关遗传学亚型的定义。随着 NGS 进入临床实验室，分子检测将逐步从单基因突变分析转向多基因组分析。同时检测多个 MPN 相关基因能更好地完善疾病诊断，能开发更多个性化方法用于疾病预测、风险分层、管理和最小残留疾病监测。

结论

随着 *JAK2* V617F 成为 PV、ET 和 PMF 的首个最有效检测，突变检测已成为诊断任何 MPN 可疑患者的管理标准。已建立的二阶检测包括：*JAK2* 外显子 12 突变分析（怀疑 PV）及 *CALR* 和 *MPL* 突变筛选（PMF 或 ET 可疑）。突变的存在建立了克隆（肿瘤）增殖，排除了继发／反应性情况。虽然缺乏 *JAK2* 突变几乎可排除 PV，但由于大约 13% 的 ET 和 10% 的 PMF 病例为三阴性[74,90]，因此 *JAK2* V617F、*CALR* 和 *MPL* 的缺乏不能完全排除 ET 或 PMF。临床病理相关性是确诊 ET 和 PMF 必需的。

（杨磊　译，梁莉　校）

参考文献

[1] Spivak JL. The chronic myeloproliferative disorders: clonality and clinical heterogeneity. Semin Hematol 2004;41:1−5.

[2] Tibes R, Bogenberger JM, Benson KL, Mesa RA. Current outlook on molecular pathogenesis and treatment of myeloproliferative neoplasms. Mol Diagn Ther 2012;16:269−83.

[3] Cervantes F, Dupriez B, Pereira A, Passamonti F, Reilly JT, Morra E, et al. New prognostic scoring system for primary myelofibrosis based on a study of the International Working Group for Myelofibrosis Research and Treatment. Blood 2009;113:2895−901.

[4] Vardiman JW, Thiele J, Arber DA, Brunning RD, Borowitz MJ, Porwit A, et al. The 2008 revision of the World Health Organization (WHO) classification of myeloid neoplasms and acute leukemia: rationale and important changes. Blood 2009; 114:937−51.

[5] Mesa RA, Schwager S, Radia D, Cheville A, Hussein K, Niblack J, et al. The Myelofibrosis Symptom Assessment Form (MFSAF): an evidence-based brief inventory to measure quality of life and symptomatic response to treatment in myelofibrosis. Leuk Res 2009;33:1199−203.

[6] Passamonti F, Rumi E, Arcaini L, Boveri E, Elena C, Pietra D, et al. Prognostic factors for thrombosis, myelofibrosis, and leukemia in essential thrombocythemia: a study of 605 patients. Haematologica 2008;93:1645−51.

[7] Bjorkholm M, Derolf AR, Hultcrantz M, Kristinsson SY,

Ekstrand C, Goldin LR, et al. Treatment-related risk factors for transformation to acute myeloid leukemia and myelodysplastic syndromes in myeloproliferative neoplasms. J Clin Oncol 2011; 29:2410-15.

[8] Kiladjian JJ, Chevret S, Dosquet C, Chomienne C, Rain JD. Treatment of polycythemia vera with hydroxyurea and pipobroman: final results of a randomized trial initiated in 1980. J Clin Oncol 2011;29:3907-13.

[9] Campbell PJ, Green AR. The myeloproliferative disorders. N Engl J Med 2006;355:2452-66.

[10] Mesa RA, Li CY, Ketterling RP, Schroeder GS, Knudson RA, Tefferi A. Leukemic transformation in myelofibrosis with myeloid metaplasia: a single-institution experience with 91 cases. Blood 2005;105:973-7.

[11] Crisa E, Venturino E, Passera R, Prina M, Schinco P, Borchiellini A, et al. A retrospective study on 226 polycythemia vera patients: impact of median hematocrit value on clinical outcomes and survival improvement with anti-thrombotic prophylaxis and non-alkylating drugs. Ann Hematol 2010; 89:691-9.

[12] Barbui T, Thiele J, Passamonti F, Rumi E, Boveri E, Ruggeri M, et al. Survival and disease progression in essential thrombocythemia are significantly influenced by accurate morphologic diagnosis: an international study. J Clin Oncol 2011;29:3179-84.

[13] Ania BJ, Suman VJ, Sobell JL, Codd MB, Silverstein MN, Melton III LJ. Trends in the incidence of polycythemia vera among Olmsted County, Minnesota residents, 1935-1989. Am J Hematol 1994;47:89-93.

[14] Mesa RA, Silverstein MN, Jacobsen SJ, Wollan PC, Tefferi A. Population-based incidence and survival figures in essential thrombocythemia and agnogenic myeloid metaplasia: an Olmsted County Study, 1976-1995. Am J Hematol 1999;61:10-15.

[15] Bellanne-Chantelot C, Chaumarel I, Labopin M, Bellanger F, Barbu V, De Toma C, et al. Genetic and clinical implications of the Val617Phe JAK2 mutation in 72 families with myeloproliferative disorders. Blood 2006;108:346-52.

[16] Hultcrantz M, Kristinsson SY, Andersson TM, Landgren O, Eloranta S, Derolf AR, et al. Patterns of survival among patients with myeloproliferative neoplasms diagnosed in Sweden from 1973 to 2008: a population-based study. J Clin Oncol 2012;30: 2995-3001.

[17] Hoffman R, Rondelli D. Biology and treatment of primary myelofibrosis. Hematology Am Soc Hematol Educ Program 2007;346-54.

[18] Levine RL, Wadleigh M, Cools J, Ebert BL, Wernig G, Huntly BJ, et al. Activating mutation in the tyrosine kinase JAK2 in polycythemia vera, essential thrombocythemia, and myeloid metaplasia with myelofibrosis. Cancer Cell 2005;7:387-97.

[19] Kralovics R, Passamonti F, Buser AS, Teo SS, Tiedt R, Passweg JR, et al. A gain-of-function mutation of JAK2 in myeloproliferative disorders. N Engl J Med 2005;352:1779-90.

[20] James C, Ugo V, Le Couedic JP, Staerk J, Delhommeau F, Lacout C, et al. A unique clonal JAK2 mutation leading to constitutive signalling causes polycythaemia vera. Nature 2005;434:1144-8.

[21] Baxter EJ, Scott LM, Campbell PJ, East C, Fourouclas N, Swanton S, et al. Acquired mutation of the tyrosine kinase JAK2 in human myeloproliferative disorders. Lancet 2005;365: 1054-61.

[22] Witthuhn BA, Quelle FW, Silvennoinen O, Yi T, Tang B, Miura O, et al. JAK2 associates with the erythropoietin receptor and is tyrosine phosphorylated and activated following stimulation with erythropoietin. Cell 1993;74:227-36.

[23] Ugo V, Marzac C, Teyssandier I, Larbret F, Lecluse Y, Debili N, et al. Multiple signaling pathways are involved in erythropoietin-independent differentiation of erythroid progenitors in polycythemia vera. Exp Hematol 2004;32:179-87.

[24] Yamaoka K, Saharinen P, Pesu M, Holt III VE, Silvennoinen O, O'Shea JJ. The Janus kinases (Jaks). Genome Biol 2004;5:253.

[25] Saharinen P, Takaluoma K, Silvennoinen O. Regulation of the Jak2 tyrosine kinase by its pseudokinase domain. Mol Cell Biol 2000;20:3387-95.

[26] Zhao R, Xing S, Li Z, Fu X, Li Q, Krantz SB, et al. Identification of an acquired JAK2 mutation in polycythemia vera. J Biol

Chem 2005;280:22788-92.

[27] Morgan KJ, Gilliland DG. A role for JAK2 mutations in myeloproliferative diseases. Ann Rev Med 2008;59:213-22.

[28] Tiedt R, Hao-Shen H, Sobas MA, Looser R, Dirnhofer S, Schwaller J, et al. Ratio of mutant JAK2-V617F to wild-type Jak2 determines the MPD phenotypes in transgenic mice. Blood 2008;111:3931-40.

[29] Xing S, Wanting TH, Zhao W, Ma J, Wang S, Xu X, et al. Transgenic expression of JAK2V617F causes myeloproliferative disorders in mice. Blood 2008;111:5109-17.

[30] Scott LM, Scott MA, Campbell PJ, Green AR. Progenitors homozygous for the V617F mutation occur in most patients with polycythemia vera, but not essential thrombocythemia. Blood 2006;108:2435-7.

[31] Passamonti F, Cervantes F, Vannucchi AM, Morra E, Rumi E, Pereira A, et al. A dynamic prognostic model to predict survival in primary myelofibrosis: a study by the IWG-MRT (International Working Group for Myeloproliferative Neoplasms Research and Treatment). Blood 2010;115:1703-8.

[32] Campbell PJ, Griesshammer M, Dohner K, Dohner H, Kusec R, Hasselbalch HC, et al. V617F mutation in JAK2 is associated with poorer survival in idiopathic myelofibrosis. Blood 2006; 107:2098-100.

[33] Guglielmelli P, Barosi G, Specchia G, Rambaldi A, Lo Coco F, Antonioli E, et al. Identification of patients with poorer survival in primary myelofibrosis based on the burden of JAK2V617F mutated allele. Blood 2009;114:1477-83.

[34] Kittur J, Knudson RA, Lasho TL, Finke CM, Gangat N, Wolanskyj AP, et al. Clinical correlates of JAK2V617F allele burden in essential thrombocythemia. Cancer 2007; 109:2279-84.

[35] Vannucchi AM, Antonioli E, Guglielmelli P, Longo G, Pancrazzi A, Ponziani V, et al. Prospective identification of high-risk polycythemia vera patients based on JAK2(V617F) allele burden. Leukemia 2007;21:1952-9.

[36] Jones AV, Kreil S, Zoi K, Waghorn K, Curtis C, Zhang L, et al. Widespread occurrence of the JAK2 V617F mutation in chronic myeloproliferative disorders. Blood 2005;106:2162-8.

[37] Steensma DP, Dewald GW, Lasho TL, Powell HL, McClure RF, Levine RL, et al. The JAK2 V617F activating tyrosine kinase mutation is an infrequent event in both "atypical" myeloproliferative disorders and myelodysplastic syndromes. Blood 2005; 106:1207-9.

[38] Scott LM, Campbell PJ, Baxter EJ, Todd T, Stephens P, Edkins S, et al. The V617F JAK2 mutation is uncommon in cancers and in myeloid malignancies other than the classic myeloproliferative disorders. Blood 2005;106:2920-1.

[39] Jelinek J, Oki Y, Gharibyan V, Bueso-Ramos C, Prchal JT, Verstovsek S, et al. JAK2 mutation 1849G > T is rare in acute leukemias but can be found in CMML, Philadelphia chromosome-negative CML, and megakaryocytic leukemia. Blood 2005;106:3370-3.

[40] Lee JW, Kim YG, Soung YH, Han KJ, Kim SY, Rhim HS, et al. The JAK2 V617F mutation in de novo acute myelogenous leukemias. Oncogene 2006;25:1434-6.

[41] Mullighan CG, Zhang J, Harvey RC, Collins-Underwood JR, Schulman BA, Phillips LA, et al. JAK mutations in high-risk childhood acute lymphoblastic leukemia. Proc Natl Acad Sci USA 2009;106:9414-18.

[42] Scott LM, Tong W, Levine RL, Scott MA, Beer PA, Stratton MR, et al. JAK2 exon 12 mutations in polycythemia vera and idiopathic erythrocytosis. N Engl J Med 2007;356:459-68.

[43] Scott LM, Beer PA, Bench AJ, Erber WN, Green AR. Prevalence of JAK2 V617F and exon 12 mutations in polycythaemia vera. Br J Haematol 2007;139(3):511-12.

[44] Pardanani A, Lasho TL, Finke C, Hanson CA, Tefferi A. Prevalence and clinicopathologic correlates of JAK2 exon 12 mutations in JAK2V617F-negative polycythemia vera. Leukemia 2007;21:1960-3.

[45] Pietra D, Li S, Brisci A, Passamonti F, Rumi E, Theocharides A, et al. Somatic mutations of JAK2 exon 12 in patients with JAK2 (V617F)-negative myeloproliferative disorders. Blood 2008;111: 1686-9.

[46] Scott LM. The JAK2 exon 12 mutations: a comprehensive review. Am J Hematol 2011;86:668–76.

[47] Tefferi A, Thiele J, Vardiman JW. The 2008 World Health Organization classification system for myeloproliferative neoplasms: order out of chaos. Cancer 2009;115:3842–7.

[48] Li S, Kralovics R, De Libero G, Theocharides A, Gisslinger H, Skoda RC. Clonal heterogeneity in polycythemia vera patients with JAK2 exon12 and JAK2-V617F mutations. Blood 2008;111:3863–6.

[49] Passamonti F, Elena C, Schnittger S, Skoda RC, Green AR, Girodon F, et al. Molecular and clinical features of the myeloproliferative neoplasm associated with JAK2 exon 12 mutations. Blood 2011;117:2813–16.

[50] Schnittger S, Bacher U, Haferlach C, Geer T, Muller P, Mittermuller J, et al. Detection of JAK2 exon 12 mutations in 15 patients with JAK2V617F negative polycythemia vera. Haematologica 2009;94:414–18.

[51] Levine RL. Mechanisms of mutations in myeloproliferative neoplasms. Best Pract Res Clin Haematol 2009;22:489–94.

[52] Ma W, Kantarjian H, Zhang X, Yeh CH, Zhang ZJ, Verstovsek S, et al. Mutation profile of JAK2 transcripts in patients with chronic myeloproliferative neoplasias. J Mol Diagn 2009; 11:49–53.

[53] Pardanani AD, Levine RL, Lasho T, Pikman Y, Mesa RA, Wadleigh M, et al. MPL515 mutations in myeloproliferative and other myeloid disorders: a study of 1182 patients. Blood 2006;108:3472–6.

[54] Pikman Y, Lee BH, Mercher T, McDowell E, Ebert BL, Gozo M, et al. MPLW515L is a novel somatic activating mutation in myelofibrosis with myeloid metaplasia. PLoS Med 2006;3:e270.

[55] Beer PA, Campbell PJ, Scott LM, Bench AJ, Erber WN, Bareford D, et al. MPL mutations in myeloproliferative disorders: analysis of the PT-1 cohort. Blood 2008;112:141–9.

[56] Schnittger S, Bacher U, Haferlach C, Beelen D, Bojko P, Burkle D, et al. Characterization of 35 new cases with four different MPLW515 mutations and essential thrombocytosis or primary myelofibrosis. Haematologica 2009;94:141–4.

[57] Boyd EM, Bench AJ, Goday-Fernandez A, Anand S, Vaghela KJ, Beer P, et al. Clinical utility of routine MPL exon 10 analysis in the diagnosis of essential thrombocythaemia and primary myelofibrosis. Br J Haematol 2010;149:250–7.

[58] Millecker L, Lennon PA, Verstovsek S, Barkoh B, Galbincea J, Hu P, et al. Distinct patterns of cytogenetic and clinical progression in chronic myeloproliferative neoplasms with or without JAK2 or MPL mutations. Cancer Genet Cytogenet 2010;197:1–7.

[59] Ding J, Komatsu H, Wakita A, Kato-Uranishi M, Ito M, Satoh A, et al. Familial essential thrombocythemia associated with a dominant-positive activating mutation of the c-MPL gene, which encodes for the receptor for thrombopoietin. Blood 2004;103:4198–200.

[60] Liu K, Martini M, Rocca B, Amos CI, Teofili L, Giona F, et al. Evidence for a founder effect of the MPL-S505N mutation in eight Italian pedigrees with hereditary thrombocythemia. Haematologica 2009;94:1368–74.

[61] Pancrazzi A, Guglielmelli P, Ponziani V, Bergamaschi G, Bosi A, Barosi G, et al. A sensitive detection method for MPLW515L or MPLW515K mutation in chronic myeloproliferative disorders with locked nucleic acid-modified probes and real-time polymerase chain reaction. J Mol Diagn 2008;10:435–41.

[62] Furtado LV, Weigelin HC, Elenitoba-Johnson KS, Betz BL. Detection of MPL mutations by a novel allele-specific PCR-based strategy. J Mol Diagn 2013;15:810–18.

[63] Williams DM, Kim AH, Rogers O, Spivak JL, Moliterno AR. Phenotypic variations and new mutations in JAK2 V617F-negative polycythemia vera, erythrocytosis, and idiopathic myelofibrosis. Exp Hematol 2007;35:1641–6.

[64] Chaligne R, James C, Tonetti C, Besancenot R, Le Couedic JP, Fava F, et al. Evidence for MPL W515L/K mutations in hematopoietic stem cells in primitive myelofibrosis. Blood 2007;110: 3735–43.

[65] Pardanani A, Lasho TL, Finke C, Mesa RA, Hogan WJ, Ketterling RP, et al. Extending Jak2V617F and MplW515 mutation analysis to single hematopoietic colonies and B and T lymphocytes. Stem Cells 2007;25:2358–62.

[66] Brisci A, Damin F, Pietra D, Galbiati S, Boggi S, Casetti I, et al. COLD-PCR and innovative microarray substrates for detecting and genotyping MPL exon 10 W515 substitutions. Clin Chem 2012;58:1692–702.

[67] Tefferi A. Novel mutations and their functional and clinical relevance in myeloproliferative neoplasms: JAK2, MPL, TET2, ASXL1, CBL, IDH and IKZF1. Leukemia 2010;24:1128–38.

[68] Vainchenker W, Delhommeau F, Constantinescu SN, Bernard OA. New mutations and pathogenesis of myeloproliferative neoplasms. Blood 2011;118:1723–35.

[69] Guglielmelli P, Pancrazzi A, Bergamaschi G, Rosti V, Villani L, Antonioli E, et al. Anaemia characterises patients with myelofibrosis harbouring Mpl mutation. Br J Haematol 2007;137:244–7.

[70] Vannucchi AM, Antonioli E, Guglielmelli P, Pancrazzi A, Guerini V, Barosi G, et al. Characteristics and clinical correlates of MPL 515W > L/K mutation in essential thrombocythemia. Blood 2008;112:844–7.

[71] Klampfl T, Gisslinger H, Harutyunyan AS, Nivarthi H, Rumi E, Milosevic JD, et al. Somatic mutations of calreticulin in myeloproliferative neoplasms. N Engl J Med 2013;369:2379–90.

[72] Nangalia J, Massie CE, Baxter EJ, Nice FL, Gundem G, Wedge DC, et al. Somatic CALR mutations in myeloproliferative neoplasms with nonmutated JAK2. N Engl J Med 2013;369: 2391–405.

[73] Rotunno G, Mannarelli C, Guglielmelli P, Pacilli A, Pancrazzi A, Pieri L, et al. Impact of calreticulin mutations on clinical and hematological phenotype and outcome in essential thrombocythemia. Blood 2014;123:1552–5.

[74] Tefferi A, Lasho TL, Finke CM, Knudson RA, Ketterling R, Hanson CH, et al. CALR vs JAK2 vs MPL-mutated or triple-negative myelofibrosis: clinical, cytogenetic and molecular comparisons. Leukemia 2014;28:1472–7.

[75] Tefferi A, Lasho TL, Finke C, Belachew AA, Wassie EA, Ketterling RP, et al. Type 1 vs type 2 calreticulin mutations in primary myelofibrosis: differences in phenotype and prognostic impact. Leukemia 2014;28:1568–70.

[76] McGaffin G, Harper K, Stirling D, McLintock L. JAK2 V617F and CALR mutations are not mutually exclusive; findings from retrospective analysis of a small patient cohort. Br J Haematol 2014;167:276–8.

[77] Rumi E, Pietra D, Ferretti V, Klampfl T, Harutyunyan AS, Milosevic JD, et al. JAK2 or CALR mutation status defines subtypes of essential thrombocythemia with substantially different clinical course and outcomes. Blood 2014;123:1544–51.

[78] Chi J, Nicolaou KA, Nicolaidou V, Koumas L, Mitsidou A, Pierides C, et al. Calreticulin gene exon 9 frameshift mutations in patients with thrombocytosis. Leukemia 2014;28:1152–4.

[79] Wojtaszewska M, Iwola M, Lewandowski K. Frequency and molecular characteristics of calreticulin gene (CALR) mutations in patients with JAK2-negative myeloproliferative neoplasms. Acta Haematol 2014;133:193–8.

[80] Broseus J, Lippert E, Harutyunyan AS, Jeromin S, Zipperer E, Florensa L, et al. Low rate of calreticulin mutations in refractory anaemia with ring sideroblasts and marked thrombocytosis. Leukemia 2014;28:1374–6.

[81] Tefferi A, Guglielmelli P, Larson DR, Finke C, Wassie EA, Pieri L, et al. Long-term survival and blast transformation in molecularly annotated essential thrombocythemia, polycythemia vera, and myelofibrosis. Blood 2014;124:2507–13.

[82] Tefferi A, Lasho TL, Tischer A, Wassie EA, Finke CM, Belachew AA, et al. The prognostic advantage of calreticulin mutations in myelofibrosis might be confined to type 1 or type 1-like CALR variants. Blood 2014;124:2465–6.

[83] Tefferi A, Guglielmelli P, Lasho TL, Rotunno G, Finke C, Mannarelli C, et al. CALR and ASXL1 mutations-based molecular prognostication in primary myelofibrosis: an international study of 570 patients. Leukemia 2014;28:1494–500.

[84] Milosevic JD, Kralovics R. Genetic and epigenetic alterations of myeloproliferative disorders. Int J Hematol 2013;97:183–97.

[85] Score J, Cross NC. Acquired uniparental disomy in myeloproliferative neoplasms. Hematol Oncol Clin North Am 2012; 26:981–91.

[86] Bruchova H, Yoon D, Agarwal AM, Mendell J, Prchal JT. Regulated expression of microRNAs in normal and polycythe-

mia vera erythropoiesis. Exp Hematol 2007;35:1657–67.

[87] Guglielmelli P, Tozzi L, Pancrazzi A, Bogani C, Antonioli E, Ponziani V, et al. MicroRNA expression profile in granulocytes from primary myelofibrosis patients. Exp Hematol 2007;35(11):1708–18.

[88] Bruchova-Votavova H, Yoon D, Prchal JT. miR-451 enhances erythroid differentiation in K562 cells. Leuk Lymphoma 2010;51(4):686–93.

[89] Bortoluzzi S, Bisognin A, Biasiolo M, Guglielmelli P, Biamonte F, Norfo R, et al. Characterization and discovery of novel miRNAs and moRNAs in JAK2V617F-mutated SET2 cells. Blood 2012;119(13):e120–30.

[90] Tefferi A, Wassie EA, Lasho TL, Finke C, Belachew AA, Ketterling RP, et al. Calreticulin mutations and long-term survival in essential thrombocythemia. Leukemia 2014;28:2300–3.

[91] Pardanani A, Gotlib JR, Jamieson C, Cortes JE, Talpaz M, Stone RM, et al. Safety and efficacy of TG101348, a selective JAK2 inhibitor, in myelofibrosis. J Clin Oncol 2011;29:789–96.

[92] Tefferi A, Vardiman JW. Classification and diagnosis of myeloproliferative neoplasms: the 2008 World Health Organization criteria and point-of-care diagnostic algorithms. Leukemia 2008;22:14–22.

[93] Broseus J, Park JH, Carillo S, Hermouet S, Girodon F. Presence of calreticulin mutations in JAK2-negative polycythemia vera. Blood 2014;124:3964–6.

[94] Tefferi A, Thiele J, Vannucchi AM, Barbui T. An overview on CALR and CSF3R mutations and a proposal for revision of WHO diagnostic criteria for myeloproliferative neoplasms. Leukemia 2014;28:1407–13.

[95] Takahashi K, Patel KP, Kantarjian H, Luthra R, Pierce S, Cortes J, et al. JAK2 p.V617F detection and allele burden measurement in peripheral blood and bone marrow aspirates in patients with myeloproliferative neoplasms. Blood 2013; 122:3784–6.

[96] Larsen TS, Pallisgaard N, Moller MB, Hasselbalch HC. Quantitative assessment of the JAK2 V617F allele burden: equivalent levels in peripheral blood and bone marrow. Leukemia 2008;22:194–5.

[97] Hermouet S, Dobo I, Lippert E, Boursier MC, Ergand L, Perrault-Hu F, et al. Comparison of whole blood vs purified blood granulocytes for the detection and quantitation of JAK2 (V617F). Leukemia 2007;21:1128–30.

[98] Lippert E, Boissinot M, Kralovics R, Girodon F, Dobo I, Praloran V, et al. The JAK2-V617F mutation is frequently present at diagnosis in patients with essential thrombocythemia and polycythemia vera. Blood 2006;108:1865–7.

[99] Cankovic M, Whiteley L, Hawley RC, Zarbo RJ, Chitale D. Clinical performance of JAK2 V617F mutation detection assays in a molecular diagnostics laboratory: evaluation of screening and quantitation methods. Am J Clin Pathol 2009;132:713–21.

[100] Antonioli E, Guglielmelli P, Poli G, Bogani C, Pancrazzi A, Longo G, et al. Influence of JAK2V617F allele burden on phenotype in essential thrombocythemia. Haematologica 2008;93:41–8.

[101] Martinaud C, Brisou P, Mozziconacci MJ. Is the JAK2(V617F) mutation detectable in healthy volunteers? Am J Hematol 2010;85:287–8.

[102] Er TK, Lin SF, Chang JG, Hsieh LL, Lin SK, Wang LH, et al. Detection of the JAK2 V617F missense mutation by high resolution melting analysis and its validation. Clin Chim Acta 2009;408:39–44.

[103] Kannim S, Thongnoppakhun W, Auewarakul CU. Two-round allele specific-polymerase chain reaction: a simple and highly sensitive method for JAK2V617F mutation detection. Clin Chim Acta 2009;401:148–51.

[104] Tan AY, Westerman DA, Dobrovic A. A simple, rapid, and sensitive method for the detection of the JAK2 V617F mutation. Am J Clin Pathol 2007;127:977–81.

[105] Kroger N, Badbaran A, Holler E, Hahn J, Kobbe G, Bornhauser M, et al. Monitoring of the JAK2-V617F mutation by highly sensitive quantitative real-time PCR after allogeneic stem cell transplantation in patients with myelofibrosis. Blood 2007;109:1316–21.

[106] Kjaer L, Westman M, Hasselbalch Riley C, Hogdall E, Weis Bjerrum O, Hasselbalch H. A highly sensitive quantitative real-time PCR assay for determination of mutant JAK2 exon 12 allele burden. PLoS One 2012;7:e33100.

[107] Shivarov V, Ivanova M, Yaneva S, Petkova N, Hadjiev E, Naumova E. Quantitative bead-based assay for detection of JAK2 exon 12 mutations. Leuk Lymphoma 2013;54:1343–4.

[108] Laughlin TS, Moliterno AR, Stein BL, Rothberg PG. Detection of exon 12 mutations in the JAK2 gene: enhanced analytical sensitivity using clamped PCR and nucleotide sequencing. J Mol Diagn 2010;12:278–82.

[109] Furtado LV, Weigelin HC, Elenitoba-Johnson KS, Betz BL. A multiplexed fragment analysis-based assay for detection of JAK2 exon 12 mutations. J Mol Diagn 2013;15:592–9.

[110] Alchalby H, Badbaran A, Bock O, Fehse B, Bacher U, Zander AR, et al. Screening and monitoring of MPL W515L mutation with real-time PCR in patients with myelofibrosis undergoing allogeneic-SCT. Bone Marrow Transplant 2010;45:1404–7.

[111] Ivanova MI, Shivarov VS, Hadjiev EA, Naumova EJ. Novel multiplex bead-based assay with LNA-modified probes for detection of MPL exon 10 mutations. Leuk Res 2011;35:1120–3.

[112] Zhuge J, Zhang W, Zhang W, Xu M, Hoffman R. Sensitive detection of MPLW515L/K mutations by amplification refractory mutation system (ARMS)-PCR. Clin Chim Acta 2010;411:122–3.

[113] Hussein K, Bock O, Theophile K, Schulz-Bischof K, Porwit A, Schlue J, et al. MPLW515L mutation in acute megakaryoblastic leukaemia. Leukemia 2009;23:852–5.

[114] Bilbao-Sieyro C, Santana G, Moreno M, Torres L, Santana-Lopez G, Rodriguez-Medina C, et al. High resolution melting analysis: a rapid and accurate method to detect CALR mutations. PLoS One 2014;9:e103511.

[115] Gulley ML, Braziel RM, Halling KC, Hsi ED, Kant JA, Nikiforova MN, et al. Clinical laboratory reports in molecular pathology. Arch Pathol Lab Med 2007;131:852–63.

[116] Gong JZ, Cook JR, Greiner TC, Hedvat C, Hill CE, Lim MS, et al. Laboratory practice guidelines for detecting and reporting JAK2 and MPL mutations in myeloproliferative neoplasms: a report of the Association for Molecular Pathology. J Mol Diagn 2013;15:733–44.

35

评估骨髓移植的分子检测

J.K. Booker

Department of Pathology and Laboratory Medicine; Department of Genetics,
University of North Carolina at Chapel Hill, Chapel Hill, NC, United States

前言

同种异体的造血干细胞移植（hematopoietic stem cell transplantation, HSCT）已经开展了几十年，用以治疗多种遗传性或后天获得性疾病。使用 HSCT 治疗的遗传性疾病包括血红蛋白病、骨髓衰竭综合征、免疫缺陷、先天性代谢性疾病[1,2]。HSCT 也用于治疗获得性血液系统恶性肿瘤和实体瘤。应用于实体瘤主要是为了移植物抗肿瘤活性[3]，并作为大剂量化疗的辅助药物[4]。

用于 HSCT 造血干细胞的来源：外周血（通过单采血液成分法获得），骨髓或者脐带血。文献中干细胞的最佳来源尚存在些许争议，并且有可能要依据动员方案、预处理方案及移植原因来判断[1,5]。尽管早期的 HSCT 将骨髓作为供体来源，但最新的文献表明，事实上使用外周血来源的干细胞可能更有利[6,7]。在移植前，使 T 细胞耗竭可以最大限度降低患移植物抗宿主病（graft-versus-host disease, GVHD）的风险，但是会增加其移植排斥反应的风险，同时也会降低移植物抗白血病（graft-versus-leukemia, GVL）的活性[8,9]。

植入动力学取决于患者接受了何种移植前方案。HSCT 最初被用于接受清髓剂量的化疗或放疗的患者[10]。在人们意识到移植物抗肿瘤活性产生的益处之前，对接受 HSCT 的血液系统恶性肿瘤患者进行清髓性处理被认为是最佳方案[11]。清髓性处理方案的主要目的是使骨髓造血功能衰退，抑制自身血液的恢复。非清髓性处理方案使用较低剂量的化疗药物和全身照射量，从而导致极少的细胞

减少，不需要干细胞支持。减低强度处理（reduced intensity conditioning, RIC）介于清髓和非清髓处理之间，导致持续性细胞减少，但是不需要干细胞支持，尽管上述细胞减少可能是不可逆的[12]。尽管清髓性方案仍然被使用，RIC 和非清髓性方案也在持续发展中，并在疾病不同类型和阶段不断优化治疗方案。较低强度的处理方案，其本质上代表一个连续体，可以为不能耐受清髓性处理的患者赢得 HSCT 的机会。

不论采取何种移植前处理方案，当移植成功后，受者会成为嵌合体（由一个以上个体组成的生物体）。嵌合体的纵向检测用于早期发现即将发生的移植排斥反应以及与 GVHD 相关的信息。当移植作为血液系统恶性肿瘤患者的治疗方案时，检测嵌合体可用于早期检测疾病复发[13]。

监测 HSCT 移植物的常规方法是身份测试，即 DNA 指纹分析。这与亲子鉴定、确定胎儿样本中母体细胞污染的方法是一致的，这一技术最重要的应用是在法律取证领域[14]。法医学分析需要一种高度稳定和可靠的方法，即使在样本微小或不完整的情况下依然能明确区分两个个体。

分子靶标

目前用于检测 HSCT 移植物的优势方法是短串联重复序列（short tandem repeats, STR），也被称为微卫星 DNA。STR 是长度介于 1~6bp 的 DNA 随机重复序列[15]。某一 STR 重复的次数在不同的个体中有高度多态性，这使得其成为身份检测的理想靶点。这些序列组成了约 3% 的人体基因组，且

散在于整个基因组中[16]。这些序列中的大部分出现于基因组的非编码区域,8% 位于编码区[17]。

使用单核苷酸多态性(single-nucleotide polymorphic, SNP)标记的替代方法包括焦磷酸测序[18]、等位基因特异性实时定量多聚酶链式反应(PCR)[19,20] 以及 TaqMan 实时定量 PCR[21,22]。另外,可以使用插入/缺失标记的等位基因特异性 PCR[23-28]。与 STR 相比,SNP 和吲哚标记物需要分析更多数量的特异性标记,这是由于后者相对较低的辨别能力造成的。但是,SNP 和吲哚标记物敏感度较高,这对于检测微小残留病变(monitoring minimal residual, MMR)是有利的[29]。

分子学技术

用于监测 HSCT 移植物的经典方法是使用外周血和骨髓淋巴细胞中提取的 DNA 进行检测。上述分析可在未分离样本(普通样本)或经流式细胞术/免疫磁珠分选法纯化的特异性细胞亚群中进行。可以采用 STR 多重扩增的商业化试剂盒,以及实验室开发用于单标记和多重分析的分析方法。设计 PCR 引物以连接包含串联重复序列的 DNA 区域,上述区域定位在不包含可能干扰退火和扩增的单核苷酸多态性的区域。对于任何给定的标记,PCR 产物的尺寸由一个个体的两个等位基因间重复序列的数量决定。通常情况下,每个正向引物使用荧光染料标记,因此得到的扩增产物也是荧光标记的。随着检验技术的发展,包含所有已知标志物的重复数量的范围可以通过加入引物来控制。相较于放置于离重复区较远的引物而言,离重复区较近的引物生成的产物尺寸更小。

多态性分析的原理是,通过扩增产物的大小范围以及使用的荧光染料将每个标记的等位基因的大小与其他标记区分开来。合成的荧光素标记的 PCR 产物通过一定尺寸标准的毛细管凝胶电泳进行分离,这一尺寸标准包含每个样本的大小以及每次电泳的等位基因分型标准物。每个 STR 的等位基因分型标准物(由该标记的所有可用等位基因组成)使软件可以识别每个样本中存在的等位基因。软件可以用来测量每个合成峰的高度和面积。基于峰的面积或高度可以计算从而确定供体和受体细胞的相对贡献。

对移植物的检测始于对供体及移植前受体样本的分析,该分析的目的是鉴定信息 STR 标记(informative STR marker)。信息标记可以明确区分供者和受者。由于 STR 标记具有高度多态性,对于每个标记而言,大多数个体从父母双方各遗传一个不同的等位基因。只要供者和受者至少存在一个特异性标记的等位基因的不同,该标记即可作为该个体的移植物监测信息标记。

在 PCR 扩增过程中出现的影子带现象会影响监测移植物的信息标记筛选[30]。由于 STR 的重复性,在扩增过程中存在一些滑脱,导致最终产生比真实等位基因多一个或少一个重复序列的产物,被称为影子带。影子带(DNA 聚合酶滑脱产物)可达真实等位基因扩增产物的 10%,并可出现两种方向的偏差(比真实等位基因多一个或少一个重复序列),但是更常见的情况是少一个重复序列。如果一个影子带足够大,可以产生一个额外的影子带,后者将比真实的等位基因少两个重复序列。影子带限制了信息标记的筛选。如果供者和受者仅存在特定标记的一个等位基因的差异,那么影子带将影响这一信息标记的使用。以 THO1 标记为例,假设存在一个供者,该供者的两个等位基因有 8 个和 10 个重复序列,而受者的两个等位基因有 7 个和 10 个重复序列。如果 7 个重复序列中的一小部分出现在移植后的样本中,则不能确定其是受者来源的细胞还是供者的 8 个重复序列的等位基因产生的影子带。因此,THO1 不能作为这一对特定供者和受者的信息标记。

在理论上,某个具有两个等位基因的个体,不论使用何种标记,其扩增产物应当基本相等。然而在实际操作中存在差异性这是在预料之中的,有时优先扩增较小的等位基因,有时也会出现较大的等位基因的优先扩增。上述差异性可能来自技术操作或者真实生物过程,因为上述差异性的存在,为了对嵌合性进行准确估计,需要用多信息标记对每个移植后样本进行分析并取平均值。结果以供体来源的细胞百分比和受体来源的细胞百分比表示。使用 STR 进行嵌合检测的敏感性是 1%~5%[31],表明对于一个主要与供体细胞嫁接的患者而言,STR 分析能够在患者的移植后样本中检测出 1%~5% 供者来源的细胞。

移植病人转移护理并不少见,当这一事件发生后,新的实验室并非总能接收到移植前供者或者受者的样本。当情况不理想时(无法获得移植前供者/受者样本),口腔或唾液样本可作为移植前受者样本的替代物,因为这些样本中的细胞是原生上皮细胞,一般尚未被供者细胞取代。事实上,如果患者移植顺利,淋巴细胞通常将是供者来源的[32]。将受者的口腔或唾液样本与骨髓或外周血样本进行对比,通常情况下可以鉴定信息等位基因。口腔或唾液样本中的任何具有 4 个等位基因的标记,其中两个可以与外周血或者骨髓中的供体匹配,另外两个可以归为受者来源。对于任何有两个未在外周血或者骨髓中出现等位基因的标记,可将其归为受者来源。上述方法在移植顺利的患者身上是可行的,但是如果在移植后外周血或骨髓样本中出现明显的受者成分,那么证明移植不成功。

临床应用

在移植个体的血液或骨髓中进行嵌合状态的定量评估可以提供移植排斥、GVHD 方面的关键信息,某些情况下也可提供有关复发的信息。尽管在关键的时间点,如临床状态改变或治疗方式改变时检测患者情况可以提供有价值的信息,但是如果纵向监测患者,则可以提供更多信息,并且可在患者病史和先前的嵌合状态的背景下解释监测的结果。另外,纵向监测的结果可以与其他治疗和预后相同的患者进行移植动力学对比[33]。

HSCT 后,在移植失败或复发的风险和 GVHD 之间存在微妙的平衡[34]。当移植用于治疗非恶性疾病时,可以增加免疫抑制疗法来预防移植排斥反应[35]。当移植用于治疗恶性疾病时,减少使用免疫抑制治疗、输注供者淋巴细胞或应用免疫调节细胞因子的强度可以优化移植物抗肿瘤活性[36]。

供体移植物动力学取决于移植前处理方案。移植前处理方案的强度越低,形成混合嵌合体的程度越高,至少在移植后的短期内是这样。接受 RIC 且已接受移植来治疗遗传性或获得性非恶性疾病的患者,并不一定需要完全置换其造血系统,并且混合嵌合体可能持续存在,研究已经表明混合嵌合体在约 50% 该种患者体内持续存在,必须要有 10%~20% 供者的细胞才能产生明显的临床效果[37]。当 HSCT 用于治疗恶性疾病时,受者细胞持续存在或数量增加说明宿主造血细胞的复发或存活。

纵向监测外周血或骨髓中的移植物可以提供有价值的信息,指导临床决策。针对髓系和淋系中不同细胞群的嵌合研究可以提供关于移植排斥、GVHD 和复发的更多信息。可以通过流式细胞术或基于免疫磁珠的技术来分离目的细胞子群。一旦获得目标细胞群,程序和分析方法与普通样本相同——从分离的细胞群中提取 DNA,通过 PCR 扩增 STR 标记,所得样品通过毛细管凝胶电泳显示。计算并报告供者和受者细胞的相对贡献以及普通样本中的结果。对结果的解释方法取决于患者的状态、前期的结果、移植的原因以及采用的移植前处理方案。

针对特异性细胞群的嵌合研究最常见的是在 CD3$^+$ 细胞中,因为受者 CD3$^+$T 细胞和 CD56$^+$NK 细胞的持续高表达或表达水平升高与移植排斥反应相关[38,39]。这与供体髓系细胞完全植入的情况是相反的,后者可以同时被看见。监测 CD3$^+$T 细胞和 CD56$^+$NK 细胞以及普通样品可以提供即将发生的移植排斥反应的早期预兆,这可以通过供者淋巴细胞输注进行治疗。有许多其他的机会进行谱系特异性嵌合体研究。例如,在急性骨髓性白血病和 B 细胞急性淋巴细胞性白血病患者中进行 CD34$^+$ 亚群的嵌合研究,相较于在相同患者的普通样本中进行研究,可以较早发现即将发生的复发现象[40,41]。

将移植物研究运用于早期发现复发是具有挑战性的,因为利用 STR 分析嵌合检测的敏感性通常在 1%~5%,这比监测 MMR 的最优方法的敏感性要高出几个数量级,后者的敏感性范围在 10^{-3}~10^{-6}。若存在针对恶性肿瘤患者人群的分子靶点,那么肿瘤特异性的分子标记很可能为 MMR 检查提供一种更为敏感的方法。然而,在很多恶性肿瘤中,并没有已知的肿瘤特异性分子标记,嵌合研究可能是唯一的 MMR 监测方法。在这样的情况下,可以通过谱系特异性检测来有效提高敏感性。根据特定谱系在总体淋巴细胞群中所占比重不同,在子群中进行检测的敏感性范围在 0.01%~0.1%[42]。

检测方法的局限性

嵌合检测最大的局限性在于敏感性。STR 标记分布在整个基因组中,可以被筛选从而累计代表多种染色体。当 HSCT 用于治疗以染色体非整倍体为特征或对非整倍体易感的血液系统恶性肿瘤患者时,需要特别注意[43]。如果恶性肿瘤中出现染色体非整倍体,并且出现复发,可以忽略它;但是如果仅有的信息标记位于受影响的染色体上,那么计算得到的嵌合数值是不正确的。当分析多种标记时,其中单个标记出现离群值,那么应该考虑染色体非整倍体的存在。

　　根据文献，HSCT 中移植物监测的一个挑战是，患者和供者在移植前和移植后治疗中存在诸多变异，很难说明某一特定的单一嵌合结果[44]。通过纵向检测，可在一定背景下解释检测的结果，这些背景包括特定的病人、他们的疾病情况、移植前处理的种类、移植前细胞的准备、移植后的治疗以及先前的嵌合结果。唯有这样，嵌合检测才能在患者护理中发挥最大的作用。

　　技术日新月异，将来会出现更高效、自动、灵敏的移植物监测方法。需要牢记于心的是，不同方法的检测结果，甚至是不同实验室的同一方法的检测结果，未必可以互换，当患者接受不同实验室的监测，这些结果可能是相关的。对于接受完全供者植入的 HSCT 患者，终极目标是任何在外周淋巴细胞中进行的基因检测可以在供者身上产生结果，而不是受者。

（许贤林　译，苏东明　校）

参考文献

[1] Karakukcu M, Unal E. Stem cell mobilization and collection from pediatric patients and healthy children. Transfus Apher Sci 2015;53:17–22.

[2] Peffault de Latour R, Peters C, Gibson B, et al. Recommendations on hematopoietic stem cell transplantation for inherited bone marrow failure syndromes. Bone Marrow Transplant 2015;50:1168–72.

[3] Marraco SAF, Verdeil TMG, Speiser DE. From T cell "exhaustion" to anti-cancer immunity. Biochim Biophys Acta 2016;1865:49–57.

[4] Pedrazzoli P, Martino M, Delfanti S, et al. High-dose chemotherapy with autologous hematopoietic stem cell transplantation for high-risk primary breast cancer. J Natl Cancer Inst Monogr 2015;2015:70–5.

[5] Champlin RE, Schmitz N, Horowitz MM, et al. Blood stem cells compared with bone marrow as a source of hematopoietic cells for allogeneic transplantation. IBMTR Histocompatibility and Stem Cell Sources Working Committee and the European Group for Blood and Marrow Transplantation (EBMT). Blood 2000;95:3702–9.

[6] Wu S, Zhang C, Zhang X, Xu Y, Deng T. Is peripheral blood or bone marrow a better source of stem cells for transplantation in cases of HLA-matched unrelated donors? A meta-analysis. Crit Rev Oncol 2015;96:20–33.

[7] Holtick U, Albrecht M, Chemnitz JM, et al. Comparison of bone marrow versus peripheral blood allogeneic hematopoietic stem cell transplantation for hematological malignancies in adults—a systematic review and meta-analysis. Crit Rev Oncol 2015;94:179–88.

[8] Aversa F. T-cell depletion: from positive selection to negative depletion in adult patients. Bone Marrow Transplant 2015;50:S11–13.

[9] Triplett B, Shook D, Eldridge P, et al. Rapid memory T-cell reconstitution recapitulating CD45RA-depleted haploidentical transplant graft content in patients with hematologic malignancies. Bone Marrow Transplant 2015;50:1012.

[10] Pingali S, Champlin R. Pushing the envelope—nonmyeloablative and reduced intensity preparative regimens for allogeneic hematopoietic transplantation. Bone Marrow Transplant 2015;50:1157–67.

[11] Gyurkocza B, Sandmaier BM. Conditioning regimens for hematopoietic cell transplantation: one size does not fit all. Blood 2014;124:344–53.

[12] Bacigalupo A, Ballen K, Rizzo D, et al. Defining the intensity of conditioning regimens: working definitions. Biol Blood Marrow Transplant 2009;15:1628–33.

[13] Zielińska P, Markiewicz M, Dzierżak-Mietła M, et al. Assessment of lineage-specific chimerism after allogeneic stem cell transplantation. Acta Haematol Pol 2014;45(4):360–9.

[14] Buttler JM. Commonly used short tandem repeat markers. Forensic DNA typing. San Diego, CA: Academic Press; 2001. p. 53–79.

[15] Tautz D. Notes on the definition and nomenclature of tandemly repetitive DNA sequences. DNA fingerprinting: state of the science. Springer; 1993. p. 21–8.

[16] Fan H, Chu J. A brief review of short tandem repeat mutation. Genomics Proteomics Bioinformatics 2007;5:7–14.

[17] Ellegren H. Heterogeneous mutation processes in human microsatellite DNA sequences. Nat Genet 2000;24:400–2.

[18] Hochberg EP, Miklos DB, Neuberg D, et al. A novel rapid single nucleotide polymorphism (SNP)-based method for assessment of hematopoietic chimerism after allogeneic stem cell transplantation. Blood 2003;101:363–9.

[19] Eshel R, Vainas O, Shpringer M, Naparstek E. Highly sensitive patient-specific real-time PCR SNP assay for chimerism monitoring after allogeneic stem cell transplantation. Lab Hematol 2006;12:39–46.

[20] Maas F, Schaap N, Kolen S, et al. Quantification of donor and recipient hemopoietic cells by real-time PCR of single nucleotide polymorphisms. Leukemia 2003;17:621–9.

[21] Oliver DH, Thompson RE, Griffin CA, Eshleman JR. Use of single nucleotide polymorphisms (SNP) and real-time polymerase chain reaction for bone marrow engraftment analysis. J Mol Diagn 2000;2:202–8.

[22] Harries L, Wickham C, Evans J, Rule S, Joyner M, Ellard S. Analysis of haematopoietic chimerism by quantitative real-time polymerase chain reaction. Bone Marrow Transplant 2005;35:283–90.

[23] Alizadeh M, Bernard M, Danic B, et al. Quantitative assessment of hematopoietic chimerism after bone marrow transplantation by real-time quantitative polymerase chain reaction. Blood 2002;99:4618–25.

[24] Masmas TN, Madsen HO, Petersen SL, et al. Evaluation and automation of hematopoietic chimerism analysis based on real-time quantitative polymerase chain reaction. Biol Blood Marrow Transplant 2005;11:558–66.

[25] Jimenez-Velasco A, Barrios M, Roman-Gomez J, et al. Reliable quantification of hematopoietic chimerism after allogeneic transplantation for acute leukemia using amplification by real-time PCR of null alleles and insertion/deletion polymorphisms. Leukemia 2005;19:336–43.

[26] Koldehoff M, Steckel NK, Hlinka M, Beelen DW, Elmaagacli AH. Quantitative analysis of chimerism after allogeneic stem cell transplantation by real-time polymerase chain reaction with single nucleotide polymorphisms, standard tandem repeats, and Y-chromosome-specific sequences. Am J Hematol 2006;81:735–46.

[27] Bach C, Tomova E, Goldmann K, et al. Monitoring of hematopoietic chimerism by real-time quantitative PCR of micro insertions/deletions in samples with low DNA quantities. Transfus Med Hemother 2015;42:38–45.

[28] Frankfurt O, Zitzner JR, Tambur AR. Real-time qPCR for chimerism assessment in allogeneic hematopoietic stem cell transplants from unrelated and double umbilical cord blood. Hum Immunol 2015;76:155–60.

[29] Murphy KM. Chimerism analysis following hematopoietic stem cell transplantation. Hematological malignancies. Springer; 2013. p. 137–49.

[30] Brookes C, Bright J, Harbison S, Buckleton J. Characterising stutter in forensic STR multiplexes. Forensic Sci Int Genet 2012;6:58–63.

[31] Lion T. Summary: reports on quantitative analysis of chimerism after allogeneic stem cell transplantation by PCR amplification of microsatellite markers and capillary electrophoresis with

fluorescence detection. Leukemia 2003;17:252–4.

[32] Berger B, Parson R, Clausen J, Berger C, Nachbaur D, Parson W. Chimerism in DNA of buccal swabs from recipients after allogeneic hematopoietic stem cell transplantations: implications for forensic DNA testing. Int J Legal Med 2013;127: 49–54.

[33] Kristt D, Stein J, Yaniv I, Klein T. Assessing quantitative chimerism longitudinally: technical considerations, clinical applications and routine feasibility. Bone Marrow Transplant 2007;39: 255–68.

[34] Clark JR, Scott SD, Jack AL, et al. Monitoring of chimerism following allogeneic haematopoietic stem cell transplantation (HSCT): technical recommendations for the use of short tandem repeat (STR) based techniques, on behalf of the United Kingdom National External Quality Assessment Service for Leucocyte Immunophenotyping Chimerism Working Group. Br J Haematol 2015;168:26–37.

[35] Lawler M, McCann SR, Marsh JC, et al. Serial chimerism analyses indicate that mixed haemopoietic chimerism influences the probability of graft rejection and disease recurrence following allogeneic stem cell transplantation (SCT) for severe aplastic anaemia (SAA): indication for routine assessment of chimerism post SCT for SAA. Br J Haematol 2009;144:933–45.

[36] Kolb HJ. Graft-versus-leukemia effects of transplantation and donor lymphocytes. Blood 2008;112:4371–83.

[37] Bader P, Niethammer D, Willasch A, Kreyenberg H, Klingebiel T. How and when should we monitor chimerism after allogeneic stem cell transplantation? Bone Marrow Transplant 2005;

35:107–19.

[38] Martínez-Laperche C, Noriega V, Kwon M, et al. Achievement of early complete donor chimerism in CD25-activated leukocytes is a strong predictor of the development of graft-versus-host-disease after stem cell transplantation. Exp Hematol 2015; 43:4–13.

[39] Preuner S, Lion T. Post-transplant monitoring of chimerism by lineage-specific analysis. Bone marrow and stem cell transplantation. Springer; 2014. p. 271–91.

[40] Hoffmann JC, Stabla K, Burchert A, et al. Monitoring of acute myeloid leukemia patients after allogeneic stem cell transplantation employing semi-automated CD34 donor cell chimerism analysis. Ann Hematol 2014;93:279–85.

[41] Yang Y, Wang X, Qin Y, Wan L, Jiang Y, Wang C. Is there a role for B lymphocyte chimerism in the monitoring of B-acute lymphoblastic leukemia patients receiving allogeneic stem cell transplantation? Chronic Dis Transl Med 2015;1:48–54.

[42] Lion T, Daxberger H, Dubovsky J, et al. Analysis of chimerism within specific leukocyte subsets for detection of residual or recurrent leukemia in pediatric patients after allogeneic stem cell transplantation. Leukemia 2001;15:307–10.

[43] Zhou M, Sheldon S, Akel N, Killeen AA. Chromosomal aneuploidy in leukemic blast crisis: a potential source of error in interpretation of bone marrow engraftment analysis by VNTR amplification. Mol Diagn 1999;4:153–7.

[44] Ofran Y, Lazarus H, Rapoport A, Rowe J. Interpreting outcome data in hematopoietic cell transplantation for leukemia: tackling common biases. Bone Marrow Transplant 2015;50:324–33.

个体化医疗中的分子检测

36

心血管疾病的个体化药物治疗

R.M. Turner, M. Bula 和 M. Pirmohamed

The Wolfson Centre for Personalised Medicine, Institute of Translational Medicine,
University of Liverpool, Liverpool, United Kingdom

前言

心血管疾病是世界范围内发生率和死亡率最高的疾病之一。目前治疗心血管疾病的手段有保守治疗、介入治疗（如心脏复律）和手术治疗,然而医生最常用的手段主要还是药物治疗。由于心血管药物疗效的个体化差异非常明显,因此心血管药物的临床应用疗效低于预期效果,且有较多的不良药物反应（adverse drug reactions, ADR）。患者对药物反应的差异对于心血管疾病的治疗有着极大的影响。人们已对很多疾病首次治疗给药的效果进行了研究,预估了获益的病人比例,包括心律失常（有效率仅为 50%~75%）[1]。在住院患者中,6.5% 的入院患者与 ADR 有关[2],14.7% 的住院患者发生ADR[3]。就所有给予的药物而言,发生不良反应的原因可以分为以下三种:①药物特异性（如服药方法差异,包括治疗药物依从性）;②人体差异（系统差异）;③环境差异（如吸烟、药物与药物相互作用、食物与药物相互作用）。人体可被分为不同的区域和层级,它们由不同级别的生物组织组成,包括基因组、表观基因组、转录组、蛋白组、代谢组、组织和器官。每个层级都存在广泛的内在影响因素,其又可被分为不同生物学层次内的影响（水平交互作用）和层次间的影响（垂直交互作用）。药物性质和环境因素对全身系统的干扰是导致临床表型广泛存在差异（包括各种疾病/健康状态和药物反应）的重要原因。

药物基因组学主要是探索决定药物个体反应的遗传性因素,旨在通过药物基因型或剂量分析将患者按照基因型分组,然后将药物按照患者基因型分级,从而增加药物的疗效,降低药物的毒副反应。药物基因组学研究通过对 *HLA-B*57：01* 基因的预先分型已经成功地减低了阿巴卡韦引起临床超敏反应综合征的发生几率[4]。通过靶向癌症细胞生物标记物的药物治疗已经越来越普遍地被用于肿瘤治疗。例如,酪氨酸激酶抑制剂克唑替尼可用于治疗携带致癌的间变性淋巴细胞激酶（anaplastic lymphoma kinase, *ALK*）基因重排的非小细胞肺癌患者[5]。

在 10 种 FDA 批准的心血管药物和 128 种其他药物的说明书中都包含药物基因组学信息[6]。但是目前心血管基因检测并没有广泛应用于临床。药物基因组学研究的临床转化受到临床证据、逻辑、资金和医务工作者的知识范围的限制[7]。尤其是研究结果不一致、患者受益有限且药物基因组学只针对被批准的药物,这些都阻碍了心血管药物基因组学的临床转化。大量社区医院和大医院的医生通常会开常规的心血管药物,它们是非专利保护的廉价药,而新的昂贵的靶向抗肿瘤药仅有肿瘤医生会使用。因此,即使心血管药物得到强有力的随机临床试验的数据支持,但仍然面临挑战,不仅要改变固有的临床习惯,还要转变医师已经形成的用药习惯。也许更令人不安的是,虽然心血管药物基因之间的关联比心血管疾病易感性基因位点更有效用[7],但药物基因组学的评估价值在临床应用中的优势并不突出。这说明基因组学对于药物个体间差异的解释不够深入,因此仅仅靠药物基因组学不足以充分解析大多数药物的个体间差异变化。所以,使用其他组学技术探索新的影响因素,并将其与药物基因组学相关联,是极为重要的。然而,药物基因组学对于个体药物反应变化是完整的。人们已经发现许多的心血管药物基因组学关联,且在新技术(如二代测序技术)推进下持续发展(图 36.1)。

我们在这一章节中将集中介绍当代心血管药物基因组学,但是其他组学的简介也对此有所补充。表 36.1 总结了心血管药物(包括华法林、硫酸氢氯吡格雷、布新洛尔、他汀类和心律失常药物)的新药物基因组学关联[8-23]。

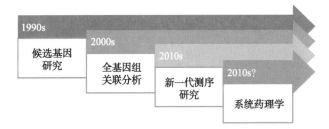

图 36.1　药物基因组学研究的进化,从候选基因研究,到 NGS 的应用,系统药物基因组学可能会成为未来研究的规范,但是也面临诸多挑战。

表 36.1　药物基因组学变异与心血管药物反应性显著相关的例子

临床结果	研究	基因位点 / 基因	突变型	效应范围 ᵃ	参考文献
华法林					
(a)剂量要求	MA	*VKORC1*	–1639G >A	GA vs GG:~1.5mg/d 增加	[8]
				AA vs GG:~2~3mg/d 降低	[8]
	MA	*CYP2C9*	*2	*1/*2 vs *1/*1:~1mg/d 降低	[8]
				*2/*2 vs *1/*1:~1.5mg/d 降低	[8]
	MA		*3	*1/*3 vs *1/*1:~1.5mg/d 降低	[8]
				*3/*3 vs *1/*1:~2.5mg/d 降低	[8]
	CG		*5, * 6, * 8, * 11	*5,*6,*8 或 *11 携带者 vs*1/*1:~1mg/d 降低	[9]
	GWAS	*CYP4F2*	1297G>A(V433M)	A 携带者 vs GG:~0.2mg/d 增加	[10]
	GWAS	*CYP2C* 簇	rs12777823(G>A)	AG vs GG:~1mg/d 降低	[11]
				AA vs GG:~1.5mg/d 降低	[11]
	ES	*FPGS*	rs7856096(A>G)	AG:~1mg/d 降低	[12]
				GG:~1.5mg/d 降低	[12]
	CG	*GATA4*	rs867858(G>T)+ rs10090884(A>C)	GG/AA vs 所有其他基因型结合:~1mg/d 降低	[13]
			rs2645400(G>T)+ rs4841588(G>T)	GG/GT,TT vs 所有其他基因型结合:~2mg/d 降低	[13]
(b)出血	MA	*CYP2C9*	*3	*1/*3 vs *1/*1:HR 2.05(95% CI 1.36,3.10)	[14]
				*3/*3 vs *1/*1:HR 4.87(95% CI 1.38,17.14)	[14]
(c)过度抗凝(INR>4)	MA	*CYP2C9*	*2	*2 vs *1:HR 1.52(95% CI 1.11,2.09)	[14]
			*3	*3 vs *1:HR 2.37(95% CI 1.46,3.83)	[14]
	MA	*VKORC1*	–1639G>A	GA vs GG:HR 1.49(95% CI 1.15,1.92)	[14]

续表

临床结果	研究	基因位点 / 基因	突变型	效应范围 [a]	参考文献
硫酸氯吡格雷					
（a）支架血栓形成	MA	CYP2C19	*2，*3，*4-*8	ROF 等位基因携带者 vs 非携带者：HR 2.81（95% CI 1.81，4.37）	[15]
				1 ROF 等位基因携带者 vs 非携带者：HR 2.67（95% CI1.69，4.22）	[15]
				2 ROF 等位基因携带者 vs 非携带者：HR 3.97（95% CI1.75，9.02）	[15]
（b）高风险 MACE 患者发生 MACE（如获得 PCI）	MA	CYP2C19	*2，*3，*4-*8	ROF 等位基因携带者 vs 非携带者：HR 1.57（95% CI 1.13，2.16）	[15]
				1 ROF 等位基因携带者 vs 非携带者：HR 1.55（95% CI1.11，2.27）	[15]
				2 ROF 等位基因携带者 vs 非携带者：HR 1.76（95% CI1.24，2.50）	[15]
（c）MACE	MA	CYP2C19	*17	HR 0.82（95% CI 0.72，0.94）	[16]
辛伐他汀					
肌炎	GWAS	SLCO1B1	rs4149056，T>C	C 等位基因的每个拷贝：OR 4.5（95% CI 2.6，7.7）	[17]
				CC vs TT：OR 16.9（95% CI 4.7，61.1）	[17]
布新洛尔					
（a）全因死亡率	RCT			B vs P 总比率 RCT [b]：HR 0.90（95% CI 0.78，1.02），NS	[18]
	RCT 的 CGS	ADRB1	Arg389Gly	Arg389Arg 时 B vs P：HR 0.62（95% CI 0.39，0.99）	[19]
	RCT 的 CGS	ADRA2C	Ins322-325Del	Ins322-325Ins 时 B vs P 且：HR 0.70（95% CI 0.51，0.96）	[20]
（b）VT/VF	RCT 遗传学亚研究			B vs P 总比率 [b]：HR 0.42（95% CI 0.27，0.64）	[21]
	RCT 的 CGS	ADRB1	Arg389Gly	Arg389Arg 时 B vs P：HR 0.26（95% CI 0.14，0.50）	[21]
（c）新发作的动脉纤维化	RCT			RCT [b] 中 B vs P 总比率：HR 0.59（95% CI 0.44，0.79）	[22]
	RCT 的 CGS	ADRB1	Arg389Gly	Arg389Arg 时 B vs P：HR 0.26（95% CI 0.12，0.57）	[22]
胺碘酮					
尖端扭转	CG	NOS1AP	rs10919035（C>T）	T 携带者 vs CC：OR 2.81（95% CI 1.62，4.89）	[23]

[a] 所有的效应值都有统计学显著性，除非另作说明。

[b] 与基因型无关的、药物与安慰剂相比较时的总体风险评估，这些风险评估只有在能够帮助解释相应的基因型分析统计学显著性时被提出。

B，布新洛尔；βB，β 阻滞药；CG，候选基因研究；CGS，候选基因亚研究；CI，置信区间；ES，外显子序列研究；GWAS，全基因组相关性研究；HR，风险比；MA，meta 分析；MACE，主要不良心血管事件；NS，无统计学显著性；OR，优势率；

P，安慰剂；PCI，经皮冠状动脉介入治疗；RCT，随机对照临床试验；ROF，功能减低；VT/VF，室性心动过速 / 室性纤维颤动；

改编自 *Turner RM, Pirmohamed M. Cardiovascular pharmacogenomics：expectations and practical benefits. Clin Pharmacol Ther 2014；95：281-93.*

华法林

抗凝药物华法林是一种广泛应用的香豆素提取物外消旋混合物,1954 年首次被批准用于人类[24],用于预防栓塞(如房颤患者置入机械瓣膜后)和静脉栓塞的治疗。抗凝的级别有国际标准化比率(international normalized ratio, INR):华法林治疗患者 INR 的目标范围为 2.0~3.0。华法林的稳定剂量(warfarin stable dose, WSD)在不同个体的波动非常大,范围可达到 0.6~15.5mg/d[25],这可能是受遗传、临床和环境等综合因素的影响。患者通常 45%~63% 的时间都在治疗范围之内[26,27],INR 的升高与华法林相关的出血风险升高相关[28]。因此,其使用较为普遍性、治疗窗窄并受其多种因素影响,使华法林的应用成为许多药源性不良反应的主要因素[29],也使华法林成为药物基因组学研究的首选[30]。

VKORC1

VKORC1 编码维生素 K 环氧化物还原酶亚基 1,华法林以此为靶点催化维生素 K 循环的限速步骤[25]。且促进转录后的 γ-羧化以产生功能性凝血因子Ⅱ,Ⅶ,Ⅸ,Ⅹ 以及蛋白 C 和 S(图 36.2)[31]。单核苷酸多态性(single-nucleotide polymorphism, SNP)rs9923231(−1639G>A;G3673A)改变了 VKORC1 启动子区域的一个转录因子结合位点;同时,−1639A 也与基因表达的下调相关[32]。−1639A 的等位基因频率在美国黑人、亚洲人和白种人人群中分别大约是 0.13、0.92 和 0.40,表示在亚洲人群中,等位基因反转较少。在多种人群中,携带 −1639A 基因与降低所需的华法林稳定剂量(WSD)[33]、高凝状态[14]相关,但是与出血不相关[14]。rs9923231 解释了 20%~25% 的亚洲人种和白种人的个体差异,却只能解释大约 6% 的非洲裔美国人群[34],这可能是因为 −1639A 在非洲裔美国人的人群中出现频率较低,或许其他的因素对这一人群的影响更深。有趣的是,少数的 VKORC1 非同义突变,如 rs61742245(D36Y),与华法林耐药有关,且与所需的 WSD 剂量较高有关[35]。

除了遗传因素,VKORC1 表达也受到表观遗传调节。体外研究报道肝 microRNA、miR-133a 与 VKORC1 mRNA 的 3′ 非编码区(UTR)相互作用,相应降低 VKORC1 的 mRNA 剂量,在健康肝脏的体外样本中,miR-133a 水平与 VKORC1mRNA 呈负

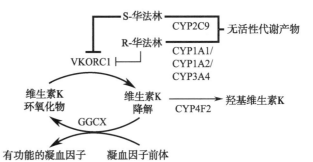

图 36.2　华法林是两种对映体的外消旋混合物,通过抑制维生素 K 环氧化物降解复合物亚基 1(VKORC1)干扰维生素 K 的循环。这降低了还原维生素 K 的再生,维生素 K 是 γ-谷氨酰羧化酶(GGCX)的重要辅因子,减少了凝血因子Ⅱ、Ⅶ、ⅡX 和 X 中谷氨酸残基翻译后激活的 γ 羧化。更有效的 s-华法林由细胞色素 P450(CYP)2C9 代谢,而 R-华法林由 CYP1A1、CYP1A2 和 CYP3A4 代谢。CYP4F2 可以耗尽引起维生素 K 减少的维生素 K 周期[31]。华法林的治疗作用会受到药代动力学(CYP2C9)、药效学(VKORC1, CYP4F2)和药物基因组学的调节。

相关[36]。然而 miR-133a 与 WSD 的要求剂量的相关性仍有待研究。

CYP2C9

CYP2C9 能代谢 S-华法林对映体。S-华法林对映体的药物强度是 R-华法林的 3~5 倍。主要的 CYP2C9 突变型,CYP2C9*2, *3, *5, *6, *8 和 *11, 都是非同义功能减低的(reduction-of-function, ROF)单核苷酸序列(SNP),这些变异会减弱 S-华法林的代谢(除 CYP2C9*6 之外)。各种突变型是由于外显子单核苷酸缺失引起的阅读框位移,从而导致功能缺失[37]。CYP2C9*2 和 *3 是最常见的白种人突变型[最小等位基因频率(minor allele frequencies, MAF)分别为 0.13 和 0.07]。CYP2C9*2 在亚洲人群中非常罕见,CY2C9*3 的频率也非常低(0.04)。在非洲人群中,该突变也少见或稀有(分别为 0~0.036 和 0.003~0.02)[38]。CYP2C9*2 使 S-华法林的代谢削弱 30%~40%,CYP2C9*3 使 S-华法林的代谢减低 80%~90%[39],进而降低了 WSD 所需剂量[40]。meta 分析指出,CYP2C9*3 的杂合子(1/3)、纯合子(3/3)与野生型纯合子(1/1)的患者出血风险依次呈递增趋势。出血危害的比率为 2.05[95% 置信区间(CI)1.36, 3.10]和 4.87(95% CI 1.38, 17.14)[14]。

CYP2C9*5, *6, *8 和 *11 主要出现在非洲人群中[34],大约 20% 的非洲裔美国人携带其中的一种或几种[37]。近来也有不完全的证据表明,CYP2C9*6 以及其他类型(CYP2C9*5, *8 和 *11)都与非洲裔

美国人的 WSD 需要量降低有关[37]。最近有一项对非洲裔美国患者的全基因组关联分析（genome-wide association study, GWAS），识别并复制了一段新的非编码突变型，即 rs12777823。该突变在 10 号染色体的近 CYP2C18 的位置。小 A 等位基因与 S-华法林的清除率降低以及 WSD 剂量降低相关[11]。有趣的是，虽然 rs12777823 目前被划分在其他种类中，但从未与 WSD 相关联，这说明它是非洲人种特异性的偶然突变[11]的连锁不平衡导致的，内在机制仍需进一步研究。

GATA4 编码一种肝特异性转录因子，这种转录因子与 CYP2C9 的表达调节有关[41]。最近的研究中，在一群韩国心脏瓣膜植入的患者中，非编码 GATA4 单核苷酸序列的组合与 WSD 剂量需求相关[13]。显然，不论年龄差异以及 CYP2C9*3, VKORC1 和 CYP4F2 基因型的差异如何[13]，rs867858 和 rs10090884 纯合子野生型的患者与其他等位基因组合 SNP 的患者相比，其所需要的 WSD 剂量较小。然而，这些新的关联需要独立的重复试验验证。

CYP4F2

CYP4F2 使维生素 K 代谢降解为羟维生素 K，使降解的（有活性的）维生素 K 从维生素 K 循环中清除。GWAS 调查表明，等位基因 rs2108622 的突变型（1297G>A, V433M）与白种人[42]和亚洲人[10]中 WSD 需求剂量升高有独立的相关性，但是与非洲裔美国人患者没有相关性[11]。rs2108622 与 CYP4F2 的肝浓度减低有关[31]，也与可以使用较多的维生素 K 有关，尽管这一数据只解释了其余的 1%~2%WSD 的原因[10, 42]。

临床应用

已经有明确的证据表明，遗传变异影响华法林所需的剂量[37]。人们也已经结合临床和药物基因组学的影响因素（主要为 CYP2C9*2, *3 和 VKORC1 −1639G>A）建立了多变的药物基因组学的华法林剂量算法[43, 44]。然而，这些证据绝大部分来源于回顾性研究，对于心血管临床转化的证据不够充分有力。近来，有两项多中心前瞻性大规模华法林药物基因组学的随机临床试验 COAG[27]和 EU-PACT[45]发表。简要地说，COAG 是通过将药物基因组学与临床算法相比较，在美国人群开展的研究（n=1 015），观察从接受华法林治疗第 4~5 天一直到第四周，结果表明他们治疗 INR 的范围

（TTR）没有显著差异（分别为 45.2% 和 45.4%，P=0.91）[27]。EU-PACT 基于英国人和瑞典人进行研究（n=455），将药物基因组学算法与标准剂量相比较，发现华法林治疗在最初的 12 周内，TTR 在药物基因组学组中明显较高（67.4%），而标准剂量组较低（60.3%，P<0.001）[45]。

有许多原因可以解释这些结果的差异，最近也进行了回顾总结[46]。一个重要的原因是因为药物基因组学存在种族特异性。药物基因组学的算法在白种人中最适用。EU-PACT 招募的主要为白种人，而 COAG 接近 30% 的受试者是非洲裔美国人，约 6% 为西班牙人[27]。COAG 中的非洲裔美国受试者都有较低的 TTR，而药物基因组学的剂量与临床算法的剂量相比，INR 大于 3 的概率有所上升[27]，这表明对不同种族应该使用不同算法。因此，有必要鉴定在非白种人人群中的药物基因组学算法。有趣的是，103 位非洲裔美国患者的外显子测序结果表明，患者需要极量的 WSD（≤35mg/周或≥49mg/周）与人种特异性的需要较低极量的 WSD 的单核苷酸序列（SNP）rs7856096 相关[12]。rs7856096 位于叶酸稳态基因，与叶酰聚谷氨酸合酶（folylpolyglutamate synthase, FPGS）的 FPGS 基因表达有关，尽管它对 WSD 所需剂量有何影响仍有待研究[12]。

自 COAG/EU-PACT 报告以来，人们已发表了 5 个相互重叠的综合数据 meta 分析[47-50]或前瞻性队列研究的 RCT[51]，并将药物基因组学与临床剂量进行了对比（表 36.2）[47-51]，独立分析死亡与血栓事件的概率，meta 分析并没有发现不同的剂量计算方法有显著性的差异。除此之外，得出的结论难以理解：对于 TTR 和大出血事件，各种 meta 分析均支持药物基因组学[48, 51]，但是并没有显示总体优势[47, 49, 50]。关于 TTR 的试验结论十分不一致，主要的大出血时间的绝对数量很低，但是独立研究在 meta 分析中有重复使用情况，因此限制了其结论的准确性。有一项 meta 分析使用比较因素分层分析，报道了药物基因组学与固定初始剂量标准操作相比较的优势，但是与非固定初始剂量（如临床算法）相比较没有明显优势[49]。然而，鉴于 EU-PACT 标准剂量组与 COAG 临床算法组相比具有较高的 TTR（分别为 45.4%~60.3%），独立的临床算法的 meta 分析数据可能更有意义。还有其他正在进行的临床试验，例如 GIFT[52]，但是它们似乎对于华法林药物基因组学的全球应用没有影响。一个

表 36.2 华法林药物基因组学剂量与临床剂量比较结果的 meta 分析

meta 分析	包含的研究设计	药物基因组学治疗 INR 范围（95% CI）与临床剂量对比的总结性评估	临床不良反应风险评估（药物基因组学 vs 临床剂量）
Franchini 等（2014）[a][47]	RCT	WMD：4.25（-1.95, 10.45），I^2=89.4%，n=2 812	大出血：0.47（0.23, 0.96），I^2=0
			血栓：0.98（0.45, 2.11），I^2=0
			死亡：0.71（0.19, 2.60），I^2=0
Goulding 等（2014）[48]	RCT	MD：6.67（1.34, 12.0），I^2=80%，n=1 952	出血或血栓：0.57（0.33, 0.99），I^2=60%，n=2 211
Liao 等（2014）[49]	RCT	总 SMD：0.08（-0.02, 0.17），I^2=65%，n=1 729	总不良反应[b]：0.94（0.84, 1.04），I^2=0，n=1 763
		临床的初始剂量固定时的 SMD：0.24（0.09, 0.40），I^2=47.8%	死亡：1.36（0.46, 4.05），I^2=10.4%，n=1 571
		临床初始剂量不固定 SMD：-0.02（-0.14, 0.10），I^2=0	
Stergiopoulos 和 Brown（2014）[a][50]	RCT	SDM：0.14（-0.10, 0.39），I^2=88%，n=2 812	大出血：0.60（0.29, 1.22），I^2=0，n=2 586
			血栓：0.97（0.46, 2.05），I^2=0，n=2 586
Tang 等（2014）[51]	RCT 和前瞻性研究	总 MD：5.72（1.84, 9.59），I^2=84%，n=5 148	大出血：0.47（0.24, 0.91），I^2=0，n=2 614
		最初 1~4 周 MD：4.64（-0.31, 9.60），I^2=88%	血栓：0.79（0.38, 1.63），I^2=4%，n=2 423
		5~8 周内 MD：7.99（1.35, 14.63），I^2=69%	

[a] 这两项 meta 分析包含相同的 9 项 RCT[47,50]，其中一项包含研究华法林类似物（醋硝香豆素，苯丙香豆素）。Stergiopoulos 和 Brown 在研究中剔除的病例旨在不改变研究的任何终点结果[50]。

[b] 副反应组合包括大出血、血栓、心肌梗死、死亡、临床相关小出血或其他需要急救的状况（包括 INR 升高）[49]。

CI，置信区间；INR，国际标准比率；MD，平均偏差；SDM，平均标准偏差；WMD，权重平均偏差；

I^2 统计值 = 异质性衡量。它决定了观察到的临床试验的总变异的比率，这项比率主要是由于临床试验之间的差异引起的，而不是样本差错[48]。

主要的干扰因素是华法林在全球的应用方法差别非常大——包括初始剂量的差别（如，使用负荷剂量）、早期维持期的用药剂量差别、INR 监测的频率差别、是否使用计算机软件计算剂量差别、抗凝作用给药方式差别，以及给药者的差异。鉴于这些差异，人们无法得出由基因型计算的华法林剂量的普适性结论。因此需要各地根据当地的临床路径，在临床护理过程中全面评估应用基因型引导的华法林剂量计算方法。

硫酸氢氯吡格雷

二代噻吩吡啶前体药物——硫酸氢氯吡格雷，用于缺血性中风、急性冠脉综合征（acute coronary syndrome, ACS）和经皮冠状动脉介入（percutaneous coronary intervention, PCI）。尽管人们已经研发出一些新型抗血小板药物（如普拉格雷、替格瑞洛），但在很长一段时间内，硫酸氢氯吡格雷仍是广泛应用的心血管药物[53]。体内被吸收的硫酸氢氯吡格雷大约有 85% 被肝羧酸酯酶（carboxylesterase, CES1）水解成无活性的代谢物，约 15% 通过两步反应被 CYP 系统氧化[54]，涉及 CYP1A2、CYP3A4/5、CYP2B6、CYP2C9 及 CYP2C19，最终生成活性 5- 硫醇代谢物（R-130964）[54]。该活性代谢物不可逆地抑制血小板嘌呤 P2Y$_{12}$ 受体，改善二磷酸腺苷（ADP）诱导的血小板聚集。尽管各类研究对硫酸氢氯吡格雷耐药性的定义有所不同，但在进行 PCI 治疗的心肌梗死患者中，通过体外血小板功能测试，多达 25% 的患者有产生硫酸氢氯吡格雷耐药的可能性[55]。重要的是，硫酸氢氯吡格雷无效可能与心肌梗死、支架内血栓形成和死亡风险增加有关[56]。影响体外治疗期间高血小板反应性（high on-treatment platelet reactivity，HTPR）的临床因素包括年龄大（大于 65 岁）、身体质量指数（body mass index，BMI）增加、糖尿病、左心室功能下降和肾衰竭等[57]。

CYP2C19

硫酸氢氯吡格雷生物转化的两步过程主要由 CYP2C19 催化[54]，CYP2C19 由多态性 CYP2C19 编码，酶活性以常染色体共显性方式遗传。目前有超过 25 种 CYP2C19 变体已被识别。最常见的 ROF CYP2C19 变体是 CYP2C19*2（rs4244285，c.681G>A），其在非洲人和白种人中的等位基因频率约为 0.15，亚洲人小于或等于 0.35[53]。在亚洲人中 CYP2C19*3（rs4986893，c.636G>A）也很常见，等位基因频率为 2%~9%[53]。然而，具有较低的酶活性的大多数其他变体（如 *4-*8）并不常见（等位基因频率小于 1%）[57]。CYP2C19*2 和 CYP2C19*3 是典型的单核苷酸多态性（SNP），它们分别介导隐蔽性剪接变体和提前终止密码子，进而降低硫酸氢氯吡格雷转化为其活性代谢物。一些研究表明，与 *1/*1 野生型同型接合体相比，CYP2C19 ROF 等位基因与治疗后血小板反应性增加有关。事实上，尽管 CYP2C19*2 仅占 ADP 诱导的聚集变异性的 5%~12%，但它代表了比任何临床预测更多的离体血小板功能反应的变异性。还有一个常见的变体是 CYP2C19*17（rs12248560，c.-806 C>T），它在非洲人、亚洲人和白种人中的预估等位基因频率分别为 0.16、0.027 和 0.18[7]。CYP2C19*17 可促进 CYP2C19 的转录，进而轻度上调其功能[57]。除此之外，虽然 CYP2C19*17 的影响程度小于 ROF 等位基因[34]，CYP2C19*17 亦与高血小板反应性（high on-clopidogrel treatment platelet reactivity，HTPR）患病率下降有关。人们通过 CYP2C19 基因型预测 CYP2C19 代谢物的表型：*1/*1 是预测正常或快代谢型（extensive metabolizer，EM），ROF 杂合型是中间代谢型（intermediate metabolizer，IM），ROF/ROF 是慢代谢型（poor metabolizer，PM），*1/*17 和 *17/*17 是超快代谢型（ultrarapid metabolizer，UM）[53]。

研究者们进行了大量关于 CYP2C19 变异对硫酸氢氯吡格雷临床反应影响的 meta 分析研究[7]。

首先，这些 meta 分析一致并有效地证明 CYP2C19 ROF 等位基因的重要性，其中主要是 CYP2C19*2 显著增加支架内血栓形成的风险[7]，此外，基因 - 剂量呈明显相关性[15]。第二，与主要不良心血管事件（major adverse cardiovascular events，MACE）风险较低的适应证相比，在接受 PCI 的患者中，硫酸氢氯吡格雷和 CYP2C19 基因型之间的相互作用更为明显，主要表现在 MACE——包括心血管坏死、非致死性心肌梗死或缺血性卒中的风险[34,58]。PCI 指征的分层似乎没有进一步影响 CYP2C19 ROF 等位基因对硫酸氢氯吡格雷临床反应的应答[58]。值得注意的是，有一项 meta 分析报道，即使在接受 PCI 治疗的患者中使用大剂量硫酸氢氯吡格雷治疗，与野生型纯合子相比，CYP2C19 ROF 等位基因与支架血栓形成和 MACE 风险增加有着密切联系[59]。第三，以种族分类的 meta 分析报道，与野生型纯合子相比，携带 CYP2C19 ROF 等位基因的硫酸氢氯吡格雷治疗患者中，亚洲人的 MACE[58,60] 和支架血栓形成风险[58] 比白种人高。然而，目前尚不清楚这些观察到的种族差异是否是由于亚洲人群中 CYP2C19 ROF 等位基因的流行率较高或归因于其他遗传和（或）临床差异（例如，亚洲研究偏向于增加使用药物洗脱支架）[58]。

总而言之，CYP2C19*17 可能使 MACE 风险略有下降[7]。目前没有 meta 分析证明它可以减少支架血栓形成，并且与出血程度也不一致[7]。然而，具有此功能的 CYP2C19*17 等位基因与 CYP2C19*2 基因座处的野生型等位基因处于连锁不平衡状态，因此临床观察到的结果在一定程度上是因为缺乏 CYP2C19*2[53]。

羧酸酯酶 1

除了 CYP2C19 之外，其他基因，包括三磷酸腺苷结合亚族 B 成员 1（ABCB1）和对氧磷酶 -1（paraoxonase-1，PON-1）与硫酸氢氯吡格雷药物基因组学不一致[7]。由于 CES1 在大约 85% 被人体吸收的硫酸氢氯吡格雷母体的代谢过程中是非常重要的，因此科学家对它越来越关注。但是，CES1 在 CYP 介导的生物活化步骤中代谢产生中间产物——2- 氧氯吡格雷和 5- 硫醇活性代谢物，限制了硫酸氢氯吡格雷的活性[54]。非同义 CES1 单核苷酸多态性、G143E（rs71647871）与体外硫酸氢氯吡格雷和 2- 氧氯吡格雷水解[54]、健康志愿者硫酸氢氯吡格雷活性代谢物血浆水平升高（n=506）、ADP

诱导的健康志愿者血小板聚集降低（n=566）、硫酸氢氯吡格雷治疗的携带 143E 的冠心病患者血小板聚集降低（n=350）有显著相关性[61]。尽管相关性相对较弱，有研究表明心血管疾病病程缩短一年与携带 143E 相关[61]。最近，一项关于 162 例硫酸氢氯吡格雷治疗患者的研究报道称携带 CES1A2A（-816）C 与离体血小板反应性明显升高有关[62]。CES1A2A（-816）C 是一个与羧酸酯酶转录效率增加相关的启动子区域中的 SNP。该研究意味着羧酸酯酶介导的硫酸氢氯吡格雷代谢增加，从而减少循环硫酸氢氯吡格雷的活性代谢物。有趣的是，一些血管紧张素转换酶抑制药（angiotensin-converting enzyme inhibitors, ACEI）被羧酸酯酶代谢。在体外，依那普利抑制 CES1 介导的水解，依那普利和群多普利与人类肝脏 s9 组分中 2- 氧氯吡格雷和硫酸氢氯吡格雷活性代谢物的形成增加有关[63]。一项大型药物流行病学研究（n=70 934）表明，ACEI 和硫酸氢氯吡格雷的联合治疗可能会增加出血风险（P=0.002）[63]。CES1 变异和该药物之间的潜在不良反应需要进一步研究。

miR-223

血小板含有多种丰富的 miRNA[64]。有报道证实，miR-223 在基因水平可能抑制血小板 $P2Y_{12}$ mRNA 的表达[64]。有趣的是，在接受硫酸氢氯吡格雷治疗不稳定型心绞痛的中国患者（n=62）血液循环中，低血浆 miR-223 水平与体外血小板反应性增加显著相关[65]。一项小范围的研究（n=21）报道了血浆 miR-223 的升高与 $P2Y_{12}$ 抑制剂患者血小板反应性降低有关[66]。以上两项研究虽然集中在反映 miR-223 水平，但与假设一致的是，miR-223 与 $P2Y_{12}$ 表达呈负相关并可能影响抗血小板的疗效。

临床应用

由于缺乏充分的前瞻性随机对照基因型指导的硫酸氢氯吡格雷试验数据[67]，2012 年美国心脏病学会基金会 / 美国心脏协会（American College of Cardiology Foundation/American Heart Association, ACCF/AHA）发布的指南中，针对不稳定型心绞痛和非 ST 段抬高型心肌梗死患者，在临床实践中不推荐采取常规的 CYP2C19 基因型分析。但是在个别情况下，如针对使用硫酸氢氯吡格雷治疗但急性冠状动脉综合征反复发作的患者，ACCF/AHA 指南允许推荐使用 CYP2C19 基因型分析[67]。总体来说，目前的研究证据表明，与野生型纯合子相比，接受 PCI（尤其是亚洲血统）和携带 CYP2C19 ROF 等位基因的患者，发生支架血栓形成和 MACE 的风险会增加。随着患者基因数据库的不断扩充，2013 年临床药物遗传学实施联盟（Clinical Pharmacogenetics Implementation Consortium, CPIC）指南建议考虑为携带 CYP2C19 基因型的急性冠脉综合征患者进行 PCI 治疗，为 IM 和 PM 的潜在患者使用替代硫酸氢氯吡格雷的抗血小板药（如普拉格雷、替卡格雷）[53]。抗血小板治疗的最终目标是预防血栓形成，并且确保不发生出血性并发症。与常规的普拉格雷、替卡格雷替代治疗相比，硫酸氢氯吡格列前体基因分型与抗血小板分层治疗是否使临床和成本获益，是一个尚待研究的问题。这些难题将在持续大量的前瞻性流行病基因学研究中得到答案。这些研究针对的是接受 PCI 术后 ST 段抬高型心肌梗死患者[68]。

他汀类药物

他汀类药物是降血脂药，可有效防治心血管疾病，是全球普遍使用的一种药物[69]。人们已经发现超过 40 种基因与他汀类药物的降脂功效和心血管终点事件有关[70]。然而值得强调的是，在所有已知的他汀类药物代谢相关性基因研究中，辛伐他汀诱导的肌病和 SLCO1B1 rs4149056（521T>C, V174A）[17] 之间的关联性最大。

他汀类药物可引起不同程度的临床骨骼肌不良反应，表现为：从肌痛（1%~5%）[71] 发展到严重的肌肉疾病，并伴随着血浆肌酸激酶的升高（约 0.11% 的病人肌酸激酶数值介于正常值上限的 10~50 倍）[72]，以及潜在的导致致命的横纹肌溶解（每年 0.1/100 000~8.4/100 000 的患者）[72] 和罕见的自身免疫性介导的坏死性肌炎（每年约 2/1 000 000）[72]。引起他汀类药物肌肉毒性的临床因素包括女性、年龄较大、低体重指数、未经治疗的甲状腺功能减退，并伴随药物治疗如吉非贝齐[71]。他汀类药物造成的肌肉不良反应会带来停药和耐药的风险[73]；同时患者对他汀类药物的依从性差会增加其罹患心血管疾病的风险[74]。

SLCO1B1

在一项随机对照搜索的基因调控亚实验中，研究人员将 85 例肌病患者（肌酸激酶数值大于正常值上限 3 倍）与 90 例正常对照组进行比较，所有组别的试验对象均每天服用辛伐他汀 80mg[17]。重要的全基因组关联分析发现，服药者固有的单核苷酸多态性 rs4363657 和肌肉疾病具有很大的相关性。局部分析发现，rs4363657 与单核苷酸多态性 rs4149056 几乎完全不均衡连接。由 rs4149056 C 等位基因（MAF 0.15）导致的疾病风险表现出基因 - 剂量的趋势：与 TT 野生型患者相比，每一份 C 等位基因的 OR 值为 4.5（95% CI 2.6, 7.7），CC 纯合子中 OR 值为 16.9（95% CI 4.7, 61.1）[17]。其他的研究也发现了该药物基因组相关性[17]，并被 meta 分析[75]所证实；同时也发现每天服用辛伐他汀 40mg 时导致的这种影响比服用辛伐他汀 80mg 时低[17]。rs4149056 与温和的他汀类药物（尤其是辛伐他汀）的不耐受反应有关。rs4149056 的存在往往提示：停药、减少剂量、需要用生化检测结果调整降脂治疗方案，以及药物有可能引起轻度的生化指标异常（肌酸激酶数值介于正常值上限的 1~3 倍和升高的谷丙转氨酶水平）[76]。

SLCO1B1 基因编码有机阴离子转运体多肽 1B1（OATP1B1）是一种肝细胞特异性窦性异化物流入转运蛋白（hepatocyte-specific sinusoidal xenobiotic influx transporter）。rs4149056 不会引起 OATP1B1 错位，但可能降低 OATP1B1 固有的转运功能[77]。在志愿者当中，rs4149056 对亲脂性母体化合物辛伐他汀内酯的代谢不会有显著的影响，但是与 TT 野生型纯合子相比，CC 纯合子的辛伐他汀酸血浆药物浓度 - 时间曲线下面积中平均增长 221%[78]。因此，OATP1B1 会介导肝脏减少对辛伐他汀酸的摄取，进而增加辛伐他汀酸在肌肉中的浓度，并通过不明确的机制诱发肌肉毒性。由于随着辛伐他汀剂量的增加 rs4149056 的影响也逐渐增大，人们推测由此会这种增加肌肉对辛伐他汀的暴露[17]。但是，rs4149056 并没有明显与普伐他汀[79]和瑞舒伐他汀[80]的肌肉不良反应有关；对阿托伐他汀[75]的影响也是不显著的，表明 *SLCO1B1* 的影响具有辛伐他汀的特异性，且 rs4149056 对其他他汀类药物引起的肌肉不良反应的影响更小。后者的假想与下面一致：①rs4149056 增加一些他汀类药物（除了氟伐他汀）的浓度 - 时间曲线面积，但是比辛伐他汀增加的要少[81]；②辛伐他汀本身具有比其他批准的他汀类药物更多的肌醇毒性[82]；③较小的影响更不容易被经验所证实。

与他汀类药物肌病相关的其他基因

尽管 rs4149056 被证明是与他汀类药物最直接相关的基因，人们也分析了其他的一些基因[83]。有趣的是，伴随代谢性肌病基因 *CPT2* 异常的患者发生药物（主要是他汀类药物）相关性肌病的几率比对照组要高[84]。体外转录组学表明，75 种导致横纹肌溶解的药物可以引起基因 mRNA 水平的改变；*CPT2* 位列这些基因的前 1%[85]。*RYR1*（编码雷诺丁受体 1）的有害突变的携带者易发生麻醉药诱导的恶性高热[86]。与对照组人群相比，携带 *RYR1* 突变的人群出现他汀类药物相关性肌肉病变的几率更为频繁[87]。尽管这些发现还处于探索阶段，但是在大样本中，有影响力的骨骼肌肉基因的目标测序（基因蛋白与骨骼肌基因的蛋白产物相互作用）带有稀有基因变化的丰富数据，有助于验证与他汀类药物肌肉毒性有关的药物基因组学。

临床应用

CPIC 推荐，当已知 rs4149056 基因类型的病人出现辛伐他汀不良反应时[71]，应将 rs4149056 整合。然而，SLCO1B1 基因分型尚未广泛用于临床实践。虽然经过了高度的验证，人们尚未就此进行明确的前瞻性研究，而且它本身具有较低的阳性预测价值[88]。研究人员基于临床预测因子[89]和边际临床效用的模型建立了 Q statin 风险评分。将 rs4149056 纳入肌病的 Q statin 风险评分系统可能会带来潜在的临床获益[88]。

布新洛尔

β 肾上腺素能受体（beta-adrenoreceptor，β-AR）阻断剂（β- 阻断剂）可用于控制心衰、高血压、急性冠脉综合征（ACS）、心绞痛和心律失常等多种心血管病病程。本文我们主要讨论布新洛尔的最新药物基因组学。

布新洛尔是一个非选择性 β-AR 抑制剂，能抑制交感神经的活性（如降低血液循环中去甲肾上腺素水平），也对 α1-AR 的活性有较弱的抑制作用[90]。BEST 随机临床试验对比了布新洛尔与安慰剂对Ⅲ级和Ⅳ级功能性心衰的治疗效果。这些心衰是由于左心室射血受损（≤0.35）产生原发性或继发性心肌肥大而引起的[18]。然而，基于 β- 阻滞剂对治疗慢性心衰的有效性，权衡了继续这项临床试验的临床获益的可能性，BEST 在早期就终止了。在终止后的一段时间，研究人员仍然坚持平均每两年进行一次随访，而布新洛尔没有体现出总生存期收益（$P=0.13$），但是它轻微降低了心血管病死亡率（$P=0.04$）[18]。

随后，对 1 040 名患者的 BEST 遗传亚研究发现布新洛尔的药效受到 *ADRB1* 基因（编码 β1-AR）中 Arg389Gly（rs1801253）的调节；而受到 *ADRA2C*（编码 α2C-AR）的 Ins322-325Del 多态性的调节程度较小[19]。根据布新洛尔降低临床六个终点（包括死亡）的有效性，人们按照基因型将患者分为三类，通过与安慰剂相比，分别为增强型（Arg389Arg 纯合子 + 任意 Ins322-325Del 等位基因），中等有效（Gly389 携带者 +Ins322-325Ins 野生型纯合子）以及无效（Gly389 携带者 +Del322-325 携带者）[19]。研究人员进一步使用 BEST 遗传亚研究发现，这三种基因型的组成能够区分新发生的动脉纤维化（arterial fibrosis，AF）的风险（关联性检验；$P=0.016$）[22] 和发生室性心律失常（关联性检验；$P=0.028$）的风险[21]。值得一提的是，与安慰剂相比，在纯合子 Arg389Arg 心衰患者使用布新洛尔的过程中，两种心律失常发生的概率明显降低[21,22]。新发生的动脉纤维化伴心衰患者的死亡率增加，且住院天数也增加[91]。

β1-AR 是心肌细胞中普遍分布的 β-AR 的亚型，功能性 Arg389Arg 人类正常左心室膜比表达 Gly389β1-AR 的心室膜对去甲肾上腺素有更高的亲和力[19]。Arg389 β1-AR 与增强的下游信号通路有关。因此可以推断，β- 阻滞药物治疗对于表达 Arg389 β1-AR 的患者更为有效。事实上，meta 分析报道，在接受 β- 阻断药治疗心衰的患者中，将 Arg389Arg 与 Gly389 携带者对比，左心室射血分数有明显的改善，但是并改善不临床终点[92]。

α2C-AR 是突触前受体，介导去甲肾上腺素释放的负反馈。ROF Del322-325 最小等位基因与肾上腺素功能异常有关，且增强了布新洛尔阻滞交感神经的作用（例如循环去甲肾上腺素的减少量增加）[20]。因此可以假定布新洛尔对同时携带 *ADRB1* Gly389 和 *ADRA2C* Del322-325 的人无效，因为强烈的阻滞交感神经的作用会导致去甲肾上腺素不足，引起 Gly389 β1-AR 功能不足以支持衰竭的心肌[19]。

这项基因亚研究的成果推动了遗传 - 动脉纤维化ⅡB 期 /Ⅲ期随机临床试验的开展[93]，并于最近开始招募患者。这项 RCT 的目标是确定布新洛尔在 Arg389Arg 心衰患者中是否优于美托洛尔。Arg389Arg 心衰患者往往伴有持续性的、有症状的动脉纤维化，需要电击复律来恢复稳定的窦性心律。研究人员通过 24 周的随访，以确定布新洛尔是否能够减少有症状的复发性房颤，以及减少各种原因引起的死亡[93]。如果布新洛尔被证实有较高的有效率，它可能会成为特异基因型患者亚群的首选用药。

抗心律失常药物

QT- 间期延长可以是先天的或者是后天获得的，可导致长 QT 综合征（long QT syndrome，LQTS），这与室性心律失常[94]和死亡率有关[95]。药物诱导 QT 间期延长的原始机制是阻断超快激活的延迟整流钾电流（I_{Kr}），扰乱心脏复极化，容易导致药物诱导的尖端扭转（drug-induced Torsades de Pointes，DITdP）[96]。DITdP 是一种少见的、不可预测的、容易致死的药物引起的室性心律失常，且会引起药物戒断反应[97]。绝大多数 DITdP 与抗心律失常药物的应用相关（如胺碘酮、氟卡尼、索他洛尔）。然而，多种非心脏药物也与 QT 间期延长相关，但是它们中只有一部分可能导致 DITdP（如红霉素、氯丙嗪、多潘立酮）[97]。除了这些药物，其他临床引起 QT 间期延长的因素包括电解质紊乱（特别是低钾血症）、心动过缓和心衰[97]，在许多心尖端扭转的病例中，往往也并存一种或几种次要的风险因素。

一项 GWAS meta 分析研究了超过 100 000 名欧洲人，发现在大多人群中 35 个常见的变异位点与 QT 间期变化相关联，总共解释了 8%~10% 的 QT 间期变化[98]。然而近来，有人设计了两项药物基因组学 GWAS 来鉴别基因变异改变药物对 QT 间期的影响[99]或对增加尖端扭转风险的影响[100]，结果发现在基因组层面没有显著的变化。其中后者 GWAS 将 216 个欧洲西北部由药物引起的尖端扭转病例与该地区 771 例对照组相比较，基因组层面单核苷酸多态性没有显著性差异，尽管一个基因突变在基因组层面的显著性差异只能检测到 80%，MAF 值为 0.1，赋予 OR 值大于或等于 2.7。亚组分析将尖端扭转病例分为不同的药物（索他洛尔、胺碘酮、奎尼丁）治疗组，结果也未显示明显的差异[100]。这些药物基因组学 GWAS 结果在白种人患者中仍存有争议，与其他药物与药物基因组学的关系不同,常见的药物基因组学变异不易产生药物引起的 QT 间期延长或尖端扭转。然而,也可能它们对于单个的药物预估不足。有趣的是,近来有一项候选基因研究鉴别了 NOS1AP 中常见的非编码 SNP(编码一氧化氮合酶 1 受体蛋白),经过数据多种检测校正后,它与白种人中胺碘酮相关的 TdP 有显著相关性[23]。最显著的 SNP,rs10919035,出现在大约 13% 的对照组,OR 为 2.81(95% CI 1.62,4.89)。NOS1AP 调节 QT 间期基线。rs10919035 在其他人种中的变异显著性尚未确定。SCN5A 中的 rs7626962(S1103Y)(编码电压门控钠通道,V 型 α 亚基)在非洲裔美国患者中与心律失常包括尖端扭转都有关系[101]。非洲裔美国患者的 S1103Y 的 MAF 约为 0.05,但是在其他人种中比较罕见。稀有的 SCN5A 变异导致接近 10% 的先天 LQTS[102]。

候选基因研究在白种人中也将低频率的和罕见的突变与尖端扭转联系起来。一项较大规模的白种人候选基因研究发现 KCNE1 中的 rs1805128(D85N)(编码电压门控钾通道亚家族 E 成员 1)与尖端扭转显著相关。D85N 出现在 8.6% 病例中、2.9% 的药物暴露对照组、1.8% 的人群对照中,导致的 OR 值为 9.0(95% CI 3.5,22.9)[103]。然而,只有一个不显著的趋势出现在 D85N 中[103]。罕见的 KCNE1 突变导致大约 1% 的先天性 LQTS[102]。最后,在 23.1% 的尖端扭转的白种人(26 人中有 6 人)的 22 个先天性心律失常基因中(包括 13 个先天 LQTS 基因),携带了高度保守的非同义突变,对照组来自 1 000 个基因组 CEU 数据,60 个个体,发生率 1.7%[104]。

临床应用

尖端扭转由于其基因型罕见,且反复无常,对它的研究极具挑战性。近来药物基因组学 GWAS 研究尚未报道在基因组层面发现有显著性差异。这与常见基因变异容易引起白种人尖端扭转的结果相矛盾。另一方面,处于探索阶段的候选基因研究发现,一些罕见的、存在人种差异的基因与尖端扭转存在相关性。同时,一项临床决策的支持算法已经应用于美国梅奥诊所,这提醒临床医生在开具这些增加尖端扭转风险的药品时,要考虑到患者是否有 QT 间期延长史(QTc>500ms)[105]。这个系统显著降低了有尖端扭转高风险的患者暴露于 QT 间期延长的药物的概率[105],然而它对于临床终点的影响需要进一步观察。

结论和未来展望

得益于目前许多的大型基因项目、包括国际知名的千人基因计划[106],我们对常见以及罕见的人类基因变异学的认识越来越深入。外显子测序[107]以及最近开始进行的、在未来 3 年内对 10 000 例罕见病患者进行测序的罕见病基因计划[108]正在帮助我们发现和归类一些罕见、并具有潜在危害的基因变异。随着这些研究项目的不断发展,越来越多的药物基因学研究被推上了日程,人们也已经成立了几所心血管药物基因协会。然而,到目前为止,还没有一个药物基因学的生物标志物被常规应用于临床。毫无疑问,在这一方面目前仍然存在着很多困难,包括逻辑理论、资源以及知识储备的匮乏等[7],但是最主要的问题还是缺乏足够的证据证明患者会从这类研究中获益。因此,我们对于华法林、硫酸氢氯吡格雷以及布新洛尔近期的药物基因组学试验以及从药物基因学早期参加者身上得到的实际观测数据[109]持谨慎乐观的态度。

另一个好消息是,系统药理学是一个新兴发展的、新颖的、多学科交叉的领域,包括药物基因组学以及其他学科(图 36.1)。药物的特异性、环境以及多层次人为因素及其复杂的相互关系的这一广泛范围,表明潜在的个体药物反应变异的复杂性以及多元方法的潜在优势。系统药理学代表了向多层次系统生物学的模式转变,及其与定量药理学建模(药物计量学)的整合[110],旨在识别新的药物靶点,增强药物开发,并促进精确医学[111]。系统药理学代表了向多层次系统生物学的模式转变,其与定量药理学(药物测量学)模型的整合[110],旨在鉴定新药物靶点,加强药物开发,促进精准医学的发展[111]。系统药理学认为药物反应是由药物在不同生物学水平(例如,蛋白质组学、代谢组学和器官)的不同空间和时间上诱发的一种急性表型。这种表型能够进一步被药物特异性(例如,剂量方案)和环境因素(例如,吸烟)影响。在这些表型中,分子之间相互连接形成一张张生物网络(例如,大分子蛋白、安柏结构以及基因调控网)继而最终形成全人体系统。生物网络的特性是冗余和鲁棒性(Robustness),而药物诱导的网络扰动可以是附加的、协同的或相反的。因此,相对于仅仅了解一种药物对单一生物成分(例如,分子)的影响,系统药理学更加倾向于充分了解药物在一个整体相关系统中的作用,从而增强预测效用以及临床应用[111]。一种方法是构建多尺度模型,其设想是通过一个新型经验数据采集的迭代循环不断细化模型,随后用该模型预测(以及位置参数的优化)来推动下一轮的实证调查[111]。例如,人们已经建立了一个钙稳态和骨重塑的定量多尺度模型,能够预测在停药期间以及之后的骨髓矿物质密度和吸收力恢复的药物临床替代终点的非线性改变[112]。然而目前这方面还存在诸多的技术障碍,一方面建立多维模型的难度较大,另一个难点是我们很难建立一个用户良好、不断更新的软件平台,能够在公共可用的生物数据库及时更新数据,使数据的效用最大化。系统药理学的关键在于本学科内以及各学科间的合作,汇聚财力和不同技术,增加样本量,规范表型,进行多组学整合分析,并需要促进基于网络的网络调查和药理学模型。

（李佳婕　译,唐玉林　校）

参考文献

[1] Spear BB, Heath-Chiozzi M, Huff J. Clinical application of pharmacogenetics. Trends Mol Med 2001;7:201–4.

[2] Pirmohamed M, James S, Meakin S, et al. Adverse drug reactions as cause of admission to hospital: prospective analysis of 18 820 patients. BMJ 2004;329:15–19.

[3] Davies EC, Green CF, Taylor S, Williamson PR, Mottram DR, Pirmohamed M. Adverse drug reactions in hospital in-patients: a prospective analysis of 3695 patient-episodes. PLoS One 2009;4:e4439.

[4] Martin MA, Kroetz DL. Abacavir pharmacogenetics—from initial reports to standard of care. Pharmacotherapy 2013;33:765–75.

[5] Landi L, Cappuzzo F. Management of NSCLC: focus on crizotinib. Expert Opin Pharmacother 2014;15:2587–97.

[6] US Food and Drug Administration (FDA). Table of pharmacogenomic biomarkers in drug labeling, <http://www.fda.gov/drugs/scienceresearch/researchareas/pharmacogenetics/ucm083378.htm>; 2014 [accessed 26.10.14].

[7] Turner RM, Pirmohamed M. Cardiovascular pharmacogenomics: expectations and practical benefits. Clin Pharmacol Ther 2014;95:281–93.

[8] Jorgensen AL, FitzGerald RJ, Oyee J, Pirmohamed M, Williamson PR. Influence of CYP2C9 and VKORC1 on patient response to warfarin: a systematic review and meta-analysis. PLoS One 2012;7:e44064.

[9] Cavallari LH, Langaee TY, Momary KM, et al. Genetic and clinical predictors of warfarin dose requirements in African Americans. Clin Pharmacol Ther 2010;87:459–64.

[10] Cha PC, Mushiroda T, Takahashi A, et al. Genome-wide association study identifies genetic determinants of warfarin responsiveness for Japanese. Hum Mol Genet 2010;19:4735–44.

[11] Perera MA, Cavallari LH, Limdi NA, et al. Genetic variants associated with warfarin dose in African-American individuals: a genome-wide association study. Lancet 2013;382:790–6.

[12] Daneshjou R, Gamazon ER, Burkley B, et al. Genetic variant in folate homeostasis is associated with lower warfarin dose in African Americans. Blood 2014;124:2298–305.

[13] Jeong E, Lee KE, Jeong H, Chang BC, Gwak HS. Impact of GATA4 variants on stable warfarin doses in patients with prosthetic heart valves. Pharmacogenomics J 2015;15:33–7.

[14] Yang J, Chen Y, Li X, et al. Influence of CYP2C9 and VKORC1 genotypes on the risk of hemorrhagic complications in warfarin-treated patients: a systematic review and meta-analysis. Int J Cardiol 2013;168:4234–43.

[15] Mega JL, Simon T, Collet JP, et al. Reduced-function CYP2C19 genotype and risk of adverse clinical outcomes among patients treated with clopidogrel predominantly for PCI: a meta-analysis. JAMA 2010;304:1821–30.

[16] Li Y, Tang HL, Hu YF, Xie HG. The gain-of-function variant allele CYP2C19*17: a double-edged sword between thrombosis and bleeding in clopidogrel-treated patients. J Thromb Haemost 2012;10:199–206.

[17] Link E, Parish S, Armitage J, et al. SLCO1B1 variants and statin-induced myopathy—a genomewide study. N Engl J Med 2008;359:789–99.

[18] Beta-Blocker Evaluation of Survival Trial Investigators. A trial of the beta-blocker bucindolol in patients with advanced chronic heart failure. N Engl J Med 2001;344:1659–67.

[19] O'Connor CM, Fiuzat M, Carson PE, et al. Combinatorial pharmacogenetic interactions of bucindolol and beta1, alpha2C adrenergic receptor polymorphisms. PLoS One 2012;7:e44324.

[20] Bristow MR, Murphy GA, Krause-Steinrauf H, et al. An alpha2C-adrenergic receptor polymorphism alters the norepinephrine-lowering effects and therapeutic response of the beta-blocker bucindolol in chronic heart failure. Circ Heart Fail 2010;3:21–8.

[21] Aleong RG, Sauer WH, Robertson AD, Liggett SB, Bristow MR. Adrenergic receptor polymorphisms and prevention of ventricular arrhythmias with bucindolol in patients with chronic heart failure. Circ Arrhythm Electrophysiol 2013;6:137–43.

[22] Aleong RG, Sauer WH, Sauer WH, et al. Prevention of atrial fibrillation by bucindolol is dependent on the beta(1)389 Arg/Gly adrenergic receptor polymorphism. JACC Heart Fail 2013;1:338–44.

[23] Jamshidi Y, Nolte IM, Dalageorgou C, et al. Common variation in the NOS1AP gene is associated with drug-induced QT prolongation and ventricular arrhythmia. J Am Coll Cardiol 2012;60:841–50.

[24] Pirmohamed M. Warfarin: almost 60 years old and still causing problems. Br J Clin Pharmacol 2006;62:509–11.

[25] Owen RP, Gong L, Sagreiya H, Klein TE, Altman RB. VKORC1 pharmacogenomics summary. Pharmacogenet Genomics 2010;20:642–4.

[26] Caraco Y, Blotnick S, Muszkat M. CYP2C9 genotype-guided warfarin prescribing enhances the efficacy and safety of anticoagulation: a prospective randomized controlled study. Clin Pharmacol Ther 2008;83:460–70.

[27] Kimmel SE, French B, Kasner SE, et al. A pharmacogenetic versus a clinical algorithm for warfarin dosing. N Engl J Med 2013;369:2283–93.

[28] Marie I, Leprince P, Menard JF, Tharasse C, Levesque H. Risk factors of vitamin K antagonist overcoagulation. QJM 2012;105:53–62.

[29] Lovborg H, Eriksson LR, Jonsson AK, Bradley T, Hagg S. A prospective analysis of the preventability of adverse drug reactions reported in Sweden. Eur J Clin Pharmacol 2012;68:1183–9.

[30] Shaw K, Amstutz U, Castro-Pastrana L, et al. Pharmacogenomic investigation of adverse drug reactions (ADRs): the ADR prioritization tool, APT. J Popul Ther Clin Pharmacol 2013;20:e110–27.

[31] McDonald MG, Rieder MJ, Nakano M, Hsia CK, Rettie AE. CYP4F2 is a vitamin K1 oxidase: an explanation for altered warfarin dose in carriers of the V433M variant. Mol Pharmacol 2009;75:1337–46.

[32] Yuan HY, Chen JJ, Lee MT, et al. A novel functional VKORC1 promoter polymorphism is associated with inter-individual and inter-ethnic differences in warfarin sensitivity. Hum Mol Genet 2005;14:1745–51.

[33] Lee MT, Klein TE. Pharmacogenetics of warfarin: challenges and opportunities. J Hum Genet 2013;58:334–8.

[34] Johnson JA, Cavallari LH. Pharmacogenetics and cardiovascular disease—implications for personalized medicine. Pharmacol Rev 2013;65:987–1009.

[35] Loebstein R, Dvoskin I, Halkin H, et al. A coding VKORC1 Asp36Tyr polymorphism predisposes to warfarin resistance. Blood 2007;109:2477−80.

[36] Perez-Andreu V, Teruel R, Corral J, et al. miR-133a regulates vitamin K 2,3-epoxide reductase complex subunit 1 (VKORC1), a key protein in the vitamin K cycle. Mol Med 2012;18:1466−72.

[37] Johnson JA, Cavallari LH. Warfarin pharmacogenetics. Trends Cardiovasc Med 2015;25:33−41.

[38] Suarez-Kurtz G, Botton MR. Pharmacogenomics of warfarin in populations of African descent. Br J Clin Pharmacol 2013;75:334−46.

[39] Lee CR, Goldstein JA, Pieper JA. Cytochrome P450 2C9 polymorphisms: a comprehensive review of the in-vitro and human data. Pharmacogenetics 2002;12:251−63.

[40] Johnson JA, Gong L, Whirl-Carrillo M, et al. Clinical Pharmacogenetics Implementation Consortium Guidelines for CYP2C9 and VKORC1 genotypes and warfarin dosing. Clin Pharmacol Ther 2011;90:625−9.

[41] Mwinyi J, Nekvindova J, Cavaco I, et al. New insights into the regulation of CYP2C9 gene expression: the role of the transcription factor GATA-4. Drug Metab Dispos 2010;38:415−21.

[42] Takeuchi F, McGinnis R, Bourgeois S, et al. A genome-wide association study confirms VKORC1, CYP2C9, and CYP4F2 as principal genetic determinants of warfarin dose. PLoS Genet 2009;5:e1000433.

[43] Gage BF, Eby C, Johnson JA, et al. Use of pharmacogenetic and clinical factors to predict the therapeutic dose of warfarin. Clin Pharmacol Ther 2008;84:326−31.

[44] Klein TE, Altman RB, Eriksson N, et al. Estimation of the warfarin dose with clinical and pharmacogenetic data. N Engl J Med 2009;360:753−64.

[45] Pirmohamed M, Burnside G, Eriksson N, et al. A randomized trial of genotype-guided dosing of warfarin. N Engl J Med 2013;369:2294−303.

[46] Pirmohamed M, Kamali F, Daly A, Wadelius M. Oral anticoagulation: a critique of recent advances and controversies. Trends Pharmacol Sci 2015;36:153−63.

[47] Franchini M, Mengoli C, Cruciani M, Bonfanti C, Mannucci PM. Effects on bleeding complications of pharmacogenetic testing for initial dosing of vitamin K antagonists: a systematic review and meta-analysis. J Thromb Haemost 2014;12:1480−7.

[48] Goulding R, Dawes D, Price M, Wilkie S, Dawes M. Genotype-guided drug prescribing: a systematic review and meta-analysis of randomized control trials. Br J Clin Pharmacol 2015;80:868−77.

[49] Liao Z, Feng S, Ling P, Zhang G. Meta-analysis of randomized controlled trials reveals an improved clinical outcome of using genotype plus clinical algorithm for warfarin dosing. J Thromb Thrombolysis 2015;39:228−34.

[50] Stergiopoulos K, Brown DL. Genotype-guided vs clinical dosing of warfarin and its analogues: meta-analysis of randomized clinical trials. JAMA Intern Med 2014;174:1330−8.

[51] Tang Q, Zou H, Guo C, Liu Z. Outcomes of pharmacogenetics-guided dosing of warfarin: a systematic review and meta-analysis. Int J Cardiol 2014;175:587−91.

[52] Do EJ, Lenzini P, Eby CS, et al. Genetics informatics trial (GIFT) of warfarin to prevent deep vein thrombosis (DVT): rationale and study design. Pharmacogenomics J 2012;12(5):417−24.

[53] Scott SA, Sangkuhl K, Stein CM, et al. Clinical pharmacogenetics implementation consortium guidelines for CYP2C19 genotype and clopidogrel therapy: 2013 update. Clin Pharmacol Ther 2013;94:317−23.

[54] Zhu HJ, Wang X, Gawronski BE, Brinda BJ, Angiolillo DJ, Markowitz JS. Carboxylesterase 1 as a determinant of clopidogrel metabolism and activation. J Pharmacol Exp Ther 2013;344:665−72.

[55] Matetzky S, Shenkman B, Guetta V, et al. Clopidogrel resistance is associated with increased risk of recurrent atherothrombotic events in patients with acute myocardial infarction. Circulation 2004;109:3171−5.

[56] Sharma RK, Reddy HK, Singh VN, Sharma R, Voelker DJ, Bhatt G. Aspirin and clopidogrel hyporesponsiveness and nonresponsiveness in patients with coronary artery stenting. Vasc Health Risk Manag 2009;5:965−72.

[57] Trenk D, Hochholzer W. Genetics of platelet inhibitor treatment. Br J Clin Pharmacol 2014;77:642−53.

[58] Sorich MJ, Rowland A, McKinnon RA, Wiese MD. CYP2C19 genotype has a greater effect on adverse cardiovascular outcomes following percutaneous coronary intervention and in Asian populations treated with clopidogrel: a meta-analysis. Circ Cardiovasc Genet 2014;7:895−902.

[59] Zhang L, Yang J, Zhu X, et al. Effect of high-dose clopidogrel according to CYP2C19*2 genotype in patients undergoing percutaneous coronary intervention—a systematic review and meta-analysis. Thromb Res 2015;135:449−58.

[60] Jang JS, Cho KI, Jin HY, et al. Meta-analysis of cytochrome P450 2C19 polymorphism and risk of adverse clinical outcomes among coronary artery disease patients of different ethnic groups treated with clopidogrel. Am J Cardiol 2012;110:502−8.

[61] Lewis JP, Horenstein RB, Ryan K, et al. The functional G143E variant of carboxylesterase 1 is associated with increased clopidogrel active metabolite levels and greater clopidogrel response. Pharmacogenet Genomics 2013;23:1−8.

[62] Xie C, Ding X, Gao J, et al. The effects of CES1A2 A(-816)C and CYP2C19 loss-of-function polymorphisms on clopidogrel response variability among Chinese patients with coronary heart disease. Pharmacogenet Genomics 2014;24:204−10.

[63] Kristensen KE, Zhu HJ, Wang X, et al. Clopidogrel bioactivation and risk of bleeding in patients cotreated with angiotensin-converting enzyme inhibitors after myocardial infarction: a proof-of-concept study. Clin Pharmacol Ther 2014;96:713−22.

[64] Landry P, Plante I, Ouellet DL, Perron MP, Rousseau G, Provost P. Existence of a microRNA pathway in anucleate platelets. Nat Struct Mol Biol 2009;16:961−6.

[65] Zhang YY, Zhou X, Ji WJ, et al. Decreased circulating microRNA-223 level predicts high on-treatment platelet reactivity in patients with troponin-negative non-ST elevation acute coronary syndrome. J Thromb Thrombolysis 2014;38:65−72.

[66] Chyrchel B, Toton-Zuranska J, Kruszelnicka O, et al. Association of plasma miR-223 and platelet reactivity in patients with coronary artery disease on dual antiplatelet therapy: a preliminary report. Platelets 2014;28:1−5.

[67] Jneid H, Anderson JL, Wright RS, et al. ACCF/AHA focused update of the guideline for the management of patients with unstable angina/non-ST-elevation myocardial infarction (updating the 2007 guideline and replacing the 2011 focused update): a report of the American College of Cardiology Foundation/American Heart Association Task Force on Practice Guidelines. J Am Coll Cardiol 2012;60:645−81.

[68] Bergmeijer TO, Janssen PW, Schipper JC, et al. CYP2C19 genotype-guided antiplatelet therapy in ST-segment elevation myocardial infarction patients-Rationale and design of the Patient Outcome after primary PCI (POPular) Genetics study. Am Heart J 2014;168 16-22.e1.

[69] Postmus I, Verschuren JJ, de Craen AJ, et al. Pharmacogenetics of statins: achievements, whole-genome analyses and future perspectives. Pharmacogenomics 2012;13:831−40.

[70] Verschuren JJ, Trompet S, Wessels JA, et al. A systematic review on pharmacogenetics in cardiovascular disease: is it ready for clinical application? Eur Heart J 2012;33:165−75.

[71] Ramsey LB, Johnson SG, Caudle KE, et al. The clinical pharmacogenetics implementation consortium guideline for SLCO1B1 and simvastatin-induced myopathy: 2014 update. Clin Pharmacol Ther 2014;96:423−8.

[72] Alfirevic A, Neely D, Armitage J, et al. Phenotype standardization for statin-induced myotoxicity. Clin Pharmacol Ther 2014;96:470−6.

[73] Wei MY, Ito MK, Cohen JD, Brinton EA, Jacobson TA. Predictors of statin adherence, switching, and discontinuation in the USAGE survey: understanding the use of statins in America and gaps in patient education. J Clin Lipidol 2013;7:472−83.

[74] Phan K, Gomez YH, Elbaz L, Daskalopoulou SS. Statin treatment non-adherence and discontinuation: clinical implications and potential solutions. Curr Pharm Des 2014;20:6314−24.

[75] Carr DF, O'Meara H, Jorgensen AL, et al. SLCO1B1 genetic variant associated with statin-induced myopathy: a proof-of-

concept study using the clinical practice research datalink. Clin Pharmacol Ther 2013;94:695–701.

[76] Donnelly LA, Doney AS, Tavendale R, et al. Common nonsynonymous substitutions in SLCO1B1 predispose to statin intolerance in routinely treated individuals with type 2 diabetes: a go-DARTS study. Clin Pharmacol Ther 2011;89:210–16.

[77] Nies AT, Niemi M, Burk O, et al. Genetics is a major determinant of expression of the human hepatic uptake transporter OATP1B1, but not of OATP1B3 and OATP2B1. Genome Med 2013;5:1.

[78] Pasanen MK, Neuvonen M, Neuvonen PJ, Niemi M. SLCO1B1 polymorphism markedly affects the pharmacokinetics of simvastatin acid. Pharmacogenet Genomics 2006;16:873–9.

[79] Voora D, Shah SH, Spasojevic I, et al. The SLCO1B1*5 genetic variant is associated with statin-induced side effects. J Am Coll Cardiol 2009;54:1609–16.

[80] Danik JS, Chasman DI, MacFadyen JG, Nyberg F, Barratt BJ, Ridker PM. Lack of association between SLCO1B1 polymorphisms and clinical myalgia following rosuvastatin therapy. Am Heart J 2013;165:1008–14.

[81] Elsby R, Hilgendorf C, Fenner K. Understanding the critical disposition pathways of statins to assess drug-drug interaction risk during drug development: it's not just about OATP1B1. Clin Pharmacol Ther 2012;92:584–98.

[82] Skottheim IB, Gedde-Dahl A, Hejazifar S, Hoel K, Asberg A. Statin induced myotoxicity: the lactone forms are more potent than the acid forms in human skeletal muscle cells in vitro. Eur J Pharm Sci 2008;33:317–25.

[83] Needham M, Mastaglia FL. Statin myotoxicity: a review of genetic susceptibility factors. Neuromuscul Disord 2014;24: 4–15.

[84] Vladutiu GD, Simmons Z, Isackson PJ, et al. Genetic risk factors associated with lipid-lowering drug-induced myopathies. Muscle Nerve 2006;34:153–62.

[85] Hur J, Liu Z, Tong W, Laaksonen R, Bai JP. Drug-induced rhabdomyolysis: from systems pharmacology analysis to biochemical flux. Chem Res Toxicol 2014;27:421–32.

[86] Robinson R, Carpenter D, Shaw MA, Halsall J, Hopkins P. Mutations in RYR1 in malignant hyperthermia and central core disease. Hum Mutat 2006;27:977–89.

[87] Vladutiu GD, Isackson PJ, Kaufman K, et al. Genetic risk for malignant hyperthermia in non-anesthesia-induced myopathies. Mol Genet Metab 2011;104:167–73.

[88] Stewart A. SLCO1B1 polymorphisms and statin-induced myopathy. PLoS Curr 2013;5. Available from: http://dx.doi.org/10.1371/currents.eogt.d21e7f0c58463571bb0d9d3a19b82203.

[89] Collins GS, Altman DG. Predicting the adverse risk of statin treatment: an independent and external validation of Qstatin risk scores in the UK. Heart 2012;98:1091–7.

[90] Smart NA, Kwok N, Holland DJ, Jayasighe R, Giallauria F. Bucindolol: a pharmacogenomic perspective on its use in chronic heart failure. Clin Med Insights Cardiol 2011;5: 55–66.

[91] Aleong RG, Sauer WH, Davis G, Bristow MR. New-onset atrial fibrillation predicts heart failure progression. Am J Med 2014; 127:963–71.

[92] Liu WN, Fu KL, Gao HY, et al. beta1 adrenergic receptor polymorphisms and heart failure: a meta-analysis on susceptibility, response to beta-blocker therapy and prognosis. PLoS One 2012;7:e37659.

[93] ClinicalTrials.gov. Genetically targeted therapy for the prevention of symptomatic atrial fibrillation in patients with heart failure (GENETIC-AF). ARCA Biopharma, Inc; 2014<https://www.clinicaltrials.gov/ct2/show/study/NCT01970501?term=bucindolol&rank=1>; [accessed 27.01.15].

[94] Moss AJ. The QT interval and torsade de pointes. Drug Saf 1999;21:5–10.

[95] Zhang Y, Post WS, Blasco-Colmenares E, Dalal D, Tomaselli GF, Guallar E. Electrocardiographic QT interval and mortality: a meta-analysis. Epidemiology 2011;22(5):660–70.

[96] Roden DM, Viswanathan PC. Genetics of acquired long QT syndrome. J Clin Invest 2005;115:2025–32.

[97] Behr ER, Roden D. Drug-induced arrhythmia: pharmacogenomic prescribing? Eur Heart J 2013;34:89–95.

[98] Arking DE, Pulit SL, Crotti L, et al. Genetic association study of QT interval highlights role for calcium signaling pathways in myocardial repolarization. Nat Genet 2014;46: 826–36.

[99] Avery CL, Sitlani CM, Arking DE, et al. Drug-gene interactions and the search for missing heritability: a cross-sectional pharmacogenomics study of the QT interval. Pharmacogenomics J 2014;14:6–13.

[100] Behr ER, Ritchie MD, Tanaka T, et al. Genome wide analysis of drug-induced torsades de pointes: lack of common variants with large effect sizes. PLoS One 2013;8:e78511.

[101] Splawski I, Timothy KW, Tateyama M, et al. Variant of SCN5A sodium channel implicated in risk of cardiac arrhythmia. Science 2002;297:1333–6.

[102] Abbott GW. KCNE genetics and pharmacogenomics in cardiac arrhythmias: much ado about nothing? Expert Rev Clin Pharmacol 2013;6:49–60.

[103] Kaab S, Crawford DC, Sinner MF, et al. A large candidate gene survey identifies the KCNE1 D85N polymorphism as a possible modulator of drug-induced torsades de pointes. Circ Cardiovasc Genet 2012;5:91–9.

[104] Ramirez AH, Shaffer CM, Delaney JT, et al. Novel rare variants in congenital cardiac arrhythmia genes are frequent in drug-induced torsades de pointes. Pharmacogenomics J 2013; 13:325–9.

[105] Sorita A, Bos JM, Morlan BW, Tarrell RF, Ackerman MJ, Caraballo PJ. Impact of clinical decision support preventing the use of QT-prolonging medications for patients at risk for torsade de pointes. J Am Med Inform Assoc 2015;22:e21–7.

[106] Abecasis GR, Auton A, Brooks LD, et al. An integrated map of genetic variation from 1,092 human genomes. Nature 2012; 491:56–65.

[107] The National Heart Lung and Blood Institute (NHLBI) Exome Sequencing Project (ESP). <http://hmg.oxfordjournals.org/content/early/2014/09/12/hmg.ddu450.long>; [accessed 19.12.14].

[108] Moran N. 10,000 rare-disease genomes sequenced. Nat Biotech 2014;32:114–17.

[109] Van Driest SL, Shi Y, Bowton EA, et al. Clinically actionable genotypes among 10,000 patients with preemptive pharmacogenomic testing. Clin Pharmacol Ther 2014;95:423–31.

[110] van der Graaf PH, Benson N. Systems pharmacology: bridging systems biology and pharmacokinetics-pharmacodynamics (PKPD) in drug discovery and development. Pharm Res 2011;28:1460–4.

[111] Sorger KS, Allerheiligen SRB. Quantitative and systems pharmacology in the post-genomic era: new approaches to discovering drugs and understanding therapeutic mechanisms <http://www.nigms.nih.gov/training/documents/systemspharmawpsorger2011.pdf>; 2011 [accessed 26.09.14].

[112] Peterson MC, Riggs MM. Predicting nonlinear changes in bone mineral density over time using a multiscale systems pharmacology model. Pharmacometrics Syst Pharmacol 2012;1:e14.

37

凝血障碍性疾病的个体化医疗

J. Fareed 和 O. Iqbal

Department of Pathology, Loyola University Health System, Maywood, IL, United States

前言

个体化医疗的概念在几个世纪前得到发展,希波克拉底(公元前460年至370年)曾说过:"……对病人的了解往往比对疾病的了解重要得多……"。[1]目前对个体化医疗的定义来源于个体化医疗联合体文件中个体化医疗案例中的定义:"……使个体化医疗成为可能的分子方法包括测试基因、基因表达、蛋白质和代谢物的变异,以及针对分子机制的新疗法。通过综合检测结果与临床变量(例如,疾病状态、未来疾病状态的预测、药物反应和治疗预后)的信息,帮助医生针对每个患者进行个体化的治疗……"[2]。一个更全面的定义是:"……个体化医疗是基于个体特征(包括年龄、性别、身高/体重、饮食、环境等)对患者进行健康管理的概念。基因检测的最新发展使'基因组个体化医疗'和预测医学得以发展,这是基因检测与主动、个性化预防医学的结合体。个体化医疗并不仅仅与基因组相关,而是与你,一个健康行业的消费者相关。个体化医疗还允许你的医疗保健服务提供者,如你的医生,将注意力放在你的个体特征,而非遵循普遍性……"[3]。欧盟将个体化医疗定义为:"……在正确的时间以合适的剂量对相应的患者进行合理的治疗……";总统的科学技术咨询委员会将其定义为:"……根据每个病人不同的特点量身定做的治疗方案……"。美国医学会将其定义为:"……依据每个个体独特的临床表现、基因特征和环境因素提供的健康服务"。国家卫生研究院(National Institutes of Health,NIH)的国家癌症研究所(National Cancer Institute,NCI)将其定义为:"……一种应用个体基因、蛋白质和环境的信息来进行预防诊断和治疗疾病的医学

形式……"。

将分子生物学/细胞生物学与经典遗传学结合起来并通过计算科学发展起来的作图/测序(包括信息分析)学科被杰克逊实验室的 T. H. Roderick(Bar Harbor, ME)称为基因组学[4]。在有趣的基因组学史上(表37.1),2003年因为人类基因组计划的完成被画上了浓重的一笔。个体化的医学实践中需要基因组学的应用,这一概念在韦伯斯特词典中被定义为:"……生物技术的一个分支,涉及将遗传学和分子生物学技术应用于基因组或选定生物体的完整基因组的遗传作图和DNA测序,并在数据库中组织结果并应用数据(如在医学或生物学上)……"。根据世界卫生组织的定义,遗传学是对遗传的研究[4],基因组学是基因及其功能及相关技术的研究[5,6]。遗传学仔细研究单个基因的组成和功能,而基因组学则研究所有基因及其相互关系,以便明确它们对生物体生长和发育的综合影响[5,6]。

出血是由凝血和纤维蛋白溶解之间的动态平衡而产生的生理稳态。完整的内皮是迄今为止人类已知的最大的内分泌、旁分泌和自分泌腺体。对精细止血平衡的改变可能导致出血性疾病。Vogel在1959年首次引入了药物基因组学一词[7],药物基因组学指导下的药物开发使得能够于正确的时间,以合理的剂量在合适的患者中,对凝血或出血性疾病做出个体化的治疗。人类基因组计划完成是一项重大成就。基因表达谱分析和单核苷酸多态性(SNP)的发现将有助于诊断各种止血和其他疾病。药物遗传学设计影响药物功效和安全性的整个基因库。根据SNP作图工作组的报告[8],SNP的数量为142万个;每1 900个碱基中就存在一个SNP;外显子中

存在 6 万个 SNP；每个基因存在两个外显子的 SNP（1/1 080 个碱基）；93% 的遗传基因位点存在两个 SNP。由于每个人在 1 000~2 000 个碱基中就有一个碱基是不同的，所以可以说 SNP 导致了人们的个体性。凝血疾病的相关基因在表 37.2 中已被列出。

人类基因组 DNA 中有编码至少 30 000 个基因约 30 亿个碱基对。尽管不同个体的绝大多数碱基

表 37.1 基因组学发展的里程碑事件

年份	姓名	事　件
1745	莫佩屠斯	有机物进化理论
1859	达尔文	物种起源
1865	孟德尔	遗传特征组合规则
1869	米歇尔	发现脓细胞中的"核"（DNA）
1874	米歇尔	将核酸分离成蛋白质和酸分子
1918	穆勒	自发基因突变的主要原理的形成
1920s		发现核酸是染色体的主要成分
1930s		腺苷酸,鸟苷酸,胸苷酸,胞苷酸
1940s		核酸的分子量远高于四核苷酸的假说
1944	艾利	发现核酸为细菌转化中的主要活性成分
1950	查加夫	核苷酸的组成因其生物来源而不同
1951		第一次蛋白测序
1952	赫尔希和蔡斯	噬菌体——80% 的病毒 DNA 进入细胞内,80% 的蛋白质在其外
1953	沃森和克里克	发现 DNA 的双螺旋结构
1960s		遗传密码解密
1975	金和威尔逊	调控基因的发现
1976		人类基因第一次克隆和结构基因第一次产出
1977		DNA 测序的出现
1980s	麦克林托克	在玉米中发现的转位基因
1984	麦金尼斯	发现的同源异型（HOX）调控基因——动物的基本身体布局
1986		全自动 DNA 测序
1995		第一次发现全基因组（嗜血杆菌流感）
1999		第一次发现人染色体（22 号染色体）
2000		果蝇 / 拟南芥基因组
2000		人类基因组计划给出了初步结果
2001		人和小鼠基因组
2003		美国白宫宣布人类基因组计划完成
2004		NHGRI 和 DOE 公布了人类基因组序列的科学描述
2005		国际 Hap Map 协会——将人类遗传变异收入目录
2006		NCI 和 NHGRI——对 3 种癌症进行研究,癌症基因组图集的第一期

续表

年份	姓名	事　件
2007		NIH 宣布正式启动人类微生物项目
2008		布什总统签署了"遗传信息不歧视法案"
2009		罕见和被忽视的疾病治疗方案（TRND）
2010		NIH 设立奖励支持基因型组织表达（GTEx）项目
2011		NHGRI 的人类基因组未来研究的新战略计划
2012		DNA 元素百科全书工程 - 人类基因组运行
2013		人类基因组计划十周年（HGP）
2013		史密森学会（华盛顿特区）介绍"解锁生命的密码"
2014		NIH 发布终版的基因组数据保存（GDS）政策
2015		NIHGRI 研讨会——史蒂文生 - 约翰逊综合征 / 毒性表皮坏死溶解综合征（SJS/TEN）
2015		NIH 斯坦福大学研究人员发现了基因组中遗落的癌症变异

表 37.2　凝血相关基因

克隆代号	基因名称缩写	基因名称
22040	MMP9	基质金属蛋白酶 9（明胶酶 B）
26418	EDG1	内皮分化, 神经鞘脂 G 蛋白偶联受体
32609	LAMA4	α4 层粘连蛋白
34778	VEGF	血管内皮生长因子
40463	PDGFRB	血小板衍生生长因子（PDGF）受体, β 多肽
41898	PTGDS	前列腺素 D2 合酶（21kD, 脑）
44477	VCAM1	血管细胞黏附分子 1
45138	VEGFC	血管内皮生长因子 C
49164	VCAM1	血管细胞黏附分子 1
49509	EPOR	红细胞生成素受体
49665	EDNRB	内皮素受体 B 型
49920	PTDSS1	磷脂酰丝氨酸合成酶 1
51447	FCGR3B	IgG 的 Fc 片段, 低亲和力Ⅲ B, Z 受体（CD16）
66982	PLGL	类纤溶酶原
67654	PDGFB	PDGF β 多肽［猿猴肉瘤病毒（v-sim）致癌基因同源物］
71101	PROCR	蛋白 C 受体, 内皮（EPCR）
71626	ZNF268	锌指蛋白 268
768246	G6PD	葡萄糖 -6- 磷酸脱氢酶
85678	F2	凝血因子 2
85979	PLG	纤溶酶原
120189	PSG4	妊娠特异 β1 糖蛋白 4
121218	PF4	血小板因子 4
127928	HBP1	HMG 盒区内含蛋白 1

克隆代号	基因名称缩写	基因名称
130541	PECAM1	血小板/内皮细胞黏附分子（CD31 抗原）
131839	FOLR1	叶酸受体 1（成人）
135221	S100P	S100 钙结合蛋白 P
136821	TGFB1	转化生长因子，β1
137836	PDCD10	细胞凋亡 10
138991	COL6A3	α3 VI型胶原蛋白
139009	PN1	纤连蛋白 1
142556	PSG2	妊娠特异 β- 糖蛋白 2
143287	PSG11	妊娠特异 β- 糖蛋白 11
143443	TBXASa	血栓素 A 合酶 1
149910	SELL	选择素 E（内皮黏附分子 1）1
151662	P11	蛋白酶，丝氨酸，221
155287	HSPA1A	热休克 70Kd 蛋白 1A
160723	LAMC1	γ19 层黏连蛋白，以前称 LAMB2
179276	FASN	脂肪酸合酶
180864	ICAM5	细胞间黏附分子 5，终脑
184038	SPTBN2	β 血影蛋白 2，非红细胞性
191664	THBS2	血小板反应蛋白 2
194804	PTTPN	磷脂酰肌醇转运蛋白
196612	MMP12	基质金属蛋白酶 1（间质胶原酶）
199945	TGM2	转谷氨酰胺酶 2
205185	THBD	血栓调节蛋白
210687	AGTR1	血管紧张素受体 1
212429	TF	转铁蛋白
212649	GRG	组氨酸浓糖蛋白
234736	GATA6	GATA 结合蛋白 6
240249	APLP2	淀粉样蛋白 β（a4）类前体蛋白 2
241788	FGB	纤维蛋白原，B，β 多肽
243816	CD36	CD36 抗原（1 型胶原蛋白受体，血小板反应素受体）
245242	CPB2	羧肽酶 B2（血浆羧肽酶 U）
260325	ALB	白蛋白
261519	TNFRSF5	TNF 受体（超家族成员 5）
292306	LPC	脂肪酶，肝脏
296198	CHS1	Chediak Higashi 综合征 1
310519	F10	凝血因子 X
360644	ITGB8	整联蛋白，β8
343072	ITGB1	整联蛋白，β1
345430	PIK3CA	磷酸肌醇 3 激酶，催化，α 多肽

续表

克隆代号	基因名称缩写	基因名称
589115	MMP1	基质金属蛋白酶 1（间质胶原酶）
666218	TGFB2	转化生长因子，β2
712641	PRG4	蛋白多糖 4（巨核细胞刺激因子）
714106	PLAU	纤溶酶原激活剂，尿激酶 1
726086	TFP12	组织因子途径抑制剂（TFPI）2
727551	IRF2	干扰素调节因子 2
753211	PTGER3	前列腺素 E 受体 3（亚型 EP30）
753418	VASP	血管扩张剂刺激磷蛋白
753430	ATRX	α 地中海贫血
754080	ICAM3	细胞间黏附分子 3
755054	IL18R1	白细胞介素 18 受体 1
758266	THBS4	血小板反应蛋白 4
770462	CPZ	羧肽酶 Z
770670	TNFAIP3	肿瘤坏死因子（TNF），α 诱导蛋白 3
770859	ITGB5	整联蛋白，β5
776636	BHMT	甜菜碱 - 高半胱氨酸甲基转移酶
782789	AVPR1A	血管加压素受体 1A
785975	F13A1	凝血因子 XIII，A1 多肽
788285	EDNR A	A 型内皮受体
809938	TACSTD2	基质金属蛋白酶 7（基质溶素，子宫）
810010	PDGFRL	类 PDGF 受体蛋白
810017	PLAUR	纤溶酶原激活剂，尿激酶受体
810117	ANXA11	膜联蛋白 A11
810124	PAFAH1B3	血小板活化因子乙酰水解酶，同种型 1b，γ 亚基（29kD）
810242	C3AR1	补体成分 3a 受体 1
810512	THBS1	血小板反应蛋白 1
810891	LAMA5	层粘连蛋白，α5
811096	ITGB4	整联蛋白，β4
811792	GSS	谷胱甘肽合成酶
812276	SNCA	突触核蛋白，α（淀粉样蛋白前体的非 A4 成分）
813757	FOLR2	叶酸受体 2（胎儿）
813841	PLAT	纤溶酶原激活剂，组织丝氨酸（或半胱氨酸）蛋白酶抑制剂
814378	SPINT2	丝氨酸蛋白酶抑制剂，Kunitz 2 型
814615	MTHFD	亚甲基四氢叶酸脱氢酶（NAD 依赖）
825295	LDLR	低密度脂蛋白受体（家族性高胆固醇血症）
840486	vWF	Willebrand 因子
842846	TIMP2	金属蛋白酶 -2 的组织抑制剂
1813254	F2R	凝血因子 II（凝血酶）受体

对的序列都是相同的,但自然变异时有发生,并且 DNA 中 0.1% 的碱基配对可导致个体差异。三个连续的碱基对形成一个密码子,其指定了所编码蛋白质的氨基酸序列。基因代表着一系列密码子所编码蛋白的氨基酸的特定顺序。在每个基因座,个体携带两个等位基因,分别来自父亲和母亲。如果同时存在两个相同的等位基因,则称为纯合子基因型,如果等位基因不同,则称为杂合子基因型。遗传变异通常以 SNP 的形式出现,平均每 1 000 个碱基对至少发生一次,映射在整个基因组分布上约为三百万个碱基对。在人群中以 1% 以上的频率发生的遗传变异被称为多态性。遗传多态性特点为遗传性和单基因性——它们涉及一个基因座并且在不同种族中的频率存在差异。罕见突变在人群中发生的频率小于 1%。其他遗传变异的例子包括插入 - 缺失多态性、串联重复、剪接缺陷、异常剪接位点和过早终止密码子多态性。通过发现新的遗传靶点,药物基因组学有望通过治疗特定的遗传亚群,避免药物不良反应并减少治疗失败的次数来改善生活质量并控制医疗费用。

凝血疾病的基因组学

动、静脉血栓栓塞是致病和致亡的主要原因,尤其是在发达国家。关于动脉血栓形成的好几项研究中都报道了XⅢ34Leu 因子在心肌梗死的病理发展中的保护作用[9]。尽管V因子 Arg506Gln、Ⅶ因子 Arg353Gln 和 vWF Thr789Ala 可能与患者亚型分组相关,但没有任何一个其他的单一多态性被认为是动脉血栓形成的重要危险因素[9]。目前已知V因子 Arg506Gln 和前凝血酶 20210 突变在静脉血栓形成中起作用。

第V因子 Leiden R506Q

因子V Leiden R506Q 突变(G1691A)为V因子基因中在核苷酸 1 691 位点特异性的 G-A 的突变,其发生于约 8% 的人群中。这种变异所生成的存在缺陷的蛋白产物不能被激活状态下的蛋白 C 有效切割(10%),可致深静脉血栓形成(deep vein thrombosis, DVT)、反复流产、肝硬化患者门静脉血栓的形成、早期肾移植失败和其他形式的静脉血栓栓塞(venous thromboembolism, VTE)[10-13]。在口服避孕药的妇女中,血栓形成发生率显著增加。当存在主要危险因素的情况下,凝血酶原 G20210 和

V因子 Leiden 的突变都可能导致动脉硬化斑块血栓形成(由动脉粥样硬化斑块破裂而形成的血栓)。抗凝血酶药物在这些血栓性疾病的治疗中起着至关重要的作用。V因子 Leiden 的等位基因在欧洲很常见,其在人口中的频率约为 4.4%。这种突变在欧洲以外的都非常罕见,在小亚细亚人群中的发病率约为 0.6%[14]。

第Ⅶ因子

Ⅶ因子的基因多态性,尤其是位于Ⅶ因子基因中的第 8 外显子催化结构域的 Arg-353Gln 突变,会影响血浆 FⅦ 的水平。而 Gln-353 等位基因对心肌梗死有很强的保护作用[15]。由于 FⅦa / 组织因子(tissue factor, TF)参与初始凝血级联反应,使得阻断该途径得到了重视,并促生了 FⅦa 抑制剂和组织因子途径抑制剂(tissue factor pathway inhibitor, TFPI)[16]。

凝血酶原 20210A 突变

凝血因子Ⅱ(凝血酶原)G20210 突变发生在 2% 的人群中,此突变位于凝血因子Ⅱ中靠近 3' 端 UTR 的一个假定的多腺苷酸化位点[17]。这种突变使得凝血酶原的量增多,导致 DVT 的发生、反复流产和门静脉血栓形成。据报道,激素替代疗法和凝血酶原突变的交互作用增加了绝经后妇女发生非致死性心肌梗死的风险[18]。

Laki Lorand 因子(FXⅢ)

位于XⅢ因子第 2 外显子单核苷酸多态性 G>T 的变异使得位于 34 位点的缬氨酸 / 亮氨酸发生改变。缬氨酸 / 亮氨酸的多态性增加XⅢ因子激活凝血酶的速率,并使得血凝块的稳定性增加,并且更快[19,20]。亮氨酸 34 等位基因已显示出其对动、静脉血栓形成的保护作用[21,22]。

天然抗凝剂系统

抗凝血酶,蛋白 C 和蛋白 S 系统中的遗传缺陷非常罕见,但可导致静脉血栓形成的风险增加。抗凝血酶,蛋白 C 和蛋白 S 的遗传缺陷在动脉疾病中的作用尚未明确,可能并不增加动脉血栓形成的风险。

血栓调节蛋白

血栓调节蛋白突变在动脉疾病中所起的作用

比在静脉疾病中更加重要。位于核苷酸 127 号位置的血栓调节蛋白 G>A 的变异与动脉疾病的关联已有研究。据报道,在男性心肌梗死患者中, 25 号位置的苏氨酸等位基因与对照人群相比更为多见[23]。血栓调节蛋白基因启动子的多态性(233G/A)影响血浆中可溶血栓调节蛋白的水平,并增加冠心病的风险[24]。–33A 等位基因的携带者表现出更高的颈动脉粥样硬化的发生率[25]。

组织因子途径抑制剂

组织因子途径抑制剂(tissue factor pathway inhibitor, TFPI)或脂蛋白相关的凝血抑制剂为一种蛋白酶抑制剂,其与 FⅦa-TF 复合物和 FXa 结合并对其产生抑制作用(表 37.1 和表 37.2)。TFPI 基因的序列变异也被报道过。四种 TFPI 多态性基因分别为①Pro-151Leu;②Val-264Met;③T384C 外显子 4;④C33T 内含子 7[26,27]。Val264Met 突变导致 TFPI 的水平降低[27]。据报道,Pro-151Leu 替代是静脉血栓形成的危险因素[28]。TFPI 基因中 3'UTR 的多态性(–2287T/C)并不对 TFPI 水平产生影响,并且也不影响冠状动脉血栓形成的风险[29]。据最近的报道,TFPI 基因第 7 内含子中的 –33T>C 的多态性可对 VTE 形成风险产生与因子 V Leiden 和凝血酶原突变无关的影响,其作用是由总 TFPI 水平升高导致的[30]。

对血友病有遗传易感性的人可能会携带导致内源性抗凝血剂如蛋白 C、蛋白 S 和抗凝血酶缺乏的 DNA 突变[31,32]。至少存在 100 种不同类型的突变,包括点突变、缺失或插入突变,这使得基于基因检测的诊断并不可行。因此,诊断往往使用功能检测。

与 VTE 相关的多态性

VTE 是一种受环境和遗传因素影响的复杂血栓性疾病,其年发病率为 1/1 000,是心血管疾病的第三大主要原因。Rudolph Virchow 最初明确了导致 VTE 风险的三个因素,通常被称为 Virchow 三联征:①内皮损伤或激活;②血流速度减低;③血液高凝状态[33]。虽然全基因组关联法是识别与 VTE 相关的常见 SNP 的有效方法,但先前所有全基因组关联的研究(genome-wide association strategy, GWAS)涵盖的样本量都不超过 1 961 个[34,35]。公认的 VTE 的遗传风险因素包括抗凝血酶、蛋白 C 和蛋白 S(相对罕见,一般占人口的 1%)等内源抗

凝血剂变异的杂合子变异,以及因子 V(FV)(MIM 612309)Leiden,凝血酶原(MIM 176930)G20210A,纤维蛋白原 γ(FGG)(MIM 134850)rs2066865 和血型非 O(更常见)。最近对 65 734 个体进行的 meta 分析报道了影响 TSPAN15(MIM 613140)、SLC44A2(MIM 606106)和 ZFPM(MIM 603140)的 SNP 为 VTE 的危险因素[36]。在 3 009 名受 VTE 影响个体和 2 586 例对照受试者中,与这些基因座相关的 SNP 都被选中,通过参与三个独立病例对照研究来对其相关性进行验证,最终发现 TSPAN15 和 SLC44A2 为 VTE 的基因座易患性[36]。在此基础上,TSPAN15 上最重要的 SNP 为内含子 rs78707713,SLC44A2 上最重要的 SNP 为和先前已报道与输血相关的急性肺损伤有关的 rs2288904。此研究还发现了与 VTE 相关的其他六个易感基因座位点,即 ABO(MIM 110300),FⅡ,FV,FXI(MIM 264900),FGG 和内皮蛋白 C 受体(PRO600)(MIM600646)[36]。针对 Leiden 血友病以及静态血栓形成进行的多重环境及遗传风险因素进行研究的科研人员仔细研究了 XI 因子中的两种 SNP(s2289252 和 rs2036914)并得出"这些 SNP 与高血浆 XI 因子水平相关,为独立的 DVT 的危险因素"的结论[37]。

高半胱氨酸血症和血栓形成

亚甲基四氢叶酸(MTHFR C677T)中的多态性已被证实与动、静脉血栓形成相关[38,39]。然而,最近的研究却报道了这种关联的不确定性[40,41]。

纤维蛋白原和血栓形成的多态性

纤维蛋白原 β 链中的 SNP(SNP 455G/A)与血浆纤维蛋白原水平升高与中风风险的增加有关[42]。纤维蛋白原基因突变与动脉血栓形成之间的关联目前仍存在争议,因为不同研究得出了不同结果。有报道称 α 链 Thr-312Ala 多态性可增加血凝块的稳定性[43]。

抗血小板药和抗凝药的药物基因组学

抗凝药、抗血小板药和溶栓药物为 VTE 常用的药物(图 37.1 至图 37.3)。华法林、阿司匹林和硫酸氢氯吡格雷是一些比较常用的药物。我们知道个体对这些药物存在不同的反应,这对医学实践提出了挑战[44]。

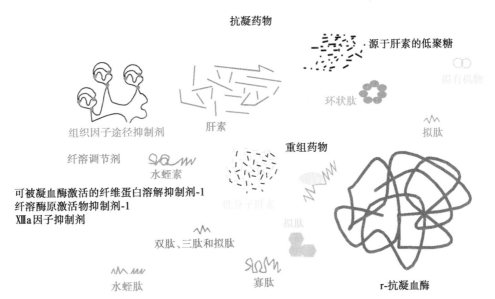

图 37.1　抗凝药物的结构。这张图包括肝素的结构,其存在低、中以及高分子量的片段;其他抗凝药物(如直接凝血酶抑制剂比伐卢定或者水蛭素)的结构;其他内源性的抗凝剂如可被凝血酶激活的纤维蛋白溶解抑制剂 -1 和抗凝血酶结构。

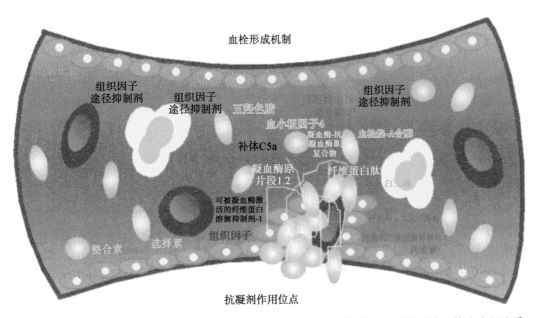

图 37.2　血管凝血机制。这张图一面显示了完整的血管内皮细胞,另外一面显示当血管内皮细胞受损时,血小板形成了一个原发的血栓。

抗血栓药物及其靶标

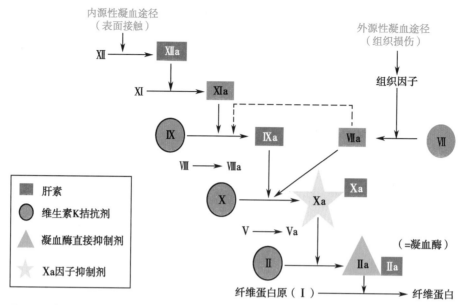

图 37.3　标明抗凝剂作用位点的凝血级联反应。该图显示了包含内在和外在途径的凝血级联反应以及各种抗凝药物（包括肝素、维生素 K 拮抗药、凝血酶抑制药和 Xa 因子抑制药）的作用部位。

华法林

华法林是最常用的口服抗凝药物。其使用的局限性包括：①需要使用凝血酶原时间和国际标准化比值对常规抗凝进行监测；②药物 - 食品相互作用和药物 - 药物交互作用；③过敏反应；④华法林诱导的皮肤坏死；⑤出血相关并发症；⑥由于 VKORC 基因多态性产生的华法林抗凝反应的个体差异。华法林的治疗剂量范围相对较窄，因此剂量不足可能导致血栓形成，而过量又可导致出血并发症。新一代的口服抗凝药物如达比加群、利伐沙班、阿哌沙班和依诺沙班已被批准为华法林的替代药物，这几种抗凝逆转剂都已处于临床试验的后期。但是，华法林的使用仍将会继续。华法林来源于从三叶草分离出来的天然双香豆酚，其合成形式由 R 和活性更高的 S 对映异构体组成。华法林的 S 和 R 的对映异构体的代谢机制完全不同。S- 华法林主要由细胞色素 P450 2C9（CYP2C9）代谢，而 R- 华法林则由 CYP3A4 代谢[45]。华法林通过与 VKORC1 亚基结合抑制维生素 K 环氧化物还原酶复合物，从而防止凝血因子 II、VII、IX 和 X 以及蛋白 C 和蛋白 S 的维生素 K 依赖性 γ- 羧化作用降低（图 37.3）[46]。这三种不同基因的变异约占所观察到的华法林个体反应的 40%~54%。GWAS 给出了对华法林药物基因组学更进一步的认知。CYP2C9*2（C430T，

rs1799853）和 CYP2C9*3（A1075C，rs1057910）是与功能降低相关的最常见等位基因，携带它们的患者由于对药物的敏感性较高而需要较小剂量的华法林[47,48]。

阿司匹林

阿司匹林是最常用的心脏保护药物之一。据报道，0.4%~70.1% 的患者对阿司匹林反应性较差或呈现阿司匹林耐药状态[49]。据报道称，遗传易感性可能为阿司匹林敏感性的关键，在中国汉族患者中通过血小板透光率聚集发现的阿司匹林抵抗与 HO-1 和 COX-1 的遗传多态性相关[50]。

硫酸氢氯吡格雷

硫酸氢氯吡格雷是一种噻吩并吡啶，它不可逆地抑制细胞表面的 P2Y12 ADP 受体（图 37.4）[51]。口服药物吸收并进入血液循环后，85% 的药物在肝脏内被主要为羧酯酶 -1 的羧酯酶类水解为无活性的代谢产物[52]。其他剩余部分经酶 CYP2C19，CYP2B6 等（包括 CYP1A2，CYP2C9，CYP3A4 / 5 和 PON1）生物转化后形成活性代谢产物[53-55]。产生的活性代谢产物氧化对半胱氨酸残基，并且不可逆地封闭血小板 P2Y12 ADP 受体。在用硫酸氢氯吡格雷进行治疗的患者中可见个体差异[56-61]。CYP2C19 中常见的功能丧失变异为硫酸氢氯吡格雷反应性的遗

传性决定因素。CYP2C19*2（rs4244285）是亚洲人中决定硫酸氢氯吡格雷药物反应性的最常见的功能丧失型变异，其在亚洲人中的等位基因频率为29%，而在高加索人和非洲人中为15%。其他等位基因（如 CYP2C19*2 和 CYP2C19*3）很罕见。携带一个 CYP2C19 功能丧失的等位基因的患者为硫酸氢氯吡格雷中等程度的代谢者，而存在两个功能丧失功能等位基因的患者被认为是弱代谢者。当患者存在 CYP2C19 功能丧失变异时，其血中硫酸氢氯吡格雷活性代谢物浓度较低[62-64]，使得残留血小板功能更高[65-68]，并导致经皮冠状动脉介入治疗心血管病的患者预后更差[62,68-72]。

出血疾病的基因组学与血友病治疗的个体化

遗传性出血性疾病包括凝血因子和血小板出血性疾病，大多数临床实验室都有常规开展对于血友病A、血友病B和血管性血友病的遗传分析[73-77]。在诊断学实验室中，可同时对许多基因区域进行测序的下一代测序正越来越普遍[78]。在诊断学实验室中，可以使用能够同时对许多基因区域进行测序的下一代测序。在存在功能不足或缺失的血友病患者中，FⅧ/FⅨ的替代治疗可导致作为个体免疫应答反应一部分的同种异体抗体（抑制剂）的产生。对于为何抑制剂在25%~30%的患者中而非所有患者中发生，其机制尚不完全清楚[79]。一般认为，触发的免疫应答反应是T辅助细胞介导的，它涉及抗原呈递细胞对蛋白质的加工以及这些肽与HLA分子的结合[80,81]，特别是HLA Ⅱ类等位基因，例如HLA-DRB1*14，DRB1*15，HLA-DQB1*06：02 和 DQB1*06：03。与遗传多态性免疫应答相关基因如 IL1b，IL4，IL10，TNFα 和 CTLA4 已经完成分析[81]。在血友病抑制剂遗传研究中，已发现与抑制剂发生相关的新基因如 CD44，CSF1R，DOCK2，MAPK9 和 IQGAP2[82]。其中，DRB1*16 和 DQB1*05：02 等位基因具有较低的抑制剂发生风险[83-86]。

基于基因型的个体化患者护理可用于治疗血栓形成和出血性疾病，在为正确的人提供正确的剂量基础上，我们应该减少生活中药物不良反应的次数和药物失败率，改善生活质量并减少医疗支出。

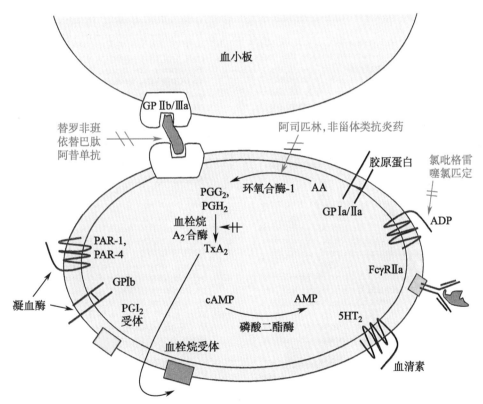

图 37.4 血小板和其表面不同受体以及不同抗血小板药物的作用位点。本图标明了血小板和其表面不同受体以及不同抗血小板药物的作用位点，如阿司匹林、非甾体类抗炎药、硫酸氢氯吡格雷、噻氯匹定和其他 GPⅡb/Ⅲa 受体拮抗药如替罗非班、依替巴肽以及阿昔单抗。来源：*Adapted from HL Messmore，et al. Antiplatelet agents：current drugs and future trends.* Heme Onc Clin N Am 2005；19：87À118.

下一代 DNA 测序将使多个基因的一次并行测序成为可能,可用于确定一组凝血和出血性疾病。

（张洵　译,李庆国　校）

参考文献

[1] Abrahams E, Silver M. The history of personalized medicine. In: Gordon E, Koslow S, editors. Integrative neuroscience and personalized medicine. New York, NY: Oxford University Press; 2010.

[2] Personalized Medicine Coalition. www.personalizedmedicine-coalition.org/sciencepolicy/personalmed.

[3] Wikipedia. Personalized medicine, http://en.wikipedia.org/wiki/Personalized_medicine.

[4] McKusick VK, Ruddle FH. A new discipline, a new name, a new journal (editorial). Genomics 1987;1:1−2.

[5] Genomics and World Health. Report of the advisory committee on health research. Geneva: World Health Organization; 2002.

[6] WHA 57.13: Genomics and World Health. Fifty seventh world health assembly resolution. 22 May 2004.

[7] Vogel F. Moderne problem der humangenetik. Ergebn Inn Med Klinderheik 1959;12:52−125.

[8] Sachidanandam R, Weissman D, Schmidt SC, et al. A map of human genome sequence variation containing 1.42 million single nucleotide polymorphisms. Nature 2001;409:928−33.

[9] Endler G, Mannhalter C. Polymorphisms in coagulation factor genes and their impact on arterial and venous thrombosis. Clin Chim Acta 2003;330:31−55.

[10] Manucci PM. The molecular basis of inherited thrombophilia. Vo-Sang 2000;78:39−45.

[11] Foka ZJ, Lambropoulos AF, Saravelos H, et al. Factor V Leiden and prothrombin G20210A mutation but no methylenetetrahydrofolate reductase C677T are associated with recurrent miscarriages. Hum Reprod 2000;15:458−62.

[12] Amirrano L, Brancaccio V, Guardascione MA, et al. Inherited coagulation disorders in cirrhotic patients with portal vein thrombosis. Hepatology 2000;31:345−8.

[13] Ekberg H, Svensson PJ, Simanaitis M, Dahlback B. Factor V R506Q mutation (activated protein C resistance) is additional risk factor for early renal graft loss associated with acute vascular rejection. Transplantation 2000;69:1577−81.

[14] Rees DC, Cox M, Clegg JB. World distribution of factor V Leiden. Lancet 1995;346:1133−4.

[15] Iacovelli L, Di Castelnuovo A, de Knijff P, et al. Alu-repeat polymorphism in the tissue-type plasminogen activator (tPA) gene, tPA levels and risk of familial myocardial infarction (MI). Fibrinolysis 1996;10:13−16.

[16] Furie B, Burie BC. Molecular and cellular biology of blood coagulation. N Engl J Med 1992;326:800−6.

[17] Poort SW, Rosendaal FR, Reitsma PH, Bertina RM. A common genetic variation in the 3′-untranslated region of the prothrombin gene is associated with elevated plasma prothrombin levels and an increase in venous thrombosis. Blood 1996;88:3698−703.

[18] Psaty BM, Smith NL, Lemairre RN, et al. Hormone replacement therapy, prothrombotic mutations and the risk of incident nonfatal myocardial infarction in postmenopausal women. JAMA 2001;285:906−13.

[19] Wartiovaarta U, Mikkola H, Szoke G, et al. Effect of Val34Leu polymorphism on the activation of coagulation factor XIII-A. Thromb Haemost 2000;8:595−600.

[20] Ariens RAS, Philippou H, Nagaswami C, et al. The factor XIII V34L polymorphism accelerates thrombin activation of factor XIII and affects crosslinked fibrin structure. Blood 2000;96:988−95.

[21] Kohler HP, Stickland MH, Ossei-Gernig N, et al. Association of a common polymorphism in the factor XIII gene with myocardial infarction. Thromb Haemost 1998;79:8−13.

[22] Wartiovaara U, Perola M, Mikkola H, et al. Association of factor XIII Va34Leu with decrease risk of myocardial infarction in Finnish males. Atherosclerosis 1999;142:295−300.

[23] Doggen CJM, Kunz G, Rosebdaal FR, et al. A mutation in the thrombomodulin gene, 127G to A coding for Ala25Thr and the risk of myocardial infarction in men. Thromb Haemost 1998;80:743−8.

[24] Li YH, Chen JH, Wu HL, et al. G-33A mutation in the promoter region of thrombomodulin gene and its association with coronary artery disease and plasma soluble thrombomodulin levels. Am J Cardiol 2000;85:8−12.

[25] Li YH, Chen CH, Yeh PS, et al. Functional mutation in the promoter region of thrombomodulin gene in relation to carotid atherosclerosis. Atherosclerosis 2001;154:713−19.

[26] Kleesiek K, Schmidt M, Gotting C, et al. A first mutation in the human tissue factor pathway inhibitor gene encoding[P151L] TFPI. Blood 1998;92:3976−7.

[27] Moati D, Seknaddji P, Galand C, et al. Polymorphisms of the tissue factor pathway inhibitor (TFPI) gene in patients with acute coronary syndromes and in healthy subjects: impact of the V264M substitution on plasma levels of TFPI. Arterioscler Thromb Haemost 1999;19:862−9.

[28] Kleesiek K, Schmidt M, Gotting C, et al. The 536C→T transition in the human tissue factor pathway inhibitor (TFPI) gene is statistically associated a higher risk for venous thrombosis. Thromb Haemost 1999;82:1−5.

[29] Moati D, Haider B, Fumeron F, et al. A new T-287C polymorphism in the 5′ regulatory region of the tissue factor pathway inhibitor gene. Association study of the T-287C and 3-399T polymorphisms with coronary artery disease and plasma TFPI levels. Thromb Haemost 2000;84:244−9.

[30] Arneziane N, Seguin C, Borgel D, et al. The -33T→C polymorphism in intron 7 of the TFPI gene influences the risk of venous thromboembolism independently of factor V Leiden and prothrombin mutations. Thromb Haemost 2002;88:195−9.

[31] Aiach M, Borgel D, Gaussem P, et al. Protein C and protein S deficiencies. Semin Hematol 1997;34:205−16.

[32] Vinazzer H. Hereditary and acquired antithrombin deficiency. Semin Thromb Hemost 1999;25:257−63.

[33] Virchow R. Gessamelte Abhandlungen zur Wissenschaftlichen Medzin. Frankfurt: Meidinger; 1856.

[34] Tang W, Teichert M, Chasman DI, et al. A genome-wide association study for venous thromboembolism: the extended cohorts for heart and aging research in genomic epidemiology (CHARGE) Consortium. Genet Epidemiol 2013;37:512−21.

[35] Germain M, Saut N, Oudot-Mellakh T, et al. Caution in interpreting results from imputation analysis when linkage disequilibrium extends over a large distance: a case study on venous thrombosis. PLoS One 2012;7:e38538.

[36] Germain M, Chasman DI, Haan HD, et al. Meta-analysis of 65,734 individuals identifies TSPAN15 and SLC44A2 as two susceptibility loci for venous thromboembolism. Am J Hum Genet 2015;96:532−42.

[37] Li Y, Bezemer I, Rowland CM, et al. Genetic variants associated with deep vein thrombosis: the f11 locus. J Thromb Haemost 2009;7:1802−8.

[38] Almavwwi WY, Tamin H, Kreidy R, et al. A case-control study on the contribution of factor V Leiden prothrombin G20210A, and MTHFR C677T mutations to the genetic susceptibility of deep venous thrombosis. J Thromb Thrombolysis 2005;19:189−96.

[39] Miccoll MD, Chalmers EA, Thomas A, et al. Factor V Leiden, prothrombin 20210G→A and the MTHFR C677T mutations in childhood stroke. Thromb Haemost 1999;8:690−4.

[40] Domagala TB, Adamek L, Nizankowska E, et al. Mutations C677T and A1298C of the 10-methylenetetrahydrofolate reductase gene and fasting plasma homocysteine levels are not associated with the increased risk of venous thromboembolic disease. Blood Coagul Fibrinolysis 2002;13:423−31.

[41] Klujimans LA, Den Heijer M, Reitsma PH, et al. Thermolabile methylenetetrahydrofolate reductase and factor V Leiden in the risk of deep vein thrombosis. Thromb Haemost 1998;79:254−8.

[42] Siegerink B, Rosendaal FR, Algra A. Genetic variation in fibrinogen; its relationship to fibrinogen levels and the risk of myocardial infarction and ischemic stroke. J Thromb Haemost 2009;7:385−90.

[43] Muszbeck L, Adany R, Mikkola H. Novel aspects of blood coagulation factor XIII. Structure, distribution, activation and function. Crit Rev Clin Lab Sci 1996;33:357−421.

[44] Shin J. Clinical pharmacogenomics of warfarin and clopidogrel. J Pharm Pract 2012;25:428—38.

[45] Kaminsky LS, Zhang ZY. Human P450 metabolism of warfarin. Pharmacol Ther 1997;73:67—74.

[46] Ansell J, Hirsh J, Poller L, Bussey H, et al. The pharmacology and management of the vitamin K antagonists: the Seventh ACCP Conference on Antithrombotic and Thrombolytic Therapy. Chest 2004;126:204S—233SS.

[47] Higashi MK, Veenstra DL, Kondo LM, et al. Association between CYP2C9 genetic variants and anticoagulation-related outcomes during warfarin therapy. JAMA 2002;287:1690—8.

[48] Gage BF, Eby C, Milligan PE, et al. Use of pharmacogenetics and clinical factors to predict the maintenance dose of warfarin. Thromb Haemost 2004;91:87—94.

[49] Shuldiner AR, O'Connell JR, Bliden KP, et al. Association of cytochrome P450 2C19 genotype with the antiplatelet effect and clinical efficacy of clopidogrel therapy. JAMA 2009;302:849—57.

[50] Rafferty M, Walters MR, Dawson J. Antiplatelet therapy and aspirin resistance clinically and chemically relevant? Curr Med Chem 2010;17:4578—86.

[51] Wang L, McLeod HL, Weinshilboum RM. Genomics and drug response. N Engl J Med 2011;364:1144—53.

[52] Ancrenaz V, Daali Y, Fontana P, et al. Impact of genetic polymorphisms and drug—drug interactions on clopidogrel and prasugrel response variability. Curr Drug Metab 2010;11:667—77.

[53] Richter T, Murdter TE, Heinkele G, et al. Potent-mechanism-based inhibition of human CYP2B6 by clopidogrel and ticlopidine. J Pharmacol Exp Ther 2004;308:189—97.

[54] Savi P, Combalbert J, Gaich C, et al. The antiaggregating activity of clopidogrel is due to a metabolic activation by the hepatic cytochrome P450-1A. Thromb Haemost 1994;72:313—17.

[55] Turpeinen M, Tolonen A, Uusitalo J, et al. Effect of clopidogrel and ticlopidine on cytochrome P450 2B6 activity as measured by bupropion hydroxylation. Clin Pharmacol Ther 2005;77:553—9.

[56] Gum PA, Kotkeke-Merchant K, Welsh PA, et al. A prospective blinded determination of the natural history of aspirin resistance among stable patients with cardiovascular disease. J Am Coll Cardiol 2003;41:961—5.

[57] Gurbel PA, Bliden KP, Guyer K, et al. Platelet reactivity in patients and recurrent events post-stenting results of the PREPARE POST-STENTING Study. J Am Coll Cardiol 2005;46:1820—6.

[58] Gurbel PA, Becker RC, Mann KG, et al. Platelet function monitoring in patients with coronary artery disease. J Am Coll Cardiol 2007;50:1822—34.

[59] Angiolillo DJ, Alfonso F. Platelet function testing and cardiovascular outcomes: steps forward in identifying the best predictive measure. Thromb Haemost 2007;98(4):707—9.

[60] O'Donoghue M, Wiviott SD. Clopidogrel response variability and future therapies: clopidogrel: does one size fit all? Circulation 2006;114:e600—6.

[61] Wang TH, Bhatt DL, Topol EJ. Aspirin and clopidogrel resistance: an emerging clinical entity. Eur Heart J 2006;27:647—54.

[62] Mega JL, Close SL, Wiviot SD, et al. Cytochrome P-450 polymorphisms and response to clopidogrel. N Engl J Med 2009;360:354—62.

[63] Kim KA, Park PW, Hong SJ, Park JY. The effect of CYP2C19 polymorphism on the pharmacokinetic and pharmacodynamics of clopidogrel: a possible mechanism for clopidogrel resistance. Clin Pharmacol Ther 2008;84:236—42.

[64] Umemura K, Furuta T, Kondo K. The common gene variants of CYP2C19 affect pharmacokinetics and pharmacodynamics in an active metabolite of clopidogrel in healthy subjects. J Thromb Haemost 2008;6:1439—41.

[65] Fontana P, Hulot JS, De Moerloose P, et al. Influence of CYP2C19 and CYP3A4 gene polymorphisms on clopidogrel responsiveness in healthy subjects. J Thromb Haemost 2007;5:2153—5.

[66] Brandt JT, Close SL, Iturria SJ, et al. Common polymorphisms of CYP2C19 and CYP2C9 after the pharmacokinetic and pharmacodynamics response to clopidogrel but not prasugrel. J Thromb Haemost 2007;5:2429—36.

[67] Trenk D, Hochholzer W, Fromm MF, et al. Cytochrome P450 2C19 681G > a polymorphism and high on-clopidogrel platelet reactivity associated with adverse 1-year clinical outcome of elective percutaneous coronary intervention with drug-eluting or bare-metal stents. J Am Coll Cardiol 2008;5:1925—34.

[68] Coller JP, Hulot JS, Pena A, et al. Cytochrome P450 2C19 polymorphism in young patients treated with clopidogrel after myocardial infarction: a cohort study. Lancet 2009;373:309—17.

[69] Simon T, Vertuyft C, Mary-Krause M, et al. Genetic determinants of response to clopidogrel and cardiovascular events. N Engl J Med 2009;360:363—75.

[70] Sibbing D, Stegherr J, Latz W, et al. Cytochrome P450 2C19 loss-of-function polymorphism and stent thrombosis following percutaneous coronary intervention. Eur Heart J 2009;30:916—22.

[71] Price MJ, Murray SS, Angiulillo DJ, et al. Influence of genetic polymorphisms on the effects of high and standard dose clopidogrel after percutaneous coronary intervention: the GIFT (Genotype Information and Functional Testing) study. J Am Coll Cardiol 2012;59:1928—37.

[72] Li X, Cao J, Fan L, et al. Genetic polymorphisms of HO-1 and COX-1 are associated with aspirin resistance defined by light transmittance aggregation in Chinese Han patients. Clin Appl Thromb Hemost 2013;19:513—21.

[73] Nichols WC, Seligsohn U, Zivelin A, et al. Mutations in the ER Golgi intermediate compartment protein ERGIC-53 cause combined deficiency of coagulation factors V and VIII. Cell 1998;93:61—70.

[74] Zhang B, McGee B, Yamaoka JS, et al. Combined deficiency of factor V and factor VIII is due to mutations in either LMAN1 or MCFD2. Blood 2006;107:1903—7.

[75] Rost S, Fregin A, Ivaskevicius V, et al. Mutations in VKORC1 cause warfarin resistance and multiple coagulation factor deficiency type 2. Nature 2004;427:537—41.

[76] Santagostino E, Mancuso ME, Tripodi A, et al. Several hemophilia with mild bleeding phenotype: molecular characterization and global coagulation profile. J Thromb Haemost 2010;8:737—43.

[77] Carcao MD, van den Berg HM, Ljung R, et al. PedNet and the Rodin Study Group. Correlation between phenotype and genotype in a large unselected cohort and children with severe hemophilia A. Blood 2013;121:3946—52.

[78] Watson SP, Lowe GC, Lordkipanidze M, et al. Genotyping and phenotyping of platelet function disorders. J Thromb Haemost 2013;11:351—63.

[79] Goodeve AC, Pavlova A, Oldenburg J. Genomics of bleeding disorders. Haemophilia 2014;20:50—3.

[80] Reiper BM, Allacher P, Hausl C, et al. Modulation of factor VIII-specific memory B cells. Haemophilia 2010;16:25—30.

[81] Van Helden PM, Kaijen PH, Fijnvandraat K, et al. Factor VIII specific B cells in patients with hemophilia A. J Thromb Haemost 2007;5:2306—8.

[82] Hay CR, Ollier W, Pepper L, et al. HLA class II profile: a weak determinant of factor VIII inhibitor development in severe hemophilia A. UKHCDO Inhibitor Working Party. Thromb Haemost 1997;77:234—7.

[83] Oldenburg J, Picard JK, Schwaab R, et al. HLA genotype of patients with severe haemophilia A due to intron 22 inversion with and without inhibitors of factor VIII. Thromb Haemost 1997;77:238—42.

[84] Hay CR. The epidemiology of factor VIII inhibitors. Haemophilia 2006;12:23—8.

[85] Pavlova A, Delev D, Lacroix-Desmazes S, et al. Impact of the polymorphisms of the major histocompatibility complex class II, interleukin 10, tumor necrosis factor alpha and cytotoxic T-lymphocyte antigen-4 genes on inhibitor development in severe hemophilia A. J Thromb Haemost 2009;7:2006—15.

[86] Astermark J, Donfield SM, Gomperts ED, et al. Haemophilia Inhibitor Genetics Study (HIGS) Combined Cohort. The polygenic nature of inhibitors in haemophilia A: results from the Haemophilia Inhibitor Genetics Study (HIGS) Combined Cohort. Blood 2013;121:1446—54.

38

丙型肝炎的个体化治疗

A. Ferreira-Gonzalez

Division of Molecular Diagnostics, Department of Pathology, Virginia Commonwealth University, Richmond, VA, United States

前言

丙型肝炎是肝脏的一种病毒感染性疾病，最终导致肝脏肿胀并发生炎症。丙型肝炎病毒（hepatitis C virus, HCV）是一种传染性微粒，在全球范围内引起肝硬化和肝细胞癌[1]。在全世界估计有 1.85 亿人感染 HCV，在美国高达 440 万。HCV 患病率在一般人群中约为 5%，在注射吸毒（injecting drug use, IDU）人群中为 57%。世界上大约 3% 的人口受到 HCV 的影响，并且据估计，在这些患者中 30% 会出现终末期肝病。注射吸毒人群中 HCV 感染的发病率升高。2010 年，估计有 1 000 万注射吸毒个体 HCV 抗体呈阳性，HCV 全球感染率为 67%，尤其是注射吸毒者[2]。在世界上的一些地方，注射吸毒已成为当前病例中最普遍的风险因素，特别是在美国。丙型肝炎病毒的性传播似乎并不常见，因为研究证明，在一夫一妻制的异性伴侣中，它每年在不到 1% 的夫妇中传播。在先前已消除初次感染的患者中，26% 的患者被观察到再次感染。许多研究人员已经证明了再感染和二重感染。现今，HCV 主要通过共用注射器和针头传播。母婴传播感染在乙肝或 HIV 患者中比在丙型肝炎患者中更常见，但仍可能发生在感染 HCV 的母亲身上。这种类型的病毒感染转移主要发生在 HCV 病毒血症女性中。导致母婴传播 HCV 的最常见危险因素是在怀孕期间可检测到 HCV 病毒血症的母亲合并感染 HIV。尚未发现这种传播与母乳喂养或分娩类型（无论是剖宫产还是阴道分娩）有关。在血液透析中心，HCV 感染是一个严重的问题。因此，这些中心采取了许多措施来预防 HCV 感染。这些预防措施包括：①丙型肝炎病毒感染者被分组或隔离在透析中心的不同房间内；②严格遵守感染控制章程（例如，定期筛查 HCV）；③不重复使用共用药瓶或注射器；④定期为 HCV 感染的患者接种甲型肝炎病毒（hepatitis A virus, HAV）和乙型肝炎病毒（hepatitis B virus, HBV）疫苗[3,4]。

在美国，HCV 感染是最常见的血源性感染。HCV 患病率的最佳估计值取自国家健康与营养检查调查（National Health and Nutrition Examination Survey, NHANES）参与者的血清标本分析。美国 HCV 患病率的首次估计来自 1988 年至 1994 年进行的国家健康和营养检查调查，估计有 270 万人患有慢性 HCV。在随后的一项类似的国家健康和营养检查调查分析中，该项包括一次 1999 年至 2002 年进行的调查，调查人员估计有 320 万人患有慢性丙型肝炎，大约相当于人口的 1.3%[4]。最近的一项后续国家健康和营养检查调查研究纳入了 2003 年至 2010 年的调查数据，估计有 270 万人慢性感染 HCV，相当于慢性丙型肝炎的人群患病率为 1%。然而，这些国家健康和营养检查调查没有对某些人群进行抽样调查，包括被监禁者、无家可归者、疗养院居民、现役军人和移民。1945 年至 1965 年出生的人中，HCV 患病率最高。事实上，疾病预防控制中心估计，美国约有 75% 的 HCV 感染者出生于 1945 年至 1965 年。1945 年至 1965 年出生的人群中 HCV 患病率相对较高，反映了 20 世纪 70 年代和 80 年代年轻人中发生的 HCV 高发病率（新感染）[4,5]。

估计有 40%~85% 的 HCV 感染者不知道他们

的 HCV 感染状况。HCV 感染者的全因死亡率高于 HCV 阴性者的两倍。在美国,丙型肝炎是每年大约 15 000 人死亡或造成死亡的原因。从 1997 年到 2007 年,与丙型肝炎相关的年死亡人数大幅增加,2007 年与丙型肝炎相关的死亡人数超过了与艾滋病相关的死亡人数[6,7]。丙型肝炎相关死亡人数至少比乙肝相关人数高 8 倍。调查人员已经确定了与慢性丙型肝炎感染者死亡风险增加相关的因素:慢性肝病、与 HBV 合并感染、酒精相关疾病、少数族裔状况以及与 HIV 合并感染。在近年来与 HCV 相关的死亡案例中,45~64 岁的人超过 70%。总体而言,如果不进行治疗,大约 20% 感染 HCV 的人将在感染 20 年后发展为肝硬化,并且这个数字会随着感染持续时间的增加而增加。丙型肝炎相关肝病是肝移植的首要指征,大约 1/3 的人在肝移植等候名单上显示患有丙型肝炎相关肝病。此外,丙肝相关性肝病是肝细胞癌的首要原因,约占肝细胞癌病例的 50%[7]。建模研究预测未来 40~50 年与 HCV 相关的疾病负担前景黯淡。一般而言,这些模型基于目前低筛查和治疗率的条件进行预测,并且不包括广泛鉴别和治疗大部分未确诊的 HCV 感染者的方案[8]。治疗中的分析降低了对死亡的估计。研究人员预测,176 万例慢性丙型肝炎病毒感染者(如果不治疗)将在未来 40~50 年发展为肝硬化,20 世纪 20 年代中期的峰值患病率约为 100 万。目前正在开展几项研究,用于开发新型 HCV 治疗和预防性疫苗[9,10]。

HCV 是一种小的、有包膜的、正义的单链 RNA 病毒,属于肝炎病毒属,是黄病毒科的成员[1]。HCV 颗粒由遗传物质(RNA)核心组成,被蛋白质的二十面体保护壳包围,并被进一步包裹在细胞来源的脂质双层包膜中。两种病毒包膜糖蛋白 E1 和 E2 嵌入脂质包膜中。HCV 核心遗传物质具有正义单链 RNA 基因组(图 38.1)[1,11,12]。基因组由单个开放阅读框组成,其长度为 9 600 个核苷酸碱基。该单个开放阅读框被翻译产生单一蛋白质产物,然后进一步加工以产生较小的活性蛋白质。在 RNA 的 5' 和 3' 末端是非翻译区(或 UTR),其不翻译成蛋白质但对病毒 RNA 的翻译和复制很重要。5'UTR 具有一个核糖体结合位点,能启动含有约 3 000 个氨基酸的非常长的蛋白质的翻译。后来,大的前蛋白质被细胞和病毒蛋白酶切割成 10 种较小的蛋白质,这些蛋白质允许病毒在宿主细胞内复制或组装成成熟的病毒颗粒。由丙型肝炎病毒制成的结构蛋白包括核心蛋白,E1 和 E2,非结构蛋白包括 NS2,NS3、NS4A、NS4B、NS5A 和 NS5B。这种病毒的蛋白质按照以下顺序沿基因组排列:N 末端 - 核心 - 包膜(E1)-E2-p7- 非结构蛋白 2(NS2)-NS3-NS4-ANS4B-NS5A-NS5B-C 末端。成熟非结构蛋白(NS2 至 NS5B)的产生依赖于病毒蛋白酶的活性。NS2-NS3 连接子是由 NS2 和 NS3 的 N- 末端编码的金属依赖性自催化蛋白酶裂解。该位点下游的剩余切割也由包含在 NS3 的 N- 末端区域内的丝氨酸蛋白酶催化。NS2 蛋白是一种具有蛋白酶活性的跨膜蛋白。NS3 是一种在 N- 末端具有丝氨酸蛋白酶活性,C- 末端具有 NTP 酶 / 解旋酶活性的蛋白质。它位于内质网内,与 NS4A 形成异二聚体复合物,NS4A 是一种膜蛋白,可作为蛋白酶的辅助因子。NS4B 是一种具有四个跨膜结构域的小疏水整合膜蛋白。NS5A 是一种亲水性磷蛋白,在病毒复制、细胞信号转导通路的调节和干扰素应答中发挥重要作用。NS5B 蛋白是病毒 RNA 依赖性 RNA 聚合酶。NS5B 具有以病毒阳性 RNA 链为模板复制 HCV 病毒 RNA 的关键功能,并在 RNA 复制合成过程中催化核糖核苷三磷酸(ribonucleoside triphosphates,rNTP)的聚合。HCV 编码两种蛋白酶,NS2 半胱氨酸自身蛋白酶和 NS34A 丝氨酸蛋白酶。NS 蛋白将病毒基因组引入与重排的细胞质膜相关的 RNA 复制复合物中。RNA 复制通过病毒 RNA 依赖性 RNA 聚合酶 NS5B 发生,其产生负链 RNA 中间体。然后,负链 RNA 作为模板,用于产生新的正链病毒基因组。HCV 主要在肝脏的肝细胞中复制,据估计每天每个受感染的细胞产生大约 50 个病毒粒子,共计产生 1 万亿个病毒粒子[13,14]。该病毒还可以在外周血单核细胞中复制,这可能是慢性感染 HCV 的患者中发现的高水平免疫疾病的原因。一旦进入肝细胞,HCV 就会获取部分细胞内组织进行复制。然后可以将新生的基因组翻译,进一步复制或包装在新的病毒颗粒中。通常认为新的病毒颗粒会进入分泌途径并在细胞表面释放[14-19]。

基于 HCV 分离株之间的遗传差异,HCV 物种被分为七种基因型(编号 1~7),每种基因型中有几种亚型(由小写字母表示)[18,20]。亚型在遗传多样性的基础上又进一步分解为准种。基因型在完整基因组上有 30%~35% 不同的核苷酸位点。基因型亚型的基因组组成的差异通常为 20%~25%。HCV 具有多种基因型并且由于病毒 RNA 依赖性 RNA 聚

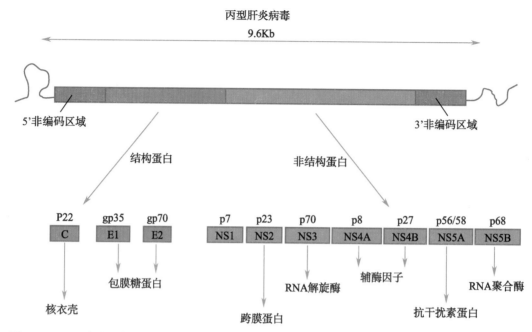

图 38.1 HCV 多聚蛋白的翻译和加工。HCV 多聚蛋白通过宿主和病毒蛋白酶共同翻译并且翻译后加工成至少 10 种不同的蛋白质，这些蛋白质以 NH2-C-E1-E2-p7-NS2-NS3- NS4A- NS4B-NS5A-NS5B-COOH 的顺序排列。在 C-E1，E1-E2，E2-p7 和 p7-NS2 连接处的切割需要宿主信号肽酶。NS2 切割 NS2 和 NS3 之间的位点。NS3-4A 丝氨酸蛋白酶切割 NS3-NS4A，NS4A-NS4B，NS4B-NS5A 和 NS5A-NS5B 连接处的位点。波形线标记 HCV 基因组 RNA 的短串联重复序列，而矩形代表长开放阅读框衍生的多聚蛋白。

合酶的高错误率而快速突变。突变率产生如此多的病毒变种，它被认为是一种准种而不是传统的病毒种。HCV1a 和 1b 是西欧和美国最普遍的 HCV 基因型，并且这些基因型占所有 HCV 病例的 60%。HCV 基因型 2 和 3 不太普遍。HCV 基因型 4 在埃及很普遍，基因型 5 在南非很常见，而基因型 6 在东南亚很常见。在加拿大和比利时的患者中，还发现了另外第 7 种基因型。在美国，大约 70% 的慢性 HCV 感染由基因型 1 引起，15%~20% 由基因型 2 引起，10%~12% 由基因型 3 引起，1% 由基因型 4 引起，并且小于 1% 由基因型 5 和 6 引起。在与基因型 1 相关的 HCV 感染中，约 55% 对应于基因型 1a，35% 对应于基因型 1b[18, 20]。

丙肝的抗病毒治疗

间接作用抗病毒药物治疗 HCV 的临床研究

直到 2011 年，慢性 HCV 的护理治疗标准是每周聚乙二醇干扰素 α（INF）和日剂量利巴韦林（Ribavirin, RBV）的组合方案，24 周或 48 周疗程（表 38.1）[20, 21]。INF 和 RBV 双重疗法会产生若干重要的副作用，包括贫血、抑郁和恶心，这可能导致中断治疗。慢性 HCV 感染治疗等同于持续的病毒学应答（sustained virologic response, SVR），它被定义为在治疗结束以及 6 个月以后血液中检测不到 HCV RNA[22]。在基线、4 周、12 周、24 周，治疗结束时和停药后 24 周的 HCV RNA 病毒载量的测量被用来描述病毒学应答：①病毒学快速应答（rapid virologic response, RVR）被定义为在 4 周时检测不到 HCV 病毒载量；②早期病毒学应答（early virologic response, EVR）被定义为 4 周内检测到 HCV 病毒载量，但 12 周时检测不到；③缓慢或延迟病毒学应答（delayed virologic response, DVR）是定义为在 12 周可检测到，但在 24 周的治疗后无法检测 HCV 病毒载量。显示病毒学快速应答和低基线 HCV RNA 病毒载量的患者需要 24 周治疗；达到早期病毒学应答的患者需要 48 周的治疗；而达到缓慢或延迟病毒学应答的患者似乎延长治疗到 72 周才能初见成效。在第 12 周 HCV 病毒载量水平下降不到 2 个对数的患者不太可能遇到 SVR 并且可以被取消治疗。感染不同 HCV 基因型的患者的 SVR 率不同。在感染 HCV 基因型 2，3，5 和 6 的患者中，可观察到 70%~90% 的 SVR 率，但基因型 1 和 4 的 SVR 率低于 50%[21, 22]。

表 38.1 丙型肝炎病毒治疗

商品名	通用名	靶点	状态	制药公司
聚乙二醇干扰素 α				
佩乐能	聚乙二醇干扰素 α-2b	所有 HCV 基因型	批准	默克
佩金顿	聚乙二醇干扰素 α-2a	所有 HCV 基因型	批准	基因泰克
核素类似物				
Copegus，Rebetol，Ribasphere 和 Virazole	利巴韦林	所有 HCV 基因型	批准	基因泰克,默克,卡德蒙
NS3/4A 蛋白酶抑制剂				
特拉普韦	特拉普韦	HCV 基因型 1a 和 1b	批准（截止 10/16/2014）	顶点
波西普韦	博赛泼维	HCV 基因型 1a 和 1b	批准	默克
奥利西奥	西咪匹韦（TMC435）	HCV 基因型 1a 和 1b	批准	杨森,麦德维
速维普	阿舒瑞韦（BMS-650032）	HCV 基因型 1a 和 1b	第三阶段（未在美国获得批准）	AB 百时美施贵宝
n/a	伐尼瑞韦（MK-7009）	HCV 基因型 1a 和 1b	第三阶段	默克
n/a	ABT-450	HCV 基因型 1a 和 1b	第三阶段	艾伯维
n/a	MK-5172	HCV 基因型 1a 和 1b	第三阶段	默克
核苷和核苷酸 NS5B 聚合酶抑制剂				
Sovaldi	索非布韦（GS-7977）	所有 HCV 基因型	批准	吉利德科学
n/a	美西他滨（RG-7128）	所有 HCV 基因型	第三阶段	罗氏
NS5A 抑制剂				
Daklinza	达卡那韦（BM790052）	所有 HCV 基因型	第三阶段（4/7/2014 年提交给 FDA）	百时美施贵宝
n/a	雷迪帕韦（GS585）	所有 HCV 基因型	第三阶段	吉利德科学
n/a	奥比他韦（ABT-267）	所有 HCV 基因型	第三阶段	雅培生命
n/a	GS5816	丙型肝炎病毒基因型	第三阶段	吉利德科学
n/a	依巴司韦（MK-872）	丙型肝炎病毒基因型	第三阶段	默克
非核苷 NS5B 聚合酶抑制剂				
埃克维拉	Dasbuvir（ABT-333）	HCV 基因型 1a 和 1b	第三阶段（2014 年 4 月 2 号提交给 FDA）	艾伯维
n/a	贝克鲁维（BMS-791325）	HCV 基因型 1a 和 1b	第三阶段	百时美施贵宝
n/a	ABT-072	HCV 基因型 1a 和 1b	第二阶段	雅培生命
多种组合药物				
维克拉克斯	奥比沙韦（ABT-267）+帕利他韦（ABT-450）+利托那韦		第三阶段（2014 年 4 月 22 提交给 FDA）	雅培生命
n/a	阿那匹韦 + 达拉他韦 +BMS-791325		第三阶段	百时美施贵宝
哈沃尼	索非布韦 + 莱迪帕维尔（GS-7977+GS-5885）		批准	吉利德科学
n/a	格拉唑雷韦（MK-8742）+（艾尔巴斯韦尔 MK-5172）		第三阶段	默克

直接作用抗病毒药物治疗 HCV 的临床研究

在对 HCV 分子病毒学方面认识的重大进展伴随着基因型 1 亚基因组和基因组复制子系统的发展以及基因型 2a JFH1 克隆导致转染后细胞培养的生产性感染的鉴定。利用这些新的模型系统和对 HCV 关键酶的三维结构的解析，阐明了 HCV 生命周期的步骤，确定了药物开发的多个靶点。HCV 直接抗病毒药物（direct antiviral agents，DAA）的发展非常迅速，从首次批准 INF 和 RBV 联合使用第一代蛋白酶抑制剂到口服单片 DAA 组合治疗方案用了不到四年（表 38.1）[23,25]。尽管 DAA 开发取得了巨大成功，但一路上仍然出现了一些挑战。两种第一代 HCVNS3-4A 蛋白酶抑制剂，特拉匹韦（Telaprevir，TVR）和波普瑞韦（Boceprevir，BOC）在 2011 年被批准与 INF 和 RBV 联合用于治疗慢性 HCV 基因型 1[26,27]。这两种药物是线性酮酰胺抑制剂，其与 HCVNS3-4A 丝氨酸蛋白酶催化位点形成可逆但共价的复合物，并阻断病毒多聚蛋白的翻译后加工。在 INF-RBV 双重治疗中加入一种或两种 NS3-4A 抑制剂可将未经治疗的患者的 SVR 提高至 75%，而之前对 INF-RBV 双重治疗的无应答者的治疗仅能将 SVR 提高至 64%。最初的治疗方案很复杂，并且证明在现实世界中比临床试验中效果更差且毒性更大。多种有前景的药物因为毒性被弃用，包括其导致少数患者的致命并发症的情况。由于这些问题，TVR 于 2014 年 10 月停产，BOC 于 2015 年 12 月停产[26-29]。

病毒聚合酶是开发抗病毒药物的主要靶点，因为它们的酶位点在不同基因型之间是高度保守的。此外，病毒聚合酶活性位点的突变很少被很好地耐受，因为它们通常与减少病毒复制有关。2014 年，第一个核苷酸 NS5B 聚合酶抑制剂索非布韦的上市和批准代表了慢性丙型肝炎治疗的一个重要里程碑[30]。考虑到泛基因型的安全性、良好耐受性和高抗性屏障，每日一次与 INF 和 RBV 双重疗法联合治疗 12 周，在感染 HCV 基因型 1，4，5 和 6 的未经治疗的患者中能将 SVR 率提高至 82%~100%。在无肝硬化患者中，总 SVR 为 92%，而肝硬化患者为 80%。此外，经过治疗的患者的Ⅱ期临床试验显示，感染 HCV 基因型 2 或 3 的患者的 SVR 分别为 96% 和 83%。三联组合 INF、RBV 和第二代、第一代 NS3-4A 蛋白酶抑制剂西咪匹韦也于 2014 年被批准用于治疗感染 HCV 基因型 1 或 4 的患者[28,29]。

向下一代 HCV 治疗迈出代表性一步的是第一代 DAA 治疗方案（表 38.1）。达拉他韦和雷迪帕韦是 HCVNS5A 蛋白的抑制剂，其在病毒复制和组装中起重要作用[31-34]。这些 NS5A 抑制剂结合 NS5A 蛋白的结构域 1 并阻断其调节复合体内复制的能力。此外，NS5A 抑制剂能抑制病毒颗粒的组装和释放。其中一些 NS5A 抑制剂具有泛基因型活性，而另一些则对基因型 3 具有较差的活性。第二代 NS5A 抑制剂具有泛基因型活性[30,31]。

已经证明，针对生命周期的不同阶段的药剂组合非常有效。2015 年无 INF 治疗方案可以完全取代保留 INF 的治疗方案，其对既往未治疗的患者和既往 INF 非应答患者的疗效和耐受性均有改善[34,35]。这些方案包括以下：①蛋白酶抑制剂或 NS5A 抑制剂加核苷 NS5B 抑制剂，有或没有 RBV；②蛋白酶抑制剂，NS5A 抑制剂和 NS5B 非核苷抑制剂，有或没有 RBV；③蛋白酶抑制剂和 NS5A 抑制剂，有或没有 RBV。2014 年底 /2015 年初在美国和欧洲批准了两种新的基于 DAA 无 INF 的组合治疗方案。根据肝病的严重程度，SOF（索非布韦）和 LDV（雷迪帕韦）每日联合给药，有或没有 RBV，被批准用于治疗美国的 HCV 基因型 1 和欧洲的 HCV 基因型 1，3 和 4。根据 HCV 亚型和肝硬化的现状，在单一药丸中的利托那韦增强剂帕利瑞韦和奥比他韦加上达塞布韦，含有或不含 RBV 的三联组合被批准用于 HCV 基因型 1[32-37]。

开始丙肝治疗的时间和对象

治疗 HCV 感染者的目标是通过实现 SVR 治疗来降低全因死亡率和肝脏相关的健康不良后果，包括终末期肝病和肝细胞癌[22]。成功的 HCV 治疗导致 SVR，这相当于病毒学治愈，因此有望使几乎所有慢性感染者受益[29,32,36,37]。HCV 治疗的近似目标是 SVR，定义为在治疗完成后至少 12 周持续检测不到 HCV RNA。一项随访超过 5 年的大型前瞻性研究已经证明，SVR 是治愈 HCV 感染的指征，在超过 99% 的患者中持久存在。换句话说，SVR 针对具有 HCV 抗体但在血液循环、肝组织或单核细胞中不再被检测到 HCV RNA 的患者，经肝脏组织学检查发现确已取得了显著改善。病毒反应的评估，包括记录的 SVR，需要特定的核酸测试（nucleic acid based test，NAT），例如经食品和药品管理局

（Food and Drug Administration，FDA）批准的那些或 FDA 定性或定量 NAT，检测水平为 25U/ml 或更低。证据明确支持所有 HCV 感染者的治疗，但由于非肝脏相关的并发症，预期寿命有限（<12 个月）的人除外。紧急开始治疗仅建议用于那些晚期纤维化或代偿性纤维化患者[22,33,35,37,38]。

对于慢性丙型肝炎合并晚期纤维化（Metavir F3）、代偿性肝硬化（Metavir F4）、肝移植受者和重度肝外 HCV 患者，如 2 型和 3 型必需混合性伴有终末器官表现的冷球蛋白血症患者、蛋白尿、肾病综合征或膜增生性肾小球肾炎患者建议其立即进行治疗[38]。治疗应考虑伴有纤维化（Metavir F2）、HIV-1 感染、HBV 合并感染、其他共存肝病（如NASH）、衰弱疲劳、2 型糖尿病和迟发性皮肤卟啉病的患者[38,39]。应考虑用于治疗的第三类人群包括具有高 HCV 传播风险且通过治疗可以使传播减少的个体，该人群包括与进行高危性行为的人发生性关系者、经常使用注射器者、被监禁者、长期血液透析者、希望怀孕的有生育潜力的 HCV 感染的妇女以及进行易暴露作业的医护人员[37]。

准确评估纤维化对于评估治疗的紧迫性至关重要[38]。肝纤维化程度是用于预测疾病进展和临床结果的最有力的预后因素之一。定义在 Metavir F2 或更高的具有实质性纤维化的患者应优先接受治疗，以降低诸如肝硬化、肝衰竭和肝细胞癌导致的临床后果的风险。虽然肝活检是诊断标准，但是抽样误差和观察者变异性限制了检验的性能。对 HCV 感染患者的纤维化程度进行无创检查包括结合间接血清生物标志物模型和振动控制的瞬时肝弹性成像。没有单独的方法被认为具有高精度并且每个检验必须谨慎的解释[38,39]。

当推迟治疗时，监测这些患者的肝脏疾病非常重要。在纤维化程度较低的个体中，随着时间的推移纤维化进展将有助于确定随后抗病毒治疗的紧迫性。基于宿主、环境和病毒因子的差异，个体之间的纤维化进展显著不同。与更迅速的纤维化进展相关的宿主因素包括男性性别、更长的感染持续时间和感染时更大的年龄。许多丙型肝炎患者伴有非酒精性脂肪肝，肝活检时伴有或不伴有脂肪性肝炎的肝狭窄以及较高的体重指数和胰岛素抵抗。慢性酒精消耗是一个重要的危险因素，因为酒精消耗与更快的纤维化进展有关[38,39]。血清或血浆中的病毒水平与疾病阶段（炎症程度或纤维化程度）并不高度相关。现有数据表明，基因型 3 HCV 感染患者纤维化进展最快。除了 HBV 或 HIV 的合并感染外，没有其他病毒因子与疾病进展一致[38]。

治愈 HCV 感染的患者获取了许多健康益处，包括由改善肝功能和降低肝纤维化进展率所反映的肝脏炎症减少。此外，这些已经出现严重的肝外表现的患者症状减轻，包括冷球蛋白血症性血管炎，这是影响 10%~15% HCV 感染患者的一个病症[38]。

HCV 感染的初步治疗

HCV 基因型 1

对于感染 HCV 基因型 1 的个体，推荐三种高效的直接作用抗病毒或 DAA 口服组合方案，尽管基于 HCV 亚型的推荐方案有所差异[39]。某些治疗方案中 HCV 基因型 1a 患者的复发率往往高于基因型 1b 患者。不能分型的基因型 1 HCV 感染应作为基因型 1a 感染治疗[38,40-58]。

对于 HCV 基因型 1a 感染，未接受治疗的患者或没有肝硬化的患者，或先前 INF 和 RBV 治疗失败的患者，有三种疗效相当的方案：①SDV/SOF 每日固定剂量组合治疗 12 周；②每日固定剂量组合：帕利瑞韦/利托那韦/奥比他韦再加上每日两次剂量的达塞布韦和基于体重的 RBV 治疗，无肝硬化患者 12 周，肝硬化患者 24 周；③每日索非布韦再加西咪匹韦，对于没有肝硬化的患者，有或没有基于体重的 RBV 治疗 12 周，对于肝硬化患者，有或没有基于体重的 RBV 治疗 24 周。更重要的是，所列出的所有推荐方案的安全性都非常好。在许多Ⅲ期临床试验中，不到 1% 的无肝硬化患者早期停止治疗，不良反应轻微。大多数不良事件发生在含 RBV 的患者中。肝硬化患者的停药率较高[40-47]。

对于基因型 1b 感染，未接受过治疗的患者和没有肝硬化的患者，以及先前 INF/RBV 治疗失败的患者，有三种疗效相当的方案：①LDV 每日固定组合 12 周；②每日固定剂量组合帕利瑞韦/利托那韦/奥比他韦再加每日两次给药达塞布韦 12 周（建议加入基于体重的 RBV）；③每日索非布韦再加西咪匹韦治疗，无肝硬化患者 12 周或肝硬化患者 24 周。对于先前治疗失败的患者，可选择添加或不添加基于体重的 RBV。肝硬化患者的停药率也较高[40-45]。

尽管索非布韦和 RBV 的组合方案或 INF、RBV 加上索非布韦、西咪匹韦、TVR 或 BOC 治疗 12~18 周（一些使用反应引导疗法 RGT）的方案也获得 FDA 批准，但它们不如目前推荐的方案。大多数含有 IFN 的方案会引起较高的严重副反应发生率(例如贫血和皮疹)、较长的治疗持续时间、较重的药物负担、多种药物相互作用,给药频率的增加、更高的持续和停止治疗监测强度以及对食物或高脂肪膳食的要求。尽管索非布韦的临床试验报告显示,在 HCV 基因 1 型感染中,与 INF 和基于体重的 RBV 相结合的、含有 INF 的治疗方案的 SVR 率最高,为 89%,并且 INF 的有限暴露时间仅为 12 周,因此安全性和耐受性限制了其在 FDA 批准的高效口服 DAA 组合的环境中的有用性。对于未接受治疗的 HCV 基因型 1 患者,INF 和 RBV 治疗 48 周方案已经被纳入 DAA 的治疗方案所取代[38]。

对于先前 INF 和 RBV 治疗失败的 HCV 基因型 1a 或基因型 1b 感染肝硬化患者的建议:①雷迪帕韦 / 索非布韦每日固定剂量组合 24 周;②每日固定剂量的雷迪帕韦 / 索非布韦加基于体重的 RBV 持续 12 周;③每日固定剂量的帕利瑞韦 / 利托那韦 / 奥比他韦加上每天两次给予达塞布韦和基于体重的 RBV,HCV 基因型 1a 持续 24 周,HCV 基因型 1b 持续 12 周;④每日索非布韦加西咪匹韦,有或没有基于体重的 RBV 持续 24 周[40-45]。

对于没有肝硬化和 HCV 基因 1 型(无论是何亚型)感染而先前的 INF、RBV 和 HCV 蛋白酶抑制剂方案失败的患者,推荐的治疗方法是每日服用雷迪帕韦 / 索非布韦 12 周。此外,对于无论亚型如何,INF 和 RBV 以及 HCV 蛋白酶抑制剂方案均失败的肝硬化患者,有两种类似疗效的选择,即每日固定剂量的雷迪帕韦 / 索非布韦治疗 24 周或每日固定剂量组合雷迪帕韦 / 索非布韦加基于体重的 RBV 治疗 12 周[44,45]。

HCV 基因型 2

对于未接受过治疗的患者或既往 INF 和 RBV 治疗失败的 HCV 基因型 2 感染患者的推荐治疗方案是每日索非布韦和基于体重的 RBV 治疗 12 周,并且对于肝硬化患者延长至 16 周。虽然没有列出感染 HCV 基因型 2 的患者的其他替代方案,但几种可用的 DAA 方案在体外和体内均具有抗 HCV 基因型 2 的活性。西咪匹韦对 HCV 基因型 2 具有中等效力,但尚未正式与索非布韦联合检验[38,40,48,49]。

由于其体外和体内活性较差,BOC 不应用于 HCV 基因型 2 感染患者的治疗。尽管 TVR 加 INF/RBV 具有抗 HCV 基因型 2 的抗病毒活性,但额外的副作用和较长的治疗持续时间不支持使用这些方案[40]。

HCV 基因型 3

对于具有 HCV 基因型 3 感染的个体,对未接受治疗的患者和之前 INF/RBV 治疗失败的患者的推荐方案是每日索非布韦和基于体重的 RBV 持续 24 周。治疗的替代方案是每日索非布韦和基于体重的 RBV 加 INF 治疗 12 周。在几项临床试验中评估了索非布韦加 INF 和 RBV 的组合。感染 HCV 基因型 3 的未接受治疗的患者在治疗 4~12 周和 RBV 期间实现了 SVR。对于许多患者,INF 的副作用和增加的监测要求使索非布韦加上基于体重的 RBV 的推荐方案不太理想。然而,缩短的治疗时间可能是一些人感兴趣的。由于对 HCV 基因型 3 的体外和体内活性有限,BOC、TVR 和西米普韦不应用于 HCV 基因型 3 感染患者的治疗,对于包括 INF 和 RBV 治疗 24~48 周的方案或用 INF/RBV 单独治疗或 DAA 也是如此[40,50-52]。

HCV 基因型 4

对于未经治疗的 HCV 基因型 4 感染的患者和先前 INF 和 RBV 治疗失败的患者,有三种相似疗效推荐的治疗方案:①每日固定剂量组合的雷迪帕韦加索非布韦治疗 12 周;②每日固定剂量组合帕利瑞韦和利托那韦加奥比他韦和基于体重的 RBV 治疗 12 周;③每日索非布韦和基于体重的 RBV 治疗 24 周。HCV 基因型 4 的替代治疗方案包括每日索非布韦和基于体重的 RBV 加上每周一次 INF 持续 12 周或每日索非布韦加西咪匹韦,有或没有基于体重的 RBV 持续 12 周。对于先前 INF/RBV 治疗失败的患者的另一项建议是每日索非布韦和基于体重的 RBV 治疗 24 周。对于 HCV 基因型 4,不建议使用以下疗法:使用或不使用西咪匹韦治疗 24 周或 48 周的 INF,使用 INF、RBV 或 DAA 单独治疗,或基于 TVR 或 BOC 的治疗方案[39]。

基因型 5 或 6

可用于帮助指导感染 HCV 基因型 5 或基因型 6 的患者的治疗的数据有限。尽管如此,对于需要立即治疗的这些患者,建议采用以下方法:对于治疗初期患者以及 INF 和 RBV 治疗失败的患者每日索非布韦和基于体重的 RBV 加上每周 INF 持续 12 周。HCV 基因型 5 感染的替代治疗是每周一次 INF 加上基于体重的 RBV,持续 48 周。治疗初期 HCV 基因型 6 感染患者的推荐治疗是每日固定剂量组合雷迪帕韦 12 周或每日索非布韦和基于体重的 RBV 加上每周一次 INF 持续 12 周。不建议感染 HCV 基因型 5 或基因型 6 的患者使用 INF、RBV 或 DAA、TVR 及 BOC 方案单药治疗[39]。

监测开始接受 HCV 治疗、正在治疗或完成治疗的患者

本节为监测开始接受治疗、正在接受治疗或已完成治疗的慢性 HCV 患者提供指导，并针对未能清除病毒的患者进行治疗前后续治疗，实现 SVR（病毒治疗）患者的治疗后随访[22,39]。

预处理实验假定已经实现了用抗病毒药物治疗的决定，并且已经完成了决定治疗的实验，包括 HCV 基因型的测试和肝纤维化的评估。这些测试将确定治疗的最佳选择和方案。建议在开始治疗前 12 周，获取患者全血细胞计数、国际标准化比率（或 INR）、肝功能检验组套、促甲状腺激素（如果使用 INF），并计算肾小球滤过率（或 GFR）。此外，应进行 HCV 基因型和亚型的检测以及 HCV 病毒载量的定量检测。

在治疗期间，应在临床适当的时间间隔内对患者进行随访，以确保药物依从性，评估副作用和潜在的药物间相互作用，并监测确保患者安全所必需的血液检测结果。在治疗的第 4 周评估 HCV 病毒载量可用于确定对治疗和依从性的初始剂量反应。在Ⅲ期临床试验中，几乎所有没有肝硬化的患者都在第 4 周检测不到 HCV RNA，肝硬化患者可能需要超过 4 周的治疗才能检测不到 HCV RNA。由于缺乏大量数据支持，人们无法在治疗期间通过观察 HCV RNA 水平以确定停止治疗的时间。根据专家的意见，目前建议在治疗第 4 周重复定量 HCV RNA 水平，如果定量 HCV RNA 水平增加 10 倍以上（$>1 \log_{10}$ IU/ml）则停止治疗。没有数据支持根据治疗第 2 周检测到的 HCV RNA 结果停止治疗，或者在这个时间点检测到的 HCV RNA 水平意味着药物不依从。尽管在治疗的第 4 周推荐进行 HCV RNA 检测，但在第 4 周缺乏 HCV RNA 并不能提供停止治疗的理由。如果在治疗的第 4 周可检测到定量 HCV 病毒载量，则建议再治疗两周（治疗第 6 周）后重复定量 HCV RNA 病毒载量测试。如果在第 6 周或之后的重复检测中定量 HCV 病毒载量增

加超过 10 倍，则建议停止 HCV 治疗。在第 4 周时 HCV RNA 检测结果是阳性但在第 6 周或第 8 周时较低的意义是未知的。目前没有关于停止治疗或延长治疗的建议。如有必要，在治疗结束时定量 HCV RNA 水平检测将有助于区分病毒突破和复发。可以在治疗结束时或治疗结束后 24 周或更长时间考虑定量 HCV 病毒载量检测。有些人可能选择放弃治疗结束的病毒载量测试，因为新治疗的病毒反应率很高，并且关注治疗后第 12 周的病毒载量。完成治疗后 12 周或更长时间内病毒复发很少见。然而，在停止对选定患者进行治疗后 24 周或更长时间内，可以考虑重复定量 HCV RNA 检测[22,39]。

通过对大多数患者进行较短持续时间的口服治疗，无 INF 治疗的可用性简化了 HCV 治疗。然而，基于 INF 和 RBV 的方案对选定的患者是有益的，并且这些方案需要特定监测与此类治疗相关的毒性作用。没有达到 SVR 的患者，由于治疗无法清除或维持 HCV 感染的清除而在治疗完成后复发，其具有持续的 HCV 感染和持续肝损伤和传播的可能性。应监测此类患者的进行性肝病，并在有替代治疗时考虑再次治疗。当通过敏感 PCR 测定法评估，在治疗完成后 12 周或更长时间时，血清中检测不到 HCV RNA 的患者被认为已达到 SVR。在这些患者中，HCV 相关的肝损伤停止，尽管患者仍然存在非 HCV 相关肝病或酒精性肝病的风险。肝硬化患者仍有发展为肝细胞癌的风险[22]。

HCV RNA 结果和解释

表 38.2 中提供了用于描述 HCV RNA 病毒载量水平的术语的定义。最近已经对定量 HCV 病毒测定有了重要改进（表 38.3）。重要的是要注意，如果通过 PCR 测试检测到 HCV RNA（并且低于测试的线性范围），则软件的报告结果为"检测到 HCV RNA，低于定量下限（lower limit of quantitation，LLOQ）"。即使实际病毒载量滴度低于检测的灵敏度或检测限（limit of detection，LOD）。能够检测 RNA，甚至低于 LOD 可能看起来违反直觉，因为通常认为如果实际 HCV RNA 滴度低于 LOD 则没有任何可检测的。然而，我们通过试验检测 HCV RNA 大于或等于 95% 的能力来定义和计算 LOD。这意味着即使在 HCV RNA 滴度为 LOD 的一半时，PCR 扩增仍可在大约 50% 的时间内检测到 HCV RNA，在这种情况下，如果检测到 RNA，结果将被报告为"检测到 HCV RNA，低于 LLOQ"[22,47,59]。

表 38.2　用于定义 HCV RNA 病毒载量滴度测量的
关键分析性能术语的定义

结果		定义
没有检 出目标		未检测到 HCV RNA,无 PCR 扩 增或检测
LLOQ	最低 量限	在测试的动态范围内可量化和 准确的最低 HCV RNA 滴度
LLOD	最低检 测限	样品中可以检测到大于或等于 95% 倍 HCV RNA 的最低量
ULOQ	量化 上限	在测试的动态范围内可量化和 准确的最高的 HCV RNA 滴度

病毒动力学和可靠性增长试验

在用 INF 和 RBV 治疗的患者中,SVR 的最佳预测因子显示在治疗早期,HCV RNA 快速下降至检测不到的水平。为此,通过 INF 和 RBV 治疗 4 周的病毒学快速应答或不可检测性(例如,小于 50U/ml)已被用于确定缩短治疗的能力(例如,HCV 基因型 1 感染的 24 周与 48 周相比)。每个实时分析都有自己的线性范围,具有检测上限和下限(lower limit of detection,LLOD),但用于解释结果的术语是相同的。可以定义:①LLOQ——可以准确定量的 HCV RNA 的最低值,HCV RNA 是可检测和可量化的;②LOD——总能检测到的 HCV RNA 较低量或 LLOD;③可检测但无法量化的

HCV RNA,解释与 LOD 相同;④未检测到的靶标(target not detected,TND)——没有 HCV RNA 扩增,HCV RNA 检测不到或未检测到[59-61]。样本采集的时间也根据指南进行评估,具体取决于每种药物的具体无效规则,否则会发生 SOC。然而,与用 IFN/RBV 双相疗法观察到的相比,DAA 处理诱导的 HCV RNA 动力学表现出不同的趋势。

无法检测的 HCV RNA 病毒载量的新定义

虽然治疗慢性 HCV 患者的目标是消除感染,根据是得到不可检测的 HCV RNA 结果,但是不可检测的 HCV 水平的概念已经与治疗方案一起发展。对于 INF/RBV 治疗,不可检测的结果是任何小于 50U/ml 的结果。相反,对于 INF+BOC 或 TVR 方案,检测不到这一术语被定义为目标未检测到的结果,这是患者有资格进行缩短治疗所必需的,但对于 SVR 评估,检测到低于 25U/ml 的 HCV RNA 是可以接受的。对于最近批准的含有西咪匹韦的方案,在 4 周、12 周或 24 周使用 25U/ml 的停止规则截止值,其中如果 HCV RNA 结果高于该截止值,则停止所有治疗。对于索非布韦,仅在固定持续时间的治疗后推荐 HCV RNA 测试并评估 SVR。两种方案都使用低于 25U/ml 的 HCV RNA 来定义不可检测。鉴于试验使用的 LLOQ 为 25U/ml,测试 LLOQ 的差异非常重要。这些实际考虑因素可能导致医疗服务提供者不确定[59-62]。

表 38.3　HCV 的定量实时检测

分析方法	供应商	技术(目标区域)	体外诊断产品	动态范围 (U/ml)	LLOQ (U/ml)	LLOD (IU/ml)
COBAS Ampliprep/ COBAS TaqMan v 2.0	罗氏分子 系统公司	实时 PCR (5′UTR)	美国食品药品监督管理局、欧盟	$15\sim1.00\times10^8$	15	15
COBAS TaqMan High Pure SystemTest, v 2.0	罗氏分子 系统公司	实时 PCR (5′UTR)	美国食品药品监督管理局、欧盟	$25\sim3.91\times10^8$	25	20
雅培 Real Time HCV test	雅培诊断	实时 PCR (5′UTR)	美国食品药品监督管理局、欧盟	$12\sim1.00\times10^8$	12	12
Versant HCV RNA test, v1.0(kPCR)	西门子	实时 PCR(反转 录酶基因)	欧盟	$15\sim1.00\times10^8$	15	15
Artus Hepatitis C Test (QS-RGQ)	Qiagen	实时 PCR(目标 专有)	欧盟	$65\sim1.00\times10^6$	35	21

在某些情况下，可以使用未检测到的目标结果来缩短治疗时间。随着 BOC 和 TVR 的引入，产生了新的 RGT 规则，导致用于定义不可检测的术语和何时应用此解释产生了相当大的混淆。这些规则是通过对 FDA 公布的 BOC 和 TVR 试验数据的再分析进行评估的，其中得出的结论是一个"HCV RNA 低于 LLOQ 可检测"的结果预测治愈率明显低于无法检测到"未检测到目标"的结果。基于该分析，为了 RGT 的目的，不应认为已确认的"可检测但低于 LLOQ"的 HCV RNA 结果等同于不可检测的 HCV RNA 结果（未检测到目标）[59]。因此，需要在 INF/RBV/TVR 治疗 4 周和 12 周后未检测到目标时缩短治疗时间（INF 和 RBV 治疗从 48 周缩短至 24 周或 36 周）。为了进一步增加复杂性，停止规则对于 BOC 和 TVR 方案也是不同的[61,63]。

尽管所有常用的 HCV RNA 分析均以标准化"U/ml"报告结果，但并非所有检测都具有相同的性能特征。一些报告已经证明了如何分析报告结果之间存在差异，特别是在检测低剂量 HCV RNA 时。这些研究中的一致性分析表明，报告结果中"未检测到 HCV RNA"与"检测到 HCV RNA，但是低于 LLOQ"的 HCV RNA 差异已变得明显。这一点尤其适用于一项研究，该研究检测了 HPS TaqMan HCV Test 2.0 版产生的结果，其作为使用西咪匹韦加上 INF/RBV 治疗方案的III期临床试验的一部分，也被研究者将其与雅培实时 HCV 检测进行比较。总体而言，两种试验之间存在一致性。然而，在治疗的第 4 周，大量样品（26%~35%）具有低于 LLOQ 的可检测的 HCV RNA 水平，其中雅培实时测定法产生 HPS Taq Man HCV 测试版 2.0 的未检测到的目标。这些患者基于 HPS 测定"未检测到目标"结果接受缩短治疗，并且实现了高 SVR 率。因此，如果使用第 4 周的雅培实时检测结果来确定治疗持续时间，这些患者可能已经过度治疗了 6 个月[63]。

由于这些新的含 DDA 三联疗法需要在 4 周和 12 周时达到未检测到 HCV RNA 的结果以缩短治疗时间，因此 HCV RNA 检测之间的差异会影响关键的医疗决策。在这种情况下，测试结果的差异导致更大比例的患者接受更长时间的治疗。虽然 BOC 和 TVR 已被更有效的治疗方案取代，但 HCV RNA 病毒载量检测的性能差异可能很重要，特别是如果它们未经临床验证。

病毒抗性变异

HCV 复制的高转换率与 RNA 依赖性 RNA 聚合酶的低保真度和高错误率相结合，导致连续产生许多称为 HCV 准种的变体。在 HCV 生命周期的自然过程中，主要产生野生型病毒。HCV 准种中的几种分离物可携带通过直接（结合位点）或间接（蛋白质功能恢复）作用赋予对 DAA 抗性的突变。如果在 TVR[64] 和 BOC[65] 单一治疗中选择自然发生的耐药相关变异（resistance-associated variants，RAV）[66]，则可以证实在未接受过治疗的患者中产生了变异[66]。因此，选择的变体被认为是在天然 HCV 生命周期中产生的预先存在的突变。抗体变异的发生率是可变的并且取决于结合结构域以及不同群体和 HCV 的基因型和亚型。深度测序分析能够检测病毒变异，灵敏度约为 0.51%。使用这些技术，几乎可以检测到 NS3/4A 基因中被发现的所有 RAV[67]。迄今为止，极低发生率的 RAV 对治疗反应没有影响。基于人群的测序显示在患者中不同蛋白酶抑制剂抗性突变的累积频率为 10.8%[68]。在这项研究中，与没有 RAV 的患者相比，治疗前未接受治疗的 TVR 耐药变异患者的 SVR 率相似[69]。对 TVR 和 BOC 第 3 阶段研究的进一步分析强调，如果对 INF/RBV 骨干有良好的反应，则治疗反应与先前存在的 RAV 的出现无关。另一方面，与没有基线 RAV 的 INF/RBV 应答不良者相比，INF/RBV 应答也很差（在导入阶段，HCV RNA 减少 1 个对数）的基线 RAV 患者的 SVR 率更低（22% VS 37%）。特别是，基线时 V36M、T54S、V55A 或 R155K 的存在加上 INF 不良应答导致仅有 7% 的 BOC 治疗患者出现 SVR[70]。先前在 REALIZE 研究中使用 TVR 治疗的预先存在变体 T54S 或 R155K 的无效应答者总是有治疗中的病毒学失败，而先前复发的患者在大多数情况下达到 SVR[71]。

突变变体 Q80K 是在 HCV 基因型 1a 中常见的预先存在的 RAV（流行率：南美洲 9%，欧洲 19%，北美洲 48%），并且在基因型 1b（0.5%）中很少检测到[72]。抗性仅与西咪匹韦有关。如目前所示，先前复发的患者在基线时表现出 Q80K 突变（SVR12 47% vs 79%；病毒学快应答 43% vs 76%），SVR 和病毒学快速应答率明显降低，这凸显了 Q80K 突变在所有患者中的相关性，包括良好的 INF/RBV 应答者。NS5B 替代 S282T 是与索非布韦易感性降低相关的唯一抗性突变。在第 3 阶段研究的基线时，1 292 名患者均未表现出 S282T 突变。在治疗前检测到的其他 NS5B 变异与治疗结果之间也没有相关性[73]。

HCV 治疗的病毒突发或复发与基线时 RAVL 31M/F 和 Y93H 的存在有关。在一项日本研究中，58% 感染 HCV 基因型 1b 且患有这些基线突变的患者治疗失败[74]。据报道，Y93H 的自然发生率介于 4% 和 23%，HCV 基因型 1a 的自然发生率低于亚型 1b[75]。然而，在没有基线 RAV 的基因型 1a 中观察到大多数治疗失败的病例，并且许多具有基线 RAV 的患者表现出 SVR[75]。

迄今为止，人们已发现 HCV NS3/4A 蛋白酶中与抗性相关的 8 个氨基酸位置（主要变体：V36A/M，T54S/A，V55A/K，Q80R/K，R155K/T/Q，A156S/D/T/V，D168A/V/T/H，V170A/T）。蛋白酶抑制剂，无论是线性的还是大环的，都显示出不同的抗性谱，但是具有显著的交叉抗性。在所有蛋白酶抑制剂中，选择 R155 位的准种。第二代聚合酶抑制剂如 MK-5172 和 ACH-1625 具有更广泛的基因型覆盖率和更低的抗性水平。在使用 MK-5172 进行单药治疗期间，可以检测到含有抗性变体的准种但没有发生病毒学反弹[73]，表明具有更高的耐药性抵抗。与其他蛋白酶抑制剂相比，MK-5172 与催化三联体相互作用，而不是直接使氨基酸位点产生耐药性[76]。

对西咪匹韦的耐药性　在体内研究期间，检测到三个氨基酸位点突变（Q80，R155，D168），而体外研究显示在 F43 和 A156 位置出现抗性[77]。位置 Q80 处的突变赋予低水平抗性，位置 R155 和 F43 中等水平抗性，以及位置 D168 高水平抗性。在 A156 位，对西咪匹韦的易感性取决于氨基酸的变化。A156V 处发现高水平的抗性，A156G/T 观察到中等水平的抗性[77]。对复发患者的 PROMISE 研究以及未接受过治疗的受试者的 QUEST 试验说明了先前存在的 Q80K 在基因 1 型患者中对治疗结果的影响。在 QUEST-1 中，与 INF/RBV 相比，具有预先存在的 Q80K 变体的患者没有显示出显著优异的 SVR 率[78]。在 2b 期和 3 期基因型 1a 和基线 Q80K 的研究中，大多数患者（83.7%）在治疗失败时表现出单个 R155K 变体的出现，表明单独存在 Q80K 不足以解释治疗失败。基因型 1a 和 1b 的突变消失的中位时间分别为 36 和 24 个月。有趣的是，没有基线 Q80K 的 R155K 变异突变消失的中位时间为 64 个月，而出现 R155K 和基线 Q80K 的患者为 32 个月[77]。

对 Faldaprevir 的耐药性　在 FDV 治疗失败后，RAV 主要发生在 R155 和 D168 位[75]。大多数 RAV 赋予中等抗性（R155Q，D168G）到高抗性（R155K，A156T/V，D168A/V）。虽然基因型 1a 与基因型 1b 的病毒学失败率始终较高，但 Q80K 突变对 SVR 率没有影响。在 2 期研究中治疗失败的患者主要选择基因型 1a 的基因型和 D168V 基因型变体中的 R155K 变体[79]。用 FDV 治疗后，直到突变消失时间与 TVR 和 BOC 相似（中位数时间为 8 到 11 个月）[73]。

对索非布韦的耐药性　S282T 突变是体外基因型 16 中选择的主要索非布韦抗性突变。S282T 具有低至中等抗性。迄今为止，仅在少数患者中发现 S282T 变体。在对 3 期试验中所有治疗失败患者的分析中，225 例患者中任何一例均未通过深度测序检测到 S282T 取代[80]。一般而言，索非布韦对耐药性具有很高的遗传屏障。因此，与 S282T 变体的低复制适合度一起，迄今未观察到病毒突破对达拉他韦的耐药性。通常，达拉他韦抵抗的障碍很低。在体内观察到用达拉他韦单药治疗 14 天，可以在亚型 1a 的 M28，Q30，L31 和 Y93 位置以及亚型 1b 的 L31 和 Y93 位置发现抗性相关变异体。Y93H 和 L31V 的主要突变使得达拉他韦产生中等水平的抗性[81]。达拉他韦的抗病毒活性对亚型 1a 的效力低于亚型 1b，并且在体外对基因型 3 的有效性低于基因型 2 的效力。根据这些前临床数据，临床研究显示感染亚型 1a 和基因型 3 的患者的反应率较低[61]。

先前未经治疗的患者和 *INF/RBV* 治疗失败后的患者。该群体中预先存在抗性相关变异体的频率通常较低。事实上，成功治疗与抗性相关变异体预先存在于 TVR、BOC 和 FDV 无关。鉴于对治疗方案的充分依从性，治疗失败仅与其他不利因素一起发生，主要是对 INF/RBV 骨架无反应。对于这些罕见的情况，抗性试验是不合理的。对于西咪匹韦，必须考虑基因型 1a 中预先存在的 Q80K 变体的相对高频率，特别是在欧洲和北美人群中（19%~48%），因为该变体与较低的 SVR 和病毒学快速应答率相关。因此，对于考虑用西咪匹韦治疗的基因型 1a 患者，必须讨论用于检测 Q80K 的抗性试验。对于索非布韦，没有预先存在的 RAV，因此在这种情况下不表明进行抗性试验。尽管基线 DCV-RAV 和治疗失败之间存在联系，但与另一种有效的抗病毒药物索非布韦相结合，突破率或病毒学复发率很低[82]，因此未进行耐药性试验。

与 TVR 或 BOC 相反,第二代蛋白酶抑制剂表现出剂量给药的显著改善,每天给药一次,通常患者耐受性更好。虽然第一代蛋白酶抑制剂对 HCV 基因型 1 的活性最强,但第二代蛋白酶抑制剂对所有基因型都有活性(基因型 3 除外),因为天然多态性 D168Q 的存在使得患者对正在临床上使用的蛋白酶抑制剂产生抗性[77]。虽然蛋白酶抑制剂之间存在广泛的交叉耐药性,但是主要是由于位点 155 和 156(第一代)和位点 168(第二代)突变的选择,对第一代蛋白酶抑制剂(TVR 和 BOC)的抗性并不完全与第二代,如西咪匹韦、ABT-450、Faldaprevir 或阿舒瑞韦重复[77, 83]。MK-5172 是第二代蛋白酶抑制剂,作为一日一剂,这似乎是非常广泛的,具有广泛的 HCV 基因型覆盖率。在体外,MK-5172 非常有效并且保留了对 HCV 病毒的活性,所述 HCV 病毒具有对其他 HCV 蛋白酶抑制剂的抗性突变,例如 V36A/M,T54A/S,R155K/Q/T,A156S,V36M1R155K 或 T54S1R155K。此外,预计 MK-5172 对多种 HCV 基因型具有广泛的活性[83-85]。已经在未接受过治疗的患者中评估了与 HCV 蛋白酶抑制剂抗性相关的天然多态性的患病率。使用基于群体的测序,不到 1% 的受试者在密码子 36,155,156 或 168 处携带突变,而在 37% 的患者中观察到密码子 54 或 55 的变化。然而,多态性 Q80K 经常在基因型 1a[67, 77, 80, 86] 的 NS3 蛋白酶序列中被发现(19%~48%)。基因型 1a 的 SVR 总体发生率低于基因型 1b(分别为 63% vs 80%),与其他蛋白酶抑制剂相似。在用 IFN/RBV 给药 28 天后,Q80K 的存在不影响 HCV 基因型 1 感染患者的 Sovaprevir SVR 率。在评估 Faldaprevir 联合 IFN/RBV 疗效的 II 期临床试验中,Q80K 对第 12 周的 SVR 没有显著影响(野生型为 75%,如果存在 Q80K 则为 82%)[73, 87-89]。

当该方案的其他化合物保持完全活性时,在组合疗法的背景下,天然多态性对 DAA 耐药部位的影响可以忽略不计。使用基于 DAA 的疗法与 IFN/RBV 组合,基线多态性或 RAV 的存在可能对 INF 应答反应差的患者(即基因型 1a 和非 CCIL-28B)的病毒反应产生负面影响[74, 90-92]。值得注意的是,感染 HCV 基因型 1a(19%~48%)的患者中 Q80K 多态性的高患病率对西咪匹韦 /IFN/RBV 的病毒学应答产生负面影响。由于这些原因,强烈建议对 HCV 基因型 1a 使用 Q80K 的基线耐药性测试,如果存在这种突变,应考虑用西咪匹韦进行替代治疗。

对于无 INF 方案,基线多态性和(或)RAV 的存在可能对临床有显著的影响。除了核苷 / 核苷类似物之外,对许多 DAA 的抗性的低遗传屏障可能促进具有基线多态性和(或)抗性突变的患者中在治疗中出现抗性变体。实际上,与 NS5A 抑制剂耐药相关的基线多态性具有不可忽视的流行率(10%~15%),并且它们的存在与一些基于达拉他韦的方案中较低的病毒学应答率相关[74, 81]。

不建议在治疗期间常规监测 HCV 药物 RAV。抗病毒治疗无法达到 SVR 的患者可能在病毒学突发时携带对一种或多种抗病毒药物具有抗性的病毒。然而,迄今为止没有证据表明,与病人感染非抗性病毒时可能发生的损伤相比,RAV 的存在导致更多的进行性肝损伤。基线 RAV 的存在不排除使用组合 DAA 方案实现 SVR。此外,使用常规方法或对 HCV 变体进行更敏感的测试通常无法检测到 RAV,即使患者被随诊数月。随后用联合抗病毒药物再治疗,特别是含有具有高抗性屏障的抗病毒药物如 NS5B 核苷酸聚合酶抑制剂的方案,可以克服对一种或多种抗病毒药物的耐药性的存在。例外情况是在用西咪匹韦加 INF/RBV 治疗前检测 HCV 基因型 1a 感染患者基线时存在 Q80K 多态性。在重复抗病毒治疗之前测试 RAV 不是常规进行的。

宿主药物遗传学在预测 HCV 治疗结局中的作用

宿主的遗传背景对 HCV 感染的自然过程具有重要影响。CD81T 细胞是介导病毒清除的主要效应细胞。CD81T 细胞识别病毒感染细胞上与 HLAI 类分子结合的病毒肽。HLA 基因在个体中显示出高度的遗传变异,这反映在病毒表位的结合和呈递的变化中。HLA-B27,HLA-B57 和 HLA-A3 等位基因与 HCV 感染的自发清除显著相关。这些等位基因的保护作用与病毒表位相关,病毒表位由于对病毒复制适应性的严重负面影响而不允许免疫逃逸突变,导致高度病毒严重削弱。全基因组关联研究(GWAS)已成为发现人类疾病遗传基础的标准方法。抗 HCV 治疗的目标是根除感染并实现 SVR。鉴于个体患者的 INF 和 RBV 治疗反应的可变性,并且为了减少副作用并避免免重的药物成本,知道基线病毒载量和在治疗前预测反应的宿主参数将是非常有用的。一些研究证明了病毒因子

（如 HCV 基因型、准种多样性、基线病毒血症）和宿主因素（即年龄、性别、种族、肝纤维化程度、体重指数和并发症）在 HCV 自然过程的预测及对干扰素治疗的反应中的作用[92]。非洲/美国基于 INF 的治疗方案的反应率低于高加索人一半的观察结果表明，与患者遗传背景相关的其他因素与 SVR 的可能性相关，并可能影响基于 INF 的定制治疗持续时间[92,93]。2009 年，对 HCV 感染中宿主基因组学的理解取得了重大突破：研究者们发现了白细胞介素 28B 基因座（IL28B）上游的几个单核苷酸多态性（SNP），特别是 SNP rs12979860，它能预测感染 HCV 的患者的自发恢复和感染 HCV 基因型 1 的患者治疗诱导的病毒清除。19 号染色体上的 IL28B 基因编码细胞因子 INF-λ3，其属于Ⅲ型 INF 家族（INF-λ）。INF-λ 在 HCV 感染期间被迅速诱导并具有抗 HCV 的抗病毒活性[93,94]。最近的研究报道了 IL28B SNP 与肝内干扰素刺激基因（interferon-stimulated genes, ISG）的表达之间的联系。治疗前的低 ISG 表达已经与基于 INF 的治疗的高反应相关，并且保护性 IL28B 基因型与 ISG 表达水平相关，表明 ISG 诱导部分根据 IL28B 单倍型分离。携带 rs12979860 CC 基因型的患者与携带 CT 或 TT 基因型的患者相比，清除率高 3 倍。有趣的是，有利的 CC 基因型的频率在不同种族群体中显著不同，在某些北亚和东亚人群中达到 90%，在欧洲是中等频率，在非洲人中频率最低[94]。已经在 HCV 基因型 1 患者中鉴定了 IL28B 的其他 SNP（rs8099917,rs12980275, rs8103142, rs81057790, rs11881222,rs28416813, rs4803219 和 rs7248668）[8]。在用基于 INF 的疗法治疗的 HCV 基因型 1 感染的患者中，IL28B SNPs rs1299860（CC）和 rs8099917（TT）基因型与 SVR 显著相关[95,96]。此外，meta-分析验证了这些基因型的强度作为患者对治疗反应的独立预测因子。确定该 SNP 似乎足以预测对基于 INF 的治疗的反应，并且目前对使用基于 INF 的治疗的共识表明 IL28B SNP 状态是应答的最强预测因子，表明其具有显著临床和药物经济学意义的个体化治疗的可能性。因此，感染 HCV 基因型 1 或基因型 4 的 rs1297860 CC 的携带者应该用基于 INF 的疗法治疗，而具有 HCV 基因型 1 且没有晚期肝纤维化的 T 等位基因的携带者可能延迟治疗并等待新的DAA[96]。IL28B 基因分型在感染 HCV 基因型 2 或基因型 3 的患者中具有较低的临床意义，其具有更多 INF 反应性。对具有特异性 IL28B 多态性的患者与 HCV 控制相关的机制的了解仍然是有限的。IL28B 似乎会影响 INF-λ3 的表达，不利的基因型会导致 INF-λ3 的表达降低。具有不利基因型的患者对先天免疫基因的诱导也较低，这表明 IL28B 多态性可能调节先天免疫功能[97,98]。

在 DAA 与 INF 治疗相结合的时代，一个重要的问题是 IL28B 多态性的确定是否以及如何用于预测患者的反应的可能性以及对治疗决策的潜在影响[99,100]。然而，HCV 治疗对没有 INF 的 DAA 的快速转移削弱了 IL28B 基因分型在预测和治疗慢性 HCV 感染中的相关性[101-103]。

溶血性贫血是基于 RBV 的 HCV 治疗的常见副作用。虽然这种情况是可逆的并且与剂量有关，但是会成为大约 15% 的病例剂量减少或过早退出治疗的原因[104]。最近，一项 GWAS 研究确定了 ITPA 基因中的两个变异体（rs1127354 和 rs7270101），它们导致 ITPA 缺乏并与欧洲裔美国人群中 RBV 贫血的风险相关。最近，证实了 rs1127354 与日本人群中的防护贫血症密切相关[105]。在具有所有 HCV 基因型的 HCV/HIV 合并感染患者群组中也观察到这些发现。另外两个 SNP（rs11697186 和 rs6139030）位于 20 号染色体上的 DDRGK1 基因内和周围区域，在日本 HCV 患者中导致 INF/RBV 治疗的血小板计数减少。尽管这些研究支持用于定制治疗以最大限度地减少药物引起的不良事件的药物遗传学诊断工具的观点，但 DAA 的未来可能会逐步取代基于 RBV 的治疗[32,106]。

（张凯妮　周欣　译，梁秀彬　校）

参考文献

[1] Webster DP, Klenerman P, Dusheiko GM. Hepatitis C. Lancet 2015;385:1124-35.

[2] Hajarizadeh B, Grebely J, Dore GJ. Epidemiology and natural history of HCV infection. Nat Rev Gastroenterol Hepatol 2013;10:553-62.

[3] Rafiq SM, Banik GR, Khan S, Rashid H, Khandaker G. Current burden of hepatitis C virus infection among injecting drug users: a mini systematic review of prevalence studies. Infect Disord Drug Targets 2014;14:93-100.

[4] Lee MH, Yang HI, Yuan Y, L'Italien G, Chen CJ. Epidemiology and natural history of hepatitis C virus infection. World J Gastroenterol 2014;20:9270-80.

[5] Negro F. Epidemiology of hepatitis C in Europe. Dig Liver Dis 2014;46(Suppl 5):S158-64.

[6] Marinaki S, Boletis JN, Sakellariou S, Delladetsima IK. Hepatitis C in hemodialysis patients. World J Hepatol 2015;7:548-58.

[7] Wiessing L, Ferri M, Grady B, et al. Hepatitis C virus infection epidemiology among people who inject drugs in Europe: a systematic review of data for scaling up treatment and prevention. PLoS One 2014;9:e103345.

[8] Ansaldi F, Orsi A, Sticchi L, Bruzzone B, Icardi G. Hepatitis C virus in the new era: perspectives in epidemiology, prevention, diagnostics and predictors of response to therapy. World J

Gastroenterol 2014;20:9633—52.

[9] Sebastiani G, Gkouvatsos K, Pantopoulos K. Chronic hepatitis C and liver fibrosis. World J Gastroenterol 2014;20:11033—53.

[10] Marinho RT, Vitor S, Velosa J. Benefits of curing hepatitis C infection. J Gastrointestin Liver Dis 2014;23:85—90.

[11] Gerold G, Pietschmann T. The HCV life cycle: in vitro tissue culture systems and therapeutic targets. Dig Dis 2014;32: 525—37.

[12] Li HC, Ma HC, Yang CH, Lo SY. Production and pathogenicity of hepatitis C virus core gene products. World J Gastroenterol 2014;20:7104—22.

[13] Taylor DR. Evolution of cell culture systems for HCV. Antivir Ther 2013;18:523—30.

[14] Zhu YZ, Qian XJ, Zhao P, Qi ZT. How hepatitis C virus invades hepatocytes: the mystery of viral entry. World J Gastroenterol 2014;20:3457—67.

[15] Dubuisson J, Cosset FL. Virology and cell biology of the hepatitis C virus life cycle—an update. J Hepatol 2014;61:S3—13.

[16] Kim CW, Chang KM. Hepatitis C virus: virology and life cycle. Clin Mol Hepatol 2013;19:17—25.

[17] Gu M, Rice CM. Structures of hepatitis C virus nonstructural proteins required for replicase assembly and function. Curr Opin Virol 2013;3:129—36.

[18] Echeverría N, Moratorio G, Cristina J, Moreno P. Hepatitis C virus genetic variability and evolution. World J Hepatol 2015;7:831—45.

[19] Saludes V, González V, Planas R, Matas L, Ausina V, Martró E. Tools for the diagnosis of hepatitis C virus infection and hepatic fibrosis staging. World J Gastroenterol 2014;20: 3431—42.

[20] Marascio N, Torti C, Liberto M, Focà A. Update on different aspects of HCV variability: focus on NS5B polymerase. BMC Infect Dis 2014;14(Suppl 5):S1.

[21] Scheel TK, Rice CM. Understanding the hepatitis C virus life cycle paves the way for highly effective therapies. Nat Med 2013;19:837—49.

[22] Cobb B, Heilek G, Vilchez RA. Molecular diagnostics in the management of chronic hepatitis C: key considerations in the era of new antiviral therapies. BMC Infect Dis 2014;14(Suppl 5):S8.

[23] Devaki P, Jencks D, Yee BE, Nguyen MH. Sustained virologic response to standard interferon or pegylated interferon and ribavirin in patients with hepatitis C virus genotype 5: systematic review and meta-analysis of ten studies and 423 patients. Hepatol Int 2015;9:431—7.

[24] Simmons B, Saleem J, Heath K, Cooke GS, Hill A. Long-term treatment outcomes of patients infected with hepatitis C virus: a systematic review and meta-analysis of the survival benefit of achieving a sustained virological response. Clin Infect Dis 2015; 61:730—40.

[25] Wang CH, Wey KC, Mo LR, Chang KK, Lin RC, Kuo JJ. Current trends and recent advances in diagnosis, therapy, and prevention of hepatocellular carcinoma. Asian Pac J Cancer Prev 2015;16:3595—604.

[26] Welch NM, Jensen DM. Pegylated interferon based therapy with second-wave direct-acting antivirals in genotype 1 chronic hepatitis C. Liver Int 2015;35(Suppl 1):11—17.

[27] Taieb V, Pacou M, Ho S, et al. A network meta-analysis to compare simeprevir with boceprevir and telaprevir in combination with peginterferon-α and ribavirin in patients infected with genotype 1 hepatitis C virus. J Med Econ 2015;26:1—10.

[28] Khalilieh S, Feng HP, Hulskotte EG, Wenning LA, Butterton JR. Clinical pharmacology profile of boceprevir, a hepatitis C virus NS3 protease inhibitor: focus on drug-drug interactions. Clin Pharmacokinet 2015;54:599—614.

[29] Gogela NA, Lin MV, Wisocky JL, Chung RT. Enhancing our understanding of current therapies for hepatitis C virus (HCV). Curr HIV/AIDS Rep 2015;12:68—78.

[30] Kirby BJ, Symonds WT, Kearney BP, Mathias AA. Pharmacokinetic, pharmacodynamic, and drug-interaction profile of the hepatitis C virus NS5B polymerase inhibitor Sofosbuvir. Clin Pharmacokinet 2015;54:677—90.

[31] Janardhan SV, Reau NS. Should NS5A inhibitors serve as the scaffold for all-oral anti-HCV combination therapies? Hepat

[32] Barth H. Hepatitis C virus: is it time to say goodbye yet? Perspectives and challenges for the next decade. World J Hepatol 2015;7:725—37.

[33] Shaheen MA, Idrees M. Evidence-based consensus on the diagnosis, prevention and management of hepatitis C virus disease. World J Hepatol 2015;7:616—27.

[34] Keating GM. Ledipasvir/Sofosbuvir: a review of its use in chronic hepatitis C. Drugs 2015;75:675—85.

[35] Pawlotsky JM. NS5A inhibitors in the treatment of hepatitis C. J Hepatol 2013;59:375—82.

[36] Sharma SA, Feld JJ. Management of HCV in cirrhosis—a rapidly evolving landscape. Curr Gastroenterol Rep 2015;17: 443.

[37] Ferenci P. Treatment of hepatitis C in difficult-to-treat patients. Nat Rev Gastroenterol Hepatol 2015;12:284—92.

[38] Deborah Friedman N, Green JH, Weber HM, et al. Hepatitis C virus treatment in the 'real-world': how well do 'real' patients respond? J Clin Exp Hepatol 2014;4:214—20.

[39] Minaei AA, Kowdley KV. ABT-450/ ritonavir and ABT-267 in combination with ABT-333 for the treatment of hepatitis C virus. Expert Opin Pharmacother 2015;16:929—37.

[40] Papastergiou V, Karatapanis S. Current status and emerging challenges in the treatment of hepatitis C virus genotypes 4 to 6. World J Clin Cases 2015;3:210—20.

[41] Kattakuzhy S, Levy R, Kottilil S. Sofosbuvir for treatment of chronic hepatitis C. Hepatol Int 2015;9:161—73.

[42] Kumari R, Nguyen MH. Fixed-dose combination of sofosbuvir and ledipasvir for the treatment of chronic hepatitis C genotype 1. Expert Opin Pharmacother 2015;16:739—48.

[43] Asselah T, Marcellin P. Optimal IFN-free therapy in treatment-naïve patients with HCV genotype 1 infection. Liver Int 2015;35:56—64.

[44] Bunchorntavakul C, Reddy KR. Review article: the efficacy and safety of daclatasvir in the treatment of chronic hepatitis C virus infection. Aliment Pharmacol Ther 2015;42:258—72.

[45] Yokosuka O, Omata M, Kanda T. Faldaprevir for the treatment of hepatitis C. Int J Mol Sci 2015;16:4985—96.

[46] McCormack PL. Daclatasvir: a review of its use in adult patients with chronic hepatitis C virus infection. Drugs 2015;75:515—24.

[47] Klibanov OM, Gale SE, Santevecchi B. Ombitasvir/paritaprevir/ ritonavir and dasabuvir tablets for hepatitis C virus genotype 1 infection. Ann Pharmacother 2015;49:566—81.

[48] Rai D, Wang L, Jiang X, et al. The changing face of hepatitis C: recent advances on HCV inhibitors targeting NS5A. Curr Med Chem 2015; [Epub ahead of print].

[49] Au TH, Destache CJ, Vivekanandan R. Hepatitis C therapy: looking toward interferon-sparing regimens. J Am Pharm Assoc (2003 2015;55:e72—84.

[50] Alexopoulou A, Karayiannis P. Interferon-based combination treatment for chronic hepatitis C in the era of direct acting antivirals. Ann Gastroenterol 2015;28:55—65.

[51] Childs-Kean LM, Hand EO. Simeprevir and sofosbuvir for treatment of chronic hepatitis C infection. Clin Ther 2015;37: 243—67.

[52] Quigley JM, Bryden PA, Scott DA, Kuwabara H, Cerri K. Relative efficacy and safety of simeprevir and telaprevir in treatment-naïve hepatitis C-infected patients in a Japanese population: a Bayesian network meta-analysis. Hepatol Res 2015;45: E89—98.

[53] Sanford M. Simeprevir: a review of its use in patients with chronic hepatitis C virus infection. Drugs 2015;75:183—96.

[54] Cortez KJ, Kottilil S. Beyond interferon: rationale and prospects for newer treatment paradigms for chronic hepatitis C. Ther Adv Chronic Dis 2015;6:4—14.

[55] Kayali Z, Schmidt WN. Finally sofosbuvir: an oral anti-HCV drug with wide performance capability. Pharmgenomics Pers Med 2014;7:387—98.

[56] Manzano-Robleda Mdel C, Ornelas-Arroyo V, Barrientos-Gutiérrez T, Méndez-Sánchez N, Uribe M, Chávez-Tapia NC. Boceprevir and telaprevir for chronic genotype 1 hepatitis C virus infection. A systematic review and meta-analysis. Ann Hepatol 2015;14:46—57.

[57] Guidelines for the screening, care and treatment of persons with hepatitis C infection. Geneva: World Health Organization; 2014.

[58] Triple therapy for hepatitis C in previous non-responders: a review of the clinical effectiveness and safety. Ottawa (ON): Canadian Agency for Drugs and Technologies in Health; 2014. www.ncbi.nlm.nih.gov/books/NBK264036/.

[59] Maasoumy B, Hunyady B, Calvaruso V, et al. Performance of two HCV RNA assays during protease inhibitor-based triple therapy in patients with advanced liver fibrosis and cirrhosis. PLoS One 2014;9:e110857.

[60] Wiesmann F, Naeth G, Sarrazin C, et al. Variation analysis of six HCV viral load assays using low viremic HCV samples in the range of the clinical decision points for HCV protease inhibitors. Med Microbiol Immunol 2015;204:515–25.

[61] Schønning K. Comparison of the QIAGEN artus HCV QS-RGQ test with the Roche COBAS Ampliprep/COBAS TaqMan HCV test v2.0 for the quantification of HCV-RNA in plasma samples. J Clin Virol 2014;60:323–7.

[62] Taylor N, Haschke-Becher E, Greil R, Strasser M, Oberkofler H. Performance characteristics of the COBAS Ampliprep/COBAS TaqMan v2.0 and the Abbott RealTime hepatitis C assays--implications for response-guided therapy in genotype 1 infections. Antivir Ther 2014;19:449–54.

[63] Vermehren J, Aghemo A, Falconer K, et al. Clinical significance of residual viremia detected by two real-time PCR assays for response-guided therapy of HCV genotype 1 infection. J Hepatol 2014;60:913–19.

[64] Sarrazin C, Kieffer TL, Bartels D, et al. Dynamic hepatitis C virus genotypic and phenotypic changes in patients treated with the protease inhibitor telaprevir. Gastroenterology 2007;132:1767–77.

[65] Susser S, Welsch C, Wang Y, et al. Characterization of resistance to the protease inhibitor boceprevir in hepatitis C virus-infected patients. Hepatology 2009;50:1709–18.

[66] Kuntzen T, Timm J, Berical A, et al. Naturally occurring dominant resistance mutations to hepatitis C virus protease and polymerase inhibitors in treatment-naïve patients. Hepatology 2008;48:1769–78.

[67] Verbinnen T, Van Marck H, Vandenbroucke I, et al. Tracking the evolution of multiple in vitro hepatitis C virus replicon variants under protease inhibitor selection pressure by 454 deep sequencing. J Virol 2010;84:11124–33.

[68] Paolucci S, Fiorina L, Piralla A, et al. Naturally occurring mutations to HCV protease inhibitors in treatment-naïve patients. Virol J 2012;9:245.

[69] Bartels DJ, Sullivan JC, Zhang EZ, et al. Hepatitis C virus variants with decreased sensitivity to direct-acting antivirals (DAAs) were rarely observed in DAA-naive patients prior to treatment. J Virol 2013;87:1544–53.

[70] Barnard RJ, Howe JA, Ogert RA, et al. Analysis of boceprevir resistance associated amino acid variants (RAVs) in two phase 3 boceprevir clinical studies. Virology 2013;444:329–36.

[71] De Meyer S, Dierynck I, Ghys A, et al. Characterization of telaprevir treatment outcomes and resistance in patients with prior treatment failure: results from the REALIZE trial. Hepatology 2012;56:2106–15.

[72] Lenz O, Vijgen L, Berke JM, et al. Virologic response and characterisation of HCV genotype 2–6 in patients receiving TMC435 monotherapy (study TMC435-C202). J Hepatol 2013;58:445–51.

[73] Svarovskaia ES, Martin R, McHutchison JG, Miller MD, Mo H. Abundant drug-resistant NS3 mutants detected by deep sequencing in hepatitis C virus-infected patients undergoing NS3 protease inhibitor monotherapy. J Clin Microbiol 2012;50:3267–74.

[74] McPhee F, Hernandez D, Yu F, et al. Resistance analysis of hepatitis C virus genotype 1 prior treatment null responders receiving daclatasvir and asunaprevir. Hepatology 2013;58:902–11.

[75] Suzuki Y, Ikeda K, Suzuki F, et al. Dual oral therapy with daclatasvir and asunaprevir for patients with HCV genotype 1b infection and limited treatment options. J Hepatol 2013;58:655–62.

[76] Romano KP, Ali A, Aydin C, et al. The molecular basis of drug resistance against hepatitis C virus NS3/4A protease inhibitors.

PLoS Pathog 2012;8:e1002832.

[77] Lenz O, Verbinnen T, Lin TI, et al. In vitro resistance profile of the hepatitis C virus NS3/4A protease inhibitor TMC435. Antimicrob Agents Chemother 2010;54:1878–87.

[78] Berger KL, Lagacé L, Triki I, et al. Viral resistance in hepatitis C virus genotype 1-infected patients receiving the NS3 protease inhibitor Faldaprevir (BI 201335) in a phase 1b multiple-rising-dose study. Antimicrob Agents Chemother 2013;57:4928–36.

[79] Sulkowski MS, Asselah T, Lalezari J, et al. Faldaprevir combined with pegylated interferon alfa-2a and ribavirin in treatment-naïve patients with chronic genotype 1 HCV: SILEN-C1 trial. Hepatology 2013;57:2143–54.

[80] Wang C, Sun JH, O'Boyle DR, et al. Persistence of resistant variants in hepatitis C virus-infected patients treated with the NS5A replication complex inhibitor daclatasvir. Antimicrob Agents Chemother 2013;57:2054–65.

[81] Dore GJ. The changing therapeutic landscape for hepatitis C. Med J Aust 2012;196:629–32.

[82] Sulkowski MS, Jacobson IM, Nelson DR. Daclatasvir plus sofosbuvir for HCV infection. N Engl J Med 2014;370:1560–1.

[83] De Nicola S, Aghemo A. Second wave anti-HCV protease inhibitors: too little too late? Liver Int 2014;34:e168–70.

[84] Issur M, Götte M. Resistance patterns associated with HCV NS5A inhibitors provide limited insight into drug binding. Viruses 2014;6:4227–41.

[85] Götte M. Resistance to nucleotide analogue inhibitors of hepatitis C virus NS5B: mechanisms and clinical relevance. Curr Opin Virol 2014;8:104–8.

[86] Shang L, Lin K, Yin Z. Resistance mutations against HCV protease inhibitors and antiviral drug design. Curr Pharm Des 2014;20:694–703.

[87] Nakamoto S, Kanda T, Wu S, Shirasawa H, Yokosuka O. Hepatitis C virus NS5A inhibitors and drug resistance mutations. World J Gastroenterol 2014;20:2902–12.

[88] Ness E, Kowdley KV. Update on hepatitis C: epidemiology, treatment and resistance to antiviral therapies. Minerva Gastroenterol Dietol 2015;61:145–58.

[89] Wyles DL, Gutierrez JA. Importance of HCV genotype 1 subtypes for drug resistance and response to therapy. J Viral Hepat 2014;21:229–40.

[90] Najera I. Resistance to HCV nucleoside analogue inhibitors of hepatitis C virus RNA-dependent RNA polymerase. Curr Opin Virol 2013;3:508–13.

[91] Gao M. Antiviral activity and resistance of HCV NS5A replication complex inhibitors. Curr Opin Virol 2013;3:514–20.

[92] Trinks J, Hulaniuk ML, Redal MA, Flichman D. Clinical utility of pharmacogenomics in the management of hepatitis C. Pharmgenomics Pers Med 2014;7:339–47.

[93] Rosso C, Abate ML, Ciancio A, et al. IL28B polymorphism genotyping as predictor of rapid virologic response during interferon plus ribavirin treatment in hepatitis C virus genotype 1 patients. World J Gastroenterol 2014;20: 13146–52.

[94] Kamal SM. Pharmacogenetics of hepatitis C: transition from interferon-based therapies to direct-acting antiviral agents. Hepat Med 2014;6:61–77.

[95] Luo Y, Jin C, Ling Z, Mou X, Zhang Q, Xiang C. Association study of IL28B: rs12979860 and rs8099917 polymorphisms with SVR in patients infected with chronic HCV genotype 1 to PEG-INF/RBV therapy using systematic meta-analysis. Gene 2013;513:292–6.

[96] Vidal F, López-Dupla M, Laguno M, et al. Pharmacogenetics of efficacy and safety of HCV treatment in HCV-HIV coinfected patients: significant associations with IL28B and SOCS3 gene variants. PLoS One 2012;7:e47725.

[97] Venegas M, Brahm J, Villanueva RA. Genomic determinants of hepatitis C virus antiviral therapy outcomes: toward individualized treatment. Ann Hepatol 2012;11:827–37.

[98] Aguirre Valadez J, García Juárez I, Rincón Pedrero R, Torre A. Management of chronic hepatitis C virus infection in patients with end-stage renal disease: a review. Ther Clin Risk Manag 2015;11:329–38.

[99] Matsuura K, Watanabe T, Tanaka Y. Role of IL28B for chronic hepatitis C treatment toward personalized medicine. J Gastroenterol Hepatol 2014;29:241–9.

[100] Zheng H, Li M, Chi B, Wu XX, Wang J, Liu DW. IL28B rs12980275 variant as a predictor of sustained virologic response to pegylated-interferon and ribavirin in chronic hepatitis C patients: a systematic review and meta-analysis. Clin Res Hepatol Gastroenterol 2015;39:576–83.

[101] Berger CT, Kim AY. IL28B polymorphisms as a pretreatment predictor of response to HCV treatment. Infect Dis Clin North Am 2012;26:863–77.

[102] Hsu CS, Kao JH. Genomic variation-guided management in chronic hepatitis C. Expert Rev Gastroenterol Hepatol 2012;6: 497–506.

[103] Hayes CN, Imamura M, Aikata H, Chayama K. Genetics of IL28B and HCV—response to infection and treatment. Nat Rev Gastroenterol Hepatol 2012;9:406–17.

[104] Soriano V, Poveda E, Vispo E, Labarga P, Rallón N, Barreiro P. Pharmacogenetics of hepatitis C. J Antimicrob Chemother 2012;67:523–9.

[105] Olmedo DB, Cader SA, Porto LC. IFN-λ gene polymorphisms as predictive factors in chronic hepatitis C treatment-naive patients without access to protease inhibitors. J Med Virol 2015;87:1702–15.

[106] Bartenschlager R, Lohmann V, Penin F. The molecular and structural basis of advanced antiviral therapy for hepatitis C virus infection. Nat Rev Microbiol 2013;11:482–96.

39

肿瘤的个体化治疗

V.M. Pratt[1] 和 S.A. Scott[2]

[1]Pharmacogenomics Laboratory, Department of Medical and Molecular Genetics, Indiana University School of Medicine, Indianapolis, IN, United States

[2]Department of Genetics and Genomic Sciences, Icahn School of Medicine at Mount Sinai, New York, NY, United States

前言

尽管引起体细胞突变的基因通常是肿瘤分子学研究和肿瘤治疗的焦点,生殖系遗传变异同样可以对肿瘤的治疗造成影响。遗传药理学所研究的是引起个体对不同药物反应性的遗传决定因子。本章将重点关注个体 DNA 中影响癌症治疗的种系突变(germline mutation)或结构变异(constitutional variants)。发生多态变异的等位基因常出现在编码药物代谢酶的基因中,并且参与调控这些酶的活性。这些酶可激活药物前体、催化药物失活或者清除药物或其代谢产物。其中最主要的一组酶即细胞色素 P450(cytochrome P450, CYP450)超家族,该家族酶可以直接影响多种药物的药代动力学。细胞受体上的遗传变异体可以影响药物转运,在药代动力学上具有重要作用。

肿瘤支持疗法是指在治疗肿瘤的同时减轻因肿瘤治疗而引起的不良反应。生殖系遗传变异在一定程度上可以影响肿瘤治疗药物的选择和给药途径。肿瘤治疗的遗传药理学研究经临床治疗应用后不断发现新的热点问题,因此也是一个研究热点。而其中的一些基因通过临床试验已经得到了临床认证。后文中将列举一些关于肿瘤治疗及相关基因因生殖系遗传变异进而影响患者疗效的例子。

分子靶标:氟嘧啶类和 *DPYD*

氟嘧啶类[如氟尿嘧啶(5-fluorouracil, 5-FU)、卡培他滨、替吉奥]通常和其他抗肿瘤药物联合应用,已被广泛用于乳腺癌和结直肠癌等实体肿瘤的治疗[1]。卡培他滨和替吉奥是非活化的前体药物,需要代谢成为 5-FU。5-FU 活化的主要机制是转化为氟脲嘧啶脱氧核苷抑制胸苷酸合成酶,而后者对于叶酸 - 同型半胱氨酸之间的相互循环、嘌呤嘧啶的合成都非常重要。5-FU 会造成 DNA 合成障碍,其机制是通过增加碱基剪切修复导致 DNA 断裂进而最终引起细胞死亡。此外,氟脲苷三磷酸代谢产物可以替代三磷酸尿苷而成为 RNA 的一部分,进而影响 RNA 的加工和蛋白质合成。10%~40% 接受 5-FU 治疗的患者会发生中性粒细胞减少、恶心、呕吐、严重腹泻、口腔炎、黏膜炎、手足综合征和神经病变等严重的副反应[2]。

二氢嘧啶脱氢酶(dihydro-pyrimidine dehydrogenase, DPD)能够将 5-FU 转换为二氢氟尿嘧啶,从而限制 5-FU 的分解代谢[3]。发生在染色体 1p21.3 上的 *DPYD* 基因的种系遗传突变可导致 DPD 活性缺失,延长药物的半衰期,导致强烈甚至致命的 5-FU 的毒性[4]。此外,FDA 批准的氟尿嘧啶说明中标明,*DPYD* 的变异增加了不良反应及发生潜在毒性的风险。因此,若已知患者存在 DPD 缺失应该禁用氟尿嘧啶(需要注意的是,在药物说明中并未提及需要通过基因检测及筛查确定 DPD 的活性)。尽管该基因的一些突变与 DPD 活性的降低及氟尿嘧啶的毒性相关,但发生了这些基因的突变并不一定导致毒性反应。同时,由于相关临床研究中所使用的治疗方案不同,DPD 活性的降低与氟尿嘧啶毒性之间的相关性有时也有争议[5]。临床药物遗传学实施联合组织(Clinical Pharmacogenetics Implementation Consortium, CPIC)根据已发表的关于 DPYD 和氟尿嘧啶应答反应的文献总结了实践指南。该指南推荐对携带无功能 DPYD 基因突变杂合子的患者,氟尿嘧啶的治疗起始剂量应减少50%;而对于携带无功能 DPYD 基因突变纯合子的患者推荐使用交替疗法(表 39.1)[5]。

DPD 缺失是一种常染色体疾病,在某些患者中可表现出一系列严重的症状,而在另一部分人群中也许不会有任何症状或体征。DPD 严重缺失的患者,在婴幼儿时期即可表现出反复抽搐、智力障碍、小头畸形、肌张力过高、运动技能发展滞后(如走路)、自闭症等相应症状。而其他一些 DPD 缺失的个体则可能并无任何症状,仅在实验室检查时被发现。DPYD 基因超过 50 个的突变者被定义为 DPD 缺失。据统计,有 3%~5% 的白种人患有 DPD 部分缺失,而有 0.2% 的白种人为 DPD 完全缺失[6]。

分子技术: *DPYD*

人们从全血或其他组织中提取 DNA 用于 DPYD 基因的检测。该检测方法主要用于筛选导致 DPYD*2A 活力下降的等位基因[7]。同时,还用于鉴定其他发生变异的等位基因[8]。还有一些实验室提供全套的 DPYD 基因测序服务,不仅能确定所有已知的基因变异,同时也可发现新的变异序列。但是,许多潜在的基因变异目前还不确定其临床意义。读者可以在 "the voluntary National Institutes of Health Genetic Testing Registry" 上查找到所有提供

DPYD 基因检测的检验实验室(网址 http://www.ncbi.nlm.nih.gov/gtr/)[9]。

临床应用: *DPYD*

目前基于一些前瞻性研究、回顾性遗传研究、个案报道和 meta 分析[11]的结果,临床医生通过分析 DPYD 的基因型来确定氟尿嘧啶的治疗剂量[6,10]。综合这些研究报道发现,当患者携带 DPYD 功能缺失的杂合子时,体内 5-FU 的清除率较无 DPYD 突变患者降低了 40%~80%。尽管目前仍然缺乏有关 DPYD 临床应用的前瞻性随机研究,但 CPIC 根据目前已有的研究结果建议,当通过基因型鉴定确定为 DPYD 突变的患者,应该在使用氟尿嘧啶时应减少剂量[5]。目前还没有对于 DPYD 基因型鉴定决定氟尿嘧啶用量的成本效益研究。然而,如上所述,DPYD 功能位缺失的杂合子患者因 DPD 缺失,可有多种程度不同的临床表现:有些患者无任何症状,而有些患者则会产生严重的运动和智力障碍[12,13]。

检测的局限性: *DPYD*

目前,鉴定 DPYD 基因型的技术并不完善,因此阴性结果并不能完全排除患者携带目前未知突变的可能性。完整的基因测序可以检测出所有的 DPYD 突变体,但一些突变体的临床意义目前仍不完全清楚。除此之外,ABCB1、MTHFR、TYMS[1,10]等基因也会影响 5-FU 的作用;而这些基因在检测 DPYD 基因型时无法检测。DPYD 基因型鉴定有时可以通过评估 DPD 酶活性的方法来确定,如确定血浆中二氢尿嘧啶/尿嘧啶比例、尿嘧啶呼吸测试方法以及检测外周血单个核细胞中 DPD 活性[14]。

表 39.1　CPIC 根据 DPYD 表型/基因型推荐二氢嘧啶脱氧酶的剂量

表型(基因型)	双倍型举例	特点	推荐剂量
野生型纯合子或正常、高 DPD 活性(2 个或更多个功能性 *1 位点)	*1/*1	正常 DPD 活性,以及使用二氢嘧啶脱氧酶发生毒副反应风险"正常"	按说明书推荐剂量
杂合子或中等 DPD 活性(1 个功能位点 *1 和 1 个非功能位点)	*1/*2;*1/*13	降低的 DPD 活性(白细胞 DPD 活性为正常人群的 30%~70%),在使用二氢嘧啶脱氧酶治疗时发生严重的甚至致死性毒性反应的风险增加	起始剂量减少至少 50%,后续需检测毒性反应
纯合子或混合杂合子变异体,DPD 缺失,药物接触后毒性反应风险大(两个非功能位点)	*2/*2;*2/*13;*13/*13	DPD 完全缺失,在使用二氢嘧啶脱氢酶治疗时发生严重的甚至致死性毒性反应的可能性大大增加	选择其他药物

源自 *Caudle KE, Thorn CF, Klein TE, et al. Clinical Pharmacogenetics Implementation Consortium guidelines for dihydropyrimidine dehydrogenase genotype and fluoropyimidine dosing. Clin PharmacolTher. 2013; 94; 640-5.*

分子靶标：伊立替康和 *UGT1A1*

伊立替康（irinotecan）是一种用于治疗转移性结肠癌的药物，通常和 5-FU、亚叶酸钙等其他抗肿瘤药物联合应用；也可和顺铂联用治疗小细胞肺癌。伊立替康通过和拓扑异构酶 I-DNA 复合物结合阻止 DNA 复制，进而破坏 DNA 双螺旋结构引起细胞死亡。伊立替康的活性形式是 SN-38，其通过葡萄糖酸化反应变为 SN-38 葡萄糖醛酸（SN-38 glucoronic acid，SN-38G），进一步在肝脏中被尿苷二磷酸葡萄糖醛酸基转移酶（uridine diphosphate glucuronosyltransferase，UGT）UGT1A1 降解，SN-38G 最终进入肠道排泄[15]。而当有毒性的 SN-38 排泄受阻，则可引起骨髓抑制、腹泻、中性粒细胞减少等一系列严重的毒副反应。而这些毒副反应与染色体 2q37.1 上的 *UGT1A1* 基因变异相关[16]。

UGT1A1 最重要的突变位点是 *28，它是一个启动子上的多肽，包含 7 个胸腺嘧啶-腺嘌呤（thymine-adenine，TA）双核苷酸的重复序列 $[(TA)_7 TAA]$[17]，而正常的 *UGT1A1*1* 位点是 6 个 TA 重复序列 $[(TA)_6 TAA]$。更为重要的是，TA 重复序列的长度与 *UGT1A1* 的表达和活性呈负相关关系[18]。因此，*UGT1A1*28* 突变杂合子和纯合子分别使 *UGT1A1* 的活性减少了大约 25% 和 70%[18]。同时，具有 *UGT1A1*28* 的患者由于会有更多的 SN-38 蓄积更容易发生骨髓抑制、腹泻、中性粒细胞减少。尽管美国 FDA 在伊立替康说明书中标明 *UGT1A1*28* 存在增加毒副反应的可能，并且告知患者可以通过检测这一突变加以甄别，但在治疗之前，并不要求其进行 *UGT1A1* 基因型的检测。但是，说明书按照患者的粒细胞计数、发生治疗相关的腹泻等情况推荐了负荷剂量（loading dose）和后续剂量。

UGT 家族可以促进激素、类黄酮、环境中致突变物以及药物等不同化合物的葡萄糖醛酸化反应。大多数 UGT 在肝脏中表达；此外，肠道、胃、乳腺组织等其他组织中也有不同程度的表达。常染色体隐性疾病 Gilbert 综合征表现为高非结合型胆红素血症。该病患者多伴有 *UGT1A1*28* 位点和其他 *UGT1A1* 位点的错义突变[19]。这种疾病并不代表肝脏功能的破坏，但是能够影响某些物质的代谢，从而表现为患者黄疸、空腹时的轻度腹痛或者感染。

由于 Gilbert 综合征患者肝功能检查正常，不需特殊治疗，因此需要能够正确诊断从而避免不必要的检查。

分子技术：*UGT1A1*

UGT1A1 的基因检测样本可以来源于全血或其他组织中的 DNA，通常检测靶标是 *UGT1A1*28* TA 重复多态性。目前最常用的检测方法是荧光 PCR 扩增技术和毛细管电泳法分析技术。这些检测技术同样可用来检测 5 个 $[(TA)_5 TAA]$ 和 8 个 $[(TA)_8 TAA]$ 重复位点。5 个 TA 重复位点可维持有效的转录能力，而对于伊立替康的敏感性而言，异常的 8 个 TA 重复位点和 7 个 TA 重复位点（*28）的影响类似。读者可以在 "the voluntary National Institutes of Health Genetic Testing Registry" 上查找到所有能够进行 *UGT1A1* 基因检测的实验室（网址 http://www.ncbi.nlm.nih.gov/gtr/）[9]。

临床应用：*UGT1A1*

尽管目前基因应用评估实践和预防组织（the Evaluation of Genomic Applications in Practice and Prevention，EGAPP）并未提供足够的证据支持或反对接受伊立替康治疗的转移性结肠癌患者常规需要进行 *UGT1A1* 基因型的检测[20]，但荷兰皇家药师联盟——药理遗传学工作组（KNMP-PWG）已建议医生根据患者 *UGT1A1* 的基因型来确定伊立替康的剂量；推荐携带 *28 杂合子的患者在接受伊立替康治疗时剂量应减少至 250mg/m² 以下[21]。成本-效益研究认为如果减少伊立替康的剂量不影响其治疗效果，通过检测 *UGT1A1*28* 调整伊立替康的剂量是划算的[22,23]。与 Gilbert 综合征的诊断相一致，*UGT1A1*28* 纯合子患者仅有轻度的高非结合性胆红素症状。

检测的局限性：*UGT1A1*

目前针对 *UGTA1A1*28* TA 重复多态性的检测并不能检测其他可能影响伊立替康代谢的编码 *UGT1A1* 突变体。此外，*CYP3A4*[24] 等其他基因也与伊立替康的毒副作用有关，而这些基因在 *UGT1A1* 的检测中并不能被筛查出来。

分子靶标：拉布立酶和 *G6PD* 缺乏症

拉布立酶（rasburicase）是 FDA 批准的、用于接受化疗的成人及儿童淋巴瘤、白血病以及其他实体肿瘤患者,主要用于预防和治疗可能由化疗引发的高尿酸血症。当这些患者接受化疗时,其体内被杀死的肿瘤细胞会释放出大量尿酸入血。拉布立酶是一种重组尿酸氧化酶,通过将尿酸分解为尿囊素和过氧化氢促进其通过肾脏排泄。聚乙二醇重组尿酸酶是尿酸氧化酶的聚乙二醇化形式,也被 FDA 批准用于治疗难治性痛风[25]。而 FDA 在拉布立酶和聚乙二醇重组尿酸酶的使用说明中均明确指出有葡萄糖 -6- 磷酸脱氢酶(glucose-6-phosphate dehydrogenase, G6PD)缺乏症的患者禁用这两种药物。G6PD 缺乏症是由于染色体 Xq28 上 G6PD 基因突变导致的。

G6PD 缺乏症是一种 X 染色体相关性疾病,全世界范围内约有 4 亿人群受此影响,约有 1/10 的非洲裔美国男性患者罹患此症[27],好发于对疟疾缺乏有效预防措施的非洲、亚洲、地中海区域的流行区域[28]。不同的人种和种族具有显著的始祖突变特点,如地中海地区 G6PD 突变(c.563C>T),这些现象在进行基因检测时需要予以考虑。在磷酸戊糖途径中,G6PD 酶首先催化第一步反应,产生抗氧化物以保护细胞免受氧化应激反应破坏[26]。红细胞中氧化应激反应增强会导致 G6PD 缺乏症患者发生溶血性贫血及相应的症状[27]。

当 G6PD 缺乏时,红细胞易于被活性氧破坏进而发生溶血。如感染、某些药物以及消化蚕豆等均会增加活性氧的含量,导致红细胞破坏,进而发生溶血;而破坏红细胞的速度远远超过机体自身修复的速度。红细胞的丢失导致了血尿、脾大、乏力、心率变快、气短以及黄疸等溶血性贫血的症状。这些都是 G6PD 缺乏症的特征性表现[27]。

G6PD 基因的变异导致了该酶的缺失,造成半杂合子男性患者和复合杂合子女性患者体内的 G6PD- 缺失亚型。对于杂合子的女性患者而言,由于医生不确定 X 染色体失活,会造成 G6PD 缺失症诊断上的困难。G6PD 基因型分析可以从分子生物学角度诊断 G6PD 缺失症。即便如此,由于药物敏感性还与 G6PD 酶的活性相关,由此预判药物的敏感性仍然比较困难。目前,人们已知有超过 400 种疾病可以导致 G6PD 突变,而其中大多数是由于错义突变而影响了蛋白质的稳定性[29]。根据其对酶的活性的影响,G6PD 基因变异可以分为以下五个级别,其中该酶的功能障碍最为严重者列为 I 级,而该酶的活性最高者列为 V 级(表 39.2)。

目前已有很多临床报道证实,G6PD 缺乏症患者体内的尿酸和尿囊素经拉布立酶氧化后产生的过氧化氢可以引起溶血性贫血[30]。有一些国家在拉布立酶的药品说明中明确标明 G6PD 缺乏症是使用禁忌证。最新的 CPIC 指南推荐对于 G6PD 缺乏症患者可使用别嘌呤醇等作为替代疗法(表 39.3)[30]。

分子检测: G6PD

G6PD 的基因检测样本可以来源于全血或其他组织中的 DNA,通常检测靶标是 G6PD 缺失位点。目前人们已发现多个 G6PD 变异[26]。目前,美国国立新生儿筛查项目(US National Newborn Screening Program)已经使用基因型分析检测 G6PD 的 5 个突变位点,用于 G6PD 缺乏症的常规筛查,并最终通过分析酶活性来指导用药[31]。读者可以在 "the voluntary National Institutes of Health Genetic Testing Registry" 上查找到所有提供 G6PD 基因检测的检验实验室(网址 http://www.ncbi.nlm.nih.gov/gtr/)[9]。

临床应用: G6PD

尽管目前人们尚缺乏前瞻性的随机研究直接

表 39.2 G6PD 变异体分级

类别	酶活性	相关表型	举例
I	严重缺乏	先天性非球形红细胞溶血性贫血	Tondela, Palermo
II	<10%,相对严重缺乏	急性溶血性贫血风险增加	Mediterranean, Canton, Chatham
III	10%~60%,重度缺乏	急性溶血性贫血风险增加	A- 单体型, Asahi, Orissa, Kalyan- Kerala
IV	60%~150%,基本正常	无临床表现	B(野生型), A, Mira d'Aire, SaoBorja
V	>150%,活性增强		Hektoen

源自 *McDonagh EM, Thorn CF, Bautista JM, Youngster I, Altman RB, Klein TE. PharmGKB summary: very important pharmacogene information forG6PD. Pharmacogenet Genomics 2012; 22: 219-28.*

表 39.3　CPIC 根据 G6PD 基因型推荐拉布立酶剂量

表型（基因型）	双倍型举例	特点	推荐剂量
正常表型。男性携带一个非缺失位点（class Ⅳ）或女性携带两个非缺失位点（class Ⅳ）	男性：B, Sao Boria. 女性：B/B, B/Sao Boria	溶血性贫血发生风险低	不需减量
缺失，或缺失且伴有 CNSHA。男性携带一个 class Ⅰ、Ⅱ 或 Ⅲ 位点；女性携带两个 class Ⅰ~Ⅲ 位点	男性：A-, Orissa, Kalyan-Kerala, Mediterranean, Canton, Chatham, Bangkok, Villeurbanne. 女性：A-/A-, A-/ Orissa, Orissa/Kalyan-Kerala, Mediterranean/Mediterranean, Chatham/Mediterranean, Canton/Viangchan, Bangkok/Bangkok, Bangkok/Villeurbanne	急性溶血性贫血风险增加	禁用拉布立酶；使用包括别嘌呤醇在内的其他药物替代
可变的。女性携带一个非缺失位点（class Ⅳ）和一个缺失位点（class Ⅰ~Ⅲ）	B/A-, B/Mediterranean, B/Bangkok	是否会增加溶血性贫血风险未知	为确定 G6PD 状态正常，必须检测酶活性；替代药物包括别嘌呤醇

CNSHA, chronic non-spherocytic hemolytic anemia, 慢性非球形红细胞溶血性贫血。

源自 Relling MV, McDonagh EM, Chang T, et al. Clinical Pharmacogenetics Implementation Consortium (CPIC) guidelines for rasburicase therapy in the context of G6PD deficiency genotype. Clin Pharmacol Ther 2014; 96: 169-74. See original reference for complete footnotes.

评估用 G6PD 基因分型预测拉布立酶疗效的价值，但 CPIC 指南中已经建议当基因分型确定患者患有 G6PD 缺乏症时，应避免使用拉布立酶[5]。

目前有限的数据已经表明，对 G6PD 进行基因型筛查在经济上是划算的[32]。迄今，已经有很多 G6PD 缺乏症患者出现了药物相关的溶血性贫血等副作用。医生在为 G6PD 缺乏症患者使用新药治疗时需格外小心，以防止溶血性贫血和其他毒副反应的发生。

检测的限制：G6PD

目前针对 G6PD 的基因型分析并不能检测出非直接相关的突变位点，因此阴性结果并不能完全排除携带 G6PD 突变的可能性。全基因测序可以检测出所有的 G6PD 变异体，但人们无法确定罕见的变异体或新发现的变异体的临床意义。此外，G6PD 基因检测并不能筛查出其他一些可能影响拉布立酶应答的基因。检测 G6PD 酶活性有时可用于替代 G6PD 基因型分析，因为前者也可直接用于诊断 G6PD 缺乏症。

分子靶标：三苯氧胺和 CYP2D6

三苯氧胺是一种用于治疗和预防雌激素受体（estrogen receptor, ER）阳性乳腺癌的药物，它可以使 ER 阳性乳腺癌患者的复发率降低约 50%，死亡率降低近 30%，并且能明显降低高危人群罹患乳腺癌的风险[33]。然而，不同人群对三苯氧胺的敏感性差异较大，部分原因是由于三苯氧胺在人体内代谢的差异[34]。三苯氧胺最常见的副作用是有近 80% 的患者出现潮红。而接受三苯氧胺治疗的女性患者罹患子宫内膜癌的概率也较普通人群升高了 2.5 倍。此外，三苯氧胺可能增加血栓的风险，忧郁症的发生率也明显增加。5- 羟色胺再摄取选择性抑制剂（selective serotonin reuptake inhibitors, SSRIs）常用于治疗潮红和抑郁症。然而，SSRIs 和三苯氧胺之间可能存在潜在的相互作用，故在给接受三苯氧胺治疗的患者使用 SSIRs 时应慎重[35]。

三苯氧胺可竞争性阻止癌症组织中的 ER 阳性细胞获得雌激素刺激，进而抑制肿瘤细胞的生长。其代谢产物则类似于芳香化酶抑制剂，可降低体内雌激素的水平[36]。三苯氧胺的代谢过程很复杂，大多数是通过 4- 羟基化和去甲基化通路实现。这两种通路均可产生次级代谢产物——内昔芬（endoxifen）[33]。约有 7% 的三苯氧胺通过 4- 羟基化通路代谢，而有超过 92% 的三苯氧胺则通过 N- 去甲他莫昔芬去甲基化的方式代谢[37]。内昔芬是 N-去甲他莫昔芬通过细胞色素 P450-2D6（cytochrome P450-2D6，CYP2D6）羟基化以及 4-羟基-他莫昔芬通过 CYP3A4 去甲基化后形成[33]。除了抑制雌激素受体外，内昔芬同样可以促进 ERα（由 ESR1 基因编码）经蛋白酶体途径进行降解，上述这些机制表明，内昔芬是发挥三苯氧胺疗效时重要的初级代谢产物[38]。

由于染色体 22q13.2 上的 CYP2D6 具有高度的多态性，同时 CYP2D6 在三苯氧胺代谢为内昔芬时发挥着重要的作用，所以人们开展了很多药理学研究，旨在阐明 CYP2D6 基因分型和三苯氧胺应答之间的关系。一些研究发现，CYP2D6 功能位点的缺失与患者的不良预后之间具有显著的相关性[39-43]。然而，也有一些其他的研究并未发现二者之间的相关关系，并且认为 CYP2D6 基因分析不足以指导临床用药[44,45]。这些有争议的结果使得目前人们对 CYP2D6 是否可以指导三苯氧胺的用药还持观望态度，因此国际三苯氧胺药物基因组学联盟（International Tamoxifen Pharmacogenomics Consortium，ITPC）进行了 meta 分析[46]。研究结果证实了 CYP2D6 代谢状态较弱与较短的疾病无进展生存期之间具有相关性（风险比 =1.25；95% 可信区间 =1.06，1.47；P=0.009）。然而，这个结果只在严格控制药物剂量、治疗持续时间、月经状况以及基因型分型时成立；而在有限的或无严格排除标准的研究人群中并无显著意义[46]。尽管这并非最终决定性的、独立的结果，但仍然提示我们 CYP2D6 是影响三苯氧胺辅助治疗效果的重要因素之一[47]。KNMP-PWG 推荐医生们为 CYP2D6 代谢功能较差的绝经期妇女使用芳香化酶抑制剂，因为这一部分患者在使用三苯氧胺治疗时乳腺癌复发率较高[21]。

分子技术：CYP2D6

CYP2D6 的基因检测样本可以来源于全血或其他组织中的 DNA，通常的检测靶标是 CYP2D6 变异位点。现在市场上已有 Luminex[48] 和 AutoGenomics[49] 等相关商品化检测试剂盒，还有一些其他的实验室自己研发的检测方法。Tag-IT Luminex 方法是通过寡核苷酸和微粒球绑定的微球分析法，通过等位基因特异性引物扩增进行基因型分型。AutoGenomics 平台（卡尔斯巴德，加州）是在 INFINITI Analyzer 上进行的、基于胶片的基因芯片技术。这些检测方法主要是检测 15~20 个重要的 CYP2D6 变异位

点，包括缺失位点和重复位点。读者可以在 "the voluntary National Institutes of Health Genetic Testing Registry" 上查找到所有提供 CYP2D6 基因检测服务的实验室信息（网址 http://www.ncbi.nlm.nih.gov/gtr/）[9]。

和其他的 CYP450 基因一样，CYP2D6 的等位基因位点通过普通星号（*）标注来命名，这通常包括同一单倍体上多个变异位点。CYP2D6*1 位点是野生型单倍体，编码产生具有正常酶活性的 CYP2D6 蛋白质。目前人们已经发现了 100 多个 CYP2D6 变异位点（http://www.cypalleles.ki.se/cyp2d6.htm）。然而，其中有很多变异位点在普通人群中罕见。尽管目前研究人员尚未阐明所有的等位基因位点对于酶活性的影响，但现已发现 CYP2D6 的变异位点包括无功能的、功能降低的以及功能升高的位点（表 39.4）。针对特定基因型，这些等位基因位点可以相互组合而产生四种可预测的表型：①超速代谢者（ultrarapid metabolizers）；②快代谢（extensive metabolizers）；③中等代谢（intermediate metabolizers）；④弱代谢（poor metabolizers）[50]。

临床应用：CYP2D6

尽管目前缺乏前瞻性的随机研究直接评估 CYP2D6 基因分型的临床实用性，因为 CYP2D6 代谢不佳的绝经后女性患者在使用三苯氧胺后乳腺癌复发的概率较高，KNMP-PWG 指南根据现有研究结果和证据推荐对于这部分患者使用芳香化酶抑制剂[21]，然而目前还没有足够的证据支持或是反对在使用三苯氧胺治疗前需要常规进行 CYP2D6 基因的检测。目前的众多研究结果强调，人们需要开展更多大型的有关芳香化酶抑制剂的临床试验，深入阐明 CYP2D6 基因分型和三苯氧胺治疗效果之间的相关关系[51,52]。

检测的限制：CYP2D6

目前，CYP2D6 的靶向基因分型并不能检测出非直接相关的位点，野生型 CYP2D6*1 位点是该检测方法能筛查出的唯一变异。其他罕见的 CYP2D6* 位点并未列入检测组套，仅能通过基因测序确定。此外，除了被复制的功能性 CYP2D6 位点（如 *1xN、*2xN）外，人们还发现了被复制的非功能位点（如 *4xN）和少功能位点（如 *10xN）。例如，当基因复制与基因杂合时，确定哪个 CYP2D6 等位基因被复制是十分重要的[53]。尽管实验室指南中

表 39.4　一般需要检测的 *CYP2D6* 位点

预测的活性	*CYP2D6* 位点
增加的活性	*1xN*, *2xN*, *35xN*
有功能的（正常活性）	*1*（野生型）
	2（-1584C>G, 1661G>C, 2850C>T, 4180G>C）
	35（-1584C>G, 31G>A, 1661G>C, 2850C>T, 4180G>C）
降低的功能	*9*（2613-2615delAGA）
	10（100C>T, 1661G>C, 4180G>C）, *10xN*
	17（1023C>T, 1661G>C, 2850C>T, 4180G>C）
	29（1659G>A, 1661G>C, 2850C>T, 3183G>A, 4180G>C）
	41（1661G>C, 2850C>T, 2988G>A, 4180G>C）, *41xN*
无功能	*3*（2549delA）
	4（100C>T, 1661G>C, 1846G>A, 2850C>T, 4180G>C）, *4xN*
	5（gene deletion）
	6（1707delT, 4180G>C）
	7（2935A>C）
	8（1661G>C, 1758G>T, 2850C>T, 4180G>C）
	11（883G>C, 1661G>C, 2850C>T, 4180G>C）
	15（138insT）

已经提及 *CYP2D6* 基因型与三苯氧胺疗效之间具有相关性,目前[54],专业性指南仍未列出在临床检测中应该具体筛查哪一个位点。不同的实验室检测不同的 *CYP2D6* 位点时,彼此之间的结果有时相互冲突。在检测 *CYP2D6* 基因型时,人们并不能同时检测 *CYP450s*、*UGT* 和 *SULT* 等其他一些能够影响三苯氧胺敏感性的基因[33]。

分子靶标:巯基嘌呤类药物和巯基嘌呤甲基转移酶

巯基嘌呤类药物(如咪唑硫嘌呤、巯基嘌呤、硫鸟嘌呤等)主要用于治疗儿童急性淋巴细胞性白血病,以及在自身免疫性疾病、炎症性肠炎、狼疮以及器官移植后进行抗免疫排斥治疗。巯嘌呤和咪唑硫嘌呤主要用于治疗良性的免疫性疾病;巯嘌呤也可用于恶性淋巴瘤,而硫鸟嘌呤主要用于髓系白血病。巯嘌呤类药物是一类非活化的前体药物,通过次黄嘌呤鸟嘌呤磷酸核糖转移酶(thioguanine nucleotides, TGN)代谢为活化的硫鸟嘌呤核苷酸,而后者可经巯基嘌呤甲基转移酶(thiopurine methyltransferase, TPMT)灭活[55]。这些药物属于核酸鸟嘌呤类似物,通过磷酸二酯键参与构成 RNA 和 DNA,最终抑制代谢通路诱导细胞凋亡。此外,

巯嘌呤被代谢为甲基-巯基单磷酸盐后可以抑制新嘌呤的合成和细胞增殖,增加杀伤细胞的毒性。大约有 10% 的人群具有中度的 TPMT 活性,0.3% 的人群具有低水平甚至不能被检测到的酶活性,而这可显著升高发生 TGN 毒性的风险,引起致命的骨髓抑制[56, 57]。

在 6p22.3 染色体上的 *TPMT* 已经确定了有 31 个变异位点,其中多数为错义突变,与体外 TPMT 酶活性下降相关[58]。研究最多、也是最常见的检测变异位点是 *TPMT*2、*3A*、*3B* 和 *3C*。*TPMT*3A 在 *cis* 上包括两个错义变异,即 p.Ala154Thr 和 p.Tyr240Cys。*TPMT*3A 是白种人中最常见的突变位点(约占 5%),可引起 *TPMT* 活性的降低[56]。以传统的巯基嘌呤类药物剂量治疗,如果患者有 2 个 *TPMT* 功能缺失位点则会引起严重的骨髓抑制。杂合子患者表现为中度至重度的骨髓抑制,而野生型纯合子患者则因较低的 TGN 代谢水平而具有较低的骨髓抑制风险[56, 59, 60]。综合上述原因,CPIC 诊疗指南推荐对于携带 *TPMT* 缺失功能位点的患者应减低剂量和(或)选择替代治疗方案(表 39.5）[56]。

分子技术:*TPMT*

TPMT 的基因检测样本可以来源于全血或其他组织中的 DNA,通常检测靶标是 *TPMT*2、*3A*、*3B*

表 39.5 CPIC 推荐根据 TPMT 基因型 / 表型决定硫鸟嘌呤剂量

表型（基因型）	双倍型举例	特点	推荐剂量
野生型纯合子或正常、高活性（两个功能性 *1 位点）	*1/*1	TGN 代谢产物浓度低，但经硫鸟嘌呤治疗后 TGN 较硫嘌呤或咪唑硫嘌呤治疗后高 5~10 倍	正常起始剂量开始，后期调整硫鸟嘌呤剂量或其他骨髓抑制治疗药物剂量。在调整剂量 2 周后达到稳定状态
杂合子或中等活性（一个功能性位点，即 *1 加上一个非功能性位点）	*1/*2, *1/*3A, *1/*3B, *1/*3C, *1/*4	TGN 代谢产物浓度中等到高浓度，但经硫鸟嘌呤治疗后 TGN 较硫嘌呤或咪唑硫嘌呤治疗后高 5~10 倍	起始剂量较常规起始剂量减少 30%~50%，根据骨髓抑制程度和其他特殊疾病治疗指南调整硫鸟嘌呤剂量。2~4 周后达到稳定剂量。由于骨髓抑制和其他治疗，硫鸟嘌呤剂量减低应先于其他治疗
纯合子或混合杂合子变异体，突变的、低活性或活性缺失（两个非功能位点）	*3A/*3A, *2/*3A, *3C/*3A, *3C/*4, *3C/*2, *3A/*4	TGN 代谢产物浓度非常高；治疗剂量不降低会产生致死性毒性作用	起始剂量降至 1/10，根据骨髓抑制程度和其他特殊疾病治疗指南调整硫鸟嘌呤剂量。4~6 周后达到稳定剂量。由于骨髓抑制和其他治疗，硫鸟嘌呤剂量减低应先于其他治疗。对于良性疾病，可以使用非巯基嘌呤类免疫抑制剂

源自于 Relling MV, Gardner EE, Sandborn WJ, et al. Clinical Pharmacogenetics Implementation Consortium guidelines for thiopurine methyltransferase genotype andthiopurine dosing. Clin Pharmacol Ther2011; 89; 387-91. Note that this CPIC guideline also has TPMT-directed guidelines for mercaptopurine and azathioprine.

和 *3C 位点[61, 62]。以 PCR 为基础的检测主要筛查三种常见的变异体，可以检测到白种人、非裔美国人和亚洲人群中 80%~95% 低或中等的酶活性[63]。目前可以在 "the voluntary National Institutes of Health Genetic Testing Registry" 上查找到所有提供 TPMT 基因检测的检验实验室信息（网址 http://www.ncbi.nlm.nih.gov/gtr/）[9]。

临床应用：TPMT

目前已有的数据提示，具有功能减低的或无功能 TPMT 位点的患者发生骨髓抑制毒性反应的概率高，需要减小治疗剂量[56]。尽管目前缺乏前瞻性的随机研究直接评估 TPMT 基因分型的临床实用性，但 CPIC 指南根据现有的数据建议当使用基因分型确定患者为 TPMT 变异体携带者时，需减少治疗剂量[56]。已有关于 TPMT 分型对于巯基嘌呤治疗剂量调整的成本 - 效益分析的相关报道。然而，不同的研究间的结果有时相互矛盾[64-66]。

检测的限制：TPMT

目前对于 TPMT 基因分型并不能检测出所有的位点，因此阴性结果并不能完全排除患者未携带 TPMT 突变位点。全基因组测序可以检测出所有的 TPMT 变异位点，目前人们还不能确定一些罕见变异或新发现变异的临床意义。此外，其他一些基因如 ITPA[1, 10] 也可以影响巯嘌呤类药物的应答反应，而这些基因在行 TPMT 基因型分析时并不能被检测出。目前已有替代 TPMT 基因型分型的检测方法，包括直接的 TPMT 酶活性检测和（或）TPMT 代谢水平检测。

在实施肿瘤个体化治疗时需要考虑的其他问题

遗传药理学不仅为某些肿瘤的治疗提供直接的依据，同时，在对肿瘤患者的支持治疗上也发挥着重要的作用。这些肿瘤患者常需要接受辅助治疗以缓解疼痛、感染、心理痛苦（如抗抑郁药物），并且其中的一些症状同遗传药理基因变异相关。

可待因和 *CYP2D6*

可待因是一种阿片类镇痛药,用于缓解轻度和中重度疼痛。可待因止痛的特性源于其可转化为吗啡,而吗啡代谢最主要是由多态性 *CYP2D6* 酶调节(他莫昔芬和 *CYP2D6*)[67]。*CYP2D6* 代谢差者不能有效地将可待因转化为吗啡,因此将不能有效缓解疼痛[68]。相反,*CYP2D6* 代谢太快者则因代谢迅速而不能产生足够的发挥效应的吗啡[69]。这些研究结果已被 CPIC[70] 等一些专业团体所接受,并且推荐对于 *CYP2D6* 超速代谢者或代谢差者使用其他镇痛药来替代吗啡。

抗抑郁药和 *CYP2D6*

CYP2D6 基因检测对于个体化治疗的另一个重要应用是指导三环抗抑郁药的使用,而这也推动 CPIC 最近建立了一个新的指南[71]。例如,*CYP2D6* 弱代谢者使用阿米替林和去甲替林治疗会影响药物的代谢,增加副作用的发生率;而超速代谢者则由于药物清除过快而降低药物的作用。同样的,一些研究结果表明 *CYP2D6* 也会影响 SSRI(选择性 5-羟色胺再摄取抑制剂)的治疗应答反应,且 CPIC 指南对于 *CYP2D6* 在 SSRI 治疗中的应用价值正在不断更新(http://www.pharmgkb.org/page/cpic)。

（李佳婕　夏雪峰　译,唐玉林　校）

参考文献

[1] Thorn CF, Marsh S, Carrillo MW, McLeod HL, Klein TE, Altman RB. PharmGKB summary: fluoropyrimidine pathways. Pharmacogenet Genomics 2011;21:237−42.

[2] Amstutz U, Farese S, Aebi S, Largiader CR. Dihydropyrimidine dehydrogenase gene variation and severe 5-fluorouracil toxicity: a haplotype assessment. Pharmacogenomics 2009;10:931−44.

[3] van Kuilenburg AB, Meinsma R, Zonnenberg BA, et al. Dihydropyrimidinase deficiency and severe 5-fluorouracil toxicity. Clin Cancer Res 2003;9:4363−7.

[4] Van Kuilenburg AB, Vreken P, Abeling NG, et al. Genotype and phenotype in patients with dihydropyrimidine dehydrogenase deficiency. Hum Genet 1999;104:1−9.

[5] Caudle KE, Thorn CF, Klein TE, et al. Clinical Pharmacogenetics Implementation Consortium guidelines for dihydropyrimidine dehydrogenase genotype and fluoropyrimidine dosing. Clin Pharmacol Ther 2013;94:640−5.

[6] Morel A, Boisdron-Celle M, Fey L, et al. Clinical relevance of different dihydropyrimidine dehydrogenase gene single nucleotide polymorphisms on 5-fluorouracil tolerance. Mol Cancer Ther 2006;5:2895−904.

[7] Saif MW, Ezzeldin H, Vance K, Sellers S, Diasio RB. DPYD*2A mutation: the most common mutation associated with DPD deficiency. Cancer Chemother Pharmacol 2007;60:503−7.

[8] McLeod HL, Collie-Duguid ES, Vreken P, et al. Nomenclature for human DPYD alleles. Pharmacogenetics 1998;8:455−9.

[9] Rubinstein WS, Maglott DR, Lee JM, et al. The NIH genetic testing registry: a new, centralized database of genetic tests to enable access to comprehensive information and improve transparency. Nucleic Acids Res 2013;41:D925−35.

[10] Schwab M, Zanger UM, Marx C, et al. Role of genetic and non-genetic factors for fluorouracil treatment-related severe toxicity: a prospective clinical trial by the German 5-FU Toxicity Study Group. J Clin Oncol 2008;26:2131−8.

[11] Terrazzino S, Cargnin S, Del Re M, Danesi R, Canonico PL, Genazzani AA. DPYD IVS14 + 1G > A and 2846A > T genotyping for the prediction of severe fluoropyrimidine-related toxicity: a meta-analysis. Pharmacogenomics 2013;14:1255−72.

[12] Schmidt C, Hofmann U, Kohlmuller D, et al. Comprehensive analysis of pyrimidine metabolism in 450 children with unspecific neurological symptoms using high-pressure liquid chromatography-electrospray ionization tandem mass spectrometry. J Inherit Metab Dis 2005;28:1109−22.

[13] van Gennip AH, Abeling NG, Vreken P, van Kuilenburg AB. Inborn errors of pyrimidine degradation: clinical, biochemical and molecular aspects. J Inherit Metab Dis 1997;20:203−13.

[14] van Staveren MC, Guchelaar HJ, van Kuilenburg AB, Gelderblom H, Maring JG. Evaluation of predictive tests for screening for dihydropyrimidine dehydrogenase deficiency. Pharmacogenomics J 2013;13:389−95.

[15] Whirl-Carrillo M, McDonagh EM, Hebert JM, et al. Pharmacogenomics knowledge for personalized medicine. Clin Pharmacol Ther 2012;92:414−17.

[16] Marsh S, Hoskins JM. Irinotecan pharmacogenomics. Pharmacogenomics 2010;11:1003−10.

[17] Perera MA, Innocenti F, Ratain MJ. Pharmacogenetic testing for uridine diphosphate glucuronosyltransferase 1A1 polymorphisms: are we there yet? Pharmacotherapy 2008;28:755−68.

[18] Zhang D, Zhang D, Cui D, et al. Characterization of the UDP glucuronosyltransferase activity of human liver microsomes genotyped for the UGT1A1*28 polymorphism. Drug Metab Dispos 2007;35:2270−80.

[19] Strassburg CP. Pharmacogenetics of Gilbert's syndrome. Pharmacogenomics 2008;9:703−15.

[20] Evaluation of Genomic Applications in Practice and Prevention Working Group. Recommendations from the EGAPP Working Group: can UGT1A1 genotyping reduce morbidity and mortality in patients with metastatic colorectal cancer treated with irinotecan? Genet Med 2009;11:15−20.

[21] Swen JJ, Nijenhuis M, de Boer A, et al. Pharmacogenetics: from bench to byte—an update of guidelines. Clin Pharmacol Ther 2011;89:662−73.

[22] Gold HT, Hall MJ, Blinder V, Schackman BR. Cost effectiveness of pharmacogenetic testing for uridine diphosphate glucuronosyltransferase 1A1 before irinotecan administration for metastatic colorectal cancer. Cancer 2009;115:3858−67.

[23] Pichereau S, Le Louarn A, Lecomte T, Blasco H, Le Guellec C, Bourgoin H. Cost-effectiveness of UGT1A1*28 genotyping in preventing severe neutropenia following FOLFIRI therapy in colorectal cancer. J Pharm Sci 2010;13:615−25.

[24] van der Bol JM, Mathijssen RH, Creemers GJ, et al. A CYP3A4 phenotype-based dosing algorithm for individualized treatment of irinotecan. Clin Cancer Res 2010;16:736−42.

[25] Sundy JS, Baraf HS, Yood RA, et al. Efficacy and tolerability of pegloticase for the treatment of chronic gout in patients refractory to conventional treatment: two randomized controlled trials. JAMA 2011;306:711−20.

[26] McDonagh EM, Thorn CF, Bautista JM, Youngster I, Altman RB, Klein TE. PharmGKB summary: very important pharmacogene information for G6PD. Pharmacogenet Genomics 2012;22:219−28.

[27] Frank JE. Diagnosis and management of G6PD deficiency. Am Fam Physician 2005;72:1277−82.

[28] Nkhoma ET, Poole C, Vannappagari V, Hall SA, Beutler E. The global prevalence of glucose-6-phosphate dehydrogenase deficiency: a systematic review and meta-analysis. Blood Cells Mol Dis 2009;42:267−78.

[29] Mason PJ, Bautista JM, Gilsanz F. G6PD deficiency: the genotype-phenotype association. Blood Rev 2007;21:267−83.

[30] Relling MV, McDonagh EM, Chang T, et al. Clinical Pharmacogenetics Implementation Consortium (CPIC) guidelines for rasburicase therapy in the context of G6PD deficiency

genotype. Clin Pharmacol Ther 2014;96:169−74.

[31] Lin Z, Fontaine JM, Freer DE, Naylor EW. Alternative DNA-based newborn screening for glucose-6-phosphate dehydrogenase deficiency. Mol Genet Genomics 2005; 86:212−19.

[32] Khneisser I, Adib SM, Loiselet J, Megarbane A. Cost-benefit analysis of G6PD screening in Lebanese newborn males. Leban Med J 2007;55:129−32.

[33] Klein DJ, Thorn CF, Desta Z, Flockhart DA, Altman RB, Klein TE. PharmGKB summary: tamoxifen pathway, pharmacokinetics. Pharmacogenet Genomics 2013;23:643−7.

[34] Saladores PH, Precht JC, Schroth W, Brauch H, Schwab M. Impact of metabolizing enzymes on drug response of endocrine therapy in breast cancer. Expert Rev Mol Diagn 2013;13:349−65.

[35] Kelly CM, Juurlink DN, Gomes T, et al. Selective serotonin reuptake inhibitors and breast cancer mortality in women receiving tamoxifen: a population based cohort study. BMJ 2010;340:c693.

[36] Jordan VC. Tamoxifen: a most unlikely pioneering medicine. Nat Rev Drug Discov 2003;2:205−13.

[37] Kiyotani K, Mushiroda T, Nakamura Y, Zembutsu H. Pharmacogenomics of tamoxifen: roles of drug metabolizing enzymes and transporters. Drug Metab Pharmacokinet 2012;27:122−31.

[38] Wu X, Hawse JR, Subramaniam M, Goetz MP, Ingle JN, Spelsberg TC. The tamoxifen metabolite, endoxifen, is a potent antiestrogen that targets estrogen receptor alpha for degradation in breast cancer cells. Cancer Res 2009;69:1722−7.

[39] Goetz MP, Rae JM, Suman VJ, et al. Pharmacogenetics of tamoxifen biotransformation is associated with clinical outcomes of efficacy and hot flashes. J Clin Oncol 2005;23:9312−18.

[40] Goetz MP, Knox SK, Suman VJ, et al. The impact of cytochrome P450 2D6 metabolism in women receiving adjuvant tamoxifen. Breast Cancer Res Treat 2007;101:113−21.

[41] Schroth W, Antoniadou L, Fritz P, et al. Breast cancer treatment outcome with adjuvant tamoxifen relative to patient CYP2D6 and CYP2C19 genotypes. J Clin Oncol 2007;25:5187−93.

[42] Schroth W, Goetz MP, Hamann U, et al. Association between CYP2D6 polymorphisms and outcomes among women with early stage breast cancer treated with tamoxifen. JAMA 2009;302:1429−36.

[43] Kiyotani K, Mushiroda T, Imamura CK, et al. Significant effect of polymorphisms in CYP2D6 and ABCC2 on clinical outcomes of adjuvant tamoxifen therapy for breast cancer patients. J Clin Oncol 2010;28:1287−93.

[44] Rae JM, Drury S, Hayes DF, et al. CYP2D6 and UGT2B7 genotype and risk of recurrence in tamoxifen-treated breast cancer patients. J Natl Cancer Inst 2012;104:452−60.

[45] Regan MM, Leyland-Jones B, Bouzyk M, et al. CYP2D6 genotype and tamoxifen response in postmenopausal women with endocrine-responsive breast cancer: the breast international group 1-98 trial. J Natl Cancer Inst 2012;104:441−51.

[46] Province MA, Goetz MP, Brauch H, et al. CYP2D6 genotype and adjuvant tamoxifen: meta-analysis of heterogeneous study populations. Clin Pharmacol Ther 2014;95:216−27.

[47] Province MA, Altman RB, Klein TE. Interpreting the CYP2D6 results from the International Tamoxifen Pharmacogenetics Consortium. Clin Pharmacol Ther 2014;96:144−6.

[48] Melis R, Lyon E, McMillin GA. Determination of CYP2D6, CYP2C9 and CYP2C19 genotypes with Tag-It mutation detection assays. Expert Rev Mol Diagn 2006;6:811−20.

[49] Savino M, Seripa D, Gallo AP, et al. Effectiveness of a high-throughput genetic analysis in the identification of responders/non-responders to CYP2D6-metabolized drugs. Clin Lab 2011; 57:887−93.

[50] Owen RP, Sangkuhl K, Klein TE, Altman RB. Cytochrome P450 2D6. Pharmacogenet Genomics 2009;19:559−62.

[51] Fleeman N, Martin Saborido C, Payne K, et al. The clinical effectiveness and cost-effectiveness of genotyping for CYP2D6 for the management of women with breast cancer treated with tamoxifen: a systematic review. Health Technol Assess 2011; 15:1−102.

[52] Woods B, Veenstra D, Hawkins N. Prioritizing pharmacogenetic research: a value of information analysis of CYP2D6 testing to guide breast cancer treatment. Value Health 2011; 14:989−1001.

[53] Ramamoorthy A, Skaar TC. Gene copy number variations: it is important to determine which allele is affected. Pharmacogenomics 2011;12:299−301.

[54] Lyon E, Gastier Foster J, Palomaki GE, et al. Laboratory testing of CYP2D6 alleles in relation to tamoxifen therapy. Genet Med 2012;14:990−1000.

[55] Evans WE. Pharmacogenetics of thiopurine S-methyltransferase and thiopurine therapy. Ther Drug Monit 2004;26:186−91.

[56] Relling MV, Gardner EE, Sandborn WJ, et al. Clinical Pharmacogenetics Implementation Consortium guidelines for thiopurine methyltransferase genotype and thiopurine dosing. Clin Pharmacol Ther 2011;89:387−91.

[57] Weinshilboum RM, Sladek SL. Mercaptopurine pharmacogenetics: monogenic inheritance of erythrocyte thiopurine methyltransferase activity. Am J Hum Genet 1980;32:651−62.

[58] Appell ML, Berg J, Duley J, et al. Nomenclature for alleles of the thiopurine methyltransferase gene. Pharmacogenet Genomics 2013;23:242−8.

[59] Black AJ, McLeod HL, Capell HA, et al. Thiopurine methyltransferase genotype predicts therapy-limiting severe toxicity from azathioprine. Ann Intern Med 1998;129:716−18.

[60] Relling MV, Hancock ML, Rivera GK, et al. Mercaptopurine therapy intolerance and heterozygosity at the thiopurine S-methyltransferase gene locus. J Natl Cancer Inst 1999;91:2001−8.

[61] Yates CR, Krynetski EY, Loennechen T, et al. Molecular diagnosis of thiopurine S-methyltransferase deficiency: genetic basis for azathioprine and mercaptopurine intolerance. Ann Intern Med 1997;126:608−14.

[62] Evans WE, Hon YY, Bomgaars L, et al. Preponderance of thiopurine S-methyltransferase deficiency and heterozygosity among patients intolerant to mercaptopurine or azathioprine. J Clin Oncol 2001;19:2293−301.

[63] Zhou S. Clinical pharmacogenomics of thiopurine S-methyltransferase. Curr Clin Pharmacol 2006;1:119−28.

[64] Compagni A, Bartoli S, Buehrlen B, Fattore G, Ibarreta D, de Mesa EG. Avoiding adverse drug reactions by pharmacogenetic testing: a systematic review of the economic evidence in the case of TPMT and AZA-induced side effects. Int J Technol Assess Health Care 2008;24:294−302.

[65] Donnan JR, Ungar WJ, Mathews M, Hancock-Howard RL, Rahman P. A cost effectiveness analysis of thiopurine methyltransferase testing for guiding 6-mercaptopurine dosing in children with acute lymphoblastic leukemia. Pediatric Blood Cancer 2011;57:231−9.

[66] Thompson AJ, Newman WG, Elliott RA, Roberts SA, Tricker K, Payne K. The cost-effectiveness of a pharmacogenetic test: a trial-based evaluation of TPMT genotyping for azathioprine. Value Health 2014;17:22−33.

[67] Thorn CF, Klein TE, Altman RB. Codeine and morphine pathway. Pharmacogenet Genomics 2009;19:556−8.

[68] Desmeules J, Gascon MP, Dayer P, Magistris M. Impact of environmental and genetic factors on codeine analgesia. Eur J Clin Pharmacol 1991;41:23−6.

[69] Gasche Y, Daali Y, Fathi M, et al. Codeine intoxication associated with ultrarapid CYP2D6 metabolism. N Engl J Med 2004;351:2827−31.

[70] Crews KR, Gaedigk A, Dunnenberger HM, et al. Clinical Pharmacogenetics Implementation Consortium guidelines for cytochrome P450 2D6 genotype and codeine therapy: 2014 update. Clin Pharmacol Ther 2014;95:376−82.

[71] Hicks JK, Swen JJ, Thorn CF, et al. Clinical Pharmacogenetics Implementation Consortium guideline for CYP2D6 and CYP2C19 genotypes and dosing of tricyclic antidepressants. Clin Pharmacol Ther 2013;93:402−8.

第 七 部 分

分子检测的未来

40

质谱成像在临床病理学中的应用

J.L. Norris, D.B. Gutierrez 和 R.M. Caprioli

Mass Spectrometry Research Center, and Department of Biochemistry, Vanderbilt University School of Medicine, Nashville, TN, United States

前言

病理学中,通过细胞和组织的检查来诊断疾病,很大程度上依赖于宏观、微观、免疫学和生化分析。这一学科已标准化多年,目前病理诊断常用技术包括诸如免疫组化(immunohistochemistry,IHC)、原位杂交、流式细胞术、遗传学、电子显微学和细胞病理学等现代技术。通过这些实验和技术所获得的信息使得病理学家能够以相对一致的方式来观察和研究患者的标本,并最终提供有意义的诊断决策。然而,随着从基因组学、蛋白质组学和代谢组学的研究中收集到更新、更详细的、与疾病有关的分子信息,人们显然迫切需要新的技术去得到每一位病人的重要分子信息,从而影响临床治疗效果。这些新技术最终将使患者得到更好的诊断效果、预后评估和远期疗效。

不断发现和加深对疾病分子基础的了解,将为医疗保健的实行和保障带来革命性的变革。分子诊断无疑会成为病理学家对疾病进行初步诊断的核心技术。即使在相对简单的疾病中,单一的疾病相关标记物通常被认为是不可靠的或不足以描述现在已知的越来越复杂的相关的分子表型。越来越多的人逐渐认识到目前需要用低成本、高效益和高通量的方式迅速准确地评估多种疾病生物标志物。这是一种在临床实验室中利用现有的解剖病理学技术尚未实现的能力。

质谱(mass spectrometry,MS)技术因其具有分子特异性高、分析时间快、成本效益高等优势,在临床实验室中不断发展,正在成为病理科的核心技术。

液相色谱质谱联用法(liquid chromatography tandem mass spectrometry,LC-MS/MS)是目前大型临床实验室所采用的一种标准分析技术,用于分析体液(如血清、血浆和尿)、维生素、内分泌功能的生物标志物、治疗性药物和被滥用的药物以及毒物等[1-3]。这些实验室每天都在进行成千上万次的类似实验。虽然质谱技术对于分析溶液中的物质具备很好的优势,但它实际上在临床解剖病理学中的应用却十分有限,主要原因是人们尚未建立分子检测结果与组织形态学改变之间的相关性。

先进的激光成像质谱(laser-based imaging,IMS)技术的开发正是被用于组织的快速分析,经IMS获得的分子特异性足以转化用于解剖病理实验室的日常诊断。成像质谱的一个主要优点在于它将质谱的分子特异性和灵敏度与各种形式的显微镜下获得的组织切片图像固有的空间信息进行独特结合。它是阐明组织分子表型的强有力的工具。此外,它不需要用间接的标记物,如用特异性抗体来检测某个感兴趣的蛋白质,而是从组织切片的原生状态检测该目标分子。除此之外,质谱仪可以扫描标本中所有物质,便于对其中不同物质进行多重分析,这其中就包括被确认的、与疾病相关的标记物。总之,质谱成像的特有优势与当前和未来解剖病理学的需求高度契合,能够为患者的诊断、预后和治疗方式的评估提供分子平台。

在基础科学实验室中以成像为目的使用质谱的早期工作可以追溯到数十年前[4,5]。自那时以来,许多不同的质谱技术,特别是电离方法,已被用于成像实验[6]。成像离子源的共同特点是能够直接使用光子、原子、中性分子的高能光束照射样品,或使用带有足够的能量的细小溶剂滴来打碎样品。这些被打碎的样品经电离后被置入质谱仪中进行分析。近年来，人们已发表了许多综述从历史和技术两个角度详细描述这些技术；还有一些综述详细讨论每种质谱技术的相对优势[7-14]。

本章将重点放在用于成像组织标本[4]的基质辅助激光解吸／电离（matrix-assisted laser desorption/ ionization, MALDI）成像质谱，并将探讨其在解剖病理学中目前和潜在的用途。为简单起见，在后文里，MALDI IMS 将被称为 IMS。该平台从应用于生物检材特别是组织切片分析的角度来看，已经成为 IMS 技术中应用最广泛的一种。IMS 可以适用于蛋白质[15]、肽[16]、脂类[17-23]、代谢物[24,25]、药物[26-32]、与生物学相关的金属[33-36]等范围广泛不同种类的生物分子。由于所使用的激光器频率高达 10kHz，再加上飞行时间分析器等高速分析仪，现代 IMS 仪器速度非常快。这些仪器具有高灵敏度、较高的质量分辨率以及高分子量（兆瓦）能力。所使用的激光器通常是波长约为 350nm 的紫外线激光器。在大多数商用仪器中，激光光斑的大小可以聚焦到 20~30μm，最终使该设备所提供的图像的空间分辨率达到这个水平[9]。据报道，一些在特殊研究实验室中改装或建造的质谱仪器能够提供 1~10μm 激光光斑尺寸[37-43]。

质谱成像

IMS 技术通过成像和分析技术或者组织学定向采集技术提供组织标本上特定区域的空间信息。这两种采集模式截然不同但却又有相互关联（图 40.1）。所使用的特定采集模式主要取决于实验的总体目标，但也取决于手头的具体质谱仪器和配件的性能。成像采集是通过对来自一个均匀的基质涂层上或一个在组织表面有序排列的斑点阵列的物质进行消融和分析来完成的，每个点代表在最终图像产生的一个像素。每个像素都会对应一个包含数以千计的 m/z 值及其各自强度的频谱数值。人们就可以通过在整个阵列上绘制每个所测质谱峰的强度来绘制特定的分子图像。每一个组织光栅都可以产生数以百计的分子图像。另一方面，质谱可以通过分析或组织学定向分析／采集技术在研究者从显微镜等其他成像方式确定的组织标本上的特定点或区域获得相似的分子信息。这样，特定的分子信息就会在空间上与组织学的图像信息有机整合。通常，完整的成像和分析经常一起使用。例如，一些有代表性的样本可以在高空间分辨率下完全成像，以补充和验证一个更大的分析实验，这个实验可以在数以百计的患者标本上进行。

对组织切片进行充分成像与组织学定向分析的样本制备方案相似，并可应用于冷冻切片以及福尔马林固定的石蜡包埋（formalin-fixed paraffin-embedded, FFPE）切片。我们首先将新鲜冷冻的组织样品在低温恒温器上切割成 5~20μm 的厚度。对于蛋白质分析，洗涤组织以去除脂质和盐（因其干扰基质结晶，并且可能抑制电离），在维持组织结构的同时使蛋白

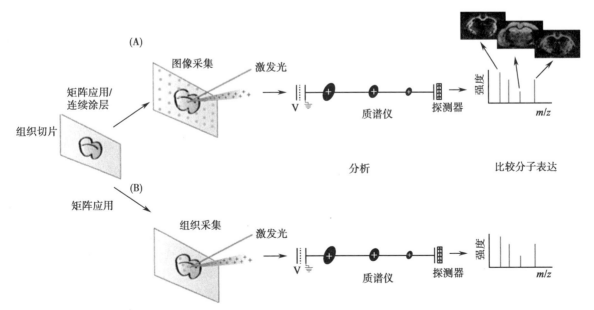

图 40.1 MALDI IMS 的样品制备和数据采集工作流程。（A）在典型的 IMS 工作流程中，基质通过喷涂或者点样来沉积，并且在整个组织切片上采集数据；（B）在组织学指导的工作流程中，由一位训练有素的病理学家将基质应用于特定的感兴趣区域。

质脱水固定。这通常是梯度乙醇（一般为 70%，90%，95%，每次 30 秒）[44-46]或其他溶剂[47]在连续洗涤的过程中实现的。我们通常使用连续切片，其中一张用苏木精和伊红（hematoxylin and eosin, H&E）染色，并以此指导其他切片上的基质沉积（例如以组织学导向的方式），或用于记录一个与它的组织学对应的完整的 MS 图像。对于 FFPE 组织切片的分析，除了在最后一步人们需要应用酶[48]的均匀喷雾涂层或通过组织上的单个斑点[49,50]进行胰蛋白酶消化之外，整个过程大致相同。此消化步骤目的在于要从福尔马林诱导的蛋白质交联中释放肽，然后通过 MS 对这些从样品释放的胰蛋白酶肽进行分析和鉴定。

为了使 MALDI 过程在整个切片上能高效且可重复地进行，我们在放置基质的时候必须谨慎小心，确保其在正确的位置被铺放均匀。常用的 MALDI 基质一般被放入组织溶液中使用。人们会从分析物提取、最小分析物迁移和有效基质晶体形成等方面优化实验方案。芥子酸是主要用于蛋白质分析的基质；而 α- 氰基 -4- 羟基肉桂酸通常用于分析肽；而 2，5- 二羟基苯甲酸用于分析脂质和小分子。除了这些常用的基质外，还有许多其他已被报道的基质，每种对于特定的分析都有各自的优点[45,51]。基质通常自动用于单个点或均匀喷射。用移液管手工添加 0.25~1μl 的基质溶液也可以产生令人满意的 MS 信号，并且经常被用作数据采集前测试和验证仪器性能的一个快速检查。

性能分析实验需要的斑点往往小而精确，这可以通过使用自动化机器人点样机来完成[52]。目前市场上已经有几款设备可以把微小到皮升（pl）体积的液体滴在组织的特定位置。这些组织上形成的 100~200μm 的基质斑点可通过多通道的方法完成足够量的分析物提取和晶体形成。单点的放置可以最大限度地减少分析物迁移到基质斑点直径，但这些点通常体积比较大并覆盖许多细胞。

对于成像而言，在组织切片上最好能获得均质的基质涂层。通过使用机器人喷雾装置、电喷雾、喷枪或玻璃试剂喷雾器在组织切片上喷洒基质溶液来实现。这种喷雾在干燥后形成薄薄的小晶体层。目前有几种商业仪器用于此目的。为了获得最佳的实验结果，实验人员可以手动或自动的方式使组织被充分湿润，以便有效提取分析物和使小晶体均匀地沉积在组织表面。基质通常需要多次喷雾和干燥循环以使得晶体层缓慢堆积在组织上，以获得最佳的效果[45]。在这种模式下，激光束在目标上形成的直径是限制最大可实现空间分辨率的主要因素。目前市售仪器默认的相关设置直径为 20~80μm。

分析和成像同样需要数据采集。大多数质谱仪制造商提供软件，以方便实验设计和图像采集。在软件控制下，精密步进电机将样品台移动到激光焦点位置，在此受到多个激光束的照射。人们通常使用紫外激光（335nm 处的 N2 或 355nm 处的 Nd：YAG），并且能够以高达 10kHz 的重复频率进行发射。通常，每个给定的检测位置受到 50~400 次激光照射，求和后平均光谱。虽然也可以使用商用混合四极 TOF 和傅里叶变换离子回旋共振（Fourier transform ion cyclotron resonance, FTICR）仪器来分析蛋白质，但组织蛋白分析通常在 TOF 或 TOF/TOF 仪器上进行。在这些实验中，质谱范围 2 000~50 000Da。人们也已经从组织中检测了 200kDa 以上的高分子量蛋白质[53]，尽管这些分析不是常规项目，但在检测时还是需要优化仪器参数，通常需要额外的数据采集时间。对于最先进的 TOF 仪器来说，蛋白质的检测质量精度约为 10ppm。

采集之后，人们往往通过基线相减、降噪和标准化（例如，总离子电流）来处理所获得的数据。为了描述感兴趣的特征，我们输出检测到的符合某些阈值标准（例如，最小 S/N 和一定百分比的采样谱中的流行率）的峰面积用于生物统计分析。为此，一些 MS 供应商和第三方的打包软件也随时可用。例如，ClinPro Tools（Bruker Daltonics）可直接从生成的光谱进行统计分析（例如，平均值、标准偏差和 t 检验）和分类（例如，通过分层聚类、遗传算法和支持向量机）。图像处理可以在仪器附带的相关软件上执行，或导出到免费的第三方软件，如生物地图[54]。

质谱检测的信号或峰值可以通过以下几种方法来识别。对于分子量在 4~5kDa 之间的低分子量化合物，可以在同一组织切片上使用基于 MS/MS 的 IMS 完成直接鉴定。对于更高分子量的蛋白质（大于 5kDa），通常使用更常规的生物化学技术来分离和鉴定，其可对应于基于组织学的蛋白质谱分析研究产生的特定 m/z 信号。在一种方法中，我们将组织样品悬浮于含有蛋白酶抑制剂的裂解缓冲液中，均化后用高效液相色谱（HPLC）分离[55]。通过 MALDI MS 分析单个片段，并使用一维 SDS-PAGE[56]进一步分离含有令人感兴趣的蛋白质成分。染色后，我们从凝胶中切取处于特定分子量区域的、含有 MALDI 谱中观察到的 m-/z 信号的条带，并进行还原和烷基化处理；加入胰蛋白酶消化样品；然后从凝胶中提取肽，并用 LC-MS/MS 分析。最终使用商业软件针对蛋白质数据库搜索来自 LC-MS/MS 分析的串联质谱结果。这些结果大约会有 5% 的错误发现率，故每个蛋白质需要两个或多个肽识别，以获得在鉴定中最低可接受的可信度。最近，人们发明了一种方法可通过微萃取直接从组织切片中取样，进行"自上向下（top-down）"的蛋白质识别。这个方法能从 1μl 含有分子量在 5~20kDa[57] 范围内的蛋白质的萃取液中提取 50~100 个蛋白质。另一种最近发表的方法中，研究人员通过筛选在 IMS 实验中所观察到的离子，借助含有胰蛋白酶的水凝胶，直接从 1~4mm 微小的组织中消化和提取蛋白质[58,59]。这种组织内水凝胶介导的消化过程在完成后进行了成像观察，人们发现用该方法鉴定出来的蛋白质数量与利用传统溶液内消化的方法所鉴定出来的蛋白质数量相似。这种技术能够直接从组织中鉴定出高分子量的蛋白质（100~500kDa），并提供其空间定位的信息。

解剖病理学的应用

组织学定向分子分析是将 IMS 应用于临床上重要的解剖病理学研究的常用方法。在分析过程中，熟练的病理学家先在显微镜下观察薄组织切片，经适当染色和固定，直观地识别细胞形态的变化，并找出病变区域。目前，疾病亚型的表征通常依赖于诸如免疫组化技术。免疫组化使用特异性标记的抗体在细胞和亚细胞水平上识别蛋白质生物标志物。然而，免疫组化需要一种针对单一抗原的合适抗体，以便有效地利用。由于 IMS 直接测量疾病标志物并能准确区分修饰蛋白和蛋白亚型[60]，因此它正在成为识别疾病分子的主要技术。病理学家认为，IMS 能够被用于观察由 6~7 个细胞组成的小细胞团，有些研究设备甚至能够分析单个细胞。为此，研究人员往往需要直径约 50μm 的基质斑来研究小细胞团，并需要直径 10~20μm 的基质斑来研究单个细胞。基于预知假定的生物标志物或特定的疾病特征，通过组织学引导，研究人员可以专门选择感兴趣的细胞进行观察研究。IMS 正是通过这个方法减少不相关细胞的干扰，从而提高了灵敏度和特异性[61]。这问题仍然是当前商业 MALDI 成像 / 分析平台所面临的挑战，但在不久的将来有望在下一代仪器中得到解决。迄今为止，IMS 仍然是推动对重大临床问题的理解和治疗的强大工具。这篇综述将总结 IMS 在糖尿病和癌症中的应用。

糖尿病

提高我们对糖尿病的认识是至关重要的，这会改善我们的治疗过程和结果。糖尿病是一种慢性疾病，最终导致许多并发症，如肾病、视网膜病、动脉粥样硬化等。在这些并发症中，糖尿病肾病（diabetic nephropathy，DN）是一种严重的并发症，可发展为更严重的肾脏疾病，影响约 1/3 的糖尿病患者。

最近，Grove 等使用 IMS 在 2 型 DN 的动物模型 eNOS⁻/⁻ C57BLKS db/db 小鼠的肾小球和肾小管中检测了脂质分布[19]。他们使用 m/z 范围为 400~1 500 的负离子模式，以 10μm 空间分辨率利用组织学引导的方式对小鼠肾切片进行成像。在对照组和糖尿病小鼠肾脏中，其脂质分布差异有四类：神经节苷脂，磺基糖鞘脂，溶血磷脂和磷脂酰乙醇胺（phosphatidylethanolamines，PE）。在第一类脂质中，两种物质具有明显差异：N- 乙酰神经氨酸（NeuAc）- 单糖二己糖神经节苷脂（GM3）和 N- 羟乙酰神经氨酸（NeuGc）-GM3，即 NueAc-GM3 的羟基化形式。这两种脂质都是肾小球特异性的。在糖尿病小鼠、对照组、用吡哆胺（一种已表明可以减缓早期糖尿病进展的药物）治疗的糖尿病小鼠中，NeuAc-GM3 显示了类似的水平。然而，与对照小鼠和用吡哆胺处理的小鼠相比，糖尿病小鼠中的 NueGc-GM3 显著升高（图 40.2）。研究人员在肾小球中也观察到溶血磷脂，特别是溶血磷脂酰胆碱和溶血磷脂酸在疾病发展过程中均有特异性表达。与对照组和吡哆胺处理的小鼠相比，这些脂质在糖尿病小鼠中更丰富。他们还分析了几种定位于肾小管的磺基糖脂，包括磺基半乳糖神经酰胺（SM4s）、磺基乳糖神经酰胺（SM3）、神经三已糖基神经酰胺（SM2a）和神经节四酰基鞘氨醇 - 双硫酸盐（SB1a）。与对照组小鼠和吡多胺治疗的糖尿病小鼠相比，糖尿病小鼠中的 SB1a 表达增加。SM3 和 SM4 在三组中没有表现出明显的差异。然而，在组织学上，这些磺基糖脂散在分布于小管。

他们还从这些小鼠肾脏切片中检测出糖尿病患者特有的 PE 类型。未修饰的 PE 种类在各治疗小组之间没有差异。然而，在糖尿病小鼠肾脏中能观察到葡萄糖修饰的 PE 物质，但在非糖尿病组的肾脏中未观察到。

在这项研究中，IMS 技术使得人们能够更完整

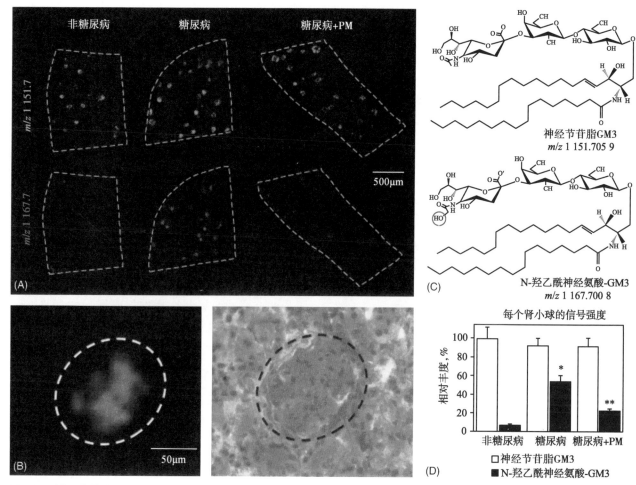

图 40.2　神经节苷脂 NeuAc-GM3 和 NeuGc-GM3 在糖尿病肾小球中表现出明显的变化。（A）来自非糖尿病对照小鼠，糖尿病小鼠和用吡哆胺处理的糖尿病小鼠的肾中的 *m/z* 1 151.7（NeuGc-GM3）和 m/z 1 167.7（NeuGc-GM3）MALDI TOF IMS 图像。MALDI IMS 在 10μm 空间分辨率下进行，并与同一切片的 PAS 染色进行比较，以确认肾小球的定位；（B）*m/z* 1 167.7 处信号的 IMS 和相应的 PAS 染色，显示 NeuGc-GM3 对肾小球的特异性定位；（C）使用 FTICR MS 鉴定对应于在 *m/z* 1 151.7 和 *m/z* 1 167.7 处的信号的神经节苷脂的结构；条形图（D）代表每组分析 200 个肾小球的三个生物学重复的平均值 ± SEM。在 Image J 中测定每个肾小球的平均信号，并将数据标准化为非糖尿病 NeuAc-GM3。*P<0.05，糖尿病组与非糖尿病组；**P<0.05，糖尿病与糖尿病加 PM 组；PAS，高碘酸 - 希夫（染色反应）。来源：*Reprinted with permission from Grove KJ, Voziyan PA, Spraggins JM, et al. Diabetic nephropathy induces alterations in the glomerular and tubule lipid profiles. J Lipid Res 2014；55：1375-85.*

地了解糖尿病发生过程中的分子变化，并显示了这些分子事件在组织中发生的具体位置，为阐明糖尿病发病机制提供了独特的见解。IMS 是一种功能强大的工具，可以在特定的结构和细胞区域大规模（即每个实验有数千个分子）描述 DN 和其他糖尿病并发症的分子特征，从而减少混杂和非特异性信号的干扰。这项技术有望帮助人们揭示导致疾病进展的关键分子变化，并确定成功治疗的重要靶点。

癌症

　　IMS 已经被应用于不同的癌症研究，涵盖了广泛的癌症组织类型和疾病阶段。IMS 在癌症领域最早被用于人类胶质母细胞瘤的研究[62]。这项工作揭示了 IMS 能够识别疾病状态和表征，预测临床预后，并促进人们对癌症特定过程的理解[63]。此后，IMS 已被用于研究：①人表皮生长因子受体 2 在肿瘤组织中的地位[64,65]；②膀胱癌[66]；③转移性癌症原发灶的鉴定；④肾母细胞肿瘤[67,68]；⑤胰腺癌[69]；⑥肺癌[70]以及其他[63]。在这里，我们通过总结最近 IMS 研究的成果，借此描述这项技术在分子水平上如何推动人们对疾病的理解。

皮肤癌

　　根据美国癌症学会的数据，在美国，皮肤癌的诊断比其他任何癌症都多[71]。皮肤癌包括两类：①经常诊断和治愈的非黑色素瘤皮肤癌；②占诊断比例不到

2% 的黑色素瘤,但死亡的比例非常高。2015 年人们报道了约 73 000 例新发黑色素瘤病例[71]。在早期阶段,黑色素瘤通常可以治愈。然而,随着癌症进展至Ⅲ期,预后变化很大,5 年生存率降至 24%~70%[72]。

　　最近,研究人员通过使用组织学引导的 IMS 识别分子标记,将Ⅲ期黑色素瘤患者细分为可能复发组或存活组[72]。在训练数据集中,有几种蛋白质在癌组织中的表达水平显著高于对照组淋巴结。这些蛋白质后来被用于为Ⅲ期黑素瘤患者建立客观的分级分类系统。人们依此共开发了四种模型,每种模型都具有 89.9% 以上的识别能力和 92% 以上的交叉验证得分。其中,七种蛋白质与患者生存相关,两种与癌症复发相关。这些蛋白质的强度被用于建立了综合预测因子评分,该评分将Ⅲ期黑色素瘤患者分为预后差或有利于复发和存活(图 40.3)两种类型。本案例说明 IMS 可在各种特定组织类型中描述分子表达的能力,并为临床医生提供诊断工具,以改善患者的护理。

研究人员还采用激光消融电感耦合等离子体质谱法研究人淋巴结中的黑色素瘤[73]。该研究发现 31P 有助于我们将肿瘤与周围淋巴组织区分开来:31P 表达较高的区域指示非肿瘤区域;而 31P 表达较低的区域往往提示有肿瘤的存在。本方法的开发可能为转移性黑色素瘤石蜡切片活检技术提供了一种诊断工具和取样方法[73]。

　　组织学指导的 IMS 已被用于区分斯皮茨痣(Spitz nevi, SN)- 良性黑素细胞病变以及皮质类固醇恶性黑色素瘤(Spitzoid malignant melanomas, SMM)。它是皮肤病学领域长期以来的重大挑战[74]。虽然有公认和验证的组织病理学标准来区分 SN 和 SMM,但这些标准无法对非典型 SN 进行分类。有 26 例 SN 和 25 例 SMM 活检的样本集用于建立肿瘤组织和肿瘤周围真皮(即肿瘤微环境)的分类模型。将这些模型应用于 30 例 SN 和 33 例 SMM 的试验组,它在分析肿瘤区域时准确区分了 97% 的 SN 病例和 90% 的 SMM 病例。当评估周围真皮时,模型正确的地确定

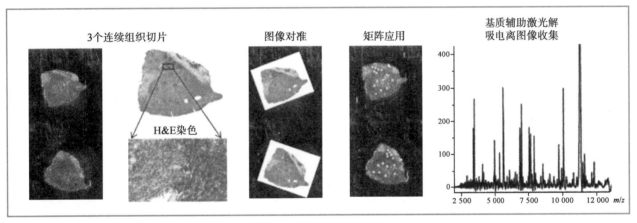

(A)组织学指导的基质应用

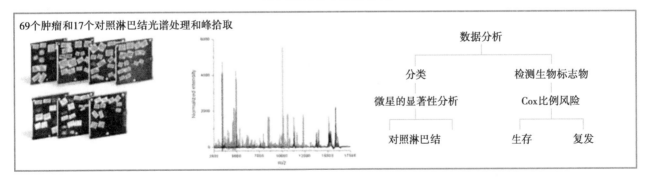

(B)光谱处理与临床应用

图 40.3　组织学指导的 IMS 对黑色素瘤的诊断。(A)组织学指导的 MALDI IMS。细胞区域由病理学家选择,以确保黑色素瘤灶具有针对性;(B)将来自这些区域的 MALDI 光谱进行平均并通过 SAM(对照淋巴结与肿瘤阳性淋巴结对比)和 CPH 进行比较以确定与存活和复发相关的蛋白质。SAM,微星的显著性分析;LN,淋巴结;CPH,Cox 比例风险。来源:*Reprinted with permission from Hardesty WM, Kelley MC, Mi D, Low RL, Caprioli RM. Protein signatures for survival and recurrence in metastatic melanoma. J Proteomics 2011; 74: 1002-14.*

了 90% 的 SMM 病例,但仅识别了 64% 的 SN 病例。究其原因,可能是由于与 SN 组织的真皮相比,SMM 组织真皮中肿瘤微环境分泌的分子(如细胞因子)含量较高[74]。

在一项案例研究中,一名孕妇手臂上被诊断为恶性黑色素瘤病灶[75]。分娩后,婴儿的躯干也出现了很明显的黑色素细胞病变,但组织学分析无法确定病变是恶性还是良性的。通过 IMS 分析,医生们将母亲的病变归类为恶性而将婴儿的病变归类为良性。此外,婴儿病变的遗传分析显示存在 Y 染色体,表明病变确实是先天性痣,而不是母亲的转移癌。由此我们认为,使用 IMS 技术对临床样品进行检测分析使患者避免了不必要的外科手术,改善了患者的治疗效果和生活质量。

肿瘤边缘。在许多情况下,癌症确诊后,手术切除是重要的治疗策略。肿瘤可切除的程度会影响患者生存或复发的机会[76,77]。很明显,目前建立的手术期间评估肿瘤切缘的方法并不能完全切除所有病例的恶性肿瘤[77,78]。长期以来,外科医生在术中往往通过肉眼观察和触摸来了解手术切缘的情况。术中光学成像方法的快速发展使肿瘤边缘越来越可视化,有助于外科医生更准确地评估肿瘤边界[77,78]。医生们希望通过不断定义和描述所谓的癌症的"分子切缘"来降低癌症复发率,进而改善其预后、降低肿瘤标志物水平。

IMS 已被用于研究肾透明细胞癌(clear-cell renal cell carcinoma, ccRCC)的肿瘤分子切缘[76]。结果显示,利用传统形态学观察认定的、处于肿瘤切缘以外的所谓正常组织经过 IMS 检测发现在分子层面也有很多不正常。二者结论相反。例如,与正常组织相比,在肾透明细胞癌中电子输运系统的蛋白质丰度较低。而通过组织学观察确定的肿瘤边界以外的"正常"组织中电子输运系统的蛋白质的丰度也较低。其表达水平类似于肾透明细胞癌中观察到的这种低表达模式。人们认为出现这种效应的可能原因是由于正常组织受到邻近癌细胞分泌的某些物质影响,或肿瘤细胞已经浸润了正常组织和(或)肿瘤细胞微环境中某些细胞并发生了一定程度的恶性转化。这些变化是不能为组织学观察所识别的[76]。这充分说明了分子分析对于外科医生正确确定癌症切缘是非常重要的。IMS 是进行此类分析的有效工具,它可以 5~10μm 的空间分辨率检测数千种在某些组织区域特异性表达的分子,并根据其分子特征来区分癌症与健康组织[76]。

前列腺癌。2015 年,前列腺癌居于男性癌症发病的第二位[71]。局限性前列腺癌的存活率几乎是 100%。然而,发生远处转移的患者存活率下降到 28%。一旦确诊为前列腺癌,由于疾病在各个阶段的异质性,确定其侵袭能力存在挑战性[79]。包括 MALDI IMS[79] 在内的多种成像方式已被开发用于改善肿瘤分类和识别前列腺癌的生物标志物[80]。下文概述了 IMS 关于发现的几个前列腺癌分期特征的研究。

在首个将 IMS 应用于人类前列腺组织的研究中,研究人员对癌性和非癌性切片进行了评估,以建立用于组织分类的蛋白质组学模式[81]。通过对 1~20kDa 蛋白质成像,他们发现许多蛋白质在癌性和非癌性区域之间表现出明显的差异;据此建立了两个区域的分类模型,交叉验证、灵敏度和特异性评分分别为 88%、85% 和 91%。这项工作没有确定差异表达的蛋白质,但初步证明了在运用经典的组织学技术不容易区分的样本时,IMS 能提供帮助[81]。研究人员还进行了一项类似的研究,他们通过免疫组化鉴定并证实了丝裂原活化蛋白激酶 / 细胞外信号调节激酶 2 片段区分癌和非癌性前列腺组织的能力[82]。

为了优化对前列腺癌与健康组织的鉴别,研究者结合了两种技术——IMS 和纹理分析[83]。纹理分析,就是用高倍显微镜扫描组织切片,然后对纹理进行评估。分析检测了健康组织和前列腺癌区域之间的 13 个鉴别特征:11 灰度游程长度矩阵特征(如,短游程和长游程增强,高灰度和低灰度游程增强,和游程长度不一致性),平均像素值和像素值的方差。IMS 支持的峰值从 2~45kDa。选择特征(即,纹理特征和峰)可以准确地将组织区域分类为非癌性或癌性。人们通过计算机对这两个数据集进行组合使两种技术组合,优化了前列腺的分类模型。三项实验之一的代表性结果表明,单独的纹理分析分别具有 87% 和 75% 的灵敏度和特异性,而 MALDI 分析则分别产生 51% 和 100% 的灵敏度和特异性。当结合起来时,与 MALDI(80%)相比,灵敏度得到了提高,与纹理分析(93%)相比,特异性得到了改善[83]。

IMS 中的计算方法

图像融合

许多 IMS 实验可借助于某些方法,如通过显微镜得到的图像以获得额外的信息。这些辅助图像至少能为组织学定向成像提供引导,或者可以用离子图像叠加,为离子分布提供解剖学定位。除此之外,研究人员通过计算组合,综合使用这些互补的数据源,有助于我们对疾病更深入地理解。最近已有文献报道了这种图像融合的方法,本文的讨论就来自于这项工作[84]。

当使用不同的方式对组织切片进行成像时,人们通常会在不同的方式中观察到一组共同特征。即使是在不同的空间分辨率下获得的图像,这些相互关联的空间模式能够在不同的模式下识别同一解剖区域。通过算法对这些模式进行分析和组合,可以获得大量新的信息。

图像融合领域就是要利用数学模型[85,86]捕捉到这些交叉相关(的信息),以便将在一个成像模式(如 IMS)下观察到的图像与在其他形式(如显微镜)下观察到的图像信息整合。这些相关性使人们所预测的 IMS 理应具备的功能成为可能:过去只有在其他图像系统中才能观察到的离子在组织特定区域的分布情况,现在在 IMS 检测中也能实现;也使我们在减少样本使用量的同时增强生物信号成为可能。所有这些应用都描述了组织学研究的一种新模式,即通过挖掘不同成像技术之间的关系形成一种

新的成像方式。这种技术组合超越了仅从源技术中提取的图像所能提供的信息[84]。

人们在建立 IMS 图像锐化的概念时受到了遥感图像和卫星成像的启发[87]。卫星成像引入了泛锐化的概念,将高分辨率泛色(灰度)图像和低分辨率彩色图像合并为一个高分辨率彩色图像。这种锐化程序提供了一种数学上可验证的方法,一方面用于估计更高空间分辨率的 IMS 数据集,同时还能提高设备的物理空间分辨率能力。然而,由于测量原理和失真的来源不同,IMS 还不能照搬卫星成像领域的算法和操作。研究人员专门针对 MS 数据开发了定制的锐化算法。它通过利用从该组织的标准 H&E 染色或专门的免疫组织化学染色中获得的信息,在同一幅离子图像中将所获得的组织图像中的空间分辨率(例如,$100\mu m$)转换成更高分辨率估计(例如,$5\mu m$)(图 40.4)[84]。

图像融合的流程可分为三大步骤。第一步是构建一个数据集,用于记录来自这两种模式的数据。其结果是显微镜位置的数据库可以获得 RGB 和 IMS 数据以及显微镜定位数据,还可以估计 IMS 变量,因为它们没有进行物理测量。第二步是建立一个交叉模态模型,从数学角度将一个模式(例如,m/z 箱或峰

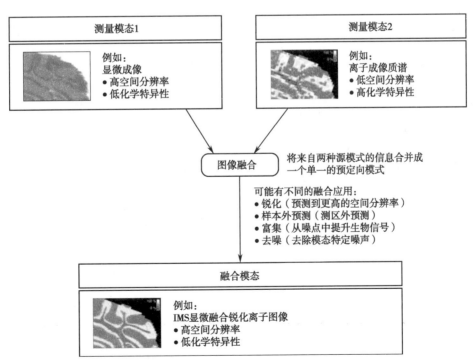

图 40.4 IMS 和显微镜图像融合的概念。图像融合结合不同传感器类型的优点从两个或更多源图像生成单个图像。以 IMS 和光学显微镜的整合为例。 IMS- 显微镜融合图像是一种预测方式,既可以提供 IMS 的化学特异性,又可以在一个整体中提供微型拷贝的空间分辨率。每个源图像测量组织样本内容的不同方面。融合图像预测组织内容,就好像所有方面都被同时观察一样。来源:*Reprinted with permission from Van de Plas R, Yang J, Spraggins J, Caprioli RM. Image fusion of mass spectrometry and microscopy: a multimodality paradigm for molecular tissue mapping. Nat Methods 2015; 12: 366-72.*

值 m/z 比值）的变量与其他模式（例如，显微学中的红色、绿色和蓝色）中的变量联系起来。一旦构建了 IMS 到显微镜实例的数据库，构建一个跨模态模型就可以用多元回归来分析了。这是一个统计学上充分记录的过程[85]。研究者大多使用一般线性模型，然后使用偏最小二乘回归。在初步实验中，这些模型的表现和能力令人印象深刻，并能够将两种模式中筛选出的差异比较大的大多数图案连接起来。建立模型后，可以将其视为预测变量，使用显微镜数值作为输入变量并生成估计值，然后用于预测各像素点的不同 m/z 比的离子强度，只有这些像素可用于显微镜测量。我们最终获得的结果是具有更高空间分辨率的离子图像的估计版本。由于受到生物学应用以及低上样因子可带来更高的可靠性的认识，我们可将目标分辨率设置在 IMS 和显微镜分辨率之间的任何水平[84]。

除了锐化融合过程之外，人们还可以提供更多

的方法来利用 IMS 数据。这些应用包括仅通过显微镜图像和多模型富集技术以及去噪 IMS 数据来增强识别分子的能力，通过这个非 IMS 测量的方法我们能够预测特定组织区域内的分子分布情况。将模式特异性测量和变量支持的跨模式测量的数据有机融合，可为我们提高设备的灵敏度提供关键信息。这一点在单一技术分析中是做不到的。

三维成像

最近，人们将通过各种 MS 技术获得的图像重建成三维（3D）分子离子图像[88-91]。在一些情况下，我们将形成的三维图像与通过磁共振成像（MRI）获得的图像进行配准，通过叠加作用来比较特定的分子信息与其解剖特征[92-94]。例子包括患有脑肿瘤的小鼠全头颅成像[94]，观察全身感染金黄色葡萄球菌小鼠的情况及利奈唑胺治疗的效果（图 40.5）[92]以及小鼠

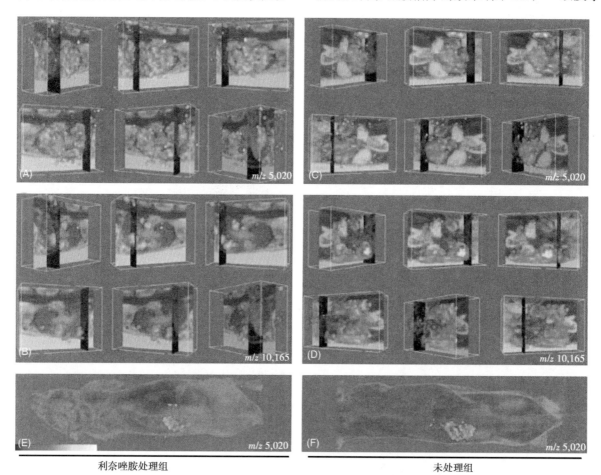

图 40.5 MALDI IMS 和 MRI 对感染炎症反应成像的三维整合。（A 和 B）利奈唑胺处理的小鼠具有覆盖（A）α-珠蛋白密度（m/z 5 020）和（B）钙粒蛋白 A 密度（m/z 10 165）体积渲染的正交掩模和 MRI 切片数据;（C 和 D）未处理小鼠具有（C）α-球蛋白密度（m/z 5 020）和（D）钙粒蛋白 A 蛋白质密度（m/z 10 165）体积渲染的正交掩模和 MRI 切片数据;（E 和 F）来自（E）利奈唑胺处理和（F）未处理小鼠的蛋白质密度（m/z 5 020）叠加在整个小鼠图像上。所有面板中的数据以 0（暗红色）至 1（白色）的任意强度单位表示。来源: *Reprinted with permission from Attia AS, Schroeder KA, Seeley EH, et al. Monitoring the inflammatory response to infection through the integration of MALDI IMS and MRI. Cell Host Microbe 2012; 11: 664-73.*

肾脏成像[93]。这些数据为临床重大问题提供了有价值的深刻见解[92,94]。通过应用图像融合,我们可以进一步细化 MR 和 MALDI 图像的分析过程。这涉及锐化、去噪和富集特定信号,甚至预测未由 MALDI 成像的区域内的分子信号。虽然这些都是初步的研究结果,但它们提供了在特定解剖区域和病理过程中分子组成的翔实信息。

结论

在过去的十年中,人们对疾病的分子基础的定量观察和理解能力已取得显著进展。传统的宏观、微观、生物化学研究所能提供的帮助是有限的。而基因组学、蛋白质组学和代谢组学的研究可以为生物学家和临床医生进行疾病诊断,为预后和治疗提供更为详细的信息。然而,尽管取得了这些进展,但仍有许多疾病和患者无法获得分子特异性和明确的诊断。如果早期发现这种疾病,或实施个体化治疗,患者则有可能获得更好的预后。正如以上所回顾的,IMS 在分子水平上有力地促进我们对疾病的认识。它可以通过确定和监测分子标志物来描述那些从组织学上看来不确定的疾病阶段或疾病类型,从而带来更准确的诊断。此外,这项技术还可以揭示先前未知的、与疾病阶段相关的分子变化,为疾病的发展提供更可靠的预测,并有助于阐明疾病发病机制,从而得到有效的治疗方法。最终目标是利用 IMS 技术改善临床治疗效果,改善病人预后。

虽然 IMS 技术在过去十年里有了很大的发展,但它仍然是一个比较新的手段,尚未成为临床实验室的标准分析技术。目前正在进行的技术发展旨在促进 IMS 成为临床病理学家的日常工具。例如,研究人员正在开发一种软件,它可自动将组织注释传送到感兴趣区域,并使用 MALDI 图像记录注释的光学图像。人们还生产了预制的载玻片来提高检测的通量和可重复性[95-98]。此外,该技术的空间分辨率也在不断提高,能够在 5μm[38,42,43] 甚至 1~2μm 空间分辨率[39-41]下进行分析。该技术还为具有详细解剖结构的组织提供了更特异的分子特征,并且在某些情况下还可提供细胞特异性分辨率。最后,通过图像融合将 IMS 数据和其他成像输出相结合[84],我们能得到一种在临床上具有一定价值的强大技术。MRI 或组织学可以用来评估形态学和病理变化,IMS 可以提供高度特异的分子信息。

IMS 技术非常适合临床应用。它已经证明有助于改善患者的治疗效果[75]。未来的应用只应该增加这项技术的力量,以提供空间上不同的分子特异性,从而为诊断、预后和治疗提供信息。

(刘亮 译,陈芸 校)

参考文献

[1] Rauh M. LC-MS/MS for protein and peptide quantification in clinical chemistry. J Chromatogr B Analyt Technol Biomed Life Sci 2012;883–884:59–67.

[2] Vogeser M, Seger C. A decade of HPLC-MS/MS in the routine clinical laboratory—goals for further developments. Clin Biochem 2008;41:649–62.

[3] van den Ouweland JM, Kema IP. The role of liquid chromatography-tandem mass spectrometry in the clinical laboratory. J Chromatogr B Analyt Technol Biomed Life Sci 2012;883-884:18–32.

[4] Caprioli RM, Farmer TB, Gile J. Molecular imaging of biological samples: localization of peptides and proteins using MALDI-TOF MS. Anal Chem 1997;69:4751–60.

[5] Galle P. Tissue localization of stable and radioactive nuclides by secondary-ion microscopy. J Nucl Med 1982;23:52–7.

[6] Bhardwaj C, Hanley L. Ion sources for mass spectrometric identification and imaging of molecular species. Nat Prod Rep 2014;31:756–67.

[7] Amstalden van Hove ER, Smith DF, Heeren RM. A concise review of mass spectrometry imaging. J Chromatogr A 2010;1217:3946–54.

[8] Caldwell RL, Caprioli RM. Tissue profiling by mass spectrometry: a review of methodology and applications. Mol Cell Proteomics 2005;4:394–401.

[9] Chughtai K, Heeren RMA. Mass spectrometric imaging for biomedical tissue analysis. Chem Rev 2010;110:3237–77.

[10] Cornett DS, Reyzer ML, Chaurand P, Caprioli RM. MALDI imaging mass spectrometry: molecular snapshots of biochemical systems. Nat Methods 2007;4:828–33.

[11] McDonnell LA, Heeren RMA. Imaging mass spectrometry. Mass Spectrom Rev 2007;26:606–43.

[12] Pacholski ML, Winograd N. Imaging with mass spectrometry. Chem Rev 1999;99:2977–3005.

[13] Schwamborn K, Caprioli RM. Molecular imaging by mass spectrometry--looking beyond classical histology. Nat Rev Cancer 2010;10:639–46.

[14] Walch A, Rauser S, Deininger S-O, Hoefler H. MALDI imaging mass spectrometry for direct tissue analysis: a new frontier for molecular histology. Histochem Cell Biol 2008;130:421–34.

[15] Chaurand P, Norris JL, Cornett DS, Mobley JA, Caprioli RM. New developments in profiling and imaging of proteins from tissue sections by MALDI mass spectrometry. J Proteome Res 2006;5:2889–900.

[16] Groseclose MR, Massion PP, Chaurand P, Caprioli RM. High-throughput proteomic analysis of formalin-fixed paraffin-embedded tissue microarrays using MALDI imaging mass spectrometry. Proteomics 2008;8:3715–24.

[17] Anderson DM, Ablonczy Z, Koutalos Y, et al. High resolution MALDI imaging mass spectrometry of retinal tissue lipids. J Am Soc Mass Spectrom 2014;25:1394–403.

[18] Deeley JM, Hankin JA, Friedrich MG, et al. Sphingolipid distribution changes with age in the human lens. J Lipid Res 2010;51:2753–60.

[19] Grove KJ, Voziyan PA, Spraggins JM, et al. Diabetic nephropathy induces alterations in the glomerular and tubule lipid profiles. J Lipid Res 2014;55:1375–85.

[20] Landgraf RR, Garrett TJ, Conaway MC, Calcutt NA, Stacpoole PW, Yost RA. Considerations for quantification of lipids in nerve tissue using matrix-assisted laser desorption/ionization mass spectrometric imaging. Rapid Commun Mass Spectrom 2011;25:3178–84.

[21] Meriaux C, Franck J, Wisztorski M, Salzet M, Fournier I. Liquid ionic matrixes for MALDI mass spectrometry imaging of lipids. J Proteomics 2010;73:1204−18.

[22] Wang HY, Liu CB, Wu HW. A simple desalting method for direct MALDI mass spectrometry profiling of tissue lipids. J Lipid Res 2011;52:840−9.

[23] Wattacheril J, Seeley EH, Angel P, et al. Differential intrahepatic phospholipid zonation in simple steatosis and nonalcoholic steatohepatitis. PLoS One 2013;8:e57165.

[24] Cha S, Zhang H, Ilarslan HI, et al. Direct profiling and imaging of plant metabolites in intact tissues by using colloidal graphite-assisted laser desorption ionization mass spectrometry. Plant J 2008;55:348−60.

[25] Stoeckli M, Staab D, Schweitzer A. Compound and metabolite distribution measured by MALDI mass spectrometric imaging in whole-body tissue sections. Int J Mass Spectrom 2007;260: 195−202.

[26] Acquadro E, Cabella C, Ghiani S, Miragoli L, Bucci EM, Corpillo D. Matrix-assisted laser desorption ionization imaging mass spectrometry detection of a magnetic resonance imaging contrast agent in mouse liver. Anal Chem 2009;81:2779−84.

[27] Chacon A, Zagol-Ikapitte I, Amarnath V, et al. On-tissue chemical derivatization of 3-methoxysalicylamine for MALDI-imaging mass spectrometry. J Mass Spectrom 2011;46:840−6.

[28] Cornett DS, Frappier SL, Caprioli RM. MALDI-FTICR imaging mass spectrometry of drugs and metabolites in tissue. Anal Chem 2008;80:5648−53.

[29] Fehniger TE, Vegvari A, Rezeli M, et al. Direct dmonstration of tissue uptake of an inhaled drug: proof-of-principle study using matrix-assisted laser desorption ionization mass spectrometry imaging. Anal Chem 2011;83:8329−36.

[30] Greer T, Sturm R, Li L. Mass spectrometry imaging for drugs and metabolites. J Proteomics 2011;74:2617−31.

[31] Reyzer ML, Hsieh Y, Ng K, Korfmacher WA, Caprioli RM. Direct analysis of drug candidates in tissue by matrix-assisted laser desorption/ionization mass spectrometry. J Mass Spectrom 2003;38:1081−92.

[32] Shahidi-Latham SK, Dutta SM, Prieto-Conaway MC, Rudewicz PJ. Evaluation of an accurate mass approach for the simultaneous detection of drug and metabolite distributions via whole-body mass spectrometric imaging. Anal Chem 2012;84:7158−65.

[33] Hood MI, Mortensen BL, Moore JL, et al. Identification of an *Acinetobacter baumannii* zinc acquisition system that facilitates resistance to calprotectin-mediated zinc sequestration. PLoS Pathog 2012;8:e1003068.

[34] Kehl-Fie TE, Zhang Y, Moore JL, et al. MntABC and MntH contribute to systemic *Staphylococcus aureus* infection by competing with calprotectin for nutrient manganese. Infect Immun 2013;81:3395−405.

[35] Lear J, Hare DJ, Fryer F, Adlard PA, Finkelstein DI, Doble PA. High-resolution elemental bioimaging of Ca, Mn, Fe, Co, Cu, and Zn employing LA-ICP-MS and hydrogen reaction gas. Anal Chem 2012;84:6707−14.

[36] Becker JS, Su J, Zoriya MV, Dobrowolska J, Matusch A. Imaging mass spectrometry in biological tissues by laser ablation inductively coupled plasma mass spectrometry. Eur J Mass Spectrom 2007;13:1−6.

[37] Kettling H, Vens-Cappell S, Soltwisch J, et al. MALDI mass spectrometry imaging of bioactive lipids in mouse brain with a Synapt G2-S mass spectrometer operated at elevated pressure: improving the analytical sensitivity and the lateral resolution to ten micrometers. Anal Chem 2014;86:7798−805.

[38] Korte AR, Yandeau-Nelson MD, Nikolau BJ, Lee YJ. Subcellular-level resolution MALDI-MS imaging of maize leaf metabolites by MALDI-linear ion trap-orbitrap mass spectrometer. Anal Bioanal Chem 2015;407:2301−9.

[39] Thiery-Lavenant G, Zavalin AI, Caprioli RM. Targeted multiplex imaging mass spectrometry in transmission geometry for subcellular spatial resolution. J Am Soc Mass Spectrom 2013;24:609−14.

[40] Zavalin A, Todd EM, Rawhouser PD, Yang J, Norris JL, Caprioli RM. Direct imaging of single cells and tissue at subcellular spatial resolution using transmission geometry MALDI MS. J Mass Spectrom 2012;47:1473−81.

[41] Zavalin A, Yang J, Hayden K, Vestal M, Caprioli RM. Tissue protein imaging at 1 μm laser spot diameter for high spatial resolution and high imaging speed using transmission geometry MALDI TOF MS. Anal Bioanal Chem 2015;407:2337−42.

[42] Zavalin A, Yang J, Caprioli R. Laser beam filtration for high spatial resolution MALDI imaging mass spectrometry. J Am Soc Mass Spectrom 2013;24:1153−6.

[43] Zavalin A, Yang J, Haase A, Holle A, Caprioli R. Implementation of a Gaussian beam laser and aspheric optics for high spatial resolution MALDI imaging MS. J Am Soc Mass Spectrom 2014;25:1079−82.

[44] Moore JL, Becker KW, Nicklay JJ, Boyd KL, Skaar EP, Caprioli RM. Imaging mass spectrometry for assessing temporal proteomics: analysis of calprotectin in *Acinetobacter baumannii* pulmonary infection. Proteomics 2014;14:820−8.

[45] Schwartz SA, Reyzer ML, Caprioli RM. Direct tissue analysis using matrix-assisted laser desorption/ionization mass spectrometry: practical aspects of sample preparation. J Mass Spectrom 2003;38:699−708.

[46] Schwamborn K, Caprioli RM. MALDI imaging mass spectrometry—painting molecular pictures. Mol Oncol 2010;4:529−38.

[47] Seeley EH, Oppenheimer SR, Mi D, Chaurand P, Caprioli RM. Enhancement of protein sensitivity for MALDI imaging mass spectrometry after chemical treatment of tissue sections. J Am Soc Mass Spectrom 2008;19:1069−77.

[48] Wenke JL, Schey KL. Microwave-assisted enzymatic digestion on-tissue for membrane protein analysis with MALDI imaging mass spectrometry. In: 61st American Society for mass spectrometry conference on mass spectrometry and allied topics. Minneapolis, MN; 2013.

[49] Aoki Y, Toyama A, Shimada T, et al. A novel method for analyzing formalin-fixed paraffin embedded (FFPE) tissue sections by mass spectrometry imaging. Proc Jpn Acad Ser B Phys Biol Sci 2007;83:205−14.

[50] Casadonte R, Caprioli RM. Proteomic analysis of formalin-fixed paraffin-embedded tissue by MALDI imaging mass spectrometry. Nat Protoc 2011;6:1695−709.

[51] Dreisewerd K. Recent methodological advances in MALDI mass spectrometry. Anal Bioanal Chem 2014;406:2261−78.

[52] Aerni H-R, Cornett DS, Caprioli RM. Automated acoustic matrix deposition for MALDI sample preparation. Anal Chem 2006;78:827−34.

[53] Chaurand P, Caprioli RM. Direct profiling and imaging of peptides and proteins from mammalian cells and tissue sections by mass spectrometry. Electrophoresis 2002; 23:3125−35.

[54] BioMap. MALDI-MSI Interest Group. <http://maldi-msi.org/index.php?option=com_content&task=view&id=14&Itemid=39>; 2011 [accessed 27.05.15].

[55] Reyzer ML, Caldwell RL, Dugger TC, et al. Early changes in protein expression detected by mass spectrometry predict tumor response to molecular therapeutics. Cancer Res 2004;64: 9093−100.

[56] Caldwell RL, Gonzalez A, Oppenheimer SR, Schwartz HS, Caprioli RM. Molecular assessment of the tumor protein microenvironment using imaging mass spectrometry. Cancer Genomics and Proteomics 2006;3:279−87.

[57] Schey KL, Anderson DM, Rose KL. Spatially-directed protein identification from tissue sections by top-down LC-MS/MS with electron transfer dissociation. Anal Chem 2013;85: 6767−74.

[58] Harris GA, Nicklay JJ, Caprioli RM. Localized in situ hydrogel-mediated protein digestion and extraction technique for on-tissue analysis. Anal Chem 2013;85:2717−23.

[59] Taverna D, Norris JL, Caprioli RM. Histology-directed microwave assisted enzymatic protein digestion for MALDI MS analysis of mammalian tissue. Anal Chem 2015;87:670−6.

[60] Alomari AK, Klump V, Neumeister V, Ariyan S, Narayan D, Lazova R. Comparison of the expression of vimentin and actin in spitz nevi and spitzoid malignant melanomas. Am J Dermatopathol 2015;37:46−51.

[61] Cornett DS, Mobley JA, Dias EC, et al. A novel histology-directed strategy for MALDI-MS tissue profiling that improves

throughput and cellular specificity in human breast cancer. Mol Cell Proteomics 2006;5:1975−83.

[62] Stoeckli M, Chaurand P, Hallahan DE, Caprioli RM. Imaging mass spectrometry: a new technology for the analysis of protein expression in mammalian tissues. Nat Med 2001;7:493−6.

[63] Norris JL, Caprioli RM. Analysis of tissue specimens by matrix-assisted laser desorption/ionization imaging mass spectrometry in biological and clinical research. Chem Rev 2013;113:2309−42.

[64] Balluff B, Elsner M, Kowarsch A, et al. Classification of HER2/neu status in gastric cancer using a breast-cancer derived proteome classifier. J Proteome Res 2010;9:6317−22.

[65] Rauser S, Marquardt C, Balluff B, et al. Classification of HER2 receptor status in breast cancer tissues by MALDI imaging mass spectrometry. J Proteome Res 2010;9:1854−63.

[66] Oezdemir RF, Gaisa NT, Lindemann-Docter K, et al. Proteomic tissue profiling for the improvement of grading of noninvasive papillary urothelial neoplasia. Clin Biochem 2012;45:7−11.

[67] Axt J, Murphy AJ, Seeley EH, et al. Race disparities in Wilms tumor incidence and biology. J Surg Res 2011;170:112−19.

[68] Murphy AJ, Axt JR, de Caestecker C, et al. Molecular characterization of Wilms' tumor from a resource-constrained region of sub-Saharan Africa. Int J Cancer 2012;131:E983−94.

[69] Djidja M-C, Claude E, Snel MF, et al. Novel molecular tumour classification using MALDI-mass spectrometry imaging of tissue micro-array. Anal Bioanal Chem 2010;397:587−601.

[70] Marko-Varga G, Fehniger TE, Rezeli M, Doeme B, Laurell T, Vegvari A. Drug localization in different lung cancer phenotypes by MALDI mass spectrometry imaging. J Proteomics 2011;74:982−92.

[71] Cancer Facts & Figures 2015. American Cancer Society. <http://www.cancer.org/acs/groups/content/@editorial/documents/document/acspc-044552.pdf>; 2015.

[72] Hardesty WM, Kelley MC, Mi D, Low RL, Caprioli RM. Protein signatures for survival and recurrence in metastatic melanoma. J Proteomics 2011;74:1002−14.

[73] Hare D, Burger F, Austin C, et al. Elemental bio-imaging of melanoma in lymph node biopsies. Analyst 2009;134:450−3.

[74] Lazova R, Seeley EH, Keenan M, Gueorguieva R, Caprioli RM. Imaging mass spectrometry—a new and promising method to differentiate Spitz nevi from Spitzoid malignant melanomas. Am J Dermatopathol 2012;34:82−90.

[75] Alomari A, Glusac EJ, Choi J, et al. Congenital melanocytic nevi versus metastatic melanoma in a newborn to a mother with melanoma—diagnosis supported by sex chromosome analysis and imaging mass spectrometry. J Cutan Pathol 2015;42:757−64.

[76] Oppenheimer SR, Mi D, Sanders ME, Caprioli RM. Molecular analysis of tumor margins by MALDI mass spectrometry in renal carcinoma. J Proteome Res 2010;9:2182−90.

[77] Rosenthal EL, Warram JM, Bland KI, Zinn KR. The status of contemporary image-guided modalities in oncologic surgery. Ann Surg 2015;261:46−55.

[78] de Boer E, Harlaar NJ, Taruttis A, et al. Optical innovations in surgery. Br J Surg 2015;102:e56−72.

[79] Spur EM, Decelle EA, Cheng LL. Metabolomic imaging of prostate cancer with magnetic resonance spectroscopy and mass spectrometry. Eur J Nucl Med Mol Imaging 2013;40:S60−71.

[80] Flatley B, Malone P, Cramer R. MALDI mass spectrometry in prostate cancer biomarker discovery. Biochim Biophys Acta 2014;1844:940−9.

[81] Schwamborn K, Krieg RC, Reska M, Jakse G, Knuechel R, Wellmann A. Identifying prostate carcinoma by MALDI-Imaging. Int J Mol Med 2007;20:155−9.

[82] Cazares LH, Troyer D, Mendrinos S, et al. Imaging mass spectrometry of a specific fragment of mitogen-activated protein kinase/extracellular signal-regulated kinase kinase kinase 2 discriminates cancer from uninvolved prostate tissue. Clin Cancer Res 2009;15:5541−51.

[83] Chuang S-H, Li J, Sun X, et al. Prostate cancer region prediction by fusing results from MALDI spectra-processing and texture analysis. Simulation 2012;88:1247−59.

[84] Van de Plas R, Yang J, Spraggins J, Caprioli RM. Image fusion of mass spectrometry and microscopy: a multimodality paradigm for molecular tissue mapping. Nat Methods 2015;12:366−72.

[85] Izenman AJ. Modern multivariate statistical techniques: regression, classification, and manifold learning. Springer texts in statistics. New York, NY: Springer-Verlag; 2008.

[86] Mitchell HB. Image fusion: theories, techniques and applications. Berlin: Springer-Verlag; 2010.

[87] Richards JA, Jia X. Remote sensing digital image analysis: an introduction. 4th ed. Berlin: Springer; 2006.

[88] Andersson M, Groseclose MR, Deutch AY, Caprioli RM. Imaging mass spectrometry of proteins and peptides: 3D volume reconstruction. Nat Methods 2008;5:101−8.

[89] Lanekoff I, Burnum-Johnson K, Thomas M, et al. Three-dimensional imaging of lipids and metabolites in tissues by nanospray desorption electrospray ionization mass spectrometry. Anal Bioanal Chem 2015;407:2063−71.

[90] Seeley EH, Caprioli RM. 3D imaging by mass spectrometry: a new frontier. Anal Chem 2012;84:2105−10.

[91] Trede D, Schiffler S, Becker M, et al. Exploring three-dimensional matrix-assisted laser desorption/ionization imaging mass spectrometry data: three-dimensional spatial segmentation of mouse kidney. Anal Chem 2012;84:6079−87.

[92] Attia AS, Schroeder KA, Seeley EH, et al. Monitoring the inflammatory response to infection through the integration of MALDI IMS and MRI. Cell Host Microbe 2012;11:664−73.

[93] Oetjen J, Aichler M, Trede D, et al. MRI-compatible pipeline for three-dimensional MALDI imaging mass spectrometry using PAXgene fixation. J Proteomics 2013;90:52−60.

[94] Sinha TK, Khatib-Shahidi S, Yankeelov TE, et al. Integrating spatially resolved three-dimensional MALDI IMS with in vivo magnetic resonance imaging. Nat Methods 2008;5:57−9.

[95] Grove KJ, Frappier SL, Caprioli RM. Matrix pre-coated MALDI MS targets for small molecule imaging in tissues. J Am Soc Mass Spectrom 2011;22:192−5.

[96] Manier ML, Spraggins JM, Reyzer ML, Norris JL, Caprioli RM. A derivatization and validation strategy for determining the spatial localization of endogenous amine metabolites in tissues using MALDI imaging mass spectrometry. J Mass Spectrom 2014;49:665−73.

[97] Yang J, Caprioli RM. Matrix precoated targets for direct lipid analysis and imaging of tissue. Anal Chem 2013;85:2907−12.

[98] Manier ML, Reyzer ML, Goh A, et al. Reagent precoated targets for rapid in-tissue derivatization of the anti-tuberculosis drug isoniazid followed by MALDI imaging mass spectrometry. J Am Soc Mass Spectrom 2011;22:1409−19.

41

全基因组测序在分子病理实验室中的应用

G.T. Haskell[1] 和 J.S. Berg[2]

[1]Department of Genetics, Duke University, Durham, NC, United States
[2]Department of Genetics, University of North Carolina School of Medicine, Chapel Hill, NC, United States

前言

基因组测序技术的出现改变了原有的临床诊断方式,并在未来几年内将继续推动分子病理学领域的发展。该技术自被证明可以运用于基因诊断以来[1,2],一些诊断实验室已将全外显子组测序(whole exome sequencing, WES)和全基因组测序(whole genome sequencing, WGS)应用于临床检测工作。基因组测序将会显著地改变医生、实验室工作人员和遗传咨询师检测基因的方式。这项技术为患者提供了更广泛的基因检测的机会,但同时也增加了检测结果的不确定性。此外,为了解决因使用基因组测序作为临床诊断工具而引起的重要问题,目前正在建立最佳实践指南,其中包括知情同意书和偶发事件的反馈报告。全基因组测序表现出对全基因谱中具有致病作用的基因谱检测的潜力(包括编码和非编码),确保了这项技术能够继续应用于临床。然而,该技术也面临着一些挑战,例如如何对此类测序技术产生的大量信息进行存储、解释和反馈。

在过去十年中,人类全基因组测序的方法、时间和成本都发生了巨大变化[3](图41.1)。为了帮助诊断罕见的遗传性疾病和癌症的基因突变,越来越多获得美国病理学学会和临床实验室改进修正案认证的学院实验室和私人实验室正在提供基因组测序技术的服务。全基因组测序的适用范围正在不断扩大,解决了一些不能仅根据临床症状进行诊断的新生儿紧急病例和成人疑难病例的难题[4,5]。在本章节中,我们讨论了基因组测序目前是如何在分子诊断实验室中开展的,以及该技术在未来应用中可能出现的问题。

分子技术

全基因组测序和全外显子组测序技术都被称为下一代测序(next-generation sequencing, NGS)或大规模并行测序技术,其目的是发展能够覆盖基因组的编码区域及编码外区域的临床基因组测序(clinical genomic sequencing, CGS)。尽管我们知道的大多数致病的突变点都位于基因组的编码区内,但全外显子组测序仅能捕获整个基因组中的1%~2%。因此,全基因组测序捕获那些能够造成人类疾病的全基因组潜在致病性变异(包括编码区和非编码区)的能力仍需要被不断优化以提高其在临床应用的价值。

在下一代测序技术出现之前,医生通常会检测患者是否存在某些基因的变异,并结合疾病的表型特点对患者的病情进行鉴别诊断。基因检测联合分子和生物化学检测可以一次评估每一种可能导致疾病的条件。临床基因组测序技术的出现提供了一种更全面、更有效的方法来同时检测所有潜在的致病基因。因此,单基因测试、多基因组合和基因组测序技术的出现,都为基因测序技术从基础研究向临床诊断应用的过渡铺平了道路。临床基因组测序在检测仅由一个或几个变异引起的疾病中可能不适用,但是对于检测基因组异质性疾病有很大的价值。考虑到我们已知的会致病的基因数量以及实验室不断致力于新研究的发展程度,我们有必要考虑应用能够覆盖大量靶向基因的临床基因组测序而不是下一

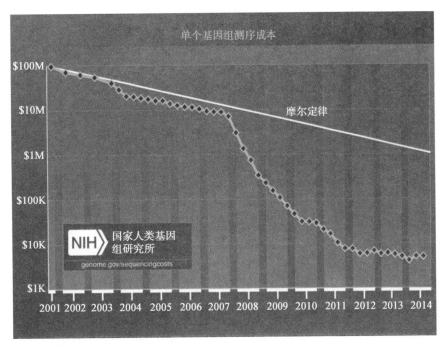

图 41.1 测序成本。随着时间的变化,单个基因组测序的成本也在不断变化。在人类基因组工程的启蒙阶段,基因组测序是一项价值数百万美元的工程。在联邦政府资助的研究人员和营利性生物技术公司的共同努力下,开发了大规模并行测序平台,这种平台能够以极低的成本就可以得到序列数据。这些技术的发展使人类基因组测序的成本降低到 10 000 美元(1 美元约等于 6.464 3 人民币),并且人类基因组测序的成本会一直降低,相信不久的将来成本会降低到 1 000 美元。值得注意的一点是,这些费用仅反映了序列生成的技术方面的费用,并未涉及对结果解释的费用。

代测序。为了在临床应用中选择正确的临床基因组测序检测,必须比较不同方法之间相对的优缺点,包括全基因组测序和全外显子组测序这两种方法。

尽管全外显子组测序可以定位大多数已知的致病性变异,但全基因组测序可以有效地覆盖整个基因组区域(包括外显子组),这种技术可以增加周转时间并且限制了由于目标放大而产生偏差的情况的发生。另一方面,全基因组测序通常会产生 100GB 的数据文件(相比之下全外显子组测序为 25GB),因此我们对于计算和存储功能的需求也增加了。这两种测序技术容易出现对同源或重复的基因组区域错误的定位和比对,并且可能没有完全覆盖临床相关的基因[6]。临床基因组测序适用于一些有强烈遗传病因倾向的患者。该技术可以检测到基因的替换、插入、删除、倒位和重排。对于这些尚不确定其重要性的变异,是否可能在患者的病情中发挥致病作用,分子病理实验室已对此制定了不同的报告阈值。

临床基因组测序的局限性

了解临床基因组测序技术应用于疑难患者的诊断中的局限性是必要的。临床基因组测序无法检测到多临床相关基因组的变化,尽管这些变化在某些条件下很有可能是致病性的。例如,大多数遗传性脊髓运动神经病变是由 SMN1 中 7 号外显子的纯合缺失和 SMN2 拷贝数的改变导致[7]。由于临床基因组测序检测拷贝数变化的能力有限,因此对于这类患者该技术并不是最合适的一线检测手段。此外,目前临床基因组测序尚不能可靠地检测出低浓度的嵌合体、印记或单亲二倍体。为了检测像孟德尔病类的罕见病,实验室可以常规地用等位基因频率滤波器对序列变异的基因进行测序。在某些情况下,运用生物信息学的手段去准确的检测特定类型的致病性变异是必要的。下面举两个例子,一个是 V 因子相关易栓症的变异,R506Q,这是一个参考等位基因。另一个是常见的 CFTR Phe508del 变异,这可能是由于错位读取造成的,也可能是由于其在正常人群中存在极高的突变率而被忽略[8,9]。在这些情况下,实验室可能需要人工去搜索并鉴定这些变异是否和已知致病性(known pathogenic, KP)变异有着高度的一致性。因此,实验室必须考虑到检测方法的敏感性和特异性。如果任一靶区没有被很好地覆盖,应该在检测结果中像给基因的第一个外显子做标记一样标出这些区域。

虽然临床基因组测序的成本仍然很高（全基因组测序为 10 000 美元，全外显子组测序为 5 000 美元），但是对类似于遗传异质性的孟德尔疾病的检测，与传统的基因检测方法相比，可以节省更多的时间和成本。然而，全基因组测序在临床应用中最大的挑战就是如何对检测出的大量变异进行解释。最初的自动化变异分析通常涉及一些关键指标的注释，包括突变的基因组位置、在正常人群中的频率、预测效果以及测序运行的质量和深度。最终，我们必须通过人工调查的方式即查阅原始文献、使用基因组浏览器和在线变异数据库来研究感兴趣的变异。如果在任何一个个体中筛选出超过 100 个变异，我们可能需要对它们进行评估[10]。因此，有必要扩大实验室人员对变异结果的人工分析，这通常是全基因组测序最耗时的部分。

为了减少需要人工分析的变异的工作量，许多实验室首先从基因列表中筛选出已知与患者表型相关的变异。如果在最初的诊断列表中没有发现致病性变异，实验室可以从内容更广泛的诊断基因列表中查询，并对包含所有可能的致病基因的诊断列表进行分析，但相应的工作量也会随之增加。

解释临床基因组测序中鉴定的变异

临床基因组测序鉴定的变异分为已知致病性（KP）变异、可能致病性（likely pathogenic, LP）变异、已知良性（known benign, KB）变异、可能良性（likely benign, LB）变异或意义不明（variant of unknown significance, VUS）变异。美国医学遗传学和基因组学学院（American College of Medical Genetics and Genomics, ACMG）推荐了有关分子实验室实施该分类方案的指南[11]。一般新发现的变异会首先被归类为意义不明的变异，随后根据一系列证据的支撑进行进一步的分类。这些证据包括已发布的遗传和功能数据、在一般人群中的变异频率、物种间的保持、疾病的发生率、已证明的遗传表达方式和外显率以及证明变异与疾病分离的独立报告的数量（图 41.2）。在用计算机模拟预测程序对错义突变的影响进行评分时并不能提供有力的证据，即使所有预测程序的结果都一致，其提供的证据支持也微乎其微。虽然截断的变异被认为会影响蛋白质，但它们不一定具有致病性，尤其是发生在基因的 3′ 端时，无义介导的衰变可能并不会发生。在这种情况下，已知的疾病基因突变谱可以帮助确定一个新的截断变异是可能致病性变异还是意义

不明变异，对于不能明确归类为致病性或良性的变异可以统一归纳为意义不明变异。

临床基因组测序结果发现许多意义不明的变异

对于有确凿证据的致病性变异，实验室可能建议对其家庭成员进行针对性的检测，并对携带该变异的患者进行适当的变更医疗护理。目前在临床基因组测序结果中反馈给患者很多意义不明的变异，并且由于变异的致病性尚不清楚，因此不会报告任何有关靶向检测或改变医疗管理的建议。在这种情况下，实验室可以提供家庭检测服务（如果一开始就没有进行测试），以评估未知变异是否存在于受影响和未受影响的家庭成员中。未知变异存在于受影响的家庭成员中，特别是一级亲属，他们有 50% 的可能性遗传了先证者的突变基因，但这并不能作为变异产生的原因。但是，根据病情的严重程度，基因突变患者是否需要与其家庭成员隔离取决于外显率，这些家庭成员可能是受影响的家庭成员或存在意义不明变异且可以提供有力的致病性证据但未受影响的家庭成员。实验室可以根据对于解释特定突变有意义的临床试验的结果来解释所有的变异。后续临床测试将揭示组织学、放射学或生物化学方面的结果，而这些结果可能与原本的分子诊断结果一致也可能不一致。因此，在这种情况下，医师将这些结果反馈给实验室可以在将来更准确地判断该变异的致病性。

大多数基因组的变异严重缺乏遗传、功能和临床方面证据的支撑，并且目前这些基因组的分类可能会发生变化。随着越来越多的人进行临床测序，研究人员在确定患病人群和非患病人群的突变率上越来越明确，并且使基因型与表型信息的联系更加紧密。基因突变在以往一般被认为是致病性的，这可能是由于对照人群的样本容量比较少所导致。而一些等位基因在正常人群中存在着很高的频率，不能被视为罕见病的致病性基因，因此这些基因的致病性就大大降低了[12]。外显子组聚合物拥有超过 60 000 个个体的突变率信息，且有可能获得比以前更精确的等位基因突变频率。尽管外显子组对应的详细的表型信息尚未公开，但是这些等位基因的信息是肯定能够获得的[13]。

与单个人的临床基因组测序相比，三个人家系的检测方式更适用于一类有隐性遗传病的患者（因为该方法可以确定疾病发展的阶段）和含有大量新发的致病性变异的患者（因为该方法可以快速识别

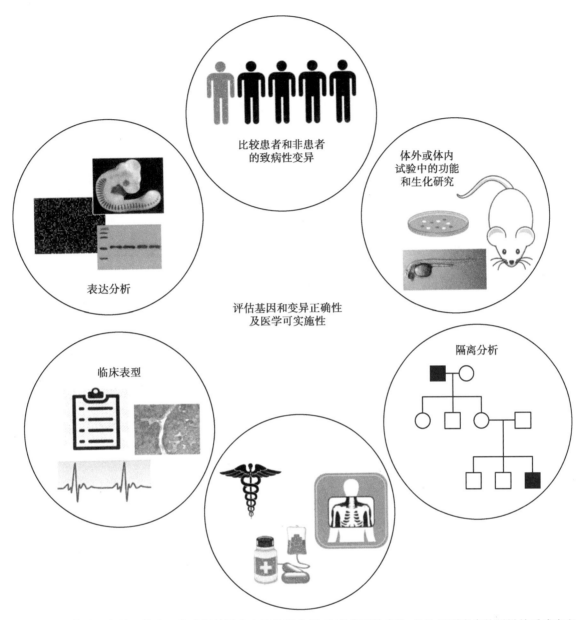

比较患者和非患者
的致病性变异

体外或体内
试验中的功能
和生化研究

表达分析

评估基因和变异正确性
及医学可实施性

临床表型

隔离分析

图 41.2 遗传学研究的目的在于发现新基因疾病的关联分析、突变序列的产生,这比证明疾病的因果关系或定义疾病机制要简单得多,这一点导致了将这些被发现的新基因作为各种单基因疾病候选基因的研究大量增加。在临床表型、家庭隔离研究、体内动物模型、体外研究和其他研究中必须补充遗传变异数据。证明罕见疾病因果关系的挑战也将影响分子诊断实验室解释变异的能力。因此,诊断医生必须能够评估支持遗传病相关的证据,并确定特定的发现是否满足临床分子诊断中所需的临床有效性阈值。

双亲中不存在的变异),如智力障碍 / 自闭症[14]或某些癫痫类疾病[15,16]。尽管一些实验室研究已经报道了新基因的变异,但仅依靠基于三个人家系的方法检测新基因新发变异或者一些致病性较弱的基因时可能会导致假阳性结果。众所周知,致病性基因与新的候选基因之间的差异,将会导致实验室全基因组测序的诊断率出现差异。目前,临床基因组测序的平均诊断率为 15%~40%,这取决于测序条件以及是否同时进行三个人家系测试[10,17]。

偶然发现对伦理、法律和社会造成的影响

　　临床基因组测序不可避免地会检测出与患者主要疾病无关的偶发变异。对于需要采取医疗干预措施的疾病来说,这些变异中仅有少部分是致病的。美国医学遗传学和基因组学学院已经发布了一篇关于临床测序中出现偶发变异的报告指南[18],该指南指出,如果患者选择接受治疗,则应报告基因列表中的 56 种致病的变异。目前的研究关注的是这些偶然出现的频率、如何最好地对这些变异进行解释，以及人们对检测结果中偶发变异的不同分类的反应。尽管在无症状的个体中可能会发现高度致病的变异，但是这种发现并不能为患者提供医疗诊断，反而会引起患者的焦虑和担忧。许多人认为临床基因组测序技术打开了潘多拉的魔盒，人们可以利用该技术去了解他们的子女或前配偶的基因信息，也可能会通过该技术去了解他们自身的疾病易感性情况。这同时也使我们对临床应用基因组测序带来的伦理、法律和社会价值观方面的问题都有了更深刻的理解。

考虑到全基因组测序信息公布对受试者带来的影响，遗传咨询师在对偶发变异从登记到反馈的过程中，必须在最终的报告上涵盖对这些偶然发现的讨论。事实上，有些人可能想全面的了解检测结果包含的所有信息，而有些人却不然，他们并不想了解全部的信息[19]。我们在面对一些严峻的疾病，如亨廷顿病时，往往会无能为力，但这些疾病在很大程度上也会受到患者生活史的影响。因此，在制定关于共识者、实验室以及临床医生如何反馈全基因组测序检测结果的指南时，应考虑患者的个人意愿。ACMG指南最近更新了关于偶然发现部分的内容，该指南明确提出可以不将偶然发现的结果报告出来。对于全基因组测序从业者而言，了解未成年人的意愿和隐私非常重要，比如我们是否允许患者的父母接收患者的全基因组测序结果？以及父母是否可以知道孩子携带的遗传信息？如果要在临床上应用这些信息，就必须加强医疗信息的保护，这也是当前需要通过法律去保护的领域[20]。

全基因组测序是否增加临床效用？

全外显子组测序可以明确诊断出一些以前未被诊断出的单基因疾病。但是，目前在临床医疗中尚未常规应用全基因组测序技术。目前全基因组测序的常规临床应用正面临着数据计算和存储问题的挑战，而且仍然不能确定全基因组测序是否给患者带来的全是有益的影响。由于全基因组测序可以均匀的覆盖整个基因组，因此可以更准确地检测出有重要致病作用的拷贝数变异（copy number variants，CNV）。最近的一份研究显示，全基因组测序相比于微阵列和全外显子组测序能够更显著提高某些患者疾病的诊断率，而这些患者的大部分变异都是拷贝数变异[17]。除了具有更可靠地识别拷贝数变异的潜力之外，全基因组测序不仅可以识别外显子组的变异，还可以识别非外显子组的变异。理论上致病性变异可能位于基因组的非编码区域，这些区域包括增强子和阻遏子、绝缘子、基因座控制区和重复区（图41.3）。确定全基因组测序识别的变异位于上述这些重要区域的哪一区以及根据检测结果将这些变异判定为致病性变异仍然存在挑战。尽管使用全基因组测序可以覆盖更多的基因组，但是尚未确定这些区域的临床相关性，采用针对性的方法可能会对临床上最相关的变异实现更高的平均覆盖率（图41.4）。

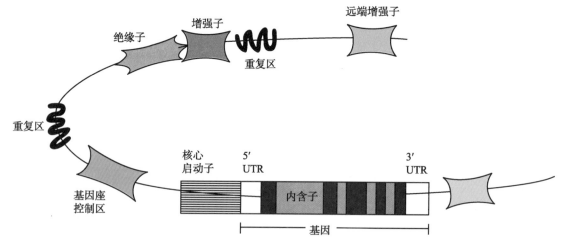

图41.3　远程基因组相互作用模型。迄今为止，引发罕见的单基因疾病的绝大多数变异已经在基因的编码区内被发现。极少数案例中的5′或3′非翻译区（UTR）被发现了致病性变异。这就是全外显子测序成为研究和临床应用的首选检测方法的原因之一。基因作为编码功能蛋白的基本元件，一直被人们高度关注，但众所周知的是，非编码元件（其中一些与基因本身相距很远）可以以组织特异性或环境特异性的方式控制基因的表达，从而发挥重要作用。在那些之前基因检测一直没有揭示变异的患者中，这些额外的基因组元件可能为这些患者的致病性变异的发现提供重要的靶点。

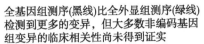

全基因组测序(黑线)比全外显组测序(绿线)
检测到更多的变异，但大多数非编码基
因组变异的临床相关性尚未得到证实

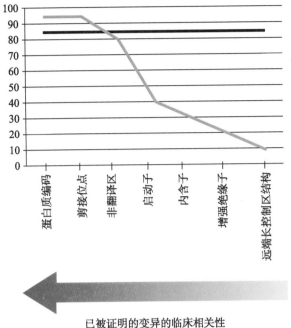

已被证明的变异的临床相关性

图41.4　全基因组测序与全外显子测序之间的比较。该示意图表示不同基因组测序方法之间的比较。根据定义，任何靶向方法（例如全外显子测序）都会扩大基因组的特定部分，因此它将减少未包含在捕获目标区域的基因组区域的覆盖率。使用哪种平台分析的将取决于测序的目标、致病变异的范围以及产生、存储和分析序列数据的成本。因此，全外显子测序在很大程度上覆盖了与规范剪接位点相关的编码区和附近的内含子序列，但对于较深的内含子序列或更远端的调节区域，其覆盖范围通常减小，或者根本没有覆盖。当结合测序成本考虑时，这种局限性通常是可以接受的，因为已知绝大多数临床相关变异对mRNA和翻译的蛋白质都有影响。

基因组非编码区的临床相关性尚不清楚

定义和表征基因组调控区的分子遗传技术已经有了很大的发展[21,22]。这些技术包括ChipSeq、DnaseSeq、FaireSeq、染色质构象技术、基因表达的覆盖分析以及基于生物信息学等技术，并且都可以被用于鉴定转录因子结合基序、超保守元件、基因组的物理相互作用区域以及与转录控制相关的开放染色质区域。当然，其他的非编码区域也被定义，包括微型区域或卫星重复序列、SINE和LINE元件以及DNA和LTR反转录转座子[23]。随着这些非编码区功能信息的揭示，我们可以想象，如果临床表型与测序中可能被破坏的那些基因或通路的信息一致，临床基因组测序就可以对这些更远端基因组区域的

变异的结果给出报告。这种技术目前被认为是一项研究发现，其在临床上的应用价值仍然受到质疑。需要对更多的基因组进行测序，并对候选变异也进行相关功能的研究，才可以证明大多数非编码变异与临床表型之间的相关性。

据推测，许多位于编码区外的变异常常位于基因组的功能增强子或其他调控区域内。增强子是远端调节元件，通常位于其靶基因的10 000~100 000个核苷酸处。位于转录增强子（或阻遏子）内的变异可以破坏一些基序元件，这些基序是转录因子、染色质调节剂以及核小体定位信号的序列特异性结合所需元件。根据对许多患孟德尔病患者的鉴定诊断，有人提出了远端增强剂在人类疾病中的作用，其中一些患者被检测出一些离启动子很远的易位或结构变异[24,25]。如果全基因组测序可以检测出部分临床相关的非编码点突变、小的插入或缺失的变异或结构变异，则可以提高这一部分患者的诊断率。结构变异可通过移离目标靶位、改变局部染色质构象以及与绝缘子或阻遏物产生相互作用来破坏远端增强子的调节活性，从而进一步阻碍其发挥致病作用[26]。尽管目前认为这种与目标启动子区域接触的环状相互作用介导了增强子的功能，但是对增强子-基因靶向的具体调控机制尚不明确。

临床相关的非编码区变异

增强子。与极化活性调节序列（ZRS）区域中的突变有关的畸形学是引起孟德尔遗传疾病非编码区变异的最广为人知的例子。之前的研究已经报道了位于人LMBR1基因5号内含子中的极化活性调节序列的点突变以及拷贝数的变化。这些突变导致音猬因子（sonic hedgehog，SHH）活性增强、异位表达，以及多指畸形、三重拇指、无指、肾脏和心脏缺陷的一系列表型变化[27,28]。极化活性调节序列基因突变被认为占先天性肢体畸形患者的2%~3%[29,30]，目前临床上可以进行该项检测。

启动子。之前的研究已经报道了几种影响临床相关基因表达的启动子突变基因，包括APOE[31]，CCR5[32]和HO1[33]。这类变异与引起单基因疾病的变异并不一致，有着更高的致病风险，但是目前临床上没有提供该类变异的常规检测。对于脑胶质瘤、甲状腺癌和黑色素瘤等肿瘤患者的启动子的突变基因进行临床检测，可以明确诊断、监测预后，并指导临床医生进行治疗[34,35]。黑色素瘤中复发性端粒酶反转录酶突变表明，非编码基因调控区的体细胞突

变可能是肿瘤发生的重要机制[36]。随着鉴定出基因组非编码区中临床相关肿瘤学突变的不断增加,像临床基因组测序这样的综合检测技术的实用性与患者的医疗管理越来越紧密相关。

内含子区和非翻译区。针对内含子区域检测的全基因组测序技术适用于检测临床上已知的非编码区致病性变异。囊性纤维化(CF)是遗传检测转诊中的重要疾病,并且已经报道了几种内含子区的变异与病情的发展有关。多聚 T 序列是位于 CFTR 基因 8 号内含子中的一串胸腺嘧啶碱基,可根据该区域的大小来确定其致 CFTR 相关疾病的风险强度,5T 在这个位置上的存在被认为是一个外显突变,会降低 8 号内含子剪接的效率。CFTR 的另一个与临床疾病相关的非编码区是 TG 区,它位于多聚 T 序列的 5′ 端,由一小段 TG 重复序列组成,通常是 11、12 或 13。较长的 TG 序列(12或 13)与较短的多聚 T 序列(5T)结合会对 8 号内含子的剪接产生极不利的影响,并且与致病表型的关联性最强[37,38]。先天性无输精管(congenital absence of the vas deferens, CAVD)或疑似先天性无输精管的男性、非经典囊性纤维化个体或希望进一步改善其生殖风险的 5T 成年携带者都适合进行 5T / TG 序列分型。最近的一项研究发现在 6 000bp CFTR 5′UTR 患者中存在 23 个变异,而这些患者以前却没有或仅有一个 CFTR 编码区的变异。这些变异导致基因的体外表达发生了变化,表明其中一些变异可能有功能方面的影响。研究人员提出,非编码区变异可能是导致部分囊性纤维化患者隐性疾病的主要或次要原因[39]。考虑到非编码区变异在人群中的发生频率很高,以及对这些家庭的诊断性检测的效果,需要有更多的研究去阐明全基因组测序对囊性纤维化的诊断效用,全基因组测序的综合性允许同时检测出所有潜在致病的基因组。

基于全基因组关联分析的变异。除了能够检测单基因致病性变异之外,全基因组测序还可以检测出可能有较轻致病风险的变异,对于这类结果的分析存在一定的难度。在数以百计的全基因组关联分析(genome-wide association study, GWAS)中的绝大多数的变异与疾病的微小变化有关。这类变异的功能效应已经被阐明,与之相关联的疾病也正在被不断深入的研究。如果这类变异需要反馈给临床,我们在对它们进行解释时,很明显需要考虑其他遗传和非遗传因素对疾病的影响[40,41]。

全基因组测序在肿瘤学中的应用

目前已经发现了几种与癌症亚型鉴定有关的非编码区变异,这表明全基因组测序对患有这类疾病的患者将是一个很实用的综合检测方法。全基因组测序具有约 30 倍的测序深度,因此在对低水平的基因镶嵌现象的检测可能并不理想。分子异质性是许多癌症的重要特征。考察遗传景观图通过时间及对肿瘤中遗传方面不同克隆亚群的相对百分比的评估可以说明肿瘤患者对各种化疗药物存在敏感性差异[42,43]。这种局限性可能会削弱全基因组测序在肿瘤学中的实用性,除非我们开发出可以在足够的测序深度的同时评估癌症多个部位的方法。此外,相关研究人员正在验证用基因组测序与转录组分析相结合的方法去检测肿瘤相关信号通路[44]。这些新的方法以检测特定信号通路中的全部的变异为目标,去鉴定出可能会影响我们治疗某些恶性肿瘤的特定的信号通路。

在肿瘤学中应用临床基因组测序的主要的潜在优势是它能够检测出临床相关的肿瘤融合、拷贝数变化、倒位、易位以及当前无法通过全外显子测序或染色体微阵列检测到的其他重排。我们仍然需要不断地研究如何将全基因组测序整合到当前的分子肿瘤学检测工作流程中,并且很大程度上取决于测序组织量的多少以及测序的目的是什么。对那些为临床提供最大价值的结果应优先测序,例如首先考虑诊断信息或影响临床试验的结果,其次是临床效用较低的结果(预后信息或分子亚型)。由于可以使用全基因组测序精确识别突变点,因此对于那些以特定融合基因作为诊断或预后指标的癌症而言,联合该检测技术是有意义的。从理论上讲,由于涵盖了更多的基因组图谱,从全基因组测序获得的拷贝数信息可能比从全外显子测序获得的拷贝数更多,但是实验室可能需要专门设计用于拷贝数检测的软件包,这也是目前一个需要不断被发展的研究领域。

全基因组测序的应用前景

公共卫生筛查

我们可以想象,在不久的未来,全基因组测序技术从尝试性应用甚至可能发展成一线检测手段。具有可疑遗传性疾病的患者可能会越来越多地接受临床基因组测序,尤其是基因组异质性疾病、疑难疾病或新生儿危机情况。除了将全基因组测序用于患者的诊断测试外,大规模并行测序还可作为一种公共卫生筛查工具,用于及早地筛查出儿童或成人中的可以被治愈的疾病[45]。对于当前使用传统新生儿筛查技术的疾病,我们可以通过靶向测序、串联质谱法分型先天性代谢缺陷基因以及大力筛查潜在可筛性疾病来提高诊断。尽管有些疾病被列到可用测序技术检测的单基因疾病列表中,但是这些疾病可能并不适合通过测序的方法检测。全基因组测序能够及早诊断出患病儿童,使他们能够接受药物治疗或制定更有效的治疗方案,这种应用前景使基因组测序成为全面预防保健策略的一项重要组成部分。同时,我们必须确保检测的重点是那些为临床提供最大价值的基因。虽然目前相关研究人员正在探讨测序在新生儿筛查中的临床应用价值,但我们必须同时了解新生儿测序带来的伦理挑战,并且需要制定适当的未成年人保护措施。

个性化药物和药物基因组学

随着对个体化医疗的追求,医生可能会利用临床基因组测序筛选出与临床药物反应相关的 500 多种药物基因组突变的人群[46]。开发治疗方法的制药公司和实施这些方法的医生正在研究哪些人群最适合临床基因组测序,并且对可能产生严重副作用的人群要保持警惕。因此,应用临床基因组测序可以同时筛选出更多的基因组突变,增加了我们对基因组测序技术应用于辅助诊断中的需求。为了使临床基因组测序发挥最大利用效能,我们需要致力于如何把药物基因组信息优化整合到当前的临床工作中。更为重要的是,我们需要对药物基因组学在临床中常规和广泛开展的效果进行验证。

提供个体化基因组测序服务的私营公司的出现预示着由患者驱动的医疗未来即将来临,即个人就可以查询到大量有关孟德尔病和其他复杂疾病、药物基因组学突变和遗传风险因素相关的遗传信息。实验室需要决定他们提供哪种类型的结果,以及在什么时候进行测序工作。医生将有资格看到接受基因组测序的患者的结果报告,并且需要对这些结果进行详细的解释。因此,临床实验室必须能够在从订购临床基因组测序服务到结果解释整个生命周期中为医生提供解释和咨询服务。

全基因组测序技术的展望

全基因测序为患者和医生都带来了极大的慰藉。对于那些缺乏临床诊断、对怀疑的致病基因没有进行临床检测,或者根本不知道致病基因的患者来说,全基因组测序为这些患者提供了基因检测的机会。尽管患者的临床表型可以提升临床诊断的准确性,但是随着全基因组测序技术的出现,明确的临床诊断已经不是完全必要的手段。基因组测序通常可以发现那些未被怀疑的基因中的致病性变异,该技术给患者的治疗方案带来了令人欣慰的变化[47]。

测序技术的综合性质会影响患者对临床基因组测序结果的期望。与单基因测序相比,全基因组测序反馈为阴性结果时,患者可能会对诊断结果感到失望[48]。但是,即使检测结果为阴性,医生和患者也可以理解,随着更多关于疾病遗传的信息被公布,这些数据可以在未来被重新评估。总之,临床基因组测序有助于分子诊断,给患者带来了希望。

（孙子淳 李万春 译,唐波 校）

参考文献

[1] Ng SB, Buckingham KJ, Lee C, et al. Exome sequencing identifies the cause of a Mendelian disorder. Nat Genet 2010;42:30–5.

[2] Lupski JR, Reid JG, Gonzaga-Jauregui C, et al. Whole-genome sequencing in a patient with Charcot-Marie-Tooth neuropathy. N Engl J Med 2010;362:1181–91.

[3] Wetterstrand K.A. DNA sequencing costs: data from the NHGRI Genome Sequencing Program (GSP). Available from: www.Genome.gov/sequencingcosts.

[4] Soden SE, Saunders CJ, Willig LK, et al. Effectiveness of exome and genome sequencing guided by acuity of illness for diagnosis of neurodevelopmental disorders. Sci Transl Med 2014;6:265ra168.

[5] Yang Y, Muzny DM, Xia F, et al. Molecular findings among patients referred for clinical whole-exome sequencing. JAMA 2014;312:1870–9.

[6] Dewey FE, Grove ME, Pan C, et al. Clinical interpretation and implications of whole-genome sequencing. JAMA 2014;311:1035–45.

[7] Frugier T, Nicole S, Cifuentes-Diaz C, Melki J. The molecular bases of spinal muscular atrophy. Curr Opin Genet Dev 2002;12:294–8.

[8] Bertina RM, Koeleman BP, Koster T, et al. Mutation in blood coagulation factor V associated with resistance to activated protein C. Nature 1994;369:64–7.

[9] Kerem B, Rommens JM, Buchanan JA, et al. Identification of the cystic fibrosis gene: genetic analysis. Science 1989;245:1073–80.

[10] Lee H, Deignan JL, Dorrani N, et al. Clinical exome sequencing for genetic identification of rare Mendelian disorders. JAMA 2014;312:1880–7.

[11] Richards S, Aziz N, Bale S, et al. Standards and guidelines for the interpretation of sequence variants: a joint consensus recommendation of the American College of Medical Genetics and Genomics and the Association for Molecular Pathology. Genet Med 2015;17:405–23.

[12] Piton A, Redin C, Mandel J-L. XLID-causing mutations and

associated genes challenged in light of data from large-scale human exome sequencing. Am J Hum Genet 2013;93:368–83.

[13] Exome Aggregation Consortium (ExAC). Cambridge, MA. http://exac.broadinstitute.org/.

[14] Iossifov I, O'Roak BJ, Sanders SJ, et al. The contribution of de novo coding mutations to autism spectrum disorder. Nature 2014;515:216–21.

[15] O'Roak BJ, Stessman HA, Boyle EA, et al. Recurrent de novo mutations implicate novel genes underlying simplex autism risk. Nat Commun 2014;5:5595.

[16] Muona M, Berkovic SF, Dibbens LM, et al. A recurrent de novo mutation in KCNC1 causes progressive myoclonus epilepsy. Nat Genet 2014;47:39–46.

[17] Gilissen C, Hehir-Kwa JY, Thung DT, et al. Genome sequencing identifies major causes of severe intellectual disability. Nature 2014;511:344–7.

[18] Green RC, Berg JS, Grody WW, et al. ACMG recommendations for reporting of incidental findings in clinical exome and genome sequencing. Genet Med 2013;15:565–74.

[19] Smith LA, Douglas J, Braxton AA, Kramer K. Reporting incidental findings in clinical whole exome sequencing: incorporation of the 2013 ACMG recommendations into current practices of genetic counseling. J Genet Couns 2015;24:654–62.

[20] "H.R. 493—110th Congress: Genetic Information Nondiscrimination Act of 2008." www.GovTrack.us. 2007. February 2, 2015.

[21] ENCODE Project Consortium. The ENCODE (ENCyclopedia Of DNA Elements) project. Science 2004;306:636–40.

[22] Forrest ARR, Kawaji H, Rehli M, et al. A promoter-level mammalian expression atlas. Nature 2014;507:462–70.

[23] Treangen TJ, Salzberg SL. Repetitive DNA and next-generation sequencing: computational challenges and solutions. Nat Rev Genet 2012;13:36–46.

[24] Kleinjan DA, van Heyningen V. Long-range control of gene expression: emerging mechanisms and disruption in disease. Am J Hum Genet 2005;76:8–32.

[25] Noonan JP, McCallion AS. Genomics of long-range regulatory elements. Ann Rev Genomics Hum Genet 2010;11:1–23.

[26] Ward LD, Kellis M. Interpreting noncoding genetic variation in complex traits and human disease. Nat Biotechnol 2012;30:95–106.

[27] Lettice LA. A long-range Shh enhancer regulates expression in the developing limb and fin and is associated with preaxial polydactyly. Hum Mol Genet 2003;12:1725–35.

[28] Al-Qattan MM, Al Abdulkareem I, Al Haidan Y, Al Balwi M. A novel mutation in the SHH long-range regulator (ZRS) is associated with preaxial polydactyly, triphalangeal thumb, and severe radial ray deficiency. Am J Med Genet 2012;158A:2610–15.

[29] Furniss D, Lettice LA, Taylor IB, et al. A variant in the sonic hedgehog regulatory sequence (ZRS) is associated with triphalangeal thumb and deregulates expression in the developing limb. Hum Mol Genet 2008;17:2417–23.

[30] Furniss D, Kan S-H, Taylor IB, et al. Genetic screening of 202 individuals with congenital limb malformations and requiring reconstructive surgery. J Med Genet 2009;46:730–5.

[31] Bray NJ, Jehu L, Moskvina V, et al. Allelic expression of APOE in human brain: effects of epsilon status and promoter haplotypes. Hum Mol Genet 2004;13:2885–92.

[32] Martin MP, Dean M, Smith MW, et al. Genetic acceleration of AIDS progression by a promoter variant of CCR5. Science 1998;282:1907–11.

[33] Exner M, Minar E, Wagner O, Schillinger M. The role of heme oxygenase-1 promoter polymorphisms in human disease. Free Radic Biol Med 2004;37:1097–104.

[34] Killela PJ, Pirozzi CJ, Healy P, et al. Mutations in IDH1, IDH2, and in the TERT promoter define clinically distinct subgroups of adult malignant gliomas. Oncotarget 2014;5:1515–25.

[35] Gandolfi G, Ragazzi M, Frasoldati A, Piana S, Ciarrocchi A, Sancisi V. TERT promoter mutations are associated with distant metastases in papillary thyroid carcinoma. Eur J Endocrinol 2015;172:403–13.

[36] Huang FW, Hodis E, Xu MJ, Kryukov GV, Chin L, Garraway LA. Highly recurrent TERT promoter mutations in human melanoma. Science 2013;339:957–9.

[37] Cuppens H, Lin W, Jaspers M, et al. Polyvariant mutant cystic fibrosis transmembrane conductance regulator genes. The polymorphic (Tg)m locus explains the partial penetrance of the T5 polymorphism as a disease mutation. J Clin Invest 1998;101:487–96.

[38] Groman JD, Hefferon TW, Casals T, et al. Variation in a repeat sequence determines whether a common variant of the cystic fibrosis transmembrane conductance regulator gene is pathogenic or benign. Am J Hum Genet 2004;74:176–9.

[39] Giordano S, Amato F, Elce A, et al. Molecular and functional analysis of the large 5' promoter region of CFTR gene revealed pathogenic mutations in CF and CFTR-related disorders. J Mol Diagn 2013;15:331–40.

[40] Sakabe NJ, Savic D, Nobrega MA. Transcriptional enhancers in development and disease. Genome Biol 2012;13:238.

[41] Manolio TA. Bringing genome-wide association findings into clinical use. Nat Rev Genet 2013;14:549–58.

[42] Biswas NK, Chandra V, Sarkar-Roy N, et al. Variant allele frequency enrichment analysis in vitro reveals sonic hedgehog pathway to impede sustained temozolomide response in GBM. Sci Rep 2015;5:7915.

[43] Melisi D, Piro G, Tamburrino A, Carbone C, Tortora G. Rationale and clinical use of multitargeting anticancer agents. Curr Opin Pharmacol 2013;13:536–42.

[44] Dhanasekaran SM, Alejandro Balbin O, Chen G, et al. Transcriptome meta-analysis of lung cancer reveals recurrent aberrations in NRG1 and Hippo pathway genes. Nat Commun 2014;5:5893.

[45] Evans JP, Berg JS, Olshan AF, Magnuson T, Rimer BK. We screen newborns, don't we? Realizing the promise of public health genomics. Genet Med 2013;15:332–4.

[46] Whirl-Carrillo M, McDonagh EM, Hebert JM, et al. Pharmacogenomics knowledge for personalized medicine. Clin Pharmacol Ther 2012;92:414–17.

[47] Fan Z, Greenwood R, Felix ACG, et al. GCH1 heterozygous mutation identified by whole-exome sequencing as a treatable condition in a patient presenting with progressive spastic paraplegia. J Neurol 2014;261:622–4.

[48] Khan CM, Rini C, Bernhardt BA, et al. How can psychological science inform research about genetic counseling for clinical genomic sequencing? J Genet Couns 2015;24:193–204.